I0896666

Encyclopädisches
Wörterbuch
der
medicinischen Wissenschaften.

Herausgegeben

von den Professoren der medicinischen Facultät
zu Berlin:

D. W. H. Busch, C. F. v. Gräfe,
C. W. Hufeland, H. F. Link, K. A. Rudolphi.

Sechster Band.

(Blutgefäfse — Cardialgia.)

Berlin,
im Verlage bei J. W. Boike.

1831.

Verzeichnifs

der Herren Mitarbeiter mit der Namenschiffre:

Herr Professor Dr. *v. Ammon*, zu Dresden. v. A—n.
— Dr. *Andresse*, zu Berlin. An—e. sen.
— Dr. *Baltz*, prakt. Arzt, zu Berlin. B—tz.
— Dr. *Basedow*, zu Merseburg. B—w.
— Hofrath Dr. *Beck*, zu Freiburg. B—ck.
— Professor Dr. *Berndt*, zu Greifswald. B—dt.
— Dr. *Brandt*, Direct. d. zoolog. Museums, zu St. Petersburg. Br—dt.
— Medizinalrath Dr. *Casper*, zu Berlin. C—r.
— Hofrath und Leibarzt Dr. *Curtze*, zu Ballenstädt. C—e.
— Dr. *Dietz*, zu Nürnberg. D—z.
— Professor Dr. *Dzondi*, zu Halle. Dz—i.
— Dr. *Ebel*, zu Berlin. E—l.
— Rath und Professor Dr. *v. Eckstein*, zu Pesth. v. E—n.
— Professor Dr. *Fabini*, zu Pesth. F—i.
— Dr. *Fest*, zu Potsdam. F—t.
— Dr. *E. Gräfe*, zu Berlin. E. Gr—e.
— Staabsarzt Dr. *Grofsheim*, zu Berlin. G—m.
— Medicinalrath Dr. *Günther*, zu Cöln. Gü—r.
— Professor Dr. *Hecker*, zu Berlin. H—r.
— Dr. *Hedenus*, zu Dresden. H—s. jun.
— Ober-Thierarzt Dr. *Hertwig*, zu Berlin. He—g.
— Dr. *Herzberg*, zu Berlin. H—g.
— Privatdocent Dr. *Hess*, zu Marburg. H—ss.
— Dr. *Heyfelder*, zu Trier. H—der.
— Leibarzt Dr. *Hohnbaum*, zu Hildburghausen. Ho—m.
— Geh. Medicinalrath und Professor Dr. *Horn*, zu Berlin. H—rn.
— Privatdocent Dr. *Hüter*, zu Marburg. Hü—r.
— Hofrath und Professor Dr. *Hufeland*, zu Berlin. Hu—d.
— Professor Dr. *Jäger*, zu Erlangen. Jä—r.
— Professor Dr. *Klose*, zu Breslau. Kl—e.
— Leibarzt Dr. *v. Köhring*, zu Stollberg. v. K—ng.
— Generalarzt und Obermedicinalrath Dr. *Kothe*, zu Berlin. K—e.
— Hofrath und Leibarzt Dr. *Kreyssig*, zu Dresden. K—g.
— Professor Dr. *Krombholz*, zu Prag. Kr—lz.
— Hofmedicus Dr. *Lau*, zu Potsdam. L—u.
— Dr. *M. Mayer*, zu Berlin. M—r.

Herr Dr. *Michaelis*, zu Berlin. M—lis.
— Professor Dr. *Naumann*, zu Bonn. Na—n.
— Regierungsrath Dr. *Neumann*, zu Neu-Wied. Ne—n.
— Professor Dr. *Osann*, zu Berlin. O—n.
— General-Staabschirurgus Dr. *Pockels*, zu Braunschweig. P—s.
— Professor Dr. *Purkinje*, zu Breslau. P—e.
— Professor Dr. *Ratzeburg*, zu Neustadt Eberswalde. R—g.
— Regimentsarzt Dr. *Richter*, zu Minden. A. L. R—r.
— Professor Dr. *Riecke*, zu Tübingen. R—e.
— Geh. Medicinalrath und Leibarzt Dr. *Sachse*, zu Ludwigslust. S—se.
— Professor Dr. *Schlemm*, zu Berlin. S—m.
— Professor Dr. *Seifert*, zu Greifswald. S—rt.
— Hofrath u. Director d. med. chir. Acad. zu Dresden Dr. *Seiler* S—r.
— Dr. *Siebenhaar*, zu Dresden. Si—r.
— Professor Dr. *Ed. v. Siebold*, zu Marburg. Ed. v. S—d.
— Kreisphysicus Dr. *Sieck*, zu Muskau. S—k.
— Regimentsarzt Dr. *v. Siedmogrodzki*, zu Berlin. v. S—i.
— Regimentsarzt Dr. *Sommer*, zu Trier. So—r.
— Dr. *Staub*, zu Bamberg. S—b.
— Professor Dr. *Ullmann*, zu Marburg. Ull—n.
— Geh. Medicinalrath und Leibarzt Dr. *Vogel*, zu Rostock. V—l.
— Professor Dr. *Wagner*, zu Berlin. Wg—r.
— Professor Dr. *Wutzer*, zu Halle. Wu—r.

Die Chiffren: B—h., v. G., H—d., L—k. und R—i. zeigen die Namen der Herausgeber an.

B.

BLUTGEFAESSE. S. Angiologie.

BLUTGEFAESSENTZUENDUNG. S. Aderentzündung.

BLUTGEFAESSVERLETZUNG. Die Blutgefäfse können durch stechende, schneidende und stumpfe Werkzeuge durchstochen, zum Theil oder ganz durchschnitten, durch Kugeln oder Quetschungen zerrissen, auch bei tiefer eindringenden Brandschäden verletzt werden.

Trifft die Verletzung eine Arterie, so wird dann, wenn die Hautwunde der Arterienwunde gerade gegenüber liegt, der Blutstrom stofsweise, den Herzschlägen entsprechend, in einem bald höheren, bald niedrigeren Bogen hervorspritzen, und kann durch einen Druck auf den Hauptstamm des verletzten Gefäfses oberhalb der Verletzung, nämlich nach dem Herzen zu, gehemmt werden. Das ausfliefsende Blut ist lichtroth und schaumig. Ist die Arterienwunde von der Hautwunde entfernt, dann ist es schwieriger zu erkennen, ob die Verletzung eine Arterie getroffen hat; nur die Farbe des Blutes, und die Hemmung des Blutstromes durch den Druck auf die Arterie oberhalb der Verletzung, sind die Merkmale, durch welche man die Arterienverletzung erkennen kann, da das Blut in diesem Falle nicht stofsweise in einem Bogen ausgespritzt wird, sondern in einem gleichförmigen Strom ausfliefst.

Man hat zwar Beispiele, dafs die Blutungen auch aus Arterien mittlerer Gröfse ohne Hülfe der Kunst, durch Zusammenziehung ihrer Wände und Bildung eines Blutpfropfes gehemmt worden sind, und bei kleinen Arterien ist dieses oft der Fall, besonders wenn die Luft und Kälte auf die Wunde einwirken. Allein es ist doch sicherer, dieser Hülfe der Natur nicht zu viel zu vertrauen, sondern jede, auch kleine Arterie, aus welcher das Blut mit einiger Kraft hervorspritzt, zu unterbinden. Nur in folgenden Fällen mag eine Ausnahme statt finden. Bei Acupuncturwunden, die so klein sind, dafs gar keine Blutung entsteht; wenn die Arterie eine solche Lage hat, dafs man sie nicht ohne Gefahr so weit blofslegen kann, als zur Unterbindung erforderlich ist, theils wegen der benachbarten Theile, theils weil man die Blutung, während jener Operation, durch einen Druck auf den Hauptstrom, wegen tiefer Lage in einer Höhle nicht hemmen kann, z. B. bei der Verletzung der Arteria obturatoria, endlich wenn man bei kleinen Stich- oder Längeschnittwunden, gröfseren Arterien z. B. bei einem Aderlafs am Arme, einen Versuch machen will, ob die Wunde nicht mit Offenerhaltung des Lumens durch die Compression zu heilen ist, die in den genannten Fällen mit Nutzen angewendet worden ist.

In Beziehung auf die verschiedenen Ansichten der Schriftsteller über die Heilung verletzter Arterien ohne Hülfe der Kunst, hat *Beclard* Versuche an Thieren angestellt, welche zu folgenden Hauptresultaten geführt haben. (*Recherches et experiences sur les blessures des artéres,* in den Mémoires de la société médicale d'émulation. Tom. VIII.) Die Seitenwunden der Arterien werden bei Hunden durch die Natur geheilt, wenn es Acupuncturwunden oder Längenschnitte sind, die Arterie mag blofs liegen, oder bedeckt sein. Querwunden der Arterien verursachen eine tödtliche Blutung, wenn die Arterie blofs liegt; ist sie bedeckt und erstreckt sich der Schnitt über den vierten Theil oder die Hälfte des Umfanges, so ist die Blutung in einigen Fällen durch die Natur gehemmt, in anderen aber tödtlich geworden; immer tödtlich war sie, wenn die Verletzung zwei Drittheile des Umfanges des Gefäfses durchschnitten hatte. In allen Fällen, in welchen die Wunde nur einen kleinen Theil des Umfanges die Arterienwände durchschnitten hat, behielt die Arterie ihre Verrichtung und fast niemals folgte ein Aneurysma.

Bei dem Menschen heilen nach *Beclard's* Meinung die

Acupuncturwunden wahrscheinlich, die Längenschnitte heilen vielleicht, die Querwunden hingegen vernarben nie auf eine solide Weise, der Blutpfropf löfst sich früher oder später lofs, wenn er nicht unterstützt wird, und bildet sich auch eine Narbe, so wird sie doch früher oder später ausgedehnt oder zerrissen, so dafs sich in jenem Falle ein Aneurysma bildet, in diesem eine zweite Blutung erfolgt.

Diese Erfahrungen bestätigen die oben gegebenen Regeln über die Anzeigen zur Unterbindung bei Arterienwunden. Sobald demnach die Blutung aus einer Arterie erkannt ist, sie mag nach aufsen zu gehen, oder sich langsam zwischen den Zellstoff ergiefsen, und ein sogenanntes falsches Aneurysma bilden, so mufs man durch Compression des Hauptstammes der blutenden Arterie, wo er gegen einen Knochen angedrückt werden kann, die Blutung so schnell als möglich hemmen, dann die verletzte Arterie aufsuchen, wo nöthig durch Einschnitte blofslegen und so unterbinden, wie in dem Artikel Arterienunterbindung gelehrt worden ist; übrigens ist die Behandlung wie bei Wunden anderer Gewebe und in dem Artikel: Wunde im Allgemeinen angegeben werden wird. —

Bei kleinen Stich- und Längenschnittwunden der Arterien, z. B. nach einem Aderlafs, kann man die Heilung durch Compression versuchen, auf dieselbe Weise wie sie bei dem sogenannten falschen Aneurysma angewendet wird. (M. s. d. Art. Aneurysma.)

Ist nur die Zellstoffhaut oder diese und die Faserhaut verletzt, so kann Heilung erfolgen, selbst ohne besondere Hülfe der Kunst; es kann aber auch ein Aneurysma entstehen, und steht die Arterienverletzung mit einer Vene in Verbindung, so bildet sich ein Aneurysma varicosum. (M. s. Aneurysma.)

Nur in seltenen Fällen wird die Anwendung des Glüheisens, zur Stillung der Blutung aus verletzten Arterien nöthig, wenn nämlich eine kleinere Arterie eine solche Lage hat, dafs man eben so wenig durch die Unterbindung, als durch den Druck beikommen kann, z. B. bei Verletzungen der Zungenarterien, bei Blutungen aus Zahnzellen, wenn die Ausfüllung mit Charpie, die man auch noch mit adstringirenden, blutstillenden Flüssigkeiten befeuchten kann, nicht hinreichend ist.

Aus verletzten Venen fliefst dunkelrothes Blut in gleichmäfsigem Strome, nicht stofsweise aus, und durch einen directen Druck auf die Venen, wird die Blutung nicht leicht gehemmt, aus kleinen Venen hört sie ohne Hülfe der Kunst, bald von selbst auf, indem sich die Venenwände an einander legen, und durch einen Blutpfropf mit einander vereinigt werden. Nur wenn grofse Venenstämme, wie die V. saphena magna an dem oberen Theile des Oberschenkels, die Armvene und andere Venen ähnlicher Gröfse verletzt sind, kann eine doppelte Unterbindung oberhalb und unterhalb der Verletzung nöthig werden; doch hat man auch Beispiele, dafs die Blutung aus der Vena cruralis durch unmittelbaren mäfsig starken Druck, mittelst eines Charpiebausches auf die Venenwunde, gestillt worden ist, und man kann daher diesen immer zuerst versuchen, ehe man zur Unterbindung schreitet. Bisweilen ist die Blutung auch deswegen schwer zu stillen, weil ein Druck jenseits der Verletzung, gegen das Herz zu, auf den Venenstamm fortwirkt, den man wo möglich zu beseitigen suchen mufs, oder kann dieses nicht geschehen, so wird die Unterbindung nöthig.

Länge- und kleine Querwunden der Venen vernarben sich gewöhnlich ohne Verschliefsung des Stammes der Vene; manchmal wird sie aber doch oberhalb und unterhalb der Wunde ganz verschlossen, und verwandelt sich in eine fibröse Substanz. Die Vernarbung erfolgt entweder wie bei andern festen Theilen, oder es bildet sich zuerst ein Blutpfropf, welcher sich später in organische Substanz verwandelt. Bei der Unterbindung der Venen erfolgt die Verhärtung wie bei den unterbundenen Arterien, es bildet sich zuerst ein Blutpfropf, über welchem sich die Venenwände vernarben, und die zum Theil wieder eingesogen wird, zum Theil sich in organische Substanz verwandelt, und die Vene ganz verschliefst. (M. s. Arterienunterbindung.)

Zur Heilung der meisten Venenwunden wird es demnach hinreichen, wenn man eine Compresse, oder will man einen stärkeren Druck anbringen, einen Charpiebausch unmittelbar auf die Wunde legt und mit einer Binde befestigt, oder ist die Wunde der benachbarten Theile beträchtlicher, dieselbe durch einige Streifen Heftpflaster oder wo nöthig, durch die blutige Naht vereinigt, und dem Kranken Ruhe empfiehlt. Sollte aber ein grofser Venenstamm verletzt sein, so wird wie bei der Unterbindung der Arterien verfahren.

Im Allgemeinen sind Venenwunden, wenn sie nicht grofse Hauptstämme innerhalb der Höhlen treffen, wo man nicht beikommen kann, wenig gefährlich; doch können sie dann, wenn Unterbindung nöthig wird, durch Weiterverbreitung des Entzündungsprocesses nach dem Herzen zu, gefährlich werden. Auch kann die Verletzung eines Hauptstammes der Venen, wie die Vena cruralis, durch gänzliche Verschliessung des Venencanals sehr bedenkliche Folgen nach sich ziehen, weil der Rückflufs des Blutes aus dem Gliede fast gänzlich gehemmt wird. S—r.

BLUTGESCHWUER. S. Blutabscess.

BLUTGESCHWULST DES HODENSACKES. *Haematocele*, αἱμα Blut, und κηλη Geschwulstbruch, Blutbruch.

Eine abnorme Ansammlung des Blutes in dem Hodensacke, durch mechanische Verletzung der Blutgefäfse veranlafst. Sie kann statt finden entweder im Zellgewebe der allgemeinen Bedeckungen des Hodensackes, oder innerhalb der Scheidenhaut des Hoden, oder endlich im Hoden selbst.

1) In dem Zellgewebe der allgemeinen Bedeckungen des Hodensackes kann sie doppelter Art sein, entweder Sugillation, Quetschung und die dadurch bedingte örtliche Blutergiefsung in das Zellgewebe der verletzten Stelle; oder Extravasateinsenkung des Blutes in das Zellgewebe des Hodensackes aus einem, oberhalb, oder mehr oder weniger entfernt von der angeschwollenen Stelle, zerrissenen Blutgefäfse. —

Im ersten Falle hat die verletzende Schädlichkeit unmittelbar auf die angeschwollene Stelle gewirkt, entweder als Druck oder Ausdehnung, wodurch eines oder mehrere Gefäfse der verletzten Stelle zerrissen wurden, und das Blut daraus sich in das Zellgewebe ergofs. Diese Blutgeschwülste sind leicht aus der örtlichen verletzenden Ursache der blaurothen Farbe, der harten umschriebenen, schmerzhaften, entzündlichen Geschwulst, zu erkennen. Die Prognose hängt von dem Grade der Heftigkeit, der Quetschung und der Mitleidenschaft des Hoden ab; war sie sehr heftig, so kann die verletzte Stelle sehr bald brandig absterben, jedoch nur so weit als sie verletzt war! An sich ist sie günstig.

Die Zertheilung dieser Geschwulst wird durch die, bei Quetschung gewöhnlich angezeigten Mittel leicht bewerkstelligt. Kalte Umschläge, später Spirituosa mit Arnicaaufgufs und Kampfer, ruhige Lage und antiphlogistisches Verhalten. Ist der Grad der Heftigkeit der Quetschung bedeutend, und Brand zu besorgen, so dürfen gar keine kalten Umschläge gemacht werden, sondern es müssen sofort Waschungen mit Alcohol, warme Weinumschläge und Arnicaaufgufs, etwas später mit Kampfer, angewendet werden.

Im zweiten Falle ist durch Verletzung irgend eines andern Blutgefäfses, aufser- oder oberhalb des Hodensackes eine Blutergiefsung und Einsackung in das Zellgewebe der allgemeinen Bedeckungen dasselbe veranlafst worden, z. B. durch Verletzung der Arteria spermatica. Diese Geschwulst findet dann gewöhnlich mehr in der obern Gegend des Hodensacks statt, und unterscheidet sich von der vorhergehenden durch Abwesenheit einer örtlichen Quetschung, weniger Schmerzen und der entzündlichen Zeichen. Sie ist übrigens auch umschrieben, hart, blauroth und gewöhnlich schnell entstanden. Von einer Hernia kann sie durch die Farbe, Unbeweglichkeit, Entstehungsart u. s. w. unterschieden werden.

Die ursächlichen Momente sind mechanische Verletzungen, heftige Anstrengungen, Sprünge, Verdrehungen des Körpers und der Schenkel, Operationen, Steinschnitt.

Die Prognose ist günstig und die Behandlung unterscheidet sich wenig von der, durch örtliche Verletzung entstandener Blutgeschwulst. Selten ist ein Einschnitt nöthig, und nur dann, wenn das Gefäfs fortblutet und selbst nach dem Einschnitt, durch die, einige Minuten oder eine Viertelstunde lang fortgesetzte Zusammendrückung mit den Fingern nicht zum Stehen gebracht werden sollte, würde eine Unterbindung desselben nöthig sein. Auch durch Ausfüllung mit Charpie kann eine Compression zur Stillung der Blutung gemacht werden.

2) Innerhalb der Scheidenhaut des Hoden wird eine Er-

giefsung des Blutes durch folgende ursächliche Momente veranlafst; durch Zerreifsung eines Blutgefäfses nach Erschütterung oder Quetschung des Hodensackes, durch die Punction, durch plötzliche Entleerung und Aufhebung des Druckes mittelst der Punction; und durch allmählige Durchschwitzung bei krankhaftem oder Schwächezustand der Membran, z. B. bei Greisen. In den ersten drei Fällen entsteht die Geschwulst schnell, am schnellsten in den beiden ersten Fällen, langsam im letzten, befindet sich im Mittelpunkt des Hodensacks, ist gespannt, hart, fluktuirt, zeichnet sich weniger durch bläuliche Farbe aus, welche sich aber doch mittelst eines dahinter gehaltenen Lichtes wahrnehmen läfst. In seltenen Fällen ist sie abwechselnd gröfser oder kleiner, indem das Gefäfs sich schliefst, und ein Theil des Blutes aufgesaugt wird. Nach einiger Zeit, vier, sechs Wochen, berstet das Gefäfs durch irgend eine Ursache, Anstrengung, Druck von neuem. Der Patient fühlt dies deutlich und bemerkt sogleich darauf die wachsende Geschwulst; und so wiederholt sich die Erscheinung mehreremale, bis wegen Anhäufung des unaufgesaugten Coagulums die Scheidenhaut der Hoden ununterbrochen möglichst ausgedehnt bleibt, und keine Aufsaugung mehr stattfindet. (Erfahrung des Verf.)

Von Wasseranhäufung, *Hydrocele*, kann diese Geschwulst leicht durch die bläuliche Farbe, die weniger deutliche Schwappung, gröfsere Festigkeit unterschieden werden.

Die Prognose ist in allen diesen Fällen weniger günstig, am ungünstigsten in dem letzten, wo das Blut wegen krankhafter Unstimmung oder Schwäche der Membran durchschwitzt; dann kann leicht Brand und Tod die Folge sein.

In den ersten Fällen gelingt die Zertheilung selten, und nur bei ganz jugendlichen Personen, insonderheit wenn die zweckmäfsigen Mittel, anfänglich kalte Umschläge, später weinige und spirituöse, mit Arnicaaufgufs u. s. w. angewendet werden. Gewöhnlich mufs das Blut durch einen Einschnitt herausgelassen und das Gefäfs, wenn es fortblutet, unterbunden, oder mittelst Druck des Fingers u. s. w. zum Stehen gebracht werden.

3) Im Hoden selbst, oder innerhalb der Tunica albuginea kann sich Blut ergiefsen, theils durch Erschütterung oder

Quetschung, theils durch krankhafte Ausartung. In beiden Fällen kann es sich entweder im Hoden selbst verhalten, oder in die Höhle, welche die Scheidenhaut um ihn bildet, ergossen werden. Im ersten Falle ist der Hoden angeschwollen, schmerzhaft, hart und sehr empfindlich gegen den geringsten Druck, insonderheit wenn eine mechanische Verletzung vorhergegangen, und entzündliche Reizung vorhanden ist. Ist das Blut in die Scheidenhaut ergossen, so kann der Hoden weniger oder gar nicht durchs Gefühl entdeckt werden. Wird unter diesen Umständen das Blut durch einen Einstich oder Einschnitt entfernt, so erscheint der Hoden deutlich, ist aber vergröfsert und fühlt sich schlaffer und weicher als gewöhnlich an, und es bleibt dann kein anderes Mittel die Blutung zu beseitigen als die Castration. Das Blut ist unter den Umständen gewöhnlich nicht regelmäfsig. Dz — i.

BLUTGESCHWULST DER NEUGEBORNEN. (*Cephalaematoma*, *a* *κέφαλη* der Kopf, und *αἱματοω* ich mache blutig, *αἱματωμα* kommt nicht vor, mithin unrichtig gebildet.)

Eine Ergiefsung von Blut in die äufsern weichen Bedeckungen des Schädels der Neugebornen. Sie kann entstehen 1) aus den Gefäfsen der weichen Theile, 2) der Knochen, und 3) aus dem Innern der Schädelhöhle.

1) Die Blutgeschwulst der Neugebornen, welche durch Verletzung der Gefäfse der weichen Theile der äufsern Bedeckungen des Schädels entstehet, wird durch Sugillation und Quetschung verursacht, entweder während einer schweren Geburt, oder durch den Fall des Kindes auf den Boden bei einer schnellen Entbindung. Diese Geschwulst, welche sich häufiger am Hinter- oder obern Vorderkopfe zeigt, hat die gewöhnlichen Symptome einer, durch Quetschung entstandenen Blutgeschwulst, dieselbe Prognose, dieselbe therapeutische Behandlung. Sie wird durch ihre Ursache, ihre bläuliche Farbe, Weichheit, und gewöhnlich baldige freiwillige Zertheilung, leicht von andern Geschwülsten unterschieden. Selten sind weinige oder spirituöse aromatische Waschungen nöthig, und höchst selten die Herauslassung des Blutes durch einen Einschnitt, welcher erst später nach Anwendung der zweckmäfsigen Mittel gemacht werden dürfte.

2) Die zweite Art der Blutgeschwulst hat ihren Sitz ge-

wöhnlich auf den Seitenwandbeinen, häufiger auf dem rechten, als auf dem linken, nie auf dem Stirn-, Schläfe-, oder Hinterhauptbeine. Sie zeigt sich gewöhnlich in der Gröfse eines Hühnereies, bald ein wenig gröfser, bald kleiner, umschrieben, wenig erhaben, mehr nach der Quere als nach der Länge des Kopfes.

Die Kinder, — gewöhnlich leicht und schnell geboren — bringen sie entweder mit auf die Welt, oder sie entsteht bald nach der Geburt und nimmt allmählig zu. Von andern Kopfgeschwülsten, z. B. Gehirnbruch, Balggeschwülsten u. s. w., unterscheidet sie sich durch folgende Zeichen: Sie ist umschriebener und erhabener als eine gewöhnliche Kopfgeschwulst, farb- und schmerzlos, zeigt deutlich Fluctuation, durch Druck wird sie nicht verändert, noch ein soporöser Zustand des Kindes bewirkt; die allgemeinen Hautbedeckungen lassen sich über sie hin- und herbewegen, ohne dafs sie selbst von der Stelle bewegt werden kann, ringsherum bemerkt man den vorstehenden Knochenrand. Wird sie sogleich nach ihrer Entstehung geöffnet, so fliefst rothes Blut heraus, geschieht es aber erst nach einiger Zeit, so kommt ein schwarzes Blut bisweilen mit Coagulum zum Vorschein.

Bei der Oeffnung des Leichnams, der an irgend einer Krankheit, während des Bestehens dieser Geschwulst gestorbenen Kinder, findet sich, dafs die äufsere Platte des Schädelknochens auf der Stelle, wo die Geschwulst war, fehlt, dafs der Knochenrand, welcher bei Lebzeiten des Kindes durch die allgemeinen Bedeckungen gefühlt wird, die äufsere Lamelle der Seitenwandbeine des Schädels ist, und dafs das Blut sich aus den Gefäfsen der Diploë ergiefst. Hieraus läfst sich folgende wahrscheinliche Erklärung dieser bis jetzt, in Hinsicht auf das Ursächliche unbekannten Erscheinung herleiten.

Die nächste Ursache dieser Blutgeschwulst, ist die unvollständige Bildung einer Stelle des Seitenwandbeines, des Schädels, dessen äufsere Platte die Diploë noch nicht bedeckt hat, zur Zeit wenn die Geburt vor sich geht. Die zarten Gefäfse, welche in der Diploë verästelt und in der Bildung der noch fehlenden Knochenlamelle begriffen sind, werden durch den heftigen Andrang des Blutes nach dem

Kopf, welcher theils durch die kräftigen Zusammenziehungen der Gebärmutter zur Austreibung des Kindes, theils durch den Druck, welchen es während des Durchganges durch die harten und weichen, äufsern und innern Geburtstheile erleidet, verursacht wird, so stark angefüllt, dafs sie bersten; dies geschieht theils während, theils bald nach der Geburt. Das aus ihnen ergossene Blut sammelt sich auf der Diploë, und unter der sie bedeckenden Membran an, und bildet auf diese Weise die Blutgeschwulst, welche also im Mutterleibe noch nicht da ist, sondern erst durch die Geburt hervorgebracht wird. Blofs die Disposition dazu ist vorher da, nämlich die noch unvollständige Bildung des Seitenwandbeines. Aus dieser noch nicht vollendeten Bildung der Kopfknochen eines Kindes, welches an dieser Geschwulst leidet, läfst sich auch die Beobachtung erklären, dafs dergleichen Kinder gewöhnlich leicht geboren werden.

Für diese meine Ansicht sprechen folgende Betrachtungen. 1) Es ist kein eigentlicher Krankheitszustand an den Kindern zu bemerken, welche diese Blutgeschwülste haben; sie befinden sich übrigens wohl, und die fehlende Knochenplatte wird, nach Beseitigung des Blutes bald ergänzt. — 2) Diese Blutgeschwulst entsteht nicht selten erst nachdem das Kind geboren ist, 3) und zwar nach ganz leichten Geburten, kann mithin nicht durch Druck auf den Schädel veranlafst worden sein; 4) diese Geschwulst wird gar nicht selten beobachtet, daher scheint das Ursächliche nicht in krankhafter Umstimmung des Knochens zu liegen, da selbst die Section keine Spur davon zeigt, 5) es finden sich in den pathologischen Sammlungen keine Beispiele von ungebornen Embryonen, an welchen diese Blutgeschwulst vorkäme. (Wenigstens nicht in den Museum, die ich in Deutschland, Frankreich, Holland, England, Schottland und Irland sah.)

Fragt man nun: wodurch wird jene unvollkommene Bildung in Mutterleibe bedingt? So scheint die Lage des Kindes und der fortwährende Druck, welchen das Promontorium auf den Kopf, insonderheit auf die Seitenwandbeine des Kindes ausübt, die wahrscheinlichste Veranlassung davon zu sein, da, wie bekannt, durch Druck selbst die Aufsaugung schon vollkommener Knochen bewirkt wird. Auch liefse sich aus der am häufigsten stattfindenden Lage des Kindes im Mutterleibe erklären, warum die Blutgeschwulst häufiger auf der rechten als auf der linken Seite vorkommt. —

Die Prognose ist in der Regel günstig, insonderheit bei zweckmäfsiger Behandlung. Nur dann, wenn das Extravasat zunimmt und nicht beseitig wird, kann es durch längern Druck die Ausbildung des Knochens verhindern und selbst auf das Gehirn nachtheilig wirken.

Die Beseitigung dieser Blutgeschwulst der Neugebornen, welche die Natur oft ohne alle Hülfe der Kunst bewirkt, kann nöthigenfalls durch letztere auf verschiedene Weise bewerkstelligt werden.

a) Erstlich durch Beförderung der Aufsaugung durch die gewöhnlichen bekannten Mittel, z. B. spirituöse, weinige Waschungen u. s. w. welche bei Extravasaten angewendet werden.

b) Durch Oeffnen der Geschwulst mit der Lanzette oder dem Messer, jedoch ohne sie der ganzen Länge nach aufzuschneiden, und nicht zu zeitig, weil sonst eine weit gröfsere Menge Blut und längere Zeit hindurch herausläuft. Später hat die Natur die verletzten Mündungen der Gefäfse selbst geschlossen, und es wird dann nur das noch nicht aufgesaugte Blut durch den Einschnitt herausgelassen, welches sich auch durch seine schwärzere Farbe, als solches zu erkennen giebt. Unter diesen Umständen kommt bald kein Blut mehr zum Vorschein, sondern eine gelbe seröse Flüssigkeit und später ein wenig Eiter. Der Verband mufs trocken, und nur für freien Abflufs gesorgt sein, ohne eine Wicke einzubringen. Compression läfst sich nicht gut anbringen, ist auch nicht zu empfehlen, wenigstens nur eine sehr sanfte.

c) Durch Einziehen eines Setaceums mittelst einer schmalen Setonnadel. Auch hier fliefst bald kein Blut, sondern Serum und später Eiter heraus, und die Heilung ist gewöhnlich in vierzehn Tagen vollendet. Diese Methode empfiehlt *Moscati*, welcher dabei noch Umschläge von Wein und aromatischen Kräutern machen, auch eine reizende Salbe auflegen läfst. Auch *Paletta* hat sie mit Erfolg angewendet. (Cfr. l. c. p. I. S. 123. sqq.)

d) Durch Auflegen eines Aetzmittels namentlich eines

kleinen Stückes Lapis causticus auf die Mitte der Geschwulst, und Wiederholung der Anwendung, wenn die Resorption nach der ersten Auflegung nicht erfolgt. Diese Methode empfiehlt *Gölis*, welcher sie sehr oft mit dem besten Erfolge angewendet hat, so dafs die Heilung in wenig Tagen erfolgte. Indefs erzählt *Schmitt* einen Fall, in welchem die Aufsaugung nur zum Theil erfolgte, und der Rest des Coagulums mit einer Knochenlamelle überzogen und eingeschlossen wurde, so dafs nach 7 Monaten eine merkliche Wölbung sichtbar war. (S. Salzburg. Med. Chir. Zeit. 1819. S. 327. sqq.)

Es leuchtet ein, dafs unter diesen drei Methoden, die erste die einfachste, sanfteste, zweckmäfsigste und daher empfehlungswürdigste sei. Die andern erregen gewöhnlich eine heftigere Reaction, Fieber und andere Zufälle.

Diese Kopfgeschwulst der Neugebornen ist so viel wir wissen, zuerst von *Le Dran* (Chir. Anmerk. I. S. 1. u. s. w. im Jahre 1728.) und dann von *Louis* (Abhandl. d. k. paris. Acad. d. Chir. V. S. 56. sq.) erwähnt, von dem ersten aber nicht erkannt, von dem andern aber geöffnet und geheilt worden. Dann machten *Levret* (Journal de Méd. 1772. XXXVII. S. 410.) und *Michaelis* (*Loder's* Journ. f. Chir. II. St. 4. S. 657. sq.) insonderheit letzterer auf die Verschiedenheit dieser Geschwulst von andern aufmerksam. In neuern Zeiten ist sie von allen Chirurgen und Geburtshelfern häufig beobachtet worden. (Cfr. *Nägele* Erfahr. u. Abhandl. u. s. w. S. 245. *Klein*, Bemerk. üb. die bish. angenomm. Folgen des Sturzes der Kinder auf den Boden bei schnellen Geburten. Stuttg. 1817. S. 20. *J. B. Paletta*, Exercitat. patholog. Mediol. 1820. X. art. 1. p. 123. sq. *Zeller*, Praes. *Nägele* Comm. de Cephalaemotomate etc. Heidelberg 1822. Salzb. med. chir. Zeit. 1812. Nr. 81. S. 47. *Gölis* pract. Abhand. üb. d. vorzügl. Krankh. d. kindl. Alters. II. Wien 1818.).

3) Es giebt noch eine dritte, sehr selten vorkommende Art Blutgeschwulst am Schädel der Neugebornen, welche der Verfasser dieses Artikels selbst beobachtete. Sie hatte ihren Sitz am Hinterkopfe, in der Gegend der Commissur der beiden Seitenwandbeine mit dem Hinterhauptbeine, an

der Stelle wo die Sutura sagittata auf die S. lambdoidea stöfst, und zeigte sich in der Gröfse und Erhabenheit einer halben gröfsern Haselnufs, umschrieben, farb- und schmerzlos, fluctuirend, und bei einem anhaltenden mäfsigen Druck völlig verschwindend, sogleich aber, nach Unterlassung des Drukkes zurückkehrend. Eine genaue Untersuchung der Stelle, nachdem die Flüssigkeit in die Schädelhöhle hineingedrückt worden war, liefs deutlich eine Oeffnung in der Gröfse einer kleinen Linse in dem Knochen wahrnehmen, durch welche die Flüssigkeit herausströmte, und sich leicht, ohne eine Beschwerde des Knaben, wieder hineindrücken liefs. Der Knabe, welcher diese Geschwulst mit auf die Welt gebracht, war damals 6—7 Jahr alt, und hatte aufser einer Hühnerei grofsen Venengeschwulst hinter und unter dem rechten Ohre, welche auch angeboren, und von *Reil* einige Jahre vorher eingeschnitten, aber wegen des heftig hervorstürzenden Blutes und der bedenklichen Zufälle die sich zeigten, sogleich wieder geheftet und glücklich geheilt worden war, nichts Krankhaftes an sich.

Der Verfasser hielt jene kleine Blutgeschwulst für eine varicöse Ausdehnung und Communication des Ductus venosus durae meningis mit den äufsern Knochen- und Schädelbedeckungen, und die Flüssigkeit für Blut, brachte einen fortdauernden gelinden Druck mittelst eines zweckmäfsig geformten Stückchen Korkholzes und einer Binde an, und beseitigte so nach 4 Wochen diese Geschwulst vollkommen und auf die Dauer. Dz — i.

BLUTGESCHWULST DER SCHAMLIPPEN. Die Blutgeschwulst der Schamlippen entsteht während der Geburt, durch das Zerreifsen eines in der Mutterscheide oder in der Substanz der Schamlippen befindlichen Gefäfses, ohne gleichzeitige Verletzung der äufsern Haut. Das aus dem geborstenen Gefäfse sich ergiefsende Blut sammelt sich in der einen oder andern Schamlippe an, welche alsdann oft in bedeutendem Grade anschwillt. Die in der Mutterscheide und bisweilen bis gegen das Mittelfleisch sich ausdehnende Geschwulst ist rothblau, und wenn sie schon einige Zeit gedauert hat, schwarzblau, nicht sehr hart, bisweilen fluctuirend, dabei unschmerzhaft. Wenn man die

Geschwulst mit den Fingern aufwärts streicht, und die Gebärende mit der Kreuzgegend erhöht liegt, so wird die Geschwulst vermindert. Diese Blutgeschwulst der Schamlippen kann nicht leicht mit andern Geschwülsten, welche in dieser Gegend vorkommen, verwechselt werden; von der Entzündungs- und Eitergeschwulst unterscheidet sie sich deutlich durch den Mangel an Schmerz und Fieber, von dem Oedem der Schamlippen durch den Mangel der charakteristischen Merkmale dieser.

Was den Verlauf der Blutgeschwulst betrifft, so nimmt dieselbe gewöhnlich rasch zu, und erreicht oft eine bedeutende Ausdehnung, welche der Austreibung der Frucht oft ein mechanisches Hindernifs setzt. Gewöhnlich tritt auch mit dem Erscheinen dieser Geschwulst ein Stillstand der Geburtsthätigkeit ein, woran bei empfindlichen, ängstlichen Personen der bei der Entstehung dieses Uebels meistens eintretende Schreck, übrigens aber auch die in Folge des Austretens einer grofsen Menge von Blut entstehende Schwäche schuld sein kann. In sehr seltenen Fällen schreitet die Geschwulst selbst bis zum Hintern und in die Hüfte fort, indem das Zellgewebe von dem austretenden Blute ausgedehnt wird. Meistens aber berstet die Geschwulst, ehe sie eine solche Ausdehnung erreicht, von selbst, nachdem ein äusserst schmerzhaftes Gefühl von Spannung die Gebärende kurze Zeit gequält hat. Alsdann entleert sich oft das Blut in grofser Menge, es müfste denn der schnell herabtretende Kopf die Oeffnung verschliefsen; in diesem Falle häuft sich das Blut in dem Zellgewebe der Schamlippen und der Mutterscheide wieder an, so dafs die nach dem Bersten zusammengefallene Geschwulst ihre vorige Ausdehnung wieder erlangt, ja dieselbe wohl noch übersteigt. Allein der Rifs erfolgt oft nicht in der Scheide, sondern an der äufsern Fläche der Schamlippen selbst. Alsdann kann der in das Becken herabtretende Kopf des Kindes die entstandene Oeffnung der Geschwulst nicht verschliefsen, aber doch die Stelle wo die Berstung eines Gefäfses erfolgt ist, so zusammendrücken, dafs die Geschwulst nicht mehr zunimmt, und dafs, wenn diese geplatzt ist, die Blutung aufhört, welche sich wieder erneuern kann, wenn der Kopf oder ein anderer

Theil des Kindes die blutende Stelle nicht mehr zusammendrückt. Daher kommt es, dafs zuweilen der Blutflufs, welcher bei dem Fortschreiten der Geburt aufhörte, nach Beendigung derselben von neuem entsteht. In andern Fällen aber berstet die Geschwulst, wenn die anfangs verschwundenen Wehen wieder erwachen, während der Geburt, und entleert eine grofse Menge Blut, wenn der in das Becken herabtretende Kindestheil weder die Oeffnung noch die blutende Stelle zusammendrückt. In noch andern Fällen schreitet die Geburt, besonders wenn die Geschwulst nicht sehr bedeutend ist, ungestört fort, und wird, ehe diese zum Bersten gelangt, noch durch die Kräfte der Natur beendigt. Alsdann nimmt nicht selten nach der Geburt die Geschwulst aufserordentlich zu, und platzt endlich noch, bald früher, bald später. — Ueberhaupt erfolgt die Berstung der Geschwulst bald kürzere, bald längere Zeit nach der Entstehung, zuweilen eine halbe oder ganze Stunde, oder auch mehrere Stunden, ja in letzterem Falle auch wohl mehrere Tage nach derselben.

Die Blutgeschwulst der Schamlippen wird gewöhnlich durch den Druck des Kopfes gegen die äufseren Geburtstheile veranlafst, daher sie besonders bei Kopfgeburten, welche einige Schwierigkeiten haben, zur Entstehung gelangt; allein zuweilen kommt sie auch bei Geburten vor, welche schneller als gewöhnlich von statten gehen; ja in manchen Fällen tritt sie ein, noch ehe ein bestimmter Kindestheil in das Becken herabgetreten ist, auch wohl in solchen, wo wegen regelwidriger Lage der Frucht kein bestimmter Druck auf irgend ein Gefäfs der Mutterscheide stattfinden kann. Alsdann giebt irgend eine Anstrengung des Körpers der Gebärenden während oder auch wohl aufser einer Wehe, Veranlassung zur Entstehung dieses Uebels. Ueberdiefs mufs eine gewisse Neigung zur Ausdehnung der Gefäfse der Scheide, oder schon wirkliche Ausdehnung derselben als innere Ursache, welche die Entstehung der Blutgeschwülste der Schamlippen möglich macht, angesehen werden. Das Blut ergiefst sich auch meistens aus einer ausgedehnten Vene; alsdann entstehen die Zeichen einer venösen Blutung; in seltenen Fällen dient auch eine aneurysmatisch ausgedehnte Arterie der Scheide zur Quelle der Blutung; alsdann werden nach der Berstung der Geschwulst die Kennzeichen einer arteriellen Blutung entstehen. Zuweilen erfolgt bei dem Zerreifsen des Gefäfses erst eine äufsere Blutung, welche sich deutlich als venöse, oder arterielle zu erkennen geben wird, und erst nach der Stillung derselben erfolgt eine Ausdehnung der Schamlippen, indem das Blut nach der Verschliefsung der äufseren Oeffnung des Gefäfses sich in das benachbarte Zellgewebe verbreitet.

Wenn auch die Blutgeschwulst der Schamlippen meistens während der Geburt eintritt, so entsteht sie doch auch zuweilen nach der Beendigung derselben; denn das zerrissene Gefäfs wird nicht selten sogleich wieder verschlossen, weil der vorliegende Kindestheil, welcher die Zerreifsung bewirkt, in dem Vorrücken die zerrissene Stelle so zusammendrückt, dafs weder nach innen noch nach aufsen die Blutung erfolgen kann. Bei lange dauernden Einkeilungen können auch die Gefäfse der Scheide so sehr gequetscht werden, dafs sie nach aufgehobener Einkeilung dem eindringenden Blute nicht mehr Widerstand leisten können, sondern dasselbe durchtreten lassen. Darum können früher ganz gesunde Gefäfse, durch den zu lange dauernden Druck geschwächt, zur Entstehung dieses Uebels Veranlassung geben, welches durch das lockere Zellgewebe besonders begünstigt wird.

Die Vorhersage ist im Allgemeinen ungünstig zu stellen, weil dieses Uebel stets mit Gefahren verbunden ist; doch hängt sie von besonderen Umständen ab. Wenn z. B. gleich anfangs ein Rifs in die Haut der Mutterscheide entsteht, so dafs ein äufserer Blutflufs zu Stande kommt, so kann hierdurch schon eine bedeutende Menge Blut entleert werden, besonders wenn nun auch die Ergiefsung in das Zellgewebe bedeutend ist, die Geschwulst endlich platzt und die Blutung noch längere Zeit fortdauert. In dieser Beziehung kommt besonders auch die Beschaffenheit des Gefäfses, welches zerrissen ist, in Betracht. War dasselbe nämlich gesund, und erfolgte die Zerreifsung blofs in Folge des Druckes vom Kopfe des Kindes, so ist in der Regel die Gefahr geringer, weil das zerrissene Gefäfs sich alsdann viel leichter schliefsen kann. War aber dasselbe schon regelwidrig beschaffen, war insbesondere eine krankhafte Ausdehnung einer Arterie oder Vene daran schuld, dafs Zerreifsung erfolgt ist, so ist die Gefahr immer viel bedeutender) denn solche krankhaft ausgedehnten Gefäfse schliefsen sich, wenn sie zerreifsen, nicht leicht, und veranlassen daher nicht selten eine solche Blutung, dafs die Symptome der Blutleere eintreten. Besonders ungünstig wird die Vorhersage, indem eine varicöse Vene platzt, weil diese noch weniger fähig ist, sich zu dem gehörigen Grade zusammenzuziehen, weil der oberhalb der zerrissenen Stelle noch fortdauernde Druck den Rückflufs des venösen Bluts hemmt und dadurch den Blutflufs noch vermehrt, während jener Druck bei dem Platzen einer aneurysmatisch ausgedehnten Arterie diese zusammendrücken und den Blutflufs hemmen kann. Je schneller eine grofse Menge Blut entleert wird, desto plötzlicher pflegen auch die Wehen zu verschwinden, wodurch auch die Geburt des Kindes verzögert wird. Werden die Wehen wenig oder gar nicht unterbrochen, so wird die Geburt rascher dem Ende entgegenschreiten, und der tiefer in das Becken herabtretende Kindeskopf kann alsdann die Blutung nach aufsen und nach innen gänzlich hemmen. Ist aber schon eine bedeutende Geschwulst der Schamlippen eingetreten, ehe der Kopf tiefer in das Becken herabtritt, so setzt sie diesem oft ein mechanisches Hindernifs entgegen, bis sie bei der Fortdauer der kräftigen Zusammenziehungen der Gebärmutter und bei dem dadurch verstärkten Andrange des Kopfes endlich berstet. Die Prognose hängt auch von andern gleichzeitig vorhandenen Krankheiten der Genitalien ab; so kann z. B. ein Abscefs in der Mutterscheide vorhanden sein, und dieser zugleich mit einem Gefäfse zerreifsen; auch kann eine Entzündungsgeschwulst zur Entstehung dieses Uebels Veranlassung geben, weil die ausgedehnte Stelle von dem Kindeskopfe zu sehr geprefst wird. Besonders kommen aber die Folgen dieser Blutgeschwulst rücksichtlich der Vorhersage in Betracht; denn wenn auch die bedeutende Blutung beseitigt und die dadurch erzeugte Gefahr aufgehoben wird, so kann eine neue Gefahr durch die nachfolgende Entzündung und Eiterung herbeigeführt werden; denn nach der Entbindung pflegt an der Stelle, wo der Rifs äufserlich erfolgt ist, eine Entzündung einzutreten, welche zur Heilung nothwendig, von bald geringerem, bald heftigerem Grade ist, und gewöhnlich eine üble Eiterung herbeiführt. Oft bleiben Klumpen des geronnenen Blutes in dem lockern Zellgewebe nach dem Bersten der Haut zurück, und tragen besonders viel zur üblen Eiterung bei, welche oft lange Zeit andauert, und, wenn sie bedeutend wird, selbst die Kräfte erschöpfen kann. Wird die nachfolgende Entzündung, welche oft nur von geringer Bedeutung ist, weil die Eiterung rasch eintritt, sehr heftig, so kann auch ein heftiges inflammatorisches Fieber, und bei nicht zweckmäfsiger Behandlung selbst Brand eintreten, in dessen Folge alsdann ein grofser Theil der Schamlippen abstirbt. In diesem Falle wird, wenn auch Heilung erzielt wird, die Reconvalescenz immer sehr lange dauern.

Die Behandlung betrifft theils die Geschwulst selbst, theils die Folgen derselben. Die prophylaktische Behandlung kann nur da in Anwendung kommen, wo man aus dem Vorhandensein variköser und aneurysmatischer Gefäfse auf die Ruptur derselben während der Geburt schliefsen kann. Man empfiehlt daher besonders eine ruhige Lage, mäfsiges Verarbeiten der Wehen und wendet auch wohl zusammenziehende Mittel, z. B. eine Salbeiabkochung mit dem Zusatze von Essig zu Bähungen an, welche man mit Schwämmen oder mit leinenen Compressen applicirt. Tritt der Kopf des Kindes tiefer in die Beckenhöhle herab, und droht das ausgedehnte Gefäfs zu zerreifsen, so kann dieses wohl durch einen an die Geschwulst gelegten Finger, welcher mäfsig drückt, noch verhütet werden. In den meisten Fällen aber entsteht die Blutgeschwulst der Schamlippen ganz unvermuthet, weil sie durch kein örtliches Leiden eines Gefäfses erwartet werden konnte. Alsdann kann von prophylaktischer Behandlung nicht mehr die Rede sein; doch könnte vielleicht auch dann noch, wenn man nach der Zerreifsung des Gefäfses den äufsern Blutflufs durch das Andrücken eines mit Essig befeuchteten Charpiepfropfes an die verwundete Stelle stillt, während der innere, in das Zellgewebe statt findende noch fortdauert, und erst die Blutgeschwulst erzeugt, die Entstehung derselben verhütet werden. Ein solcher Druck mufs nämlich immer so wirken, dafs die Blutergiefsung gänzlich gehoben wird. Indessen erfolgt die Blutergiefsung in das Zellgewebe oft gleichzeitig mit dem Abfliefsen des Blutes nach aufsen, oder unmittelbar nach demselben, nachdem der äufsere Blutflufs von selbst aufgehört hat, in vielen Fällen aber auch ohne vorhergegangenen äufsern Blutflufs.

Gegen die eingetretene Blutgeschwulst selbst, ist nun je nach den besonderen Umständen ein verschiedenes Verfahren einzuleiten. Ist nämlich die Geschwulst von so geringem Umfange, dafs sich kein mechanisches Hindernifs für den Austritt des Kindes aus dem Becken erwarten läfst, ist das Befinden der Gebärenden nicht von dem normalen Zustande abgewichen, sind die Wehen dabei wirksam, und schreitet die Geburt des Kindes fort, so kann man diese ganz der Natur überlassen, ohne sich vorerst um die Geschwulst zu bekümmern. Doch kann wohl, wenn die Geburtsthätigkeit noch nicht in einem solchen Grade entwikkelt ist, dafs sich die Ausschliefsung der Frucht binnen kurzem erwarten läfst, die Anwendung aromatischer Bähungen zur Verkleinerung der Geschwulst etwas beitragen. Nimmt aber die Blutgeschwulst der Schamlippen während der Geburt fortwährend zu, indem sich das Blut in das Zellgewebe der Mutterscheide und des Beckens ergiefst, treten die Zeichen der innern Verblutung ein, so darf man nicht säumen, die künstliche Entbindung vorzunehmen. Dieser setzt alsdann aber die Geschwulst selbst meistens ein nicht geringes Hindernifs, welches unter solchen Umständen auch der noch durch die Natur zu vollendenden Geburt, zuweilen, wenn die Wehen noch kräftig sind, erwartet werden könnte, entgegentritt. In diesen Fällen tritt daher die Anzeige ein, die Geschwulst zu beseitigen, oder, wenn dieses nicht geschehen kann, wenigstens zu vermindern, man mag die Geburt der Natur überlassen, oder künstlich und zwar entweder durch die Wendung oder durch die Application der Zange beendigen wollen. Zur Verminderung der Geschwulst führt die künstliche Eröffnung, welche immer nothwendig wird, wenn die Gebärende über ein unangenehmes spannendes Gefühl in der dunkelblau aussehenden Geschwulst klagt. Man macht die Oeffnung mit einer Lanzette an derjenigen Stelle der Geschwulst, welche am deutlichsten hervorragt, und am dunkelsten aussieht, denn an dieser erfolgt meistens auch die freiwillige Eröffnung der Geschwulst, wenn man die künstliche zu sehr verspätet. Da das Blut meistens in dem Zellgewebe geronnen ist, so ist nach der künstlichen oder freiwilligen Eröffnung der Geschwulst ein sanftes Zusammendrücken derselben nöthig, um sie so viel als möglich zu verkleinern. Meistens befindet sich das Blut in einer Höhle, welche dadurch entsteht, dafs das Zellgewebe von dem andringenden Blute getrennt wird, und nach der Ausleerung des in ihr angehäuften Blutes gänzlich zusammenfällt, so dafs die Geburt des Kindes, sei es durch die Natur oder durch Hülfe der Kunst, möglich wird. Zuweilen entsteht nach dem Bersten oder dem Eröffnen der Geschwulst, wenn das geronnene Blut ausgeleert worden ist, wieder ein äufserer Blutflufs, indem das aus dem verletzten Gefäfse hervordringende Blut aus der entstandenen Oeffnung oft in solcher Menge hervorströmt, dafs dem Leben der Mutter und des Kindes Gefahr droht. Alsdann mufs man die Geburt des Kindes so schnell wie möglich zu beendigen, und den Blutflufs, wenn er noch fortdauert, durch die Anwendung der blutstillenden Mittel zu hemmen suchen, welche, wenn die künstliche Beendigung zu viel Zeit erfordert, der Blutflufs aber sehr grofse Gefahr bringen sollte, noch vor derselben nöthig werden. Aufser den allgemeinen bei Blutflüssen aus den Geburtstheilen anwendbaren Mitteln, kommen hier hauptsächlich auch die örtlichen in Anwendung, namentlich der Tampon, welchen man in Weingeist taucht oder mit einem stiptischen Pulver bestreut, und an die blutende Stelle fest andrückt. Sind diese Mittel nicht augenblicklich zur Hand, so kann das Zusammendrücken des Gefäfses an der Stelle, wo die Zerreifsung erfolgt ist, mit einem Finger den Blutflufs stillen; dieser einige Zeit fortgesetzte Druck hemmt den Blutflufs auch gänzlich, wenn das Gefäfs, welches das Blut heraustreten läfst, sich gehörig zusammenzieht. Doch ist man gewöhnlich vor der Erneuerung der Blutung nicht eher sicher, als bis die Geburt des Kindes beendigt ist; denn der tiefer in das Bekken herabtretende Kopf desselben kann dadurch, dafs er durch Druck auf die Gefäfse den Blutumlauf hemmt oder stört, zur Erneuerung der Blutung Veranlassung geben, oder durch Zusammendrücken der Stelle, wo die Blutung nach aufsen statt findet, das Austreten des Blutes in das benachbarte Zellgewebe bewirken. Darum mufs man in solchen Fällen die Geburt des Kindes so bald als möglich zu beendigen suchen. —

Ist aber die Geburt des Kindes durch die Natur, oder durch die Kunsthülfe, wenn diese wegen anderer Ursachen, als wegen der Blutgeschwulst der Schamlippen nöthig war, vollendet worden, ohne dafs die Eröffnung der Geschwulst nöthig war, so wird meistens nach der Geburt des Kindes, wenn die Berstung nicht erfolgt, die künstliche Eröffnung unternommen werden müssen, zu welcher nicht immer ein Einstich mit der Lanzette hinreicht, sondern, wenn das Blut in das lockere Zellgewebe sehr zerstreut ist, mehrere Incisionen erforderlich sind, um das Blut so viel als möglich auszuleeren. Zuweilen entsteht aber überhaupt erst nach der Beendigung der Geburt des Kindes die Blutgeschwulst der Schamlippen, welche, wenn sie bedeutend ist, und nicht bald freiwillig platzt, ebenfalls die künstliche Eröffnung verlangt; denn nur durch die vollkommene Ausleerung des Blutes läfst sich die leicht entstehende Entzündung, welche meistens eine üble Eiterung, oft auch Brand veranlafst, noch verhüten. Die künstliche Eröffnung der Geschwulst, sie mag während der Geburt oder nach deren Beendigung nothwendig werden, ist, wenn sie mit der gehörigen Vorsicht gemacht wird, und blofs bis in die durch das angehäufte Blut gebildete Höhle eindringt, mit keiner besondern Gefahr verbunden, und wenn sie nach der vollendeten Geburt des Kindes bewirkt wird, so ist die Blutung, welche zuweilen noch erfolgt, wenn sie während der Geburt des Kindes nothwendig wird, nicht zu befürchten. Sollte dieselbe aber noch eintreten, so wird sie durch die blutstillenden Mittel, unter welchen die örtlich anzuwendenden die erste Stelle verdienen, meistens bald gehemmt.

Ist die Geburt des Kindes vollendet, die Geschwulst nach der Eröffnung zusammen gefallen, und der Blutflufs gehemmt, so wird noch eine zweckmäfsige Nachbehandlung während des Wochenbettes nöthig. Besonders muſs man die heftige Entzündung zu verhüten, und die Aufsaugung oder Aussonderung des etwa noch in dem Zellgewebe angehäuften geronnenen Blutes zu befördern suchen. Die kühlen Fomentationen mit Goulard'schem Wasser erweisen sich anfangs besonders nützlich, indem sie der Entzündung vorbeugen und die Aufsaugung des Blutes begünstigen. Da das geronnene Blut die Oeffnung des Gefäſses, aus welchem dasselbe entleert wird, verschlieſst, und so die Blutung hemmt, so darf man anfangs die Ausleerung desselben etwa durch Injectionen u. s. w. welche die Blutung erneuern würden, nicht befördern. Doch sind später, wenn die Eiterung eintritt, welche meistens lange Zeit dauert, Injectionen von einem Infusum aromatischer Kräuter von besonderem Nutzen, weil sie einestheils zur Reinigung, anderntheils aber auch zur Erhöhung der gesunkenen Thätigkeit dienen. Uebrigens verlangt die jauchige Eiterung oder der Brand eine besondere Behandlung, welche nach den allgemeinen Regeln der Chirurgie einzurichten ist. —

Synon. *Episioncus cruentus* (von ἐπισεῖον, ἐπισιον die äuſsere Schaam, und ὄγκος Geschwulst, Anschwellung), *Thrombus labialis, Ecchymosis labiorum.*

Literat. *Boer*, Abhandlungen und Versuche geburtshülflichen Inhalts. Bd. II. Thl. 1. Hü — r.

BLUTHARNEN, (bei Menschen) S. Mictus Haematuria.

BLUTHARNEN, das, kommt bei den Hausthieren als eine ziemlich häufige Krankheitserscheinung vor, und zwar am häufigsten bei Rindern und Schafen, seltner bei Pferden, noch seltner bei Hunden, und am seltensten bei Schweinen. Unter dem Rindvieh leiden, im Verhältniſs zur Zahl der gewöhnlich gehaltenen Stücke, die Stiere und Ochsen häufiger, als die Kühe an Blutharnen. Man beobachtet dasselbe bald nur bei einzelnen Thieren, bald aber auch bei vielen Stücken einer Thiergattung gleichzeitig, ja sogar bei ganzen Heerden seuchenartig, besonders bei Schafen und Rindern, und dann mehrentheils als Enzootie. Es kommt in allen Jahreszeiten, und bei den grasfressenden Thieren sowohl auf der Weide, wie bei trockner Fütterung im Stalle vor, erscheint aber bei diesen Thieren seuchenartig doch am häufigsten im Frühling (Mai und Juni), weshalb sie auch in manchen Gegenden mit dem Namen: „Maiseuche" bezeichnet wird. Das Blutharnen bei den Thieren ist eben so wie bei Menschen entweder idiopathisch, oder nur symptomatisch, (wie z. B. bei Verletzungen und Vereiterungen der Nieren, bei Nieren- und Blasensteinen), und zuweilen ist es mit andern allgemeinen Krankheitszuständen verbunden. In letzterer Hinsicht ist namentlich eine besondere Form des Milzbrandes, die Blutseuche, oder Blutstaupe (S. diesen Artikel) bemerkenswerth.

Das idiopathische Blutharnen kommt bei den Hausthieren am häufigsten vor, hat aber oft ganz verschiedenartige pathologische Zustände zum Grunde, und erscheint demgemäfs mit verschiedenen Nebensymptomen, mit verschiedenem Charakter und Verlauf. Zuweilen besteht es nämlich in einem entzündungsartig gereizten Zustande der Nieren, oder selbst in wirklicher Entzündung dieser Organe, und dabei befindet sich das ganze übrige Gefäfssystem mehrentheils in einem entzündlich aufgeregten Zustande. In den meisten Fällen ist dagegen ganz unverkennbar grofse Schwäche, Erschlaffung, Reizlosigkeit und selbst ein lähmungsartiger Zustand in den Nieren und ihren Gefäfsen zugegen, und eben so ist dabei das ganze Blutgefäfssystem bald in einem mehr bald in einem weniger geschwächten Zustande. Bei der erstern Art geht dem Blutharnen nicht selten Vollblütigkeit voraus, oder dieselbe ist dabei auch noch zugegen; bei der zweiten Art bemerkt man dagegen häufig, schlechte Ernährung, Blutmangel und Abmagerung. Zuweilen bemerkt man bei beiden Arten zuerst Störungen der Verdauung, die auch später noch fort bestehen können, und nicht selten im Verein mit dem Blutharnen einen dyscrasischen Zustand herbeiführen.

Nach diesen Verschiedenheiten tritt die Krankheit auch unter zwei verschiedenen Formen, oder als zwei verschiedene Arten auf, nemlich *a*) als Blutharnen mit dem Charakter der Entzündung, und *b*) als Blutharnen mit dem Charakter der Schwäche und Atonie.

Die erstere Form kann man auch, da der Verlauf der Krankheit dabei mehrentheils schnell ist, als acutes, und die letztere Form, wegen ihres langsameren Verlaufes und wegen ihrer längern Dauer, als chronisches Blutharnen bezeichnen. Der Verlauf ist jedoch nicht in allen Fällen, mit dem Charakter genau übereinstimmend, und es giebt einzelne Fälle, wo das asthenische Blutharnen einen sehr kurzen Verlauf hat.

a) Bei der entzündlichen Art beginnt die Krankheit selten sogleich mit wirklichem Blutharnen, sondern nur mit einem starken und häufig wiederholtem Drängen zum Uriniren, wobei aber die Menge des entleerten Urins nicht gerade immer vermehrt, sondern in manchen Fällen sogar vermindert erscheint, im Verhältnifs zur Menge des im gesunden Zustande entleerten Urins. Die Thiere zeigen dabei am ganzen Körper, namentlich an den Hörnern, Ohren und Füfsen, ungleich vertheilte und wechselnde Wärme, in der Lendengegend aber gewöhnlich eine anhaltend höhere Temperatur, als am übrigen Rücken; auch sind sie an der Lenden- und Nierengegend beim Druck mit der Hand sehr empfindlich; beim Gehen halten sie den Rücken ganz steif, und oft auch im ruhigen Zustande bogenförmig und gewölbt in die Höhe gerichtet. Manche zeigen auch Steifigkeit und Schwäche in den Hinterschenkeln; andere werden auf kurze Zeit sehr unruhig, und bei Pferden finden sich zuweilen sogar die gewöhnlichen Symptome einer Kolik ein.

Die Arterien sind hart und ihre Bewegungen sind fieberhaft vermehrt; doch ist letzteres bei einzelnen Thieren in einem sehr verschiedenen Grade wahrnehmbar, so dafs man zuweilen bei Pferden nur 50—55, bei Rindern 60—65, in andern Fällen aber 100—120 Pulse in einer Minute zählen kann. Im Verhältnifs zum Fieber wird auch gewöhnlich das Athmen schneller, und mit gröfserer Anstrengung der Bauchmuskeln und Flanken verrichtet. Der Appetit ist im Anfange der Krankheit nur selten gestört, und leidet auch bei manchen Individuen im ganzen Verlaufe der Krankheit nicht; bei andern ist verminderte Frefslust und gestörte Verdauung gleich beim Beginnen der Krankheit zugegen, oder findet sich doch bald zu den übrigen Symptomen. Der Durst ist bei allen, an dieser Art des Blutharnens leidenden Thieren sehr grofs. Die Entleerung des Darmkothes ist gestört, häufig ist Verstopfung, zuweilen aber Durchfall zugegen, und bei manchen Rindern geht der Mist zum Theil in harten Knoten oder Ballen, zum Theil aber auch und gleichzeitig als dünne Jauche ab. (*White.*) Bei Milchkühen vermindert sich die Milch, zuweilen wird sie auch blutig oder wenigstens röthlich. Der Urin wird gewöhnlich erst nach acht bis 12 stündiger Dauer der genannten Symptome blutig, und zeigt sich dann hinsichtlich seiner Farbe und Consistenz bei verschiedenen Individuen von sehr verschiedener Beschaffenheit; denn zuweilen scheint die entleerte Flüssigkeit fast lauter Blut zu sein, in andern Fällen ist sie ganz dunkelroth oder schwarz, wie dicker Kaffeegrund, oder entgegengesetzt, blafsroth und wässerig, und in noch andern Fällen schwimmen blofs Klümpchen, Streifen oder Flocken von Blut in dem dunkelbraunen Urine herum. Bleibt derselbe durch einige Stunden in Gefäfsen stehen, so scheidet sich das in ihm befindliche Blut von der übrigen Flüssigkeit, und bildet einen rothbraunen Bodensatz. (*Willburg*).

b) Bei dem, in Schwäche oder Lähmung der Harnwerkzeuge begründeten Blutharnen, sind die Symptome der Reizung und des Fiebers entweder nur für sehr kurze Zeit, oder gar nicht wahrnehmbar, und überhaupt sind hier sehr oft durch einige Zeit, aufser der krankhaften Urinsecretion, gar keine andern Krankheitserscheinungen zugegen. Der Urin wird bei dieser Art des Blutharnens gewöhnlich mehr intensiv blutig und reichlicher, als bei der vorigen Art, selbst viel reichlicher als im gesunden Zustande entleert, zeigt aber ebenfalls in seiner Farbe und Consistenz, so wie in der Bildung eines Bodensatzes bei einzelnen Thieren einige Verschiedenheit. Zuweilen gesellen sich jedoch zu diesem Blutharnen noch gastrische Beschwerden, schlechte Frefslust, gestörtes Wiederkäuen, Aufblähung oder Verstopfung; bei Milchkühen vermindert und verschlechtert sich die Milch, die Thiere werden bei längerer Dauer der Krankheit sehr geschwächt und mager, und nicht selten findet sich dann auch noch ein cachektisches Fieber ein.

Die Gelegenheitsursachen, welche das Blutharnen veranlassen, sind in manchen Fällen sehr schwer zu ermitteln. Als die Wichtigsten derselben kennt man:

1) Den Genufs giftiger, scharfer, stark aromatischer und harziger Pflanzen, namentlich mehrerer Ranunkelarten, (*Ra-*

nunculus acris u. R. flammula) der meisten Euphorbien, des Colchicum autumnale, des Ledum palustre, der Clematis recta (besonders bei Schafen), ferner der Knospen, jungen Blätter und Zweige der Eichen, (besonders der sogenannten Eichenlohden, d. h. junger Eichenbüsche,) Eschen, Ulmen, des Weifsdorns (nach *Devillaine* u. A.), (Durch den Genufs solcher Pflanzen entsteht bei Rindern und Schafen auch die sogenannte Waldkrankheit, die zuweilen mit Bluthamen verbunden ist, aber auch ganz ohne dasselbe vorkommt, und daher mit Unrecht für identisch mit dem Bluthamen gehalten wird. S. Waldkrankheit) der Fichten, des Taxus, der Sabina und dergl.; ebenso der meisten Ginsterarten (besonders *Genista hispanica*), (Durch letztere soll nach französischen Schriftstellern zuweilen die sogenannte Ginsterkrankheit, die aber auch ohne Bluthamen vorkommt, entstehen.) und des grünen Erdbeerkrautes, besonders zur Zeit der Blüthe, (*Mittelhäuser* und *Weidenkeller*). Obgleich weder Rinder noch Schafe die genannten Pflanzen gern fressen, so sind doch zuweilen die Thiere zum Genufs derselben durch Hunger gezwungen, wenn die Weide Mangel an guten Futtergräsern leidet.

2) Den Blüthenstaub von Eichen, Eschen, Kiefern und dergl. Bäumen, wenn er auf die Futterpflanzen fällt, und mit denselben genossen wird.

3) Den Genufs der Kanthariden, der Maikäfer, Maiwürmer und mehrerer Raupen (z. B. der Wanderraupe) oder auch nur den Genufs der, durch die Excremente solcher Insekten verunreinigten Pflanzen.

4) Das Weiden auf nassen, sumpfigen Wiesen, Heu, welches auf solchen Wiesen gewonnen, was überschwemmt, verschimmelt oder dumpfig ist; vorzüglich auch das Wasser aus Pfützen auf Sumpf- und Torfwiesen (*White*). — Es giebt Weiden, wo die auf ihnen gehaltenen Thiere, besonders wenn diese aus andern Gegenden gebracht worden sind, ganz sicher das Bluthamen bekommen, und wo dann entweder die Art der hier wachsenden Pflanzen (besonders die vielen Seggen), oder ihre Qualität, oder das Wasser, und die aus dem Boden erfolgenden Ausdünstungen (z. B. Sumpfluft) die Krankheit erzeugen.

5) Auch Erkältungen, daher das Weiden bei Nacht, kalte

und nasse Witterung, und hierdurch verursachte öftere Störungen der Hautthätigkeit sind zuweilen Schuld.

6) Uebermäfsige Anstrengung männlicher Thiere, (besonders von Zuchthengsten) bei zu häufiger Begattung, und

7) Heftige mechanische Einwirkungen, auf die Lenden- und Nierengegend, und auf die Nieren selbst, wie Stöfse und Schläge mit schweren Körpern, das Aufspringen schwerer Zuchtstiere bei der Begattung, das Tragen und Ziehen zu schwerer Lasten, und dgl. mehr.

Die Dauer und die Ausgänge der Krankheit sind zum Theil von dem Grade und der Dauer der Einwirkung dieser Ursachen, von der Möglichkeit, sie bald zu beiseitigen, daher oft von ökonomischen Verhältnissen, und auch vom Grade und Charakter der Krankheit selbst abhängig. In den meisten Fällen ist sie heilbar, und sehr oft hört das Blutharnen in Zeit von 3—5 Tagen ganz von selbst auf, wenn jene Ursachen beseitigt sind. Wo diefs aber nicht geschieht, und die Krankheit einen hohen Grad von Heftigkeit erreicht, wo die Entleerungen übermäfsig stark und blutreich sind, erfolgt auch zuweilen schon mit 6—8 Tagen der Tod. Das asthenische Blutharnen kann aber auch durch 4—6 Wochen lang bestehen, und doch noch heilbar sein, wenn die Thiere gut genährt sind, das Fieber mäfsig ist, oder ganz fehlt, und die Urinentleerungen nicht zu reichlich stattfinden. Unter ungünstigen Verhältnissen erfolgt hier der Tod durch allmählige Erschöpfung und wirklichen Marasmus.

Die Section zeigt gewöhnlich, bis auf die Nieren, Harnleiter und Blasen, alle Organe gesund. Die Nieren sind mehrentheils von Blut strotzend, voll, im Nierenbecken ist geronnenes, oder flüfsiges Blut, in den Harnleitern und in der Blase desgleichen. Auch in der Umgegend der Nieren ist oft Blut in der Fettkapsel ergossen; oft sind die Nieren sehr schlaff, weich und breiartig, und zuweilen enthalten sie neben dem Blute auch Eiter oder Steine. Die Harnleiter und die Blase sind gewöhnlich verdickt, und im Innern dunkelroth. — *E. Jenner* hat bei mehreren Kühen, nach dem acuten Blutharnen, eine Herzentzündung gefunden (*White*). Doch war die von ihm beobachtete Krankheit wahrscheinlich nicht gewöhnliches Blutharnen, sondern Milzbrand mit Blutharnen. (Blutstaupe.)

Bei der Behandlung müssen vorzüglich die Gelegenheitsursachen und der Charakter oder die Form des Uebels berücksichtigt werden. Erstere soll man entfernen, oder doch nach Möglichkeit mindern, indem man Futter und Getränk verbessert, die Weide verändert, das Weiden bei Nacht, auf sumpfigen Wiesen, in Gebüschen, Wäldern und auf solchen Stellen, wo verdächtige Pflanzen wachsen, gänzlich vermeidet; wo aber ökonomische Verhältnisse diefs nicht gestatten, soll man den Thieren neben dem grünen Futter etwas gutes Heu, oder Stroh, oder Kleien geben, und zwar besonders des Morgens vor dem Austreiben, sie auch mit reinem Wasser, mit Mehl oder Kleientrank tränken, theils um die Thiere von dem zu gierigen und zu reichlichen Genufs des schlechten Futters und Getränkes auf der Weide abzuhalten, theils auch, um die nachtheiligen Wirkungen dieser Schädlichkeiten gleichsam durch Einhüllung derselben abzustumpfen.

Aufserdem ist in therapeutischer Hinsicht, bei der acuten Form fast ohne Ausnahme ein Aderlafs, der Gattung, Constitution und dem Alter der Thiere entsprechend, (bei Pferden und Rindern von 5—7 Pfund, bei Schafen 8—12 ℥, bei Schweinen 10—18 ℥, und bei Hunden 2—12 Unzen angezeigt, besonders wenn die Thiere gut genährt und vollblütig sind. Innerlich giebt man schleimige Mittel in flüssiger Form, kalt, oder höchstens lauwarm, und mit einem Zusatz von frischem Fett, Butter oder Sahne (Rahm).

Am wirksamsten und wohlfeilsten sind Abkochungen von Leinsamen, von Althae- oder Malvenkraut, Althaewurzel, Hafergrütze (a ℥jjj zu 1 Quart Colatur), von Stärkemehl und selbst von gewöhnlichem Mehl (a ℥j bis ℥jj zu 1 Quart Dekokt). Man setzt zu einem Quart solcher Flüssigkeit noch 4—5 Loth Butter oder Schmalz, und giebt einem Rind oder Pferd die Hälfte auf einmal, und in Zwischenzeiten von 2 bis 3 Stunden ein. Bei einem hohen Grade des Uebels und wenn dasselbe sehr hartnäckig ist, giebt man auch die kühlenden Neutral- und Mittelsalze mit den schleimigen Mitteln; z. B. Kali nitricum für Pferde und

Rinder ℥ß — ℥j, für Schafe und Ziegen ʒj — ʒjj, für Hunde ℈j—ʒß pro Dosi, und alle 2—3 Stunden wiederholt, oder Kali sulphuricum (in Weinländern auch Kali Tartaricum), und Natrum sulphuricum Pferden und Rindern ℥j—℥jj, Schafen und Ziegen ℥ß—℥j, Hunden ʒß—ʒjj pro Dosi in denselben Zwischenzeiten; auch kann man recht zweckmäfsig den Salpeter mit den übrigen Salzen in Verbindung geben, und wo Verstopfung zugegen ist, diese letztern in noch gröfsern Gaben, aber auch in gröfsern Zwischenzeiten anwenden. — Bei schmerzhaftem Drängen zum Uriniren, leistet auch lauwarme Kuhmilch oder eine Emulsion von Mohnsamen, den gröfsern Thieren zu ½ Quart, und den kleinern zu ¼ Quart pro dosi eingeschüttet, vortreffliche Dienste. Zu einer solchen Emulsion nimmt man auf 1 Quart lauwarmen Wassers 3 Unzen Mohnsamen. — Da das Eingeben flüfsiger Medikamente bei Schafen sehr beschwerlich ist, und oft Erstikkungszufälle veranlafst, so ist es bei diesen Thieren besser, den Salpeter und die übrigen Salze entweder mit Honig zur dünnen Latwerge, oder mit etwas Mehl oder Kleie zu einer sogenannten Lecke gemacht, anzuwenden. Aufserdem giebt man Klystiere von schleimigen Flüfsigkeiten oder von kaltem Wasser, und macht kalte Umschläge über die Nierengegend. Von jenen schleimigen Flüssigkeiten sind auch Klystiere (alle 1—2 Stunden eins) zu geben. — Diese Behandlung durch 12—16 Stunden fortgesetzt, ist in den meisten Fällen zur Beseitigung des entzündlichen Blutharnens hinreichend, und es ist deshalb zweckmäfsig, nach dieser Zeit die Thiere durch etwa einen Tag blofs zu beobachten, und den Erfolg, welcher sich nicht immer so unmittelbar nach der Anwendung jener Mittel zeigt, abzuwarten. Besteht aber am 3ten Tage, oder auch am 4ten noch die Krankheit mit demselben Charakter fort, so sind die Säuren, namentlich der Essig (für Pferde ℥j—℥jj, für Rinder ℥jj—jjj, Schafen ℥ß—℥j, Schweinen ℥ß—℥jß, Hunden ʒjj—℥ß), später die Schwefelsäure und Salzsäure (Pferden ʒß—ʒj, Rindern ʒjj bis ℥ß, Schafen und Ziegen ʒß—ʒj, Schweinen ʒj—ʒjj, Hunden 10—30 Tropfen), aber bei heftigem und schmerzhaftem Drange zum Uriniren, auch Infusionen aus Herb. Hyoscyami, innerlich und zu Klystieren, (für Pferde und Rinder ℥j auf ½ Quart Wasser pr. d.), alles in Verbindung mit schleimigen Mitteln zu benutzen.

Bei dem asthenischen Blutharnen sucht man den Tonus in den Gefäfsen und die Gerinnbarkeit des Blutes zu vermehren, und wendet defshalb bei gelindern Graden des Uebels, und wo noch einige Reizbarkeit im Gefäfssystem wahrnehmbar ist, den Alaun, später den Eisenvitriol (von einem wie vom andern bei Pferden und Rindern zu ʒjj—℥ß, bei Schafen und Ziegen zu ℈j—ʒj, bei Schweinen zu ℈j—ʒß, bei Hunden zu 5—20 Gr. pr. d. und täglich 4—6 Mal), in schleimigen Dekokten an, aber bei blofser Schwäche, und bei gleichzeitiger Diarrhoe, giebt man Abkochungen von Eichen-, Weiden- oder Fichtenrinde, Tormentillwurzel, Heidelbeeren und dgl., entweder für sich allein, oder mit den vorigen Mitteln verbunden. Von den genannten adstringirenden Mitteln rechnet man ℥j auf 1 Pfund Colatur und giebt von letzterer 1 bis 1½ Pfund pro dosi den gröfsern, 2—4 Unzen den kleinern Thieren. Für Kühe benutzt man bei dieser Art des Blutharnens auf dem Lande als Hausmittel 2—3 Efslöffel voll Dinte, die man mit ½ Quart Mehltrank eingiebt. Bei gleichzeitiger Verstopfung giebt man die Aloë (Pferden und Rindern zu ℥j — ʒx auf einmal, und nur eine Gabe) und Klystiere von schleimigen Mitteln, — bei schmerzhaftem, und zugleich sehr reichlichem Harnen das Opium mit bittern Mitteln, dasselbe auch abwechselnd mit dem Kampher (von jedem pr. d. ʒß, täglich 2—4 Mal für Pferde und Rinder, ℈j für Schafe und Schweine, und gr. jj—gr. v. für Hunde.). Wenn dagegen der Urin in sehr grofser Menge, ohne Reizung und ohne Anstrengung entleert wird, ist das Terpenthinöl, Steinöl, Hirschhornöl (von denen man Pferden und Rindern ʒjj—℥ß, Schafen und Ziegen ℈j—℈jj, Schweinen eben so viel, Hunden 5—10 Tropfen pr. d. giebt), und in hartnäckigen Fällen selbst Cantharidentinktur, (Pferden und Rindern 20—30 Tropfen, Schafen 10—12 Tropfen und Hunden 3—6 Tropfen) mit schleimigen, bittern und adstringirenden Mitteln verbunden, sehr nützlich. Man giebt täglich 2—3 solcher Gaben in Zwischenräumen von 3—4 Stunden. In mehreren veralteten und hartnäckigen Fällen schienen auch antagonistische Reizungen, namentlich Einreibungen des Terpenthinöls oder der Cantharidentinktur in die Nierengegend, gute Dienste zu leisten.

Unter den Landleuten sind überall zur Heilung des Blutharnens eine Menge empirischer Mittel gebräuchlich, die fast sämmtlich in die Klasse der reizenden und adstringirenden gehören, und durch deren zu allgemeine Anwendung, ohne Berücksichtigung der Art und des Charakters der Krankheit, oft sehr grofser Schaden verursacht wird. Dergleichen Mittel sind besonders: Canthariden, Cantharidentinctur, Hirschhornöl, Terpenthinöl, Birkenöl, (der sogenannte schwarze Degen) Steinöl, Kupfervitrol, Bleizucker u. dgl. — Sie passen sämmtlich nur bei dem asthenischen Blutharnen, und müssen auch hier, obgleich sie oft die besten Dienste leisten, doch immer mit Vorsicht angewendet werden, weil die ätherisch-öligen und reizenden Mittel in zu grofsen Gaben, oder bei zu langer Fortsetzung, leicht eine gefährliche Nierenentzündung, die metallischen Mittel in grofsen Gaben, aber gewöhnlich bei Wiederkäuern sehr heftigen Durchfall erregen. Bei Milchkühen können die letztern Mittel auch noch dadurch, dafs sie in die Milch übergehen, beim Genufs derselben für Menschen sehr nachtheilig werden. — Es ist daher gegen den so allgemeinen Gebrauch dieser Mittel dringend zu warnen.

Lit. Auserlesene Beiträge zur Thierarzneikunst. 2tes Stück. Leipzig. 1787.
Frenzel, Praktisches Handbuch für Thierärzte und Okonomen, 2 Bd. p. 358.
v. Willburg, Anleitung zur Erkenntnifs und Heilung der Krankheiten des Rindviehes. 8te Auflage von *Weidenkeller*. Nürnberg 1823.
Hurtel d'Arboval, Dictionnaire de Médicine et Chirurgie vétérinaire, 2 Bd. Artik. Haematurie. —
J. White, Compendium of Cattle Medicine. 4th Edit. London 1825. pag. 71. und 231.
He—g.

BLUTSEUCHE oder Blutstaupe. Eine sehr schnell verlaufende Form des Milzbrandes der Schafe, die sich vorzüglich durch Abgang von Blut aus der Nase oder dem Maule, dem After und der Harnröhre charakterisirt, und die bei den genannten Thieren fast häufiger erscheint, als alle übrigen Formen des Anthrax.

Die Krankheit erscheint in allen Jahren, am häufigsten aber in sehr trocknen und warmen; eben so bemerkt man sie auch zu allen Jahreszeiten, vorzüglich aber im Sommer und Herbst, seltner im Winter und Frühjahr. Sie entsteht am gewöhnlichsten beim Weidegange, bleibt aber auch bei Stallfütterung nicht aus, und verschont kein Alter und Geschlecht; doch pflegen junge Thiere ihr mehr ausgesetzt zu sein als alte. Wie der Milzbrand überhaupt, so ergreift auch die Blutseuche fast immer die am besten genährten und muntersten Stücke, und die sich (wie *Tessier* schon bemerkt hat) gewöhnlich beim Weidegange an der Spitze der Heerde befinden, zuerst. Sie befällt in den meisten Fällen nur einzelne Thiere auf einmal, wiederholt sich aber täglich, oder in unbestimmten Zwischenzeiten bei andern, und rafft so, bald schneller, bald langsamer, eine Menge der besten Schafe weg. Sie ist daher meistens als Seuche, und zwar als Epizootie zu betrachten, doch kommt sie auch blofs, obgleich selten, sporadisch und in Folge enzootischer und anderer Ursachen vor.

Vorboten der Krankheit sind bis jetzt noch niemals beobachtet worden, sondern die Thiere zeigen sich bis zum wirklichen Ausbruch derselben durchaus, und in allen Erscheinungen als völlig gesund. Plötzlich fangen sie an schneller und beschleunigter, mit heftiger Bewegung der Bauchmuskeln und Flanken, und zuweilen keuchend zu athmen; der Puls ist schnell und klein, die einzelnen Schläge sind kaum zu unterscheiden, und der Herzschlag ist kaum zu fühlen; die Thiere stehen still, oder drängen sich ängstlich gegen die zunächst stehenden Schafe, lassen die Ohren und den Kopf herabhängen, haben sehr geröthete Augen, einen stieren Blick, wiederkäuen nicht, bewegen die Lippen convulsivisch, wedeln mit dem Schwanze, zittern an den Schenkeln, stürzen sogleich, oder nach wenigen Minuten nieder, und bekommen dann gewöhnlich heftige Convulsionen. Hierbei sieht man unter starken Anstrengungen fast allemal durch die Harnröhre, oder durch den After, schwarzes, theerartiges Blut, oder doch immer mit Blut vermischten Urin abgehen, und wo in einzelnen Fällen dieser blutige Harn fehlt, sieht man aus den Nasenlöchern, seltner auch aus dem Maule, blutigen Schaum ausfliefsen. Diese Ausflüsse fehlen nur höchst selten. Viele Schafe sterben beim ersten Niederfallen,

unter

unter jenen Convulsionen in Zeit von 10—15 Minuten nach dem Eintritt der Krankheit, andere scheinen sich, nachdem sie einige Minuten gelegen, wieder zu erholen, stehen auf, und gehen mit schwankendem Körper einige Schritte weiter, einzelne sind dann gegen das Licht sehr empfindlich, bei andern scheint entgegengesetzt der Sehnerve gelähmt zu sein, da sie weder das Licht empfinden, noch die vor das Auge gehaltene Hand sehen. Darauf bekommen sie neue heftige Anfälle von Convulsionen, wobei sie zuweilen einige Sprünge machen, dann niederstürzen und sterben, so dafs in solchen Fällen die Krankheit eine bis einige Stunden dauert; doch sind diese Fälle die seltenern.

Nach dem Tode bemerkt man in kurzer Zeit entstandene starke Auftreibung des Bauches, und gewöhnlich noch Spuren von dem blutigen Ausflufs aus der Nase, dem Maul, dem After, oder den Geschlechtstheilen. Bei der Section finden sich die Gefäfse unter der Haut mit schwarzem Blute stark angefüllt, wie injicirt; die innere Fläche der Haut ist mehr als gewöhnlich geröthet, und sehr oft sind im Zellgewebe an verschiedenen Stellen, gelbliche, sulzartige Ergiefsungen, zuweilen mit Blutstreifen gemengt, zugegen. Die Muskeln sind dunkelroth selbst bläulich, und immer sehr mürbe. Die sämmtlichen 4 Mägen zeigen an ihrer äufsern Fläche stark aufgetriebene dunkle Venen, und dunkel geröthete Stellen, oder Blutextravasate, von verschiedener Gröfse und Form; besonders ist das Ansehen des vierten Magens (Labmagens) auf diese Weise immer sehr verändert. Der erste und zweite Magen (Pansen und Haube) enthalten frisch gekauetes Futter, und ihre Schleimhaut ist gewöhnlich ohne krankhafte Veränderungen, zuweilen aber findet man auch hier rothe Flecken, und Blutextravasate; im dritten Magen (Blättermägen), sind die Futterstoffe mehr als gewöhnlich trocken, und im vierten Magen ist fast ohne Ausnahme eine bräunliche, mit Blut- und Futterstoffen vermischte Flüssigkeit enthalten. Die Schleimhaut des letztern Magens erscheint dunkelroth, und mit blutigen Streifen oder Flecken versehen. Die dünnen Gedärme sind in der Regel äufserlich und innerlich ganz so beschaffen, wie der vierte Magen, und zuweilen findet man dieselben Veränderungen, aber in geringerm Grade, auch in den dicken Gedärmen. Die Milz erscheint vergröfsert, sehr mürbe, und mit theerartigem Blute überfüllt, die Leber jederzeit mürbe, oft auch vergröfsert und dunkler gefärbt. Die Gefäfse im Gekröse strotzen von dunklem Blute, und zuweilen findet man auch hier blutige Flecke und Streifen, oder, jedoch selten, sulzige Ergiefsungen. Die Nieren sind immer mürbe und welk, zuweilen in ihrer Substanz mit kleinen Blutextravasaten versehen, aber niemals entzündet und aufgetrieben, selbst da nicht, wo blutiger Urin entleert wurde. In solchen Fällen ist aber gewöhnlich im Nierenbecken noch etwas dunkles Blut enthalten. — Die Harnleiter und die Blase zeigen sich nur selten an ihrer äufsern und innern Fläche geröthet; doch sind einzelne Fälle bekannt, wo diese Organe mäfsig, und andere, wo sie in hohem Grade geröthet waren. Gewöhnlich enthält die Blase noch einen Rest von mit Blut gemengtem Urin. — Bei Thieren, welchen während der Krankheit blutiger Schleim oder Schaum aus der Nase geflossen war, finden sich die angegebenen Erscheinungen an den Organen im Hinterleibe nicht so auffallend; dagegen ist aber die Luftröhre mit blutigem Schaume angefüllt; die Lungen sind sehr dunkel gefärbt, und mit schwarzem Blute überfüllt, und zuweilen findet man zwischen den ersten Rippen extravasirtes Blut in Klumpen von verschiedener Gröfse.

Ihrem Wesen nach, läfst sich die Krankheit durchaus für nichts anders, als für acuten Milzbrand halten, (Siehe Milzbrand) denn die Zufälle am lebenden Thiere, das plötzliche Erkranken, der schnelle Verlauf, die ganz charakteristischen Sektionsdata, und das gewöhnliche Erscheinen der Krankheit in heifsen Jahren, und in heifser Jahreszeit, sprechen auf das Bestimmteste dafür, und zeigen mit allen andern Milzbrandkrankheiten die innigste Uebereinstimmung. Auch hat sich bei gemachten Impfungsversuchen mit Blut von solchen Kranken in kleine Wunden an gesunden Schafen gezeigt, dafs sie in hohem Grade ansteckend ist, indem die geimpften Thiere in Zeit von 36—48 Stunden unter den Erscheinungen der Blutseuche starben. Eben so sind auch mehrere unglückliche Fälle bekannt, wo Menschen durch Besudelung mit Blut, durch das Verarbeiten der Felle und dgl. von solchen kranken Schafen inficirt wurden, und die schwarze Blatter erhielten, ganz ähnlich, wie nach Infektionen durch milzbrandkrankes Rindvieh.

Als die wichtigsten Ursachen betrachtet man: zu grofse Hitze, daher auch zu heifse Ställe in denen der Mist zu hoch aufgehäuft ist, die zu sehr gegen die äufsere Luft verwahrt, oder auch im Verhältnifs für eine gewisse Menge Schafe zu eng sind, eben so zu reichliche Ernährung, besonders durch stark nährendes trocknes Futter, wie z. B. Getraide, Wicken, Erbsen, Kleeheu, eben so die Stoppelweide, auch verdorbenes Futter, Rost und Mehlthau, Mangel an Saufen, oder das Saufen aus moorigen und sumpfigen Teichen, das Weiden auf überschwemmt gewesenen, oder auf sumpfigen Wiesen; zu anhaltende Ruhe, oder auch entgegengesetzt, zu anstrengende Bewegung, besonders zu rasches und weites Treiben bei grofser Hitze, und nach vorausgegangener langen Ruhe. Oft scheint auch eine eigene Beschaffenheit der Atmosphäre zur Erzeugung der Krankheit sehr viel beizutragen, denn man bemerkt eine Zu- und Abnahme, oder ein gänzliches Verschwinden derselben bei eintretenden Witterungsveränderungen in vielen Fällen sehr auffallend. Dagegen sind in andern Fällen, und vorzüglich dann, wenn die Krankheit fast alljährlich erscheint, ihre Ursachen in örtlichen Verhältnissen begründet, aber nicht immer mit Sicherheit zu erforschen.

Die Prognosis ist bei den von der Krankheit ergriffenen Stücken fast ohne Ausnahme ganz schlecht, denn es ist bis jetzt noch kein Mittel und kein Verfahren gefunden worden, wodurch der schnell und sicher erfolgende Tod verhütet werden könnte. Der so aufserordentlich rasche Verlauf in den meisten Fällen, gestattet nicht einmal die Anwendung und Wirkung der zweckmäfsig scheinenden Heilmittel; aber auch da, wo der Verlauf nicht blofs auf wenige Minuten beschränkt war, ist dennoch jedes Mittel vergeblich gewesen. Wenn die Krankheit in einer Heerde sich als wirkliche Seuche zeigt, so ist die Prognosis über die Ausbreitung und über die früher oder später mögliche Unterdrückung derselben nicht mit Bestimmtheit zu machen, denn die Möglichkeit, neue Erkrankungsfälle, und somit neue

Verluste zu verhüten, oder die Zahl derselben nur zu vermindern, hängt theils von der Jahreszeit und Witterung, theils von der Constitution und dem diätetischen Verhalten der Thiere, von der Möglichkeit, dasselbe zu ändern, und überhaupt alle obengenannten Ursachen gründlich zu beseitigen, ab. Leider ist aber hierbei sehr oft der beste Wille des Arztes nicht ausreichend, wie besonders dann, wenn atmosphärische und ökonomische Mifsverhältnisse als Hauptursachen wirken. Erstere sind in der Regel wie bei Epidemieen und Epizootieen überhaupt, sinnlich kaum wahrnehmbar, und beide lassen sich nur sehr schwer, zuweilen gar nicht entfernen. *Tessier* nimmt als Durchschnittssumme des Verlustes, den diese Krankheit einer Heerde gewöhnlich bringt, den 9ten bis 10ten Theil derselben an; allein eine solche Berechnung läfst sich aus den oben bemerkten Ursachen, deren Dauer und Ausdehnung man nicht wissen kann, in keinem Falle machen, da unter günstigen Umständen, nur einzelne Stücke in grofsen Zwischenzeiten, unter ungünstigen Umständen wieder viele Thiere kurz hintereinander erkranken und sterben. *Tessier* selbst führt ein Beispiel an, nach welchem in einer Heerde von 350 Schafen 80 Stück, also nur etwas weniger als der vierte Theil, verloren gingen. Die gröfsten Verluste entstehen gewöhnlich, wenn die Krankheit in einer Lämmerheerde ausbricht.

Von einer curativen Behandlung der an der Blutseuche erkrankten Schafe kann, wegen des schnellen Verlaufes der ausgebrochenen Krankheit, nur selten und nur versuchsweise die Rede sein. — Alles was geschehen soll, mufs möglichst schnell geschehen und darauf hingerichtet sein, die Vollblütigkeit, oder den Orgasmus in den Venen zu mindern, das Blut von den Eingeweiden abzuleiten, und die Blutmischung durch freiere Respiration, und regelmäfsigern Kreislauf zu verbessern. Hiernach ist ein reichlicher Aderlafs, aus einer oder aus beiden Drosselvenen (von 10 — 16 Unzen) das erste Mittel, worauf innerlich eine Latwerge von Salpeter (ʒj—ʒjj) mit Kampher (℈ß—℈j) mit Honig eingegeben, und, wenn das Thier so lange lebt, nach einer viertel Stunde wiederholt wird, dabei applicirt man Klystiere von Wasser und Salz, oder von blofsem Essig, und macht Sturzbäder von mehreren Eimern kalten Wassers, und hierauf sogleich tüchtige Reibungen mit Strohwischen über den ganzen Körper.

Viel wichtiger und erfolgreicher als die Kur dieser Krankheit, ist ihre Verhütung bei den noch gesunden Schafen einer Heerde. Für diesen Zweck mufs gleich nach den ersten Erkrankungsfällen eine Veränderung in der Pflege und in dem ganzen Verhalten der Heerde eingeleitet werden, und zwar wo möglich in der Art, dafs dadurch zugleich die bei der Untersuchung bekannt gewordenen Ursachen entfernt werden. Da diefs Letztere aber nicht immer möglich ist, so richte man sich wenigstens nach den Umständen, und führe eine solche Veränderung herbei, welche entweder der Natur des Schafes am meisten entspricht, oder die der bisherigen Pflege der Heerde ganz entgegengesetzt ist. Man vermeide alles Körnerfutter, alle Hülsenfrüchte, zu fettes Kleeheu, dumpfiges mit Mehlthau oder Rost verunreinigtes Heu oder Stroh, gebe statt der Körner u. s. w. im Winter Kleie, Kohl, Wurzel- und Knollenfutter, im Sommer gutes Gras, füttere überhaupt recht sparsam, gehe von der Stallfütterung zum Weidegange (im Winter zur Saatweide) oder von diesem zu jener über, verändere den Weideplatz, und wähle besonders höhere Gegenden, auch wenn es sein kann solche, die einen nur mäfsigen Graswuchs, und in der Nähe frisches Quell- oder Flufswasser und etwas Schatten haben; man vermeide dagegen niedrige, fette Weiden, Klee- und Stoppelfelder, man lasse den Stall gründlich ausmisten, und fleifsig lüften, selbst die Nacht offen stehen, sorge für hinreichendes Trinkwasser, und gebe Salz, entweder in kleinen Trögen oder Rinnen aufgelöfst, oder in Stücken zum Lekken. Ist es Sommer und die Heerde geschoren, so kann man sie auch täglich, oder jeden 2ten Tag einmal durch Wasser treiben, wenn dergleichen in der Nähe ist; doch darf man die Thiere dabei durchaus nicht erhitzen, und nachher nicht zu eng einsperren. Bei vorausgegangener zu reichlicher Ernährung ist auch, wenigstens an den best genährten und vollblütigen Stücken, bei denen die Bindehaut, die Schleimhäute und die Haut mehr als gewöhnlich roth erscheinen, ein Aderlafs als ein sehr wichtiges Verhütungsmittel zu betrachten.

Die veterinär-polizeilichen Anordnungen bei dieser Krankheit bestehen darin:

1) Dafs jedes, an der Blutseuche erkrankte Schaf sogleich von der übrigen Heerde entfernt werde, um die, durch die blutigen Profluvien mögliche Ansteckung und Weiterverbreitung zu verhüten;

2) dafs die kurative Behandlung immer nur auf die edlern und theurern Zuchtthiere beschränkt, und mit gröfster Vorsicht ausgeführt werde, um die Gefahr der Ansteckung auf Menschen zu vermindern, und möglichst zu verhüten;

3) dafs der Verkauf und die Benutzung gesunder und kranker Thiere zum Schlachten, so lange die Krankheit in der Heerde herrscht, und eben so auch

4) das Abledern der krepirten Stücke, nicht gestattet werde. Wenn auch diese Anordnungen bis jetzt noch wenig als medizinisch-polizeiliche Gesetze geltend sind, und mit den Ansichten der neuesten französichen thierärztlichen Schriftsteller (*Gasparin, Hurtel d'Arboval*) nicht übereinstimmen, indem diese sogar empfehlen, die in den ersten Momenten der Krankheit betroffenen Thiere zu schlachten, um wenigstens durch die Benutzung des Fleisches noch etwas von ihrem Werthe zu retten, so sind sie doch dem Charakter, und der Gefährlichkeit einer Milzbrandkrankheit ganz entsprechend, und den gesetzlichen Bestimmungen über das Verfahren beim Milzbrande des Rindviehes im Wesentlichen analog. —

Litteratur.

Tessier, Instruction sur les bêtes à laine etc. Paris 1811. 8. avec Fig. pag. 232. In's Deutsche übersetzt von *Witte*. Berlin 1811. — und als ausführliche Abhandlung über die Blutseuche oder Blutkrankheit im: Vollständigen Handbuch der Vieharzneikunst von *Chabert*, *Flandrin* u. *Huzard*. 2r Bd. Berl. 1801. S. 225.

Gasparin, des Maladies contagieuses des bêtes à laine. Paris 1821. 8. (Abhandlung über die ansteckenden Krankheiten der Schafe, übersetzt und mit Anmerkung, von Dr. *J. F. Niemann*. p. 78. u. f.)

Hurtel d'Arboval, Dict. de Méd. et Chir. vétérin. Tom. 3, p. 75. Art. Maladie de sang.

Synon. Blutstaupe, hitzige Blutkrankheit, Sommerseuche. *Maladie de sang, Malad. d'eté, sang de rate.* He—g.

BLUTHARNEN DER SCHWANGERN. S. Schwangerschaft.

BLUTHOLZ. S. Haematoxylum.

BLUTIGE NAHT, *Sutura cruenta, vera, actualis*, bezeichnet im Allgemeinen denjenigen Kunstact, durch welchen wir die mechanische Vereinigung getrennter Weichtheile mittelst Nadel und Faden zur Erzielung organischer Cohäsion derselben bewirken.

Geschichte. Schon in den Schriften des *Hippocrates*, der grofsen Fundgrube für Medicin und Chirurgie, geschieht der blutigen Naht Erwähnung, wenn es daselbst (*Hippocrates de officina medici V.* 26.) heifst: „*quae (vulnera) autem „linteis neque commode comprehendi, neque apte retineri „possunt, ea filis per injectionem aut suturam adhibitis re„tineri debent;*" obwohl das Verfahren nicht näher auseinandergesetzt wird. *Celsus* und *Galen* bildeten diesen Gegenstand offenbar weiter aus, sie gedenken schon bestimmter Arten von Nähten: der Knopfnaht und Kürschnernaht, auch deuten sie schon auf die Gastrorrhaphie und Enterorrhaphie hin. Die *Celsi*'sche Naht mit der Acia, welche so vielen Deutungen unterlag, und nach *Guy von Chauliac* mittelst metallener Klammern verrichtet wurde, war wohl nichts anderes, als unsere jetzige Knopfnaht. —

Die Bauchnaht (S. d. A. und Bauchwunden) wurde von *Celsus* mit zwei Nadeln in der Art angelegt, dafs er diese stets in entgegengesetzter Richtung von innen nach aufsen durch die Bauchdecken führte.

Galen, welcher das Verwachsen des Peritonaei, bei der Dünnheit desselben, für unmöglich hielt, führte die Nadel von aufsen durch die Bauchdecken nach dem Grunde der Wunde, ohne das Bauchfell mitzunehmen; durchstach dasselbe aber an der entgegengesetzten Seite, indem er die Nadel von innen nach aufsen führte.

Abu'l Kasem, wie es scheint, Erfinder der Kürschnernaht (S. d. A. und Darmwunden) beschreibt eine zu seiner Zeit gebräuchliche, in drolliger Weise vollzogene Enterorrhaphie, welche den Namen Sutura formicarum führte.

Das Mittelalter bereicherte die Nähte noch mit der Sutura clavata, Zapfennaht, und mit der Sutura circumvoluta, umschlungenen Naht, welche letztere auch *Ravaton* und *Bell* besonders übten und anpriesen (S. d. A. Labium leporinum.).

Unter den Italienern und Franzosen haben sich im 13ten und 14ten Jahrhundert unter mehrern andern *Royer* von Parma, *Brunus*, *Guy von Chauliac* und *Lanfranchi* besonders um die Vervollkommnung der Enterorrhaphie verdient gemacht; wie denn *Paul von Aegina*, *Abu'l Kasem* und *Fabr. ab Aquapendente* als Erfinder der sogenannten königlichen Naht bei Gelegenheit der Herniotomie genannt werden müssen.

Von *Paracelsus* getadelt und verworfen, wurde die blutige Naht von *Paré*, dem Wiederhersteller der französischen Chirurgie, wieder in Anwendung gezogen, indem er sich der Sutura circumvoluta bei der Operation des labii leporini und bei andern Gelegenheiten der Sutura pellionum bediente. Ihm folgten *Palfyn*, *Garengeot*, *Ravaton*, *Le Dran*, *Ramdohr*, *de la Peyronie* und andere in so fern, als sie die schon bekannten Nähte modificirten oder ihnen neue hinzufügten. *Garengeot* vereinigte die Sutura clavata mit der nodosa; *Le Dran* veränderte die Darmnaht in eine Sutura ansata, *Ramdohr* invaginirte den Darm und *de la Peyronie* legte das Mesenterium in eine Falte, um die durchschnittenen Darmenden einander bequemer und sicherer nähern zu können. Mehrere Varianten bei der Enterorrhaphie, besonders bei Querwunden des Darms, beziehen sich auf dasjenige Material, auf welches sie die Hefte anbringen wollen; bei der Naht der vier Meister soll dies auf der eingeölten Luftröhre eines Thieres geschehen; nach *Ritsch* auf einem mit Johannisöl bestrichenen Kartenblattcylinder, nach *Watson* über einem Cylinder von *Ichthyocolla*, nach *Bell* werden die Darmstücke über einen dem Durchmesser des Darms entsprechenden Talgcylinder invaginirt.

Während man so die Arten und Abarten der blutigen Nähte vervielfältigte, und dem mechanischen Theile derselben grofse Aufmerksamkeit widmete, vernachläfsigte man fast gänzlich ihre Indicationen und ihre therapeutische Würdigung; nach genauerer Untersuchung derselben rügte *Pibrac* den mit ihnen getriebenen Mifsbrauch und wiefs ihre Anwendung in engere Grenzen. Dadurch entstanden natürlich die lebhaftesten Controversen über den Werth und Unwerth, so wie über die Indicationen der blutigen Naht überhaupt und ihre verschiedenen Arten. *Pibrac* beschränkte sie auf die wenigen und bestimmten Fälle, in welchen man die Wundränder weder durch eine passende Stellung und Lage, noch durch einen methodischen Verband in Berührung erhalten konnte. *Louis*, der Meinung *Pibrac's* über den nachtheiligen Einfluſs der Suturen im Allgemeinen beitretend, wollte jedoch nur die Sutura intorta verworfen wissen, und selbst bei der Hasenscharte die Vereinigung durch Binden zweckmäſsiger finden. *Le Blanc* verwarf sie dagegen alle und glaubte, daſs jede Wunde durch passende Lage und zweckmäſsigen Verband besser und leichter geheilt werden könnte, als durch die blutige Naht. *Richter* und nach ihm die Mehrzahl der Neuern enthalten sich derselben überall da, wo zweckmäſsige Lagerung des verwundeten Theils, Pflaster und Binden die schnelle Vereinigung zu bewirken vermögen, vernachläſsigen sie aber keinesweges, wo diese mildern Verfahren nicht ausreichen. —

Die in neuerer Zeit noch bekannt gewordenen, ihren Zweck schon durch den Namen bezeichnenden blutigen Nähte, lassen sich alle auf eine der Hauptnormen der Nähte zurückführen. Die Uranorrhaphia (S. d. A. und gespaltener Gaumen) seu Sutura cruenta veli palati sissi, durch *von Gräfe* 1816 zur Vereinigung einer Gaumensegelspalte, und die Tarsorrhaphia (S. d. Art.) durch *von Walther* zur Hebung einer Deformität des Augenlides angegeben, gehören zur Ordnung der Sutura nodosa. Die blutige Vereinigung einer Arterien- oder Venenwunde würde uns eine Arteriorrhaphia und Phleborrhaphia (S. d. A. Arterienunterbindung u. Phleborrhaphia) geben; die erstere wurde schon von *Galen*, *Lambert* und neuerdings von *Jones* und die letztern von *Whete* empfohlen. Die Sutura recto-vaginalis (S. d. A. u. Ruptura perinaei) von *Levret* bei der Ruptura perinaei angegeben, ist die gewöhnliche Sutura clavata für sich, oder mit der Sutura nodosa vereinigt. —

Die neueste Chirurgie, überall von allgemeinen medicinischen Grundsätzen ausgehend, zieht in diesem Sinne auch die blutige Naht und alle zu ihrer Ausführung angegebenen Verfahren vor ihr Forum, und bei einer gründlichen Erörterung der Indicationen, der Therapeutik der blutigen Nähte und ihrer Technicism, wird ihr wahrer Werth genauer dargelegt, mehrere Arten derselben blofs der Mechanik entnommen, als absolut in den Hintergrund gestellt, und nur vier Hauptformen derselben noch beibehalten, nämlich:

I. Die Sutura nodosa, s. intercissa, s. interrupta, unterbrochene oder Knopfnaht,

II. Sutura clavata, s. pinnata, s. cum conis, Zapfennaht,

III. Sutura circumvoluta, s. circumflexa, s. intorta, umschlungene oder umwundene Naht (S. d. A. und Labium leporinum, Operation desselben) und

IV. Sutura intestinorum, s. Enterorrhaphia, s. sutura pellionum, die Darmnaht, Kürschnernaht. (S. diese Artikel, Darmwunden und Herniotomia.)

Da die Sutura circumvoluta und intestinorum, wie oben angedeutet, bei andern Artikeln schicklich abgehandelt werden, so können hier nur die Sutura nodosa und clavata, nachdem zuvor die Therapie und die Indicationen der blutigen Naht im Allgemeinen gewürdigt worden ist, ihre völlige Erledigung finden.

Indicationen. — Die besten Practiker neuerer Zeit, wohl wissend, dafs die meisten Schnitt- und Hiebwunden, bei zweckmäfsiger Lagerung des verletzten Theils und geschickten Anwendung der Heftpflaster und vereinigenden Binden, schnell und glücklich zu heilen pflegen, heben folgende Fälle für die Application der blutigen Naht hervor:

I. Bedeutende transverselle, tiefe, gerade und winklichte Wunden solcher Theile, denen eine grofse Retractionskraft inwohnt, daher

1) überall wo Muskeln in der Quere getrennt und die Wundlefzen weder durch zweckmäfsige Lage noch Verband zu vereinigen sind, und

2) bei queren, winklichten, über einen Zoll betragenden, oder auch sehr grofsen und durchdringenden Längenwunden der vordern Bauchgegend.

II. Wunden an solchen Theilen, wo sich Hautmuskeln finden, mithin

1) klaffende Gesichtswunden, bei denen man eine auffallende Narbe ohnehin gern vermeidet,

2) gespaltene Mundlippen, seien sie Fehler erster Bildung (S. labium leporinum), oder durch Verletzung entstanden,

3) bedeutende Querwunden am Halse mit gänzlicher Durchschneidung des Kehlkopfes, der Luftröhre und des Schlundes (S. Halswunden). —

III. Wunden an solchen Theilen, welche wegen Ausflusses oder Zuflusses von Feuchtigkeiten die sogenannte trockene Naht nicht gestatten, also

1) Wunden der Zunge, wo die beständige Salivation, wie gesagt, alle Application von Heftpflaster nicht nur hindert, sondern durch das Zurückziehen der Zunge auch ein Klaffen der Wundlefzen entsteht.

2) Wunden der Luftröhre, wenn sie, wie oben gesagt, dieselbe ganz trennen,

3) gänzliche Durchschneidung eines Darms;

4) völlige Ruptura perinaei. (S. d. A.) —

5) Trennung der Augenlider in die Quere.

6) Bei Wunden der Backen mit Verletzung des Speichelganges; bei Wunden der Unterlippe, wo ein steter Speichelausfluſs statt findet.

IV. Wunden an solchen Theilen des Körpers, wo Haare das Festkleben der Pflaster verhindern, wohin hauptsächlich die schon angeführten Kopf- und Gesichtswunden gerechnet werden müssen.

V. Wunden solcher Theile, deren eigenthümliche Bildung die Application von Heftpflastern nicht zuläſst, daher die Wunden des äuſsern Ohrs und der Augenlider.

VI. Ueberall wo gänzlich vom Organismus getrennte Theile demselben wieder angeeignet werden sollen: bei Nasen-, Lippen-, Augenlid-, Harnröhrenbildung (S. d. A.), Behufs Vereinigung abgehauener Finger, Zehen, gröſserer Gliedmaſsen, so wie überhaupt der Weich- und Hartgebilde; *Garengeot, de la Peyronie, John, Hunter* und alle neuern Wundärzte bestätigen die Wahrheit des Gesagten.

VII. Bedienen wir uns der blutigen Naht in solchen Fällen, wo wir auſser der Vereinigung noch einen wichtigen Nebenzweck erreichen wollen:

1) Um Blutungen desto gewisser zu hemmen und zu verhüten.

2) Zur Anregung eines gewissen Grades von Entzündung in solchen Wundlippen, deren laxe und torpide Beschaffen-

heit ein etwas herabgestimmtes Leben in diesen Theilen voraussetzen läfst.

3) Zur Abkürzung des Heilungsprozesses in so weit selbiger von einem genauen Contact, oder doch einer gröfsern Annäherung der getrennten Theile abhängig ist, als solche durch Pflaster und Binden erzielt werden können, z. B. nach Lappenamputationen und Abnahme der weiblichen Brust (S. d. A. Brust, weibliche, Abnahme derselben), wie *v. Gräfe* solches in gewissen Fällen vorschlägt; da jedoch die unausbleibliche Reizung der Nadeln und Fäden in den frischen und sehr belebten Wundlippen leicht einen beträchtlichen, der Prima intentio nicht zusagenden Grad von Entzündung, und in deren Folge um so gewisser Eiterung erregen könnte, so würde die blutige Naht unter diesen Umständen nur mit grofser Circumspection anzuwenden sein und fragt es sich, ob zur Vermeidung einer zu grofsen Spannung und dadurch um so stärker erzeugten Reizung in den Heftwunden die Haut der Brust und der Extremitäten, in einer gewissen Entfernung von den Wundrändern, nach dem, von *Dieffenbach* bei der Uranorrhaphie angegebenen unter analogen Verhältnissen auch bei andern Operationen üblichen Verfahren, nicht eingeschnitten werden müfste. (Vergleiche: die Gaumennaht von *Schwerdt*. Berlin, 1829. pag. IX.)

Eine andere, hier nicht zu erörternde Frage, ist es jedoch: ob die genannten Wunden unter allen Umständen per primam intentionem geheilt werden dürfen, oder überhaupt nur heilen? —

Gegenanzeigen. — Die blutige Naht ist nicht angezeigt:

1) wenn die Vereinigung durch zweckmäfsige Lage, Heftpflaster und Binden erreicht werden kann;

2) wenn fremde Körper in der Wunde vorhanden sind, welche nicht sogleich entfernt werden können;

3) bei Extravasaten, deren freier Ausflufs nicht gehindert werden darf, wobei jedoch zu erwägen ist, ob die Wunde nicht zur Hälfte, oder zum Theil geheftet werden kann;

4) bei vergifteten Wunden, da durch die Eiterung das Gift am sichersten aus denselben entfernt wird;

5) bei Wunden mit Substanzverlust, grofser Quetschung, Entzündung und Eiterung, wo die letztern, behufs der Gra-

nulation, zum Heilzweck gehören; der umsichtige Arzt wird jedoch erwägen, ob bei geringern Graden der Quetschung die blutige Naht nicht mit Erfolg anzuwenden sein dürfte, oder ob bei eiternden Wunden nicht in einem spätern Termine die Naht die Heilung beschleunigen werde; wir haben unter beiden Umständen entschiedenen Gewinn von Anwendung derselben gehabt;

6) bei Wunden von beträchtlicher Tiefe, weil der Grund derselben leicht unvereinigt bleibt, ein Uebelstand, dem jedoch nach Umständen durch Mitwirkung eines schicklichen Verbandes mittelst graduirter Compressen und Longetten begegnet werden kann. —

Therapeutische Würdigung. — Es ist oben schon bemerkt worden, dafs in frühern Zeiten die Beurtheilung der Wirkung der blutigen Nähte fast nur der Mechanik entlehnt wurde; hierin lag der Grund ihrer ausgedehntesten Anwendung und der Vermehrung ihrer Arten, die den mit ihnen oft vergesellschafteten Uebelständen, als: Spannung, heftige Schmerzen, ungebührliche Entzündung, Krämpfe, Ein- und Ausreifsen der Hefte durch eigene Mechanismen, vorbeugen und abhelfen sollten.

Die neuere Chirurgie, den Grundsätzen der Physiologie mehr als den der Mechanik huldigend, läfst wie überall bei Heilungsprozessen, so auch die Wirkung der blutigen Nähte und die sie begleitenden Erscheinungen mehr auf dynamisch-vitalem Wege geschehen, und beschränkt dadurch an und für sich nicht nur die Zahl derselben, sondern auch ihre zu häufige Anwendung, wie wir bei den Indicationen gesehen haben. Da die meisten Verletzungen auch ohne blutige Naht heilen, so ist ihr letzter Zweck ein kosmetischer, die Herstellung einer guten Form und die Beseitigung anderer, die Function der Organe mehr oder weniger behindernder Uebelstände; sie gefährdet weder das Leben positiv, noch kann sie es absolut erhalten, darf also im Gebiete der Akiurgie keinen hohen Rang ansprechen, kann vielmehr nur als Hülfsoperation angesehen werden. Diese vage Stellung erschwert das Aufstellen absoluter und allgemein gültiger Grundsätze über ihre Ausführung oder Unterlassung in concreten Fällen, und mufs die Wahl des einen oder des andern dem Scharfblick des Handelnden überlassen bleiben.

Die Beantwortung der Frage: unter welchen Vorgängen erfolgt die organische Reunion? ist verschieden nach den unter den Pathologen über diesen Prozefs herrschenden Ansichten ausgefallen. *Hunter* glaubt, dafs die Heilung per primam intentionem auf einem plastischen Prozesse beruhe, zu dessen Entstehung ein gewisser Grad von synochöser, oder wie er sich ausdrückt, adhäsiver Entzündung erfordert werde. Die Erfahrung verleiht dieser Meinung viel Vorschub; wir sehen täglich, dafs weder bei zu geringer noch bei sehr erhöhter Entzündung die prima intentio erzielt wird; wenn *Hunter* indefs meint: das Blut selbst sei der bindende Stoff, welcher an und für sich die Heilung vermittele, so stehen demselben die Ansichten und Erfahrungen der Neueren, besonders *Thomson's* entgegen, welche sich dahin erklären, dafs nur durch den lymphatischen, plastischen Theil des Blutes die Heilung zu Stande komme. Gewifs ist es, dafs das sogenannte Stadium lymphaticum bei Wunden, deren Heilung per primam intentionem ungemein begünstigt, und dafs eine noch während der Blutung vorgenommene Vereinigung der Wundlefzen das rechte Mittel ist, die prima intentio zu annulliren. Nach *Sharp* soll die Vereinigung durch Inosculation geschehen. Nach *J. Bell* anastomosiren entweder die Arterien der entgegengesetzten Oberflächen, oder es sondert vielmehr jede angeschnittene Oberfläche eine Art Leim ab, welcher den Zwischenraum ausfüllt, und in welchen sich die kleinern Arterien beider Wundheiten erstrecken, und so wird die Continuität vielleicht durch eine intermediäre Substanz wieder hergestellt. —

Sutura nodosa, s. intercissa s. interrupta, Suture entre-coupée, the interrupted suture, die Knopf- oder unterbrochene Naht. Sie ist die älteste und als die zweckmäfsigste und einfachste allen andern vorzuziehen, so dafs man sich zur Vereinigung aller Wunden, welche eine blutige Naht erheischen, derselben, mit den schon berührten Ausnahmen der Hasenscharte, der Darmwunden, bei Nasenbildung und einigen andern Fällen, ausschliefslich bedienen kann und sollte.

Die Vorbereitung zur Application der blutigen Naht begreift in sich die Instrumente, Verbandstücke, Lage des verwundeten Theils, Beseitigung aller die prima intentio zunächst verhindernder Uebelstände, mithin die etwa erforderliche Reinigung der Wunde und deren Umgebung, Blustillung und endlich Gehülfen.

1) Instrumente. *a*) Heftnadeln, so viel als man Hefte anzulegen gedenkt, — deren Gröfse, Form und Zahl von der Gröfse und Tiefe der zu heftenden Wunde abhängt. Sie müssen, wenn sie dem Zwecke entsprechen sollen, aus gutem Stahl bereitet, und in der Art gekrümmt sein, dafs sie einen halben Zirkelabschnitt darstellen; von der Spitze bis zum dritten Theil ihrer Länge zweischneidig, allmählig breiter verlaufend, müssen sie an ihrem hintern Ende dünner als der breiteste Schneidentheil und rund sein, und damit der Faden desto besser aufgenommen werde, mufs die Nadel zu beiden Seiten des Oehrs eine Rinne haben.

Die Geschichte hat uns aus der ältern und neuern Zeit eine Menge von Nadeln sehr abweichender Form überliefert. Sie waren entweder gerade, wie *Pareus, Tagliacozzi, Garengeot* und *Petit* sich derselben bedienten, oder sie stellten das Segment eines Zirkels dar, oder sie hatten die Halbzirkelform, deren sich die Nadeln von *Wollstein, Savigny, Larrey, Assalini, Boyer* und *v. Gräfe* mehr oder weniger näherten, oder sie waren gerade und gekrümmt zugleich, wie die *Leber*'sche und *Bell*'sche. *Celsus* bediente sich dreischneidiger Nadeln mit seitlichem Oehr, zwei Schneiden liefen zu den Seiten und die dritte an der Concavität der Nadel.

Die zweischneidigen Nadeln können nur so beschaffen sein, dafs sie entweder nach den Seiten oder nach den Flächen hin schneiden; das Oehr haben sie zur Seite. Dieser Beschaffenheit sind auch die von *Leber* angegebenen englischen zweischneidigen Nadeln, welche übrigens für die bessern gehalten werden. Die einschneidigen Nadeln, ebenfalls von *Leber's* Invention, schneiden an ihrer Concavität, an der Convexität sind sie stumpf zugerundet.

Die *Larrey*'sche krumme Heftnadel bildet einen vollkommenen Halbkreis, ihre Spitze ist lanzenförmig, auf beiden Seiten schneidend, und endigen diese Seitenschneiden mit zwei vorstehenden Winkeln; der übrige Theil der Nadel ist durchaus gleich breit und dick, hat sorgfältig polirte Flächen und abgerundete Ränder; das hintere Ende ist mit einem viereckigen Oehre versehen, welches quer läuft und unterhalb zu beiden Seiten eine Furche zur Aufnahme der Fäden oder Fadenbändchen hat. Sie geht mit Leichtigkeit durch und macht eine einfache Wunde.

Die Nadel zur Anlegung der Bandhefte nach *v. Gräfe* hat genau eine halbzirkelförmige Krümmung und ein in die Quere laufendes dünnes Oehr, damit das Fadenbändchen keinen Wulst bildet. Das Spitzenende der Nadel ist in der Mitte etwas breiter, als das Oehrende, damit die Wunde grofs genug werde und das Bändchen dieselbe leicht passiren könne. —

Die von *Maynard* und *Bienaise* zur Vereinigung getrennter Sehnen angegebenen Nadeln sind eben so entbehrlich, als viele andere. *Langenbeck* bedient sich fast ausschliefslich der geraden, an der Spitze zweischneidigen Nadeln.

b) Ein Nadelhalter, meistens überflüssig; wir gebrauchen denselben nur da, wo wir die Nadel mit den Fingern nicht führen können, wie es bei engen und tiefen Wunden der Fall ist. *Heister* gab einen solchen an, in neuerer Zeit *v. Gräfe* u. a. m.

c) Mehrere 2, 3, 4 oder 6fach gewächste Fadenbändchen, die am besten aus Seide, oder auch aus Zwirn und Hanf bereitet sein können, deren Stärke und Festigkeit der Tiefe und Gröfse der zu heftenden Wunde entsprechen mufs.

Schon *Celsus* empfahl einen weichen, nicht zu straff gedrehten Faden (seine Acacia). Nach *Galen* soll der Faden das Mittel halten zwischen weich und hart, und *Abulcasis* bediente sich schon der Darmsaiten. *Fabricius ab Aquapendente* verwirft den seidenen Faden wegen des leichten Durchschneidens, und wählt einen aus Flachs, den er zuvor mit Tragacanthschleim oder weifsem Wachs überzieht, und nähert sich so unserer gegenwärtigen Norm der Fadenzubereitung, nur dafs die neuere Chirurgie in der Regel die Fadenbändchen den einfachen runden Fäden vorzieht.

Bei der Staphyloraphie (s. d. A.) bedient man sich auch des Bleidrahts. —

2)

2) Verbandstücke:

a) Heftpflasterstreifen von verschiedener Länge und Breite,

b) ein einfaches Cerat,

c) Charpie und Compressen von verschiedener Form,

d) eine passende Fascia uniens.

Die Lage des kranken Gliedes mufs dem Lichte Zugang gestatten, die verwundeten Theile in möglichster Erschlaffung setzen und an einander bringen, damit die Wundränder ohne Zerrung vereinigt werden können; dieselbe Lage ist auch nach geschehener Vereinigung noch beizubehalten, demnach im Allgemeinen auch so einzurichten, dafs sie der Bequemlichkeit des Kranken zusagt. —

3) Die etwa andauernde Blutung mufs voran gestillt werden; es versteht sich jedoch von selbst, dafs die Anwendung styptischer Mittel, als die prima intentio vereitelnd, nicht Statt finden darf; wir bedienen uns daher des kalten Wassers, des Eises und der Unterbindung, und sorgen mithin für die Anwesenheit genannter Artikel und der Unterbindungsfäden.

4) Behufs der Reinigung bedürfen wir der Waschschwämme, des warmen Wassers und vielleicht auch des Scheermessers zur Entfernung von Haaren Es darf wohl kaum erinnert werden, dafs alle fremde Körper, wohin auch das Blutgerinsel gehört, aus der Wunde zu entfernen sind.

5) Der Gehülfen sind gewöhnlich 2 bis 3 nöthig. —

Verfahren bei der Operation. — Man ergreift mit der rechten Hand die mit einem passenden Faden versehene, zuvor eingeölte Nadel, so dafs der Daumen auf die Concavität, der Zeige- und Mittelfinger auf die Convexität zu liegen kommt; mit den Fingern der linken Hand ergreift man nach Umständen eine oder beide Wundlippen, und bringt sie in eine solche Lage, dafs die Nadel leicht und bequem durchgeführt werden kann. Ist die Wunde lang und grofs, sehr klaffend, so halte ein Gehülfe die Wundlefzen zusammen. Dann durchsteche man sie in senkrechter Richtung von aufsen nach innen, in einer bestimmten Entfernung von den Rändern und Winkeln der Wunde, führe sie durch den Grund derselben und dann, in der Richtung von innen nach aufsen, durch die entgegengesetzte

Wundlefze, genau in derselben Entfernung vom Winkel und Rande, die bei dem Einstich beobachtet wurde, hindurch, mit der Vorsicht jedoch, dafs die Finger der linken Hand bei dem Ausstich die Weichtheile der Nadel entgegendrücken, damit bei dem Austritt der Nadel und des Fadens die Wundlefze nicht folge und gezerrt werde; nun ziehe man den Faden ein und entferne die Nadel. Der Gehülfe bringe nun durch sanften Druck die Wundlefzen in genauen Contact, hierauf ergreife der Operateur beide Fadenenden, ziehe sie so stark an, dafs beide Wundlefzen sich genau berühren, und knüpfe nun beide Enden in einen einfachen Knoten, auf welchen eine Schleife gemacht wird, um die Naht nach Umständen loser oder fester ziehen zu können. Die Knoten und Schleifenbildung geschehe nie auf der Mitte, sondern immer auf einer oder der andern Seite der Wunde. Erfordert sie mehrere Hefte, so werden erst alle Fäden auf die beschriebene Weise eingezogen und dann gewöhnlich die mittelste Ligatur zuerst geknüpft, obwohl auch hier Abweichungen statt finden können.

Varianten. 1) Bei tiefen, bedeutend klaffenden Wunden und wo die Nadel von aufsen nicht sicher eingeführt werden kann, hat *Bell* die Knopfnaht mit doppelten Nadeln angegeben. Jedes der beiden Fadenenden wird mit einer Nadel versehen, nun geht man bei aus einander gezogenen Wundlippen mit einer der Nadeln in den Grund der Wunde, und sticht sie von innen nach aufsen auf der einen Seite in gehöriger Entfernung vom Wundrande aus; eben so verfährt man auf der entgegengesetzten Seite mit der andern Nadel. Die Vereinigung und Zusammenknüpfung geschieht ganz auf die oben angegebene Weise.

2) *Langenbeck* führt in der Mitte der Wunde durch beide Lefzen mit einem Stich eine gerade, mit langem Faden versehene Nadel durch, dann führt er dieselbe Nadel und Faden in einer entsprechenden Entfernung, wie zuvor durch beide Lefzen und so bis zu dem einen Winkel der Wunde hin. Nun von der Mitte der Wunde wieder anfangend, verfährt er wie zuvor, bis er zu dem andern Wundwinkel gekommen ist. Hierdurch werden mehrere Schlingen gebildet, welche durchschnitten, einzelne Hefte dar-

stellen, die auf die bekannte Weise in Knoten geschürzt werden.

Diese Methode die Knopfnaht zu bilden, wird wegen des Reizes, den das Durchziehen des langen Fadens erregt, mit Recht wohl verworfen.

3) *Eckholdt* will die Sutura nodosa nach der Oesophagotomie mittelst einer kleinen gekrümmten Nadel und eines Nadelhalters, wie man sie bei der Staphylorrhaphie gebraucht, anlegen. —

Bei Anlegung der Sutura nodosa verdienen folgende Momente noch eine besondere Berücksichtigung.

a) Was den Abstand der eingeführten Nadeln sowohl unter sich, als vom Wundrande anbetrifft, so hängt dies im Allgemeinen zwar von der Gröfse und Tiefe der Wunde ab, in der Regel aber erfordert jeder Zoll der Wundlänge ein Heft; tiefe Wunden mit bedeutendem Retractionsvermögen können schon jede 8, 6, ja 4 Linien ein Heft nöthig machen.

b) Die Zahl der Hefte beschränke sich jedoch wegen der Irritation, welche sie mit sich führen, nur auf das absolut nothwendige Bedürfnifs.

c) Der Ein- und Ausstich liege immer in paralleler Richtung, und sei, je nachdem die Wunde kleiner oder gröfser, weniger oder mehr klaffend ist, 2 bis 4, oder 8 bis 10 Linien vom Wundrande entfernt.

d) Ist eine Wundlefze beweglicher als die andere, so werde die Nadel zuerst in die bewegliche eingestochen.

e) Von gröfster Wichtigkeit ist es, darauf zu achten, dafs nur gleichartige Theile bei der Vereinigung sich berühren, daher Muskel an Muskel, Sehne an Sehne u. s. w. gebracht werde.

f) Man sehe darauf, dafs wie der obere Theil so auch der Grund der Wunde vereinigt werde, weil sonst in demselben Eiterung entsteht, welche die prima intentio vereitelt. Am besten verhütet dies das *Bell*'sche Verfahren, welches den Grund eben so gewifs, als die Oberfläche vereinigt.

g) Vorzüglich achte man darauf, mit den Nadeln weder Flechsen noch Gefäfse und Nerven zu verletzen.

h) Sind Extravasate nicht ganz zu entfernen oder noch

zu fürchten so werde der abhängigste Theil der Wunde nicht geheftet, sondern ein Bourdonnet oder ein ausgefranztes Läppchen, mit Wasser oder Oel getränkt, in denselben gelegt. —

Richter empfiehlt die Fäden mit ungesalzener Butter oder einfacher Salbe zu bestreichen, um sie nöthigen Falles leichter loser oder fester zusammenziehen zu können. Der sogenannte chirurgische Knoten mufs, da er keinen gleichen Zug und Druck ausübt, auch nicht leicht zu lösen ist, verworfen werden. *Langenbeck* macht zwei einfache Knoten und schneidet die Enden der Fäden dicht an demselben ab; ein Verfahren, welches schon *Paré* beobachtete.

Zur Abwendung des Druckes der Hefte legen einige zwischen Haut und ersten Knoten, oder zwischen ersten Knoten und Schleife, Charpie oder etwas Leinwand.

Sind diese Momente gehörig berücksichtigt, so wird die Wundstelle und ihre Umgebung gesäubert, und die Heftfäden werden bis auf 2 Zoll Länge abgeschnitten und nöthigenfalls in die Zwischenräume der Hefte — zur Unterstüzzung derselben — Heftpflasterstreifen gelegt. Ein weiterer Verband durch Ceratläppchen, Compressen und Binden ist in der Regel überflüssig, oft sogar schädlich. Der einzige Zweck der Nachbehandlung ist die Erhaltung oder Herbeiführung eines die organische Vereinigung vermittelnden mäfsigen Grades von Entzündung.

Entfernung der Hefte. — In Festsetzung der Zeit, in welcher die Hefte entfernt werden sollen, weichen die Meinungen so von einander ab, dafs es schwierig erscheint eine bestimmte Norm daraus abzuleiten.

Guido von Chauliac will die Hefte so lange liegen lassen, bis die Consolidation ganz vollendet ist; *Fabr. ab Aquapendente* läfst sie bei grofsen tiefen Wunden bis zum 7ten oder 8ten, bei kleinern aber nur bis zum 3ten, höchstens 4ten Tage liegen, eine Bestimmung, welche in den meisten Fällen dem Zwecke wohl gänzlich entsprechen dürfte.

Peccetti (Chir. Lib. II. Cap. X.) erklärt sich dahin, man solle die Suturen entfernen, wenn Verklebung und organische Vereinigung bereits geschehen seien, da, weil dies von mancherlei Umständen, als Beschaffenheit, Gröfse und Tiefe der Wunde, von der Constitution des Verwundeten, von dem verletzten Theile selbst, und auch von der Jahreszeit abhängig sei, ein absoluter Termin in Zahlen nicht ausgesprochen werden könne.

Nach *Bell* ist die Naht, da die Vereinigung stets innerhalb 5 Tagen geschehen soll, am 5ten Tage zu lösen; dieser Meinung tritt auch *Zang* bei. *Richter* will die Naht erst nach wirklich geschehener Vereinigung gelöst wissen. Neuerdings will *Langenbeck* die Hefte nur 24 Stunden liegen lassen, weil dann der Procefs der organischen Anschweissung, wie er sich ausdrückt, schon geschehen sein soll. —

Hiernach und aus eigener Erfahrung möchten wir den Schlufs abstrahiren, dafs die Hefte nur, bei reiflicher Berücksichtigung des Alters des Verwundeten, des verletzten Theils, der Tiefe und Gröfse der Verletzung und des Grades der obwaltenden Entzündung und mancher Nebenverhältnisse, nach völliger Ueberzeugung von der vollendeten Vereinigung entfernt werden müssen, und in der Regel nur 3 Tage, jedoch nicht nach dem 8ten oder 10ten Tage liegen bleiben dürfen. Behufs der Lösung schneidet man jeden Faden auf der einen Wundlefze, dicht an der Haut, dem Knoten gegenüber, mit der Scheere durch, während nun mit den Fingern der freien Hand die Wundlappen gegeneinander gedrückt werden, zieht man einen Faden nach dem andern mit der Pincette oder den Fingern aus. Bevor zur Entfernung eines zweiten Hefts übergegangen wird, versieht man die Stelle, wo das erste Heft lag mit einem Heftpflaster. Sind die Hefte alle entfernt, so kann es zur Unterstützung der frischen Vereinigung zweckmäfsig erscheinen, noch einige Zeit Heftpflaster oder die vereinigende Binde anzuwenden. —

Ueble Ereignisse während und nach der Operation. —

1) Das Anstechen solcher Theile, die nicht verletzt werden sollen (S. d. A. unter g.); gehörige Erwägung in anatomischer Hinsicht und Bedächtigkeit verhüten dies am besten.

2) Heftige Entzündung und Schmerzen, gesetzt durch traumatische Reaction oder den Reiz zu fest anliegender Fäden, werden nach ihrem Grade durch antiphlogistische Behandlung, gewöhnlich durch Blutegel, kalte Umschläge,

karge, kühlende Diät, gelinde antiphlogistische Abführmittel und durch vorsichtiges Nachlassen der Hefte erzielt.

3) Werden die Hefte vor erfolgter Vereinigung locker, so löse man die Schlinge und ziehe sie fester an.

4) Das Ausreifsen eines oder mehrerer Hefte wird verhütet theils durch passende Lage, und andere die Naht unterstützende Hülfsmittel, als Pflaster und Binden, theils durch ein frühzeitiges Lösen der Schlingen; ist es aber geschehen, so mindere man die dadurch entstandene Reaction und bringe dann, wenn der Zweck der schnellen Vereinigung nicht aufgegeben werden soll, an einer passenden Stelle ein neues Heft an. Im Allgemeinen ist es jedoch vorzuziehen, die trockene Naht (S. d. A.) anzuwenden, oder per secundam intentionem zu heilen.

5) Brand, der zwar selten, jedoch bei dyscrasischen Subjecten vorkömmt, wird mit besonderer Rücksicht auf sein Causalverhältnifs, nach den Regeln der Chirurgie behandelt. (S. d. A.)

6) Eiterung; ist sie im Beginnen, gering und oberflächlich, so wird sie durch austrocknende Mittel leicht beseitigt; auch kann es nöthig werden, die dadurch entstandene Trennung in den Wundlappen durch ein etwas festeres Anziehen der Hefte zu beseitigen. Sollte jedoch im Grunde der Wunde sich Eiter gebildet haben (S. d. A. Abscefs), die schon vereinigte Oberfläche denselben aber zurückhalten, so werde gleich ein Heft gelöset, oder die noch lockere Vereinigung mittelst der Knopfsonde oder des Myrtenblatts vorsichtig getrennt, um dem Eiter einen Ausgang zu verschaffen. Ist die Vereinigung vollendet, so mufs die Eröffnung des Abscesses (S. d. A.) durch die Lanzette geschehen.

7) Nervenzufälle, besonders Trismus und Tetanus, wie solche gern bei Heftung sehnigter Gebilde und Nervenäste entstehen, erfordern schnelle Entfernung der Hefte und die unter diesen Artikeln ausführlich angegebene Behandlung. —

Sutura clavata, s. pinnata, s. cum conis, suture enchevillé, the quilled suture, die Zapfennaht. —

Aufser den schon bei der Sutura nodosa erwähnten Instrumenten sind zur Ausführung dieser Naht noch zwei Cylinder oder Zapfen nöthig, die aus Holz bereitet, die Dicke einer Feder haben und mit einem Klebpflaster umwickelt sein müssen; zu demselben Zwecke bedient man sich auch des Wachsstockes und der Federkiele. *Garengeot* bereitete die Cylinder aus Leinwand oder Baumwolle und überzog dieselbe mit Wachs. Diese weniger drückend und weicher, als die andern, entsprechen gleich den nach *Richter* aus Wachstaffent zusammengerollten dem Zwecke am besten; sie müssen übrigens in ihrer Länge der der Wunde vollkommen entsprechen.

Guido von Chauliac bediente sich schon dieser Naht, welche durch *Palfyn*, *Garengeot* und *Ravaton* modificirt, ihr auch in Fällen tief eindringender Wunden der Muskeln und besonders der vordern Bauchdecken der Vorzug vor der Sutura nodosa eingeräumt wurde; in dieser Beziehung findet sie noch an *de la Faye* und in der neuesten Zeit an *Boyer* Vertreter, nur bedient sich letzterer statt der langen Cylinder kürzerer von einem Zoll Länge, so daſs er zu jedem einzelnen Hefte zwei dergleichen nöthig hat. *Dionis* macht ihr den Vortheil der genauern Vereinigung bei tiefern Wunden streitig und verwirft sie ganz, weil er ihr den Nachtheil ungebührlichen Druckes und Reizes zuschreibt. *Richter* stimmt selbigem völlig bei und behauptet noch, daſs da jeder Faden eine krumme Linie bilde, deren Mitte im Grunde der Wunde sich befinde, jede Gewalt, welche die Wundlefzen auseinanderziehn, die krumme Gestalt des Fadens in eine mehr oder weniger gradlinigte verwandeln und so den Wundlefzen die Freiheit verschaffe, sich von einander zu entfernen, mithin die tiefen Wundlefzen weniger zusammenhalte, als die Sutura nodosa. Obwohl wir unter allen Umständen die Sutura clavata, wenn nicht absolut verwerflich, doch ganz entbehrlich finden, so soll sie, wie oben schon gesagt, hier doch beschrieben werden.

Technik der Operation. — Man führt in der oben angegebenen Weise die mit doppelten Fäden versehenen Nadeln durch die Wundlefzen, zieht die Fäden nach, legt auf jeder Seite einen Cylinder zwischen die Fadenenden und knüpft über denselben einen Knoten nebst Schleife, um nach Gefallen lösen und anziehen zu können. Alles andere, Lage, Zahl der Stiche, Beistand der Gehülfen, Entfernung u. s. w.

verhält sich in der Art, wie es bei der Sutura nodosa angegeben wurde. Sind mehrere Fäden eingelegt worden, so wird der mittlere zuerst geknüpft. —

Garengeot verband mit der Clavata die Sutura nodosa. Sie wird mit drei verschieden gefärbten Fäden ganz nach den Typen beider Nähte verrichtet; zwischen zweien Fäden wird der Cylinder eingeknüpft, und mit dem dritten Faden aus beiden Wundlefzen die Knopfnaht formirt. —

Die Entfernung der Zapfen geschieht zur rechten Zeit durch das Abschneiden der Fäden unterhalb denselben, und zwar nur auf einer Seite. —

Litteratur.

Mém. de l'Academie de Chirurg. Tom. III, IV, et IX.

Sabatier's Lehrbuch für praktische Wundärzte u. s. w. A. d. Franz. von *Borges*. 1. Bd. p. 1—7., und 3. B. p. 136. n. f. und p. 315—319.

Richter's Anfangsgründe der Wundarzneikunst 3. Aufl. Götting. 1799. 1. Bd. p. 172—183.

John Bell's Principles of Surgery. Part. I. p. 47 und 51.

Benj. Bell's Lehrbegriff der Wundarzneikunst u. s. w. 1. Thl. Taf. 1. Fig. 2. 3.

Rudtorfer armamentarium chirurgicum selectum. Tab. XXVI. Fig. 6.

Das Buch für Thierärzte im Kriege über die Verletzungen die den Pferden durch Waffen zugefügt werden. Von *Joh. Gottl. Wolstein*. M. K. Braunschweig 1797.

Samuel Coopers neuestes Handbuch der Chirurgie. A. d. Engl. von *Froriep*. 3. Bd. p. 216—224, und die dazu gehörenden Kupfertafeln. Weimar 1821. 4. Heft. Taf. XVIII.

v. *Gräfe's* u. v. *Walther's* Journal f. Chir. u. Augenh. B. 1. p. 1. u. f. Bd. V. p. 338. Bd. VI. p. 81, 104. Bd. IX. p. 372, 623. Bd. XIII. p. 612.

Boyer's Abhandlung über die chirurgischen Krankheiten u. s. w. A. d. Franz. von *Textor*. 1. Bd. p. 176. und 5. Bd. p. 21—27.

v. *Bierkowski's* Erklärung der anatom. chirurg. Abbild. nebst Beschreib. der chirurg. Operationen u. s. w. Berlin 1827. p. 785. u. f. so wie Tab. XLVI.

K—e.

BLUTKOPFGESCHWULST DER NEUGEBORNEN. S. Blutgeschwulst der Neugebornen und Cephalaematoma.

BLUTKRAUT. S. Sanguinaria.

BLUTLAUGE. Blutlaugensalz. Wenn man kohlensaures Kali mit trocknem Blut glühet, bis die Flamme aufhört, und der Rückstand auslaugt, so erhält man die Blutlauge.

Es ist eine Auflösung von blausaurem Eisenkali (Cyaneisenkalium), aber gewöhnlich ist noch viel freies kohlensaures Kali dabei. Man braucht es zur Bereitung des Berlinerblaues, vormals auch als Reagens auf Eisen. S. Blausäure. L—k.

BLUTMELKEN. S. Milch.

BLUTNABELBRUCH. S. Hernia umbilicalis sanguinea.

BLUTPFROPF, das geronnene Blut, der geronnene Blutklumpe, *Trombus, Coagulum sanguinis*, wird im Allgemeinen zwar durch die blofse Benennung hinreichend bezeichnet, als der zu einer dichten Masse vereinigte plastische Theil des aus dem Kreislauf geschiedenen Blutes; im engern Sinne verstehen wir jedoch unter Blutpfropf dasjenige geronnene Blut, welches bei Verletzungen und bei Blutungen überhaupt in der Nähe der blutenden Gefäfse, auch, unter gewissen Umständen, innerhalb des verletzten Gefäfses selber sich bildet und theils auf mechanische Weise, theils durch seine plastischen Eigenschaften ein wesentlicher Grund der Blutstillung wird.

Man vergleiche die neusten, sehr interessanten Untersuchungen von *Jones* über Blutcoagulum bei Verwundungen und über die Mittel, welche die Bildung desselben befördern. Siehe d. Art. Wunden, Blutung, Blutstillende Mittel. — K—e.

BLUTPOCKEN. S. Variola.

BLUTSAUGER. S. Bdellometer.

BLUTSCHLAG. S. Apoplexia.

BLUTSCHLAG. (zoonosologisch.) S. Milzbrand.

BLUTSCHWAER. S. Blutabscefs.

BLUTSCHWAMM. S. Agaricus, Fungus haematodes.

BLUTSEUCHE, Blutstaupe. S. Milzbrand.

BLUTSPUCKEN. S. Haemoplysis.

BLUTSTAAR. S. Cataracta.

BLUTSTEIN. *Haematites.* Ist der stralige Rotheisenstein, welcher auf Eisensteingängen nicht selten gefunden wird. Die Farbe ist zwischen stahlgrau und bräunlich roth ins Schwärzliche ziehend; der Strich kirschroth. Er kommt in nierenförmigen, tropfsteinartigen traubigen auch derben Massen vor, und hat ein fasriges Gefüge. An der Oberfläche ist er meistens glänzend. Er besteht aus Eisenoxyd mit sehr wenig (3 in Hundert) Wasser, noch weniger vermuthlich zufällig beigemengter Kiesel- und Kalkerde. Er wurde sonst zum Blutstillen gebraucht, sowohl äufserlich als innerlich wo man ihn zu 4 — 5 Gran in Haemorrhagien gab. Ganz unwirksam war er auf diese Art nicht. Abergläubischer Weise glaubte man, das Blut höre auf zu fliefsen, wenn ein solcher Stein sich in der Nähe befinde. L—k.

BLUTSTILLENDE MITTEL. Nach der Wirksamkeit ihrer blutstillenden Kraft, kann man diese Mittel unter drei Hauptklassen bringen, indem sie entweder den Blutflufs nur auf einige Zeit hemmen, oder ihn auf die Dauer stillen, und wirken sie sämmtlich, indem sie entweder den Blutumlauf in dem Stamm des verletzten Gefäfses unterbrechen, oder indem sie die Gefäfswunde selbst mechanisch zusammendrücken, und dadurch zugleich zu ihrer organischen Verwachsung Veranlassung geben; oder indem sie die Zurückziehung und Kräuselung der Gefäfswunde, und die Gerinnung des Blutes auf mechanische, chemische oder dynamische Weise befördern.

In die erste Klasse gehören der Fingerdruck auf den Stamm des blutenden Gefäfses und die Aderpresse, in die zweite die Unterbindung und der dauernd angebrachte Druck, in die dritte das Reiben und Reizen der blutenden Gefäfsenden, die Anwendung der zusammenziehenden Mittel und des Glüheisens, die absorbirenden Mittel, der absichtlich bewirkte Schreck u. s. w. Die Wirkung aller dieser Mittel mufs aber gleichzeitig unterstützt und erhöht werden, durch eine den Umständen angemessene Allgemeinbehandlung des Blutenden. —

Besteht nun eine Blutung aus einem oder mehreren Gefäfsen, oder soll eine Operation verrichtet werden, bei der bedeutende Gefäfse durchschnitten werden müssen oder können, so beruht alles darauf, die entweder schon entstandene, oder noch zu erwartende Blutung für den Augenblick zu hemmen, bis sie dauernd gestillt werden kann. Diese momentane Unterbrechung oder Hemmung des Blutstromes, wird am leichtesten und sichersten durch den Druck auf denjenigen Gefäfsen bewirkt, aus welchen die verletzten oder noch zu verletzenden Aeste entspringen, und zwar zwischen diesen Stellen und dem Herzen, wenn man dazu gelangen kann, und ist dann der Erfolg um so wirksamer, wenn ein Knochen in der Nähe liegt, gegen den er ausgeübt werden kann. — Diese Art der Blutstillung darf aber nur so lange angewendet werden, bis die dauernde Blutstillung auf andere Weise bewirkt ist, indem sonst unfehlbar Brand, durch aufgehobenen Kreislauf erfolgen würde. Die Mittel der zweiten Klasse gebieten daher in ihrer Anwendung Eile, um die Folgen der ersteren nicht eintreten zu lassen. Wie lange nun aber ein solcher Druck auf den Stamm, ohne Gefahr ausgeübt werden darf, darüber läfst sich im Allgemeinen nichts bestimmen; als Regel gilt indessen ihn alsbald zu entfernen, wie das Glied unterhalb kalt und taub zu werden anfängt, und der Kranke darin Kribbeln und Einschlafen empfindet. Diese vorläufige Hemmung der Blutung wird nun bewirkt durch den Fingerdruck und die Aderpressen, die nach Verschiedenheit des Ortes wo sie den Druck ausüben sollen, auch verschieden eingerichtet sind. —

1) Der Fingerdruck ist das einzige und am schnellsten zu gebot stehende Mittel, zur vorläufigen Hemmung von Blutungen aus Wunden, an allen Theilen des Körpers wo man denselben anbringen kann, und besonders bei denjenigen an den Gliedmafsen in solcher Nähe des Rumpfes, wo die Aderpresse nicht mehr angelegt werden kann, oder bei solchen am Halse, Kopfe oder im Antlitze. Wird er von unterrichteten und kräftigen, zuverläfsigen Gehülfen ausgeübt, so ist er ein sehr sicheres und zweckmäfsiges Mittel, was selbst ein bequemes genannt zu werden verdient, wenn nur der Druck nicht zu lange und anhaltend ausgeübt werden mufs, indem es für die Dauer zu ermüdend ist, und dann leicht der Druck nachgelassen oder verrückt wird. Wo daher ein solcher Druck lange unterhalten werden mufs, da verdienen immer die Aderpressen den Vorzug, wo es irgend möglich ist, von ihnen Gebrauch machen zu können.

Ganz besonders empfiehlt sich daher der Fingerdruck bei Wunden der Armschlagadern in der Achselhöhle, wo man die Schlüsselbeinarterie gegen die erste Rippe, und bei denen der Schenkelarterie, gegen den Horizontalast des Schambeins, mit dem blofsen Daumen oder einer eigenen stempelartigen Aderpresse andrückt; doch gewährt dies letztere Druckwerkzeug keine so bestimmte Sicherheit, weil bei längerer Anwendung desselben nur gar zu leicht ein Wanken entsteht, wenn zumal der Stiel bis zum Griff nur um weniges zu lang ist.

2) Die Aderpresse oder Arterienpresse, der Drehstock oder die Gefäfspresse, das Turniket, Tornaculum, Torcular, Praelum, Tortilisfascia. F. un Tourniquet. E. a Tourniquet. H. Draajer. Dies Werkzeug besteht aus einer festen Binde und einem Ballen oder einer Pelotte, welche vermöge der Zusammenschnürung der das Glied kreisförmig umgebenden Binde, gegen den Hauptarterienstamm angedrückt wird.

Die grofse Menge der hierzu bestimmten Werkzeuge und Instrumente, lassen sich sämmtlich unter zwei Hauptklassen bringen; *a*) solche, welche alle Gefäfse eines Gliedes, obwohl den Hauptstamm der Arterie vorzugsweise, zusammendrücken, und nennt man diese nach ihrem Erfinder die *Morell'*schen Tournikets; und *b*) solche, welche nur den Hauptstamm allein, nicht aber die übrigen Gefäfse zusammendrücken sollen, und nach ihrem Erfinder die *Petit'*schen genannt werden. Da es indessen kein einziges *Petit'*sches Tourniket giebt, welches nur allein die Hauptarterie, ohne die kleineren Arterienstämme, noch die Blutadern und selbst Nerven comprimirte, indem sie alle ohne Ausnahme bei einigermafsen fester Zuschnürung eine kreisförmige Compression des ganzen Gliedes verursachen, wenn sie schon an einzelnen Stellen besonders stark drückend einwirken, so sollte diese Classification als unlogisch, nicht länger geduldet, und sie nur blofs in einfache und zusammengesetzte eingetheilt werden, indem erstere nur aus einem einzigen, oder aus mehreren leicht zusammenstellbaren Theilen bestehen, letztere aber complizirter zusammengesetzt sind,

z. B. bald mit einer Winde, bald mit Schrauben, oder diese mit einem Rad an der Welle, oder Rad und Schraube, oder Schraube und Charnier oder Stellhaken u. s. w. versehen sind. — *Krombholz*, Abhandlung aus dem Gebiete der gesammten Akologie. B. I. S. 15. Prag 1825. — Aufserdem theilt man die Turnikets noch ein in Knebel- oder Feldturnikets die man zu den *Morell*'schen rechnet, und in Schraubenturnikets, die nach Art der *Petit*'schen eingerichtet sind.

Die *Morell*'schen Feld- und Knebelturnikets haben wegen ihrer Einfachheit den grofsen Vorzug, dafs man sie auf der Stelle, aus den gewöhnlichsten Gegenständen bereiten kann. Man nehme dazu ein vier Quadratzoll grofses Stück steifer Pappe, oder Sohlleders, oder glatten Horns oder dünnes Brettchen, schneide in deren Mitte, in ein und einhalb zölliger Entfernung, zwei längliche Löcher, zur Durchführung einer starken Binde, von gewöhnlicher Breite, oder eines Zwirnbandes oder Gurts, welches darin freien Spielraum hat. Auf die Mitte dieses Bandes befestige man eine festgewickelte Leinwandrolle oder eine Pelotte, oder ein längliches gepolstertes Kisschen, welches der zusammenzudrückenden Arterie entspricht. Nachdem dieser Ballen auf den Gefäfsstamm gelegt ist, führe man die beiden Bindenenden um das Glied, stecke sie durch die Löcher in der Platte, und knüpfe sie über derselben auf der der Pelotte entgegengesetzten Seite zusammen. Unter diesen Knoten, zwischen ihm und der Platte bringe man einen Knebel und drehe diesen so lange um, bis durch das hierdurch bewirkte Zusammendrehen der Binde der Druck des Ballens den Blutumlauf im Gliede hemmt, und befestige man alsdann den Knebel in dieser Lage, entweder durch den Rest der Bindenenden, oder durch um die Platte befestigte Bändchen.

Die Schraubenturnikets nach *Petit*, haben vor diesen *Morell*'schen den Vorzug, dafs der mit denselben zu bewirkende Druck sehr genau abgemessen, vermehrt oder vermindert, und viel sicherer in dem gegebenen Grade ausgeübt werden kann.

Wenn sich daher das Feldturniket bei zufällig sich

ereigneten Verwundungen mit heftigen Blutungen als ganz vorzüglich empfiehlt, so verdient doch das Schraubenturniket bei Operationen, zumal an den Extremitäten, vorgezogen zu werden, indem man bei der Unterbindung von schwer aufzufindenden Arterien, durch weniges Lofsschrauben, sie auf einen Augenblick spritzen lassen kann, um sie dann leichter zu fassen und zu unterbinden.

Die verbesserten neuen Schraubenturnikets nach *Freke*, aus zwei starken messingenen Platten, zu beiden Seiten mit Walzen versehen, die durch eine Schraube mit Handgriff mit einander in Verbindung stehen, mit durchgeführtem Gurt und Ballen versehen, bestehend, und deren Modificationen, sind immer noch die brauchbarsten. S. d. A. Besteckturniket und Turniket.

Bei der Anwendung der Turnikets mufs nun immer der Knebel oder die Schraube so fest gedreht werden, bis entweder die Blutung vollkommen steht, oder der Puls unterhalb an der Schlagader nicht mehr gefühlt wird. Letzteres ist indessen immer etwas ungewifs, da auch bei scheinbar nicht zu fühlendem Pulse, dennoch einige Blutbewegung fortbestehen kann, daher man auch, nach dem Aufhören des Pulsschlages, immer noch um etwas zudrehen mufs. Man hüte sich jedoch vor dem zu festen Zudrehen, weil man leicht damit Quetschung und Blutunterlaufen veranlassen kann.

Während nun die Aderpresse oder der Fingerdruck angewandt werden, mufs man eilen, solche Mittel in Gebrauch zu ziehen, die eine dauernde Aufhebung der Blutung zur Folge haben. Am geeignetsten und sichersten hierzu ist:

3) Die Unterbindung-Ligatura, bei der man das blutende Gefäfs mit einem kreisförmig umgelegten Faden (hinlänglich starken) umgiebt und zusammenschnürt, um die Gefäfswände in allen Punkten ihres Umfanges mit einander in wechselseitige Berührung zu setzen, und durch adhäsive Entzündung und Ausschwitzung plastischer Lymphe zur Verwachsung zu bringen.

Nach dem Verhalten der blutenden Gefäfse bedient man sich deren auf zwei verschiedene Arten, nämlich: die unmittelbare oder eigentliche Unterbindung, wobei das zu verschliefsende Gefäfs ganz isolirt, ohne alle andere

Theile, in die Ligaturschlinge gefafst wird; und die mittelbare, oder die Umstechung der Arterie, wobei, wenn das blutende Gefäfs nicht hervorgezogen und isolirt werden kann, mit einer Nadel die blutende Stelle umstochen, das heifst in einer gröfseren oder geringeren Entfernung die umliegenden Weichtheile mit in die Fadenschlinge gefafst und eingeschnürt werden, wobei aber immer der Schliefsknoten ungleich fester, als bei der unmittelbaren Ligatur zugezogen werden mufs, um auf das Gefäfs hinreichend einzuwirken. Das Ausführliche der Ligatur siehe Ligatur.

4. Der anhaltende Druck, *Compressio*, wirkt nicht wie die Unterbindung von allen Seiten auf die Gefäfswände, sondern entweder von der einen Seite aus, oder gerade von vorne, auf die Gefäfsmündung selbst, und unterscheidet man auch danach mit *Boyer* eine doppelte Art desselben: die seitliche Compression, welche rechtwinkelig auf die Längenaxe des Gefäfses wirkt, drückt die Gefäfswände abgeplattet gegen einander und verursacht unter begünstigenden Umständen deren Verwachsung; die gerade Compression wirkt, parallel mit der Axe des Gefäfses gegen dessen offene Gefäfsmündung drückend, wodurch die Trombusbildung und endlich organische Verschliefsung bewirkt wird. Beide diese Compressionsarten sind nun wieder, entweder unmittelbar, d. h. sie wirken nur auf das blutende Gefäfs selbst in der Nähe seiner Wunde, oder auf seine Mündung selbst ein, oder sie sind mittelbar und wirken zugleich auf die ganzen umliegenden Theile, durch diese hindurch, und indem sie dieselben eindrücken auf das Gefäfs. Die unmittelbare Compression beider Arten wird auch Tamponade genannt, weil man sie durch eine stöpselartige Vorrichtung, den Tampon, ausübt.

Die unmittelbare seitliche Compression, oder die seitliche Tamponade erfordert, um mit Erfolg angewandt werden zu können, einen unterliegenden Knochen, gegen den der Druck ausgiebig genug wirken kann, und eine solche Lage des Gefäfses selbst, die die sichere Anbringung und Befestigung des Druckmittels gestattet. Man setze demzufolge in der Nähe der Gefäfswunde, zwischen ihr und dem Herzen, die Spitze eines, aus zusammengelegter Leinwand (graduirte Compressen), Charpie, Feuerschwamm, Kork, abgestuften Heftpflastern oder dergleichen gebildeten Kegel, und befestige diesen entweder durch einen schicklichen Bindedruck, oder lasse ihn durch abwechselnde Gehülfen andrücken, bis die Blutung auf die Dauer gestillt ist.

Bei der mittelbaren seitlichen Compression wird die ganze Umgegend der Wunde von den Seiten her durch Compressen und Binden, besonders durch graduirte Longuetten, längs dem Verlauf des Hauptgefäfses aufgelegt, zusammengedrückt. Um nun diese Art von Druck mit Erfolg auszuüben, ist es nothwendig, dafs die Wunde sich an einer Stelle befindet, wo diese Compression durch Binden gehörig angebracht werden kann.

Die unmittelbare gerade Compression oder Tamponade besteht ebenfalls in der Anwendung eines solchen kegelförmigen Stöpsels, oder von Wachs, dessen Spitze man aber nicht auf die Wand des blutenden Gefäfses, sondern gerade auf oder in die Mündung desselben setzt, und entweder gleichfalls festbindet oder andrücken läfst, oder auch gleich in einen etwanigen Knochenkanal so fest eindrückt, dafs er keines weiteren Haltes bedarf, z. B. bei Blutungen aus der Zahnhöhle. Um diese Art von Druck anwenden zu können, und die Bildung von verschliefsenden Pfröpfen zu begünstigen, mufs das Gefäfs ganz durchschnitten, entweder auf einer freien Fläche, oder in einer Knochenhöhle oder einem Knochenkanal liegen, welchen man mit dem Stöpsel ausfüllt, wobei man aber keins der andern mechanischen blutstillenden Mittel anwenden kann.

Die mittelbare gerade Compression besteht in der Bedeckung der ganzen Wundfläche mit Charpiekuchen, Compressen, gröfseren Stücken Feuerschwamm oder ähnlichen Stoffen und Andrücken derselben durch passende Binden, oder durch die Hände von Gehülfen, so lange bis die Blutung dauerhaft steht, und gewöhnlich so lange, bis das Aufgelegte durch die erfolgende Eiterung gelöfst wird. Diese Art der Tamponade passt vorzugsweise bei Blutungen

aus

aus kleineren Gefäfsen; kann aber bei gröfseren Gefäfsen nie davon Gebrauch gemacht werden.

Vergleicht man nun diese verschiedenen Arten des Drukkes unter sich, und mit der Unterbindung, so ergiebt sich, dafs letztere den Vorzug vor jeder Art von Compression verdient, da sie viel unsicherer wirkt, ihre Anwendung immer mehr oder weniger schmerzhaft, unbequem und für die Wunde selbst besonders nachtheilig ist; indessen kommt doch die Wirkungsart der seitlichen Tamponade der der Unterbindung noch am nächsten, und verdient diese darum auch jeder anderen Compression vorgezogen zu werden; allein sie hat immer den grofsen Nachtheil, dafs dabei ein fremder Körper von ziemlichen Umfange und mehr oder weniger reizender Beschaffenheit in die Wunde eingeführt werden mufs, der darin, während geraumer Zeit, zurückbleibend die Heilung derselben auf dem ersten Wege vereitelt, und oft zu heftigen Entzündungen und Eiterungen oder langen Verschwärungen Gelegenheit giebt. Es giebt aber nicht selten Fälle, wo man, obschon man die Verwundung eines Gefäfses an einer bestimmten Stelle deutlich erkennt, die Unterbindung entweder gar nicht, oder doch nur mit grofsen Schwierigkeiten und wohl mit bedeutenden Nachtheilen, die Tamponade dagegen aber mit dem besten Erfolge recht gut machen kann, z. B. bei Verwundungen der Arteria intercostalis, epigastrica, pudenda communis und ischiocavernosa und den kleinen Zwischenknochenarterien der Mittelhand und des Mittelfufses, der Arteria spermatica, tibialis postica unter und hinter dem äufseren Knöchel u. dgl., und dem Kranken dadurch die immer mühsame und schmerzhafte Operation erspart, welche sonst nothwendig ist, um diefs Gefäfs nach gehöriger Entblöfsung unterbinden zu können. So können ferner alle Gefäfse am Schädel bequem und mit Erfolg tamponirt werden, doch gewöhnlich wird dann auch durch die Wunde selbst so viel Raum geschafft oder durch erforderliche Einschnitte doch die Möglichkeit gegeben, die Unterbindung mit leichter Mühe machen zu können. — Um die Blutungen mehrerer der hier genannten Gefäfse durch Compression zu stillen, hat man mancherlei besondere Vorrichtungen und Compressorien, die ihres Ortes näher angegeben werden.

Die mittelbare seitliche Compression, als die wenigst zu empfehlende, kann nur selten für sich allein eine dauernde Verschliefsung des blutenden Gefäfses bewirken, weil sie, bevor sie das Gefäfs selbst zusammendrückt, immer erst den Widerstand der dasselbe bedeckenden Weichtheile überwinden mufs, wozu oft ein bedeutender Aufwand von Kraft nöthig ist, und welchen starken und anhaltenden Druck die Weichtheile nur selten aushalten können, ohne brandig, oder wenigstens entzündet und wund zu werden, und dann die Schmerzen zur Entfernung oder doch zur Verminderung des Druckes nöthigen, wodurch dessen beabsichtigte Wirkung auf das Gefäfs sehr geschwächt wird. Dagegen giebt diese mittelbare seitliche Compression in vielen Fällen ein treffliches Beihülfemittel ab, die Wirkung der anderen blutstillenden Mittel zu unterstützen, indem die auf den Verlauf der Hauptgefäfse gelegten und mäfsig fest angedrückten Longetten den Andrang des Blutes nach der verletzten Stelle vermindern. *Koch* bedient sich indessen ihrer sogar, bei der Amputation gröfserer Glieder ohne alle Unterbindung, indem er aufser der Vereinigung der Wunde nur blofs kaltes Wasser anwendet.

Die gerade Compression überhaupt ist immer noch weit unsicherer, als die seitliche, weil sie durchaus nicht geradezu auf Berührung und Verwachsung der Gefäfswände, sondern nur auf Bildung eines Trombus hinwirken kann, von welchem es noch immer ungewifs ist, ob er auch organisirt werden wird; indessen giebt es Fälle, wo sie doch noch das einzige Mittel zur Stillung von Blutungen abgiebt, und wo dann namentlich die gerade Tamponade von grofsem Nutzen ist; z. B. bei Arterien die dicht vor ihrem Austritte aus einem Knochen oder in durchsägten und getrennten Knochen stark bluten, oder bei verknöcherten Arterien u. s. w.; auf solchen Fall bringe man einen kleinen Wachskegel gerade in die Mündung des Gefäfses in den Knochenkanal o. dgl., drücke den Kegel fest ein, oder mache bei Blutungen aus den Zahnhöhlen einen Tampon von Feuerschwamm, oder schneide einen weichen Kork gehörig passend zu, und fülle die Höhle damit aus; oder bediene sich bei einer zufälligen Verletzung der Epigastrica, bei der Paracenthese des Unterleibes, eines Wachsstockes von erforderlicher Dicke in die Wunde geschoben.

Von der mittelbaren geraden Compression durch Charpiekuchen u. dgl. gilt im Ganzen dasselbe, was von der mittelbaren seitlichen Compression gesagt ist, doch gewährt sie in sehr vielen Fällen grofsen Nutzen zur Unterstützung anderer blutstillenden Mittel. Sehr viele Wunden, bei denen das Blut aus vielen kleinen durchschnittenen Gefäfsen, wie aus einem gedrückten Schwamm hervorquillt, und bei denen weder Unterbindung, noch andere Druckarten angewandt werden können, erfordern das Bedecken oder Ausfüllen und Ausstopfen mit roher Charpie. Indessen ist die hierauf folgende Stillung der Blutung kaum hierher zu rechnen, indem hier weniger der Druck, als der Reiz den die rohe Charpie auf die Gefäfsmündungen ausübt, und sie zur Kräuselung bringt, das Wirkende ist; aber es werden noch gleichzeitig, mit dieser Art von Druck, mehrere andere hier folgende, chemische und chemisch-dynamisch wirkende Mittel an die blutende Stelle gebracht.

Bei hartnäckigen Blutungen aus kleinen angeschnittenen oder angestochenen Arterien, giebt es kein zuverläfsigeres und besseres Mittel, als deren völlige Durchschneidung, wonach die Blutung entweder durch Kräuselung u. s. w. von selbst steht, oder doch nach der Anwendung von blutstillenden Mitteln bald nachläfst. Bei angeschnittenen gröfseren Arterien schlägt *Lambert* die umschlungene Naht an der Arterienwuude selbst anzulegen vor, wozu aber wohl wegen häufigen Mifslingens, abgesehen, von allen dabei vorkommenden Schwierigkeiten, um so weniger zu rathen ist, als gewifs dadurch zur Entstehung von Pulsadergeschwülsten Gelegenheit gegeben würde.

Venenwunden dagegen schliefsen sich, sobald die Blutung aus ihnen nur durch einen mäfsigen Druck gehindert wird, bei offen bleibendem Lichte des Gefäfses, ziemlich leicht und vollkommen, und zwar gewöhnlich, durch einen organisirt werdenden und mit den Wundrändern genau verwachsenden Pfropf, obschon bei kleinen Längenwunden,

z. B. nach dem Aderlafs, wirkliche Heilung durch frische Vereinigung rasch erfolgt. Da ferner in vielen Fällen auf Unterbindung von Venen, eine gefährliche, nach aufwärts fortschreitende Entzündung nicht selten erfolgte, die den Tod bewirkte, so darf man nur im höchsten Nothfall bei Venenwunden davon Gebrauch machen, und sich immer auf den auch meist zureichenden Druck beschränken.

5) Die zusammenziehenden und styptischen Mittel stillen die Blutung, indem sie durch ihren chemischen, mechanisch-chemischen oder dynamisch-chemischen Reiz, sowohl eine starke Kräuselung der offenen Gefäfsmündungen bewirken, als die Gerinnung des Blutes zu einem Pfropf begünstigen. Das vorzüglichste kräftigste und allgemein anwendbarste Mittel ist unter ihnen die Kälte, welche man theils in kalten Wasser oder Eiswasser — Schnee — oder als gestofsenes Eis, als kalte Begiefsungen, Umschläge, Einspritzungen und Bespritzung, theils, nach *Hutchinson*, als kalten Luftstrom unmittelbar auf die blutenden Gefäfse und ihre Umgegend anwendet. Die kalten Umschläge und Ueberströmungen von kaltem Wasser, werden bei den allermeisten blutenden oder zum Bluten geneigten Wunden mit um so gröfserem Nutzen in Gebrauch gezogen, als deren Anwendung auch schon wegen der zu befürchtenden Entzündung selbst angezeigt ist; sehr viele, und besonders die parenchymatösen Blutungen, werden durch das kalte Wasser allein gestillt, und gewährt aufserdem dasselbe ein vortreffliches Unterstützungsmittel, wodurch man den Erfolg anderer blutstillenden Mittel sichert, und nur sehr selten wird die Anwendung dieses Mittels, durch zufällige Nebenumstände, untersagt.

Die eigentlich styptischen Mittel, als der Essig, Brantwein, das *Theden*'sche Schufswasser, Alaun, Vitriol, als Aqua styptica, und die mehr oder weniger verdünnten Mineralsäuren, finden ihre Anwendung besonders bei Blutungen aus mehreren kleinen, tief liegenden Gefäfsen, denen man weder mit der Unterbindung noch mit dem Druck beikommen kann, z. B. bei Blutungen aus der Tiefe der Mundhöhle, weil hier auch die Kälte nicht in einem hinlänglich hohen Grade und dauernd genug in Gebrauch gezogen werden kann. Vorzüglichen Nutzen gewähren sie aber da, wo eine krankhafte Erschlaffung und Erweichung der Gefäfshäute, oder eine zu geringe Gerinnbarkeit des Blutes als Ursache der fortdauernden Blutung anzusehen ist. Nie aber können diese Mittel mit einigem Erfolg angewendet werden, wenn die verwundeten Gefäfse von einiger Bedeutung sind, und immer ist mit ihrer Anwendung der Nachtheil verbunden, dafs sie mehr oder weniger einen schädlichen Reiz auf die Wundfläche ausüben, welcher nicht nur deren Heilung durch die geschwinde Vereinigung verhindert, sondern auch zu Verschwärungen Veranlassungen giebt. Meistens müssen diese Mittel aber auch noch mit dem mittelbaren oder unmittelbaren Druck verbunden werden, indem man Charpiekugeln, Feuerschwamm u. dgl. in styptische Flüssigkeiten eintaucht, und die blutende Höhlen damit ausstopft.

6) Die absorbirenden Blutstillungsmittel wirken, wenn sie von einem gehörigen Druck unterstützt werden, indem sie sich sehr genau an die Gefäfsmündungen verschliefsend anlegen, und an diese sich gleichsam ansaugen, und dadurch die Bildung von Blutpfröpfen, nicht aber, oder doch nur wenig, die Kräuselung und Zurückziehung der Gefäfsmündungen begünstigen. Hierzu eignen sich vorzüglich der Eichen- oder Feuerschwamm (*Agaricus praeparatus, officinalis, Boletus igniarius L.*) auch Zunder oder Blutschwamm genannt, von Eichen, Birken und am besten von Lerchenbäumen gesammelt, und ihn so lange geklopft, bis er so zart als Baumwolle wird, nachdem man zuvor alles Harte abgeschnitten hat; der Bovist (*Bovista chirurgorum*), der Seeschwamm, Bade- oder Waschschwamm (*Spongia marina off.*), das Spinnengewebe, geschabtes Pergament, geschabte Charpie (*Charpie râpé*) und die Pulver von Colophonium, arabischem Gummi, Gummi Kino, Amylum, Flores Zinci, Drachenblut u. a. m., indem sie den wässerigen Theil des Blutes schnell aufsaugen, oder durch das Blut zu einem verschliefsenden und deckenden Schorf zusammenbacken. Die Anwendung dieser Mittel mufs aber ebenfalls mit der Compression verbunden werden. Aber auch sie haben den grofsen Nachtheil, dafs sie als fremde, mehr oder weniger reizende Körper der Wunde selbst schaden, und dieselben in Pulverform

angewandt, zum Theil sehr verunreinigen, dadurch deren Heilung erschweren, und niemals vor Nachblutungen sichern.

7) Das Glüheisen und die Aetzmittel ehemals besonders zur Stillung von Blutungen sehr gebräuchlich, wirken beide auf dreifache Weise: einmal verursachen sie, durch den mächtigen Reiz, der einem sehr kräftigen Stypticum zu vergleichen ist, eine sehr schnelle und starke Zurückziehung und Kräuselung der Gefäfswände, sodann erzeugen sie einen Brandschorf der mechanisch die Gefäfsmündungen verschliefst; und endlich begünstigen sie durch beides, und durch ihre unmittelbare, chemisch- und physicalisch-dynamische Wirkung auf das Blut, die Gerinnung des letzteren zu Pfropfen. So ein sehr kräftiges blutstillendes Mittel die Cauterisation demnach nun auch ist, so ist doch immer der Nachtheil damit verbunden, dafs die Wunde zugleich dadurch, auf eine sehr nachtheilige Art, sehr heftig gereizt, und die frische Vereinigung dadurch unmöglich wird, zugleich dessen Wirkung sich immer viel weiter verbreitet, welches ganz besonders das Aetzmittel trifft. Beide Mittel erregen zugleich bei ihrer Anwendung sehr heftige Schmerzen, und sind immer bei nur etwas gröfseren Gefäfsen, höchst unsichere und nicht auf die Dauer wirkende Mittel, denn so weit als sich die Gefäfsmündungen kräuseln, so weit werden sie auch in einen Brandschorf verwandelt, der bei immer erfolgender Eiterung abgestofsen, und somit nicht für Nachblutungen sichern wird, wenn die Gefäfse höher hinauf nicht durch einen Blutpfropf dauernd geschlossen sind. Bei kleinen Gefäfsen ist diefs indessen weit weniger zu fürchten, weil sie gewöhnlich schon früher, ehe der Schorf abfällt, höher hinauf verwachsen sind. Die Anwendung des Glüheisens beschränkt sich daher auf Blutungen aus kleineren Gefäfsen, auf die man weder durch Unterbindung, noch durch Druck wirken kann, und bei denen man mit den styptischen und absorbirenden Mitteln, nicht ausreicht: als bei Blutungen in der Tiefe der Mund- und Rachenhöhle, aus der Froscharterie, den verwundeten Mandeln, stark blutenden Zäpfchen, aus der Highmorshöhle, dem Zahnfleische und einer Zahnhöhle, der Augenhöhle, bei in einem Knochen verlaufenden Gefäfse u. s. w., und dann

immer am sichersten, wenn man mit der stumpfen Spitze des weifsglühenden Eisens das Lumen der Arterie treffen kann. Das Aetzmittel, welches alle Nachtheile des Glüheisens in höherem, und alle Vortheile desselben in geringerem Grade hat, ist demnach nur auf den seltenen Fall zu beschränken, wo gar kein anderes Hülfsmittel zur Hand wäre.

8) Zu den mechanisch-dynamisch wirkenden Mitteln gehören der Fingerdruck, das Reiben und Kneifen der kleineren blutenden Gefäfsmündungen, welche gewöhnlich bei Operationen und Wunden nur angewendet werden, um Zeit zur Anlegung der Unterbindung zu gewinnen, wodurch aber oft eine dauernde Blutstillung herbeigeführt wird; eben so oft hört die Arterie in dem Augenblick zu spritzen auf, wie man sie zu deren Unterbindung mit der Pincette fast.

Rein dynamisch wirkt dagegen der Schreck, besonders ein solcher, der ganz unerwartet einen plötzlich erregten körperlichen Eindruck macht, als besonders das Besprengen mit eiskaltem Wasser an empfindlichen Stellen, das Antlitz, die Brust, und besonders die Geschlechtstheile. Dies Mittel pafst nun ganz vorzüglich bei hartnäckigen parenchymatösen Blutungen, namentlich, wie schon angeführt, bei dem Nasenbluten.

Zu den dynamisch wirkenden Mitteln kann man auch die s. g. sympathetischen Blutstillungen rechnen, bei denen der feste Glaube wohl unstreitig das Meiste thun mag, und die oft von alten Weibern, Bauern, Hirten u. dgl. durch Besprechung, oder Hersagen von unverständlichen Formeln, Gebeten, Sprüchen u. s. w., oder durch allerlei Berührungen mit den Händen oder Hölzchen, Legen von Kreuzen, Streichen mit Steinen und dgl. ausgeübt werden, und auf eine an Wunder gränzende Art die heftigste allen rationellen Mitteln trotzende Blutung stillen. Die Möglichkeit einer solchen Blutstillung kann aber immer nur bei solchen aus kleinen Gefäfsen stattfinden, und immer wird sich deren Wirkung nur auf eine kurze Zeit beschränken.

Die Wirkung der eigentlichen blutstillenden Mittel mufs nun aber, bei allen einigermafsen beträchtlichen Blutungen, durch eine angemessene Allgemeinbehandlung unterstützt und erhöht werden. Der Kranke beobachte dem zu Folge, die gröfste Körper- und Gemüthsruhe, und halte sich kühl in einem nicht zu hellen Zimmer mit kühler reiner Luft, bei sparsamer Diät.

In Ansehung der anzuwendenden allgemeinen Mittel findet nun, im Besonderen, nach der vorhandenen Constitution, und dem allgemeinen körperlichen Verhalten, ein dreifacher Unterschied statt.

a) Ist der Blutende jung, vollblütig und kräftig, findet ein wirklicher Ueberflufs an Blut bei ihm statt, und kommt die Blutung nicht aus bedeutenden Gefäfsen, deren Verwundung an und für sich ein rasches Eingreifen erfordert, so wird es meistens zweckmäfsig sein, sich mit der Stillung derselben überhaupt nicht zu übereilen, indem sie, wenn eine hinlängliche Menge von Blut entleert ist, meist von selbst zu stehen pflegt, und diese Blutung selbst am meisten der zu fürchtenden Entzündung zuvorkommt, und die raschere und bessere Heilung befördert. Ist es aber nöthig eine solche Blutung bald zu stillen, während doch wenig Blut entleert ist, so wird es meistentheils sehr zweckmäfsig sein, einen Aderlafs an einem entfernten Orte vorzunehmen, um theils die Blutmenge überhaupt zu mindern, theils den Andrang des Blutes von dem verwundeten Orte ab- und nach dem des Aderlasses hinzuleiten, wozu auch örtliche Blutentziehungen durch Blutegel und Schröpfen, besonders bei gleichzeitig unterdrückten gewohnten Blutflüssen, nützlich sein können. Ist nun hier die Blutmenge überhaupt vermindert, so empfehlen sich auch andere ableitende Mittel, als laue Fufs- und Handbäder, besonders bei Blutungen aus der oberen Körperfläche, wobei aber immer eine streng entzündungswidrige Lebensordnung beobachtet werden mufs.

b) Wird die Blutung eines Verwundeten durch eine krankhafte Beschaffenheit und Erschlaffung der Gefäfshäute, oder durch mangelnde Gerinnbarkeit des Blutes unterhalten, so müssen vorzugsweise die säuerlichen und zusammenziehenden Mittel gereicht, und bei grofser Schwäche und Schlaffheit auch nicht selten mit gelinde erregenden Mitteln verbunden werden; das *Haller*'sche Sauer und ganz besonders das Elixirvitriol Mynsichti empfehlen sich hier als gelinde erregend und zusammenziehend, am meisten, und sind sie vorzüglich bei Blutungen Scorbutischer von gröfstem Nutzen; die Zimmettinktur in kleinen Gaben, und ein leichter säuerlicher sehr verdünnter Wein, sind bisweilen eben so nützlich. Alaun und Katechu wirken innerlich zu langsam und belästigen auch den Magen.

c) Wo endlich an der Fortdauer einer Wundblutung eine allgemeine Aufgeregtheit des Nervensystems, eine krampfhafte Verstimmung des ganzen Körpers Schuld ist, da empfehlen sich die beruhigenden und krampfstillenden Mittel, die jedoch immer mit grofser Sorgfalt nach Umständen ausgewählt werden müssen; am besten eignen sich hierzu Ipecacuanha in kleiner Dose, Nux vomica, Hyoscyamus, Flores Zinci, und vor allen Lactucarium u. dgl. Opium ist hier aber wegen seiner erhitzenden, aufregenden und verstopfenden Wirkung nur äufserst selten anzuwenden.

Um endlich die Folgen eines starken Blutverlustes zu heben, bedarf es einer passenden Nachbehandlung, um so viel diefs möglich, das Verlorengegangene wieder zu ersetzen. Ehe man aber zu der hier nöthigen kräftigeren Ernährung und Stärkung übergeht, mufs man wegen etwaniger Wiederkehr der Blutung gesichert sein, und dann erst mit leichteren und rein ernährenden Mitteln: Salep, Hafer-, Gerstenschleim mit süfssäuerlichen Früchten, um alle rasche Aufregung zu verhüten, anfangen, und allmählig zu dünnen Fleischbrühen, dann kräftigeren mit Sago, Gallerten, zartem Fleische, guten Bieren, endlich Wein u. s. w. übergehen, und den Weg zu Stahltincturen, nie aber des Eisens in Substanz und anderen passenden eigentlichen Stärkungsmitteln bahnen.

Ob hier nun, um die verloren gegangene Blutmasse, unmittelbar zu ersetzen, von der in neuerer Zeit wieder empfohlenen Transfusion, oder der Einspritzung von frischem warmen Blute in die Adern des Verbluteten, Gebrauch zu machen ist, wie *Blandell's* Erfahrungen dafür zu sprechen scheinen, darüber müssen erst noch mehrere Versuche und Erfahrungen entscheiden, um es mit Bestimmtheit empfehlen zu können.

Ull — n.

BLUTSTRIEM, *Vibex, la Sanglade* ist ein langer, schmaler, mehr oder weniger blauer oder rother Streif in der Haut, dem ein aus zerrissenen kleinen Gefäfsen erfolgter Bluterguſs in das Zellgewebe zum Grunde liegt. Einige wollen, daſs diese Erscheinungen, welche gewöhnlich auf mechanische Verletzungen folgen, und ein steter Begleiter der Quetschungen (S. d. A. Contusio) sind, auch schon durch bloſse Erweiterung der kleinen Gefäſse, und durch Anhäufung des Bluts in denselben zu Wege gebracht werden. Wollen wir die Möglichkeit hiervon auch zugestehen, so dürfen wir jedoch nicht übersehen, daſs in den Blutstriemen eine temporäre Blutstockung statt findet, und daſs die Striemen sich nur nach und nach verlieren, indem sie, — wie die Zertheilung und Wiederaufnahme der stockenden Flüssigkeiten in den Kreislauf erfolgt, — aus der blauen und rothen in die grüne, gelbe und natürliche Hautfarbe übergehen. Gewiſs ist es, daſs neben dem Blute auch lymphatische Feuchtigkeiten austreten, und von dem gröſsern oder geringern Quantum derselben, die mehr oder weniger dunkele Farbe der Striemen abhangen wird.

Nach dieser Erklärung würde Sugillatio (S. d. A.) ganz, und Ecchymoma (S. d. A.) im Wesentlichen mit dem Blutstriem übereinkommen. Die Behandlung desselben wird bei der Behandlung der Contusio (S. d. A.) sattsam vorgesehen. —

K — e.

BLUTTAUSCH. S. Transfusion.

BLUTUNG. (chirurgisch.) *Haemorrhagia.* — Diese besteht in einem Erguſs von Blut aus verletzten Gefäſsen, der mehr oder weniger beträchtlich sein kann, und bald in nur blaſsem Bluttröpfeln — Stillicidium, — oder in einem mäſsigen Blutflusse, — Errhysis, — oder in einem sehr heftigen Blutflusse, dem Blutsturz — Haemorrhagia — bestehen kann.

Eine irgend bedeutende Blutung ist einer der wichtigsten Gegenstände der ganzen Chirurgie, denn sie ist nicht nur eine nothwendige Folge bei jeder Wunde oder akiurgischer Handlung, von der Trennung des Zusammenhanges der blutenden Gefäſse, und daher immer, mit Ausnahme sehr weniger Wunden, bei denen sie fehlen kann, sehr zu fürchten, sondern auch einer der beunruhigendsten Zufälle, die der Wundarzt zu behandeln hat, indem bei einigermafsen bedeutenden Blutungen, jeden Moment das Leben des Verletzten auf dem Spiele stehen kann.

Erstere beiden Blutungen pflegen nach einiger Zeit, allmählig schwächer zu werden und endlich ganz aufzuhören, worauf nur blofs noch eine röthliche plastische Lymphe ausschwitzt.

Diese örtliche Blutungen erfolgen nun verschiedentlich, bald durch An- oder Zerschneiden, — Diaeresis, — bald durch Zerreifsung — Rexis, — bald durch Zerfressung — Diabrosis — der Gefäfse, welche verschiedene Arten von Gefäfstrennung von wesentlichem Einflufs auf die Stillung der Blutung, entweder durch die Selbsthülfe der Natur, oder durch die Kunst sind.

Die Natur verfährt hier bei der Selbststillung einer Blutung, auf folgende verschiedene Art, wenn sie nicht in ihrem heilsamen Bestreben gestört wird.

Zunächst ziehen sich die Enden eines ganz getrennten Gefäfses zurück, und zwar am stärksten deren innere Häute, besonders bei den Arterien, wegen gröfserer Federkraft ihrer Wände, während die äufsere Zellscheide auch um etwas nach rückwärts folgt. Diese Zurückziehung der Gefäfse selbst, mufs aber nothwendig eine Verdickung der verkürzten Wände, und somit wieder Verengerung der Gefäfse selbst an der Trennungsstelle zur Folge haben. Zugleich wird aber noch das Lumen eines durchschnittenen Gefäfses, durch die erfolgende kreisförmige Zusammenziehung der offenen Mündung verengt, welche theils von der Wirkung der Kreisfasern in den Gefäfswänden, theils von der, auch unabhängig von dieser bestehenden, todten Federkraft der Gefäfse selbst, die man sogar noch an den todten gröfseren Arterien eines Leichnams gewahrt, bedingt wird. Diese Zusammenziehung der kreisförmigen Muskelfasern wird aber immer um so stärker sein, je mehr sie selbst gereizt werden. Ein solcher Reiz wird nun zunächst durch die Verwundung selbst hervorgebracht, daher denn auch solche Wunden, welche mit sehr geringem Reiz beigebracht werden, wie reine Schnittwunden, weit stärker und hartnäckiger bluten, als solche, die mit einer heftigen Reizung verbunden sind, wie Quetsch- oder Schufswunden, aus denen sehr häufig, wenigstens zu Anfange, gar keine Blutung erfolgt. Sodann aber wirken als Reize noch gleichzeitig die Berührung der äufseren Luft, so wie das Berühren der Wunde, und besonders der offenen Gefäfse mit den Fingern, Instrumenten und Verbandstücken; aufser diesen aber endlich noch die Gemüthsbewegung des Verwundeten, der Schreck, die Angst, das Kanonenfieber, oder eine in Folge der Verwundung an sich, oder durch den schon erlittenen Blutverlust entstandene Ohnmacht zum Theil mit, um die sogenannte Kräuselung — Crispatio — vollständig zu Stande zu bringen.

Diese Kräuselung der Gefäfsmündung geht nun aber, selbst bei kleinen Gefäfsen, nie so weit, dafs dadurch das Lumen des Gefäfses völlig geschlossen, und die Blutung allein gestillt würde, sondern es müssen noch andere Verhältnisse hinzukommen, um letzteres zu bewirken. Durch die Verengerung der Gefäfsmündung nämlich, und den Druck der umliegenden bald etwas anschwellenden Weichtheile, in welche das Gefäfs sich zurückgezogen hat, wird allerdings die Fortbewegung des Blutes in dem noch offenen Gefäfse etwas erschwert, und der Andrang desselben nach der offenen Mündung verringert, und dadurch eine Neigung zur Gerinnung desselben an dieser Stelle erzeugt. Da nun die inneren Häute sich weit beträchtlicher zurückziehen, als die äufsere zellige Scheide, so bildet letztere vor der eigentlichen Gefäfsmündung einen leeren, inwendig etwas runzeligen Kanal. In diesem, von der Zellhaut gebildeten kanalförmigen rauhen Vorhof, coagulirt das ohnehin schon zur Gerinnung geneigte Blut durch den Zutritt der Luft noch eher, und haftet hier nun in dessen Falten um so fester und sicherer, um als Pfropf — Trombus — die Gefäfsmündung mechanisch zu verstopfen. Dieser in das Gefäfs sich fortsetzende stöpselförmige Blutpfropf, ist aber nie von solcher Dicke, dafs er dasselbe vollkommen ausfüllt, — und scheint dasselbe sogar bisweilen fehlen zu können, sondern es bleibt immer zwischen seinem Umfange und der inneren Gefäfswand ein bedeutender Raum übrig.

Durch alle diese Vorgänge wird mithin das offene Gefäfs

zwar verengt und verstopft, aber noch keineswegs auf die Dauer organisch geschlossen. Um nun auch diefs zu vermitteln, schwitzt, bei eintretender Entzündung, sowohl aus den Wundrändern des Gefäfses selbst, als der wunden Umgegend plastische Lymphe aus, welche sich theils in den Raum legt, welcher zwischen dem inneren Blutpfropf und der Gefäfswand besteht, theils auch vor der Gefäfsmündung deckelförmig liegen bleibt.

Diese Lymphe und auch ein Theil des ergossenen geronnenen Blutes werden aber, gerade wie bei der Heilung einer Wunde durch frische Vereinigung, bald belebt und mit neu erzeugten Gefäfschen versehen, verbinden sich vermöge derselben mit der inneren Gefäfswand sowohl, als den Wundrändern, und bewirken endlich, indem die Mündung des Gefäfses selbst mit der allgemeinen Wundnarbe verwächst, diese dauernde organische Verschliefsung. Gewöhnlich wird danach der verwundete Gefäfsstamm, bis zu den nächsten Collateralgefäfsen oberhalb durch plastische Lymphe geschlossen, und später zu einem bandartigen festen Streifen verwandelt; allein diefs ist nicht immer der Fall, sondern bisweilen bleibt eine durchschnittene, sogar beträchtliche Arterie offen, bis zu der Stelle, wo ihre Mündung mit der allgemeinen Narbe verwachsen ist. In einem solchen Fall scheinen die Vasa vasorum sich zu erweitern, und die Stelle der Collateralen, — oder zurückführenden Gefäfse zu vertreten.

Dafs nun aber auch das Blut selbst, gewissermafsen freiwillig, eine verwundete Arterie verlasse, äufserte schon früher *J. Bell*, indem er meinte, dafs der Blutstrom selbst und die Thätigkeit des Gefäfses, immer schwächer werden müsse, je mehr letzteres durch die Blutung selbst entleert werde, woher es denn komme, dafs das Blut nicht mehr nach der verwundeten Gefäfsstelle hinfliefse, sondern um so stärker in die Seitenäste einströme. *Koch* d. j. — *v. Gräfe's* u. *v. Walther's* Journ. d. Chir. u. Augenh. Bd. IX. S. 570 — hat aber neulich die Meinung aufgestellt, dafs das lebendige Blut, ganz abgesehen von der Thätigkeit der Gefäfse, aus eigener Kraft und Thätigkeit, und gewissermafsen willkührlich, eine offene Gefäfsmündung vermeide, wozu noch komme, dafs die sonst gewifs wirksame Anziehungskraft der unterhalb gelegenen Theile, auf die zu ihnen gehen sollende Blutwelle nicht mehr einwirken könne, wenn das Gefäfs verwundet sei. Wenn man nun auch dieser Meinung nicht in ihrem ganzen Umfange beitreten kann, so bestätiget sie sich doch zum Theil durch die Erfahrung, indem, obgleich in brandigen Theilen die Gefäfsmündungen offen liegen, dennoch keine Blutung erfolgt, wenn schon nach dem Tode damit vorsichtig angestellte künstliche Einspritzungen überall hervordringen, und trägt sonach unstreitig dieser Abscheu des Blutes vor offenen Gefäfsen, so wie die verminderte Thätigkeit der Arterienhäute mit dazu bei, dafs Blutungen durch die selbstthätige Natur gestillt werden können.

So viele Hülfsmittel nun auch der Natur, um Blutungen zu stillen zu Gebot stehen, so ist der Erfolg dennoch bei weitem nicht immer günstig, und kann derselbe es auch unter so verschieden vorkommenden Umständen nicht sein. Treten daher solche Umstände ein, die zur hartnäckigen Fortdauer der Blutung Veranlassung geben, und die nicht von der Natur überwunden werden können, so ist oft nur Rettung von einer schleunigen Kunsthülfe zu erwarten, weshalb denn auch der Wundarzt mehrere Arten der Blutung zu unterscheiden hat.

Die am häufigsten vorkommenden Fälle von Hartnäckigkeit einer Blutung sind nun folgende: 1) das verletzte Gefäfs ist ein bedeutendes, sein Durchmesser zu grofs, mithin die Masse des Blutes zu mächtig, und die Verwundung desselben zu nahe am Herzen, dafs die heilsamen Bestrebungen der Natur zur Stillung der Blutung wirksam sein könnten, indem sowohl die Kräuselung des Gefäfses, als der sich bilden wollende, oder schon gebildete Trombus mit gröfster Kraft überwältigt, und letzterer stets abgestofsen wird. —

Am gewöhnlichsten trifft dieser Fall nur Schlagadern, weit seltener Venen, und eine weit gröfsere Vene wird immer viel weniger bluten und deren Blutung auch ungleich leichter zu stillen sein, als diefs bei einer kleinen Arterie der Fall ist, wenn übrigens die Umstände sich gleich verhalten, und welches aus der anatomischen Verschiedenheit von deren Wandungen sich auch leicht entnehmen läfst; indessen giebt es auch venöse Blutungen die schwer und unmöglich zu stillen sind, und unabwendbaren Tod herbeiführen. Die Erkenntnifs des Falles ergiebt sich bisweilen, wenn das Gefäfs oberflächlich liegt, und die übrige Wunde grofs, weit und offen ist, leicht durch das Gesicht, indem man die Gefäfsmündung selbst, und den aus ihr unmittelbar hervorströmenden Blutflufs deutlich genug erblickt; namentlich ist eine ganz durchschnittene, auf einer offenen Wundfläche liegende Arterie immer sehr leicht zu erkennen, an dem bestimmt abgeschnittenen weifsen Kreise, den die Ränder ihrer Häute bilden. Aufserdem erkennt man eine arterielle Blutung noch daraus, dafs das Blut, wenn es frisch zu Tage kommt, gewöhnlich hellroth, oxydirt, flüssig, aber zur Gerinnung schnell geneigt ist, mit der Systole und Diastole des Pulsschlages gleichzeitig stofsweise und aus grofsen Arterien mit Gezisch springt, aber nie ganz absetzend, sondern in einem wellenförmigen Bogen abwechselnd stärker und schwächer da hervorspringt oder quillt, wo wir aus der anatomischen Lage der Theile wissen, dafs hier ein arterielles Gefäfs liegt. Eine solche Blutung läfst sich immer schwerer stillen, doch am schnellsten, wo es angeht, durch einen oberhalb, d. h. zwischen dem blutenden Gefäfs und dem Herzen, angebrachten Druck, in sofern dieselbe nicht dadurch unterhalten wird, dafs unterhalb Verbindungen mit andern Schlagadern bestehen, und dann die Blutung durch das untere getrennte Ende der Art fortbestehen kann; ein Fall der besonders häufig vorkommt, wenn eine von den beiden Hauptarterien des Vorderarmes verletzt ist, wo dann durch die vielen Verbindungen im Handteller, aus der anderen das Blut herüberströmt. Bei venösen Blutungen gilt von alledem mehr oder weniger das Gegentheil; das ausfliefsende Blut ist dunkler gefärbt, schwarzroth und karbonisirt, gewöhnlich etwas dicklicher und minder gerinnbar, auch — springt es nicht stofsweis, sondern es quillt in einem mehr gleichmäfsigen Strome hervor, wenn nicht etwa eine Arterie sehr nahe liegt, und dem Blute aus der Vene ihren Stofs mittheilt. Die Blutung ist selten beunruhigend, und läfst sich durch Compression in der Wunde, oder unterhalb derselben meist leicht stillen; doch findet man bei Verletzungen beträchtlicher Venen nicht selten, dafs das Blut auch rückwärts, vom Herzen her ausströmt, und also auch auf die Herzseite des verwundeten Gefäfses eingewirkt werden mufs, um die Blutungen zu stillen.

Dieser Umstand ist aber ganz besonders in praktischer Hinsicht wichtig, indem man bei Fällen einer venösen Blutung die Vereinigung der Wundränder als Mittel zur Stillung unbedenklich benutzen kann, während man bei einer arteriösen Blutung von gleicher Quantität sehr fehlerhaft handeln würde. 2) Die Arterie, wenn auch nur eine kleine, ist nicht völlig durch — sondern nur angeschnitten oder angestochen, und kann dann durch Zurückziehung, noch durch kreisförmige Zusammenziehung, oder Kräuselung die Gefäfswunde nicht verengt, wohl aber gegentheils, je nach Direction der Verwundung, gegen die Achse des Gefäfses, noch ein vermehrtes Klaffen derselben verursacht werden, welches vorzugsweise bei schrägen und Querwunden der Fall sein wird, während bei Längenwunden die Wundränder in wechselseitiger Lage bleiben, und sich nur bei der Diastole von einander entfernen, und das Blut durchlassen werden. — Ehemals glaubte man, und zum Theil noch jetzt, dafs solche Arterienwunden niemals heilen könnten, und deren Blutung sich nur dann stille, wenn das Gefäfs bis zum nächsten oberhalb gelegenen Collateralaste veröde und zu einem Bande werde; allein die früher schon ausgeübte Arteriotomie an der Temporalarterie und die Heilung deren Wunde mit Erhaltung ihres Lumens, waren schon hinreichend die Unrichtigkeit dieser so allgemeinen Behauptung zu widerlegen, die neuerdings durch viele Versuche unwiderlegliche Bestätigung erhalten haben. Bei Stichwunden der Arterien, fliefst selten das Blut durch die äufsere Wunde frei aus, indem wohl nur selten die Wunde in der äufseren zelligen Scheide der Arterie ganz genau der inneren in den eigentlichen Arterienhäuten entspricht, alsdann das Blut sich zwischen beide ergiefst, hier coagulirt und die Oeffnung der Arterie verstopft. Diese stöpselartige Verschliefsung dauert oft längere oder kürzere Zeit, weicht aber, wenn die Arterienwunde sich nicht durch erfolgende adhäsive Entzündung organisch

schliefst,

schliefst, oder der Kanal der Arterie sich bleibend obliterirt, dem Andrange des Blutes, und die Blutung kehrt immer wieder, oder es bildet sich, bei enger äufserer Wunde, entweder eine Ergiefsung in die Zellscheide der Arterie, dehnt diese in eine kleine umschriebene Geschwulst aus, die sich nach und nach vergröfsert, pulsirt, und deren Pulsation aufhört, wenn man die Arterie zwischen ihrer Wunde und dem Herzen comprimirt, die nach einem hinreichenden Drucke sich augenblicklich verkleinert, oder ganz verschwindet, und bildet das sogenannte Aneurysma spurium circumscriptum s. consecutivum, oder das Blut extravasirt, wenn es nicht durch die äufsere Wundöffnung abfliefst, in das Zellgewebe des ganzen Gliedes, wobei dasselbe beträchtlich anschwillt und verursacht ein Aneurysma spurium diffusum s. primitivum. 3) Kann sich auch selbst aus kleineren Arterien eine hartnäckige Blutung ereignen, wenn dieselben dicht vor ihrem Austritt aus einem Knochenkanale abgeschnitten, oder sonst abgetrennt, oder wenn sie etwa mit dem Knochen, in welchen sie verlaufen, zugleich durchgesägt, oder überhaupt nur in ganz schiefer Richtung quer durchschnitten sind. Diese Fälle kommen nicht selten bei flach aufgefallenen, schiefen, penetrirenden und nicht penetrirenden Hiebwunden des Schädels, bei Trepanationen und Fracturen in der Gegend der Arteria meningea media, bei Amputationen im untern Drittel des Unterschenkels mit der Arteria nutritia, bei der Exstirpation und Resection des Unterkiefers mit der Arteria maxillaris inferior, und endlich bei Lappenamputationen und schiefen Fleischwunden u. dgl. vor. Da diese Arterien mit den Knochenkanälen in denen sie verlaufen, durch Zellgewebe vereinigt sind, so können sie sich weder zurückziehen und kräuseln, noch kann sich auch ein Blutpfropf bilden, da alle Gegenstände fehlen, an welchen er sich halten könnte. Wenn aber durch mechanische Kunsthülfe eine feste Bedeckung gegen die offene Arterienmündung lange genug angebracht wird, so scheint sich dennoch ein Trombus zu bilden, und später plastische Lymphe auszuschwitzen, welche vereint das Gefäfs organisch verschliefsen. Schief durchschnittene kleinere Arterien sind wohl in Ansehung einer gefährlichen Blutung, bei nur blofse Fleischwunden weniger zu beachten, wenn kunstmäfsige Hülfe nahe ist, erfordern aber, da sie sich nicht durch Kräuselung verengen können, die Unterbindung, die alsdann, sind es ihrer viele, bei Lappenamputationen leicht die Heilung durch die geschwinde Vereinigung vereiteln, oder doch sehr behindern, wenn man sie nicht durch einen neuen Querschnitt zur Kräuselung u. s. w. bringen kann. 4) Eine seltene Art von Blutungen wird endlich noch, entweder durch Krankheit der verwundeten Arterie selbst, oder durch eine krankhafte Beschaffenheit des Blutes hervorgebracht, wobei dasselbe zu wenig zum Gerinnen und zu sehr zur Auflösung geneigt ist, und sich darum kein Blutpfropf bilden kann. — Der erste Fall besteht nun entweder in zu grofser Steifheit, Sprödigkeit und Festigkeit, der Arterienwandungen an sich, oder durch Verknöcherungen, Verknorpelungen, oder kalkartige Absetzungen u. s. w. derselben; oder in zu grofser Erschlaffung, Mürbheit und krankhafter, bald breiiger, bald schwammiger Erweichung derselben. Die bisweilen im höheren Alter, immer aber selten vorkommende Verknöcherung u. s. w., läfst weder Zurückziehung noch Kräuselung der steifen und spröden Gefäfswände zu, weshalb sich denn auch kein Blutgerinsel bilden kann, und die öfter vorkommende krankhafte Erweichung mit Erschlaffung der Gefäfswandungen giebt auch zu anhaltenden Ausströmungen des Blutes Gelegenheit, indem hier weder Zurückziehung noch Kräuselung möglich ist. In seltenen Fällen kommt eine solche Schwäche der Gefäfswandungen im ganzen Organismus verbreitet vor, wo dann alle, selbst die unbedeutendsten Wunden, aus den kleinsten Gefäfsen eine ganz ungewöhnliche Menge gut beschaffenen Blutes ergiefsen. Ein solcher Fehler ist meist angeboren, wie bei den sogenannten Blutern, bei denen die meisten Personen einer Familie dergleichen hartnäckige Blutungen auf die geringste Verletzung erleiden. Weit häufiger ist indessen diese krankhafte Erschlaffung, Erweiterung und Schwäche der Gefäfse blofs ein örtlicher Fehler, besonders in der Nähe mancher Geschwülste, wie des Hirnhautschwammes, vasculösen Kropfes, Blutschwammes und aller telangiectasischen Geschwülste; doch haben bei diesen Geschwülsten gewöhnlich die Gefäfse zwar eine beträchtliche Ausdehnung erlitten, aber nicht immer ihr Zurück- und Zusammenziehungsvermögen verloren, noch viel seltener sind sie wirklich mürbe und erweicht geworden, welches jedoch in der Nähe wahrer Pulsadergeschwülste und besonders bei dem sogenannten *Pott'*schen Aneurysma, jeder Zeit der Fall zu sein scheint. Eine wirklich vollkommene Erschlaffung mit Verlust des Zusammenziehungsvermögens der Gefäſswandungen, findet man dagegen fast allemal in Theilen, welche lange und bis zu einem hohen Grade durch Wasseransammlungen oder andere Geschwülste ausgedehnt gewesen, und nun durch eine Operation plötzlich auf ihren gesetzmäſsigen Umfang zurückgeführt worden sind, wie nach der Radikaloperation groſser veralteter Hydrocelen durch den Schnitt, indem die gänzlich erschlafften und geschwächten Gefäſse des Hodensackes und der Scheidenhaut, nach der plötzlichen Entleerung des Wassers, ihres bisher gewohnten Druckes beraubt, mit Blut überströmen und nun die hartnäckigsten Blutungen erregen, sowohl durch die bei der Operation durchschnittenen Gefäſse, als auch aus allen kleineren, die dem Andrang des einströmenden Blutes aus Schwäche nicht widerstehen können, somit reiſsen, und alles Blut wie aus einem gedrückten Schwamm, aller Orten durchlassen. — In dem zweiten Fall wo wegen einer krankhaften Beschaffenheit des Blutes selbst, und leichter Auflöſslichkeit desselben, die Bildung eines Trombus nicht zu Stande kommen kann, welcher fürs erste dem Ausströmen des Blutes widersteht, wird man meist immer zugleich eine Erschlaffung und Schwäche der sämmtlichen festen Theile, oder doch sicher der Gefäſswandungen vorfinden, so daſs dann weder Kräuselung der Gefäſshäute noch später der hinlängliche Grad von adhäsiver Entzündung und Ausschwitzung plastischer Lymphe eintreten kann. Diese Blutungen sind daher ungemein hartnäckig, und kommen sie in allen denen Krankheiten vor, bei denen überhaupt eine groſse Neigung zu Colliquationen sich äuſsert, namentlich bei Wunden scorbutischer Menschen, Faulfieberkranker und solcher, die durch starken Säfteverlust sehr bedeutend herunter gekommen sind. — Auch bei diesen Blutungen rieselt das Blut aus der ganzen Wundfläche, zwar mit geringer Kraft, mehr passiv, aber unaufhalt-

6*

sam und andauernd, wie aus einem ausgedrückten Schwamm hervor. Beide Fälle unterscheiden sich aber noch dadurch, dafs im ersteren gesundes, rothes, friches und kräftiges Blut, hier aber dunkler gefärbtes, dünnflüssiges Blut, von deutlich krankhafter Beschaffenheit ausfliefst, welches aufbewahrt nur langsam und unvollkommen gerinnt.

Aufser denen bisher aufgeführten Fällen von hartnäkkigen und gefährlichen Blutungen, hat der Wundarzt ferner noch die Zeit zu berücksichtigen in der sie eintritt, und unterscheidet man daher, abgesehen von allen übrigen schon berührten Verhältnissen, Erstblutungen, Haemorrhagiae primariae, als unmittelbare und nothwendige Folge der mechanischen Trennung des Zusammenhanges der Gefäfse nach der Verwundung, und Nachblutungen, Haemorrhag. secundar., welche im Verlauf der Kur früher oder später wieder von neuem sich ereignen. Diese letzteren sind um so wichtiger, als sie oft unerwartet eintreten und lebensgefährlich werden können. — An diesen Nachblutungen können nun verschiedene Umstände und Verhältnisse Schuld sein, die nicht immer in der Macht des Wundarztes, sie zu verhüten, oder aus dem Wege zu räumen stehen, namentlich ist in dieser Hinsicht Alles zu beschuldigen, was entweder eine sehr vermehrte Bewegung des Blutes im ganzen Körper, oder einen zu starken Andrang desselben nach der Wunde selbst verursacht, bevor die Verwachsung der geöffneten Gefäfse auf eine dauerhafte Weise geschehen ist. Die noch zarten beginnenden Verwachsungen werden dann durch den mächtigen Andrang des Blutstroms von neuem getrennt, die gebildeten Pfröpfe abgestofsen, und die Zusammenziehung der Gefäfsmündungen überwältigt. Ein sehr heftiges Entzündungsfieber, Diätfehler, besonders der Genufs von erhitzenden Speisen und Getränken, und aufregende Gemüthsbewegungen, sind sonach eben so oft die Ursachen von Nachblutungen, als ein zu reizender, zu fester und zu warmer, Entzündung erregender Verband, oder eine abhängige Lage des verwundeten Theils und unzweckmäfsige, mit demselben vorgenommene Bewegungen. Nicht weniger entstehen Nachblutungen während starker Eiterung oder Verschwärung, wodurch die schon zum Theil organisch verschlossenen Gefäfse wieder geöffnet werden. Alles also, was zur Entstehung einer unnöthigen starken Eiterung oder Verschwärung Veranlassung giebt, und die Heilung der Verletzung auf dem ersten Weg verhindert, mufs auch die Nachblutung befördern; dahin gehören zu viele und unnöthige Unterbindungen von Gefäfsen, die als zu heftiger Entzündungsreiz wirken, und die frische Vereinigung hindern. Ganz besonders sind auch darum, bei nothwendigen Gefäfsunterbindungen, alle Künsteleien zu verwerfen, wobei fremde, besonders metallische Körper, am Gefäfse und in der Wunde längere Zeit liegen bleiben, indem sie nicht nur die geschwinde Vereinigung hindern, sondern als gleichzeitige mechanische Reize, Entzündung, Eiterung und Verschwärung erregen müssen. Eben so giebt der Brand, und die mit demselben verbundene Eiterung, welche bei manchen Quetschungen und bei den meisten Schufswunden eintreten, durch Lösung der verstopfenden Schorfe, so wie die durch die Kunsthülfe bewirkte Lösung der Unterbindungsfäden nicht selten Gelegenheit zu Nachblutungen. — Hierher gehören ferner noch diejenigen krankhaften Veränderungen der Gefäfswände oder des Blutes selbst, deren schon zuvor gedacht wurde, die später in Folge des Typhus contagiums und dem daher entstehenden Hospitalbrande, oder anderer Dyscrasieen und Kachexieen, namentlich des Scorbutes, auftreten und Nachblutungen veranlassen können. — Am häufigsten ereignen sich übrigens solche Nachblutungen, zwischen dem dritten und zwölften Tage, binnen welcher Zeit in der Regel das Wundfieber, die Entzündung, Eiterung, Ulceration, Wundbrand und Abstofsung der Ligatur eintreten, obwohl sie auch früher, und bisweilen erst sehr spät, bei der Heilung naher Wunden vorkommen können.

Man unterscheidet endlich noch äufsere und innere Blutungen. Die ersteren sind im Allgemeinen immer leicht zu erkennen, da das Blut dabei mehr oder weniger frei nach aufsen strömt; aber nicht eben so leicht ist es immer das verletzte Gefäfs selbst, und die Art wie es verletzt ist, so wie die Ursachen, wodurch die Blutung aus ihm unterhalten wird zu erkennen, und es bedarf zu dem Ende oft einer sehr genauen Untersuchung der Wunde mit der sorgfältigsten Berücksichtigung aller Umstände in Ansehung der Verwundung, bei der genauesten Kenntnifs der anatomischen Lage der Theile, um ein richtiges Urtheil fällen zu können. Ungleich schwieriger sind aber innere Blutungen zu erkennen, bei denen das Blut nicht sichtbar nach aufsen ausströmt, sondern sich in eine der natürlichen Höhlen des Körpers, oder in eine widernatürlich gebildete Höhle ergiefst, und hier Ansammlungen bildet. Oft kann man daher nur auf die Gegenwart einer inneren Blutung schliefsen, theils aus der Lage, Gröfse und Richtung der äufseren Wunde, welche zusammengehalten mit der Gestalt und Gröfse des verletzenden Instruments, der Art, in welcher dieses einwirkte, und den angiologischen Kenntnissen, bisweilen die geschehen sein müssende Gefäfsverletzung andeutet, theils aus denen Folgen, welche die Entleerung der Gefäfse überhaupt hat, theils endlich und ganz vorzüglich aus denjenigen Zufällen, welche die Anwesenheit einer Blutentziehung in natürlichen oder widernatürlichen Höhlen des Körpers hervorbringt. Diese Zufälle aber sind, je nach Beschaffenheit der betroffenen Höhle und der darin enthaltenen Organe, so höchst verschieden, dafs sie hier im Allgemeinen nicht aufgeführt werden können, sondern ihres Ortes, unter Extravasat in denen drei Haupthöhlen des menschlichen Körpers, und bei den Wunden einzelner Theile ihre nähere Erörterung finden werden, und ist davon hier nur so viel zu bemerken, dafs die Zufälle oft erst dann eintreten, wenn schon eine so beträchtliche Blutergiefsung im Inneren statt gefunden hat, dafs die Erkenntnifs des Falles für die Behandlung nicht mehr grofsen Nutzen haben kann.

Zur Stillung der inneren Blutergiefsungen, bedient sich die Natur, gröfstentheils der nämlichen Hülfsmittel, deren schon bei den äufseren gedacht worden, wenn sie nur in ihren wohlthätigen Bestrebungen keine Störungen erleidet. Die äufserste Ruhe ist hier eins der Haupterfordernisse, um so bald als möglich die Bildung eines Trombus herbeizuführen, der hier, durch allmählige Anfüllung der ringsum geschlossenen Höhle durch einen zugleich verbreiteten Druck noch um so wirksamer ist, wenn anders nicht vorher, durch Verblutung oder zu starken Druck des Extravasates auf edle

Organe, ein unglücklicher Ausgang erfolgt. Im glücklichen Fall wird alsdann das ergossene Blut theils aufgesogen, theils durch exsudirte plastische Lymphe umkleidet, und dadurch unschädlich gemacht, theils auch wohl organisirt, wie dies mehrfache Erfahrungen bei Brust- und Bauchwunden dargethan haben. Was nun die Voraussagung der Blutungen bei zufälligen Verletzungen oder bei Operationen betrifft, so geht diese zur Genüge aus denen bisher auseinander gesetzten Verhältnissen hervor, und verdienen deren Folgen noch nähere Berücksichtigung. Nach irgend beträchtlichen Blutungen, die weder die Natur noch die Kunst zu stillen vermogte, erfolgt Verblutung, d. h. Tod durch die Entziehung des ersten und hauptsächlichsten Lebensreizes und des Mittels aller Ernährung. Dem Tode aber pflegen meistentheils Ohnmachten voraus zu gehen, welche die Blutung auf einige Zeit stillen, aber bei öfterer Wiederkehr derselben, dennoch den Tod herbeiführen. Der Eintritt der Ohnmacht sowohl, wie der des Todes, erfolgen aber zu sehr verschiedenen Zeiten. So fallen recht vollblütige, junge, blühend aussehende Menschen schon nach einem geringen Blutverluste in Ohnmacht, woran bisweilen wohl der Eindruck auf das Gemüth, weit öfter aber wohl der Umstand schuld sein mag, dafs dergleichen Menschen zu sehr an einen grofsen Ueberflufs von Blutreiz gewöhnt sind, um auch nur eine geringe Entziehung desselben ertragen zu können, wie diefs bisweilen auch bei Säufern der Fall ist. — Minder vollblütige, magere, blasse und ältere Personen können dagegen oft einen unglaublichen Blutverlust ertragen, ohne in Ohnmacht zu fallen, und bei solchen erfolgt nicht selten der Tod durch Verblutung ohne alle Vorboten, immer aber nur bei Eröffnung eines sehr grofsen Gefäfses. — Im Allgemeinen erfolgt auch die Ohnmacht am leichtesten und schnellsten, je schneller eine Menge Blutes entzogen wird, je gröfser also die Gefäfswunde ist, und je rascher das Blut in vollem Strome aus ihr spritzt.

Die Zeichen des eingetretenen Mangels an Blut und der Entleerung der Blutgefäfse ergeben sich aus folgenden: allgemeines Blafswerden und besonders wachsartige Hautfarbe des ganzen Körpers, die am ersten an den Lippen, Wangen, der Nasenspitze, den Ohrmuscheln und den Fingerspitzen wahrzunehmen ist, Einsinken der Theile, Spitzwerden der Nase, Einfallen der Augen in ihre Höhlen, Zusammenschrumpfen der männlichen Geschlechtstheile, Verminderung der Körperwärme, kalte Schauder, allgemeiner Schüttelfrost, Ausbruch von kaltem Schweifs in grofsen Tropfen, besonders in dem hippocratisch verzogenen Gesichte und an den Extremitäten, grofse Schwäche und Hinfälligkeit des ganzen Körpers, Zittern der Glieder, stammelnde Sprache, Schwarzwerden vor den Augen, zuweilen ein wirklicher, plötzlich entstehender schwarzer Staar, Klingen vor den Ohren, Schwerhörigkeit, Schluchzen, Herzklopfen, klonische Krämpfe der Glieder und Zuckungen im Antlitze, oft krampfhaftes Erbrechen, unaufhörliches Gähnen, bisweilen Irrereden und wildem Wahnsinn.

Erfolgt nun gerade auch nicht immer auf solche heftige Blutungen der Tod, indem dieselbe dennoch endlich gestillt wird, so bleiben meist solche Folgen zurück, die während der ganzen Lebensdauer nicht ausgeglichen werden können, und wohl noch spät den Tod auf eine oder die andere Art herbeiführen. Nach einem sehr starken Blutverlust in jüngern Jahren bleibt häufig Zeitlebens eine grofse Blässe zurück, und wenn gleich oft eine gewisse Wohlbeleibtheit erfolgt, so pflegen sie doch immer aufgedunsen, leukophlegmatisch und kraftlos zu bleiben, und alle Zeichen allgemeiner Schwäche und Erschlaffung an sich zu tragen. Oft erfolgen allgemeine Wassersucht, stete Verdauungsbeschwerden, Zittern der Glieder, Neigung zu Krämpfen, Hysterie und Hypochondrie, und bisweilen selbst Verstandesschwäche. — Gegentheils erholen sich aber auch Andere auf eine wundervolle Art von einem ungeheuren Blutverluste, durch raschen Ersatz des Verlorengegangenen, während manche Körper mit den bleibenden Nachwirkungen eines weit geringeren Blutverlustes geraume Zeit, oder ihr ganzes Leben hindurch zu kämpfen haben.

Die Behandlung der Blutungen beruht nun zunächst auf der Anwendung der sogenannten blutstillenden Mittel, die bereits in einem früheren Artikel abgehandelt worden, und dann auf Beseitigung der entwanigen Folgen nach erlittener Blutung. Ull — n.

BLUTUNG AUS DEN ADERN. S. Aderunterbindung.

BLUTUNG AUS DEN EXTREMITAETEN, *Haemorrhagia extremitatum.* Blutungen derselben sind allermeist Folge von äufseren Verletzungen durch schneidende, stechende oder quetschende Körper, und verhalten sie sich hinsichtlich der Gefahr nach denen bei Blutungen im allgemeinen angegebenen Regeln, und hier noch besonders danach, ob nach vorgenommener Unterbindung eines Hauptgefäfses die Ernährung des Gliedes durch die Collateralgefäfse eingeleitet werden kann, oder hier, zumal bei schon vorgerückten Jahren, oder bei vorhandenem grofsen Schwächezustande des Verwundeten und anderen gleichzeitig bestehenden Dyscrasieen und Kachexieen, dies nicht zu erwarten und wohl Brand zu fürchten steht. Aufserdem sind Blutungen der Extremitäten bei, an denselben zu verrichtenden Operationen, immer unvermeidlich, und oft in gewissen Fällen bei Exstirpationen von beträchtlichen Steatomen und dergleichen Geschwülsten die wohl den ganzen Umfang des Gliedes einnehmen, oder beim Mark- und besonders Blutschwamm, so sehr zu fürchten, dafs es öfters gerathener sein kann, wo es angeht, eher die Amputation eines ganzen Gliedes, als die Exstirpation der krankhaften Entartung vorzunehmen.

Bei wichtigen Operationen an denselben, wird zwar immer der Wundarzt, von der anatomisch-topographischen Lage der Gefäfse geleitet, so dafs er gestützt auf diese, eher eine solche unternehmen und wagen kann; aber man beachte und berechne auch zugleich, zumal an den oberen Extremitäten, die hier nicht gar selten vorkommenden Varietäten in dem Verlaufe, und besonders der Vertheilung der Arterien, und dafs zugleich häufig, durch das zu entfernende Krankhafte, nicht nur eine veränderte Lage der Gefäfse vorkommt, sondern diese damit auch so verwachsen, und sogar in die krankhafte Degeneration mit übergegangen sein können, dafs sie kaum davon zu unterscheiden sind, um unverletzt davon gesondert werden zu können. Ist nun aber, unter solchen Umständen, deren Verletzung unvermeidlich, so sind sie nicht selten so entartet und mürbe, dafs die angelegte Unterbindung an der Stelle, nicht nur keinen Nutzen gewährt, sondern der Operirte in noch gröfsere Gefahr versetzt werden kann. Dies ist besonders häufig bei veralteten Aneurysmen, dem Blut- und Markschwamm der Fall, und das Nähere davon daselbst nachzusehen.

Endlich kommen aber noch Blutungen bei den Extremitäten, zu Folge eigenthümlicher Krankheiten an denselben, zumal an den unteren vor, die, wenn auch nicht immer lebensgefährlich, doch für die Gesundheit, bei öfterer Wiederkehr, sehr nachtheilig, mindestens aber sehr beunruhigend sein können; als Blutungen aus schwammigen oder varicösen Geschwüren, besonders wo sie als vicarirende Thätigkeit für unterdrückte, natürliche oder gewohnte Blutflüsse erscheinen, und periodisch, zuweilen sehr heftige, doch hier dann meist erleichternde Blutflüsse verursachen, oder aus zufällig aufgestofsenen oder aufgekratzten, aber während grofser Anstrengung geplatzter Varicen, plötzliche Blutergiessungen entstehen, die unter Umständen sehr gefährlich und selbst tödtlich werden können, wie *Lombard* solches beobachtete: bisweilen erfolgt hiernach wohl, eine zwar sehr bedeutende Haemorrhagie, allein oft ohne allein Nachtheil und selbst ohne irgend erhebliche Schwäche für den Kranken.

Platzen dergleichen Venengeschwülste, so lasse man sogleich den Fufs in kaltes Wasser setzen, oder bediene sich der kalten Fomentationen, lege dann eine starke Compresse mit Weingeist oder Essig befeuchtet, mit einer Binde befestigt, auf; und empfehle ruhige, zweckmäfsige Lage des Theils, und vermeide Alles auf das sorgfältigste, wodurch eine neue Blutung erregt werden kann. Wird zugleich eine zweckmäfsige Einwickelung des ganzen Gliedes damit verbunden, und ist diese wohl nicht, wie z. B. bei Schwangeren contraindicirt, so ist der Erfolg um so sicherer. Bei gröfserer Gefahr wäre dann noch vom Tournikettiren der Schenkel- oder Armarterie Gebrauch zu machen. Ull—n.

BLUTUNGEN AUS DER LUFTROEHRE. *Tracheorrhagia* — von *τραχεῖα* die Luftröhre und *ραγη* ein Aufbruch mit starker Ergiefsung. — Von einer Blutung aus der Luftröhre hat man nur in dem Fall was zu fürchten, wenn, bei schon bestehender heftigen Haemoptysis trachealis Verwundungen derselben hinzukommen, oder fremde Körper in sie gelangen, die durch eine Operation entfernt werden müssen. Meist wird jedoch eine solche den Kranken und die Umstehenden ängstigende Haemorrhagie, so gefährlich sie auch für den ersten Augenblick zu sein scheint, bald gefahrlos vorübergehen, wenn anders die Verwundung selbst, abgesehen von aller Blutung, an sich nicht gefährlich ist.

Bei der Laryngatomie oder Tracheotomie hingegen können, bei der dabei oft unvermeidlichen Verletzung, der hier meist von Blut strotzenden Gefäfse, sehr beunruhigende Blutungen, sowohl aus den durchgeschnittenen Venen als Arterien entstehen, die aber bei kunstgemäfser Behandlung nicht nur ganz gefahrlofs sind, sondern durch eine geflissentliche unterhaltene Blutung, sehr nützlich sein können.

Bei zufälligen Verwundungen hingegen, oder bei beabsichtigtem Selbstmorde, wo oft die nöthige Hülfe auf der Stelle fehlt, können solche Blutungen aus der durchgeschnittenen Arteria thyreoidea superior, oder auch inferior tödtlich werden.

Bei der Eröffnung der Luftröhre oder des Luftröhrenkopfes, die meist unter Umständen verrichtet wird, wo der Kranke ohnehin in Gefahr ist zu ersticken, ist es daher nicht genug zu empfehlen, wenn auch wegen grofser und naher Gefahr die gröfste Eile geboten ist, sich doch zuvor, ehe man den Schnitt in die Luftröhre oder den Kehlkopf macht, auf das Bestimmteste der Blutung zu versichern, um durch Einströmen von Blut in die Luftwege, die Gefahr der Erstickung nicht zu vermehren, wenn auch die Erfahrung ergeben hat, dafs das dabei in die Luftröhre gekommene Blut leicht ausgestofsen wird, und die Blutung selbst von grofsem Nutzen sein kann. Es müssen dem zu Folge schon nach gemachtem Hautschnitt, wenn sich die dadurch erregte Blutung nicht alsbald durch kaltes Wasser stillt, die, wenn auch nur venösen, Gefäfse unterbunden werden. *Boyer* führt einen hierher gehörigen Fall an, wo er genöhtigt ward, vor der Eröffnung der Luftröhre deren viere zu unterbinden.

Ull—n.

BLUTUNGEN AUS DEM MASTDARM, *Haemorrhagia s. Sanguifluxus intestini recti, Archorrhagia sanguinea* — von ἀρχὸς der Mastdarm, und ῥαγη — *Proctorrhagia sanguinea* — von πρoκτὸς der After. — Diese entstehen zu

Folge der verschiedenartigsten Operationen und anderer Verletzungen dieser Partie, und können je nach Heftigkeit derselben sehr beunruhigend, wegen oft schwerer Stillung derselben, und selbst gefährlich werden. Im Allgemeinen sind sie nicht sehr bedeutend, stillen sich meist leicht, und sind oft wohlthätig wegen der nachfolgenden Entzündung.

Sie erfolgen nach Exstirpationen von tuberculösen Excrescenzen oder Wegschneiden von Aftergeschwülsten, Mastdarmpolypen und scirrhösen oder carcinomatösen Entartungen des Mastdarms, condylomatösen Aftergewächsen, Haemorrhoidalknoten, oder deren Eröffnung und Entleerung durch einen Lanzettenstich, oder Spaltung eines solchen Knotens bis zu dessen Basis; nach dem Wegschneiden eines irreponibeln Mastdarmvorfalls, nach Einschnitten des Afters bei Aftersperre und Fissuren, bei Afterverschliefsungen oder Verwachsungen, nach Spaltung oder Exstirpation der Mastdarmfisteln, und der Operation durch den Schnitt der Mastdarmscheiden- und Blasenfisteln, nach der nothwendigen Operation zur Entfernung von in den Mastdarm befindlichen fremden Körpern, die entweder von aufsen oder innen dahin gelangt sind, und auf keine andere Art entfernt werden können: nach der Steinschnittoperation, durch entweder zufällige Verletzung des Mastdarms, bei der gewöhnlichen Lateralmethode, oder bei der mit der kleinen Geräthschaft — Methodus parva *Celsi* — oder unvermeidlich bei der Sectio recto-vesicalis u. s. w., und zwar bei allen diesen Veranlassungen um so bedeutender, je mehr die Gefäfse des Mastdarms schon vorher ausgedehnt und erschlafft sind, und ihnen die bekannten Bedingungen fehlen, deren die Natur zur Selbststillung von Blutungen nothwendig bedarf. Bedeutende Blutungen des Mastdarms sind aber überhaupt in dieser Partie um so schwieriger zu stillen, als wir hier von direkt blutstillenden Mitteln, besonders durch Compression, wegen des lockeren Baues und der weiten Höhle des Darmes, keinen so ausgiebigen Gebrauch machen, und nur in den seltensten Fällen von der Unterbindung Gebrauch machen können, ja erstere oft, wegen häufig darauf folgenden Tenesmen, nicht für die Dauer und mit Erfolg angewendet werden können.

Zur Stillung derselben, und Abwendung der etwa üblen Folgen bedient man sich kalter Fomentationen von Wasser, mittelst eines zarten Schwammes applizirt, und dergleichen Einspritzungen, oder von Wasser mit Essig oder Branntwein bereitet, kalter Abkochungen von adstringirenden Kräutern, oder concentrirte Aufgüsse von Galläpfeln, Tormentill, Granaten, Kastanien, Eichen u. dgl., oder einer Auflösung von Alaun u. s. w., kalte Sitzbäder, und bei fruchtloser Anwendung dieser Mittel, der Compression mittelst Ausstopfen von in diesen Mitteln getränkter Charpie und vorgelegter Compresse, durch eine stark angezogene Tbinde befestigt, oder der eigentlichen Tamponade von deren Gebrauche schon im I. Bande unter dem Artikel **Afterknoten** S. 624., das Nähere vorgekommen ist.

Dafs übrigens zugleich ein durchaus ruhiges Lager des Kranken, so wie gröfste Seelenruhe bei zweckmäfsiger Diät mit beobachtet werden mufs, bedarf wohl keiner weiteren ausführlichen Erwähnung. Ull—n.

BLUTUNGEN AUS DEM MUNDE. *Haemorrhagia, Haemorrhoea, Sanguifluxus oris, Stomatorrhagia s. Stomatorrhoea* — von στομα der Mund und ῥαγη. —

Sie entstehen nach Operationen oder Verwundungen an den Lippen — Haemorrhagia etc. labiorum, Cheilorrhagia von χειλος die Lippe — dem Zahnfleische — Haem. gingivarum, Ulorrhagia — von οὖλον das Zahnfleisch, und Oulorrhagia, — den Zahnhöhlen oder aus einem hohlen Zahne selbst. — Haem. alveolaris, Platnorrhagia von φατνη, πατνη, παθνη die Zahnhöhle — der Backe — Haem. buccarum, Gnathorrhagia von γναθος, γναθμος, γενος die Backe — Zunge — Haem. linguae, Glossorrhagia von γλῶσσα, γλῶττα die Zunge, dem Gaumen — Haem. palati, den Mandeln — Haem. tonsillar., dem Zäpfchen — Haem. uvulae, der Rachenhöhle — Haem. faucium, Isthmorrhagia von ισθμος ein enger Durchgang, z. B. des Rachens, — dem Schlunde, Haem. pharyngis, Pharyngorrhagia von φαρυγξ, φαρυξ, φαρος der Schlund, u. s. w.; nach Anbohrung oder Eröffnung der Oberkieferhöhle durch das Gaumengewölbe, zur Entfernung von Polypen und Sarcomen in derselben, nach theilweiser Exstirpation der entarteten Kieferknochen und nach Entfernung von Knochenstücken bei Brüchen und Zerschmetterung, besonders des Oberkiefers u. dgl.

Das Blut wird dabei ohne Husten und Räuspern aus dem vorderen Theile des Mundes ausgespuckt, wenn die Blutung vorn im Munde, vor den Lippen, Wangen, dem Zahnfleische, aus den Zahnhöhlen, der Zunge oder von der Gaumendecke herkommt; liegt aber die Blutergiefsung weiter nach hinten, und ist diese nur gering, so wird es meist ausgeräuspert; ist sie aber beträchtlich und gelangt dabei das Blut auf den Schlund- oder Kehlkopf, so kann Ekel, Erbrechen oder Husten hinzukommen, und das Blut alsdann zugleich mit diesen zu Mund und Nase heraus gelangen. — Auf solchen Fall lasse man den Kranken den Kopf vorwärts geneigt halten, wo es dann, ohne dergleichen Zufälle zu erregen, leicht abgeht.

Rücksichtlich der Gefahr, verhalten sich diese Blutungen aber sehr verschieden, sowohl in Ansehung der Stelle, woher sie kommen, und ob man leichter oder schwerer zu deren Stillung direkt beitragen kann, ob es mehr eine venöse oder arteriöse ist, und diese wohl aus einer beträchtlichen Arterie, als der ranina oder lingualis, tief hinten, oder aus einer in einen Knochenkanal verlaufenden Arterie herkommt, als auch in Ansehung der krankhaften Beschaffenheit der Gefäfswandungen und des Blutes selbst, und in wiefern daher hier auf die Selbsthülfe der Natur zu rechnen ist, indem bei gleichzeitiger scorbutischer Kachexie, eine an sich unbedeutende Blutung, tödtliche Folgen haben kann.

Bei der Behandlung dieser Blutungen, können wir uns aufser denen gewöhnlichen blutstillenden Mitteln, vom kalten Wasser an, Essig und Wasser oder Branntwein, der bekannten adstringirenden Mittel u. s. w. ganz besonders des Druckes mit den Fingern und eigner Compressorien, mit Ausnahme der eigentlichen Aderpressen, der Tamponade, des Glüheisens und der Ligatur bedienen.

Um bei manchen Operationen im Munde der Blutung auszuweichen, bedienen wir uns, wo es angeht, geradezu der Abbindung des krankhaft entarteten Theils selbst, welche alsdann besonders ihre Anwendung findet, wenn nach der Exstirpation derselben mit dem Messer, von einer nachfolgenden Blutung viel zu fürchten steht, indem man mit denen bekannten blutstillenden Mitteln, wegen Schwierigkeit ihrer Application, die Blutung nicht mit Sicherheit und leicht stillen kann, z. B. bei Rachen- und Schlundpolypen, bei telangiektasischer Entartung der vergröfserten Mandeln, oder des Zäpfchens, bei krankhaft verdickter und zu langer Zunge, oder schwammigen Auswüchsen derselben, und selbst beim Zungenkrebse, — *Home*, medical and physical. Journ. Vol. XI. p. 269. — Samml. auserles. Abhandl. für prakt. Aerzte B. XIII. S. 575. — bei spongiöser leicht blutender Equilis u. s. w.

Bei den Schlund- und Rachenpolypen verdient jedoch meist deren Abdrehen oder Herausreifsen mit geeigneten Zangen den Vorzug, und hat die Erfahrung auch bewiesen, dafs von der nachfolgenden Blutung eben nichts zu fürchten ist, indem sie sich leicht und bald nach Anwendung der gewöhnlichen Mittel stillt. Bei der Exstirpation des verlängerten, oder eines doppelten Zäpfchens, und der theilweisen Ausrottung der vergröfserten Mandel durch den Schnitt, ist auch nicht leicht von einer Blutung was zu besorgen. Bei den verschiedenen Zungenoperationen hingegen, ist bei geeigneten zangenartigen Werkzeugen, mit denen man die vorgezogene Zunge sicher befestigt halten kann, wegen starker Blutung aus den bedeutenden Gefäfsen derselben, dennoch weiter keine Gefahr, indem man diese ohne grofse Mühe unterbinden, und selbst durch einen anhaltenden Fingerdruck, sicherer freilich durch das Compressorium von *Lampe*, leicht stillen und nöthigenfalls mit dem Glüheisen cauterisiren kann. Eine Zange deren ich mich bei mehreren Zungenoperationen bediente, die nach Art des *Beine*'schen Lippenhalters, nur nach der Zungenform gebogen, gebildet ist, leistet alles was davon verlangt werden kann, indem sie die Zunge gehörig vorgezogen gehalten befestigt, vermindert sie zugleich durch Druck den Schmerz bei der Operation, verhindert die Blutung bis zu deren sicheren Stillung die nöthigen Vorkehrungen getroffen sind, und giebt zugleich dem Messer sichere Leitung um dem Zungenrückstande die gehörige Zungenform zu geben. — Bei Blutungen nach Operationen am Zahnfleische, gewährt, wenn die gewöhnlichen blutstillenden Mittel, besonders kaltes Wasser mit einem Drittheil Branntwein, ihren Dienst versagen, das Glüheisen sichere Hülfe; bei beträchtlichen Erst- oder Nachblutungen aus dem Zahnfache nach Ausziehen eines Zahnes, bedient man sich häufig des glühenden Eisens, was aber nur selten das leistet, was man sich von ihm verspricht, wenn man nicht gerade zufällig damit das Licht des blutenden Gefäfses trifft, sondern gegentheils oft durch starke entzündliche Reizung noch mehr Schaden bringt, und die Blutung noch verstärkt. Die Compression mit einem genau in die Zahnlücke passenden feinen Kork, an dessen Spitze man ein zartes Läppchen in Aqua stiptica getaucht, anbringt, und dann den Kork fest in die blutende Oeffnung eindrückt, so dafs er sich in die blutende Zahnhöhle einkeilt, und den Kranken dann anweist, mit dem gegenüberstehenden Zahne fest auf den Kork zu drücken, wobei jedoch der Unterkiefer unbeweglich fest geschlossen bleiben mufs. — *P. Culle* in the medical and surgical Journ. Nro. LVIII. January I. 1819., und Journal der Chirurg. u. Augenheilk. B. V. St. 4. S. 710., — oder das Aufsetzen des Instrumentes genannt *Foucou*, auf die, die Zahnzelle ausfüllende Tampons sind die sichersten Mittel, und gewährt letzteres noch den bedeutenden Vortheil, dafs der Kranke dabei unbeschadet sprechen und selbst essen kann. *Pfaff* empfiehlt den Spiritus terebinth. mit Charpiekugeln einzulegen als untrügliches Mittel, dem aber wohl die Aqua Thedenii, oder der verdünnte Vitriolspiritus und das Acidum *Halleri* u. dgl. nicht nachstehen mögten. Ist ein Zahnkiefersplitter an der fortdauernden Blutung schuld, so mufs dieser entfernt werden, wonach die Blutung entweder auf die gewöhnlichen Mittel, oder doch sicher auf das Glüheisen zum stehen gebracht wird. Kommt wohl in seltenen Fällen die Blutung aus einem hohlen Zahne selbst, und dann wohl meist aus einem, aus seiner Höhle emporgewachsenen Schwamm, so ist die Herausziehung des Zahnes selbst das sicherste blutstillende Mittel. — Journ. d. Chir. und Augenh. B. IX. St. 4. S. 289. — Bei parenchymatöser Blutung, oder bei Scorbutischen, wo das Blut aus allen Punkten hervorzuquellen scheint, leistet gewöhnlich das glühende Eisen die schnellste und sicherste Hülfe, wie denn überhaupt dasselbe da, wo weder von der Ligatur oder der Tampo-

Tamponade Gebrauch zu machen ist, z. B. bei Polypen und Sarcomen in der Oberkieferhöhle oft das einzige sichere Mittel ist. — Blutungen an den Lippen und der Wange stillen sich in der Regel leicht durch Druck, und kann man hier auch am bequemsten die geeigneten Mittel anwenden, z. B. einen Druck von beiden Seiten leicht anbringen, eine Unterbindung anlegen, und selbst die Vereinigung der Wunde zur Stillung der Blutung benutzen. Ull — n.

BLUTUNGEN AUS DER NASE, heftiges Nasenbluten, *Haemorrhagia, Sanguifluxus narium.* Diese Art Blutung ist eine der häufigsten, zumal im Kindes- oder Jünglingsalter, nach oft geringfügigen Verletzungen, und besonders bei catarrhalischer Disposition. Ein Stofs, Schlag oder Fall auf die Nase, ist die gewöhnlichste Ursache und die Blutung immer um so heftiger und gefährlicher, wenn die einwirkende Gewalt sehr stark war, die Nasenknochen in ihren Verbindungen zugleich getrennt, oder zugleich gebrochen, zerschmettert und dislocirt sind. Schnitt-, Hieb- und Stichwunden erregen je nach Heftigkeit der einwirkenden, mehr schneidenden oder quetschenden Gewalt, mit mehr scharfen oder stumpfen Werkzeugen, oft sehr gefährliche Blutungen, wenn besonders zugleich der Vomer oder das Os ethmoideum mit gelitten haben. Am gefährlichsten sind immer die gequetschten Wunden, wenn auch gerade nach ihnen nicht immer, aus bekannten Gründen, die heftigsten Blutungen folgen. Bei der Herausreifsung mit Abdrehen der Nasenpolypen erfolgt ebenfalls nicht selten eine sehr heftige Haemorrhagie. Gewöhnlich geht hier nun das Blut vorn durch die Nase ab, zuweilen gelangt es aber durch die Choanen in die Mundhöhle, und verursacht dann Husten, Würgen und wirkliches Erbrechen, während dem eine Menge geronnenen und flüssigen Blutes hervorstürzt. Ist die Blutung sehr stark, so kommt es immer zugleich aus dem Munde oder der Nase, und ersteres um so mehr, wenn die verletzten Gefäfse mehr nach hinten liegen, oder die vordere Nasenöffnung durch Blutcoagulum verstopft ist. Auf solchen Fall mufs der Kranke den Kopf stark nach vorwärts überbeugen, oder bei verschlossenem Munde stark durch die Nase die Luft ausschnaufen, wonach die Blutklumpen losgehen und dann das Blut wieder vorn aus der Nasenöffnung abfliefst, oder man mache auch zu der Absicht Einspritzungen. Die sich gebildet habenden Blutpfröpfe werden mit Räuspern ausgeworfen.

Bei heftigen Blutungen aus der Nase nach traumatischen Verletzungen, kann man sich nicht auf blutstillende innere Medicamente verlassen, und wenn die gewöhnlichen äufseren blutstillenden Mittel fruchtlos angewendet sind, mufs man ihnen ein mechanisches Mittel entgegensetzen.

Zu Anfang versuche man das Einschnaufen oder Einspritzen von kaltem Wasser, Branntwein und Essig mit Wasser, *Theden's* Arkebusade, Alaunauflösung, verdünnte Vitriolsäure u. dgl., oder man nehme zusammengerollte Charpie oder Leinwand, tauche sie in eine zusammenziehende Flüssigkeit, und bringe sie mit einer Kornzange oder Schraubensonde an die blutende Stelle. Ist die Nasenöffnung sehr weit, so kann man auch mit dem eingeführten Finger eine Compression machen. In gelinderen Fällen einer solchen Blutung wirkt hier bisweilen, als rein dynamisches Mittel, der durch unvorhergesehenen körperlichen Eindruck erregte Schrecken, z. B. mittelst Anspritzen von eiskaltem Wasser in das Angesicht, und ganz besonders gegen die Geschlechtstheile, und dies vorzüglich bei langsamen, aber hartnäckigen parenchymatösen Blutungen. Reichen aber diese Mittel zur Stillung einer sehr heftigen Blutung nicht zu, wie dies besonders noch von dem *Bromfield*'schen Vorschlage mit einem in die Nase gebrachten, vorn zugebundenen, mit kaltem Wasser gefüllten Schafdarm, gilt, so führe man eine Darmsaite durch die Nase bis zum Rachen, ziehe diese mit einer Zange aus dem Munde hervor, befestige an dies Ende einen Büschel Charpie und verschliefse damit die hintere Nasenöffnung, indem man denselben gegen die Choane einzieht, und fülle dann die ganze Nasenhöhle von vorn, mit in *Theden's*-Schufswasser oder dergl. befeuchtete Charpiekugeln. Zweckmäfsiger und bequemer bedient man sich aber hierzu *Bell's* gekrümmter oder *Bellocq's* elastischer Röhre, oder eines elastischen vorn offenen Katheters, in der eine mit einem Knöpfchen oder mit einem Oehr versehene Uhrfeder liegt. Ist diese Röhre durch die Nase vorsichtig bis in den

Rachen gebracht, so wird die innen liegende Feder vorgeschoben, dafs sie sich im Munde unter dem Gaumensegel hervorkrümmt. An diese aus dem Munde hervorgezogene Feder, wird nun ein doppelter Faden befestigt, an dessen Enden ein gehörig dickes Bourdonnet befestigt, an welchem noch ein zweiter Faden geknüpft ist, der aus dem Munde hängen bleibt, um später das, die Choane verschliefsende Bourdonnet leicht wieder ausziehen zu können. Die Uhrfeder wird nun in der Röhre zurück- und das Instrument aus der Nase gezogen, und nun durch starkes Anziehen des Fadens, mit dem Bourdonnet, die hintere Nasenöffnung genau verschlossen. Hierauf werden die zwei aus dem Nasenloch hängenden Fäden von einander entfernt, und zwischen dieselbe so viel Charpie in die vordere Nasenöffnung gebracht, bis sie voll gestopft ist, wonach die beiden Fäden, über einen vor die Nasenöffnung gelegten Charpiebausch oder Compresse zusammengebunden werden.

Diese Tamponade gewährt sichere Hülfe und darf sie nur vor dem dritten Tage nicht entfernt werden; dann wird, mittelst des Fadens (contre), der an den die Choane verschliefsenden Charpiebausch befestigt ist, und aus dem Munde hängt und der dazu dient, diesen fest eingezogenen Bausch bequemer wieder ausziehen zu können, der Charpiebausch wieder entfernt.

Synon. Aufser schon angeführten Namen: *Choanorrhagia*, — von χοανει die hintere Oeffnung der Nasenhöhle und ραγη — *Rhinorrhagia* — von ῥιν, ρις die Nase und ραγη — *Epistaxis*, — von επισταξις das häufige Tröpfeln besonders des Blutes aus der Nase, heftiges Nasenbluten. Engl. *Violent blooding or haemorrhage from the nose.* Fr. *Hémorrhagie du nez.* Ull — n.

BLUTUNGEN AUS DEN OHREN, Ohrenblutflufs, *Otorrhagia* — von ὦτα die Ohren und ραγη. Eine Blutung aus dem Ohre ist an sich niemals gefährlich, dagegen aber die sie veranlassenden Ursachen, indem sie meist Folge einer erlittenen Gewalt, besonders einer Kopfverletzung, oder einer Operation ist. Gewöhnlich zeigen sich im ersten Fall äufserlich nur wenig Tropfen Blut, im inneren des Ohrs ist dagegen die Otorrhagia interna weit beträchtlicher, denn das Blut dringt alsdann aus Mund und Nase von der *Eustachi'*schen Trompete herkommend.

Erfolgt die Blutung nach einer chirurgischen Operation,

7*

z. B. nach Entfernung eines Ohrpolypen durch Ausdrehung oder Abschneiden, oder bei Entfernung von fremden im Ohr steckenden Körpern, oder nach der Perforatio membranae tympani u. dgl., so ist doch niemals von einer solchen Blutung was zu fürchten, und besteht sie auch hier meist in nur einigen Tropfen Blutes.

Zur Stillung einer so geringen Blutung, reichen daher auch die gewöhnlichsten Mittel und höchstens eine geringe Tamponade schon hin.

Wichtig für den Wundarzt sind indessen diese Blutungen immer nach Kopfverletzungen, indem sie, bei Abwesenheit mancher anderen wichtigen und bestimmten Zeichen über die Natur der Verletzung, stets von einer grofsen erlittenen Gewalt zeigen, wenn sie auch nicht als ein ganz bestimmtes Symptom von einer vorhandenen Fraktur des Schädels angesehen werden können. Ull — n.

BLUTUNGEN AUS DEM PENIS. *Haemorrhagia virgae virilis* etc. Blutungen aus dem männlichen Gliede nach Operationen oder äufseren Verletzungen, können sehr verschieden sein, sowohl rücksichtlich der Stelle woher sie kommen, als auch nach den Ursachen die sie veranlassen. Nach der Stelle unterscheidet man, Blutungen des Gliedes selbst, und zwar entweder aus der Vorhaut, Eichel und dem Körper der Ruthe, den cavernösen Körpern, oder aus der Harnröhre, oder aus mehreren dieser genannten Theile zugleich, die zusammen das Glied bilden. Nach den Ursachen unterscheidet man Schnitt-, Hieb- und Quetschwunden, und verhalten sich diese rücksichtlich ihrer Erscheinungen und Folgen, nach dem was schon unter Blutungen im Allgemeinen vorgekommen ist. Nicht selten erfolgen auf sehr geringfügige äufsere Ursachen sehr bedeutende Blutungen, z. B. bei bösartigen Geschwüren, besonders krebsartigen, spongiösen, telangiektasischen u. s. w. Entartungen des Gliedes, bisweilen schon bei der vorsichtigsten Abnahme des Verbandes, oder nach einer unbedeutenden Verletzung u. dgl., beim Brande des Gliedes, bei der Gonorrhoea cordata durch heftige Erectionen, Pollutionen, Masturbationen, Beischlaf u. s. w., oder bei schon bestehender grofsen Schwäche der Geschlechtstheile durch häufigen Saamenverlust, Onanie, übermäfsigen Beischlaf; nach häufigen Trippern und genommenen drastischen Mitteln, besonders heftigen diuretischen, als der Spanischenfliegen u. dgl., und dann auf sehr geringfügige Ursachen, eben so nach sehr heftigen körperlichen Bewegungen, zumal forçirtem Reiten und raschem Fahren in schlechten Wagen und auf holperigen Wegen, bei Steinen in der Eichel oder Harnröhre, durch rüdes Katheterisiren und Bougieren bei Verengerungen und Steinchen in der Harnröhre, wodurch falsche Wege gebildet und oft die heftigsten Blutungen erregt werden, oder nach Anwendung von Aetzmitteln oder der Operation durch den Schnitt zur Hebung solcher Verengerungen und Entfernung von Steinchen, oder anderer in der Harnröhre steckengebliebener fremden Körper — Stükken von Bougies und dgl., oder durch die Operation bei wirklicher Verwachsung oder angeborner Atresie der Harnröhre u. s. w. Die Farbe und Menge des Blutes verhält sich hierbei nun sehr verschieden, und ist es auch bald flüssig, bald geronnen.

Reine Schnittwunden verursachen bekanntlich in der Regel die heftigsten Blutungen, und doch findet man nicht selten, dafs Melancholische oder sonst Gemüthskranke sich die ganzen Geschlechtstheile wegschneiden, oder sich nur theilweise verstümmeln, ohne dafs irgend bedeutende oder gefährliche Blutungen darauf erfolgten, oder zu deren Stillung kräftige Mittel angewendet worden wären, während bei kunstmäfsig vorgenommenen Operationen nicht selten gefahrdrohende und selbst tödtliche Blutungen während der zweckmäfsigsten Vorkehrungen und dem Gebrauch der bewährtesten blutstillenden Mittel erfolgen, woran im vorhergehenden Fall wohl die eigene krankhafte Gemüthsstimmung, bei meist grofser Körper- und Seelenruhe, schuld sein mögen.

In allen diesen Fällen geht nun das Blut ohne Harn, und nur selten mit ihm ab, wenn nämlich eine Verletzung der Harnröhre weit nach hinten stattfand, und das Blut dann wohl von hier zurück in die Blase gelangt, und später zugleich mit dem Harne wieder abgeht; doch gewöhnlich kommt es vor dem Harne, und läfst sich auch durch Streichen und Drücken längst der Harnröhre nach vorwärts und heraustreiben. —

Im Allgemeinen läfst sich über diese so verschiedenartigen Blutungen, hinsichtlich der Gefahr und der Zeit in der sie vorkommen können, nur so viel sagen, dafs davon nur dann etwas zu fürchten ist, wenn die Amputation des Gliedes, der Symphyse sehr nahe, verrichtet werden mufs, und dafs Blutungen, in denen bei weitem am häufigsten und gewöhnlichsten Fällen anderer Operationen, und nach Blutegelstichen nur geringe sind, oder sich doch leicht stillen lassen, obschon nicht selten nach zufälligen Verletzungen, oder nach ungeschickt verrichteten Operationen die Erfahrung Beispiele von lebensgefährlichen und selbst tödtlichen Blutungen, z. B. nach nur blofser Beschneidung nachweiset, wie solche bei neugebornen Judenknaben gewöhnlich verrichtet wird.

Die Ablösung des Gliedes durch den Schnitt bleibt daher immer sowohl rücksichtlich der Erst- als Nachblutung, um so gefährlicher, je näher sie an der Symphyse unternommen werden mufs, indem die Unterbindung der Gefäfse wegen starker Zurückziehung der cavernösen Körper sehr erschwert, ja wohl unmöglich wird und dann eine tödtliche Blutung befürchten läfst; doch treibt ein im Perinaeum angebrachter Druck den Stumpf leicht wieder vor, um wenigstens die Unterbindung zu vollenden, und so für Erstblutungen sicher zu stellen. Um sich nun, bei so nahe der Symphyse zu verrichtender Amputation, die Unterbindung der Arterien zu erleichtern, und die Stumpffläche sich so zugänglich wie möglich zu machen, und zugleich alle Zurückziehung der schwammigen Körper zu verhindern, um mit Bestimmtheit die beiden Arteriae dorsales, dann die Profundae paris und endlich die beiden Arteriae cavernosae urethrae gehörig zu unterbinden, verrichtete *Schreger* a. a. O. die Amputation durch drei wiederholte Messerzüge, und unterband nach jedem, die dadurch durchgeschnittenen Gefäfse. Abgesehen nun von dem Mühsamen dieser Operation, die man ohne einen instruirten Gehülfen nie unternehmen sollte, gewährt sie dennoch keine bestimmte Sicherheit für eine höchst lebensgefährliche Nachblutung, zu geschweige anderer schmerzhaften Belästigungen für den Kranken nach jedem Harnlassen, wonach jedesmal der Verband erneuert werden mufs. Höchst wichtig ist hier aber meist die Vermeidung eines jeden Blutverlustes überhaupt, da die Individuen, bei denen eine solche Operation vorgenommen werden mufs, gewöhnlich alt, schwächlich und blutarm sind. *Ruggieri* suchte sich daher durch folgendes Verfahren vor aller Blutung, bei der Amputation nahe an der Symphyse, sicher zu stellen. Vor der Operation brachte er einen eigends gefertigten Katheter in die Blase, dessen vorderer Theil, der in die Blase und den häutigen Theil der Harnröhre zu liegen kommt, aus weicher elastischer Masse, derjenige hingegen, welcher in der Harnröhre über dem Bulbus derselben liegt, aus Silber verfertigt war, und so aus mehreren aneinander geschraubten Stücken bestand, um ihn nach der Operation beliebig verkürzen zu können; auf den so verkürzten Katheter wird dann eine kleine silberne Kapsel geschroben, und dadurch das fortwährende Ausfliefsen des Harnes verhindert. — Nach Einbringung dieses Katheters, trennt er das Glied durch einen kreisförmigen Zug um den Katheter, während ein Gehülfe das Zurückziehen des Stumpfes, durch Andrücken seiner Finger gegen den Katheter so lange verhindert, bis der Operateur durch Umlegen eines fest angezogenen, schmalen, biegsamen Bleibandes gegen den Katheter, den Fingerdruck des Gehülfen ersetzt hat, und zieht dasselbe so fest an, dafs alle Blutung steht, und der Stumpf sich nun nicht zurückziehen kann. — Gerathener scheint es hier zu sein, schon vor dem Schnitt das Bleiband umzulegen, weil doch leicht der kurze Stumpf dem Gehülfen entschlüpfen, und nun erst eine recht gefährliche Blutung entstehen könnte. — Dieses Bleiband bleibt so lange liegen, bis jede Gefahr von einer Nachblutung vorüber ist, worauf es dann erst abgenommen wird. Da indessen bei Amputationen des Penis der Symphyse so nahe und selbst unter derselben, diese Methode den beabsichtigten Zweck dennoch nicht entspricht, und wegen eben bemerkten leichten Entgleiten des Stumpfes grofse Verlegenheit und selbst Gefahr herbeiführen kann, so ist es immer gerathener, nicht durch den Schnitt zu operiren, sondern das Glied abzubinden. Dies Verfahren wurde schon in früherer Zeit ausgeübt, später aber vernachläfsigt, bis es *v. Gräfe* wieder in der neuesten Zeit mit sehr wesentlichen Verbesserungen anwandte, und dessen vorzügliche Nützlichkeit, bei Gewährung absoluter Sicherheit vor Blutungen, durch mehrere Erfahrungen nachwies, wie *Biener*, *Speier* und *Michaelis* a. a. O. berichten.

Blutungen aus den schwammigen Körpern nach Verwundungen u. dgl. stillen sich meist leicht, auf die Anwendung der bekannten blutstillenden Mittel, wobei man mit Erfolg einen Bindendruck anwenden kann.

Starke Blutung nach der Beschneidung, die den gewöhnlichen Mitteln widerstehen, werden am sichersten durch Aufstreuen von Kolophoniumpulver gestillt.

Bei Blutungen aus der Harnröhre, wende man außer kalten Uebergießsungen dergleichen Bäder, Umschläge und vorsichtige Einspritzungen an, denen man auch Essig oder Branntwein beimischen kann, oder bediene sich einer Alaunsolution. Wird sie wohl durch einen in der Eichel oder Harnröhre steckenden rauhen eckigen Stein, oder anderen fremden Körper unterhalten, so ist deren Entfernung das sicherste blutstillende Mittel.

Synon. *Phallorrhagia* — von φάλλος, das männliche Glied, und ῥαγη — *Stymatorrhagia* — von στῦμα und ῥαγη, aber ein unrichtig gebildetes Wort, weil στῦμα eine starke und andauernde Erection — *Priapismus* — und *Stymatosis* eine Blutung aus dem männlichen Gliede mit wollüstiger Erection desselben bedeutet. Harnröhrenblutungen, Blutharnen, *Haematuria stillatitia*, *urethralis*, *Haematuresis* — von αἷμα das Blut, und οὔρησις, das Harnen. *Haemorrhoea viarum urinariarum*, *urethralis* — von αἷμα und ῥόη der Fluſs.

Lit. *v. Siebold's*, Beobachtungen und Erfahrungen. Bd. III. S. 319.
Thaut, D., de virgae virilis etc. amputatione. Würzeb. 1808.
Schreger's chirurgische Versuche. B. I. S. 242. Nürnberg 1811.
Biener, D., de Exstirpatione penis per ligaturam. Lips. 1816.
Schreger's Annalen des chirurg. Clinic. auf d. Univ. zu Erlangen. Jahrgang I. 1816.
Ruggieri, in *v. Gräfe's* u. *v. Walther's* Journ. d. Chirurg. u. Augenh. B. II. S. 358.
Speier, D., de Castratione. Berol. 1820.
Michaelis, in *v. Gräfe's* u. *v. Walther's* Journ. d. Chirurg. u. Augenh. B. IV. S. 331.

Ull — n.

BLUTUNG AUS DEN URINWEGEN. Bei Blutungen aus den Nieren und daher erfolgendem Blutharnen mit oft bedeutenden Harnbeschwerden, zu Folge des in der Blase sich ansammelnden und coagulirenden Blutes, oder auch consensuellen Harnbeschwerden, deren Erkenntnifs an sich so schwer ist, wenn nicht gerade eine Verwundung die nächste Veranlassung gab, oder lange vorausgehende Nierenleiden darauf führen, oder einer solchen aus den Harnleitern, unter ähnlichen Erscheinungen, vermag die Kunst auf direktem Wege zu deren Stillung nichts, und hat man sich auf die Abnahme des Blutes durch den Katheter, bei Stockungen desselben und erregter Disurie, laue Halbbäder, ruhiges Verhalten, bei entsprechender sparsamer, demulcirender und dem Allgemeinleiden entsprechender Diät, nöthigenfalls bei fortbestehender Blutung aus den Nieren, durch kalte Fomentationen auf dieselbe zu beschränken.

Bei Blutungen hingegen aus der Blase, nach Verlezzungen derselben, entweder zufälligen, oder bei Operationen, kann nach Verschiedenheit des Ursachlichen und des Wundraumes, eher auf direktem Wege zu deren Stillung beigetragen werden.

Einigermafsen bedeutende Blutungen nach Operationen in der Nähe der Harnwege, wobei diese leicht Schaden nehmen und Blutungen erregen können, besonders aber wenn nach dem Schnitte zum Steine, dem Herausbringen desselben aus der Blase grofse Hindernisse im Wege sind, und das Innere der Blase krankhaft aufgelockert, varicös und spongiös entartet ist, der Stein in der Blase festhängt, ankystirt u. s. w. ist, erfordern Injektionen von kaltem Wasser in die Blase durch die Wunde, und bei anderen Verletzungen durch die Harnröhre, oder die Tamponade mit zarter Charpie- oder dergleichen Schwammstücken und diese durch die Tbinde befestigt und angedrückt erhalten, wenn sie anders, wegen danach so leicht erfolgender sehr heftiger und schmerzhaften Reizung vertragen wird. Ull—n.

BLUTUNG AUS DEN ZAEHNEN, *Haemorrhagia dentium.* — Blutungen aus den Zähnen können entweder aus ihrer Krone, oder aus dem Halse entstehen. Aus der Krone des Zahns entstehen sie gewöhnlich bei den Wassersüchtigen, und überhaupt bei solchen Kranken, deren Säfte bedeutend entmischt sind. Diese Blutungen sind sehr leicht zu stillen, wenn die Höhle des kranken Zahns so beschaffen ist, dafs sie mit irgend einem Materiale ausgefüllt werden kann. Ist aber der kranke Zahn so zerstört, dafs er fast geebnet erscheint, so mufs der Zahncanal aus welchem die Blutung kommt, plombirt werden, weil sich darin die Zahngefäfse verlaufen. Unter keinem Umstande aber darf man den Zahn entfernen, weil nach seiner Entfernung die Blutung aus der Zahnzelle eben so schwer, wenn nicht noch schwerer zu stillen wäre. Auch ist dieses nicht nothwendig, weil man mit obgenannten Mitteln immer und gewifs auslangt. Ganz anders ist es mit der Blutung aus dem Halse der Zähne, welcher in gesunden jugendlichen Individuen stets mit dem Zahnfleische bedeckt ist, so zwar, dafs man glauben sollte, die Blutung käme aus dem Zahnfleische. Diese Blutungen können sowohl bei kränklichen als auch ganz gesunden Constitutionen entstehen. Meistens hat hier das Zahngefäfs einen sehr grofsen Durchmesser, und kann sich daher, wenn es von der cariösen Jauche der am Halse des Zahns befindlichen Caries eröffnet wird, um so weniger zusammenziehen, als dessen Wände an die Beinhaut der Zahnwurzel gebunden sind. Auf diese Art entstehen oft Tage lang andauernde Blutungen, welche zuweilen durch das sich bildende Coagulum gestillt werden, bei dessen Abfall aber häufig wiederkehren. Versuchsweise kann man hier das Plombiren oder das Glüheisen anwenden, jedoch langt man sowohl mit diesen, als allen andern Mitteln, welche bei den Blutungen aus dem Zahnfleische und den Zahnzellen erwähnt werden, nur äufserst selten aus. Das beste und sicherste Mittel ist die Extraction des blutenden Zahns.

C — i.

BLUTUNG AUS DEM ZAHNFLEISCHE, *Haemorrhagia e gingivis.* Die Ursachen der Blutung aus dem Zahnfleische sind entweder innere oder äufsere. Eine blofs durch innere Ursachen veranlafste Blutung entsteht gewöhnlich nur bei Entmischung der Säfte, z. B. bei einem höheren Grade von Scorbut, und überhaupt nach dem anhaltenden Gebrauche der Mercurial-Präparate u. s. w. Aeufsere Ursachen können alle Einwirkungen von aufsen sein, als: Anhäufung von Unreinigkeiten, z. B. von Zahnstein und dergl. an dem Halse der Zähne, wodurch das Zahnfleisch losgetrennt und aufgelockert wird; ein lockerer Zahn, dann Zahnoperationen, und zwar entweder wegen ungeschickter Handhabung des Zahnarztes oder wegen Anwesenheit irgend einer Krankheit, wodurch sich die Gefäfse dieser Gebilde, welche bei Zahnoperationen verletzt werden müssen, nicht zusammenziehen können. Manchmal entstehen auch bedeutende Blutungen, nach Entfernung eines früher durch längere Zeit locker gewesenen Zahns, theils wegen Erschlaffung der Gefäfse, theils auch wegen der sich dabei einstellenden Varicositäten derselben. Die Hauptaufgabe ist hier die Blutung zu stillen, und um dieses mit Erfolg bewerkstelligen zu können, mufs die Ursache der Blutung sowohl, als auch die Prädisposition des Kranken zu Blutungen genau erforscht werden. Ist scorbutische Cachexie in so hohem Grade zugegen, dafs sie eine Haemorrhagia spontanea herbeigeführt hat, so ist die Blutung sehr schwer zum Stehen zu bringen. — Alle Styptica, Adstringentia, nebst dem Glüheisen dienen dazu, diesen Zweck zu erreichen. Die mechanisch wirkenden Mittel sind beim Scorbute fast immer schädlich, denn sie erzeugen meistens Brand. Die gebräuchlichsten Mittel sind: das kalte Wasser ohne oder mit Eis, das Kölnerwasser, der Essig, der Alaun, *Theden's* Wundwasser, die deluirte Vitriolsäure u. s. w. Zu fortgesetztem Gebrauche dient das saturirte China- und Eichenrindendecoct und dgl., und, wo alle Mittel nichts fruchten, das Glüheisen. Dieses leider zerstörend einwirkende Mittel, wirkt augenblicklich, jedoch nicht auf lange Zeit, denn nur zu bald löset sich durch Verjauchung der Brandschorf ab, und die Hämorrhagie beginnt von Neuem. Die Operation mufs daher bei wieder erscheinender Blutung wiederholt angewendet werden, bis durch innere Mittel bleibender Erfolg herbeigeführt worden ist. Die Blutungen des Zahnfleisches nach Zahnoperationen sind meistens leicht zu stillen, und nur bei bedeutenden Verletzungen des Zahnfleisches, dauern sie oft, trotz aller angewandten Mühe, lange. Zuerst versuche man zu Stillung dieser Blutung das kalte Wasser mit Eis, welches jedoch nicht, wie es die meisten Kranken zu thun pflegen, längere Zeit im Munde zu behalten ist, sondern es mufs häufig gewechselt werden, ohne den Kopf und Körper dabei in starke Bewegung zu bringen. Die blutende Stelle ist jedoch vor der Anwendung des kalten Wassers zu untersuchen, ob nicht ein bedeutender Pfropf von coagulirtem Blute vorhanden sei, welcher entfernt werden müſste, weil er die unmittelbare Einwirkung des kalten Wassers und daher die Contraction der Gefäſse hindert, welches vorher beseitigt werden muſs. Auf diese Weise werden oft bedeutende und selbst Tage lang anhaltende Blutungen gestillt, und fast immer gelang es dem Referenten in seiner nicht unbedeutenden Praxis, mit diesem Mittel allein zum Zwecke zu kommen. Auſser diesem Mittel werden aber von den Wund- und Zahnärzten noch mit Erfolge die styptischen und adstringirenden mit Wasser verdünnten Mittel als Mundwasser verordnet, oder es wird Charpie damit geschwängert, auf die blutende Stelle gelegt, und öfter damit gewechselt. Ist die Blutung nun auf eine oder die andere Weise gestillt, so muſs der Kranke sich durch einige Tage, besonders wenn er schon viel Blut verloren hat, sehr ruhig verhalten, wenige oder gar keine warmen Getränke zu sich nehmen, alle erhitzende Nahrungsmittel vermeiden, und das Coagulum so lange auf der wunden Stelle lassen, bis es von selbst wegfällt. — C — i.

BLUTUNGEN AUS DER ZAHNHOEHLE, *Haemorrhagia ex alveolo.* Diese Blutung ereignet sich meistens nur nach Zahnoperationen, und zwar entweder aus Verschulden des Operateur, oder aus eigenem Verschulden des Kranken. Der Operateur kann ein solches Stück des Alveolus weggebrochen haben, daſs die Zahnzelle, da in den meisten Fällen auch das Zahnfleisch mit weggerissen wird, so entblöſst dasteht, daſs sich kein Blutpfropf in derselben bilden kann. Oder es ist dem Zahnarzte die Spitze irgend einer oder mehrerer Wurzeln während der Operation abgebrochen, und im Boden ihrer Zelle zurückgeblieben, welches sehr oft bedeutende Blutungen verursacht, weil die Arteria dentalis, welche in der Zahnwurzel durch Zellengewebe noch fest adhärirt, sich nicht zurückziehen, und folglich auch nicht obliteriren kann. Endlich können auch oft Blutungen aus der Zahnzelle durch zurückgebliebene kleine Splitter, und andere Unreinigkeiten, welche zufällig, wie z. B. Zahnstein, gleich nach der Operation in die Zahnzelle fallen, und das

Gefäfs nicht schliefsen lassen, entstehen. Der Kranke kann auch selbst Veranlassung zu einer solchen Blutung geben, wenn er gleich nach der Operation das Blut beständig saugt, wodurch das Gefäfs so erschlafft wird, dafs es beständig fortblutet, und oft Tage lang nicht gestillt werden kann; oder indem er das bereits coagulirte Blut, welches, wie schon gesagt wurde, einen natürlichen Tampon bildet, auf was immer für eine Weise entfernt; oder aber, wenn er sich bald nach der Zahnoperation einer erregenden Leidenschaft überläfst, oder sich durch zu schnelles Gehen oder durch den Genufs geistiger Getränke so erhitzt, dafs er bedeutende Congestionen gegen den Kopf bekommt, wodurch wie natürlich, das noch kaum geschlossene Gefäfs sich wieder eröffnet, das Coagulum wegstöfst, und als Haemorrhagia secundaria sich einstellt. Uebrigens sind alle die Blutungen aus der Zahnzelle, die Ursache mag sein welche sie wolle, bei Scorbutischen, Syphylitischen, und überhaupt bei schlaffen Constitutionen viel gefährlicher als bei gesunden Menschen. Die Mittel dagegen sind dieselben, welche schon bei den Blutungen des Zahnfleisches erwähnt wurden, nur ist hier als das vorzüglichste der Tampon aus Charpie bewährt, welcher früher mit irgend einem styptischen Mittel geschwängert, in die blutende Zahnzelle eingeprefst und darin erhalten wird. Es werde jedoch die Zahnzelle früher untersucht, ob sich nicht ein fremder Körper darin vorfindet, welcher vor Anwendung des Tampons entfernt werden müfste, worauf dann die Blutung oft von selbst aufhört. Auch hat *Foucou* ein eigenes Compressorium, welches in den Mém. de l'Acad. de Chir. Tom. VII. p. 40. beschrieben und abgebildet ist, erdacht. *Anel*, (Le chirurgien-dentiste, Tom. I. p. 304.) räth eine Bleiplatte, welche, nachdem die Zelle zuvor mit Charpie ausgefüllt worden ist, zwischen die zunächst der blutenden Zahnzelle stehenden Zähne so eingepafst wird, dafs sie mit Gewalt zwischen dieselben eingeprefst werden kann, um den Charpietampon auf diese Weise in festem Zustand zu erhalten. Sollten alle diese Mittel nichts nützen, und es wäre entweder vor oder hinter der blutenden Zahnlücke ein lockerer oder kranker Zahn, so soll dieser entfernt werden, worauf oft die Blutung, des neuen

Reizes wegen auf die Arteria dentalis, augenblicklich aufhört. — Auch kann nach Anrathen Mehrerer die Blutung durch Compression mittelst Daum und Zeigefinger gestillt werden. Da dieses Verfahren jedoch, um den Zweck zu erreichen, oft Stunden lang dauern kann, so sind auch mehrere Gehülfen nothwendig, welche dabei wechseln. Auch in diesem Falle mufs die Zahnlücke früher mit in styptische Mittel getauchter Charpie angefüllt werden. Bei allen diesen Verfahren soll der Kranke den Mund so viel möglich offen erhalten, um die Einwirkung der frischen atmosphärischen Luft zu begünstigen, weil durch das Oxygen derselben das Blut desto früher zum Gerinnen zu bringen ist.

C — i.

BLUTUNGEN AUS DER ZUNGE. Von der bei Glossitis, durch lange seitliche, etwas tiefe, Einschnitte, erregten so wohlthätigen Blutung, wodurch der Kranke von der Erstickungsgefahr am schnellsten befreit wird, ist wohl niemals was zu fürchten, indem sie sich meist von selbst stillt, oder auch noch geflissentlich, durch warmes, in den Mund genommenes Wasser, unterhalten wird. Bei ungewöhnlichem längeren Nachbluten, stillt sie sich indessen bald auf kaltes Wasser, dem man erforderlichen Falls Branntwein oder Essig zusetzen könnte. Eben so leicht wird sich die Blutung aus einer zufälligen Zungenbifswunde stillen. — Das Weitere findet sich bei Blutungen aus dem Munde. Ull — n.

BLUTUNTERLAUFUNG. S. Ecchymoma und Sugillatio.

BLUTUNTERLAUFUNG DES AUGES. Man versteht unter Blutunterlaufung des Auges eine Ergiefsung von Blut zwischen die Sclerotica und die dieselbe bedeckende Conjunctiva. Diese Ergiefsung kann nun so stark sein, dafs das Blut den ganzen sichtbaren Theil der Sclerotica überzieht, oder sie kann auch nur einen kleinen Theil desselben färben, und bildet dann einen bald gröfseren, bald kleineren rothen Fleck hinter der Bindehaut auf der Sclerotica. Die Ursachen dieser Erscheinung sind entweder äufsere oder innere; zu den ersteren sind vorzüglich: Contusionen des Auges oder seiner Umgebungen zu rechnen; zu den innern Ursachen gehören dagegen heftige Anstrengungen des Körpers, durch welche das Blut mit Gewalt nach dem Kopfe und nach den Augen getrieben wird, als: heftiges, lange anhaltendes Erbrechen, heftiges Niesen, übermäfsiges Lachen, starkes Pressen beim Stuhlgang und bei der Geburt, heftiger Husten (vorzüglich der Keuchhusten) u. s. w. Bisweilen beobachtet man Blutextravasate zwischen der Sclerotica und Conjunctiva in Folge organischer Fehler in den Circulationsorganen, vorzüglich der venösen Parthie, oder der sogenannten blauen Krankheit; ferner entstehen sie wohl auch bei bedeutender Dyscrasie des Blutes, und sind dann fast immer ein tödtliches Symptom; auch bei den sogenannten Blutters sind sie nicht selten beobachtet worden. In Folge des Keuchhustens und äufserer Verletzungen werden aber Ecchymosen der Conjunctiva am häufigsten wahrgenommen, und dann füllt das ausgetretene Blut immer den ganzen sichtbaren Theil zwischen Sclerotica und ihrer Conjunctiva. Es ist wohl noch nie ein Fall beobachtet worden, wo das Blut bis zur Cornea gedrungen war, was deshalb nicht gut geschehen kann, weil auf der Verbindungsstelle der Cornea und Sclerotica die Conjunctiva einen Annulus bildet, der durch sehr dichtes Zellgewebe mit den unterliegenden Theilen verbunden ist. Augen, an denen Blut unter der Conjunctiva bulbi ausgetreten ist, gewähren einen eigenen Anblick; bisweilen wird die Conjunctiva wulstartig durch das ausgetretene Blut nach vorn getrieben, und verursacht dann beim Schliefsen der Augenlider eine sehr lästige Empfindung. Sehr selten bilden sich Ecchymosen der Bindehaut auf beiden Augen zugleich.

Die Prognose dieses Uebels ist weniger gut, wenn die Gewaltthätigkeit, die auf das Auge einwirkte, stark war, jedoch meistens günstig, wenn die Blutergiefsung in Folge vorübergehender Körperanstrengungen sich bildete.

Die Behandlung mufs anfangs eine mild antiphlogistische seyn, um zu verhüten, dafs das ausgetretene Blut nicht als fremder Körper einwirke; dieselbe kann aber auch sehr gesteigert werden müssen, wenn heftige Schädlichkeiten einwirkten. Bei Ecchymosen, welche während des Keuchhustens sich bildeten, oder in Folge von körperlichen

Anstrengungen entstanden, ist es oft rathsam, der Naturheilkraft allein die Beseitigung des Uebels zu überlassen. Unnütz dürfte es in der Mehrzahl der Fälle sein, durch Incision in die Conjunctiva das Ausfliefsen des extravasirten Blutes befördern zu wollen, was deshalb nicht geschehen kann, da der zurückbleibende feste Cruor nicht flüssig ist, und da das Serum des extravasirten und sich sehr schnell zersetzenden Blutes, gewöhnlich schon nach wenigen Stunden aufgesaugt wird. Bähungen mit einem leichten Arnicadecoct oder von Aqua Goulardi empfehlen sich hier, jedoch vermögen sie auch nicht viel, da die Aufsaugung zwischen der Sclerotica dieser fibrösen Haut und zwischen der hintern Seite der Conjunctiva, dieser Schleimhaut, sehr träge ist. Die nach Contusionen entstehende Färbung der verletzten Umgebungen wird hier nicht beobachtet, nur gewahrt man, wenn das Blut auch ganz verschwunden ist, noch längere Zeit eine gelbe fast icterische Färbung der Sclerotica und ihrer Conjunctiva. Bisweilen stellt sich während der Aufsaugung der Ecchymosis unter der Conjunctiva eine dunkle Färbung auf dem obern Augenlide ein, jedoch habe ich bei der Ecchymose der Conjunctiva nie beobachtet, was ich so öfters bei Ecchymosen der Augenlider gesehen habe, dafs nie per consensum eine Blutsugillation auf dem andern Augenlide sich einstellte, wenn das eine durch eine äufsere Verletzung ein Blutextravasat trug.

Litt. *Matth. Blaw.* De ecchymosi oculorum ex vomitu. Miscell. Acad. Nat. curios. Decas. 3. A. 5 et 6. 1697. p. 675.

G. W. Wedel. De suffusione tunicae aduntae. ibid. Dec. 1. A. 6 et 7. 1675. p. 162.

v. A — n.

BLUTWEINEN, Blutige Thränen, Thränenblutflufs. Es dürfte sehr schwer sein, die blutige Absonderung der Thränendrüse auf das Bestimmteste darzuthun, und so die Existenz blutiger Thränen aufser allem Zweifel zu setzen, da man der Annahme einer solchen blutigen Absonderung immer den Einwurf machen kann, dafs sich das Blut auf dem Wege, welchen die Thränen von den Endigungen der Thränendrüsengänge unter dem oberen Augenlide bis zu dem Thränenpunkte nehmen, denselben erst beigemischt habe. So viel dem Verfasser dieses Aufsatzes bekannt ist,

hat

hat bis jetzt noch Niemand, behufs der praktischen Widerlegung dieses Einwurfs, blutige Thränen unmittelbar an den Ausführungsgängen der Glandula lacrymalis aufgefangen und untersucht. Der Analogie nach läfst sich aber wohl eine blutige Absonderung in der Thränendrüse annehmen, und zwar in denjenigen Krankheiten, die entweder durch eine eigenthümliche Auflösung des Blutes (Skorbut) erzeugt werden, oder sich später mit einer solchen compliciren, oder durch diesen tödtlich werden. Sonach können blutige Thränen bei manchen fauligen und nervösen Fiebern und beim Skorbut sich wohl absondern, wie man in diesen Krankheiten blutigen, wenigstens sehr rothen und aufgelöfstes Blut enthaltenden Urin und ähnliche Absonderungen in manchen Schleimhäuten beobachtet.

Diese sind wohl die eigentlichen blutigen Thränen. Thränen, denen sich Blut aus der Conjunctiva palpebralis, der Caruncula lacrymalis und Conjunctiva bulbi beigemischt, sieht man nicht selten bei heftigen Entzündungen der Palpebralbindehaut, vorzüglich wenn sie traumatischer Art ist; ferner wohl auch gegen das Ende mancher Conjunctivitis, z. B. der Ophthalmia neonatorum, die sich durch blutige Absonderung entscheidet, ferner bei fremden spitzigen oder schneidenden Körpern, die sich unter der Bindehaut da, wo diese vom Augapfel auf das obere Augenlid übergeht, verbergen, und diese verletzen. Der Verfasser dieses Aufsazzes sah einst eine sehr häufige und starke Absonderung blutiger Thränen, nachdem jemand, um einen fremden Körper, der sich unter dem obern Augenlide befand, zu entfernen, dorthin ein Krebsauge gebracht, welches hier mehrere Tage liegen geblieben war und eine traumatische Reaction hervorgerufen hatte; den Thränen war das Blut hier unmittelbar nach ihrem Ausflusse aus den Thränendrüsengängen beigemischt worden, sonach konnte man diesen Zustand nicht Blutweinen nennen. Hierher gehören auch die Beobachtungen, auf die sich *Plenk* und *Kortum*, jedoch mit Unrecht, berufen, wo sie von Blutweinen reden, denn in den von ihnen citirten Fällen fand die Beimischung des Blutes zu den Thränen erst nach ihrem Austritte aus den Ausführungskanälen der Thränendrüse statt. (*Dodouai* medicinalium observationum exempla rara. c. 15. fol. 27. De lacrymis sanguineis. *Pet. Foresti,* observat. medic. l. 11. observ. 13. de sanguine per tres septem annus ex oculis lacrymarum instar profluente. *Zacut. Lusitani* prax. med. admirabil. l. 1. observat. 54. *Pet. Borelli* observat. med. phys. Cent. II. observ. 4. lacrymae sanguineae. *G. Seger* de lacrymis sanguineis. Miscell. Acad. nat. cur. Dec. I. A. 9 et 10. 1678. 1679. p. 255.); oder es war eine wirkliche blutige Absonderung der Conjunctiva oculi oder Conjunctiva palpebralis vorhanden, — z. B. in Folge normaler oder unterdrückter Menstruation (s. diesen Artikel), oder wuchernder Krankheiten der Thränencarunkel u. s. w. So viel dem Verfasser bekannt ist, hat nach *Clopton, Havers* und *von Gesschen, J. Adam Schmidt* das wahre Blutweinen zuerst beschrieben (Ueber die Krankheiten des Thränenorgans, Wien 1803. in 8. pag. 123.) und mit dem Namen Dacryohaemachysis belegt, der jedoch nach *L. A. Kraus* Bemerkung (kritisch etymologisches medicinisches Lexicon. 2. Auflage. 1825. in 8. S. 262.) in Dacryaemorrhysis (von *δακρυ,* die Thräne und *ἡ αἱμοῤῥυσις,* der Blutfluſs) abgeändert werden muſs. *Schmidt* erwähnt unter dem Abschnitte „Merkmale der skorbutischen Mischungsveränderung der Thränendrüse mit Thränenfluſs oder Thränenblutfluſs" folgendes: Man findet unter der armen Volksklasse Menschen, die in der erbarmungswürdigsten Dürftigkeit in feuchten Erdhütten leben, und alle Merkmale des Skorbuts an sich haben. Bei offenbaren Zeichen des Skorbuts und bei groſser Hinfälligkeit klagen manche über öftere Stiche in der Schläfengegend, und beständig schwimmen ihre Augen in Thränen, die dann auch stromweis über die Wangen herabstürzen, zumal bei kalter, trockner oder auch kaltnasser Luft. Wenn der Skorbut einen hohen Grad erreicht hat, wenn die Stiche in der Schläfengegend gegen das Auge heftig sind und anhalten, wenn die Complexion solcher Menschen zart und die Cohäsion der Fasern lokker und welk, dabei ihr Blut sehr dünn ist, so laufen die Thränen zuweilen röthlich gefärbt wie Fleischwasser aus den Augen über die Wangen herab. Einmal sah ich einen solchen kranken Menschen aus Betrübniſs weinen, der vorher diesen fleischwasserähnlichen Thränenflufs hatte, und beim Weinen flofs mit den Thränen (waren diese nicht roth?) auch hellrothes Blut aus. Dies ist das Phänomen, welches ich den Thränenblutflufs nenne. Es giebt sonach nur einen Blutflufs aus der Thränendrüse, wenn diese selbst in abnormer Mischungs- oder Formverletzung steht, und dieserwegen schon eine Dacryorrhysis statt findet." Was die Behandlung dieses Leidens der Thränendrüse betrifft, so setzt *J. A. Schmidt* (S. 129.) noch hinzu: „Die Heilung der skorbutischen Mischungsveränderung und der davon abhängigen Dacryorrhysis und Dacryaemorrhysis kann nur durch ein zweckmäfsig erregendes Kunstverfahren, vorzüglich durch gute Nahrung, reine Luft, heilsame Wohnung und gehörige Leibesbewegung zu Stande kommen. Als äufsere Mittel zeigen sich durchgehends die styptischen Mittel wirksam, vorzüglich die Eichenrinde in Absude, worin Alaun aufgelöfst wird." Es müssen fernere Beobachtungen über das Blutweinen abgewartet werden, um über dieses Leiden etwas Bestimmtes sagen zu können.

Synon. Lat. *Haemorrhagia ex glandula lacrymali.* Griech. *Δακρυαιμοῤῥυσις.*

Litt. *Clopton Havers*, Account of an extraordinary haemorrhagia at the glandula lacrymalis. Philosoph. transact. Y. 1694. p. 51.

J. A. Schmidt. Ueber die Krankheiten des Thränenorgans. Wien 1803 in 8. p. 123 etc. v. A — n.

BOA. S. Beule.

BOBENFIST, ist ein Pilz (*Lycoperdon Bovista L.*), welcher in ganz Europa wild wächst, rundlich ist, dessen anfänglich weifses Fleisch grünlich-gelb und zuletzt bräunlich-grau und endlich zu Staub wird. Ehedem ward dies Pulver sowohl als auch das Fleisch des Bobenfistes als ein blutstillendes Mittel sehr häufig in Gebrauch gezogen, namentlich bei starkem Nasenbluten, Blutungen aus den Zähnen, bei heftigen Hämorrhoidalblutungen, bei Blutungen aus verletzten Pulsadern, wie überhaupt in allen den Fällen, wo der Agaricus angewandt wird.

Synon. Bovist, Bovistkugelschwamm, Wolfsrauch. Lat. *Bovista, Crepitus lupi s. Fungus chirurgorum.* Franz. *Vesse de loup, Vesse loup des bouviers.* Engl. *Hullfist.* E. Gr — e.

BOCIUM. S. Bronchocele.

BOCCONIA. Eine Pflanzengattung aus der natürlichen Ordnung der *Papaveraceae* und *Linne's Dodecandria Monogynia.* Sie hat einen zweiblättrigen Kelch, wie die meisten mohnartigen Gewächse, zeichnet sich aber durch den Mangel der Blumenblätter aus. Die Kapsel ist einsamig, der Stamm an der Basis mit einem weichen Mast umgeben. Alle Arten haben einen gelben Saft, wie Chelidonium.

B. frutescens Linn. Willd. sp. 2. p. 840. Eine 6 Fufs hohe Pflanze, welche aber nur an der Basis strauchartig ist. Die Blätter sind länglich, fadenförmig eingeschnitten und glatt. Sie wächst in Mexico und den grofsen Antillen wild. Wo sie wild wächst, braucht man sie in der Wassersucht, weil der Saft Urin treibt, auch äufserlich gegen Flechten, der Schärfe wegen. *Descourtils* (Flora medic. d. Antill.) empfiehlt sie in der Hirnsucht; indessen könnte nur der frische Saft oder das frische Extract angewendet werden, welches seine Schwierigkeit haben würde, da die Pflanze bei uns im Freien nicht aushält. Sie scheint auch nicht besonders wirksamer als unser Chelidonium. L — k.

BOCKEN. Das Mineralwasser dieses Namens entspringt im Canton Zürich auf einer Höhe von 1920 Fufs über dem Meere, eine halbe Stunde von dem Dorfe Horchen, vier Stunden von der Stadt Zürich, drei Stunden von Zug enfernt. In dem Wirthshause sind Einrichtungen zu Bädern. Reizend ist die Aussicht, welche man von da über den Züricher See geniefst. Das Wasser selbst gehört zu den schwächern der Klasse der alkalisch-erdigen.

Lit. *G. Rüsch,* Anleitung zu dem richtigen Gebrauch der Bade- und Trinkkuren. Zweiter Theil. S. 301.

Beschreibung aller berühmten Bäder der Schweiz. Aarau 1830. S. 312.

O — n.

BOCKLET. Das Dörfchen Bocklet liegt mit seinen, nach ihm benannten Heilquellen in einem freundlichen Wiesenthale, durch welches malerisch die fränkische Sale sich windet, von Kissingen nur eine, von Würzburg sieben, von Brückenau zwei Meilen entfernt. Gebildet wird das Thal von einer von Süden nach Norden sich ziehenden Kette von Sandsteinbergen, an welche sich nördlich die der Rhön eigenthümlichen Basaltgebirge anschliefsen.

Entdeckt wurden zuerst die Quellen zu B. 1720. durch *G. Schöpner*, Pfarrer zu Aschach, und zu verschiedenen Zeiten (1725, 1756, 1788 und endlich 1812) gefafst, und mit den nöthigen Gebäuden umgeben.

Die Anstalt gehört dem Staate und ist gegenwärtig an die Gebrüder *Bolzano* verpachtet.

Die vorhandenen Bäder in dem Badehause, so wie die Wohnungen für Kurgäste, sind zweckmäfsig und bequem eingerichtet.

Von besonderer Wichtigkeit für B., ist die Nähe der Heilquellen von Kissingen. Kranke vereinigen daher häufig den oft sehr zu empfehlenden Gebrauch beider Quellen, trinken in Kissingen und fahren nach B. um dort zu baden, oder begeben sich, wenn die Kur in Kissingen beendigt worden, noch auf einige Wochen nach Bocklet, um da eine stärkende Nachkur zu gebrauchen.

Den grofsen Ruf, welchen sich die Heilquellen zu B. früher erworben, scheint in der neuesten Zeit etwas gesunken zu sein, da sich die Meinung gebildet hat, dafs das Wasser durch einen neu gebildeten Schacht an Güte verloren habe. *Vogel* fand bei seiner Anwesenheit in B. im Jahre 1823 in der sogenannten Schwefelquelle kaum eine Spur von Schwefel, ferner dafs zwei ehemals ergiebige Quellen zum Theil versiegt waren, indefs durch das Wasser aus dem Schacht ersetzt wurden.

Man unterscheidet in Bocklet vier verschiedene Quellen, welche früher von *Goldwitz*, *Mayer*, *Lieblein* und *Vogelmann* analysirt wurden. Die neueste von *Vogel* unternommene chemische Untersuchung gab folgende Resultate:

1) Die Ludwigsquelle, von allen Quellen die ergiebigste und zugleich diejenige, welche sich fast immer gleich bleibt. Das Wasser ist kalt, perlt stark und ist von einem säuerlich-salzigen Geschmack.

Sechszehn Unzen Wasser desselben enthielten;

Kohlensaures Gas	31	Kub. Zoll.
Salzsaures Natron	27,25	Gran.
Schwefelsaures Natron	6,25	»
Salzsaures Kali	1,25	»
Salzsaure Magnesia	0,75	»

Kohlensaure Kalkerde	7,25	Gran.
Kohlensaure Magnesia	1,25	»
Kohlensaures Eisenoxydul	0,65	»
Schwefelsauren Kalk mit Humus-Extrakt	0,50	»
Kieselerde	0,50	»

2) **Die Karlsquelle**, stark perlend, von einem säuerlichen, aber weniger adstringirenden Geschmack und weniger ergiebig.

Mayer, welcher dieses Wasser früher analysirte, fand in 16 Unzen 37 Gran feste Bestandtheile, *Vogel* nur 16 Gran, zum Beweis, daſs wahrscheinlich das Wasser eine wesentliche Veränderung erlitten haben muſs.

Nach *Vogel's* Analyse enthielten sechszehn Unzen Wasser:

Kohlensaures Gas	27	Kub. Zoll.
Schwefelsaures Natron	3,75	Gran.
Salzsaures Kali	0,85	»
Salzsaure Magnesia	0,75	»
Kohlensaure Kalkerde	5,64	»
Kohlensaure Magnesia	0,80	»
Kohlensaures Eisenoxydul	0,43	»
Kieselerde mit Humus-Extrakt	0,30	»
Schwefelsauren Kalk	0,22	»

3) **Die Friedrichsquelle.** Auch diese Quelle scheint in den neuesten Zeiten wesentliche Veränderungen erfahren zu haben; nach *Mayer* und *Vogelmann* hinterlieſs ein Pfund Wasser 38 Gran feste Bestandtheile, nach *Vogel* nur 18 Gr.

Nach *Vogel* enthielten sechszehn Unzen:

Kohlensaures Gas	26,50	Kub. Z.
Salzsaures Natron	5,50	Gran.
Schwefelsaures Natron	3,25	»
Salzsaure Magnesia	0,75	»
Salzsaures Kali	0,75	»
Humus-Extrakt	0,25	»
Kohlensauren Kalk	6,25	»
Kohlensaure Magnesia	0,25	»
Kohlensaures Eisen	0,25	»
Schwefelsauren Kalk und Kieselerde	0,50	»

4) Die Schwefelquelle, von den drei vorigen in einiger Entfernung gelegen. Obgleich sie den Namen einer Schwefelquelle führt, besitzt sie keinen Schwefelgeruch und enthält nur eine geringe Beimischung von Schwefelwasserstoffgas.

Nach *Vogel's* Analyse enthalten 16 Pfund derselben:

Kohlensaures Gas	21,5	Kub. Z.
Schwefelwasserstoffgas	0,2	» »
Schwefelsaures Natron	0,25	Gran.
Salzsaures Natron	0,25	»
Kohlensaures Natron	0,50	»
Salzsaures Kali	0,50	»
Kohlensaure Kalkerde	2,50	»
Kohlensaure Magnesia	0,50	»
Kohlensaures Eisen	0,40	»
Kieselerde und Humus-Extrakt	0,10	»

Aus den mitgetheilten Analysen ergiebt sich, dafs die einzelnen Quellen zu B. hinsichtlich ihrer Mischungsverhältnisse und Bestandtheile unter sich nur wenig verschieden, der Klasse der salinischen Eisenwasser angehören.

Getrunken wirken sie stärkend und zugleich reizend auf alle Se- und Excretionen, namentlich die des Darmkanals, der Urinwerkzeuge und des Uterinsystems, eröffnend, diuretisch, die Menstruation befördernd, — und sind daher gleich ähnlichen Eisenwassern wegen ihrer erhitzend reizenden Wirkung auf das Gefäfssystem bei vollblütigen, zu aktiven Congestionen oder aktiven Blutflüssen geneigten Personen contraindicirt.

Man benutzt die Quellen zu B. sehr häufig als Bad, und als Getränk, und läfst im letztern Falle vier bis acht Becher trinken. Auch in verschiedenen Formen von Douchebädern werden die Quellen gebraucht. — Früher versendete man das Wasser der Ludwigsquelle, jährlich zu 80,000 Krügen; die Zahl der jährlich versendeten Krüge hat sich indefs in der letzten Zeit vermindert.

Die Krankheiten, gegen welche man die Quellen zu B. innerlich und äufserlich besonders empfohlen hat, sind folgende:

1) Chronische Krankheiten des Nervensystems, durch reine Schwäche bedingt, wie Hysterie, nervöse Hypochon-

drie, durch Ueberreizung oder Säfteverlust veranlafste Nervenschwäche, Gemüthskrankheiten nervöser Art, Lähmungen.

2) Frauenzimmerkrankheiten, auf lokale Schwächung des Uterinsystems begründet, namentlich Bleichsucht, Unterdrükkung der Menstruation, ein zu häufiges oder mit Schmerzen begleitetes Erscheinen der Menstruation, Neigung zu Frühgeburten oder Mifsfällen, beschwerliche Schwangerschaft, Unfruchtbarkeit.

3) Passive Schleim- und Blutflüsse, weifser Flufs, hartnäckige Blennorrhoe der Harnröhre.

4) Anomale Gicht, Schwäche der Haut mit grofser Empfindlichkeit für Temperaturveränderungen, Neigung zu rheumatischen Leiden, zu Erysipelas.

5) Locale scrophulöse Beschwerden, Scrophulosis.

6) Schwäche der Augen.

7) Endlich verdienen die Quellen zu B., wie schon erwähnt sehr empfohlen zu werden, besonders in Form von Bädern als stärkende Nachkur nach dem Gebrauch von Kissingen (Vgl. Kissingen).

Litteratur.

J. A. Stephan, fons medicatus Christophianus, d. i. wahrhafte Beschreibung des neu entdeckten Gesundbrunnens in Oberfranken. Würzburg 1727.

F. J. de Oberkamp, Mineralgehalt und Wirkungskräfte des Kissinger- und Bockleter Brunnens. Würzburg 1745.

H. F. Delius, Untersuchungen und Nachrichten von den Gesundbrunnen und Bädern zu Kissingen und Bocklet. Erlangen 1770.

D. A. J. Ehlen, Diss. de fontibus medicatis in principatu Wirceburgensi prope Kissingen et Bocklet. Wirceburgi 1773.

Ch. J. Berger's Beobachtungen über den Gesundbrunnen bei Bocklet und Anweisung zu dessem Gebrauche. Meiningen 1775.

Pickel's Nachricht von dem eingeführten Bockleter Brunnen in *Baldinger's* neuem Magazin. Bd. XIV. St. 2. 1792.

Ueber den Kurort, Mineralbrunnen und das Bad zu Bocklet. Mit Zusätzen vom Bauinspector *Dinkler*. 1793.

Die Mineralquellen zu Kissingen und Bocklet, untersucht, beobachtet und beschrieben von *S. Goldwitz*. Würzburg 1795.

Ph. J. Horsch, die salinischen Quellen zu Kissingen und die Stahlquellen zu Bocklet im Grofsherzogthum Würzburg. 1811.

Spindler, Bocklet und seine Heilquellen. Würzburg 1818.

Beschreibung der Gesundbrunnen und Bäder Wipfeld, Kissingen, Bocklet und Brückenau. Von *C. Wetzler*. Mainz 1821. S. 132.

Die Mineralquellen des Königreichs Baiern, auf Auftrag des K. Staats-

ministeriums des Innern nach ihren quantitativen Bestandtheilen chemisch untersucht von *A. Vogel*. München 1829. S. 13—18.
O — n.

BOCKSBART. S. Tragopogon.

BOCKSDORN. Uebersetzung von Tragacantha. S. Astragalus.

BOCKSHORNSAME. S. Trigonella.

BODENSATZ von Urin, ein wichtiges semiotisches Phänomen, das Hauptzeichen der vollkommen vollendeten Crisis. S. Urina. Sedimentum. H — d.

BOERHAAVE, HERMANN, der berühmteste, wo nicht der gröfste Arzt des achtzehnten Jahrhunderts, wurde am 31. December 1668 in Voorhout, einer Vorstadt von Leyden, geboren. Sein Vater, *Jacob Boerhaave*, ein gelehrter und geachteter Prediger, starb schon im Jahre 1683, und hinterliefs seine zahlreiche Familie in sehr ungünstigen Umständen. *Hermann Boerhaave*, der schon in seiner zartesten Jugend glänzende Anlagen verrieth, wurde mit der gröfsten Sorgfalt erzogen, hatte schon in seinem zwölften Jahre eine umfassende Kenntnifs der alten Sprachen und der Geschichte, und folgte gern dem Willen seines Vaters, der ihn für den geistlichen Stand bestimmte. Sieben Jahre lang, von seinem elften bis zum achtzehnten Jahre, fiel ihm ein hartnäckiges Geschwür des linken Unterschenkels beschwerlich, das ihn jedoch nicht abhielt, 1682 das Gymnasium zu Leyden zu beziehen, wo ihm nach dem Tode seines Vaters der Schutz und die Empfehlung eines angesehenen Bürgers, *van Alphen*, zu Theil wurde. Er selbst versichert, bei der Langwierigkeit seines Uebels, das er sich endlich selbst mit einem einfachen Hausmittel heilte, die erste Anregung zum Studium der Heilkunde empfunden zu haben, doch lag hierin nur der erste Keim zu einem Entschlufs, der erst später durch ganz andere Umstände bestimmt wurde. Zu Anfang des Jahres 1684 bezog er die Universität Leyden, wo er sich eifrig mit der klassischen Litteratur unter *Gronovius*, aber auch mit den altorientalischen Sprachen und der Kirchengeschichte, so wie mit der damaligen Philosophie beschäftigte, um sich für das Studium der Theologie vorzubereiten. 1689 zog er durch eine

Disputation unter *Gronovius*, über die Widerlegung *Epikur's* durch *Cicero* die allgemeine Aufmerksamkeit auf sich, und erhielt zum Preise eine goldene Denkmünze. Ein Jahr später wurde er Doctor der Philosophie, nachdem er noch aufserdem das Studium der Mathematik mit Eifer betrieben hatte. In seiner Inauguralabhandlung über den Unterschied der Seele vom Körper, widerlegte er den *Epikur* und seine materialistischen Anhänger, vor allen *Spinoza*, dessen Lehre von Theologen und Philosophen mit leidenschaftlicher Aufregung angegriffen und vertheidigt wurde. Unter *Trigland*, *Spanheim* und *Marck* setzte er dann seine theologischen Studien eifrig fort, nicht ohne von Zeit zu Zeit öffentliche Beweise seines grofsen Talents zu geben, und ohne einen tiefen Widerwillen gegen die metaphysische Exegese der damaligen Zeit zu empfinden, die sich als die orthodoxe aufdrängte. Seinen Unterhalt erwarb er sich durch Unterricht in der Mathematik, und befestigte das von Gönnern in ihn gesetzte Vertrauen, durch Anfertigung eines kritischen Verzeichnifses der für die Leydener Hochschule angekauften Vossischen Bibliothek. Auf Antrieb *Vanderberg's*, der ihm diesen Auftrag gegeben hatte, folgte er von nun an in Nebenstunden seiner längst gehegten Neigung, die Heilkunde zu studiren, auf eine gewifs denkwürdige Weise. Denn er gab sich nicht dem schulgerechten Pedantismus seines ärmlichen Zeitalters hin, sondern er wurde mit rühmlicher Selbstständigkeit sein eigener Lehrer, suchte die Quellen des reinen Naturstudiums auf, wo sie zu finden waren, und folgte der Richtung, die sein grofser Geist ihm vorzeichnete. Die anatomischen Vorlesungen *Drelincourt's* besuchte er nur dann und wann, studirte aber desto eifriger die Werke *Vesal's*, *Fallopia's* und *Bartholin's*, auch übte er sich im Zergliedern bei *Nuck*, dessen Vorträgen am Leichnam er eifrig beiwohnte, nicht ohne durch vergleichende Zergliederungen an Thieren einen weiteren Ueberblick über die organische Natur zu gewinnen. Aufser diesen beiden Männern konnte sich keiner rühmen, Lehrer des grofsen *Boerhaave* gewesen zu sein. *Hippokrates* und *Sydenham* waren seine erhabenen Vorbilder, in ihren unsterblichen Werken fand er Nahrung für seinen hochstrebenden Geist, und von dem unablässigen Studium der griechischen Heilkunde, kehrte er immer wieder zu diesen unerreichbaren Mustern der Naturbeobachtung zurück. Doch verfiel er nicht in die Einseitigkeit der damaligen Verehrer des Alterthums, die mit der Starrheit von Schriftgelehrten nichts billigten, nichts anerkannten, als was *Galen* und seine Anhänger ausgesprochen hatten, und was seit der Wiederherstellung der Wissenschaften unendlich oft, und immer wieder mit derselben Geistlosigkeit wiederholt worden war. Dabei widmete er der Chemiatrie seines Jahrhunderts alle Aufmerksamkeit, angelockt durch die Lehren, die sie ungeachtet ihres noch mangelhaften Zustandes bereits zu Tage gefördert hatte, wie durch ihren selbstständigen, wenn auch einseitigen Charakter, der dem gesammten Naturstudium die gröfsten Fortschritte zu verheifsen schien. Auch legte er sich mit Eifer auf die Pflanzenkunde, die in dieser Zeit ihr dioskoridisches Gewand bereits abgelegt, und in Leyden an dem vielerfahrenen *Paul Hermann* einen würdigen Bearbeiter gefunden hatte.

In Harderwyck erhielt *Boerhaave* den 13. Juli 1693 den Doctorhut, nach Vertheidigung seiner Dissertation: „de utilitate explorandorum excrementorum in aegris, ut signorum." Noch hatte er seinem Vorsatze nicht entsagt, den Beruf eines Arztes mit dem eines Geistlichen zu verbinden, wie *Vanderberg* ihm gerathen. Schon hatte er die nöthigen Vorbereitungen hierzu getroffen, und in einer akademischen Rede die Frage beantwortet: „warum ehedem schlichte und ungelehrte Männer so viele dem Christenthum zugeführt hätten, jetzt aber die gelehrtesten Theologen kaum einige zu bekehren vermöchten" — als ein an sich geringfügiger Vorfall ihn bestimmte, der Theologie für immer zu entsagen. Er hatte diese, nie bekannt gewordene Rede, die auf die damaligen starren Dogmatiker gewifs einen ungünstigen Eindruck gemacht haben würde, noch nicht gehalten, als er auf einer Wasserfahrt in eine Unterhaltung über *Spinoza's* Philosophie verwickelt wurde, gegen die ein Ungenannter voll heiligen Eifers die ärgsten Schmähungen ausströmen liefs. *Boerhaave*, der Anmafsungen dieses wahrscheinlich nicht unbedeutenden Mannes müde, brachte ihn durch die Frage zum Schweigen, ob er denn jemals die Werke *Spi-*

noza's gelesen? Ergrimmt über eine solche Freimüthigkeit, erkundigte sich jener nach *Boerhaave's* Namen, und bald darauf hiefs es in ganz Leyden, der junge *Boerhaave* sei ein eifriger Spinozist; er wurde bald inne, dafs aller orthodoxe Hafs sich gegen ihn richtete, der Weg zur Kanzel war ihm für immer versperrt, und keiner seiner Feinde wollte mehr wissen, dafs derselbe junge Mann, den man jetzt verketzerte, drei Jahre früher *Spinoza's* Grundsätze besser widerlegt hatte, als dies namhaften Gelehrten in weitläufigen Schriften gelungen war.

Jetzt trat nun *Boerhaave* in stiller Wirksamkeit als ausübender Arzt auf, dem Studium der Chemie und Mathematik fortwährend ergeben, und ohne zu ahnen, welche Zukunft seiner wartete. Die Aufforderung seiner Gönner, *van Alphen* und *Vanderberg*, eine akademische Laufbahn zu beginnen, lehnte er bescheiden von sich ab, und erst 1701 übernahm er, mehr auf Antrieb dieser Männer, als nach eigenem Willen, das Lehramt *Drelincourt's*, in dem er medicinische Institutionen zu halten hatte. Bei dieser Gelegenheit hielt er eine akademische Rede über das Studium des *Hippocrates* (De commendando studio *Hippocratico*), um die Grundsätze der reinen Naturbeobachtung durch das Beispiel des gröfsten Arztes aller Zeiten hervorzuheben. Diese Rede, und noch mehr die Gründlichkeit und Gediegenheit seiner Vorträge, verschafften ihm bald allgemeine Achtung in ganz Holland, so dafs man ihm schon 1703 einen Lehrstuhl in Gröningen antrug. Doch folgte er diesem Rufe nicht, wie er denn schon früher eine glänzende Einladung, im Haag am Hofe *Wilhelm's III* als Arzt aufzutreten, um seiner geistigen Freiheit keine Schranken setzen zu lassen, standhaft abgelehnt hatte. Zum Dank versprach man ihm in Leyden die nächste Professur, die erledigt werden würde, und erhöhte vorläufig sein Gehalt, worauf er wiederum eine Rede hielt (de usu ratiocinii mechanici in medicina), um von seinen mechanischen Grundsätzen Rechenschaft abzulegen. Von jetzt an konnten ihn die Jatromathematiker, deren Schule mit Scharfsinn und Gelehrsamkeit die Lehren der Sylvischen Chemiatrie bekämpfte, für den Ihrigen halten, doch wurde er nie ein einseitiger Mechaniker, sondern er verwarf die mathematischen Beweise in der praktischen Heilkunde, und erkannte nur, ohne seiner sonstigen Forschungsweise zu entsagen, die Nothwendigkeit, die Fortschritte der Naturforschung, die sich bald in Sylvischen Chemismus, bald in pedantisches Nachbeten der Galenisten, und in metaphysische Grübeleien verlor, durch eine streng mathematische Methode zu sichern. War irgend ein energisches Bestreben zeitgemäfs, so war es dies: das ganze vorige Jahrhundert zeigt die Früchte dieser, mit der chemischen Untersuchung und der *Sydenham*'schen Beobachtungsweise vereinten Methode. Die ganze Rede war hauptsächlich gegen die Chemiker gerichtet, und *Boerhaave* hob die Bewegung als die wichtigste Seite des Lebens hervor, eine Idee, aus der späterhin die einflufsreichsten dynamischen Lehrsätze sich entwickeln sollten. Selbst einer der ersten Chemiker seines Zeitalters, wollte er die Chemie nicht als Gebieterin der Heilkunde dulden, sie sollte ihre Dienerin werden.

Am 18. Februar 1709 erhielt endlich *Boerhaave* des verstorbenen *Hotton's* Professur der Medicin und Botanik. In seiner, bei dieser Gelegenheit gehaltenen Rede, sprach er über die Einfachheit der geläuterten Heilkunde, gegen die Metaphysiker, die Hermetiker und die sonstigen Verderber des reinen Naturstudiums (Or. qua repurgatae medicinae facilis asseritur simplicitas), und gab seinen ihn ehrenden Zeitgenossen neue Beweise seines erhabenen Strebens nach Wahrheit. Jatromathematische Erklärungen stofsen auch in dieser schönen Abhandlung hier und da auf, doch mögen sie ihm niemals zum Vorwurf gereichen: sie gehören der Zeit an, deren mächtigem Einflufs nach den Gesetzen der menschlichen Natur auch die gröfsten Geister unterthan sind. Die Pflanzenkunde verdankte ihrem neuen Beschützer grofse Fortschritte und Erweiterungen, so dafs sie jetzt mehr und mehr ihr veraltetes Gewand ablegte. Die Zahl der im botanischen Garten zu Leyden cultivirten Pflanzen stieg bald auf das Doppelte; täglich wurden von *Boerhaave* an hundert Kräuter vorgezeigt, und mit einem Eifer erklärt, als wären die beschreibenden Naturwissenschaften das eigentliche Feld seiner vielumfassenden Thätigkeit. 1714 wurde er zum Rector der Universität erwählt, welches Amt er mit einer Güte, Festigkeit und Umsicht verwaltete, dafs die allgemeine Bewunderung so seltener Eigenschaften nur noch höher stieg, und er selbst nicht mehr der Verleumdung erreichbar wurde, die ihn einst von der Theologie der Heilkunde zugewandt hatte. In seiner, bei der Niederlegung dieses Rectorats gehaltenen Rede (De comparando certo in physicis) stellte er über die Experimentalmethode und die Gränzen der Naturwissenschaften überhaupt, die beifallswürdigsten Grundsätze auf, die nicht ohne grofse Wirkung für die Folgezeit geblieben sind. Der Hauptsatz, den er durchführte, war, dafs das Wesen der Dinge uns völlig unbekannt sei, und dafs wir allein durch sinnliche Wahrnehmung die Eigenschaften derselben kennen lernen, aus denen durch Nachdenken und mathematische Bearbeitung die Naturgesetze sich ermitteln lassen. Ist dieser Satz gegenwärtig allgemein anerkannt, ja ist er eine Richtschnur der Naturforschung in allen ihren Zweigen geworden, so mufs man bedenken, dafs er in der damaligen Zeit keinesweges die ihm gebührende Anerkennung gefunden, und *Boerhaave* eine Secte von starren Cartesianischen Metaphysikern zu bekämpfen hatte, die wie die Naturphilosophen aller Jahrhunderte sich in Speculationen ohne Thatsachen gefielen, und des mühsamen Beobachtens der Natur sich mit Anmafsung überhoben. Auch versuchte man ihn wieder zu bekämpfen. Ein Theolog der Universität Franeker, ein blinder Anhänger der Cartesianischen Metaphysik, witterte in dieser Rede Spinozistische Grundsätze, also auch ernste Gefährdungen der Religion, und klagte *Boerhaave*, eben jenes Ausspruches wegen, des Atheismus an. Vergeblich; die Zeiten der Finsternifs waren vorüber, wo ein freisinniger Mann durch Beschuldigungen dieser Art an seiner Ehre und Existenz gefährdet werden konnte. Die Universität Franeker zwang sofort den unberufenen Beschützer des Glaubens zur Abbitte, und ersuchte *Boerhaave*, jede gröfsere Genugthuung selbst zu bestimmen. Die gröfste würde man ihm gewähren — das war die Antwort des grofsen Mannes — wenn man seinen Gegner ungekränkt liefse, und das Geschehene vergäfse.

Nach *Bidloo's* Tode erhielt *Boerhaave* die Professur

der praktischen Heilkunde und die Aufsicht über das Krankenhaus, in dem zweimal wöchentlich von ihm klinische Uebungen gehalten wurden, während den deutschen Universitäten diese heilsame Einrichtung noch fehlte. In demselben Jahre ehrte ihn die Pariser Akademie der Wissenschaften durch seine Ernennung zu ihrem Correspondenten in der Botanik und Physik, doch wurde er erst 1728 nach dem Tode des Grafen *Marsilly* Mitglied dieses gelehrten Vereins. 1730 wurde ihm eine gleiche Ehre von der Londoner Königlichen Gesellschaft zu Theil, jedoch nur erst nach dem Tode *Freind's*, der sich seiner Aufnahme bis dahin hartnäckig widersetzt hatte.

Im Jahre 1718 erhielt *Boerhaave* zu seinen übrigen Professuren noch die der Chemie, die er mit einer Rede über die Fortschritte dieser Wissenschaft antrat (De chemia errores suos repurgante), nachdem er schon seit 1703 chemische Vorlesungen gehalten hatte. Seine Elementa chemiae beweisen, mit welchem Eifer er auch dies ihm anvertraute Fach zu fördern wufste, und dafs er zwischen so vielfältige Beschäftigungen getheilt, das Maafs menschlicher Kräfte fast überschreiten konnte. Bald fing indessen seine sonst eisenfeste Gesundheit an zu wanken. In Folge oft wiederholter Erkältungen (im Winter arbeitete er früh Morgens in einem ungeheizten Zimmer, und im Sommer setzte er sich häufig dem Morgenthau aus) erkrankte er im Jahr 1722 an einem heftigen Gichtübel, das ihn fünf Monate lang bettlägerig machte, und ihm die Schenkel so lähmte, dafs er selbst an seinem Wiederaufkommen zweifelte. Der Tag, an dem er seine Vorlesungen wieder eröffnete, (den 11. Januar 1723) wurde von allen Bewohnern Leydens, so liebten ihn seine Mitbürger, mit herzlicher Theilnahme, selbst durch eine Erleuchtung der Stadt gefeiert. Vier Jahre später erkrankte er von neuem, und dann wieder 1729, so dafs er nun seinen gewohnten Anstrengungen nicht mehr gewachsen blieb, sondern sich jetzt genöthigt sah, die Professuren der Botanik und Chemie aufzugeben. Doch verwaltete er noch 1730 zum zweitenmal das Rectorat, das er mit einer schönen Rede: „honor medici servitus" niederlegte. Seine Kränklichkeit nahm von jetzt an mehr und mehr zu, er litt fortwährend an beschwerlichem Herzklopfen aus organischer Ursache, endlich fand sich Wassersucht ein, und am 23. Septbr. 1738 endigte er sein ruhmvolles, der Menschheit mit erhabener Herzensgüte, der Wissenschaft mit nie gesehenem Eifer geweihtes Leben, mit wahrhaft christlicher Ergebung, der Frucht eines rein sittlichen Wandels, im noch nicht vollendeten siebzigsten Jahre.

Boerhaave hatte seine Zeit auf das Bestimmteste eingetheilt, und verwaltete seine Geschäfte mit der äufsersten Gewissenhaftigkeit, ohne sich wegen irgend einer Ursache Unterbrechungen zu erlauben. *Peter der Grofse* hielt im Jahre 1715 in seiner Schuyte eine ganze Nacht vor seinem Hause, um am folgenden Morgen vor seinen Vorlesungen eine Unterredung mit ihm zu haben. Viele andere Fürsten suchten ihn auf, denn sein Ruf ging durch die ganze Welt, und jeder Gebildete schätzte sich glücklich, sich ihm vorstellen zu dürfen. Doch erlaubte er niemandem, ihn vom Catheder abzurufen, und hielt auf strenge Reihenfolge in seinem Vorzimmer. Im Sommer stand er um 4, im Winter um 5 Uhr auf, und begann ohne Verzug seine Studien. Die Stunden von 7 bis 10 Uhr waren seinen Vorlesungen gewidmet, dann liefs er seine Kranken vor, die er in der späteren Zeit nicht mehr besuchte. Den Nachmittag verwandte er wieder zu praktischen Geschäften, so wie zu Unterredungen mit Fremden, und die übrige Zeit des Tages zur Ausarbeitung seiner Werke, und zu einer ausgedehnten Correspondenz, die ihn mit der halben Welt in Verbindung brachte, selbst mit Ostindien und China, bis wohin sich sein Ruf durch holländische Schiffe verbreitet hatte. Seine liebste Erhohlung gewährte ihm die Musik. Er spielte selbst die Laute, und veranstaltete gern des Sonntags Concerte in seinem Hause; im Uebrigen lebte er durchaus einfach, wie der schlichteste Bürger, und war besonders den Tafelfreuden abhold, so dafs er niemals eine Einladung zu einem Gastmahl annahm, oder Tischgäste bei sich bewirthete. Seine Gestalt war kräftig, ohne ansehnlich zu sein, sein dunkles Auge lebendig und durchdringend, sein durchaus nicht ebenmäfsiges Gesicht, in dem man eine Aehnlichkeit mit *Sokrates* zu finden glaubte, strahlte von stiller Heiterkeit, unempfänglich

für

für den Ausdruck grofser Freude oder Trauer. Gleichgültig gegen allen äufseren Prunk trug er immer nur schlechte Kleider, einen grauen Rock, grobe, breite Schuhe, einen unansehnlichen Hut, keinen Degen, aber einen grofsen Stock, mit dem er rüstig einherschritt. Man hätte ihn danach bei seinem unermefslichen Reichthum — er hinterliefs 2,000,000 Ducaten — für allzusparsam halten können, aber wie hätte seine sanfte Herzensgüte irgend eine niedrige Gemüthsregung aufkommen lassen! Er war freigebig gegen die Armen, ohne den geringsten äufsern Schein, und diente oft Hülfsbedürftigen, ohne seinen Namen bekannt werden zu lassen. Niemand sah ihn je im Zorn; nach seinem eigenen Geständnisse hatte er durch Gebet und Nachdenken diesen Erbfeind des menschlichen Gemüthes entwaffnet, überall und immer rieth er zum Frieden und zur Sanftmuth.

Boerhaave lebte bis in sein dreiundvierzigstes Jahr ehelos, wie viele Gelehrte, die die Gründung ihres häuslichen Glückes im Drange ernster Bestrebungen aufschieben. Erst 1710 verheirathete er sich mit *Maria Drolenveaux*, der Tochter eines Leydener Senators, die ihm in einer achtundzwanzigjährigen glücklichen Ehe vier Kinder gebar, von denen jedoch drei sehr früh starben, und ihn nur die älteste Tochter überlebte.

Seine Vorlesungen hielt *Boerhaave*, die chemischen allein ausgenommen, niemals nach Heften; das freie Wort, sein feuriger klarer Vortrag, belehrte, überzeugte, begeisterte. Davon geben noch jetzt seine von *Haller* gesammelten nachgeschriebenen Hefte Zeugnifs, seine ausgebreiteten Werke aber lassen die Eigenthümlichkeit seiner Denk- und Forschungsweise deutlich erkennen. Wir wollen diese Werke mit Einschlufs der schon erwähnten Reden und Abhandlungen der Reihe nach aufführen:

Oratio academica, quae probatur, bene intellectam a Cicerone et confutatam esse sententiam Epicuri de summo bono. Leyden 1688. 4.

Diss. inaug. de distinctione mentis a corpore. Leyden 1689. 4.

Diss. de utilitate explorandorum excrementorum in aegris ut signorum. Harderwyck 1693. 8. Leyden 1742. 4. Frankfurt 1742. 8. London 1744. 8.

Oratio de commendando studio Hippocratico. Leyden 1701. 4. 1721. 4.

De usu ratiocinii mechanici in medicina. Leyden 1703. 4. 1709. 4.

Oratio, qua repurgatae medicinae facilis asseritur simplicitas. Leyden 1703. 4.

Oratio de comparando certo in physicis. Leyden 1718. 4.

Oratio de chemia suos errores repurgante. Leyden 1718. 4.

Oratio de vita et obitu viri clarissimi *Bernardi Albini*. Leyden 1721. 4.

Oratio de honore medici, servitute. Leyden 1731. 4.

Institutiones medicae in usus exercitationis annuae domesticos. Leyden 1708. 8. Frankfurt 1712. 12. Leyden 1713. 8. 1720. 8. Paris 1722. 12. Leyden 1727. 8. 1734. 8. Paris 1737. 12. Leyden 1746. 8. Paris 1747. 8. Duisburg 1756. 8. Venedig 1757. 4. London 1741. 4. 1757. 4. Edinburg 1752. 4. Wien 1775. 8.

Die Menge verschiedener Ausgaben der Institutionen, deren Verzeichnifs noch mit einigen anderen vermehrt werden könnte, in denen dieselben mit anderen Schriften vereint erschienen, beweist den aufserordentlichen Beifall, mit dem man dies Werk überall aufnahm. *Boerhaave's* meisterhafte aphoristische Darstellung aller Theile der Heilkunde, in der man nur hin und wieder einzelne Anklänge medicinischer Schuldogmen, und unter diesen äufserst wenige iatromathematische bemerkt, ist seitdem nicht wieder übertroffen worden. Was ein geistvoller Mann ohne Vorurtheile, und von so überaus umfassender Gelehrsamkeit wie *Boerhaave*, auf dem empirisch rationellen Standpunkte für die theoretisch-praktische Entwickelung der Heilkunde zu Anfang des vorigen Jahrhunderts leisten konnte, das ist in diesem Werke geleistet. Es bleibt daher für immer ein schätzbares Besitzthum der medicinischen Litteratur, neben den folgenden, nicht minder wichtigen:

Aphorismi de cognoscendis et curandis morbis, in usum doctrinae medicae. Leyden 1709. 8. 1715. 8. Paris 1720. 12. 1726. 12. Leyden 1722. 8. Paris 1732. 12. Leyden 1737. 8. 1742. 8. Paris 1745. 12. 1747. 12. Loewen 1752. 12., mit der Abhandlung De lue venerea. Englisch: London 1755. 8. Französisch: Rennes 1738. 12. Paris 1745. 12. Deutsch: Berlin 1763. 8. Gotha 1728. 8. Der berühmte Commentar von *van Swieten* hat *Boerhaave's* Aphorismen, unleugbar die besten, die seit *Hippocrates* erschienen sind, zu einer Fundgrube von Belehrung für die Aerzte aller Völker gemacht.

Index plantarum, quae in horto Lugduno-Batavo reperiuntur. Leyden 1710. 8. 1720. 8.

Index alter plantarum, quae in horto academico Lugduno-Batavo coluntur. Leyden 1720. 2. Voll. 4. mit Kupfern. 1727. 4.

Libellus de Materia medica et remediorum formulis. London 1718. 8. Leyden 1719. 8. 1727. 8. 1762. 8. Paris 1720. 12. 1745. 12. Frankfurt 1720. 12. Loewen 1750. 12. Französisch von *La Mettrie*, Paris 1739. 12.

Epistola ad Ruyschium pro sententia Malpighiana de fabrica glandularum in corpore humano. Amsterdam 1722. 4.

Atrocis nec descripti morbi historia. Leyden 1724. 8.

Atrocis rarissimique morbi historia altera. Leyden 1728. 8. Mit dem vorigen zusammen von *Baldinger*, Leipzig 1771. 8.

Oratio quum cathedrae chemiae et botanices valediceret. Leyden 1729. 4. (Zu seiner Lebensgeschichte.)

Elementa chemiae quae anniversario labore docuit in publicis privatisque scholis. Leyden 1732. 2 Vol. 4. Venedig 1545. 4. 1749. 4. Paris 1732. 4. 1733. 4. 1753. 4. Tübingen 1732. 4. Basel 1733. 4. Französisch von *Lallemand*: Amsterdam 1752. 4. Paris 1755. 6 Vol. 12. In dieser Ausgabe ist nur der theoretische Theil enthalten. Deutsch: Leipzig 1753. 8. Englisch: London 1734. 8. Sammlungen einzelner Werke von *Boerhaave* erschienen: Venedig 1723. 4. 1738. 4. 1753. 4. 1757. 4. Haag 1738. 4. Leyden 1730. 4. Opera medica omnia. Venet. 1766. 4.

Dies sind die Schriften, die *Boerhaave* selbst als die seinigen anerkannte. Werke, bei denen dies Anerkenntnifs fehlt, sind folgende:

Tractatus de peste, in der Sammlung der Schriften über die Pest zu Marseille i. J. 1720.

Consultationes medicae, sive Sylloge epistolarum cum responsis. Haag 1743. 12. 1744. 8. Göttingen 1744. 8. 1751. 8. London 1744. 8. Paris 1750. 12. Englisch: London 1745. 8.

Praelectiones publicae de morbis oculorum. Göttingen 1746. 8. (Von *Haller* nach einem unvollkommenen Hefte von *Zwinger* herausgegeben.) 1750. 8. (Ebenfalls von *Haller* nach einem besseren Hefte von *Heister*.) Venedig 1748. 8. Paris 1749. 8. (Nach der ersten Göttinger Ausgabe.) Frankfurt 1762. 8. Französisch: Paris 1750. 8. Leyden 1751. 2 Bde 8. Deutsch: Nürnberg 1771. 8.

Introductio in praxin clinicam, sive regulae generales in praxi clinica observandae. Leyden 1742. 8.

Praxis medica. London 1716. 12.

De viribus medicamentorum. (Aus Collegienheften von 1711 u. 1712.) Paris 1722. 8. 1726. 12. 1740. 12. Venedig 1730. 12. 1755. 12. Jena 1752. 8. Französisch von *Desvaux*, Paris 1729. 12.

Methodus discendi medicinam. Amsterdam 1726. 8. 1744. 8. London 1754. 12. Venedig 1747. 8. Die bessere Ausgabe von *Haller* führt den Titel:

Methodus studii medici emendata et accessionibus locupletata. Amsterdam 1751. 2 Vol. 4. Mit einem Index von *Pereboom*. Venedig 1755. 8. Wiewohl *Haller* auf diese Ausgabe viel Mühe verwandt hat, so ist sie doch bei ihrer sehr unzweckmäfsigen Einrichtung wenig brauchbar. Das erwähnte *Pereboom*'sche Register erleichtert das Auffinden der einzelnen Artikel durchaus nicht, indem nur die Autoren mit grofsentheils vielen Seitenzahlen ohne Andeutung der gemeinten Schriften angeführt sind.

Historia plantarum, quae in horto academico Lugduno Batavo crescunt. Leyden 1727. 2 Voll. 12. (mit dem Druckorte Rom.) London 1731 bis 38. 2 Voll. 12.

Index plantarum, quae in horto Leydensi crescunt, cum appendice et characteribus earum desumptis ex ore *H. Boerhaave.* Leyden 1727. 12.

Praxis medica, seu commentarius in aphorismos. Padua (in Holland gedruckt.) 5 Voll. 8. London 1732. 5 Voll. 8. 1745. 5. Voll. 8. Utrecht 1743. 8.

Praelectiones de calculo. London 1734. 4.

Praelectiones academicae de morbis nervorum, quas ex auditorum manuscriptis edi curavit *E. van Eems.* Leyden 1761. 8. 2 Voll. Frankfurt 1762. 8.

Praelectiones academicae in proprias institutiones rei medicae. *Ed. Haller.* Göttingen 1744. 7 Voll. 8. — Von einem Ungenannten. *(M. A.)* Leyden 1757. 8.

Praelectiones de Lue venerea. Leyden 1751. 8. Franecker 1751. 8. Deutsch: Breslau und Leipzig 1753. 8. Französisch: Paris 1753. 12.

Wir erwähnen hier auch noch die von *Boerhaave* besorgten Ausgaben anderer Schriftsteller:

Histoire physique de la mer, par le Comte Marsigli. Amsterdam 1725. fol.

Botanicon Parisiense, ou démonstrations des plantes des environs de Paris, par Vaillant. Leyden 1727. fol.

Swammerdam, Historia insectorum, sive Biblia naturae. Latine vertit *Gaubius*, praefatus est *Boerhaave.* Leyden 1737. fol. Amsterdam 1757. fol.

Oeuvres *de Drelincourt.* Amsterdam 1727. 4.

Car. Pisonis selectiores observationes et consilia. Leyden 1733. 4.

Nic. Pisonis de cognoscendis et curandis morbis, Libri. 3. Leyden 1736. 4.

Opera anatomica et chirurgica *Andreae Vesalii*, cura *H. Boerhaavii* et *B. S. Albini.* Leyden 1725. 2 Voll. fol.

Aphrodisiacus, seu de lue venerea. Leyden 1728. 2 Voll. fol.

Barth. Eustachii opuscula anatomica. Leyden 1716. 8.

Bellini de urinis et pulsibus. Leyden 1730. 4.

Prosper Alpinus, de praesagienda vita et morte aegrotantium. Leyden 1710. 4. 1733. 4.

Prosper Alpinus, Historia Aegypti naturalis. Amsterdam 1735. 2 Voll. 4.

Aretaeus de signis et causis morborum. Leyden 1731. fol. 1735. fol.

Boerhaave's Arbeiten über das Quecksilber sind in den Abhandlungen der Pariser Academie von 1734 und in den Philosophical Transactions M. 430. 443. 444. enthalten.

Zur Lebensgeschichte *Boerhaave's* sind hier benutzt worden:

Alberti Schultens Oratio academica in memoriam *Hermanni Boerhaavii.* Lugdun. Bat. 1738. 4.

An account of the life of *Hermann Boerhaave*. London 1743. 8.
Math. Maty, Essai sur le caractère du grand médecin, ou éloge critique de *H. Boerhaave*. Köln 1747. 8. Deutsch: Lpz. und Freib. 1748. 8.
Vie de M. *Hermann Boerhaave*. Ohne Druckort von einem Ungenannten, nach *Schultens* u. a. Quellen. 8.
Fontenelle, in den Memoiren der Pariser Academie von 1738.
Faucourt, in der Encyclopädie von *D'Alembert* und *Diderot*, unter Voorhout.
Hermanni Boerhaave Epistolae ad *Joannem Baptistam Bassand*, medicum Caesareum. Vindeb. 1778. 8.
Die Litteratur findet sich am besten bei *Brüggemann*, medicinische Biographie. Bd. 1. H. 4. unter dem hier benutzten Artikel *Boerhaave* zusammengestellt. H — r.

BOESARTIG, Bösartigkeit in Krankheiten. S. Malignus, Malignitas.

BOGENMESSER, das *v. Gräfe*'sche zur Amputation des Unterschenkels. Damit der Lappenschnitt so verrichtet werde, daſs das Messer hohl geführt, sogleich mit dem ersten Zuge die überflüssige und die Einigung störende Muskelquantität aus der Mitte des Lappens hinwegnehme (S. *v. Gräfe's* Normen), erfand *v. Gräfe* sein Bogenmesser, welches schmal, lang, an der Spitze zweischneidig und an der vordern Hälfte in der Klingenfläche gebogen, an der vordern Hälfte aber gerade gebildet ist (S. Taf. VII. Fig. 4. 5. in *v. Gräfe's* Normen). Bei der Anwendung dieses Messers wird die Spitze desselben nach geschehenen Seitenhautschnitten mit nach dem Schienbeine hingebeugtem Hefte eingestoſsen, bei der Durchführung desselben der Griff immer mehr gesenkt, so daſs die Spitze an der inneren Seite des Schenkels, hart an dem Winkel der Tibia vordringt, dann wird es wie ein gerades Messer heruntergezogen (S. Amputation). Hat man sich mit diesem Messer eingeübt, so erhält man eine ausgehöhlte Muskelfläche, die die Wunde vollkommen deckt.

Litt. *v. Gräfe's* Normen für die Ablösung gröſserer Gliedmaſsen. Berlin 1812. E. Gr — e.

BOGENSAEGE. S. Säge.

BOGENTRIPPER. S. Chorda veneris.

BOHNE. S. Faba.

BOHNENBAUM. S. Cytisus.

BOHNENGESCHWULST. Die dünne gallertartige

Flüssigkeit, welche sich im natürlichen Zustande in den Schleimbeuteln (*Bursa mucosa*) befindet, häuft sich zuweilen dergestalt an, dafs daher Geschwülste von beträchtlicher Gröfse entstehen.

Ihr Sitz ist aufserhalb der Gelenkkapsel, doch nicht oberflächlich. Je nach Verschiedenheit der Lage dieser Geschwulst ist sie mehr oder weniger deutlich fühlbar und beweglich, an sich farblos, anfangs immer umgränzt, meist halbkugelig oder mehr platt und länglichrund, dem Fingerdrucke nachgebend, sehr elastisch, zuweilen deutlich schwappend, teigig oder derb, je nachdem deren Inhalt dünnflüssig oder dicker ist und sie bei magern oder fetten Individuen vorkommt. Meist sitzen sie über oder unter dem Gelenk, am häufigsten an der Beugeseite, verbreiten sich aber bisweilen über einen grofsen Theil des Gelenkes und erschweren dann dessen Bewegung (*Anchylosis spuria*), entweder durch wirklich erregte Schmerzen oder durch die entstehende Spannung, welche aber später zur wahren Anchylose werden kann. Nur selten ist indessen die Geschwulst schmerzhaft, doch wird sie es bisweilen sehr. Sie kommen bisweilen an dem Schenkel-, Fufs-, Schulter- und Handgelenk, häufiger am Knie- und Ellenbogengelenk vor.

Die Beschaffenheit der enthaltenden Flüssigkeit ist verschieden, und scheint dies in Beziehung zu denen sie bedingenden Ursachen zu stehen. Mehrentheils ist die Flüssigkeit dünn, zuweilen consistenter, gallertartig, und enthält nicht selten eine verschiedene Menge kleiner, bald zerreiblicher, bald elastischer knorpelartiger Concremente, von weifslicher Farbe, glatter Oberfläche und verschiedener Gröfse, welche man bei der Untersuchung der Geschwulst zuweilen deutlich durchfühlt, und von coagulirtem Eiweifsstoff gebildet zu sein scheinen.

Zuweilen entzündet sich eine solche Schleimbeutelgeschwulst in Folge einer Erkältung, Verstauchung, Quetschung, oder nach dem Mifsbrauch von Quecksilbermitteln, zumal bei scrophulöser Diathese, oft in Folge einer damit gleichzeitig verbundenen Entzündung der Synovialhaut, und ist dann mit mehr oder wenigem Schmerz verbunden, je nachdem die Entzündung einen akuten oder chronischen Verlauf hat, und verbreitet sich nicht selten in der Umgegend mit Röthe der Haut. Die anfängliche Schwappung, die bei der mehr oberflächlichen Lage sehr deutlich war, verliert sich um so mehr, je mehr sich die Haut verdickt, die Geschwulst wird dann allmählig härter und bisweilen ganz fest, beinahe knorpelicht. Wird die Entzündung der Geschwulst heftig, so geht sie meist in Eiterung (*Abscessus bursalis*) über, und der Eiter ergiefst sich dann in das Zellgewebe unter der Haut oder nach aufsen, und giebt wohl bei übel Constituirten und bei Vernachlässigung zu lange dauernden Geschwüren und Fistelgängen Veranlassung. Bei schleichender Entzündung entsteht durch Exsudation Wassersucht der Schleimbeutel (*Hydrops bursarum mucosa*), wobei die Geschwulst mit Nachlafs und endlichem Verschwinden der Schmerzen und Röthe sich binnen einigen Tagen in eine kugelige, rundum und auch in der Basis weichen Hervorragung concentrirt, zuweilen aber auch ohne deutliche Entzündung und ohne Schmerzen langsam und unmerklich sich bildet.

Die nächste Ursache der abnormen Ansammlung scheint immer ein entzündlicher Zustand der innern Haut der Schleimbeutel zu sein, welche in jeder Hinsicht mit der der Synovialhäute übereinstimmt.

Die Behandlung richtet sich daher immer nach den mit ihr in Verbindung stehenden Ursachen, und nach der jedesmaligen Beschaffenheit der Geschwulst. Zunächst bezweckt sie immer die Zertheilung, und, gelingt diese nicht, die Entleerung der enthaltenen Flüssigkeit.

Ist mithin die Bohnengeschwulst wie gewöhnlich farb- und schmerzlos, so lasse man Einreibungen von flüchtigem Liniment, oder camphorirter Quecksilbersalbe machen, lege spanische Fliegenpflaster auf und erhalte diese längere Zeit im Zuge, gebrauche öfters warme Douche, lege zertheilende Pflaster, wende einen gelinden Druck an u. s. w. Bei rheumatischer Complication wickele man den Theil in Flanell ein, oder umgebe ihn mit Wachstaffet.

Ist sie hingegen schmerzhaft und entzündet, so wende man kalte Ueberschläge von Bleiwasser, Blutegel und Einreibungen der grauen Quecksilbersalbe an; später, der Geschwulst nicht zu nahe, Blasenpflaster, welche man längere

Zeit zu unterhalten suchen mufs, oder mache Einreibungen von flüchtiger Salbe u. s. w., wobei man aber immer solche Mittel in Gebrauch ziehen mufs, welche dem, mit dem Uebel in Verbindung stehenden Allgemeinleiden entsprechen, und deshalb besonders Rheumatismus, Scropheln und psorische impetiginöse Complicationen berücksichtigen mufs.

Wenn durch diese Behandlung die Zertheilung nicht bewirkt wird, und die sich immer vergröfsernde Geschwulst Beschwerden verursacht, so mufs man sie durch die Punction oder einen Einschnitt entleeren, und durch Einlegen von Bourdonnets, die nach Erfordernifs mit reizenden Salben bestrichen, oder in ätzende Solutionen getränkt, oder mit dergleichen Pulvern bestreut sind, oder durch Reizung der inneren Fläche der Geschwulst mit dem stumpfen Ende einer Sonde, oder durch reizende Einspritzungen, oder endlich durch das Einziehen eines schmalen Eiterbandes aus einigen baumwollnen Fäden, einen solchen Grad von Entzündung hervorrufen, dafs alle Secretion aufgehoben wird, indem man, so wie eine hinreichende Entzündung entstanden ist, das Eiterband auszieht und einen gleichmäfsigen gelinden Druck durch Umwickelung mit einer Binde anwendet, um die Höhle zur Verwachsung zu bringen. Immer aber ist zu beachten, dafs Entzündung und Eiterung eines grofsen Schleimbeutels gefährliche Zufälle herbeiführen kann.

Wäre aber wohl der Sack sehr verdickt, oder das Subject überhaupt träg entzündlich, und von dieser Behandlung keine Heilung zu erwarten, so exstirpire man die Geschwulst, wenn dessen Lage es gestattet, entweder ganz, oder theilweise, so dafs die hintere Wand derselben vorerst sitzen bleibt und dieser Rest bei der fortunterhaltenen Eiterung endlich abgestofsen wird, oder zerstöre sie auch bei solchen, zumal scrophulösen Subjecten durch die Eiterung eines durchgezogenen Eiterbandes von 10 — 20 baumwollenen Fäden, welches man durch Ausziehen von einzelnen Fäden immer dünner macht und endlich ganz auszieht, wenn man bei dem täglichen Verbande sieht, dafs Stücken des Sackes mit fortgehen.

Nach der Heilung bleibt gewöhnlich eine Steifigkeit,

unvollkommene Anchylose des Gelenkes, zurück, die man durch fleifsiges Reiben mit erweichenden öligen Mitteln und Dampf- oder thierischen Bädern u. dgl. zu heben suchen mufs.

Synon. Schleimbeutelgeschwulst — *Bursa mucosa*, *Arthrophyma bursale*, von ἄρθρον, das Gelenk und φῦμα, die Geschwulst, besonders eine eng begränzte.

Litteratur.

Koch, Diss. de morbis bursar. tendinum mucosar. Lips. 1790.

Ders. Untersuchung des natürlichen Baues und der Krankheiten der Schleimbeutel. A. d. Latein. m. Anmerk. Nürnb. 1795.

Herwig, Diss. de morbis bursar. mucosar. Gotting. 1795.

Lentin in *Loder's* Journ. f. d. Chirurg. Bd. I. S. 60.

A. Monro, Abbildung und Beschreibung der Schleimsäcke des menschl. Körp. a. d. Engl. umgearb. u. vermehr. herausgeg. v. *Rosenmüller*. Leipzig 1749.

Brodie, pathologische und chirurg. Beobacht. üb. d. Krankheiten der Gelenke, a. d. Engl. v. *Holscher*. Hannov. 1821. S. 335. Ull — n.

BOHREN, Anbohren, heifst in chirurgischer Hinsicht der operative Act, durch welchen man mittelst eines dazu passend geformten scharfen Instrumentes in eine Höhle des Körpers, oder in die innere Substanz eines Theiles eindringt, theils um dort eine krankhaft angesammelte Flüssigkeit herauszulassen, theils um hier entartete feste Theile selbst oder fremde Körper wegschaffen zu können. — Das Durchbohren der weichen Wandungen einer Höhle und Herausfördern einer Flüssigkeit aus derselben, wird als zusammenhängender Act gewöhnlich durch den Ausdruck „Abzapfen" (m. s. den Artikel hierüber im ersten Bande), *Paracentesis*, *Punctio*, bezeichnet, das Durchbohren knöcherner Wände, um in eine Höhle einzudringen, aber mit dem Namen „Trepanation" belegt (m. s. diesen Artikel). Wenn man also den Begriff des Ausdruckes „Anbohren" genauer begrenzen will, so darf man darunter nur die theilweise Wegnahme der Substanz einer Wand oder Oberfläche mittelst eines durch Druck und drehende oder hin- und herziehende Bewegung zugleich eindringenden scharfen Werkzeuges verstehen. — Es geschieht dies nun meistens bei theilweiser Verderbnifs eines Knochens, um einzelne, zum gesunden Zustande nicht zurückführbare Theile desselben wegzunehmen, z. B. bei Knochengeschwülsten, auch abgestorbenen Parthieen den Ausgang zu erleichtern oder sie herauszuziehen, wie es z. B. bei der Necrose mit dem Sequester, nach Verwundungen mit eingeklemmten Splittern, mit cariös gewordenen Theilen u. s. w. bisweilen erforderlich wird. Die Fälle aber, in denen das Anbohren ausgeführt werden mufs, sind ihrer Natur nach verschiedenartig. In der Regel darf diese Kunsthülfe nicht eher eintreten, als bis sich durch aufmerksame Beobachtung ergeben hat, dafs die Kraft der Natur zur Erreichung des Zweckes nicht hinlänglich sein werde, oder dafs die durch letztere allein zu erzielende Heilung sich übermäfsig lange verzögern würde. Sie setzt voraus, dafs die dem örtlichen Uebel etwa zum Grunde liegenden inneren Bedingungen vorher beseitiget, oder, wenn die mechanische Hülfe ohne Gefahr nicht verzögert werden darf, doch solche Vorbereitungen getroffen worden sind, die der Fortdauer ihrer schädlichen Einwirkung wirksam zu begegnen versprachen.

Unter den zum Anbohren brauchbaren Instrumenten, nimmt noch immer die von alten Zeiten her unter dem Namen des Trepans bekannte Kreissäge den ersten Platz ein. Ihre Anwendung setzt zwar immer eine dem Umfange der Trepankrone einigermafsen entsprechende Fläche voraus; da indessen die Kronen von jedem beliebigen Durchmesser gefertiget werden können, so bleiben sie dessenungeachtet für eine grofse Anzahl von Fällen brauchbar. Nächstdem hat man sich zum Abschaben von Knochensubstanz ehedem des scharfen Glases bedient, und braucht zu demselben Zwecke gegenwärtig verschieden geformte Schab- oder Radir-Eisen, mit denen man gleichfalls dünne Knochenlamellen, obgleich mit vielem Zeitaufwande, allmählig durchbohren kann; passender erscheint hierzu indessen der Exfoliativ-Trepan, da man mit ihm mehr Kraft anzuwenden vermag. Am vortheilhaftesten werden aber immer zum Anbohren Sägen verschiedener Art gebraucht werden, da Knochenscheeren und Meifsel mehr oder weniger ungewifs wirken, und leicht Splitterungen oder Risse veranlassen. Doch können diese letzteren Instrumente bisweilen nicht füglich entbehrt werden, z. B. der Meifsel bei Eröffnung der Highmorshöhle von dem knöchernen Gaumen aus, zu deren Anbohrung und gleichzeitigen Durchziehung eines

Haarseiles sich *Weinhold* auch seiner Nadel-Trephine bedient. — Die Sägen sind entweder fest im Hefte stehend, unbeweglich, oder ihre Einrichtung ist beweglich. Letztere gewähren den bedeutenden Vortheil, dafs die Säge abwechselnd in allen ihren Punkten gleich stark einwirkt, wobei sie entweder in horizontaler Richtung hin- und herbewegt werden kann, wie dies mit der von *Scultet* schon erfundenen und in seinem Armamentarium abgebildeten geraden Säge der Fall ist, oder die kreisrunde Form hat, eine Scheibe darstellt, welche nun die Sägezähne entweder in der Richtung ihrer Fläche, d. h. so gelagert haben kann, dafs die Spitzen derselben die Peripherie des Kreises bilden (Scheibensägen), oder die Zähne in rechtem Winkel von der Scheibe abgehen läfst (Kreis-, Trepan-Sägen). — Die unbeweglichen Sägen wirken immer nur mit einem Theile ihrer Schärfe; auch können sie nicht so schnell gehandhabt werden, wie die beweglichen mittelst der Kurbel und des Rades; doch kann man ihnen sehr mannigfache beliebige Formen geben. Die Serra versatilis, welche sich in jedem Trepanationsapparate zu befinden pflegt, ist eine dergleichen unbewegliche Säge; *Thal* hat auf ihrer Rückseite ganz passend ein Plättchen angebracht, mittelst dessen man den Finger aufdrücken und so die Wirkung verstärken kann. Derselbe hat auch dadurch, dafs er an den geraden Handgriff der Säge, nahe an dem Befestigungspuncte des Sägenblattes selbst, noch einen zweiten Handgriff anbrachte, der den ersteren unter rechtem Winkel trifft, das festere Andrücken der Säge an den Knochen möglich gemacht. Unter den unbeweglichen Scheibensägen verdient die von *Griffith* angegebene den Vorzug, da man bei ihr mittelst eines gabelförmigen, zu beiden Seiten der Scheibe befestigten Halters den Druck bequem vermehren kann. — Bewegliche Scheiben-Sägen sind da, wo das Anbohren mittelst des Trepans nicht ausführbar ist, oder wo ein Längenschnitt gemacht werden soll, besonders brauchbar. Die durch *v. Gräfe* erfundene ist unter ihnen die vorzüglichste, da die von *Savigny* und *Machell* angegebenen zu complicirt erscheinen; man findet ihre nähere Beschreibung sammt den Regeln zu ihrer Anwendung in *v. Gräfe's* und *v. Walther's* Journal der Chirurgie, Bd. 6. S. 139., woselbst auch mehrere Sägen der Art abgebildet sind.

Die Oeffnung eines Knochens auf dem chemischen Wege, wie sie z. B. *Delpech* bei der Necrose mittelst der Mineralsäuren ausführt, kann wohl nicht füglich hierher gerechnet werden. Wu — r.

BOL, Bolus wurde vormals jede Thonart genannt, welche man zur Arzenei, und zwar innerlich gebrauchen konnte. Der Bolus mufste also im Munde ganz zergehen und keinen Sand oder kleine Steinchen enthalten. Als Thon mufste er an der Zunge hängen, und nicht mit Säuren aufbrausen, wohl aber die Säuren wie jede Flüssigkeit verschlucken. Wegen der letztern Eigenschaft setzte man den Bol unter die Aborbentia, weil man dieses Einsaugen der Säuren von der chemischen Verbindung mit Säuren oder der Neutralisation desselben nicht unterschied, denn der Thon neutralisirt die Säuren nicht, wie Kalkerde und Magnesia. Da man aber selten den Thon so fein findet, dafs er ganz im Munde zergeht, so pflegte man ihn zu schlemmen und dann ein Siegel darauf zu drücken, zum Zeichen, dafs er echt sei. S. Siegelerden. Man hat zwei Arten von Bolus, den Bolus alba oder den weifsen Bol, und den Bolus armena seu rubra; letzterer ist ein rother eisenhaltiger Thon. *Werner* nannte eine ganz andere Thonart Bol, nämlich diejenige, welche im Wasser mit Geräusch in kleine Stücken zerspringt. L — k.

Wirkung und Anwendung des Bolus. Innerlich angewendet wirkt derselbe Säure tilgend, anhaltend, — äufserlich angewendet zusammenziehend, austrocknend.

In älteren Zeiten hat man häufig die verschiedenen Bolusarten äufserlich empfohlen:

a) bei Krankheiten der Augen, Fell auf dem Auge, in Verbindung mit Zucker und Cremor tartari,

b) gegen scorbutisches Zahnfleisch in Form von Zahnpulver oder Zahnlattwerge,

c) als zusammenziehendes Streupulver bei Exulcerationen, namentlich nach *Plenk* bei Verschwärung des Nabels kleiner Kinder.

Neuerdings hat man die reine Alaunerde (*Hydras alu-*

minicus) als säuretilgendes und zugleich anhaltendes Mittel, innerlich bei Säure und Durchfall der kleinen Kinder angewendet. *Seiler* liefs sie zu fünf bis zehn Gran pro dosi nehmen, *Wiese* rechnete auf sechs Unzen Mohnsamenemulsion eine Drachme Thonerde, und verordnete Kindern hiervon alle anderthalb Stunden einen kleinen Efslöffel voll. O — n.

BOLAXHARZ. Ein gelbes angenehm riechendes Harz, welches noch sehr wenig bekannt ist. Es kommt von Bolax caespitosus oder aretioides Spr. Azorella gummifera Poir. oder Azorella caespitosa Cavan. Az. crassifolia Pers. Mulinum acacule Pers., einer kleinen Pflanzenart, einfacher Dolde, wie Hydrocotefo, kleinen Blüten und länglichen, ganzrandigen Blättern, deren Blattstiele ausgebreitet, dreinervig und wimperig sind. S. *Roem. Schult.* syst. 6. p. 358. Sie wächst auf den Gebirgen in Chili und den Falklandsinseln. L — k.

BOLETUS, Löcherpilz. Eine Gattung von Pilzen, bei welchen sich die Röhren auf der untern Fläche des Fruchtbehälters (Hut) befinden. Im Umfange dieser Röhre sind die röhrigen Schläuche (*thecae*), worin die Samen liegen. Der Fruchtbehälter ist zuweilen ungestielt und macht den ganzen Pilz aus, zuweilen gestielt. Die Röhren lassen sich zuweilen leicht vom Hute lösen, zuweilen schwer; im letztern Falle hat man eine Gattung gebildet Polyporus. Merkwürdige Arten sind:

1) *B. edulis*, Efsbarer Blätterpilz. *Persoon* synops. Fungor. p. 510. *Schäffer* fung. circa Ratisbon. cresc. t. 60. t. 134. 135. *Bulliard* herb. d. l. France. t. 494. Der Hut ist gewölbt, endlich breit, 4—5 Zoll im Durchmesser, röthlich gelb; das Fleisch ist weifslich, ändert die Farbe beim Zerbrechen nicht; die Röhren sind zuerst weifs, werden dann gelblich; der Stiel ist knollig, etwas bauchig, netzförmig überzogen, grau mit einem röthlichen Anfluge. Er findet sich häufig in den Wäldern von Deutschland, und giebt, besonders wenn er jung ist, eine schmackhafte Speise. Es ist eine allgemeine Regel, dafs die Löcherpilze, deren Fleisch die Farbe verändert, giftiger Eigenschaften verdächtig sind. In Frankreich ifst man noch Bol. aereus *Bulliard* t. 385. unter dem Namen Ceps noir, B. aurantiacus *Bull.* t. 482.

f. 2. und einige andere Arten. In Kärnthen wird B. carinthiacus, Herrenschwamm, häufig gegessen.

2) *B. suaveolens*, Wohlriechender Löcherpilz. *Pers.* synop. p. 530. B. suberosus, Bolt. fungrest. t. 162. B. salicinus *Bulliard* herb. t. 433. f. 1. Der Hut ist ungestielt, 2—3 Zoll lang, ziemlich dick und fast korkartig, oben weifs und etwas filzig; die Röhren sind ziemlich grofs, bräunlich und ragen an einer Seite etwas hervor. Er hat einen angenehmen, anisartigen Geruch, der sich lange hält. Man findet ihn auf den Apotheken selten echt. Er wächst an alten Weidenbäumen im mittlern Europa, in Deutschland, aber eben nicht im nördlichen, in Frankreich und England.

L — k.

Wirkung und Anwendung des Boletus suaveolens. Angewendet wurde derselbe bei asthmatischen Beschwerden und in der Hypochondrie, hauptsächlich in der Lungensucht. Gegen letztere Krankheit rühmen ihn schon ältere Aerzte, neuerdings *Wendt.*

Man läfst ihn in Pulver mit Zucker, oder als Lattwerge mit Honig zu einem Skrupel bis zu einer Drachme täglich drei- bis viermal nehmen. O — n.

3) *B. purgans*, Lerchenschwamm. *Pers.* syn. p. 531. B. Laricis *Rubel* in *Jacquin* Miscellan. auctr. 2. p. 164. t. 20. 21. *Bulliard* herb. t. 296. Er ist ungestielt, ziemlich grofs, sehr verschieden an Gestalt, besonders nach dem Alter, oft mit schichtenförmigem Absatz, oben ganz weifs, gegen die Röhre zu oft etwas röthlich und ganz glatt. Das Fleisch ist weifs, ziemlich weich, wird trocken etwas korkartig, endlich aber zerreiblich. Die Röhren sind ungleich, im Anfange etwas orangefarben, endlich bräunlich. Er findet sich an Lerchenbäumen in Kärnthen, in Tyrol, der Schweitz und Frankreich. Man hat auf den Apotheken nur das Fleisch, die obere Schale, so wie die Röhren sind abgeschnitten. Wir haben eine Analyse dieses Pulvers von *Bucholz* (Berlin. Jahrb. für Pharmacie 1808. S. 111.). Er fand darin ein scharfes Harz, in Hundert 50 Theile, wovon 9 Theile nur im heifsen Terpenthinöl sich auflöfsten, 41 auch im kalten, ferner 3 bittern Extractivstoff, 6 Gummi, 30,6 Faser, 10 Wasser, wozu auch der Verlust gerechnet wurde. L — k.

Wirkung und Anwendung des Boletus purgans. Er besitzt eine bedeutende Schärfe. Beim Stofsen desselben wirkt schon der Staub davon sehr reizend auf Augen, Nase, Lungen, und erregt anhaltenden Ekel; in starken Gaben innerlich genommen verursacht er Erbrechen und starkes Abführen.

Benutzt hat man denselben:

a) als Purgiermittel in älteren Zeiten, und liefs dann eine halbe bis ganze Drachme des Pulvers nehmen,

b) in kleinern Dosen zu zwei bis vier Gran.

Abends wurde er von *de Haen*, *Barbut*, *Keil* und neuerdings noch von *Toel* gegen die Nachtschweifse der Lungensüchtigen empfohlen. — *Quarin* sah nach der Anwendung dieses Mittels bei einem Lungensüchtigen statt der gehofften Besserung, Brustbeklemmung entstehen. O—n.

4) *B. fomentarius*, Zunderschwamm. *Pers.* syn. p. 536. *Sowerb.* fung. t. 133. Er ist ungestielt, der Hut fast dreieckig, sehr grofs, etwas durch Ansätze gesondert, bräunlichgrau, die Röhren sind anfangs weifslich und bläulich, nachher werden sie etwas rostfarben. Dieses ist der wahre, oft mit andern verwechselte Zunderschwamm. *Persoon* rechnet hierher als Abänderungen den B. ungulatus, *Bulliard* t. 491. f. 2. und B. igniarius ej. t. 454. ? Alle diese Abarten wachsen häufig an grofsen Bäumen, besonders Buchen in Deutschland, Frankreich und England. Man sammelt ihn, wenn er noch nicht ganz entwickelt ist, um Zunder daraus zu bereiten. Man schält zu diesem Zwecke die Röhre und die obere Schale ab, und kocht das Fleisch mit einer schwachen Aschenlauge, auch mit Salpeterauflösung, dann wird es getrocknet und geklopft. Die Zundermacherei ist in manchen Gegenden, z. B. in Ulm, in Thüringen und anderwärts, ein eigenes Gewerbe.

Braconnot hat aus B. Juglandis und pseudoigniarius *Bull.* den Schwammzucker bereitet. S. dieses Wort.

In B. pseudoigniarius *Bull.*, den *Persoon* aber zweifelhaft für eine Abänderung von B. fomentarius hält, fand *Braconnot* eine eigenthümliche Säure, die Boletsäure, welche sich sublimiren läfst, das Eisenoxydul aus Säuren nicht niederschlägt, wohl aber das Eisenoxyd. Es ist Schade, dafs

Braconnot den Pilz, woraus er diese merkwürdige Säure erhalten, so schwankend bestimmt hat. In B. sulphureus *Linn.*, einer ebenfalls sehr zweifelhaften Pilzart, will *Peschier* eine eigenthümliche Säure gefunden haben, die er aber nicht hinreichend charakterisirt. L.— k.

BOLL. Das nach dem Pfarrdorf Boll im Königreich Würtemberg benannte Bollerbad, liegt von Göppingen zwei, von Weilheim eine Stunde entfernt, nach *Schübler* 1285 Par. Fufs über dem Meere erhaben. Die Schwefelquelle welche hier benutzt wird, war schon im funfzehnten Jahrhundert bekannt, wurde aber erst seit Ende des sechszehnten benutzt, seit Herzog *Friedrich* 1594 in Boll die Quelle gut fassen, und über dieselbe ein Brunn- und unfern diesem ein Badehaus aufführen liefs.

Bemerkenswerth sind die zahlreichen und mannigfaltigen Versteinerungen, welche bei Boll vorkommen. Sie finden sich im grauen Flötzkalk, auf welchem bituminöser Mergelschiefer ruht, häufig werden auch in demselben Schwefelkiesnieren angetroffen. Das Lager von schwarzem Schiefer, welcher bei Boll gegraben und zu Dachplatten benutzt wird, erstreckt sich mehrere Meilen weit bis Reutlingen und Bahlingen, wo ebenfalls kalte Schwefelquellen zu Tag kommen. (Vergl. Encyklop. Wörterbuch. Bd. IV. S. 631). Die früher bei Boll benutzten Schwefelerzgruben sind schon längst nicht mehr vorhanden.

Die Mineralquelle zu Boll ist sehr ergiebig, von bläulicher Farbe, einem starken Schwefelgeruch, einem ähnlichen Geschmack, und hat nach *Schübler* die Temperatur von 9,6° *R.* — Noch mangelt eine Analyse derselben. Nach *Wetzler* hat das Wasser zu Boll viel Aehnlichkeit mit der kalten Schwefelquelle zu Weilbach im Herzogthum Nassau.

Gleich ähnlichen Schwefelquellen benutzt man das Mineralwasser zu Boll vorzüglich in Form von Wasserbädern, aber auch als Getränk.

Nach *Luz*, *Hartmann* und *Wetzler* hat sich dasselbe als Bad und Getränk, vorzüglich aber als Bad in folgenden Krankheiten bewährt:

1) in hartnäckigen gichtischen und rheumatischen Leiden,

Ischia-

Ischiadik, Contrakturen, Lähmungen, Knochenauftreibungen, nächtlichen Knochenschmerzen, cariösen Knochengeschwüren.

2) Chronischen Hautausschlägen, veralteten Geschwüren von gichtischen, oder gichtisch-syphilitischen Ursachen entstanden.

3) Stockungen und Geschwülste, Hämorrhoidalbeschwerden, Auftreibung und Verhärtung der Leber und Milz.

4) Verschleimungen der Harnwerkzeuge und des Uterinsystems, weifser Flufs, Anomalien der monatlichen Reinigung.

Litteratur.

J. Bauhini, de aquis medicatis nova methodus. Libr. IV. p. 11. Montispeligardi. 1612.

J. M. Rebstock, vom Wunderbad zu Boll. Ulm 1723.

Osiander, Nachricht von dem gegenwärtigen Zustande des Bollerbades in der Schwäb. Chronik v. J. 1786. S. 30.

J. A. Gesner, Beschreibung der Würtembergischen Bäder und zwar des Wild-, Boller- und Zellerbades, und der Canstadter Salzwasser. 1745. — 1754.

E. Wetzler, über Gesundbrunnen und Heilbäder. Bd. II. Mainz 1819. S. 227.

D. J. Dangelmaier, über die Gesundbrunnen und Bäder Würtembergs. Dritter Theil. Gmünd. 1822. — auch unter dem Titel: Das Bad und die Schwefelquelle zu Boll. Ein Taschenbuch für Brunnen- und Badereisende 1821. O — n.

BOLLAUGE. S. Augenvorfall.

BOLLIGEN. Das Mineralbad dieses Namens liegt unfern dem Dorfe Bolligen, in einer Höhe von 1520 Fufs über dem Meere, eine Stunde von der Stadt Bern entfernt. Eine gründliche Analyse des Wassers fehlt noch. O — n.

BONPLANDIA. S. Cusparia.

BONUS HENRICUS. S. Chenopodium.

BORAS. Die Verbindungen der Boraxsäure s. unter dem Borax.

BORAX. S. Natrum.

BORBORYGMI (von βορβορύζειν ein Geräusch von sich geben). Auch *Murmura ventri.* Das Knurren, Poltern, Lärmen im Leibe, welches von eingeschlossener Luft in den Gedärmen und deren Hin- und Herbewegung von unordentlichen Zusammenziehungen derselben herrührt. Gewöhnlich

Folge von Ueberladung oder von innern Anhäufungen gastrischer Materien, oder von Gaserzeugung aus den Gedärmen selbst (S. Blähungen).

Die Borborygmi deuten gewöhnlich auf eine bevorstehende Diarrhoe, sie können aber auch Leerheit des Magens und der Gedärme anzeigen. Sehr übler Bedeutung sind sie bei hartnäckiger Leibesverstopfung und beim Tympanites. H — d.

BONN. Das Bad dieses Namens liegt im Kanton Freiburg in der Schweiz, am linken Ufer der Saane, 1580 Fuſs über dem Meere, zwei Stunden nördlich von der Stadt Freiburg. Bekannt war das Bad bereits im Mittelalter, und wurde früher stärker besucht, als jetzt. Benutzt werden drei ziemlich starke schwefelhaltige Quellen. O — n.

BONNES oder AIGUES BONNES. Die kleine Stadt, nach welcher die genannten Heilquellen ihren Namen erhielten, liegt im Département des Basses-Pyrénées, im Thale Ossau, sieben Lieues von Pau.

Der Gebrauch dieser Thermalquellen ist sehr alt. Schon im Anfang des sechszehnten Jahrhunderts wurden sie von den, in der Schlacht von Pavia verwundeten Bearner Soldaten benutzt, welche *Jean d'Albret*, Groſsvater von *Heinrich IV*, dahin führte.

Die Brunnenkur in B. beginnt im Mai und endiget mit Oktober.

Man unterscheidet drei Mineralquellen: 1) La Vieille, 2) La Neuve, und 3) La source d'Ortech; alle drei gehören zu der Klasse der salinischen Schwefelquellen. Die Temperatur der ersteren betrug bei 20° R. der Atmosphäre $26\frac{1}{2}$° R., die der zweiten 24° R.

In ihrem chemischen Gehalte scheinen alle drei Mineralquellen nur wenig Verschiedenheit darzubieten.

Poumier analysirte sie früher, neuerdings *Henry*. Er fand an flüchtigen Bestandtheilen Schwefelwasserstoffgas, Stickgas und kohlensaures Gas, an festen in 3 Litres folgende:

Salzsaures Natron....................	1,067	Gran.
Salzsaure Bittererde..................	0,014	»
Latus	1,081	Gran.

	Transport 1,081 Gran.
Salzsaures Kali	Spuren
Schwefelsauren Kalk	0,368 »
Schwefelsaure Bittererde	0,039 »
Kohlensauren Kalk	0,015 »
Kieselerde	0,030 »
Eisenoxyd	0,020 »
Organische Materie	0,332 »
Schwefel	Spuren
Verlust	0,065 »
	1,950 Gran.

Unter den warmen Schwefelquellen der Pyrenäen zählt man die von B. zu den mildesten; sie verdienen in allen den Fällen den Vorzug, wo die Schwefelquellen von Barèges, Cauterets oder Bagnères wegen ihrer reizend-erhitzenden Wirkung contraindicirt sind.

Innerlich hat man sie empfohlen: in der Bleichsucht, Stockungen der Eingeweide des Unterleibes, Hypochondrie, chronischen Hautausschlägen, zurückgetretener Krätze, anfangenden Verhärtungen, vorzugsweise aber bei Leiden der Schleimhäute, hartnäckigen Katarrhen und chronischen Brustleiden.

Aeufserlich rühmt man sie in Form von Bädern und Douche: bei veralteten Geschwüren, Fistelgängen, Caries.

Versendet erleidet das Mineralwasser von B. weniger Veränderungen als das von Barèges und Cauterets.

Litteratur.

Lettres contenent des essais sur les caux minérales du Béarn, par *Th. Bordeu* 1746. Lettre 8.

Parallèle des eaux de Bonnes, de caux chaudes de Cauterets, par *Labaig*. 1750. 8.

Analyse et propriétés médicales des caux des Pyrénées, par *Poumier*. 1813. 8. S. 13.

P. Patissier, manuel des eaux minérales de la France. Paris 1818. S. 149 — 154.

Précis historique sur les caux minérales les plus usitées en médecine, par *J. L. Alibert*. Paris 1826. p. 419.

Henry im Journal de Pharmacie et des sciences accessoires T. XII. 1826. Juin.

O — n.

BORAXSAEURE, Borsäure. *Acidum boracicum, Boracis, Sal sedativum.* Die Boraxsäure wurde von *Homberg* in der ersten Mitte des vorigen Jahrhunderts entdeckt, welcher Borax in Wasser auflöfste, Schwefelsäure zusetzte und sublimirte. Das sublimirte Salz nannte er Sal sedativum und nach dem Entdecker Sal *Hombergii.* Nachher merkte man, dafs die Sublimation überflüssig sei, und dafs die Boraxsäure durch die Krystallisation allein sich scheiden lasse. Man löfst den Borax in 4 Theilen kochendem Wasser auf, filtrirt und setzt $\frac{1}{4}$ seines Gewichts Schwefelsäure zu. Diese verbindet sich dann mit dem Natron zu Glaubersalz, und die Borsäure crystallisirt sich beim Abkühlen. Um sie gänzlich von Schwefelsäure zu befreien, mufs man sie bei der Glühhitze in einem Platintiegel schmelzen und dann umkrystallisiren. Sie schiefst in glänzenden fett anzufühlende Schuppen an, und hält noch Wasser. Sie löfst sich in der mittlern Temperatur in 20 Theilen Wasser auf; in gröfserer Menge im kochenden Wasser. Mit Wasserdämpfen ist sie flüchtig, und bildet dann sehr grofse Schuppen; für sich aber ist sie sehr feuerbeständig. Sie löfst sich in Weingeist auf; dieser brennt mit einer schönen grünen Flamme, auch färbt die Auflösung Kurkumapapier braun. Die Borsäure besteht in Hundert aus 31,19 Th. Bor und 68,81 Sauerstoff. Man findet sie auch in einigen kleinen Seen in Toskana von Natur aufgelöfst.

Das Bor oder Boron zeigt sich als ein dunkelbräunliches, etwas ins Grünliche ziehendes Pulver. Ist er von allem Wasser befreit, so ist er in kochendem Wasser unauflöfslich, auch wird er von Säuren, aufser von Salpetersäure und Königswasser zersetzt. An der Luft entzündet er sich bei einer etwas geringern Temperatur, als bei welcher Baumöl siedet, und verglimmt mit einem röthlichen Feuer unter Funkenwerfen wie Kohlenpulver. — Im Sauerstoffgas brennt er, jedoch mit einer schwachen grünen Flamme.

L — k.

BORETSCH. S. Borrago.

BORRAGO. Eine Pflanzengattung, welche zur *Pentandria Monogynia* und zur natürlichen Ordnung *Borragineae* gehört, welche von dieser Gattung den Namen hat. Die

Borragineae gehören zu den Dikotyledonen oder Exogomen, haben eine einblättrige unter dem Fruchtknoten stehende meistens regelmäfsige Blume, vier Fruchtknoten, die sich in vier Samenhüllen verwandeln mit umgekehrtem Samen. Die Gattung Borrago zeichnet sich durch einen tief getheilten Kelch aus, eine radförmige, fünfgetheilte Blume, mit stumpfen, ausgerandeten, glatten Anhängen. Die Träger der Staubfäden haben einen hornartigen über dem Staubbeutel befindlichen Fortsatz.

1) *B. officinalis.* Gemeiner Boretsch. *Linn. Wild.* spec. 2. p. 776. *Hayne* Arzneigew. t. 38. Eine zweijährige im mittlern und südlichen Europa häufig auf Schutt in der Nähe von Gebäuden vorkommende Pflanze. Die Wurzelblätter sind grofs, eiförmig, buchtig, in einen langen rinnenförmigen Blattstiel verschmälert, die Stammblätter laufen etwas am Stamm herab, alle sind mit steifen Haaren bedeckt. Die Blüten stehen in einer schlaffen Rispe. Die Blumen sind blau, und die hornartigen Fortsätze haben eine dunkele fast schwarze Farbe. Die Pflanze hat einen eigenthümlichen, gurkenartigen Geruch und Geschmack, die Blumen sind schleimig und werden mit Salat gegessen. — *Braconnot* hat den ausgeprefsten Saft untersucht, und darin eine doppelte Art von eigenthümlichem Schleim gefunden. Der erste löfst sich in Wasser, aber nicht in Weingeist auf; er wird durch Gerbestoff gefällt, wie der thierische Leim, der andere ist braun, schmierig, in kochendem aber nicht in kaltem Wasser auflöslich; beim Austrocknen zieht er sich zu einer schwarzen Masse zusammen. Aufserdem enthält der Saft apfelsaures Kali, essigsaures Kali, apfelsauren Kalk und Salpeter.

L — k.

Benutzt hat man sonst dieses Kraut als kühlendes, gelindauflösendes Mittel bei chronischen Krankheiten des Unterleibes; gegenwärtig ist es aufser Gebrauch.

In Frankreich bedient man sich noch der Abkochung der Blätter bei Katarrhen und chronischen Krankheiten der Haut.

O — n.

BORSTE, weifse, bei Schweinen. S. Milzbrandbeulen.

BORSZÉK. Die Heilquelle von Borszék, eine der berühmtesten Säuerlinge Siebenbürgens, entspringt in dem romantischen Thale der Gyergyö an der östlichen Grenze des Szekler Landes, gegen die Moldau auf dem Territorio von Zàrhegy und Ditro.

Die Hauptquelle zu Borszék hat die Temperatur von 8° R., giebt in 4 Stunden 299 neue Maafs oder $7\frac{1}{2}$ teutsche Eimer. Einer im Jahre 1822 unternommenen Analyse zufolge, enthalten sechszehn Unzen dieses Wassers:

Kohlensaures Natron	18,80	Gran.
Kohlensauren Kalk	5,26	»
Kohlensauren Talk	12,52	»
Kohlensaures Eisen	10,17	»
Schwefelsaures Natron	1,76	»
Salzsaures Natron	0,65	»
Thonerde	0,87	»
Kieselerde	0,87	»
Kohlensaures Gas	56,27	Kub. Zoll.

Als ein grofser Vorzug dieses Wassers ist zu bemerken, dafs das in demselben in so beträchtlicher Menge enthaltene kohlensaure Gas sehr fest an das Wasser gebunden sein soll, und sich daher sehr zu Versendungen eignet. Die Zahl der im Jahre 1824 in Siebenbürgen, nach der Moldau und Ungarn versendeten Krüge, betrug 135,000.

Getrunken wirkt diese Quelle die Verdauung befördernd, eröffnend, auflösend, sehr diuretisch, specifik auf das Uterinsystem belebend, stärkend. Mit ausgezeichnetem Nuzzen hat man sie angewendet bei Mangel an Appetit, Verschleimungen und Stockungen im Unterleib, Krankheiten der Urinwerkzeuge und des Uterinsystems, in so fern letztere durch Schwäche bedingt werden.

Aufser der Hauptquelle, welche versendet wird, finden sich zu Borszék noch mehrere ähnliche, von welchen eine zu Bädern benutzt wird.

Litteratur.

Sigism. Bélteki, conspectus systematico-practicus aquarum mineralium magni Principatus Transylvaniae indigenarum. Vindobonae 1818. pag. 65. 70. 85.

Sam. Pataki, descriptio physico-chemica aquarum mineralium magni Principatus Transylvaniae. Pesthini 1820. p. 16—19.
Die Heilquelle von Borszék nach eigenen Erfahrungen in Kürze beschrieben von einem praktischen Arzte. Wien 1825. O—n.

BORUSSIAS heifsen die Verbindungen der Hydrocyansäure mit Basen, oder auch die Verbindungen des Cyans mit einem Metall. s. Blausäure. L — k.

BOSWELLIA. Eine Pflanzengattung aus der natürlichen Ordnung *Terebinthaceae* oder bestimmter *Burseraceae* mit folgenden Kennzeichen: die Blüten sind Zwitter, der Kelch fünfzähnig bleibend, fünf Blumenblätter, eine becherförmige Scheibe umgiebt die Basis des Fruchtknotens und trägt die zehn Staubfäden. Ein Griffel. Die Kapsel dreifächerig, dreiklappig, von der Basis an aufspringend, Samen in jedem Fache einer mit einem breiten Flügel.

1) *B. serrata. Colebrooke* Asiat. Research. T. 9. p. 377. und T. 12. p. 158. Düsseldorf. off. Pfl. 8. T. 3. Ein sehr ästiger kleiner Baum mit ungleich gefiederten Blättern und gesägten Blättchen, ferner mit kleinen gelben Blüten, die in Trauben in den Winkeln der Blätter stehen. Er wächst auf der Westküste der Halbinsel diesseits des Ganges, und giebt ein Harz, welches in allen Stücken mit dem käuflichen Weihrauch übereinstimmt. Da der Weihrauch (*Olibanum, Thus*) aus Arabien und zwar aus dem östlichen Arabien allen Nachrichten zufolge kommt, so ist es gar nicht unwahrscheinlich, dafs die Boswellia auch dort wild wächst, wie denn überhaupt das westliche Indien mit dem östlichen Arabien manche Gewächse gemein hat. Der Weihrauch (*Thus, Olibanum*) kommt in rundlichen, oft getropften und knolligen Stücken von der Gröfse einer Bohne bis zur Gröfse einer Wallnufs vor, die durchscheinend von aufsen wie mit einem Staube überzogen, im Bruche aber splittrig, wenig glänzend, übrigens trocken, spröde, und leicht zerbrechlich sind. Die Farbe ist gelb und zieht zuweilen etwas ins Röthliche, der Geruch eigenthümlich harzig, der Geschmack scharf und bitterlich. Sp. Gew. = 1,221. Zwischen den Zähnen ist er anfangs spröde, nach einiger Zeit hängt er sich an sie an, wird zähe und weich, weifs fast wie Mastix, und macht den Speichel milchig. Der gelbe

am meisten durchscheinende ist der beste, der undurchsichtige graue und gefleckte heifst Weihrauch in sortis. Im Feuer schmilzt er unvollständig und verbreitet einen Geruch, den viele angenehm finden. Er giebt im Wasser gerieben eine Emulsion, in Weingeist löfst er sich zum Theil auf, der Rest ist in Wasser auflöfslich. Durch Destillation mit Wasser giebt er ein ätherisches Oel. Nach *Braconnot* besteht der Weihrauch aus 56 Harz, 5 ätherischem Oel und 30 Gummi in Hundert. Das flüchtige Oel ist blafsgelb und riecht nach Citronen. Das Harz ist rothgelb, spröde, ohne Geschmack, hat die Eigenschaften der vollkommenen Harze, doch giebt es mit Kali nur eine trübe Auflösung. Der Weihrauch ist ein schon seit alten Zeiten gebräuchliches Räuchermittel, welches man früher von Juniperus lycia und thurifera ableitete, zwei südeuropäischen und nordafrikanischen Sträuchern, deren Harz geringe Aehnlichkeit mit dem Weihrauch hat Dafs der Weihrauch von Amyris Kaful oder Balsamodendron Kaful komme, wie *Adamson* und nach ihm *Lamark* sagen, ist eine blofse Vermuthung. L—k.

BOTALLI DUCTUS, *Ductus arteriosus*, Botallischer Gang, Pulsadergang, wird im Embryo die kurze Verbindungspulsader genannt, zwischen der Lungenpulsader und der Aorta, welche das Blut, was, ungeachtet der freien Zusammenmündung der rechten Herzvorkammer, mittelst des eirunden Loches, mit der linken, dennoch in die rechte Herzkammer und von hier in die Lungenpulsader gelangt, bei weitem zum gröfsten Theil unmittelbar in die absteigende Aorta überführt, weil die Lungen in dieser Lebensperiode wenig Blut aufzunehmen fähig sind.

Der Pulsadergang entspringt nahe an der Theilungsstelle der Lungenpulsader aus dem linken Aste derselben, geht zur concaven Seite des Aortenbogens hinauf, und senkt sich hier unter einem stumpfen Winkel ein, etwas tiefer abwärts, als aus der convexen Seite desselben die linke Schlüsselpulsader entspringt. Im Embryo ist dieser Gang die Fortsetzung der Lungenpulsader und weiter, als die von dieser in die Lungen gehenden Aeste. Durch seine Verbindung mit der Aorta wird hauptsächlich der absteigende Theil (*Aorta descendens*) derselben gebildet. Der Pulsadergang ist im zarten Embryo, wo noch das eirunde Loch der Herzvorkammern ohne Klappe und grofs ist, kleiner als nach der Mitte der Schwangerschaft, wo jenes Loch mit einer Klappe versehen und nach Verhältnifs kleiner ist. Wenn nach der Geburt das Kind geathmet hat, so geht das Blut der Lungenpulsader in die Lungenäste derselben, und der Pulsadergang fängt an kleiner zu werden und sich zu verschliefsen, was meistens während des ersten Vierteljahrs und fast immer eher geschieht, als das eirunde Loch der Herzvorkammern verschlossen ist. In seltenen Fällen bleibt er regelwidrig länger offen; man fand ihn im 22sten Jahre, im Mannes- und Greisenalter offen, wovon die Ursache wohl ein unvollkommenes Athmen war. (S. *Halleri* elem. phys. T. VIII. lib. XXX. S. 5.) In der Mitte des Ganges nimmt die Verschliefsung durch Gerinnen des Bluts und Ausschwitzung von Lymphe ihren Anfang, und dehnt sich von hier, früher nach dem Aortenende als dem Lungenpulsaderende desselben hin, aus. Der geschlossene Gang wird Pulsaderband (*Ligamentum Botalli s. arteriosum*) genannt, was bei alten Personen nicht selten zum Theil verknöchert.

Leonard Botal beschreibt diesen Gang in seinen Commentariolis, Lyon 1565. 16, aber ist nicht der Entdecker desselben, weil schon *Galen* (de usu partium, ed. Basileae 1533. fol. lib. XV. p. 141. A.) ihn gekannt, er sagt: „*Vas, quod copulat magnam arteriam venae, quae est secundum pulmonem,*" etc.

Litteratur.

Jo. Bapt. Carcani libri II, in quorum priore de cordis vasorum in foetu unione pertractatur, secundo de musculis palpebrarum etc. disseritur. Ticin 1574. 8.

Halleri elem. physiol. T. VIII. L. 29. §. 48. et L. 30. §. 5.

G. E. Biel, de foraminis ovalis et ductus arteriosi mutationibus, dissert. inaug. Berolini 1827. 4. cum fig. aen. S—m.

BOTALLI FORAMEN (von *Botal* „*vena arteriarum nutrix*" genannt. S. dessen Observ. anat. III. in ejusd. oper. omn. ed. *Jo. ab Horne* L. Bat. 1660. 8. p. 66.), *Trou de Botal* nach franz. Schriftstellern (S. *Halleri* biblioth. anat.

T. I. p. 252.), *Foramen ovale cordis* (*Halleri* elem. physiol. T. VIII. l. 29. §. 45.), Botallisches Loch, ovales oder eirundes Loch des Herzens, wird die während des ganzen Embryolebens vorhandene Oeffnung in der Scheidewand zwischen den beiden Herzvorkammern genannt, welche ebenfalls, wie der Botallische Gang, dem *Galen* bekannt war, und durch welche der eigenthümliche Kreislauf des Bluts in dieser Lebensperiode vermittelt wird.

Es ist desto gröfser und freier, je jünger der Embryo ist; nach dem dritten Monate bekömmt es durch allmähliges Emporwachsen der inneren Haut des Herzens, auf der linken Seite der Herzvorkammerscheidewand, eine Klappe, welche nach dem sechsten Monate seine ganze Höhe erreicht hat, und dann nur dem andrängenden Blute den Durchflufs durch dasselbe von der rechten Vorkammer nach der linken, aber nicht in entgegengesetzter Richtung, gestattet, indem sie sich auf der linken Seite wie ein Ventil an den freien Rand des Loches legt.

Das eirunde Loch verschliefst sich nach der Geburt gewöhnlich später als der Botallische Gang. (Ausnahmen, s. den Art. Herz.) S — m.

BOTANIK. S. Pflanzenkunde.

BOTANYBAYGUMMI. S. Xanthorrhoea.

BOTHOR, ein bei den arabischen Aerzten gebräuchliches Wort, jede eiternde Pustel bezeichnend, daher auch für Variola gebraucht. Speziell wird es für Bläschen und Blätterchen in der Mundhöhle genommen. H — d.

BOTHRIOCEPHALUS. S. Bandwurm.

BOTHRION, Bothrium. S. Hornhautgeschwür.

BOTRYS. S. Chenopodium.

BOTIUM. S. Bronchocele.

BOTRYUM. S. Hornhautgeschwür.

BOUGIE, Kerze, *candela*, *candelula*, *cereolus*, *virga cerea*, ein cylinderförmiger, spitz zulaufender, glatter, nach Art einer wirklichen Wachskerze geformter Körper, dessen Nutzen darin besteht, in die verengerte Harnröhre, das verengerte Rectum, den verengerten Oesophagus gebracht zu werden, und durch allmählig verstärkten Druck und gelinden Reiz die Resorption der krankhaften, den Kanal verengernden Masse zu befördern, und das natürliche Lumen desselben wieder herzustellen.

So wie die Menschen von irgend einer neuen Krankheit befallen wurden, und diese allgemeiner und verheerender sich zeigte, so haben sie auch alle Geisteskräfte angestrengt, um irgend ein Mittel zu entdecken, das sie dieser Krankheit entgegensetzen, welche sie entweder ganz heben, oder doch gelinder machen könnte. Man kann aber immer für bestimmt annehmen, dafs die Entdeckung eines neuen Mittels gegen irgend eine Krankheit immer erst dann geschah, wenn diese lange bekannt war, und schon lange das menschliche Leben trübte.

Ganz so verhält es sich mit der Entdeckung der Bougies gegen die am häufigsten vorkommenden Stricturen der Harnröhre. Denn wenn auch Verengerung des Rectum, des Oesophagus nach einer vorhergegangenen Entzündung oder anderer Krankheit dieser Organe ebenfalls vorkommen, so wurden sie entweder nicht dafür gehalten, oder man erklärte sie geradezu für unheilbar. Schon in der frühesten Zeit hat man aber ohne Zweifel die Entzündung der Harnröhre und deren Folgekrankheiten bemerkt; und jene schon von der ältesten Zeit der Medicin bekannten und beschriebenen Symptome der Dysurie, Strangurie und Ischurie waren gewifs nicht selten einer Verengerung der Harnröhre und nicht den Krankheiten der Nieren, der Blase u. s. w. zuzuschreiben. Da aber die Gelegenheitsursache zur Entzündung dieses Kanals vor dem Erscheinen der Syphilis weit seltener war, so konnte auch die eine krankhafte, das Lumen des Kanals verengernde Metamorphose desselben nur äufserst selten vorkommen.

So gewifs und unbestreitbar es auch ist, dafs die Syphilis selbst, d. h. der Inbegriff der die Krankheit constituirenden Hauptsymptome schon vom Jahre 1495 an sich von Italien aus über Europa zu verbreiten anfing, so bemerkt man doch das Vorkommen der Gonorrhoea, ein jetzt gewöhnliches Symptom der syphilitischen Krankheit, erst gegen die Mitte des 16ten Jahrhunderts, und folglich können auch die Folgekrankheiten der Gonorrhoea, also die Stricturen, die man damals nach der vermeintlichen Causa proxima Carunceln nannte, erst um die Mitte dieses Jahrhunderts bemerkt worden sein. In Spanien und Portugal mufs aber die Gonorrhoea wenigstens um 30 Jahr früher, als in den andern europäischen Ländern, als gewöhnlicher Vorläufer der andern Krankheiten der Syphilis aufgetreten sein, wenn man überhaupt das Schweigen der gleichzeitigen Schriftsteller als einen Beweis von dem Nichtvorhandensein einer Krankheit halten kann und wirklich halten mufs.

Die berühmtesten Schriftsteller, die die Syphilis und ihre schrecklichen Verheerungen mit den lebhaftesten Farben geschildert und kein Symptom derselben unerwähnt liefsen, als *Leonicenus, Torella, Cataneus, Joh. de Vigo, Peter Maynard, Ulrich von Hutten, Fracastorius, Nicol. Massa* u. m. a. erwähnen nichts von der Gonorrhoea und erst *Brassavolus* (1551), *Fernelius* und *Fallopius* (1555) führen sie als eine besondere Krankheit auf, und *Astruc* setzt daher ihr Erscheinen als Symptom der Syphilis in die vierte Periode der verschiedenen Veränderung und Umstaltung, die die Lues von 1191 an bis gegen das Ende des 16ten Jahrhunderts erlitten hat, also etwa zwischen 1540 und 1550. Dafs schon bei *Paracelsus* 1535 die Beschreibung einer Gonorrhoea vorkommt, darauf legt *Astruc* mit Recht keinen Werth, da die Schriften des *Paracelsus* von den spätern Herausgebern corrumpirt und interpolirt wurden.

Bethuecourt führt in seinem 1527 in Paris erschienenen Tractat über die Syphilis unter dem Titel: „Nova poenitentialis quadragesima etc." die Krankengeschichte einer Gonorrhoea an; indefs meint *Astruc* sehr richtig, dafs die Seltenheit solcher Krankengeschichten bei allen gleichzeitigen Schriftstellern den deutlichen Beweis gebe, dafs die Gonorrhoe von 1540 äufserst selten beobachtet worden sein mufste.

Amatus behauptet aber, dafs er die Anwendung der Bougies gegen die Caruncelu schon im Jahr 1535 (denn damals war die Expeditio Caroli V contra Tunetem, und nicht, wie fast alle Schriftsteller und selbst der grofse *Sprengel* 1541 dieselbe setzen) dem Empiricus *Philipp* zu Lissabon gezeigt, und sie mit glücklichem Erfolg bei dem ihm von diesem *Philipp* nachgewiesenen Kranken geübt habe. Er (*Amatus*) habe aber den Nutzen der Bougies in dieser

Krankheit von seinem Lehrer *Alderetes*, Professor zu Salamanca, als er dort studiert, kennen gelernt. — Da nun *Amatus* nach *Astruc* 1511 geboren ist (nach andern aber gegen das Ende des 15ten Jahrhunderts) und wahrscheinlich zwischen 1530 und 40 zu Salamanca studiert hat, wo also die Anwendung der Bougies und folglich die Krankheit selbst öffentlich gelehrt wurde, so mufs auch die Gonorrhoe dort schon herrschend gewesen sein, weil nach *Amatus* jede Strictur der Urethra, oder nach der damaligen Benennung Caruncel, als Folgekrankheit der vorhergegangenen Gonorrhoea virulenta betrachtet wurde, und mit Recht betrachtet werden mufste, da fast alle an Stricturen leidende Kranke entweder gleichzeitig oder doch früher mit Gonorrhoea behaftet waren.

Der erste Schriftsteller, der den Nutzen der Bougies gegen die Caruncelu in einer besondern Schrift bekannt machte, war *Lacuna*, Leibarzt des Papstes *Julius III.* in der unten angeführten Schrift. Er untersucht zuerst mittelst einer wirklichen, dem Lumen des Kanals entsprechenden Wachskerze den Sitz, die Gröfse und Beschaffenheit der Caruncel, zieht dann die Kerze wieder heraus, und nun machte er die Composition eines Pulvers, das ihn der Empiricus *Philipp* gelehrt hatte, und dessen Haupt-Ingredienzien Aerugo, Auripigmentum, Vitriolum und Alumen rochae also lauter corrodirende zum Theil recht caustische Mittel waren. Aus diesem Pulver bereitete er in Verbindung mit Lithargyrum und Oleum Rosae eine Pflastermasse, klebt davon etwas an den durch die Caruncel bewirkten Abdruck der Wachskerze, und bringt diese dann abermals an die verengerte Stelle, drückt sie daran an und stöfst sie wo möglich durch dieselbe durch. Es soll hiedurch eine heftige Entzündung, dann Eiterung und dadurch eine Schmelzung der Caruncel und Rückkehr des natürlichen Lumens des Kanals erfolgen. Dies Verfahren kann man als Norm aller von jener Zeit des *Amatus* und *Lacuna* bis auf die Mitte des 18ten Jahrhunderts erfundenen und angewandten Methoden, die Structur der Harnröhre zu heilen, betrachten. Alle immer von neuem bekannt gemachten sogenannten Novae Methodi waren weiter nichts, als neue Vorschriften zur

Bereitung jenes corrodirenden Pflasters, oder wie selbst noch *Jacque Doran* (1745) lehrte, eine Mischung von verschiedenen corrodirenden Ingredienzien mit Wachs und Oel, um Kerzen daraus zu formen, die dann natürlich noch den Uebelstand hatten, dafs sie alle gesunden Theile der Harnröhre zugleich mit entzündeten und die heftigsten Schmerzen verursachten, was bei einer blos an der abgedruckten Stelle mit Corodenzien belegten Wachskerze doch einigermafsen verhütet wurde. Wäre man nicht immer von der falschen Idee einer durchaus nothwendigen Schmelzung ausgegangen, und daher nicht immer auf die Entdeckung einer neuen Composition corrodirender Mittel, die mehr schadet, als nutzt, bedacht gewesen; hätte man vielmehr die Natur der Verengerung richtiger gewürdigt und eingesehen, dafs der blofse Druck und der gelinde Reiz weit gründlicher das Uebel durch Bethätigung der Resorption heben, als alle Eiterung und Schmelzung, so würde man nicht den Erfinder von Pflastermassen, sondern denjenigen der zuerst darauf kam, eine Wachskerze in die Urethra zu bringen, für den Entdecker der Bougies gehalten haben. Freilich scheint dies derselbe Entdecker zu sein, allein man pries ihn wegen eines mehr schadenden als nützenden Mittels.

Lacuna nennt nun den *Empiricus Philipp* den Entdekker der Bougies, allein *Amatus*, dessen 3te und 4te Centurie 1556 oder vielleicht schon 1554 erschien, eifert in der 4ten Centur. cur. 19 sehr gegen die Anmafsung dieses *Philipp*, der nicht blos den *Lacuna* getäuscht habe, indem er sich für den Entdecker der Bougies ausgab, sondern der noch jetzt (als *Amatus* jene Geschichte schrieb), überall herumreise, und sein Mittel als von ihm selber entdeckt feil biete. Sehr ausführlich und mit unverkennbarer Wahrheitsliebe erzählt nun *Amatus*, dafs dieser *Philipp* nichts von diesem Mittel gewufst, und es erst von ihm, dem *Amatus*, bei einer Consultation wegen eines an Caruncula leidenden Kranken erfahren habe. Dafs sich dies so verhalte, können ihm drei berühmte Männer bezeugen, nämlich: *Ludovicus Munius, Coimbrenis, Georgus Henricus Ulifsponensis,* medici et philosophi nobilissimi, *Manuel Lindus,* astrorum cognitione florentissimus. Nun fährt er fort: „*et ne ego in idem eum*

Philippo vitium incidisse videar, fateor Salmantiae cum agerem, ab Alderete, medico clarissimo et praeceptore meo doctissimo, id curande genus accepisse, sicut alia permulta, quae me hercule! ut magna ita apud me maximo in praetio et sunt et habentur." Nach diesem offenen Geständnifs wird es wohl keinem mehr in den Sinn kommen, an der Wahrheit des von *Amatus* Erzählten zu zweifeln, und so haben *Astruc*, *v. Swieten* und *Sprengel* mit Recht den *Alderetes* für den Entdecker und den *Lacuna* und *Amatus* für die ersten Verbreiter der Bougies gehalten.

Von den vielen andern Schriftstellern, die seit *Lacuna* bis auf die neueste Zeit über Caruncula der Harnröhre und deren Heilung durch Bougies geschrieben, wollen wir nur noch den *Ferri* anführen, dessen Schrift: *„de caruncula sive callo, quae cervici vesicae innascuntur,"* — fast um dieselbe Zeit, als die des *Lacuna* an's Licht tritt, und worin er ein ähnliches Verfahren, die Verengerung zu heilen, empfiehlt. Die Abhandlung selbst habe ich nicht gelesen, allein nach dem, was *Astruc* excerpirt hat, scheint, dafs *Ferri* von der Anwendung der Bleibougies nichts gewufst habe, da *Astruc*, der den Inhalt fast jedes Capitels kurz erwähnt, gewifs nicht eine so wichtige Neuheit übergangen haben würde, indem er selbst die Bleibougies für die vorzüglichsten aller Arten von Bougies erklärt, deren Entdeckung aber einem Anonymus, der zwischen 1550 — 1580 lebte, zuschreibt, wie wir noch unten ausführlicher erwähnen werden. Noch verdient erwähnt zu werden, dafs die von *Ferri* gerühmte Salbe *Alexandri* graeci nach *Astruc's* Behauptung wohl *Alexander Trallian* (de arte medic. lib. III. cap. 2.) gemeint sein könne, der aber jene Salbe keineswegs gegen Krankheiten der Harnröhre, sondern gegen die Ulcera sordida, des Meatus auditorius empfohlen hat; und folglich hat *Alexander Trallian* nichts von der Anwendung der Bougies oder überhaupt von einer Pflastermasse gegen Krankheiten der Harnröhre gewufst; und es ist daher ganz falsch, was der Verfasser des Artikels Bougie im Dict. des Scienc. médic. t. III. p. 269. behauptet: *„Astruc croit, que cet Alexandre étoit Alexandre de Tralles. Si l'en est ainsi, il faut remonter jusqu' au sixième Siècle, époque à la quelle vivait ce médecin."*

In denselben Irrthum und in noch weit gröbern fiel aber *S. Cooper* (Handbuch der Chirurgie übersetzt von *Froriep* B. 4. p. 156.), und es ist unbegreiflich, wie dieser berühmte Schriftsteller bei dem Geschichtlichen der Kerzen solche Fehler begehen konnte. Im ersten Bande meint er, *Scultet* habe schon (?) die Bougies gekannt, in dem Supplementband nennt er nun freilich den *Lacuna* als den ersten Schriftsteller über Bougies, sehr unpassend ist aber der Ausdruck: „im Jahr 1551 theilte er *(Lacuna)* öffentlich mit, was ihm über diesen Gegenstand zu Ohren gekommen war." *Lacuna* war ein sehr berühmter practischer Arzt, Leibarzt *Carl V*, und des Papstes *Julius III*, und hat, wie er erzählt, die Methode die Caruncula durch Bougies zu heilen, durch eine Menge glücklich geheilter Kranken sehr bewährt gefunden. Es kam ihm also nichts zu Ohren, sondern er fand es durch die Erfahrung bestätigt. Nun fährt *Cooper* nach der *Froriep*'schen Uebersetzung so fort: Im Jahr 1554 gab *Amatus Lusitanus* ein Werk heraus, *(Amatus* gab kein Werk heraus über diesen Gegenstand, sondern es findet sich die Stelle in dem 1556 zuerst herausgekommenen einen Theil seiner Centurien, und zwar der 3ten und 4ten, die er zu Ancona im Jahr 1552 und 1553 verfertigte und dem *Alphonse Alencastrensis* widmete, deren Erscheinung aber erst zu Basel bei *Probenius* 1556 statt fand. *Astruc* vermuthet zwar noch eine besondere frühere Ausgabe in Italien, (in Italia seorsum excussas fuisse reor) aber für gewifs hält er die eben erwähnte Baselsche Ausgabe. In der 4ten Centurie curat. 19. spricht nun *Amatus* ausführlich von den Caruncelu und deren Heilung durch Bougies, sowie von der von *Philipp* verbreiteten und von *Lacuna* beglaubten Aussage, als sei er *(Philipp)* der Entdecker derselben) wo er, so fährt *Cooper* in der Erzählung fort, auf mehrfache Weise darthut, dafs der gedachte portugiesische empyrische Arzt von selbst auf den Gebrauch der Bougies gekommen sei (dies ist grundfalsch, da *Amatus* ausführlich zeigt, dafs dieser *Philipp* von ihm dem *Amatus* den Gebrauch der Bougies kennen gelernt habe). Wie könnte auch *Amatus* auf mehrfache Weise darthun, dafs *Philipp* von selbst (!) auf den Gebrauch der Bougies gekommen sei? Wie könnte dies

Amatus beweisen? — Allein des *Amatus* Worte sind so deutlich und bestimmt, dafs nur derjenige der nicht die Quellen selbst studirt sondern auf Treu und Glauben andern nachspricht, wie der grofse *Cooper* hier thut, solche Ungereimtheiten einem so gelehrten Arzte, wie *Amatus* war, in den Mund legen kann, indem er zugleich offen gesteht, dafs er dem *Alderetes* zu Salamanca die Kenntnifs dieser Instrumente verdanke.

Wenn, wie *Cooper* anführt, *Ferri* in seiner 1553 erschienenen Abhandlung behauptet, er habe den Gebrauch der Bougies schon 1548 gekannt, so folgt ja hieraus keineswegs, wie *Cooper* fälschlich folgern will, dafs dies noch früher, als *Lacuna* und selbst *Alderetes* sie gekannt, gewesen sei, da ja *Amatus* schon zur Zeit des Zuges *Carl V* gegen Tunis, also 1535 den Gebrauch der Bougies dem *Philipp* gezeigt hat.

Etwas Näheres über das Leben und Wirken dieses *Alderetes*, den *Amatus* alterum Hispaniae Galenum nennt, konnte ich nirgends auffinden, da selbst *Nicolas Antonius* in seiner Bibliotheca Hispanica nova zwar viele Ordensgeistliche dieses Namens, aber keinen Mediciner anführt, der zu Salamanca um jene Zeit gelebt, und als Professor an der dortigen Universität gelehrt hätte. — Auffallend jedoch war es mir, dafs eben dieser *Nicolas Antonius* im Leben des *Amatus* ausdrücklich anführt, dafs *Amatus* zugleich mit dem *Andreas Lacuna* die Arzneikunst bei dem *Altarese (Aldarete)* studirt habe. „*Amatus Lusitanus medicus doctor*, dies sind die Worte des *Antonius*, *Salmantiae ab Alderete, quem appellat ipse medicorum Hispaniae principem, una cum Lacuna Segobiensi hanc artem dedicit.*" Ist dies wirklich der Fall, so ist es nicht ganz einleuchtend, warum denn *Lacuna* nicht ebenfalls den Gebrauch der Bougies von *Alderetes* erfahren habe; indessen scheint der sonst sehr bedächtige und genaue *Antonius* hier doch aus keinen klaren Quellen zu schöpfen, und das Leben des *Amatus* meist aus andern nicht ganz zuverläfsigen Schriftstellern zu erzählen.

Wenn endlich *Astruc* der Meinung ist, *Amatus* habe deshalb sich die Entdeckung der Bougies nicht zuschreiben können, weil er um das Jahr 1535 noch ein sehr junger

Mann gewesen sei, dem man doch nicht die Entdeckung eines Mittels gegen eine so hartnäckige Krankheit, als die Harnröhrenverengerung ist, zugetraut hätte, so ist dies ganz unstatthaft. Denn erstens brauchte ja *Amatus* gar nicht das Jahr 1535, sondern eine spätere Zeit anzuführen; zweitens woher weifs denn *Astruc*, dafs *Amatus* um das Jahr 1535 noch ein sehr junger Mann gewesen ist? — Denn dafs *Amatus*, wie *Astruc* anführt, 1511 geboren wurde, ist nicht ganz ausgemacht, da im Gegentheil der Verfasser der Bibliotheca Espannola en Madrid 1781, D. Jos. Rodreguez de Castro im Artikel: Amatus Lusitanus ausdrücklich sagt: „*nació a fines del Siglio XV en Castel Blanco* etc. etc.;" und folglich war *Amatus* kein Jüngling mehr, als er den Gebrauch der Bougies dem *Philipp* zeigte.

Kehren wir endlich zum *Ferri* zurück, so empfiehlt dieser ebenfalls wie *Lacuna*, eine aus weifsem oder gelben Wachs verfertigte Kerze mit etwas gepulvertem Grünspan, um die vermeintlichen Caruncеln zu detruiren, in die Harnröhre zu bringen. — Als die einfachste Art von Kerzen empfiehlt er den Stengel der Malven, des Fenchels oder irgend einer ähnlichen Pflanze in die Harnröhre zu bringen.

Christophorus a Vega hat 1552 seinen Tractat: „*de curatione Caruncularum, Salmantiae* 1552," und ein anderer spanischer Gelehrter *Alonz Diaz* über denselben Gegenstand das unten angeführte Werk 1588 in Madrid herausgegeben. Beide kenne ich nur aus andern spätern Schriftstellern, da die Abhandlungen selbst jetzt äufserst selten sind. — Sie empfehlen noch zu unbedingt die corrodirenden Mittel, wogegen *Amatus* schon sehr eifert und die grofsen Nachtheile zeigt, die aus dem Einführen solcher mit ätzenden Substanzen überzogenen Bougies in die Harnröhre, zu entstehen pflegen, indem leicht heftige Entzündung, Brand und selbst der Tod darauf folgen könne.

Von den vielen folgenden Schriftstellern, die bis gegen das Ende des vorigen Jahrhunderts über die Bereitung und Anwendungsart der Bougies geschrieben haben, sind noch vorzüglich zu erwähnen:

Erstens der *Empiricus Godofredus Gianatus*, der durch eine eigene Composition einer Salbe *Carl IX* 1584 von einer

Strictur geheilt haben soll. Die Anfertigung der Salbe und die Anwendung derselben in Form eines Bougies, findet sich in *Lazarus Riverius* observat. medic. Cent. II. observatio XIV. Aus sehr triftigen Gründen bezweifelt *Astruc* aber die Wahrheit dieser Erzählung, und sie scheint ihm deshalb schon erdichtet zu sein, da *Carl IX* schon 1574 gestorben ist. Interessant aber ist es, dafs zu gleicher Zeit ein französischer Empyricus in Italien (*Trincevellus* de ratione curandi particular. human. corp. affect. lib. X. op. 9.) und ein italienischer Empyricus in Frankreich, durch ihre Kunst in der Anfertigung und Anwendung der Bougies Geld und Ruhm sich erworben haben sollen. — Von den übrigen Schriftstellern des sechszehnten und siebzehnten Jahrhunderts, und zum Theil noch der gröfsern Hälfte des vorigen Jahrhunderts finden sich nur sehr wenige, die nicht bei der Heilung der Stricturen Bougies aus corrodirenden Mitteln angewendet hätten. Z. B. *Ambrosius Paraeus* (Opera a *Joh. Guillemeau* climata, Paris 1582 fol.) und fast alle Wundärzte des folgenden siebzehnten Jahrhunderts blieben den durch *Amatus*, *Lacuna*, *Ferri* u. A. eingeführten Methoden treu, und wandten die corrodirenden Mittel noch zu unbedingt an. — Weit vorzüglicher und richtiger verfuhr *Heister* und noch genauer *Astruc*, der alle corrodirenden Mittel verwarf, und nur die Bleibougies, da sie blos durch Druck wirken, angewendet wissen wollte. Den meisten Lärm machte *Jacques Daran* mit einer neuen Composition von verschiedenen Ingredienzien, woraus er Bougies verfertigte und mittelst deren Anwendung er alle Arten von Verengerung heilen wollte. Die Composition seines Mittels war, wie leicht zu errathen ist, lange ein Geheimnifs, allein nachdem was wir jetzt davon wissen (*J. G. Bernstein* pract. Handb. für Wundärzte nach alphab. Ordnung, 5te rechtmäfsige und vermehrte Auflage, 4 Bde. 1818.), waren es gleichfalls viel zu reizende Mittel, als dafs sie lange ertragen und ohne nachtheilige Folgen überhaupt angewendet werden könnten. — *Goulard* (vermischte Schriften) gab verschiedene Formeln zur Bereitung der Bougies an, worin aber meist ein Bleioxyd sich befand. Aehnliche Formeln geben *Richter*, *Bell* u. A. — Vorzügliche Verdienste um die Beschaffenheit und Gröfse der Strictur erwarb sich *Baille*. Nicht weniger verdient machte sich der berühmte *Sömmerring* in der unten angeführten Preisschrift, auch *Schmidt* (a. a. O.) und in der neuern Zeit vorzüglich *Kothe*, von denen bei Abhandlung der einzelnen Bougiearten noch ausführlicher die Rede sein wird.

Verschiedene Arten von Bougies. *Desault* theilte alle Arten von Bougies in 2 Hauptklassen: 1) in einfache, und 2) in medicamentöse. — Zu den ersten zählte er die elastischen, die Bleibougies und die Darmsaiten; zu den letztern alle diejenigen, die aufser der Form noch ein mehr oder weniger kräftiges Arzneimittel enthalten. Diese von einem der berühmtesten Chirurgen gemachte Eintheilung hat allerdings ihren praktischen Werth, obgleich selbst unter den einfachen noch ein grofser Unterschied statt findet, aus welchem Material sie bereitet sind, und, wie wir unten sehen werden, jede Art der einfachen ihre Indication und Contraindication hat.

Es würde unterdessen eine ebenso überflüssige als undankbare Arbeit sein, wenn wir hier alle die verschiedenen Compositionen der sogenannten Bougies médicamenteuses durchgehen und die Formeln dazu angeben wollten. Eine richtige und auf anatomische Untersuchung begründete Theorie über die eigentliche Causa proxima der chronischen Strictur der Harnröhre hat hinlänglich gezeigt, dafs jene fälschlich angenommenen fleischigen Auswüchse (Caruncelu) nur äufserst selten oder nie vorkommen, und dafs das Wesen der Strictur eine durch Vernarbung entstandene Zusammenschnürung an einer oder mehreren Stellen der Harnröhre sei. — Es ist also hier nichts mehr zu schmelzen, oder in Entzündung und Eiterung zu verwandeln vorhanden, wie die Alten geglaubt haben, und es kommt hier alles darauf an, wie der grofse *Sömmerring* gezeigt hat, durch einen allmähligen Druck die einsaugenden Gefäfse zur Aufsaugung der vernarbten Stellen zu bethätigen. Dafs ein blofser Druck dazu hinreichend sei, das hat *Brugmann* (a. a. O.) hinlänglich bewährt. Die ausgezeichnetsten Chirurgen der zweiten Hälfte des vorigen Jahrhunderts, sowie fast alle Neuern haben daher die Bougies médicamenteuses gänzlich verworfen, und *Sömmerring* eifert auch gegen alle Arten von sogenannten armirten Bougies und ist überzeugt, dafs trotz aller von *Hunter*, *Home* und *Jessefoot* beobachteten Cautelen die Verletzung des gesunden Theils der Harnröhre nicht verhütet werden kann, und dafs man überhaupt gar nichts weiter durch die Anwendung des Lapis infernalis erlange, als einen momentanen Durchgang durch den verengerten Canal, indem sich dieser an der cauterisirten Stelle wieder entzündet, eitert und vernarbt, und folglich den vorigen Zustand der Strictur wieder hervorbringt.

Da also jeder Zusatz einer corrodirenden Substanz zu den Bougies verworfen wird, so wollen wir hier nur von den gebräuchlichsten einfachen reden, und besonders von den vier Hauptarten: 1) den Bleibougies, 2) den Darmsaiten, 3) den elastischen Bougies, 4) den armirten Bougies.

Zuerst halten wir es doch für nöthig, einige Worte über die Anfertigung der einfachen aus Wachs und Oel, worin Leinwand getaucht wird, verfertigten, so wie von den sogenannten Candelae mitigantes, denen noch ein Bleiextract beigemischt ist, zu sprechen.

Cereoli lintei. Diesen Namen giebt ihnen *Haeger* (a. a. O.) mit Recht, weil die Leinwand das Hauptmaterial ist, woraus sie verfertigt werden. Die Cautelen bei ihrer Anwendung sind besonders darauf berechnet, dafs sie eine möglichst glatte Oberfläche erhalten. Daher sei die Leinwand glatt, etwas abgetragen, weich, und man tauche sie in die geschmolzene Masse dann ein, wenn diese noch vollkommen flüssig ist, wozu ein passendes keilförmiges Gefäfs nöthig ist, worin die geschmolzene Masse gegossen und dann die Leinwand eingetaucht wird. Das Schmelzen mufs allmählig bei gelindem Feuer vollzogen werden, damit keine Blase aufsteige und die Masse nicht brenzlich werde. Die so eingetauchte und abgekühlte Leinwand schneide man alsdann in einzelne längliche Stücke von der Länge von 10 Zoll, in einer nach der Dicke der Leinwand zu bestimmenden Breite, jedoch so, dafs das eine Ende $\frac{5}{8}$, das andere untere Ende $\frac{2}{8}$ Zoll Breite habe, damit sie beim Zusammenrollen eine kegelförmige Gestalt annehmen. Das Zusammenrollen selbst, so wie das Glätten zwischen zwei Marmorplatten ist freilich mehr Sache des Apothekers und Bandagisten, und kann hier weiter nicht beschrieben werden. Ihr Nutzen würde sich jetzt nur noch darauf beschränken, dafs sie die geeignetsten sein dürften, um bei einer vorzunehmenden Cauterisation nach der *Hunter*'schen, *Dücamp*'schen und andern Methoden einen Abdruck der Strictur zu erhalten, da sie zur eigentlichen Erweiterung durch Druck wegen ihres baldigen Schmelzens und Weichwerdens ganz unpassend sind. Zur Erhaltung eines Abdrucks von dem Sitz und der Form der Strictur, dürfte wohl eben so gut und noch besser ein passender Wachsstock angewendet werden. *Clossius* will, dafs man statt des baumwollenen Dochtes lieber mehrere Zwirnfaden zusammenlegen und sie mit Wachs überziehen soll, wahrscheinlich damit sie desto fester und geschmeidiger werden sollen. Ein Zusatz von einem Harze, was auch *S. Cooper* räth, ist wohl wegen des Reizes, den es verursacht, ganz zu verwerfen. Die seit langer Zeit her gemachte und auch in der preufsischen und andern Pharmacopoeen angeführte Beimischung eines Bleioxyds (*Cereoli mitigantes*) hält *B. Bell* (a. a. O.) hier ganz überflüssig und glaubt, es geschehe blos um dem Bougie eine lebhaftere Farbe zu geben. Nach *Richter* soll das Lythargyrum dem Bougie mehr Geschmeidigkeit geben, und es bricht dann nicht leicht ab, was freilich ein grofser Vortheil wäre. *Astruc* (a. a. O.) und *van Swieten* wollen die mit einem Bleiextract versetzten Bougies bei sehr grofser Schleimabsonderung der Urethra als Exsiccantia angewandt wissen, und *van Swieten* räth bei zu grofser Sensibilität auch Opium hinzuzusetzen, „*Ut sensibilitas loci affecti minueretur.*" — Nach *Richter* und *Bell* soll folgende Formel die beste sein: *Rcp.* Cerae flavae ℥j, Olei olivarum ℥jjj, Minii ℥jβ.

Unter den verschiedenen Formeln zur Composition ist besonders eine lange Zeit sehr in Ruf gewesen, die, welche in der Mitte des vorigen Jahrhunderts von *Daran* (a. a. O.) als ein vorzügliches Mittel zur Hebung der Strictur empfohlen und lange als ein Arcanum, dessen eigentliche Composition nicht gekannt war, verkauft wurde. Allein nach der von *Bernstein* in seinem Handbuch bekannt gemachten Formel, besteht die Mischung ebenfalls aus einer Menge mehr oder weniger corrodirender Substanzen, die daher nach der jetzigen Ansicht ganz verwerflich ist. Die von *Goulard* (a. a. O.) gegebenen Formeln bestehen meist aus Wachs, Oel und einem Bleioxyd, wo die Leinwand hinein getaucht wird, oder auch aus Empl. diachylon simpl., cera pura, und Oleum olivarum.

Wir gehen jetzt zur nähern Betrachtung der eigentlich einfachen Bougies über, und sprechen zuerst von den Bleibougies, da diese die ältesten, fast eben so alt sind, als die Erfindung der Bougies.

I. Bleibougies. Der Erfinder dieser Art von Bougies ist nach *Astruc* ein Anonymus, der zwischen 1540 und 1580 gelebt und wahrscheinlich in Montpellier selbst oder doch in der Nähe die Arzneikunst ausgeübt hat. Die Erfindung fällt also in die Zeit des *Ferri* und vielleicht noch früher. Was diesen Anonymus selbst betrifft, so finden sich von ihm 37 Beobachtungen über seltene und schwere Krankheitsfälle, welche am Ende der im Jahre 1659 zum zweiten Mal erschienenen Observationes medicae *Lazari Riverii* Lugduni Stud. et oper. *Simeon Jacotz.* Die Beobachtung über die Vorzüglichkeit der Bleibougies (*virgulae plumbeae*), machte der Verfasser jener Observationes an einem Augustiner Mönch, der von den heftigsten Schmerzen beim Harnlassen befallen wurde, und der zwar nach der damaligen Ansicht an einer am Blasenhalse sitzenden Caruncel litt. Auf den Rath des Anonymus mufste nun der Kranke, mit Beobachtung einer von dem Arzte vorgeschriebenen Diät, zuerst einen sehr dünnen Bleidraht bis in den verengerten Blasenhals einbringen und ihn einige Zeit darin behalten, und so dann allmählig zu dickern übergehen, die er dann auf längere Zeit in der Harnröhre liegen lassen sollte. Der Kranke befolgte genau die gegebene Vorschrift, und wurde dadurch vollkommen geheilt. *Is itaque,* so fährt der Verfasser fort, „*cum nocte dieque plumbeum radiolum, ut jusseram, in urinaria fistula teneret, mihi tantam utilitatem intra quindecim dies se percepisse retulit, ut libere jam et indolenter lotium redderet; iterque urinae adeo fuisse pervium, ut nullis amplius ad mejendum medicamentis egeat.*" Mit dieser von dem Anonymus gemachten Beobachtung über den Nutzen des Bleidrahts als Bougie, stimmen noch zwei andere sehr grofse Männer vollkommen überein, *Laurent, Heister* (a. a. O.) und der in der Geschichte der syphilitischen Krankheiten noch immer clasissche *Astruc*, der den Bleibougies den Vorzug vor allen giebt. Freilich kannte er noch nicht die Darmsaiten und die elastischen Bougies; indessen ist doch nicht zu läugnen, dafs ein so ausgezeichneter Arzt, wie *Astruc* war, wohl durch eine grofse Erfahrung den Nutzen der Bleibougies bewährt gefunden haben mufs, wenn er sie allein unter allen damals bekannten Bougiesarten als die einfachsten und zweckmäfsigsten empfiehlt. —

So grofs nun aber auch die Autorität eines *Heister* und *Astruc* sein mag, so haben doch sehr viele andere Männer vom Fach den Nutzen der Bleibougies entweder ganz geleugnet, oder sie gar für schädlich und gefährlich erklärt. Die Hauptvorwürfe die man ihnen macht, lassen sich auf folgende fünf Punkte zurückführen:

1) Wegen der Biegsamkeit und Zerbrechlichkeit des Bleies bricht die Spitze leicht ab, zumal wenn der Draht sehr dünn ist. So führt *Le Dran* (Journ. de médicine, Mars 1750. p. 154.) einen Fall an, wo eine solche abgebrochene Bougiespitze in die Blase gefallen war, und die heftigsten Schmerzen verursachte. *Le Dran* liefs Quecksilber einsprizzen, um so das Blei flüssig zu machen, damit es mit dem Urin dann ausfliefse. Dafs dies gelinge, bezeugt auch *Sharp* (*v. Swieten* l. c.) „*Sic*, sagt der grofse *v. Swieten, alia specilla plumbea friabilia redduntur et facile rumpuntur, dum illarum eductio tentatur.*

2) Wenn also der zu dünne Bleidraht leicht bricht, so ist dagegen der dickere sehr schwer in die Harnröhre zu bringen.

3) Wegen der Schwierigkeit sie recht glatt zu machen, verursachen sie heftige Schmerzen und können nur eine sehr kurze Zeit in der Harnröhre gelassen werden.

4) Sie sind nie biegsam und elastisch genug, um die verschiedenen Krümmungen der Harnröhre annehmen zu können, und so machen sie leicht falsche Wege.

5) Endlich verlieren sie bald alle Biegsamkeit und sind dann ganz unbrauchbar.

Wegen dieser sehr grofsen Nachtheile werden sie von *B. Bell*, *S. Cooper*, *Richter*, *Sömmerring* und *Willibald*

Schmidt gänzlich verworfen, und *Haeger* (a. a. O.) eifert so sehr gegen ihren Gebrauch, dafs er ausruft: „*aeterna certe bacillos hosce olivione potius deleri, quam iterum commendari posteris mallem.*"

So grofs nun auch das Anseln dieser Männer ist, und so gegründet auch mehrere der Bleibougies vorgeworfene Nachtheile sein mögen, so habe ich mich doch aus eigener Erfahrung überzeugt, und dies auch in einem eigenen Aufsatz (Journal von *v. Gräfe* u. *v. Walther* Bd. X. Heft 4.) zur fernern Prüfung mitgetheilt, dafs der Nutzen der Bleibougies in gewissen Fällen sehr grofs ist, und sich manche Stricturen durch ihren Gebrauch radical heilen lassen. Denn aufser ihrer Wohlfeilheit, was ihnen im Vergleich gegen die sehr kostbaren elastischen Bougies den Vorzug geben würde, haben sie noch das Gute, dafs sie von dem Kranken selbst ohne alle Hülfe des Arztes in die Harnröhre gebracht werden können, was bei den Darmsaiten und elastischen Bougies wohl nicht so gut möglich ist, welchen Nutzen schon *Astruc* hervorhebt, und der mir ebenfalls in meiner Praxis sehr zu statten kam. Denn es giebt in der That keine Krankheit, bei deren Heilung die Geduld des Arztes und des Kranken so sehr auf die Probe gestellt wird, als die Behandlung einer Harnröhrenstrictur. Von den eben angeführten Nachtheilen habe ich wenigstens keine wahrgenommen. —

Ich würde die Bleibougies besonders indicirt finden, bei allen leichten Verengerungen, und vorzüglich bei der Nachbehandlung nach der Operation, wo mittelst des Lapis infernalis, nach *Ducamp's* Methode, der grofsentheils oder ganz verschlossene Canal geöffnet wird, oder auch mittelst schneidender Instrumente, wie dies ebenfalls, freilich nur bei ganz verzweifelten Fällen, schon von vielen Alten und ganz neulich von *Krimer* (a. a. O.) empfohlen wurde. Die Art, wie ich die Bougies einbringe, stimmt mit der von dem Anonymus gegebenen Vorschrift und von *Astruc* ausführlich beschriebenen Methode vollkommen überein. Man wähle vollkommen geglätteten sehr biegsamen Bleidraht und zwar anfangs einen möglichst dünnen, bestreiche ihn mit Oel und bringe ihn dann langsam und vorsichtig in die Harnröhre, lasse ihn anfangs nur wenige Zeit darin liegen, und gehe allmählig zu dickeren über, die man desto länger darin liegen läfst, je mehr sich der Kranke daran gewöhnt hat. Man lasse übrigens, wie auch schon *Astruc* sehr richtig bemerkt, aus Furcht vor Recidiven selbst nach gehobener Strictur die Bleibougies noch einige Zeit fortbrauchen. Diese Regel mufs überhaupt bei jeder Methode, die man zur Heilung der Strictur angewendet, und besonders bei der Erweiterung durch irgend eine Bougieart genau beobachtet werden.

II. Von den Darmsaiten oder Quellbougies. Auch diese Bougieart hat ihre grofsen Gegner und Vertheidiger gefunden. Man tadelt sie wegen folgender 4 Nachtheile, die ihr Gebrauch mit sich führt:

1) Sind sie zu biegsam und können nicht mit dem gehörigen Nachdruck in die Harnröhre gebracht werden.

2) Ihr Anschwellen geschieht zuweilen so schnell, dafs sie die heftigsten Schmerzen verursachen, und durchaus nicht von den Kranken ertragen werden.

3) Bei bald nach ihrer Einführung erfolgender Schleimabsonderung erweichen sie so sehr, dafs sie gar keinen Druck mehr und folglich auch keine Erweiterung bewirken können.

4) Endlich sollen sie auch bald ranzig und folglich viel zu reizend werden, als dafs man sie ohne sehr grofse Schmerzen in der Harnröhre liegen lassen kann.

So gegründet nun zum Theil auch diese Uebelstände bei der Anwendung der Bougies sein mögen, und so wahr es allerdings ist, wie ich mich selbst aus eigner Erfahrung überzeugt habe, dafs das Hineinbringen und Liegenlassen der Darmsaiten mit sehr heftigen oft unerträglichen Schmerzen verbunden ist, so kann man doch nicht in Abrede stellen, dafs sie auch ihre Vorzüge haben, und in gewissen Fällen, besonders wo die Oeffnung der Strictur äufserst klein ist, allen andern vorgezogen werden müssen. Einen sehr grofsen Lobredner fand diese Bougieart in Dr. *Kothe* (*Rust's* Magazin Bd. XV.), der sich aus einer Menge glücklich gemachter Versuche überzeugt hat, dafs sie am besten geeignet sind, chronische Stricturen durch ihren Fortgebrauch zu heben. Unter den sechs Vorzügen, die sie vor allen andern haben sollen, dürfte wohl der der wichtigste sein, dafs sie seiner Meinung nach einen solchen Reizzustand in der Harnröhre bewirken, der ohne eigentliche Entzündung zu sein, am geeignetsten ist, alle Arten von callösen und und andern durch Hypertrophie entstandenen Stricturen durch Bethätigung der Resorption aufzulösen.

Es würde sich, meint daher *Kothe*, die Idee von der Wirkung der Bougies dahin abändern, dafs mit geringen Abänderungen unter Beibehaltung der Form das Material derselben nicht mehr ganz gleichgültig bleibe, und ihnen durch dasselbe zwar keine arzneilichen Kräfte, aber das Vermögen einwohne, sehr aufzuquellen, und auf eine sanfte Art die Strictur auseinander zu treiben. Die andern fünf Vortheile die sie gewähren sollen, haben sich mir durch die Erfahrung nicht ganz bewährt. Denn dafs man aus keinem andern Material so dünne Bougies verfertigen könne, die auch in die engsten Stricturen zu bringen seien, dürfte wohl deshalb nicht ganz begründet sein, weil man ja auch einen so dünnen Bleidraht als nur möglich ist, wählen könnte. Dafs ferner ihre Einbringung ohne alle Gewalt geschehen könne, ist nur ein scheinbarer Vortheil; denn alsdann müfste der Durchgang durch die Strictur nicht zu eng sein und sie würde dann überhaupt nicht indicirt sein. Dafs sie durch gleichmäfsiges Anschwellen den ganzen Kanal allmählig erweitern und gar keine Schmerzen verursachen; diesem widersprechen, wie schon oben erwähnt wurde, die Erfahrungen sehr vieler berühmter Männer, und auch mir haben sie sich von dieser Seite keineswegs als nützlich gezeigt.

Wenn indessen Männer, wie *Heim*, *Rust* und *Kothe*, aus ihrer vieljährigen Erfahrung die Ueberzeugung erlangt haben, dafs ihre Anwendung bei Stricturen der Harnröhre von grofsem Nutzen ist, so können wir ihren Gebrauch keineswegs verwerfen und müssen es späteren Erfahrungen überlassen, wo besonders, d. h. bei welcher Art von Stricturen, sie vorzüglich indicirt sind. — Nach *Kothe* geschieht die Anfertigung dieser Darmbougies, die er wegen ihres baldigen Aufschwellens in der Harnröhre Quellbougies nennt, aus frischen Schaafdärmen, die nach einer gewissen Präparation (ganz auf dieselbe Art wie dicker Bindfaden zu Strikken) zusammengerollt, ausgespannt und getrocknet werden.

Die viele Ellen lange Darmschnüre feuchtet man hierauf noch einmal an, spannt sie wieder sehr straff und schneidet aus ihnen 9 bis 11 Zoll lange Enden, die dann mit Bimstein an einem Ende abgestumpft und durchweg sehr glatt gerieben werden. Zu den sehr feinen Bougies sind nur wenige Därme, zu den dicken wohl 8 bis 10 erforderlich. Die Art der Application dieser Bougies in die Harnröhre weicht wenig von den allgemeinen Regeln ab, die man bei dem Einbringen jeder andern Art von Bougies beobachten mufs. — Wenn sehr feine eingebracht werden müssen, so widerräth *Kothe* mit Recht das frühere Einspritzen von Olivenöl, weil sonst noch das Bougie, ehe man die Strictur zurückgelegt, auflockert, und dann nicht weiter gebracht werden könne. Auch soll man sie aus demselben Grunde nicht gleich nach dem Uriniren einbringen. Dafs sie übrigens vor dem Einbringen mit Oel bestrichen werden müssen, versteht sich von selbst.

III. Von den elastischen Bougies. So wie die von *Sharp* zuerst aufgestellte und von allen spätern berühmten Wundärzten als wahr anerkannte Theorie, von der Wirkung der Bougies seit der Mitte des vorigen Jahrhunderts allgemeiner wurde, dafs nämlich die Kerzen weder durch Erregung einer Eiterung noch durch Schmelzung, sondern einzig und allein durch Druck die Stricturen zu heilen im Stande seien, so sah man bald ein, dafs die Beschaffenheit der Materie, woraus die Bougies bereitet werden, das Hauptaugenmerk der Wundärzte verdiene, und dafs es darauf ankomme, eine Composition zu entdekken, woraus Bougies verfertigt werden könnten, die weder zu weich noch zu hart und so fest als möglich seien. Als daher die Gebrüder *Bernhard* die von ihnen erfundene Bougieart der Academie der Wissenschaften zu Paris zur Würdigung vorlegten und diese sie als die besten anerkannte, so erhielten diese Bougies, die man wegen ihrer Biegsamkeit elastische nannte, bald den Vorzug vor allen andern; nur wufste man nicht, woraus sie eigentlich bereitet waren. Die Gelegenheit zur Erfindung dieser elastischen Bougies gab unstreitig *Theden*, der in seinem Sendschreiben an *Richter* im Jahr 1777 schrieb, dafs er in Schwefeläther aufgelöfste Cautschuk zur Bereitung elastischer Bougies anwendete. Man glaubte daher, dafs die *Bernhard'*schen Bougies aus einer ähnlichen Masse beständen; allein diese enthalten, wie bereits *Haeger* (a. a. O.) bemerkte, keine Spur von elastischem Harze. Ihre jetzt allgemein bekannte Bereitungsart ist nach dem Dictionnaire des sciences médic. folgende: Man streicht auf ein Stück Leinwand oder seidnes Zeug eine Pflastermasse auf, die stets etwas zähe bleibt und nie ganz hart wird. Darauf schneidet man das so überzogene Stück Zeug in dreieckige Stücke, und rollt diese der Länge nach auf einander zu passenden glatten Flächen, und bildet so mehrere Cylinder von verschiedenem Durchmesser, die gegen das eine Ende natürlich allmählig spitz zulaufen. — Je gröfser das dreieckige Stück Zeug war, desto gröfser ist der Durchmesser der Kerze. Hierauf polirt man diese Cylinder und macht sie so fest als möglich mittelst eines Instruments, dessen sich die Wachsboussirer zur Glättung der Wachskerzen bedienen. Alsdann überzieht man die so polirten Cylinder mit mehreren Lagen von dick eingekochtem Leinöl und polirt sie von neuem; so erhält man die bekannten elastischen Bougies. Uebrigens ist diese Bereitungsart allerdings sehr richtig angegeben, und auch diejenige, deren sich die berliner Apotheker zur Bereitung dieser Bougieart zu bedienen pflegen.

Von den verschiedenen andern Bougiearten, die früher in Gebrauch waren und ebenfalls ihre Lobredner fanden, haben wir das Nöthige bereits in der Geschichte der Kerzen angeführt, und halten es als dem Zweck eines encyclopädischen Wörterbuchs nicht entsprechend, hier ein Mehreres davon zu sagen. Was übrigens die verschiedenen Methoden betrifft, die bei der Anwendung des Lapis infer. nach *Hunter*, *Ducamp* und andern in Gebrauch sind, so wie die verschiedenen Bougiearten die dabei angewendet werden, als z. B. Bougie à ventre u. a., so wird hiervon in den Artikeln Strictura, Urethra u. a. ausführlicher gehandelt werden. In dem Artikel Strictura soll auch von denjenigen Methoden ausführlich gesprochen werden, die man Boutonnière nennt, wo mittelst schneidender Instrumente die Harnröhre an der verengerten Stelle durchschnitten und dann weiter durch Bougies oder auf andere Art behandelt wird. — Ueber die Anwendung und den Nutzen der Bougies bei Stricturen des Rectum und andern Krankheiten dieses Organs und bei Verengerung des Oesophagus, sehe man den Artikel Afterverschliefsung etc. und Oesophagus. Jetzt wollen wir noch über die Wirkungsart der Bougies im allgemeinen sprechen, dann über die beste Art sie anzuwenden, und welche Cautelen und Handgriffe bei ihrer Einbringung zu beobachten sind.

Ueber die Wirkungsart der Bougies. Bei keinem Arzneimittel sieht man so deutlich, wie der Einflufs einer falschen Theorie von der Bildung und der nächsten Ursache einer Krankheit den nachtheiligsten Einflufs auf das Curverfahren auszuüben im Stande ist, als bei der Lehre von der Bereitung und Anwendung der Kerzen zur Heilung der Verengerungen der Harnröhre. Die ältesten Wundärzte von *Amatus* an bis auf das Ende des vorigen Jahrhunderts, setzten die nächste Ursache einer jeden chronischen Strictur in eine nach vorangegangenen schwächenden Potenzen, meist nach Gonorrhoeen allmählig entstandener Anschwellung von fleischigen Auswüchsen an einer oder an mehreren Stellen der Harnröhre, die das Lumen des Canals verengern und so den durchgehenden Urinstrahl entweder gänzlich hemmen, oder ihn dünner, auch getheilt, und nur nach den heftigsten Anstrengungen passiren lassen. Ihr Hauptaugenmerk richtete sich daher auf die Wegschaffung dieser überflüssigen Substanzwucherung, die einige Caruncula, andere Veruca und noch andere anders nannten. — Aus Analogie schlossen sie daher, dafs auch hier, wie bei aller Parasitenbildung, die Wegschaffung der Substanz durch eine zu erregende Eiterung bewirkt werden müsse; diese können aber am schnellsten herbeigeführt werden, wenn erregende Mittel topisch adhibirt würden, die durch ihren Reiz und dessen Folge Entzündung herbeiführen, und so eine Schmelzung der überflüssigen Substanz bewirken. Ob dann nach geschehener Vernarbung der Canal zu seinem vorigen Lumen zurücktritt und dem Urin den freien Ausgang gestattet, oder ob nicht durch eben diese Vernarbung die Härte der krankhaften Stelle noch bleibender und das

Lumen noch andauernder enger wird, und ob nicht, wie *Sömmerring* richtig bemerkt, durch das tägliche Vorbeistreifen des an sich scharfen Urins die Vernarbung von neuem sich entzündet, eitert etc., kurz alle diese nothwendig zu berücksichtigenden Umstände wurden aufser Acht gelassen. Man kümmerte sich wenig um die eigentliche wahre Beschaffenheit der verengerten Stelle, und ging immer von der falschen Hypothese aus, dafs Anschwellungen, klein oder grofs, die Ursache des gehinderten Urinirens seyen, die daher aufgelöfst und geschmolzen werden müfsten. Es ist daher nicht zu wundern, wenn jeder Wundarzt der frühern Zeit sich bemühte, eine Mischung zur Verfertigung von Bougies zu entdecken, die am schnellsten und sichersten die Auswüchse zu schmelzen und zu erweitern im Stande wäre, und da hierin grofser Gewinn für den Entdecker zu erwarten war, so hielt ein jeder seine neu erfundene Methode geheim, wiewohl es wahrscheinlich ist, dafs alle jene Candelae medicatae, Bougies médicamenteuses entweder aus gleichen oder in ihrer Wirkung doch ähnlichen corrodirenden Substanzen bestanden. Selbst der ausgezeichnete *van Swieten*, der das Vorhandensein der Carunceln und anderer Art Auswüchse in der von den frühern Schriftstellern anerkannten Allgemeinheit mit Recht bezweifelt, scheint doch aus dem, was er über *Daran's*, *Sharp's* Methoden urtheilt, unausgemacht zu lassen, ob nicht eine Schmelzung und Eiterung zur Heilung der Strictur nöthig sei. Alle Compositionen von Bougies bestanden daher mehr oder weniger aus reizenden Substanzen, und der Wundarzt sorgte daher nur dafür, dafs sie zunächst und am meisten auf die verengerte Stelle selbst wirken sollten. So sagt *van Swieten:* „*Varia adhibita sunt remedia ad liberandam urethram ab his obstaculis, quae a plerisque habeantur pro furgosa substantia, ex superficie urethrae excrescente*; *hinc applicata fuerunt talia, quae in externis corporis partibus ad similes excrescentias carnosas tollendas laudabantur;*" aber sehr richtig setzte er hinzu: „*prudentiores tamen adhibuerunt talia, quae sensilem hanc partem ledere non possent, ut haec tantum in carunculam possent non in locum vicinum sanum.*" — Wie dies aber, nämlich die Bewahrung der gesunden Theile bei den Bougies médicamenteuses möglich ist, dies ist schwer zu begreifen; denn dafs die Harnröhre selbst beim Beginn des Uebels schon in einem gewissen gereizten Zustande sich befindet, ist wohl leicht zu erachten. Jeder fremde Körper mufs daher durch den beständigen Druck diesen gereizten Zustand verstärken, und besteht er überdies aus reizenden Dingen, so ist Entzündung und Eiterung etc. die nothwendige Folge seiner Einwirkung auf die Harnröhre. Da man also in der neuern und neuesten Zeit die Beschaffenheit der Strictur genauer untersuchte, und selten oder nie eigentliche Excrescenzen und Tumoren fand, sondern vielmehr eine durch eine Art Vernarbung entstandene Zuschnürung der einen Stelle meist am Bulbus urethrae entdeckte, so kam man bald zur Ueberzeugung, dafs von Schmelzen und Eitern gar nicht die Rede sein könne, sondern dafs man rein mechanisch durch einen Körper von der gehörigen Consistenz, der nicht zu weich und nicht zu hart ist, auf die verengerte Stelle durch einen allmähligen Druck so wirken müsse, dafs die vernarbte harte Stelle allmählig eingedrückt und so das frühere Lumen der Urethra wieder hergestellt werde. Fast alle berühmten Schriftsteller der neuern Zeit kommen in der Wirkungsart der Bougies darin überein, dafs sie nicht anders als mechanisch durch allmähligen Druck wirken, und jede Art der Composition ganz gleichgültig sei, wenn nur die Bougies die gehörige Consistenz haben. *Benjamin Bell* sagt daher sehr richtig, auch die am wenigsten reizenden zur Verfertigung der Bougies gebrauchten Mittel, bringen eine reizende Wirkung hervor. Dies schliefst er daraus, dafs wenn man eine Kerze herauszieht, die schon längere Zeit in der Harnröhre gelegen hat, dieselbe immer mit Eiter oder einer dem Eiter ähnlichen Materie überzogen gefunden werde. Er glaubt daher, dafs dies zuerst die Veranlassung zur Hypothese gegeben habe, dafs die Bougies durch Erregung einer Eiterung wirken. Er dagegen nimmt für bestimmt an, dafs die Kerzen nur durch mechanischen Druck ihre Wirkung äufsern, und dafs man bei ihrer Anfertigung darauf zu sehen habe, dafs sie nicht zu hart, nicht zu weich, und dafs ihre Oberfläche möglichst glatt sei, sonst müssen sie aus lauter

mil-

milden Mitteln, die an und für sich keinen Reiz verursachen, bestehen. *Richter* spricht sich über die Wirkung der Kerzen nicht deutlich aus. Im §. 308 seines Handbuches sagt er, es komme in Verfolg der Kur alles darauf an, dafs die Verengerung allmählig erweitert und die Verhärtung erweicht und zertheilt werde. Durch den täglichen Gebrauch der Kerzen unterhalte man daher den eiterähnlichen Ausflufs, wodurch die Härte vorzüglich geschmolzen und die veredelte Feuchtigkeit, die sie erregt, allmählig ausgeleert wird. Im §. 325 hingegen sagt *Richter*, dafs auch gegen Carunkeln, die wahrscheinlich die Folgen vorhergegangener Geschwüre oder heftiger Entzündung sind, die Bougies und Sonden sehr gute Wirkungen äufsern; wahrscheinlich durch Druck auf dieselbe, welcher macht dafs sie verwelken, zusammenschrumpfen, oder sich entzünden und in Eiterung gerathen; es scheint also, dafs auch *Richter* die Eiter erregende Kraft der Kerzen angenommen habe. *Willibald Schmid* (a. a. O.) fällt über die Eiter machenden Bougies oder Candelae medicatae folgendes Urtheil: Bougies aus Massen, die besondere Heilkraft besitzen, sind zwecklos, da sie blofs durch den Druck nützlich sein können, und zweckwidrig, wenn durch sie der beabsichtigte Erfolg der Kur aufgehalten und wie dieses bei Bougies aus scharfen Massen der Fall ist, ein neues Leiden der Harnröhre veranlafst wird. *Sömmerring's* scharfsinniges Urtheil über die Wirkungsart der Bougies ist folgendes: die Kerzen scheinen nicht blofs mechanisch ausdehnend, wie sie etwa auch auf einen leblosen Kanal wirken würden, die verengerte Stelle zu erweitern, sondern auch, wie wenigstens zu wünschen ist, durch einen auf das verengerte Stellchen besonders angebrachten Reiz, denn nach dem vorzüglich durch *Brugmann's* erwiesenen Satze: dafs die Saugadern durch einen Druck zu lebhafterer Wirkung aufgereizt werden, mufs man hoffen, dafs auch hier die Saugadern durch den Druck zu lebhafterer Thätigkeit gebracht, den widernatürlichen Stoff, der die Verengerung bewirkt, wieder wegschaffen werden. In jedem Falle scheint es mir besser, aber freilich mühsamer, nur durch einen langsamen, wenig merklichen Druck, als durch Erregung einer lebhaften Entzündung und Eiterung des Stellchens die Wegschaffung der Verengerung zu bewirken. Denn was ist die Folge davon? Ein Geschwürchen und eine Narbe, das heifst, eine Verengerung, nur von einer andern Art, nicht durch Erhöhung, sondern durch Vertiefung. Sogenannte besänftigende, zertheilende, auflösende, trocknende, kurz medicamentöse oder eigene Heilkräfte haben sollende Kerzen, kann wohl Niemand anwenden, der von der wahren Natur dieser Verengerungen einen deutlichen, anschaulichen Begriff besitzt. Denn gesetzt, eine Kerze hätte wirklich solche Kräfte, so würde ja nur ein sehr kleines Theilchen derselben wirksam sein dürfen, dasjenige nämlich, welches gerade die verengte Stelle berührt, ihre ganze übrige Oberfläche dagegen auch der ganzen übrigen gesunden Harnröhre nur schaden. —

Auffallend dagegen und der falschen Theorie der Alten von dem Wesen der Strictur entsprechend, urtheilt *Behrend* in dem 5ten Bande Seite 274 seiner von *Sundelin* herausgegebenen Vorlesungen, indem er sagt: Auch mischt man der Masse, woraus Bougies verfertigt werden, wohl ätzende Mittel bei; man darf aber nicht glauben, dafs es gelingen werde, dadurch die Excrescenzen zu zerstören, denn nur dadurch wirken die Kerzen überhaupt, dafs sie einen Schleimflufs erregen, vermöge dessen ein Zusammenfallen der geschwollenen Häute hervorgebracht wird. Wenn also die einfachen Bougies nicht hinreichend reizen, so mufs man ihnen allerdings eine reizende Substanz, z. B. ein wenig rothes Präcipitat beimischen. —

Dafs man zu den Ingredienzen, woraus Bougies verfertigt werden, so stark ätzende Mittel, wie z. B. rothes Präcipitat beimischen soll, ist gewifs verwerflich. Fast kein einziger Wundarzt der neuern Zeit billigt die reizenden Bougies, und am allerwenigsten die Beimischung eines so heftigen Causticums, als das rothe Präcipitat ist. —

Kothe stimmt in seiner Abhandlung über die Darmsaiten, *Sömmerring's* und anderer Neuerer Theorie von der Wirkungsart der Bougies durch Druck im Allgemeinen bei. Da er aber den Quellbougies den Vorzug vor allen andern einräumt, so glaubt er, dafs mit geringen Abänderungen unter Beibehaltung der Form das Material derselben nicht mehr ganz gleichgültig bleibe, und ihnen durch dasselbe zwar keine arzneilichen Kräfte, aber das Vermögen inwohne, sehr aufzuquellen und auf eine sanfte Art die Structur auseinander zu treiben. —

Nachdem ich nun häufig die Gelegenheit hatte, die Wirksamkeit der verschiedenen Bougiesarten durch die Erfahrung zu prüfen und die Beobachtung der Wundärzte darüber zu vergleichen, faſste ich endlich, wie ich dies bereits an einem andern Orte gezeigt habe, die Ueberzeugung, daſs zur Heilung dieser Krankheit der Druck allerdings die Hauptwirkung sei, daſs aber auch bei nicht recht gewählten Mitteln der Druck wieder von der andern Seite durch Reiz, Entzündung, vermehrte Schleimsecretionen die Heilung hindert.

Zum Schlusse dieser Abhandlung sei es mir nun erlaubt, meine Meinung kurz über die Anwendung der einzelnen Bougiearten herzusetzen. Es geht auch hier, wie in allen den Sinnen nicht offen liegenden Gegenständen, in allen denjenigen nämlich, die durch Erfahrung und Theorie zugleich bewährt gefunden werden müssen, daſs, so wie jene alte Schule sich einen Mittelweg wählte, der eben-so weit von einer krassen, vernunftlosen Empirie, als von dem Irrgang einer bloſsen Speculation entfernt war, um so auf dieser Mittelstraſse, die sie ihre Methode nannte, zu der Wahrheit zu gelangen, so sollte man auch bei der Beurtheilung verschiedener, gegen irgend eine Krankheit gerühmter Mittel verfahren, nie sollte man eins wählen, und alle verwerfen, und eben so wenig alle zugleich anwenden, oder gar alle insgesammt verwerfen. Eben so verhält es sich bei dem in Rede stehenden Gegenstand, denn weder die Bleibougies, noch die Quellbougies, noch die elastischen, und eben so wenig die aus Leinewand und Wachs componirten sind ganz zu verwerfen; jedes derselben hat das Urtheil berühmter Männer für sich, und es wird nun darauf ankommen, genau zu bestimmen, unter welchen Bedingungen die eine oder die andere Art zu gebrauchen ist.

Die Darmsaiten-Bougies sind da indicirt, wo die Verengerung so klein ist, daſs kein anderes Bougie hineingebracht werden kann. Die Einbringung ist oft sehr schwierig, doch gelangt man gewöhnlich zum Ziel, denn nicht leicht giebt es wohl eine so kleine Verengerung, daſs man nicht noch eine sehr feine Saite hineinbringen könnte. Kann man auch die feinste Harfensaite nicht einmal einbringen, so rathen *Jassoy* und *Harweny* (*Rust's* Magazin B. XI. Hft 1. pag. 137 — 156.) einen Catheter aus elastischem Harz (?) einzubringen, weil der Catheter ohne Draht nachgiebt, und jeder Biegung der Harnröhre leicht folgt.

Geht es auch mit diesem nicht, so bleibt nichts übrig, als die Einbringung eines sehr feinen Catheters aus Gold, am besten aus Platina, oder die Sonde von *Boyer* zu wählen (?). Würde man auch damit nicht zum Zwecke kommen, so wäre denn freilich die Anwendung des lap. infer. nach der *Ducamp-Lallemand*'schen oder *Pasquier*'schen Methode indicirt, oder nach *Krimer* (l. c.) die Operation durch schneidende Instrumente. Hat man aber einen Durchgang mittelst der Darmsaite, entweder durch den lap. infer. oder durch die Operation bewirkt, so würden zur allmähligen Erweiterung des Kanals nicht sowohl die Darmsaiten als auch die elastischen Bougies indicirt sein, und nach meiner Erfahrung die Bleibougies den Vorzug verdienen.

Die Wachskerzen würden sich dann besonders sehr gut eignen, wenn es darauf ankömmt, einen Abdruck von der Gröſse und Form der Strictur zu erhalten, denn als eigentliches Erweiterungsmittel durch Druck könnten sie wegen ihres baldigen Erweichens und Schmelzens nicht gut adhibirt werden. — Was die Bougies médicamenteuses betrifft, so sind sie wohl als obsolet zu betrachten.

Regeln bei der Einbringung eines Bougies. So wie jedes technische Verfahren nur durch Uebung zu einer gewissen Fertigkeit gebracht, und selten oder nie durch bloſse Regeln erlernt werden kann, so ist dies auch bei dem so leicht scheinenden Einbringen eines Bougies oder Catheters in die Harnröhre der Fall. Sehr wichtig ist es jedoch für den Anfänger, die Hindernisse zu kennen, auf die er beim Einbringen eines Bougies stoſsen, und die vielleicht an sich sehr leicht, ihm aber als gleichsam unüberwindlich erscheinen könnten. Sehr ausführlich sprechen sich hierüber *Richter*, *B. Bell*, *Cooper* und vorzüglich *Sömmer-*

ring aus. In neuer Zeit haben *Jassoy* und *Harweny* (*Rust's* Magazin Bd. XI. Heft 1.) Regeln zu dem zweckmäfsigen Gebrauch und der leichtesten Einbringung der Bougies gegeben. Kurze Zeit bevor man ein Bougie einführt, ist es gut den Kranken uriniren zu lassen, um nach der Dicke des Strahles ungefähr die Dicke des Bougies zu bestimmen. Dann läfst man den Kranken mit an den Unterleib angezogenen Schenkeln auf den Rücken auf ein Bett oder Sopha legen; nun bestreiche man das einzuführende Bougie am besten mit frischem Mandelöl, fafst den Penis fest, doch so, dafs die Harnröhre nicht zusammengedrückt werde, also fafst man nur die Corpora cavernosa mit der linken Hand, zieht ihn etwas vorwärts und führt nun das Bougie in die Harnröhre. Indem man es tiefer langsam eindrückt, rollt man es zwischen den Fingern hin und her. Zuweilen hält man eine krampfhafte Zusammenschnürung irrig für eine dauernde Verengerung; sanftes Streichen derselben hebt den Krampf augenblicklich, bisweilen mufs man jedoch mit dem Bougie einige Secunden an derselben Stelle verweilen, bis sich die Harnröhre an den neuen Reiz gewöhnt hat. Dies ist besonders der Fall beim erstmaligen Einbringen eines Bougies. Um das Abweichen der Kerze vom normalen Wege zu verhindern und deren Einbringung zu erleichtern, bringe man den Finger in den Mastdarm, und gebe dem Bougie die gehörige Richtung. Oft ist es gut, wenn man die Harnröhre hinter der verengerten Stelle etwas zusammendrückt. Dafs nach *Jassoy* zuweilen das Einbringen eines dicken Bougies leichter sei, als ein ganz dünnes, da dieses beim Vorhandensein von Geschwüren in deren Höhlung dringt, und so Widerstand findet, dies hat vollkommen seine Richtigkeit. Wenn aber *Jassoy* und *Harweny* das Dasein von Brücken, als möglichste Ursache der Verengerung von Geschwüren und Verdickung der Schleimhaut, durch den eigenthümlichen, nicht gut zu beschreibenden Widerstand, den das Einbringen einer dickeren Kerze erleidet, unterscheiden wollen, so müssen wir dies freilich auf deren Versicherung glauben, da es uns nie gelang, solche feine Unterschiede in der Beschaffenheit der Verengerung wahrzunehmen.

Zuweilen bildet sich eine Querfalte beim Einbringen

eines Bougies oder Catheters, und man hält sie für eine organische Verengerung; man mache dann mit der Kerze eine rotirende Bewegung, wonach diese leicht über das Hindernifs hinweggleitet. Die Vorrichtung, die *Jassoy* und *Harweny* angeben, um eine elastische Kerze gleichsam durch allmähligen Druck auf die verengerte Stelle bis an die Blase zu bringen, ist folgende: Man knüpfe an das obere Ende der Kerze eine Anzahl baumwollener Fäden, die man an einen, am besten aus dünner Weidenruthe verfertigten, mit Leinwandstreifen umwickelten, den Penis lose umgebenden Ring auf vier sich entgegengesetzten Punkte befestigt; der Ring wird gleichfalls durch Leinwandstreifen an vier Punkten an einer den Leib umgebenden breiten Binde befestigt. Auf diese Art, glauben sie, überwindet das Bougie durch den leisen Druck allmählig das Hindernifs, und man findet es oft schon nach einer halben bis ganzen Stunde in der Blase angelangt! Derselben Vorrichtung bedient man sich, um einen Catheter oder Bougie in der Blase zurückzulassen. — Die Vorschrift, dafs man einen Catheter oder Bougie nicht weiter einbringen dürfe, als dafs ihre Spitze eine bis höchstens 2 Linien über den Blasenhals hinausreiche, ist nicht anwendbar, da das Verweilen der Kerze in der Harnröhre oft Erectionen hervorbringt und die Länge der Harnröhre jeden Augenblick wechselt, so dafs das Bougie bald zu lang bald zu kurz sein würde. —

Am schwierigsten ist die Anwendung der Bougies bei denjenigen Stricturen die sich in der Gegend des Bulbus, in der Krümmung der Harnröhre finden. Hier ist besonders Vorsicht nöthig. Man lasse, sobald man mit dem Bougie in die Gegend des Schambeinbogens gekommen ist, die Ruthe zwischen die Schenkeln herabsinken, um die Krümmung der Harnröhre zu mindern, drücke und reibe das Mittelfleisch und leite endlich durch einen in den Mastdarm gebrachten Finger die Spitze des Bougies gegen die Blase zu. — Wir übergehen sehr viele andere mehr oder weniger wichtige Regeln, welche vorzüglich *Richter*, *Bell* und *Sömmerring* für die Erleichterung der Einbringung der Bougies und Katheters gegeben haben, da die Werke dieser berühmten Schriftsteller gewifs in den Händen eines jeden

Wundarztes sind; anderntheils aber thut auch hier wie bei allem technischen Verfahren die Uebung das Meiste.

Sehr treffend sagt *Willibald Schmid* (a. a. O. S. 197): Durch Unverdrossenheit, Geduld, fortgesetzte Versuche und Anwendung verschiedener Handgriffe wird man oft noch zum Ziele gelangen, wo man schon alle Hoffnung aufgeben zu müssen glaubte. Nur wende man nie grofse Gewalt an. Der geringste Schaden, so fährt er fort, den man damit anrichtet, ist, dafs man die Harnröhre sehr empfindlich macht, Schmerzen verursacht und zu Entzündung und Vereiterung Veranlassung giebt. — Sobald sich nur etwas Blut zeigt, mufs man das Bougie zurückziehen, und man mache nicht eher einen neuen Versuch als bis es sich vermuthen läfst, die Wunde sei geheilt. — Dafs man einen falschen Weg gemacht habe, könne man sicher sein, wenn man viele Gewalt anwenden mufste, das Vordringen dem Kranken viele Schmerzen verursachte, Blut aus der Harnröhre flofs, und wenn man das Bougie aus der Harnröhre zieht, kein Harn abfliefst, ob man gleich mit demselben hinter die verengerte Stelle gekommen ist. Ist man nun von dem Dasein eines falschen Weges überzeugt, so mufs zuerst dieser nach den Regeln der Kunst beseitigt werden, ehe man wieder zur Anwendung der Bougies schreitet, da diese sonst allezeit in den falschen Weg dringen würden.

Wenn man nun auf keine Weise im Stande ist ein Bougie durch die Verengerung zu bringen, so räth auch *Schmid* eine möglichst dünne Darmsaite einzuführen. Geht es auch mit diesem nicht, so bleibt freilich nichts weiter übrig, als das Hindernifs mittelst schneidender Instrumente oder durch Cauterisation wenigstens momentan zu heben. Die Regeln hierüber gehören jedoch nicht hieher, sondern in die Artikel Urethra und Strictura, wo sie ausführlich abgehandelt werden sollen.

L i t t e r a t u r.

Amatus Lusitanus (*Joannes Rodréguez*), Curationum medicinalium Centuriae septem. Burdigalae 1620. (cent. IV. curat. 19).

Andreas Lacuna, Methodum cognoscendi exstirpandique excrescentes in vesicae collo caruncula s. Romae 1551. in 12.

Alphons Ferri, De caruncula sive callo quae cervici vesicae innascitur. Romae 1551 (?), Lugdun. 1553.

Franz Diaz, Tract. de todas las enfermedades de los renones vexiga ii carnosidades de la verga. Madrid 1588. 4.

D. Laur. Heister, Instit. Chirurg. Amstelod. 1739. 4. 2 Vol. im Capitel: de caruncula.

Astruc, Joh., de morbis venereis lib. VII. Paris 1740. 2 Vol.

Van Swieten, Comment. in *Boerh.* Aphorism. Bd. V.

Sharp, Samuel, a Critical Enquiry into the present state of surgery. Lond. 1750. 8vo.

Daran, Jacques, Observations chirurgicales sur les maladies de l' urèthre. Paris 1748. A. 1750. 8.

Dran, Henr. Fr. le, Traité des opérations de Chirurgie. Paris 1742. 8.

H. G. Richter's Anfangsgründe der Wundarzneikunst. 2 Aufl. Gött. 1802.

J. F. R. Haeger, Cereolorum historia eorumque usus chirurgicus. Hal. 1795.

W. Krimer, Ueb. d. radicale Heilung der Harnröhrenvereng. u. deren Folgen, nebst krit. Bemerk. üb. *Ducamp's* Heilverfahr. Aach. 1828.

S. Th. Sömmerring, Abhandlung über die schnell und langsam tödtlichen Krankheiten der Harnröhre bei Männern im höhern Alter.

Dr. *Willibald Schmid*, Ueber diejenigen Krankheiten der Harnblase, Vorsteherdrüse und Harnröhre (mit Ausnahme der Blasensteine), denen vorzüglich Männer im höhern Alter ausgesetzt sind. Wien 1806.

B. Bell, Lehrbegriff der Wundarzneikunst. A. d. Engl. Leipz. 1805.

S. Cooper, Neuestes Handbuch der Chirurgie u. s. w. übers. von *v. Froriep.* Weimar 1819. 20.

M. J. Jacoby, Nonnulla de Cereolorum in curanda urethrae strictura usitatissimorum origine et usu. Dissert. etc. Berolin. 1829. Diese Dissertation habe ich besonders in geschichtl. Hinsicht benutzt. H—g.

BOULOGNE-SUR-MER. Diese als Handelsstadt und Hafen bedeutende, im Département du Pas de Calais gelegene, wegen ihres fleifsig besuchten Seebades, berühmte Stadt, besitzt auch eine kalte Mineralquelle. Nach *Bertrand's* Analyse enthalten zwei Pfunde derselben:

Salzsauren Kalk	12	Gran.
Schwefelsaures Natron	8½	»
Kohlensaures Eisen	6	»
Kohlensauren Kalk	2	»
Schwefelsauren Kalk	1½	»
Extraktivstoff	2	»

Bailly empfiehlt sie innerlich, täglich zu einigen Gläsern bei Schwäche des Magens und Darmkanals, namentlich der Folge von hartnäckigen kalten Fiebern.

Lit. *Manuel* de eaux minérales de la France par *Ph. Patissier*. Paris 1818. p. 401 — 403.

Précis historique des eaux minérales les plus usitées en médecine par *J. L. Alibert*, Paris. 1826. p. 198 — 205. 366. 367. O — n.

BOURBON-LANCY. Die kleine Stadt dieses Namens, liegt im Département de Saône et Loire sieben Lieues von Moulins, zwölf von Autun, und erfreut sich eines milden und sehr gesunden Klimas. Die nach dieser Stadt benannten Heilquellen besitzen einen grofsen Ruf, und waren, nach den Ueberresten von einigen alten Gebäuden zu urtheilen, schon den Römern bekannt.

In der Vorstadt Saint-Léger, wo sie entspringen, unterscheidet man sieben Quellen, von welchen die vorzüglichen la Lymbe, la source des Escures und la source de la Reine sind. Die stärkste, wasserreichste und heifseste ist die erste. Das Wasser derselben ist klar, ohne einen vorstechenden Geruch und Geschmack; im Bassin scheint es fortwährend zu wallen und zu kochen, eine Erscheinung, welche nicht allein von dem Grade ihrer Temperatur, sondern auch von der unaufhörlichen Entwickelung von kohlensaurem Gas abgeleitet werden mufs. Nach der neuesten Bestimmung beträgt die Temperatur der Lymbe 45° R., die der source des Escures 41° R. und die der source de la Reine 43° R.

Nach *Verchère* sind die Hauptbestandtheile des Wassers: kohlensaures Gas, salzsaures Natron, salzsaure Talkerde und eine geringe Beimischung von Eisen; nach *Jacquemont*: Kohlensäure, salzsaures Natron, aufser diesen schwefelsaures Natron, kohlensauren und schwefelsauren Kalk, Eisenoxyd und Kieselerde. Nach *Berthier's* neuester Analyse enthält das Wasser der source de la Reine folgende Salze in wasserfreiem Zustande:

Salzsaures Natron	0,001170.
Salzsaures Kali	0,000150.
Schwefelsaures Natron	0,000130.
Schwefelsauren Kalk	0,000075.
Kohlensauren Kalk	0,000210.
Kieselerde	0,000020.
Kohlensaure Talkerde, Eisenoxyd	eine Spur
Summa der festen Bestandtheile	0,001755.
Freie Kohlensäure	0,000270.
	0,002025.

Innerlich hat man sie bei Schwäche des Magens und Darmkanals, Stockungen und Schleimflüssen benutzt; *Lieutaud* empfiehlt sie gegen Wechselfieber. Aeufserlich in Form von Wasserbädern werden sie sehr gerühmt bei Lähmungen von rheumatischen oder gichtischen Ursachen, Ischiadik, — von Gicht, nach Verwundungen oder Beinbrüchen entstandener Steifigkeit, Contrakturen und Anchylosen.

Aufser der Form des Getränkes und des Wasserbades, macht man in B. auch von der der Dampfbäder und der Wasser- und Dampfdouche Gebrauch.

Katharina von Medicis, Gemahlin *Heinrichs II*, gebrauchte die Quellen zu B. auf Anrathen ihres Leibarztes *Fernelius* als Getränk, Bad und Douche und mit dem besten Erfolg.

Litteratur.

De la nature des bains de Bourbon, par *J. Cattier*. 1650. 8.

J. M. Pinot, sur les eaux minérales de Bourbon-Lancy. 1752. 12.

Notice sur les eaux minérales en général, et sur celles de Bourbon-Lancy, par *J. Verchère*. Montpellier. 1809.

Manuel des eaux minérales de la France par *Ph. Patissier*. Paris 1818. p. 491 — 494.

Précis historique sur les eaux minérales les plus usitées en médecine par *J. L. Alibert*. Paris. 1826. p. 73 — 82.

Annales de Physique et de Chimie. Novembr. 1827. O — n.

BOURBON-L'ARCHAMBAULT. Die durch ihre warme Heilquellen bekannte Stadt B. liegt im Département de l'Allier, sechs Lieues von Moulins, zehn von Nevers. Schon von den Römern scheinen diese Heilquellen gekannt und benutzt worden zu sein, wie noch vorhandene Bäder, Münzen und andere bei Nachgrabungen aufgefundene Ueberreste aus jenen Zeiten beweisen. *Gaston von Orleans*, Bruder von König *Ludwig XIII*, erwarb sich um dieses Etablissement durch zweckmäfsige Einrichtungen wesentliche Verdienste, und seit jener Zeit ist dasselbe so erweitert, vergröfsert und verbessert worden, dafs es gegenwärtig zu den bedeutendsten in Frankreich gezählt wird.

Bourbon-L'Archambault bietet dem Reisenden und Kranken geräumige, gut eingerichtete, mit allem Nöthigen versehene Wohnungen dar; das Klima ist gut, der Aufenthalt verhältnifsmäfsig billig, die Zeit des Gebrauchs für Kurgäste von Mitte Mai bis zum Oktober festgesetzt.

Man unterscheidet zu B. und in den Umgebungen von B. mehrere verschiedene Mineralquellen:

1) La fontaine de Jonas. Sie ist kalt, wurde früher getrunken, neuerdings aber auch äufserlich in Form von Waschungen und Douche mit grofsem Nutzen, namentlich bei Krankheiten der Augen angewendet.

2) La fontaine de Saint Pardoux, ist ebenfalls kalt und wird als Getränk sehr empfohlen bei scrophulösen Leiden, Amenorrhoeen, und Leucophlegmatieen.

3) Die wichtigste von allen, ist die Thermalquelle.

Das Thermalwasser, welches in den Reservoirs in beständiger Wallung sich befindet und zu kochen scheint, hat einen schwachen Schwefelgeruch, warm getrunken einen schweflig, säuerlich laugenhaften Geschmack. —

Die Temperatur des Thermalwassers beträgt 30—50° *R.*

Nach *Faye* enthält eine Pinte Wasser folgende Bestandtheile:

Salzsauren Kalk	$2\frac{2}{3}$	Gran
Salzsauren Talk	$1\frac{2}{3}$	»
Salzsaures Natron	$6\frac{1}{6}$	»
Schwefelsaures Natron	$2\frac{1}{6}$	»
Schwefelsauren Talk	$3\frac{1}{12}$	»
Schwefelsauren Kalk	$2\frac{1}{3}$	»
Kohlensaures Eisenoxyd	$3\frac{1}{12}$	»
Kieselerde	$1\frac{1}{12}$	»
Seifenartigen Extraktivstoff	Spuren	
Kohlensaures Gas	$16\frac{1}{4}$	»
Schwefelwasserstoffgas	Spuren	

Aufser diesen Bestandtheilen will *Longchamp* noch eine nicht unbedeutende Menge Stickgas gefunden haben.

Der in den Bassins befindliche Mineralschlamm besteht aus salzsaurem Natron, seifenartigem Extraktivstoff, Kieselerde und Kohlenstoff.

Man benutzt das Thermalwasser zu B. als Getränk, Bad und in Form von Douchen. Der Mineralschlamm, welchen *Faye* wohl unpassend mit dem von St. Amand (Vgl. Encyklop. Wörterbuch Bd. II. S. 120.) vergleicht, wird wenig gebraucht.

In Form von Bädern wirkt das Thermalwasser ungemein belebend, erregend, — getrunken erhitzend, leicht Stuhlverstopfung, starke Congestionen nach dem Kopfe veranlassend, und wird dann gern mit einem mehr eröffnend wirkenden Mineralwasser wie der Fontaine de Jonas verbunden.

Contraindicirt bei Hektischen und an Skorbut Leidenden, hat man sie im Allgemeinen empfohlen in allen den Fällen, welche sich auf reine Schwäche atonischer Art gründen, und zwar:

a) zum innerlichen Gebrauch bei Schleimflüssen, Verschleimungen, Stockungen im Unterleib, Hämorrhoidalbeschwerden und Anomalien der Menstruation, in so fern sie durch Schwäche bedingt sind;

b) äufserlich bei Lähmungen, hartnäckigen, gichtischen und rheumatischen Leiden, chronischen Hautausschlägen, veralteter Krätze, Flechten, scrophulösen Geschwüren, Coxalgieen.

Litteratur.

Traité des eaux de Bourbon-l'Archambault par *Jean Paschal.* 1699.

Essai sur les eaux minérales et médicinales de Bourbon-l'Archambault par *M. Faye.* 1778.

Observations sur les eaux thermales de Bourbon-l'Archambault, Vichi et Mont d'Or, par *M. de Bricude.* 1788.

Nouvel essai sur les eaux thermales et minérales de Bourbon-l'Archambault par *P. P. Faye.* Paris 1804.

Manuel des eaux minérales de la France, par *Ph. Patissier.* Paris 1818. pag. 325.

Précis historique des eaux minérales les plus usitées, par *J. L. Alibert.* Paris 1826. p. 248—257.

O — n.

BOURBONNE-LES-BAINS. Die kleine durch ihre Heilquelle berühmte Stadt dieses Namens, liegt im Département de la Haute Marne, zehn Lieues von Langres. Im Jahre 1732 wurde daselbst ein Hospital zunächst für Militairs errichtet.

Die Badezeit zu Bourbonne beginnt mit dem Monat Mai und endigt mit Oktober.

Das Wasser besitzt einen schwachen schwefeligen Geruch, einen salzig bitterlichen Geschmack, und hat in den verschiedenen Quellen die Temperatur von 32 — $46\frac{1}{2}$° R. Nach *Bosc* und *Bezu* enthält ein Pfund dieses Wassers:

Salzsauren Kalk	8,76	Gran.
Salzsaures Natron	50,80	»
Latus	59,56	Gran.

Transport	59,56	Gran.
Kohlensauren Kalk	1,00	»
Schwefelsauren Kalk	8,88	»
Extraktivstoff mit etwas schwefelsaurem Kalk	0,50	»
	69,94	Gran.

Contraindicirt bei Vollblütigkeit, bei einer cholerisch-sanguinischen Constitution, Hektik, Neigung zu Bluthusten, so wie überhaupt bei akuten Krankheiten, sind die Quellen von Bourbonne dagegen zu empfehlen als reizend belebendes Mittel bei grofser Schwäche, und zwar vorzugsweise in folgenden Fällen:

a) innerlich bei Schleimflüssen, Fluor albus, Verschleimungen der Blase, chronischen Leiden des Magens und der Verdauungswerkzeuge. *Gueyrard* rühmt es namentlich bei Geschwülsten und allen den Krankheiten des Lymph- und Drüsensystems, wo die Anwendung von auflösenden alkalischen Mitteln indicirt ist. Man trinkt täglich drei Gläser und steigt damit bis zu anderthalb Litres. Obgleich das Mineralwasser getrunken eröffnend wirkt, verstopft es zuweilen im Anfange, und dann ist es rathsam, gleichzeitig noch von eröffnenden Mitteln Gebrauch zu machen.

b) als Bad, bei Lähmungen, chronischen Gichtbeschwerden, hartnäckigen Rheumatismen, Anchylosen, Kniegeschwulst, Verkürzung der Glieder als Folge bedeutender Schufswunden. — *Patissier* rühmt besonders die Bäder, wenn das Mineralwasser von dem Kranken einige Zeit bereits getrunken worden und gehörig purgirt hat.

c) als Douche, — mit Vorsicht, da sie sehr reizend wirkt.

d) Noch hat man den auf dem Boden der Quellen befindlichen Mineralschlamm äufserlich benutzt. Wenn man ihn bei Krankheiten der Gelenke oder anderen Lokalleiden anwenden will, empfiehlt man ihn in Verbindung mit Abkochungen schleimhaltiger Pflanzen.

Zur künstlichen Nachbildung desselben haben *Duchanoy*, *Tryaire* und *Jurine* Vorschriften ertheilt.

Litteratur.

Traité des eaux et bains de Bourbonne, par *Thibault*. Langres 1658. 8.

Traité des propriétés des eaux minérales de Bourbonne par *Nicolas Juy*. Chaumont 1716. 12.

Dissertation sur les eaux de Bourbonne par *René Charles*. 1749. 12.
Traité des eaux minérales de Bourbonne-les-bains par *M. Baudry*. Dijon 1736. 8.
Dissertation contenant des nouvelles observations sur la fièvre quarte et l'eau de Bourbonne par *M. Juvet*. Chaumont 1750. 8.
Mémoires et observations sur les effets des eaux de Bourbonne-les-Bains par *Chevalier*. Paris 1772. 8.
Essai pratique sur les eaux de Bourbonne par *Mongin-Montrol*. Langres 1810.
Bosc und *Bezu* im Bulletin de Pharmacie. T. I. S. 116.
Notices sur les eaux minérales de Bourbonne-les-Bains et observations sur l'hopital militaire de cette ville, par *Therrin*. 1813. 12.
P. Patissier manuel des eaux minérales de la France. Paris 1818. S. 452—458.
Manuel historique sur les eaux minérales les plus usitées en médecine, par J. *L. Alibert*. Paris 1826. p. 82. O—n.

BOURBOULE. Der Ort dieses Namens liegt in der Commune von Murat-le-Quaire, im Département du Puy de Dome, zwölf Meilen von Clermont-Ferrand. Der Zahl nach entspringen hier sechs Mineralquellen. Die Hauptquelle oder le grand Bain, giebt in einer Minute 20 Litres Wasser; die Quelle le Bagnessou in gleicher Zeit nur 10 Litres, la fontaine des Fièvres eine gleiche Menge in derselben Zeit, la Rotonde und endlich la source du Jardin, nur 5 Litres in gleicher Zeit.

Die Temperatur der einzelnen Quellen ist sehr verschieden; die Hauptquelle hat die Temperatur von 52° Centigr., la Rotonde nur 12° Centigr.

Nach *Lecoq's* Untersuchung enthielten 5000 Grammes Wasser der Hauptquelle:

Freie Kohlensäure	1,9092.	0,96
Stickgas	0,0755.	0,06.

1000 Grammes Wasser abgedampft geben 5,9965 trocknen Rückstand, welcher folgende Bestandtheile enthält:

Salzsaures Natron	3,9662
Kohlensaures Natron	1,3776
Schwefelsaures Natron	0,2556
Kohlensaure Talkerde	0,1889
Kohlensauren Kalk	0,0112
Kieselerde	0,0667
Latus	5,8662

Transport	5,8662
Thonerde	0,0153
Kohlensaures Eisenoxydul	Spuren
Organischen löfslichen Extraktivstoff mit einer geringen Menge von Natron	»
Animalischen unauflöfslichen Extractivstoff	»
Hydrothionsaures Natron	»
Verlust	0,0868
	5,9983

4000 Grammes Wasser der Source des Fièvres enthalten an freier Kohlensäure 2,8230.

1000 Grammes Wasser abgedampft geben 5,7632 trocknen Rückstand, welcher folgende Bestandtheile enthält:

Salzsaures Natron	2,7914
Schwefelsaures Natron	1,7766
Kohlensaures Natron	0,9582
Kohlensaure Talkerde	0,0416
Kohlensauren Kalk	0,0139
Kieselerde	0,1121
Kohlensaures Eisenoxydul	Spuren
Hydrothionsaures Natron	»
Verlust	0,0416
	5,7632.

Nach *Mercier* wirkt das Wasser der Hauptquelle als Bad angewendet, reizend auf das Capillarsystem und die äufsere Haut, und wird empfohlen bei rheumatischen Leiden, Stockungen und Geschwülsten scrophulöser Art, und bei chronischen Hautkrankheiten.

La Fontaine des Fièvres wirkt dagegen abführend, la Fontaine de la Rotonde wird gegen Bleichsucht gerühmt.

Litt. Manuel des eaux minérales de la France par *P. Patissier.* 1818. p. 535.

Leroy in Annales scientifiques, industrielles et statistiques de l'Auvergne. Juin. 1828. O — n.

BOURDONNET. Hierunter versteht man einen aus geordneter Charpie länglich runden, cylindrischen Körper *(quae teretem magis et cylindricam aut olivarum aut dactylorum nucleis propriorem figuram habent linea glomera, Bourdonnet Gallis appellantur; latine Glomera cylindrica)*;

Heister Institutiones P. I.). Der wesentliche Unterschied des Bourdonnets von den vielen andern aus geordneter Charpie bereiteten Verbandstücke als: Plumaceau, Guteau, Mèche u. a., besteht also in der cylinderförmigen Gestalt, welches auch der Etymologie des Wortes entspricht, Bourdon heifst eine Hummel, Wespe, deren Körper doch immer länglichrund ist, und es ist daher falsch wenn mehrere Handbücher wie z. B. *Tittmann* u. a. m., Bourdonnet mit pulvillus rotündus übersetzen. Die einfachste Art aus geordneter Charpie ein Bourdonnet zu bilden ist folgende: Man nimmt von dieser Charpie mehrere oder wenigere längere oder kürzere Fäden, der Weite und Länge des Kanals den man damit ausfüllen will, entsprechend, fafst sie mit dem Daumen und Zeigefinger und schlägt die Enden um, rollt das Ganze zwischen den Händen und schneidet die Spitze ab. —

Damit die einzelnen Fäden besser an einander liegen und das Bourdonnet mithin fester werde, kann man auch von dem Umschlage einen Charpiefaden in der Mitte zweimal umlegen, ohne jedoch einen Knoten zu machen. —

Um bei tiefen Fisteln oder Wundkanälen das eingebrachte Bourdonnet leicht wieder ausziehen zu können, z. B. bei Bauchwunden, bei Blutflüssen aus tiefen Höhlen, bindet man um die Mitte der aneinandergelegten Charpiefäden einen langen und nach Erfordernifs starken gewächsten Faden, schlägt dann am gebundenen Ort die Charpieenden um, und vollendet so durch Rollen zwischen den Händen das Bourdonnet. Nachdem man diefs in den Fistelkanal eingebracht hat, befestigt man die Fadenenden äufserlich mit Heftpflaster oder auch an der Binde. —

Eine andere Art das Bourdonnet zu bilden, ist folgende: Man nimmt geordnete Charpie schlingt in deren Mitte einen Faden, legt nun die Mitte auf die Spitze eines Führungsstäbchens und wickelt mit dem einen Ende des umlegten Fadens oder auch mit einem neuen Faden das Ganze von oben herab, so dafs das eine Fadenende zur leichtern Herausziehung frei herab hängen bleibt. Auf diese Weise wird die Festigkeit des Bourdonnets, und mithin auch die Stärke des Druckes bedeutend vermehrt. — Welche Art bei der Bildung des Bourdonnets zu wählen sei, mufs nach dem Krank-

Krankheitsfall bestimmt werden. Die verschiedenen anderen Arten ein Bourdonnet zu bilden, sind ganz unwesentliche Modificationen die sich beim Gebrauch von selbst ergeben.

Der Nutzen des Bourdonnets ist nach den meisten Wundärzten nicht so grofs, als ihn die älteren Chirurgen angeben. Man soll es vorzüglich anwenden um Fistelkanäle oder auch andere Kanäle auszufüllen und die cylinderförmige Gestalt soll besonders den Nutzen haben, dafs es bei dem Ausfüllen, dem Secret zugleich freien Abflufs gestattet. Auch um Blutungen aus Höhlen zu stillen, wendet man die Bourdonnets an, überhaupt also in allen den Fällen, wo durch einen Druck kleine bedeutende Gefäfse verstopft werden sollen, und die Form des Wundkanals oder der natürlichen Höhle, woraus der Blutflufs stattfindet ein mehr cylindrischer ist. Ferner bei denjenigen Fistelgeschwüren, wo ein mäfsiger Druck auf die Wandung zur Bewirkung des nöthigen Reizzustandes hinreichend ist, und wo zugleich eine Beschränkung des zu copiösen Secrets beabsichtigt wird.

Dafs man bei Radicaloperation der Hydrocele nach einigen Schriftstellern ein Bourdonnet zwischen die Scheidenhaut und den Hoden legen soll, beruht auf die Verwechselung des Bourdonnets mit dem Plumaceau.

Litteratur.

J. G. Bernstein, Systematische Darstellung des chirurgischen Verbandes, sowohl älterer als neuerer Zeiten. Jena 1826.

J. F. Henkel's Anleitung zum chirurgischen Verbande, umgearbeitet und mit vielen Zusätzen versehen von Dr. *J. C. Stark.* Von neuem bearbeitet und mit Zusätzen vermehrt von *J. F. Dieffenbach.* Berlin 1829.

H — g.

BOURG. Das Bad dieses Namens liegt anderthalb Stunden südwestlich von Basel, in dem Canton gleichen Namens, 1540 Fufs über dem Meere. Das Mineralwasser scheint unbedeutend; noch fehlt eine gründliche Analyse desselben. O—n.

BOVISTA. S. Lycoperdon.

BOWDICHIA. Eine Pflanzengattung aus der natürlichen Ordnung *Leguminosae* und vermuthlich *Decandria Monogynia.* Der Kelch ist fünfzähnig. Fünf Blumenblätter; die beiden an den Seiten länger und in eine fast schmetterlingsförmige Blume zusammengestellt. Die Hülse ist gestielt, ungefähr zehnsamig nicht aufspringend.

1) *B. Virgilioides. Humb.* et *Kunth* nov. gen. et spec. 6. p. 376. Ein Baum mit unpaaren gefiederten Blättern und 13 Blättchen, welche länglich-lanzettförmig und stumpf sind. Er wächst im südlichen Amerika. Von ihm kommt die Alcornoco-Rinde, s. dieses Wort. L — k.

BRACHDISTEL. S. Eryngium.

BRACHERIUM. S. Bruchband.

BRACHIONCUS. S. Geschwulst.

BRACHYPNOEA (von βραχης kurz, und πνεω ich athme). Die Kurzathmigkeit ist ein Zustand, der entweder eine Hemmung der freien Bewegung und Ausdehnung der Lunge und des Thorax, oder eine beschleunigte Blutcirculation (daher in jedem starken Fieber), oder Kraftmängel, zum Grunde hat (daher bei allen Schwachen). Die hemmende Ursache des Athmens kann sowohl in der Lunge und Brustgebäude, als aufser denselben z. B. im Unterleibe liegen, also oft sehr bedenklich, zuweilen aber auch nur beschwerlich und ganz gefahrlos sein. So sind z. B. alle sehr fetten Leute kurzathmig. S. Dyspnoea, Asthma. H — d.

BRADYPEPSIA (von βραδι träge, und πεπτειν kochen), langsame, träge, Verdauung, der geringere Grad von Apepsie. S. Apepsia. H — d.

BRAEUNE. S. Angina.

BRAEUNE DER SCHWEINE. Bräune kommt bei allen unsern Hausthieren vor, und zwar sowohl sporadisch als auch seuchenartig. In den meisten Fällen ist sie katarrhalischer Natur, zuweilen aber besteht sie auch in tief eindringender, ächter Entzündung des Kehlkopfes, des Schlundkopfes und der Rachenhöhle, und nicht selten erscheint sie als eine besondere Form des Anthrax. Die letztere Art Bräune kommt am häufigsten bei den Schweinen vor, und zwar als Seuche, und sie verdient deshalb, so wie jede andere Milzbrandform, hier einer besonderen Erwähnung. Dies ist um so mehr nöthig, da bei den genannten Thieren die Bräune überhaupt als die gewöhnlichste, als die tödlichste und wichtigste Seuche seit alten Zeiten bekannt ist, wie dies *Virgil* zu seiner Zeit schon gewufst und mit wenigen Worten genau angedeutet hat (*Georgic.* III. v. 495:

„— — — — — — —; et quatit aegros
Tussis anhela sues, ac faucibus angit obesis.")

Die Anthraxbräune bei den Schweinen bricht gewöhnlich sehr plötzlich und ohne Vorboten aus. Die erkrankenden Thiere zeigen Mattigkeit, taumelnden Gang, ängstliche Unruhe, mit öfterem Kopfschütteln und mit Stampfen der Füfse; manche graben auch ängstlich mit dem Rüssel in die Erde; sie halten den Kopf tief gesenkt, zittern am ganzen Leibe und athmen sehr angestrengt in kurzen Zügen, mit starker Bewegung der Flanken, keuchend oder pfeifend; bei den höhern Graden der Krankheit geschieht das Athmen durch das weit geöffnete Maul; die Stimme ist auffallend heiser, so dafs sie weder laut schreien noch grunzen können. Die Pulse und Herzschläge sind in der Zahl sehr vermehrt, aber klein und kaum fühlbar. Am ganzen Körper, vorzüglich aber am Rüssel und am Halse, ist ein hoher Grad von Fieberhitze wahrnehmbar, auch ist der Rüssel und das Innere des Mauls ganz trocken. Die Augen sind sehr stark hervorgedrängt und glotzend (was sehr auffallend ist). Die sichtbaren Schleimhäute sind zuweilen ganz bleich, oft aber bleifarbig oder schmutzig bräunlich gefärbt; die Zunge ist angeschwollen, dunkelroth, bläulich oder ebenfalls bräunlich gefärbt, und hängt bei den höhern Graden der Krankheit aus dem Maule heraus; das Schlingen ist zwar in der ersten Zeit schon sehr erschwert, später und beim höhern Grade aber ganz verhindert, so dafs den Thieren das Getränk wieder durch die Nase zurückfliefst; bei den meisten ist auch anhaltendes Würgen und Recken, oder Neigung zum Erbrechen wahrzunehmen, die Darmexcretion aber ist unterdrückt, oder doch sehr vermindert. — Oft schon in den ersten 4 bis 6 Stunden, sicher aber bis zur 15ten bis 20sten Stunde, nach Eintritt der ersten Krankheitszeichen, zeigt sich am Halse in der Gegend des Kehlkopfes eine heifse, harte und gespannte Geschwulst, die sehr schnell einen bedeutenden Umfang erreicht und sich über den ganzen Hals, über den ganzen vordern Theil der Brust und zwischen den Vorderbeinen hindurch an der Brust und am Hinterleibe verbreitet. Diese Verbreitung der Geschwulst ist nicht bei allen Kranken gleichmäfsig, daher auch ihre

Form verschieden; zuweilen beginnt die Geschwulst am Bauche oder an der Brust, und setzt sich dann bis an den Hals fort; die Farbe der Haut ist an ihr eben so verschieden, bald hellroth, bald dunkelroth, schwarzroth, bleifarbig, oft gleichmäfsig, oft auch mit dunkleren Flecken oder Streifen, selbst auch mit Blasen oder mit Beulen versehen, und sehr häufig wechselt die Farbe, wenn die übrigen Zufälle zu- oder abnehmen.

Der Verlauf der Krankheit ist immer sehr schnell und gewöhnlich mit 24 Stunden, oft auch früher schon beendet; nur in seltenen Fällen erstreckt sie sich auf 2 bis höchstens 3 Tage. Ihre häufigsten Ausgänge sind eigenthümliche Entmischung des Blutes, Brand und Tod durch Erstickung. Nur sehr wenige Stücke genesen. Die Geschwulst am Halse geht selten (nur bei den Genesenden) in Zertheilung, fast nie in Eiterung über, sondern wird brandig, oder bleibt bis zum Tode der Thiere ohne wesentliche Veränderung. Zuweilen hat man auch bemerkt, dafs die Geschwulst kurz vor dem Tode plötzlich verschwunden ist. — Die Prognosis ist daher im Allgemeinen für die Mehrzahl der erkrankten Schweine sehr schlecht, weil die Krankheit an und für sich immer einen bösartigen Charakter besitzt, weil ihr Verlauf so kurz ist, dafs meistens die Hülfe zu spät gesucht wird — und weil bei dem verhinderten Schlingen selbst die Anwendung der wirksamsten Mittel sehr beschränkt oder gehindert ist. Günstig ist es, wenn die Krankheit langsam zunimmt, wenn die Geschwulst sich nicht weiter ausbreitet und eine gleichmäfsige rothe Farbe behält, wenn die Behandlung recht früh eingeleitet wird, wenn die Thiere freier athmen, muntrer werden und Frefslust zeigen. Unter entgegengesetzten Umständen und besonders wenn die Geschwulst schnell zunimmt, wenn sie und ebenso der Rüssel eine Bleifarbe annimmt, die Zunge stark angeschwollen und braun oder blau aus dem Maule hervorragt, wenn das Athmen höchst mühsam wird und die Temperatur des Körpers sinkt — ist gewöhnlich die Rettung der Thiere unmöglich. Die wenigen Stücke, welche dem Tode entronnen sind, bleiben durch lange Zeit sehr schwach und mager und kränkeln fast beständig.

Die Cadaver von den crepirten Schweinen sind zuweilen sehr stark aufgetrieben, oder auch im Gegentheil sehr stark zusammengefallen. Die Geschwulst bietet äufserlich die angegebene Verschiedenheit in der Färbung dar; im Innern besteht sie gröfstentheils aus einer Ergiefsung von schwarzem, theerartigem Blute oder gelblicher gallertartiger Materie; die Hautgefäfse sind strotzend voll von schwarzem, dünnflüssigem Blute und die Muskeln sind dunkelroth und sehr mürbe.

Bei Oeffnen der Bauchhöhle entweicht ein sehr stinkendes Gas; der Magen ist leer oder enthält nur Schleim oder Schaum, ebenso die Gedärme; Abnormitäten findet man an den Baucheingeweiden gewöhnlich nicht, aber ihre Gefäfse enthalten durchaus sehr viel schwarzes aufgelöfstes Blut. Dies ist besonders an der Leber und Milz der Fall.

Die Lungen erscheinen dunkel gefärbt, hin und wieder mit schwarzen, brandähnlichen Flecken, die aber in den meisten Fällen nur Blutextravasate sind; im Innern enthalten sie viel schwarzes Blut. Die Herzbeutelflüssigkeit ist zahe, zuweilen gelblich und sulzig; das Herz hat äufserlich an mehreren unbestimmten Stellen ebenfalls brandähnliche schwarze Flecke, innerlich ist es in beiden Hälften fast ganz gleichmäfsig mit schwarzem, flüssigem Blut stark angefüllt; seine Fasern sind mürbe und weich.

Die Luftröhre ist innerlich dunkel geröthet und enthält gewöhnlich etwas blutigen Schaum, zuweilen ist sie aber auch ganz trocken. Aehnlich zeigt sich die Nasenhöhle und der Schlundkopf.

In der Schädelhöhle findet sich nichts anderes Abnormes, als starke Auftreibung aller Gefäfse durch schwarzes Blut.

Die Krankheit kommt in allen Ländern Europa's vor, und herrscht am häufigsten als Seuche über eine oder mehrere Heerden, und zuweilen über ganze Landstriche verbreitet. Sehr häufig hat man sie beobachtet, wenn eben andere Milzbrandkrankheiten, namentlich beim Rindvieh herrschend waren. Die gewöhnlichste Zeit ihres Erscheinens ist der Sommer; aber auch im Herbst und besonders bei der Eichelmast hat man sie zuweilen beobachtet. Ihre wichtigste Ursache liegt zwar ganz sicher in der Atmosphäre, und in einer uns jetzt noch nicht bekannten Constitution derselben; auch scheint sie nicht gerade an eine specielle Witterungsbeschaffenheit gebunden zu sein; denn sie hat in recht heifsen, trocknen Sommern, aber auch entgegengesetzt in sehr nassen Jahren (wie die Jahre 1770 und 1771 als Beweis hierüber aufgezeichnet sind) und eben so bei solcher Witterung grassirt, wo kalte Regenschauer mit grofser Sommerhitze öfters und plötzlich abwechselten. Aufserdem wird eine zu reichliche Nahrung, besonders Körnernahrung und bei gleichzeitigem Mangel an hinreichendem Getränk als Ursache beschuldigt. Die Erfahrung spricht dafür, dafs das Hüten der Schweine auf den Getraidestoppeln, wo die genannten Umstände zusammenkommen, den Ausbruch der Bräune mehrmals herbeigeführt hat. Ebenso hält man Erhitzungen durch zu schnelles Laufen (wenn z. B. die Thiere zu viel mit Hunden gehetzt werden), Erkältungen, den Genufs des Schneewassers (besonders in Gebirgsgegenden), das Laufen gegen scharfen und kalten Wind, den Genufs wurmstichiger und auf andere Weise verdorbener Eicheln und Bucheckern, von Raupen und dergl., für Gelegenheitsursachen. Neben diesen Ursachen ist aber auch noch die in dem langen, sehr engen und aufserordentlich reizbaren Kehlkopfe begründete, allgemeine Disposition der Schweine zur Bräune und eine subjektive Anlage bei einzelnen Thieren zu beachten. Denn immer werden von dieser Krankheit zuerst die am meisten gemästeten Stücke ergriffen, ganz ähnlich wie dies bei den Anthraxkrankheiten der übrigen Hausthiere der Fall ist.

Als eine besondere und in mediz. polizeil. Hinsicht sehr wichtige Ursache, kommt noch die Ansteckung in Betracht. Dieselbe erfolgt nur durch unmittelbaren Contakt gesunder Thiere mit Fleisch oder Blut von den an der Bräune erkrankten Schweinen, wie dies z. B. geschieht, wenn die Gesunden das Blut von Aderlässen der Kranken auflecken oder die Aeser der Krepirten benagen. Zuweilen ist auf diese Weise die Krankheit selbst von Thieren andrer Gattungen z. B. von Rindern, die am Milzbrande litten, durch Uebertragung des Contagiums entstanden. In einem Falle soll sogar ein Hund, der von dem Cadaver der an der Bräune getorbenen Schweine gefressen hatte, den Milzbrand auf andere Schweine und Rinder verbreitet haben, indem er diese Thiere durch Beifsen verletzte.

Die kurative Behandlung der erkrankten Schweine ist, aus den bei der Prognosis bereits angegebenen Gründen, nur auf die ganz erste Zeit der Krankheit beschränkt, und auch hier nur wenig erfolgreich. Die Indikationen verlangen Beseitigung des Orgasmus im Blute, Beschränkung und weitere Verhinderung der Entmischung des Blutes, ebenso Beschränkung der Geschwulst am Halse und Verhütung der Erstickungsgefahr. Diesen Zwecken entsprechend ist das wichtigste Mittel eine recht zeitig unternommene Entleerung von einem halben bis ganzen Pfunde Blut. Man macht diesen Aderlafs, indem man die Arterien und Venen am Rande eines Ohrs (der Ohrmuschel) quer durchschneidet; giebt dies aber nicht Blut genug, so macht man die Operation an beiden Ohren, oder man schneidet auch gleichzeitig einen Theil vom Schwanze ab. Auf diese Weise wird zwar die bestimmte Menge Blut etwas langsamer entleert, als durch die Eröffnung der sogenannten Froschader (*vena ranina*) unter der Zunge, welche sonst wohl zum Aderlafs sehr gut geeignet und auch bei dieser Krankheit benutzt worden ist; allein dieselbe darf hier deshalb nicht gewählt werden, weil ihre Eröffnung wegen der Widersetzlichkeit der Thiere mit Schwierigkeiten, noch mehr aber weil sie mit Gefahr für den Thierarzt verbunden ist, indem sich derselbe trotz aller Vorsicht an den scharfen Zähnen sehr leicht die Hände verletzen und dann mit dem Blute wirklich infiziren kann. — Nach gemachtem Aderlafs ist die Anwendung eines Brechmittels empfohlen, und zwar um so mehr, je mehr die Thiere durch Würgen und Recken schon von selbst Neigung zum Erbrechen zeigen. Man giebt zu diesem Zwecke den Tartarus stibiatus zu 4 bis 6 Granen, oder die Radix veratri albi zu 12 bis 15 Granen; ersterer scheint wegen seiner leichten und gleichmäfsigen Auflöslichkeit der letztern vorzuziehen zu sein, obgleich dieselbe sich, praktischen Beobachtungen zufolge, mehrentheils sehr wirksam gezeigt und sogar bei der in Rede stehenden Krankheit den Ruf eines Specificums erworben hat. Den Brechweinstein löfst man in etwa 2 Unzen Wasser auf, und die Niefswurz giebt man mit 2 bis 3 Unzen Wasser oder mit warmer Milch ein. Wirkt eine solche Gabe der Brechmittel binnen der ersten halben Stunde nicht, so giebt man dann eine zweite. — Ist das Erbrechen vorüber, so giebt man alle halbe Stunden wiederholt eine bis zwei Drachmen Salpeter, oder statt dessen eine halbe Unze Schiefspulver, oder eine halbe bis ganze Unze Glaubersalz, Doppelsalz oder Weinstein, bis Laxiren erfolgt, oder bis eine Minderung der Zufälle eintritt. Die genannten Arzneien (und so auch alle übrigen) müssen stets in flüssiger Form, in Wasser, Kleientrank, saurer oder süfser Milch aufgelöfst und lauwarm angewendet werden; am besten ist es, so lange die Thiere noch etwas saufen, ihnen die Mittel im Getränk beizubringen, weil bei dem künstlichen Eingeben sehr leicht die Erstickungsgefahr vergröfsert wird, indem es immer mit gewaltsamen Anstrengungen der Thiere, mit sehr beschwerlichem Athmen und mit Husten begleitet ist. — Gleichzeitig sucht man die Kothentleerungen durch Klystiere oder durch Seifenzäpfchen zu befördern. Besitzt die Krankheit einen asthenischen Charakter, oder nimmt sie denselben bei der angegebenen Behandlung an, sind die Schleimhäute ganz blafs, mit zähem Schleim bedeckt, die Augen matt, die Herzschläge stark fühlbar, die Darmentleerungen dünn und die Thiere sehr schwach, so mufs man Tränke, aus bittern aromatischen Mitteln bereitet, und mit Branntwein, Kampfer und Mineralsäuren versetzt anwenden. *Viborg* läfst einen solchen Trank bereiten aus: einem sehr starken Aufgufs von Wermuth 4 Pfund, Essig und Branntwein, von jedem 1 Pfund, Salmiak 12 Drachmen. Man gebe davon alle drei Stunden ein halbes Pfund vorsichtig ein. — Um die Anschwellung des Rachens und des Halses zu mindern, läfst man Einspritzungen ins Maul von einer Leinsamenabkochung mit Milch, oder auch beim asthenischen Charakter von einem aromatischen Infusum, mit Essig oder Salzsäure versetzt, machen. Aeufserlich läfst man am Halse, sobald sich Geschwulst zeigt, im ganzen Umfange derselben stark reizende Mittel einreiben, wie z. B. das Terpenthinöl, die Cantharidensalbe und dgl., oder man brennt die Geschwulst an mehreren Stellen mit einem glühenden Eisen, so dafs Schorfe entstehen. Eben so wirksam sind auch Haarseile, die man an der Mitte oder zu beiden Seiten des Halses in senkrechter Richtung durch die Geschwulst zieht, und durch das Bestreichen mit Terpenthinöl, Cantharidentinktur und dgl. noch mehr reizend macht; allein dieselben sind nicht zu empfehlen, weil dabei Besudelung der Hände mit warmen Blute unvermeidlich und dadurch auch Gelegenheit zur Ansteckung für Menschen gegeben ist. Da bei den genannten Einreibungen dieselbe Gefahr möglich ist, so müssen sie mit gröfster Vorsicht gemacht werden. Aufser diesen Mitteln ist noch das fleifsige Begiefsen der Thiere mit kaltem Wasser ganz vorzüglich zu empfehlen, da dasselbe sehr wirksam und dabei so leicht anzuwenden ist.

Die prophylaktische Behandlung der noch gesunden Stücke einer Heerde, ist wie bei den meisten übrigen Milzbrandkrankheiten viel wichtiger und erfolgreicher, als die Kur der bereits von der Seuche ergriffenen Thiere. Sie mufs hauptsächlich auf Verminderung der Menge und der Plasticität des Blutes, und auf Verminderung von Orgasmus und Congestionen gerichtet sein. Demgemäfs lasse man im Sommer, oder wenn die Bräune bereits in der Heerde oder auch nur in der Nähe herrscht, die Schweine mäfsig futtern mit Gras, Kleien, Kleientrank und dgl., dagegen vermeide man Körner, besonders aber frisch geerndtetes Getraide; eben so vermeide man jeden schnellen Wechsel in der Fütterung, sorge für hinreichendes Getränk und treibe die Thiere nicht zu früh im Sommer aus, vermeide jede Anstrengung und Erhitzung durch zu heftiges Treiben, eben so aber auch entgegengesetzt zu viele träge Ruhe; man halte sie in reinen, geräumigen und luftigen Ställen, verhüte aber Zugluft; wo es die Gelegenheit erlaubt, schwemme man sie wöchentlich ein- bis zweimal und gebe ihnen häufig säuerliches Getränk, z. B. saure Milch, Sauerteigwasser, zerstampftes saures Obst mit Wasser, Wasser mit Essig und dgl. Sind die Thiere gut genährt, so kann man ihnen auch Salpeter, oder Kochsalz, Glaubersalz, Doppelsalz zu einer bis zwei Drachmen täglich im Getränk geben. Nach vieljährigen Erfahrungen soll auch die Holzasche, besonders von hartem Holze, jungen Schweinen zu einer halben, den alten zu einer ganzen Handvoll auf den Tag ins Getränk gegeben, zur Verhütung der Krankheit sehr vieles beitragen. Herrscht die Krankheit bereits in einer Heerde, so ist es sehr rathsam, den am besten genährten Stücken einen Aderlaſs zu machen und ein Eiterband an der Brust zu ziehen, den Schwächlingen aber bittere Mittel (Enzian, Wermuth) mit Kochsalz, in kleinen Gaben unter das Futter gemengt, zu reichen. — In frühern Zeiten hatte man gegen diese Krankheit noch eine Menge Vorbeugungsmittel, die aber theils sehr wenig wirksam waren, theils auch auf bloſsen Aberglauben beruheten; so z. B. wurden Krebsschaalen, oder Taubenmist, oder eine Schildkröte u. dgl. ins Getränk gelegt; am gebräuchlichsten aber war das sogenannte Nothfeuer, wo entweder mit Flinten zwischen die eng zusammengedrängte Heerde geschossen, oder wo die Thiere durch hellbrennendes Feuer getrieben wurden. Leider wird dieser gefährliche Unsinn auch jetzt noch in manchen Gegenden ausgeübt.

In medicinisch-polizeilicher Hinsicht ist die baldige und genaue Separation der gesunden von den kranken Schweinen zu verfügen; das Schlachten, der Genuſs des Fleisches und des Specks von den Erkrankten, das Ausziehen der Borsten und das Abhäuten bei den gestorbenen Thieren ist streng zu verbieten; selbst für Hunde darf das Fleisch nicht zur Nahrung benutzt werden; Hunde und andere fleischfressende Thiere sind daher von den Abdeckerplätzen und von den Cadavern entfernt zu halten und letztere müssen, so wie auch das beim Aderlaſs erhaltene Blut und jeder andere Abfall, an einem entsprechenden Orte tief vergraben werden. Das Kuriren von unbefugten Personen ist nicht zu dulden, und denen, die mit der Behandlung und Pflege der kranken Schweine sich abgeben müssen, ist die gröſste Vorsicht und Reinlichkeit zu empfehlen; besitzen solche Personen Verletzungen an den Händen, so dürfen sie sich diesen Geschäften nicht unterziehen.

Synon. Kehlsucht, Kribbelsucht, laufendes Feuer, wildes Feuer, Kropf. Franz. *Fièvre charbonneuse des porcs.* Engl. *The Quinsy.* Dän. *Halssyge.*

Litteratur.

Oekonom. Nachrichten d. Gesellsch. in Schlesien. Bd. 2. S. 46.

Wittenberger Wochenblatt v. Jahre 1771. Stück 52. S. 432.

Koch, von der Schweinekrankheit, die Bräune; in *Schreber's* Neuen Cameralschr. 11r Thl. S. 153.

Knobloch, Samml. d. vorzügl. Schriften aus d. Thierarznei. 2r Bd. S. 347. Der Thierarzt bei den Krankheiten der Schweine. Leipz. 1794. S. 17.
E. Viborg, Anleit. z. Erziehung u. Benutz. d. Schweins. Kopenhagen 1806. S. 134.
Huzard et *Bouvier*, Mémoire sur l'epizootie, qui a regné parmi les cochons etc. in *Sedillot* Rec. périod. de la Soc. de Médec. de Paris. Tom. 29. pag. 57. 71.
Pierre Barrera, Mémoire sur l'epizootie etc. ibid. Tom. 43. p. 196.
Mehrere andere siehe in *Reufs* Repertor. Commentation. Gotting. 1821. Tom. XVI. pars II. pag. 75. 76. He — g.

BRAMBACH. Im Voigtländischen Kreise des Königreichs Sachsen unfern der böhmischen Grenze liegen zwei Dörfer, Ober- und Unterbrambach, bei welchen mehrere kalte von *Lampadius* chemisch analysirte, Mineralquellen entspringen.

In Oberbrambach unterscheidet man eine Eisenquelle und einen Säuerling. Nach *Lampadius* enthalten:

Zwanzig Leipziger Pfunde:

	1) Der Eisenquelle.	2) Des Säuerlings.
Salzsaure Kalkerde......	35 Gr.	3 Gr.
Salzsaures Natron.......	10 »	10 »
Kohlensaures Natron..	9 »	22 »
Schwefelsaures Natron.	5 »	5 »
Eisenoxyd................	25 »	eine unwägbare Spur.
Kohlensaure Kalkerde	3 »	26 Gr.
Kohlensaures Gas......	450 K. Zoll.	425 K. Zoll.
Extraktivstoff........................	eine unbedeutende Menge.	

In der Eisenquelle zu Unterbrambach fand dagegen *Lampadius* in zwanzig Leipziger Pfunden:

Salzsaures Natron..............	60 Gr.
Schwefelsaures Natron.........	55 »
Kohlensaures Natron..........	35 »
Salzsaure Kalkerde............	15 »
Salzsaure Talkerde.............	12 »
Kohlensaure Kalkerde.........	45 »
Kohlensaure Talkerde.........	24 »
Eisenoxyd.........................	16 »
Kohlensaures Gas..............	400 K. Zoll.
Extraktivstoff.....eine unbedeutende Menge.	

Lit. *Lampadius* in *Schweigger* Journal d. Chemie und Physik. Bd. VIII. St. 4. S. 367. O — n.

BRAMSTEDT. Unfern B. im Herzogthum Holstein entspringen drei kalte Mineralquellen; 1) Die fälschlich die Schwefelquelle genannte, 2) das Stahlwasser, und 3) die Salzquelle.

Nach *Niemann* ergiebt sich die Heilkraft dieser Quellen schon im Jahr 1681. Untersucht wurden sie von *Unger, Hensler, Schmeifser, Pfaff* und *Suerfsen.*

Chemisch untersucht enthalten in sechszehn Unzen Wasser:

1) nach *Pfaff's* Analyse:

	1) Die Schwefelquelle.	2) Die Stahlquelle.	3) Die Salzquelle.
Schwefelsaures Natron	$\frac{1}{4}$ Gr.	— Gr.	— Gr.
Salzsaures Natron.....	$1\frac{1}{2}$ »	$\frac{1}{5}$ »	31 »
Kohlensaures Natron	eine Spur	$\frac{1}{25}$ »	— »
Kohlensauren Kalk...	eine Spur	$\frac{17}{50}$ »	$\frac{17}{20}$ »
Schwefelsauren Kalk.	» »	— »	$\frac{1}{8}$ »
Salzsauren Kalk	$\frac{1}{10}$ Gr.	$\frac{1}{10}$ »	— »
Kohlensauren Talk..	$\frac{7}{50}$ »	$\frac{3}{20}$ »	$\frac{11}{20}$ »
Salzsauren Talk......	— »	— »	$1\frac{11}{50}$ »
Extraktivstoff..........	$\frac{7}{10}$ »	$\frac{1}{10}$ »	— »
Harzstoff................	$\frac{1}{10}$ »	— »	eine Spur.
Eisenoxyd..............	$\frac{3}{50}$ »	$\frac{8}{25}$ »	$\frac{13}{100}$ Gr.
Kohlensaures Gas....	$\frac{1}{4}$ K. Z.	$\frac{11}{40}$ K. Z.	$\frac{3}{10}$ K. Z.

2) nach ***Suerfsen***

	1) Die Gesundheits- oder Schwefelquelle.	2) Die Stahlquelle.	3) Die Salzquelle.
Muriatisches Natron.....	$1\frac{7}{8}$ Gr.	$\frac{81}{48}$ Gr.	$26\frac{9}{16}$ Gr.
Kohlensaures Natron...	— »	$\frac{1}{12}$ »	— »
Muriatischen Kalk......	$\frac{1}{4}$ »	$\frac{1}{48}$ »	4 »
Schwefelsauren Kalk...	— »	— »	1 »
Kohlensauren Kalk....	$\frac{1}{8}$ »	$1\frac{1}{6}$ »	— $\frac{1}{4}$ »
Kohlensauren Talk.....	$\frac{3}{16}$ »	$\frac{1}{3}$ »	— $\frac{3}{16}$ »
Pflanzenstoff............	$\frac{5}{16}$ »	$\frac{1}{4}$ »	— $\frac{3}{16}$ »
Extraktivstoff............	— »	$\frac{1}{24}$ »	— »
Eisenoxyd................	$\frac{3}{16}$ »	$\frac{1}{12}$ »	— $\frac{1}{8}$ »
Kohlensaures Gas	1 K. Z.	unbest. Menge	unbest. Menge.

Nach *Unzer's* Zeugnifs beweisen sich diese Quellen innerlich und äufserlich gebraucht hülfreich: bei kalten Fiebern, Lähmungen der Extremitäten, gichtischen Beschwerden, veralteten Geschwüren und Flechten.

Litteratur.

Carstens Bemerkungen über die Quellen bei Bramstedt. Lübeck 1809.

C. H. Pfaff, über die Mineralquellen bei Bramstedt und über einige andere Mineralquellen im Holsteinischen, nebst Bemerkungen über Mineralquellen im Allgemeinen. Altona 1810.

J. F. Suersen, die Mineralquellen bei Bramstedt im Holsteinischen. Hamburg 1810. O — n.

BRANCA URSINA. S. Heracleum.

BRANCARDIER'S-COMPAGNIEN. Auf den Vorschlag *Percy's* wurden im December 1813 durch ein Decret des Kaisers *Napoleon*, die sogenannten Brancardier's-Compagnien errichtet, deren Bestimmung es war, auf dem Schlachtfelde verwundete Militairs zu sammeln, auf eine Bahre zu legen und sie nach einem bestimmten, vor den feindlichen Kugeln geschützten Versammlungsorte zu bringen. Man nahm zu diesen Compagnien gröfstentheils gediente Soldaten, die wegen leichter Blessuren, als z. B. wegen Verlustes eines Fingers u. s. w. zu Combattanten untauglich waren. Den Namen führen diese Compagnien von dem Worte brancard (*branchard*), eine Bahre, Tragbahre, weil die Soldaten derselben mit auseinander zu nehmenden Bahren versehen waren. —

Ein jeder Brancardier besafs eine Stange, welche zugleich, mittelst einer Art Hellebarde, nöthigenfalls in eine Pieke verwandelt werden konnte; dann trug er über dem Tornister ein Querstück und endlich um den Leib wie eine Schärpe, ein leinenes, starkes Tuch.

Zur Zusammensetzung einer Tragbahre waren daher immer zwei Brancardier's nöthig, welche so eingeübt werden mufsten, dafs sie nach der Versicherung *Percy's* im Stande gewesen, die Tragbahre in einer Minute zusammenzustellen. Die Brancardier's waren uniformirt, trugen im Czakot ein blechernes Gefäfs, das 3 Unzen schwer war und 2 Flaschen Wasser enthalten konnte, und worin sich ein Wasserschwamm befand. — Eine jede Brancardier's-Compagnie war 32 Mann stark, welche also 16 Bahren trugen; auch gehörten zu ihr 8 bis 10 Saumpferde, zum Transportiren der für Verwundete benöthigten Effecten. Man commandirte zu jedem Infanteriebataillon 8 Brancardier's, zur Kavallerie gab man 2 Escadrons nur ein Saumpferd.

Referent dieses Artikels, welcher als Feldarzt den Campagnen von 1813 — 1814 beigewohnt, könnte sein Urtheil über diese Compagnieen dahin abgeben, dafs sie zwar immer ein nützliches Institut sind, welchem jedoch die Einrichtung der *v. Gräfe*'schen Waffenbahre (S. d. Artikel) aus dem Grunde vorzuziehen ist, weil letztere einfacher, nicht so kostspielig ist, und weil hierzu keine besondere Compagnieen nöthig sind. (Vgl. Ambulance.)

Lit. Dictionnaire des sciences médicales T. VIII. Artikel Despotats. Planche I — IV.

v. Gräfe's v. Walther's Journ. für Chirurg. und Augenheilk. Bd. VI. p. 193. E. Gr — e.

BRANCHIAE (Kiemen), nennt man die blattartigen, baumartig-ästigen oder selbst auch sackförmigen Respirationsorgane der niedern Thiere von den Batrachien abwärts. In den neuern Zeiten hat zuerst *Rathke*, und später auch *v. Baer* bei Embryonen von Vögeln, Schlangen, Eidechsen und Säugthieren, ja selbst bei menschlichen Embryonen in gewissen Epochen ihrer Entwickelung zu jeder Seite des Halses 4 — 5 Spalten gesehen, die in die Rachenhöhle führen, und die man für Analoga der Kiemen erklärt. Es erscheinen diese Kiemenspalten (?) vor der Entstehung der Lungen bald nach der Bildung des Herzens, und es tritt zwischen je zwei der Spalten ein Ast der Aorta. In späterer Zeit werden die anfangs blos liegenden Kiemenspalten ganz oder zum Theil durch eine vom Kopf beginnende Anbildung von körniger Masse bedeckt. Bei den höhern Thieren bleibt dann die Bildung der Kiemenspalten stehen, und sie verwachsen von ihren Winkeln aus, wogegen sie bei den Batrachien und Fischen weiter vorschreitet. Beim Hühnerembryo treten die Spalten nach *v. Baer* am 3. oder 4. Tage auf, die vorderste verwächst aber schon am vierten Tage, die dritte und vierte am fünften, die zweite am sechsten. An menschlichen Embryonen sollen sie nur in der fünften und sechsten Woche sichtbar sein.

Die Litteratur über diesen Gegenstand siehe bei: *Burdach*, die Physiologie als Erfahrungswissenschaft. Bd. II. S. 524. §. 444. Br — dt.

BRANCHUS, Heiserkeit. S. Rancedo.

BRAND. S. Gangraena.

BRAND, rauschender. S. Milzbrand.

BRANDBLASEN. S. Ambustion.

BRANDBLATTER. S. Milzbrand.

BRANDBLUT. S. Milzbrand.

BRANDWUNDE. S. Ambustion. Verbrennung.

BRANTWEIN. S. Weingeist.

BRASILIENHOLZ. S. Caesalpinia.

BRASSICA. Eine Pflanzengattung aus der *Tetradynamia Siliquosa Linnaei* und der natürlichen Ordnung *Cruci ferae*. Der Kelch ist angedrückt. Die Schote ist walzenförmig, springt auf in zwei Klappen; der Griffel ist kurz und stumpf. Die Samen liegen in einer Reihe und die Samenlappen sind einmal gebogen nicht gewickelt.

1) *Br. oleracea.* Gemeiner Kohl. *Linn. Willd.* sp. 3. p. 548. *De Cand.* Syst. veget. 3 p. 582. Die Blätter sind ausgeschweift oder in Lappen getheilt, auch die jüngern ganz glatt, mit einem blauen Reife bedeckt. Die Blumen gelb. Dieses bekannte zweijährige Gewächs findet sich noch wild an einigen felsigen Ufern des wärmern Europa, z. B. an der Südküste von England, an der Westküste von Frankreich und in Griechenland am Berge Athos. Der Kohl wird in mannigfaltigen Abänderungen gebauet und gegessen. Die erste ist der grüne oder braune Kohl, welcher ebenfalls sehr abändert mit mehr oder weniger tief eingeschnittenen mehr oder weniger krausen Blättern. Die zweite Abänderung ist der Kopfkohl, Weifskohl, (*B. o. capitata*), dessen Blätter an der Spitze des kurzen Stammes in einen Kopf zusammenschliefsen. Er wird nicht allein frisch gekocht gegessen, sondern man zerschneidet ihn auch ganz fein, stampft ihn in einem Fasse zusammen, und setzt etwas Sauerteig zu, um ihn in Gährung zu setzen. Er heifst dann Sauerkohl oder Sauerkraut und kann lange erhalten werden, daher ist er zum Proviant für Schiffe sehr brauchbar und eine gesunde, scharbockwidrige Speise. Die dritte Abänderung ist der welsche Kohl, Savoyer Kohl (*B. o. bullata*) dessen obere Blätter in der Jugend kopfförmig geschlossen sind, nachher sich aber ausbreiten. Die Blätter haben viele

Erhöhungen und gegenüber viele Vertiefungen, daher der Name. Er ist zarter als der grüne Kohl. Der Blumenkohl (*B. o. botrytis*) ist eine Monstrosität bei welcher die Blütenstiele dick und saftig, und die meisten Blüten verstümmelt erscheinen, und mit einander verwachsen. Sind die Blütenstiele dünner, nicht so sehr verwachsen, so heifst der Kohl *Broccoli*.

Der Kohlrabi (*B. o. caulorapa*) ist gleichfalls eine Monstrosität mit einer Anschwellung des Stammes über der Erde, welche wurzelartig (ein Rhizom) und efsbar wird. Alle diese Abänderungen pflanzen sich eine Generation hindurch vermittelst des Samens fort, gehen aber im schlechteren Boden endlich in die Urart wieder zurück.

2) *Br. campestris. De Cand.* syst. 2. p. 508. Er wächst hier und da im mittlern Europa auf Feldern wild. Doch ist die eigentliche Heimath ungewifs. Die untern Blätter sind leierförmig und gezähnt, in der Jugend am Rande borstig und auf der Oberfläche scharf-rauh, die oberen herzförmig und zugespitzt, alle haben einen bläulichen Staub. Die Pflanze ist zweijährig und wird unter dem Namen Raps, Kohlsaat (*colsa*) häufig gebauet um aus dem Samen Oel zu pressen. Dieses eben erwähnte Rapsöl ist gelb, hat einen besondern Geruch, brennt sehr gut, besser als Rübsamöl, hat ein sp. Gew. = 09136 und erstarrt erst bei — 6°,25. Es kann auch an Speisen angewandt werden.

Eine Abänderung dieser Art zeichnet sich durch die Anschwellung des Stammes über der Erde aus, die eine gelbe Farbe hat, nicht grün ist, wie der vom Kohlrabi. Man nennt sie *Rota baga* und braucht sie besonders zum Viehfutter.

3) *Br. Napus. Linn. Wild.* sp. 3. p. 547. *De Cand.* syst. 2. p. 592. Die Wurzelblätter sind leierförmig, die Stammblätter gefiedert und gekerbt, die obersten herzförmig, stammumfassend, lanzettförmig; alle glatt und mit einem blauen Reif bedeckt. Die Schoten sind abstehend. Diese zweijährige Pflanze deren Heimath ungewifs ist, wird unter dem Namen Rübsen des Oels wegen gebauet, welches man aus dem Samen prefst. Dieses Oel, Rüböl oder Rübsenöl hat ungereinigt einen unangenehmen Geruch, ist gelb, erstarrt bei — 3°, 75, hat ein sp. Gew. = 0,9128 und brennt schwer

und

und mit vielem Rauch. Dieses rührt von einem eigenthümlichen Stoffe her, welcher durch Schwefelsäure niedergeschlagen wird. Man schüttelt nachher das Oel mit Wasser, welches die überflüssige Säure nebst dem niedergeschlagenen Stoffe aufnimmt. So gereinigt verliert es den widrigen Geruch, brennt besser und kann auch zu Speisen gebraucht werden.

Eine Abänderung wird der fleischigen Wurzel wegen gebauet, und wie die der folgende Art Rübe genannt. Diese Rübe wird in sandigem Boden sehr schmackhaft und wird die Teltauer Rübe, nach dem Städtchen Teltow, unweit Berlin, wo sie vorzüglich gebauet wird, genannt.

4) *B. praecox Waldst. et Kitaib. De Cand.* syst. 2. p. 593. Unterscheidet sich von der vorigen Art, durch die aufrechten nicht abstehenden Schoten. Die Heimath ist ungewifs; die Pflanze ist jährig und wird unter dem Namen Sommerrübsen oder Sommerrebs zur Oelgewinnung gebauet, trägt aber weniger zu.

5) *Br. Rapa.* Rübe. *Linn. Willd.* sp. 3. p. 548. *De Cand.* syst. 2. p. 590. Die Wurzelblätter sind leierförmig mit Borsten besetzt, die mittleren Stammblätter sind eingeschnitten, die obersten uneingeschnitten und glatt; allen fehlt der blaue Reif. Diese zweijährige Pflanze wird der efsbaren fleischigen Wurzel wegen, unter vieler Abänderung an Gröfse, Form und Farbe der Wurzel gebauet, auch zum Viehfutter häufig angewandt. L — k.

BRASSICA MARINA. S. Convolvulus Soldanella.

BRAUNHEIL. S. Brunella.

BRAUNKOHLENOEL. Die Braunkohlen geben durch die Destillation ein branstiges Oel, welches dem Steinkohlentheer ähnlich ist, aber einen noch unangenehmern Geruch hat. Durch die Rectification wird es heller. Es kommt in seinen Eigenschaften mit den übrigen branstigen Oelen aus fossilen vegetabilischen Körpern überein. L — k.

Schon 1808 wurde das Braunkohlenöl von *Lucas* gegen Lähmungen, Magenkrampf, Kolik, Hypochondrie und Hysterie gerühmt, neuerdings von demselben gegen Gicht. Gegen letztgenannte Krankheit verordnete *Lucas* dasselbe in flüssiger Form, um damit täglich zweimal den leidenden Theil einzureiben, und innerlich in Form von Pillen. Diese Pillenmasse besteht aus folgenden Theilen: Gummi Ammoniaci, Galbani, Resinae Guajaci nativae, Aloes soccotrin. Sapon. medicat. ana Unciam unam. Ol. pyro carbonici Uncias duas.

Neues sicheres und vollkommenes durch Erfahrung bewährt gefundenes Mittel wider die Gicht und Lähmung, und Unterricht über den Gebrauch desselben von Dr. *Lucas*. Halle 1817.

O — n.

BRAUSEN VOR DEN OHREN. S. Ohrenbrausen.

BRAUNSTEIN. S. Mangan.

BRAUNWURZ. S. Scrophularia.

BRAUSEPULVER sind Mischungen aus einer trocknen Säure und einem kohlensauren Salze, wo beim Zugiefsen von Wasser die Säure wirksam wird, die Base angreift und die Kohlensäure austreibt. Sie können von verschiedener Art sein, deren Bestimmung von dem ärztlichen Zwecke abhängt. Gewöhnlich wählt man Weinsteinsäure oder gereinigten Weinstein (Cremor Tartari, Tartarus depuratus, übersaures weinsteinsaures Kali) und kohlensaures Natrum (nämlich doppelt kohlensaures Natrum), oder kohlensaure Magnesia.

L — k.

Zu einem Skrupel bis einer Drachme pro dosi täglich mehreremale genommen, wirkt das Brausepulver beruhigend, krampfstillend, schleimauflösend, eröffnend, die Diuresis befördernd, gelinde reizend auf das Uterinsystem. Nach Verschiedenheit ihrer Form findet folgender Unterschied statt:

a) Die Mischung, welche aus zwei Theilen Tartarus depuratus und einem Theil Magnesia carbonica zusammengesetzt ist (Pulvis acrophorus Pharmacop. Pauperum. Vergl. *C. W. Hufeland* Armenpharmakopöe. Sechste Auflage 1829. S. 48.), und wo bei der Vermischung mit Wasser nur eine sehr langsame Entwickelung der Kohlensäure erfolgt, wirkt langsam aber mehr auf den Darmkanal, schleimauflösend, eröffnend.

b) Die zweite Form dagegen, welche nach der Pharmacop. Borussica entweder aus zwei Drachmen Magnesia carbonica, einer halben Drachme Acidum Tartari und einer Drachme Elaeo-Saccharum Citri zusammengesetzt wird (Pulvis aerophorus e Magnesia carbonica), — oder aus einer Drachme Natron carbonicum acidulum, zwei Skrupel Acidum Tartari und zwei Skrupel Saccharum album (Pulvis aerophorus e Natro carbonico acidulo), wirkt dagegen schneller, flüchtiger, aber weniger eröffnend, als die erste.

Zu empfehlen ist das Brausepulver:

a) bei Magenkrampf, krampfhaftem Erbrechen, Kolikbeschwerden,

b) Verschleimung des Magens, Indigestionen leichter Art, Ansammlung von Galle,

c) nach heftigen Gemüthsbewegungen als beruhigendes Mittel,

d) bei Störungen der Menstruation zur gelinden Beförderung der letztern. — Sehr gerühmt wird in dieser Absicht das Brausepulver von Tartarus depuratus und Magnesia carbonica mit einem Zusatz von Ferrum tartaricum, auf eine Unze Pulv. aerophorus eine halbe bis ganze Drachme Ferrum tartaricum gerechnet. O — n.

BRAYERA. Eine Pflanzengattung aus der natürlichen Ordnung ***Rosaceae***, der Gattung ***Agrimonia*** nahe verwandt und aus der ***Linné***'schen Klasse ***Icosandria Digynia.*** Der Kelch einblättrig mit doppeltem Saum, jeder fünftheilig, Blumenblätter 5, schuppenförmig. Narbe fast schildförmig, eingeschnitten. Zwei einsamige Früchte.

Br. anthelminthica. Herr Dr. *Brazer* lernte zu Constantinopel die Blumen eines Strauches aus Abessinien kennen, welche mit Wasser übergossen und nüchtern eingenommen, ein sicheres Mittel gegen den Bandwurm sein sollen. Sie sind von der obigen Beschaffenheit. Alles Uebrige von dem Strauche ist noch unbekannt, s. Dictionn. d'Hist. nat. 5. 2. p. 501. L — k.

BRECHBECHER waren Becher aus Spiefsglanzmetall gegossen, worin man reinen säuerlichen Wein stehen liefs. Es wurde dann das Metall oxydirt und aufgelöfst, mehr oder weniger nach der Verschiedenheit der Temperatur, der Zeit, während welcher man den Wein darin liefs und dergl. m. Es war also ein höchst unsicheres Brechmittel. L — k.

BRECHDURCHFALL. S. Cholera.

BRECHEN, Erbrechen (***vomitus***) ist die Entleerung des Magens von seinem Inhalte durch den Schlund und die Mundöffnung, angeregt durch ein eigenthümliches Ekelgefühl, ferner vermittelt durch die eigenmächtigen Bewegungen der Speiseröhre und des Magens, und durch die Hülfsbewegungen der Bauchpresse. Wir haben daher drei Momente zu betrachten: 1) das Ekelgefühl (*nausea*) welches die Operation des Erbrechens einleitet. Dieses ist durchaus specifisch und kann nicht beschrieben, sondern blofs sinnlich und unmittelbar wahrgenommen werden. Nach meinen eigenen Beobachtungen scheint der Sitz desselben in allen Verzweigungen des N. vagus, des Glossopharyngeus, ferner bei höheren Graden in den Verzweigungen des Facialis und des fünften Paars sich zu befinden.

2) Durch das Ekelgefühl werden zunächst die Bewegungskräfte der Speiseröhre und des Magens zur Reaction erregt. Erstere ist im ruhenden Zustande ihrer ganzen Länge nach durch die Kreisfasern geschlossen, so dafs nur durch die überwiegende Kraft der Schlund- und Zungenmuskeln etwas in sie hinein getrieben werden kann, was dann auch durch partielle Contractionen und Erweiterungen des Canals weiter gefördert wird. Während der sich allmählig entwickelnden Bewegungen beim beginnenden Erbrechen, öffnet und erweitert sich dieser Canal durch Wirkung der Längenfasern in seiner ganzen Länge, so dafs die Communication zwischen der Magenhöhle und dem Schlunde unmittelbar offen ist, und der geringste Druck des Zwerchfells und der Bauchwände den Mageninhalt, wenn er hinreichend flüssig ist, hinaufzutreiben vermag. Dabei strebt die Speiseröhre ihrer ganzen Lage nach sich zu verkürzen, was jedoch nicht zur Ausführung kömmt, indem sie durch das Zwerchfell in gleicher Lage erhalten wird, was jedoch in eine Spannung derselben übergeht, wodurch das Ekelgefühl durch Reizung des Vagus noch immer höher gesteigert wird, bis es mit einer Art Wollustempfindung zur Explosion kömmt. Während dem ist die Secretion des Schleims, des Speichels, der Thränen und der Hauttranspiration besonders in der oberen Körperhälfte vermehrt; letzteres tritt besonders ein, wenn durch die Anstrengungen der Bauchpresse das Blut vom Haupte und den obern Extremitäten in die Lungen frei einzutreten gehindert wird. Die Contraction der Längenfasern des Oesophagus erstreckt sich auf die schiefen Mus-

kelfasern des Magens als deren Fortsetzung, wodurch dieser in seiner ganzen Lage verkürzt und auch sonst durch allgemeine Contraction gegen seinen Inhalt gleichmäfsig gespannt ist, was man bei Vivisectionen am besten durch Betasten mit der Hand erfährt, indem äufserlich selten ganz deutliche Contractionen wahrzunehmen sind; was aber auch daraus zu schliefsen ist, dafs bei jeder partiellen Entleerung der Magen sich seinem Inhalt gemäfs verkleinert, was nicht stattfinden könnte, wenn er nicht in einer ununterbrochenen Tendenz zur Zusammenziehung begriffen wäre. Diese Unscheinbarkeit der Magenbewegung bei dem Akt des Erbrechens mag neuere Experimentalphysiologen, besonders *Magendie*, veranlafst haben, sie vollends zu übersehen, und den Magen hiebei als durchaus passiv zu betrachten. Auch die vor allem wichtigen Bewegungen des Oesophagus wurden erst in neuester Zeit durch *Béclard* zuerst genauer beobachtet, doch sind sie wegen Schwierigkeit der Untersuchung noch nicht vollkommen ergründet. 3) Endlich dient die Bauchpresse als Hülfsbewegung des Erbrechens. Dabei wird nach einer kürzern oder tiefern Inspiration die Stimmritze geschlossen, und die Bewegungen des Thorax, des Zwerchfells und der Bauchmuskeln krampfhaft zur Exspiration angestrengt, wodurch der Magen gedrückt und sein Inhalt durch die offene Speiseröhre oft mit Heftigkeit gegen die gleichfalls krampfhaft offene Mundöffnung getrieben wird.

Das Erbrechen wird theils durch mechanische Reizung des Schlundes wobei nicht der weiche Gaumen, sondern vorzüglich die Epiglottis und die Zungenwurzel die erregbaren Stellen sind, theils durch mechanische Spannung des überfüllten Magens, hervorgebracht, ferner durch chemische Reizmittel welche auf die Speiseröhre und den Magen wirken, ferner durch Consensus dieser Theile mit dem übrigen Darmkanal der Leber, der Gebärmutter, den Nieren, dem Gehirn bei eingeklemmten Brüchen, Gallensteinen in der ersten Schwangerschaftsperiode, bei Nierensteinen, bei der Seekrankheit, am meisten aber bei unmittelbaren organischen Krankheiten des Magens, endlich auch rein nervös bei hysterischen Zufällen, oder psychisch durch Einwirkung ekelhafter Vorstellungen. In der ersten Periode der Kindheit ist das Erbrechen beinahe normal und ohne alle Beschwerden, theils wegen der gröſsern Reizbarkeit der Organe, theils wegen des eigenthümlichen Baues derselben, und des stets flüssigen Mageninhaltes.

Das eigentlich freiwillige Erbrechen kann entweder durch unmittelbare Nervenwirkung stattfinden, indem manche Individuen das Ekelgefühl willkürlich erregen können, bis zu dem Grade wo es die beim Brechen stattfindenden Muskelactionen hervorbringt, oder mittelbar durch Verschlucken einer groſsen Quantität Luft, die dann durch meschanischen Druck brechenerregend wirkt.

Man weiſst der Betrachtung über das Erbrechen gewöhnlich eine Stelle in der Physiologie an, obgleich sie mit noch mehrerem Rechte der Pathologie angehört. Man könnte eine eigene Klasse unter dem Begriff der gelegenheitlichen Funktionen aufstellen, welche in dem Complex des Lebens nicht wesentlich nothwendig, wie die eigentlich sogenannten Lebensfunktionen, die aber nur für besondere Relationen des Lebens angelegt, als eigenthümliche Reactionen zur Aeuſserung kommen. Dahin würde nun das Erbrechen, Husten, Niesen, Geburt u. s. w., selbst die Phänomene der Naturheilkraft, gerechnet werden können.

Es sind wenige Punkte der Physiologie die in neuerer Zeit ein lebhafteres Interesse, besonders in Frankreich erregt hätten, als gerade die Untersuchungen über das Erbrechen. Die älteste Lehre berücksichtigte blos die Contractionen des Magens und übertrieb sie, bis *Bayle* durch Experimente veranlaſst dem Magen alle Thätigkeit absprach und diese allein dem Diaphragma und den Bauchmuskeln zuschrieb; ihm folgte *Chirac* und an ihn schlossen sich *Sénac*, *Van Swieten* u. a. In *Haller* finden wir die beiden einseitigen Ansichten wieder vereinigt. Auch *Portal* vindicirte dem Magen seine Thätigkeit, indeſs *John Hunter* das Gegentheil behauptete, bis *Magendie* den Streit von neuem anfachte, indem durch eine Masse Experimente die Passivität des Magens, und die ausschlieſsliche Aktion, unserer oben genannten Hülfsbewegungen beim Erbrechen zu erweisen suchte. Ihn unterstützten *Richerand*, *Rostan*, *Piédagnel*, *Gondret* u. A.; ihm entgegen stand *Maingault*, *Marquais*,

Bourdon selbst der Veteran *Portal* erhob sich von neuem, bis *Béclard* durch erneuerte Untersuchungen und durch seine Beobachtungen über die Bewegungen der Speiseröhre ein neues Licht in den Gegenstand brachte, und die Meinungen zur Ausgleichung führte.

L i t t e r a t u r.

Vergl. *Haller* Physiol. Tom. VI. p. 281. et sq.

C. A. Rudolphi's Physiol. 2 Bd. 2 Abth. 123. Anm. 1.

N. S. Adelon Physiol. de l'homme. Tom. II. 589.

Insbesondere *Magendie*, mémoire sur le vomissement. Paris 1813.

Maingault, mém. s. l. vomiss. Paris 1813.

Legallois et *Béclard*, in Bull. de la fac. et de la soc. de Méd. 1813. No. X.

P — e.

BRECHHUELSE. S. Ilex.

BRECHMITTEL, *Emetica*, Mittel, welche Brechen zu erregen vermögen. Erbrechen ist eine convulsivische Zusammenziehung des Magens in Verbindung des Zwerchfells und der Bauchmuskeln. Alles folglich, was einen starken Reiz im Magen erregen, oder auch nur die Reizbarkeit desselben höher zu steigern vermag, kann Erbrechen erregen. Folglich schon das Uebermafs von Genufs in Speise oder Trank, der Seelenreiz des Ekels, und eine Menge anderer sowohl idiopathischer als sympathischer Eindrücke. Doch giebt es gewisse Stoffe, welche vorzüglich leicht, ja einige spezifisch, das Brechen zu erregen vermögen, und diese werden vorzugsweise Brechmittel genannt. Sie sind, der Tartarus emeticus, das Vinum Antimonii, Vitriolum album, die Radix Ipecacuanhae, Asari, Oxymel squilliticum, Kamillenthee, selbst warmes Wasser, auch Butterwasser, welches man jedoch mehr zur Unterhaltung des schon vorhandenen Brechens anzuwenden pflegt.

Die Wirkung der Brechmittel ist grofs und aufserordentlich, einzig, und oft über das Leben entscheidend; sie gehören daher, und gehörten von jeher, zu den gröfsten Mitteln der Heilkunst. Ihre gehörige Anwendung zur rechten Zeit und auf die rechte Art, karakterisirt den Meister.

Ihre Wirkung ist zweifach, örtlich und allgemein. Die örtliche ist theils Ausleerung, theils Umstimmung der Magennerven. Zur Ausleerung werden sie benutzt, um den

Magen von schädlichen Stoffen zu befreien, sie mögen theils von aufsen hereingebracht, z. B. übermäfsig genossene Nahrungsmittel, Gifte, theils von innen erzeugt sein, z. B. Galle, Schleim, daher sie die Hauptmittel bei gastrischen Fiebern sind. Und nicht blofs auf den Magen erstreckt sich diese Wirkung, sondern auch auf benachbarte wichtige Eingeweide; die Leber, die Lunge, vermag die gewaltsame Reizung und mechanische Erschütterung von Stockungen und materiellen Anhäufungen zu befreien, wie wir solches bei Brustverschleimungen kleiner Kinder, bei dem Croup, bei Steckflüssen und bei Gallenkrankheiten sehen. Und auch hier ist die zugleich bewirkte Umstimmung der Nerven von grofser Wichtigkeit, wie die oft dadurch sogleich und entscheidend veränderte Thätigkeit der Organe zeigt. Selbst Contagien können bei ihrer ersten Aufnahme in den Organismus, durch ihre Wirkung ausgeleert und vernichtet werden.

Die allgemeine Wirkung ist durch den aufserordentlichen Consensus der Magen- und Präcordialnerven höchst wichtig und alle Systeme durchdringend. Man kann sie in die excitirende, die ableitende, krampfstillende, und die Secretions- und Resorptionsbefördernde, abtheilen. Als excitirende Mittel werden sie bei asphyctischen Zuständen angewendet, um den wichtigsten Lebensorganen, Lunge und Herz, den ersten Anstofs zu neuer Thätigkeit zu geben. — Besonders wichtig und häufig aber ist ihr Gebrauch als Gegenreize, als antagonistische und dadurch kräftig ableitende und krampfstillende Mittel, da unstreitig die Gegenreizung hier auf den, nächst dem Gehirn wichtigsten und mit allen Theilen sympathisirenden, Centralpunkt des Gangliensystems geschieht, und deshalb sich auf jeden Punkt des Organismus erstrecken mufs. So sind sie die mächtigsten antispasmodischen Mittel. Bei Krämpfen aller Art, selbst zur Heilung von Epilepsie, Tussis convulsiva und Wechselfiebern sind sie mit dem gröfsten Nutzen angewendet worden, und schon in kleinen Dosen leisten sie hier oft aufserordentlich viel. Vorzüglich aber zeichnet sich auch ihre Kraft zur Heilung von Gemüthskrankheiten aus. — Als Secretionsbefördernde Mittel dienen sie hauptsächlich zur Beförderung der Hautsecretion, und hier verdient ihre Wirkung zur Heilung von Rheumatismen und Hautkrankheiten Erwähnung. — Als Resorptionsbefördernde Mittel leisten sie bei Wasseranhäufungen aufserordentlich viel; selbst Gelenkwassersucht ist durch Brechmittel geheilt worden.

Contraindicationen sind Plethora und wahre Entzündung, vorzüglich des Magens, wo sie als die tödlichsten Gifte wirken können. H — d.

BRECHWEINSTEIN. S. Spiefsglanz.

BRECHWOLFSMILCH. S. Euphorbia.

BREHWURZEL. S. Cephaëlis.

BREGMA (v. *Βρεγμα*, *βρεγμος*) *i. q. sinciput*, der Vorderkopf, der vordere, obere Theil des Kopfes über der Stirn, bei Kindern die Gegend der Fontanellen. Nach *Eustachius* (comment. ad *Homer.*) von *κπο του βρεχειν*, *humectare*, *madefacere*, abgeleitet, weil bei Kindern dieser Theil wegen der Zartheit der Haut und unvollendeter Knochenbildung gemeiniglich feucht und weich ist. S — m.

BREIGESCHWULST. Dies ist eine Balggeschwulst, die in ihrem Sacke eine breiartige Masse enthält.

Synon. Lat. *Atheroma.* Franz. *Atheroma.* Engl. *Kind of Swelling so called.* Holl. *Een Pap-gezwel, Brypuist.* (S. den Artikel Balggeschwulst.) Ull — n.

BREIUMSCHLAG. Ein Breiumschlag ist ein Gemisch von Medicamenten, das die Consistenz eines Breies oder Teiges und den Zweck hat, irgend einem Theile des menschlichen Körpers kalt oder warm aufgelegt zu werden.

Die Anwendung der Breiumschläge ist, so wie die der äufsern Heilmittel überhaupt, sehr alt, und können sie in rohe und gekochte getheilt werden, je nachdem man sie ohne oder mit Beihülfe der Wärme bereitet.

I. Der rohe Breiumschlag (*Cataplasma crudum*) wird erhalten, wenn man mehr oder weniger fein gepulverte äufsere Heilmittel mit weichen Substanzen oder einer Flüssigkeit mengt, wobei darauf zu achten ist, dafs die zu vermengenden Substanzen auch überhaupt meng- oder mischbar sind, d. h. in eine breiartige Masse gebracht werden können. Dergleichen Substanzen sind: gepulverte oder fein zerschnittene Wurzeln, Kräuter, Samen, Brodt- und Semmelkrume, Sauerteig und Seifen mit Säften, Honig, Balsamen, Butter, Oel, Milch, Eiweifs, Schleim, Wasser, Wein, Essig, Branntwein u. dgl. Diejenigen Ingredienzien, welche an und für sich schon weich sind, z. B. saftige, frische Früchte, Sahne, Mufse u. m. a. bedürfen keines, oder doch nur eines so geringen Zusatzes von Flüssigkeiten, dafs sie den nöthigen Zusammenhang und die Breiconsistenz erhalten. Als Beispiele für diese sogenannten rohen Breiumschläge gelten:

1) Der Senfteig. S. hierüber den betreffenden Art. d. W.

2) *Vogler's* Cataplasma anodynum s. cephalicum. *Rec.* Salis ammoniaci contus. ʒj. Opii puri crudi ℈ß. Crustae panis secat. cont. vel Furfur. secat. ℥jv. MDS. Mit schwachem Essig zu einem Brei zu machen und zwischen Leinwand gebracht auf die Stirn zu legen.

3) *Richter's* Cataplasma gegen Cancer apertus. *Rec.* Extr. conii maculati ℥j. Extr. hyoscyami ℥ß. Pulv. herbae belladonnae ʒj. Liq. ammonii acetici q. s. ad consistentiam cataplasmatis tenuioris. DS. Die Hälfte auf Leder gestrichen aufzulegen.

4) Maturirender Umschlag bei Furunkeln und oberflächlichen Abscessen. *Rec.* Mellis q. v. Farinae secat. q. s. ad consistentiam cataplasmatis tenuioris. DS. Auf Leinewand gestrichen auf den kranken Theil zu legen.

Eine gröfsere Anwendbarkeit als die rohen finden:

II. Die gekochten Breiumschläge (*cataplasmata cocta*). Sie werden erhalten entweder indem man trockne, gepulverte oder zerschnittene Arzneisubstanzen mit einer Flüssigkeit zu einem Breie kocht, oder dadurch, dafs man diese Substanzen nur mit einer heifsen Flüssigkeit bis zur Breiconsistenz mischt, nicht kocht. Es sind aber nach dem verschiedenen, jedesmal zu erfüllenden Heilgrade sowohl die trocknen als flüssigen Substanzen verschieden, und können, was die Constituentia des Umschlags anlangt, sein: Kräuter, Blätter, Blüthen, Wurzeln, Samen, verschiedene Mehle u. dgl. m. Als Flüssigkeiten werden gewöhnlich Wasser, Milch und Wein, seltener Oel, Essig, Branntwein, Bier u. s. w. benutzt.

Bei der Bereitung der gekochten Breiumschläge hat man folgende Regeln zu beobachten:

1) Die Substanzen werden so lange gekocht, oder die trockenen mit kochender Flüssigkeit gemischt, bis der Umschlag die gehörige Consistenz hat, d. h. er weder zu fest ist und durch seine Masse mechanisch nachtheilig einwirke, noch zu flüssig und daher ablaufe.

2) Diejenigen Substanzen, welche durch Kochen ihre Wirksamkeit verlieren, oder welche überhaupt des Kochens nicht bedürfen, z. B. Campher, aromatische Kräuter u. s. w. mische man zuletzt hinzu.

3) Schwer auflösliche Substanzen, z. B. Harze, müssen, ehe sie zum Umschlage gemischt werden, durch die geeigneten Mittel, z. B. Essig, Weingeist u. s. w. zur Auflösung tauglich gemacht werden.

Die Wirkung der gekochten Breiumschläge hängt von der Beschaffenheit derjenigen Mittel ab, aus welchen sie bereitet werden; doch ist das hauptsächlich wirksame Princip in ihnen die feuchte Wärme, welche durch diese Form äusserer Heilmittel am längsten bewahrt werden kann. **Es wirkt aber die feuchte Wärme überhaupt zertheilend, erschlaffend, erweichend, beruhigend und krampfstillend; zertheilend**, indem sie die Thätigkeit des Gefäfssystems erhöht, die Resorption krankhaft ausgetretener Stoffe bethätigt; erschlaffend und erweichend dadurch, dafs sie in das Zellgewebe dringt und dies ausdehnt, dem Blute flüssige Bestandtheile zuführt; und endlich beruhigend, krampfstillend, indem sie erschlafft, die Spannung und den Druck auf die Nerven mindert und vorherrschende Contraction mindert. Meist treten diese Wirkungsarten zusammen auf, wo aber die Heilindication das Vorherrschen der einen oder andern, oder eine besondere Wirkungsart (z. B. eine antiseptische) erfordert, mufs dieser Zweck durch die Ingredienzien des Breiumschlages (z. B. durch Mellaginea, Acria, um zu zertheilen; Mucilaginosa, Oleosa, um zu erschlaffen; Narcotica, um zu beruhigen) erfüllt werden. Somit kann man die gekochten Breiumschläge nach ihrer Wirkung in Cataplasmata discutientia, Emollientia, Anodyna, Antispasmodica, Antiseptica u. s. w. theilen.

Die Anwendung der gekochten Breiumschläge wird

hiernach eine sehr ausgedehnte sein, und vorzugsweise bei folgenden Krankheitszuständen statt finden.

1) Bei Entzündungen, und zwar:

a) bei Entzündungen, die an der Oberfläche des Körpers vorkommen. Sind diese synochös, so erfordern sie die Thätigkeit herabstimmende, erschlaffende Breiumschläge, z. B. von Semmelkrume und Milch, Abkochung von Leinsamen, Althäkraut, Verbascum; ist ihr vorherrschender Charakter Erethismus, so passen die sogenannten Cataplasmata anodyna, antispasmodica, z. B. Abkochung von Herba hyoscyami, belladonnae, cicutae, Mohnköpfen, Semmelkrumen und Bleiwasser; torpide Entzündungen dagegen erheischen mehr reizende Breiumschläge von aromatischen Kräutern, Chamillen, Flieder, Lavendelblumen, Melissenkraut, gebratenen Zwiebeln, mit und ohne Kampher.

b) Bei Entzündung innerer Theile, entweder um die Kochung eines krankhaften Secrets zu befördern, z. B. bei Lungen- und Luftröhre-Entzündungen; oder um die entzündliche Reizung zu mindern, Schmerz zu lindern, z. B. bei Unterleibs-Entzündungen.

Ebenso finden die Breiumschläge unter Umständen ihre Anwendung:

2) bei den Nachkrankheiten der Entzündung, als *a*) Eiterung sowohl äufserer als innerer Organe, im letzten Falle besonders um den Durchbruch des Eiters nach aufsen zu befördern, z. B. bei Leber- und Psoasabscessen; ferner *b*) bei Verhärtungen, um diese zu schmelzen und *c*) beim Brand, wo die Breiumschläge bald mehr erschlaffend, bald mehr reizend oder antiseptisch sein müssen.

3) Bei Furunkeln und Karbunkeln, die meist erweichende und reizende Cataplasmen erfordern.

4) Bei Wunden, um deren Secretion zu verbessern, ihren der Heilung ungünstigen Charakter umzustimmen.

5) Bei Geschwüren, um sowohl Anomalien der Textur (z. B. callöse Ränder) als auch des Secrets (z. B. zu geringe Absonderung) zu heben.

6) Beim Krebs, um theils auf chemischem, theils auf

dynamischem Wege heilend auf den Scirrhus einzuwirken, z. B. durch Cataplasmata aus Sedum acre, Calendula u. s. w.

7) Bei krampfhaften Beschwerden, besonders der Unterleibseingeweide, z. B. bei Krampf von Steinen in den Gallengängen und Uretheren; hier nutzen besonders Cataplasmata emollientia und narcotica; endlich

8) Bei Kontrakturen und Anchylosen. —

Was die Anwendungsart der Breiumschläge anlangt, so streicht man den Brei ½ — 1 Zoll dick auf Leinwand, und applicirt ihn unmittelbar an den kranken Theil, oder man schlägt ihn zwischen ein einfaches Leinentuch, und legt ihn so auf. Wirksamer, obgleich auch unreinlicher und somit lästiger für den Kranken ist jedenfalls die erste Methode, reinlicher und bequemer dagegen die letzte. Als Regeln bei der Anwendung der Cataplasmen gelten:

1) Der Breiumschlag darf weder zu heifs, noch kalt oder nafs, sondern mufs gehörig warm und feucht sein, und sobald er zu erkalten anfängt, erneuert werden.

2) Kann der neue Umschlag nicht unmittelbar nach Abnahme des alten aufgelegt werden, so trockne man den Theil sogleich mit einem erwärmten leinenen Tuche ab, damit die feuchte Kälte nicht nachtheilig auf denselben wirke. Aus demselben Grunde mache man Nachts auch nur in sehr wichtigen Fällen von den Breiumschlägen Gebrauch, und dann auch nur wenn man sich auf die Genauigkeit des Kranken oder des Wärters verlassen kann, sonst vertausche man das Cataplasma während dieser Zeit lieber mit einem ähnlich wirkenden Pflaster.

3) Der Breiumschlag werde so aufgelegt, dafs er nicht nur den ganzen kranken Theil, sondern auch noch etwas von dessen gesunden Umgebungen bedecke.

4) Um das längere Warmbleiben des Umschlags zu befördern, kann man über diesen ein Stückchen Wachstuch legen, wodurch das Entweichen der warmen Dämpfe nach aufsen verzögert wird.

5) Man wende den Breiumschlag, besonders den erweichenden, nicht zu lange Zeit hindurch an, weil er sonst den kranken Theil zu sehr relaxirt, schwächt.

Als Beispiele für die verschiedenen Arten der Breiumschläge gelten:

A. Erweichende Breiumschläge.

1) Hafergrütze wird mit Milch, oder Wasser und etwas Butter zu einem Brei gekocht.

2) Leinsamenmehl ½ Pfd. wird mit 1½ Pfd. Wasser bis zur Breiconsistenz gekocht.

3) Species emollientes werden in Milch gekocht und so viel geriebene Semmel hinzugethan, dafs es ein Brei wird.

4) Brodtkrume ½ Pfd. wird mit Milch gekocht und dazu 2 Eidotter, 2 Quentchen Safran und so viel Leinsamenmehl hinzugemischt, als nöthig zur Breiconsistenz ist.

B. Reizende, zertheilende, die Eiterung befördernde Breiumschläge.

1) *v. Gräfe's* Cataplasma zur Beförderung der Eiterung. *Rec.* Farinae sem. lini ℥vjjj. coq. c. Aq. s. q. ut fiat cataplasma, cui adde: Gm. galbani ope vit. ovorum soluti ʒjjj. Pulpae cepar. tostar. ℥jj. MDS. Als lauwarmer Umschlag zu gebrauchen.

2) *Berndt*'sches Cataplasma acre. *Rec.* Pulv. sem. sinap. Ceparum tostar. $\overline{aa}$ ℥jj. Saponis nigri ℥j. Coq. c. Aq. font. s. q. ad consistentiam cataplasmatis. DS. Zum Umschlag.

3) *Plenk's* Cataplasma ex bryonia. *Rec.* Rad. bryoniae ℥jjj. Flor. sambuci ℥j. Gm. ammoniaci ℥ß. Ammon. muriat. crudi ʒjj. Hbae cicutae ℥jj. Aceti crudi q. s. ut fiat coquendo cataplasma. DS. Auf die Geschwulst (Scirrhositäten, Scropheln, Krämpfe, Gelenkgeschwülste u. s. w.) warm aufzulegen.

4) *Tode's* Cataplasma zur Zertheilung von Quetschungen u. s. w. *Rec.* Farinae tritic. ℥jv. Aceti vini q. s. Coq. ad consist. pultis. DS. Warmer Umschlag.

5) *Tode's* Breiumschlag bei Milchstockungen in den Brüsten. *Rec.* Salis ammoniac. pulv. Sapon. veneti, Hbae hyoscyami $\overline{aa}$ ℥ß. Sem. lini contosi ℥jß. Aq. ferventis q. s. ut fiat cataplasma.

6) Species resolventes extern. oder aromaticae ℥vj und etwas Semmelkrumen werden mit Wasser zu einem Brei gekocht.

C. Schmerzstillende Breiumschläge.

1) *Rec.* Flores chamomillae vulg. Flor. sambuci $\overline{aa}$ ℥j.

Hbae hyoscyami Capit. papaveris āā ℥jß. Farinae sem. lini ℥vj. M. f. species. DS. Mit heifsem Wasser zum Brei zu gestalten.

2) *v. Gräfe's* Augencataplasma (gegen Gerstenkörner und Augenlidschwielen). *Rec.* Pulv. hbae hyoscyami Pulv. hbae cicutae Farin. sem. lini āā q. v. Coq. c. aq. s. q. ad consist. cataplasmatis. DS. Lauwarm zu gebrauchen.

3) Das sogenannte französische Cataplasma. *Rec.* Micae panis alb. ℥jj. Lact. dulcis q. s. ut inde fiat coquendo consistentia cataplasm.; versus finem coct. adde: Croci ʒß. DS. Warm aufzulegen.

4) Cataplasma digitalis. Man mischt Leinsamenmehl mit einer Abkochung von Hba digitalis zu einem Brei.

D. Antiseptische Breiumschläge.

1) *Rec.* Farinae hordei ℥jv. Pulv. cort. chinae ℥j. Misce c. Aq. fervid. s. q. ut fiat cataplasma, cui, quum applicatur adde: Camphorae tritae ʒj.

2) *Rec.* Farinae tritic. Spumae cerevisiae āā ℥vjjj. M. leni calore fiat Cataplasma. DS. Warm aufzulegen.

Eine besondere Erwähnung verdienen endlich noch:

E. Die Breiumschläge von Moorerde, welche, so wie die Moorbäder, erst in neuerer Zeit von Frankreich aus empfohlen, zu Abano, Neundorf, Marienbad, Muscau und Franzensbrunnen gegen hartnäckige rheumatische und gichtische Affectionen, Anchylosen und Contracturen, Lähmungen, Drüsenverhärtungen, Krampf der Unterleibseingeweide, Zittern der Glieder, Oedem, veraltete Fufsgeschwüre u. s. w. eine sehr ausgedehnte Anwendung finden. Der Moorerde wird zu diesem Zweck die Consistenz eines dikken Breies gegeben, und dieser mittel- oder unmittelbar (s. oben) möglichst warm an den leidenden Theil applicirt. In der Regel wendet man ein solches Cataplasma nur Vormittags an, am besten nach einem Bade, und zwar von $\frac{1}{2}$ bis zu 2 und mehreren Stunden ein- oder zweimal. Während der Verdauung sind sie, besonders an den Unterleib applicirt, schädlich; auch müssen sie ausgesetzt werden, wenn sich nach ihrem Gebrauch Erhitzung, Schwindel, Kopfschmerz, Herzklopfen u. s. w. einfinden, oder sie an der Applicationsstelle Röthe, Schmerz und Klopfen hervorbringen. Mehr hierüber s. den Artikel **Moorbäder.** Vergl. d. A. Bähungen.

Synon. *Cataplasma* (το καταπλασμα, von κατα und πλασσω s. καταπλασσω, einen Brei auflegen); *malagma* (το μαλαγμα, abgel. von μαλακος, weich: μαλασσω, erweichen); *epithema* (το επιθημα, επιθεμα, von επι, auf, τιθημι, setzen, legen). Franz. *Cataplâme* s. *Cataplasme.* Engl. *Poultice, Cataplasm.* Ital. *il Cataplasma.*

Litteratur.

Celsus de medicina. Edit. *Haller, Laus.* 1772. Bd. V. Cap. XVIII.

Cooper's Handbuch der Chirurgie. Weimar 1819. Bd. I. Art. Cataplasma.

Bernstein's praktisches Handbuch für Wundärzte. Leipz. 1818. Bd. I. Art. Cataplasma.

Repertorium der besten Heilformeln u. s. w. Leipz. 1829. S. 306.

L — u.

BREMSE. *Heister* nannte so das durch ihn verbesserte und von *Nuck* angegebene Compressorium zum Zurückhalten des Harns (Institut. chirurgiae T. II. Taf. XVI. Fig. 8. 9.), welchem späterhin *B. Bell* (Lehrbegr. d. Wundarzneik. Th. II. pag. 145. Taf. IV. Fig. 23.) eine Pelotte beigefügt hat. E. Gr — e.

BREMSE (zoonosologisch). S. Drehkrankheit.

BREMSENSCHWINDEL. S. Drehkrankheit.

BRENNCYLINDER. S. Moxa.

BRENNEISEN. S. Glüheisen.

BRENNEN. S. Glüheisen.

BRENNEN DER AUGEN. S. Augenbrennen.

BRENNFIEBER. S. Causus.

BRENNGLAESER wurden ehedem behufs der Hervorbringung künstlicher Wärme bei der Heilung hartnäckiger Geschwüre in der Chirurgie angewandt; man leitete vermittelst derselben die Sonnenstrahlen auf das Geschwür, so dafs dadurch eine angenehme Wärme hervorgebracht wurde. E. Gr — e.

BRENNKEGEL. S. Moxa.

BRENNKRAUT. S. Ranunculus.

BRENNMITTEL. S. Moxa, Kalium u. s. w.

BRENNNESSEL. S. Urtica.

BRETCHEN, *Asserculus,* franz. *Planchette,* ein dünnes höl-

hölzernes Bretchen, welches bei Frakturen gebraucht wird. Vergl. die Artikel: Fracturen und Schienen. E. Gr—e.

BREVIA VASA, kurze Gefäfse. Man nennt so die Verbindungsäste zwischen den Gefäfsen des Magens und der Milz, sowohl von den Pulsadern, als von den Blutadern, durch welche ein gegenseitiger Uebergang des Bluts der Milz und des Magengrundes vermittelt wird. S — m.

BRIEG. Das Mineralbad, welches diesen Namen führt, liegt im Kanton Wallis auf dem rechten Ufer der Rhone, von dem Flecken Brieg anderthalb Stunden enfernt. Angelegt wurde das Bad schon 1471, 1521 bedeutend erweitert, in neueren Zeiten aber wenig benutzt.

Nach seinen Mischungsverhältnissen gehört das Mineralwasser zu Brieg zu der Klasse der Schwefelthermen, und hat mit dem acht Stunden von Brieg entfernten Wasser zu Leuk viel Aehnlichkeit. Die Temperatur des Mineralwassers zu Brieg beträgt 37° R.

Litteratur.

Von den heilsamen Bädern des teutschen Landes. Aus dem Berühmtesten der heilsamen Kunst der Artzei zusammengetrágen durch *J. J. Huggelium.* Basel 1559. 8. S. 36.

Aller heilsamen Bäder, Sauerbrunnen und anderer Wasser, so in Teutschland bekannt und erfahren Natur, Kraft, Tugend und Wirkung, durch *Gallum Eschenreuterum.* 1580. S 19.

G. A. Rüsch, Anleitung zu dem richtigen Gebrauch der Bade- und Trinkkuren überhaupt. Zweiter Theil. Ebnat, K. St. Gallen. 1826. S. 65.

Beschreibung aller Bäder in der Schweiz. Aarau. 1830. S. 319. O—n.

BRIGHTON oder BRIGHTHELMSTONE, eine der gröfsten Städte in Sussex, bekannt als Ueberfahrtsort nach Dieppe, früher der Lieblingsaufenthalt von König *Georg III,* berühmt wegen der häufig hier gebrauchten Seebäder. (Vergl. Encyklop. Wörterbuch. Bd. IV. S. 542—547.) Die Lage der Stadt ist reizend, das Klima wird als sehr gesund gerühmt.

Unfern Brighton befindet sich ein Eisenwasser, welches von *Tierney, Hall* u. a. empfohlen worden, in einer Pinte 8,50 Gr. feste Bestandtheile und zwar in folgendem Verhältnifs enthält:

Schwefelsauren Kalk	4,09	Gran.
Salzsaures Natron	1,53	»
Schwefelsaures Eisen	1,80	»
Latus	7,42	Gran.

Transport	7,42	Gran.
Salzsaure Talkerde........	0,75	»
Kieselerde..........................	0,14	»
Verlust............................	0,19	»
	8,50	Gran.
An kohlensaurem Gas nur........	$2\frac{1}{2}$	Kub. Zoll.

Lit. Treatise on the chemical history and medical powers of some of the most celebrated Mineral-Waters, by *W. Saunder's*. London 1805. S. 331.

Ure's Dictionary of Chemistry. p. 782. O — n.

BRILLEN, ein Name für verschiedene optische Instrumente, welche dazu bestimmt sind, die Sehkraft des Auges zu verstärken, oder die durch verschiedene Ursachen, als durch fehlerhafte Structur des Auges, durch das Alter, durch eine Krankheit des Auges hervorgebrachten Störungen der Sehkraft zu verbessern. Die Erfindung der Brillen stammt vom Jahre 1280 aus Italien her; Einige schreiben sie dem florentinischen Edelmann *Salvino degli Armati* zu; nach Andern rührt sie von dem Mönche *Alessandro da Spina* her. (*Gehler's* physikal. Wörterb. Leipz. 1787.)

Am häufigsten werden die Brillen zur Verbesserung der Sehkraft der Kurz- und Weitsichtigen gebraucht; bei dem myopischen Auge mufs man die Divergenz der Lichtstrahlen, die von einem Gegenstande auf's Auge geworfen werden, verstärken, welches man nur mittelst mehr oder weniger concaver Gläser bewerkstelligt (vergl. d. A. Kurzsichtigkeit); beim weitsichtigen Auge dagegen mufs die Divergenz der von einem Gegenstande auf's Auge fallenden Lichtstrahlen vermindert werden, zu welchem Zwecke mehr oder weniger convexe Gläser gebraucht werden (vergl. d. A. Weitsichtigkeit). Diese Brillen müssen nun nach gewissen Principien dem Auge angepafst, für dasselbe abgemessen werden, so dafs sie dem Auge diejenige Divergenz geben, deren es bedarf. Obgleich nach Manchem, als z. B. nach *Beer*, die Erfahrung wohl der beste Wegweiser für die Auswahl und das Anpassen der Brillen sein soll, so sind doch die von mehreren Optikern und Aerzten aufgestellten Regeln zur Auswahl der Brillen von grofser Wichtigkeit, von welchen Referent dieser Abhandlung die von *Märtens*, welcher hierüber sehr ausführlich und höchst genial einen Aufsatz im *v. Gräfe*'schen und *v. Walther*'schen Journ. der Chirurg. u. Augenheilk. Bd. VI. pag. 578. eingerückt hat, als die ihm am passendsten scheinende gewählt hat. *Märtens* giebt nachstehende Formeln an: Will man die Brennweite wissen, welche concave Gläser für Kurzsichtige haben müssen, so wird zuvor die Divergenz gemessen, zu welchem Behufe man dem Myopischen ein Blatt Papier vor's Auge zuerst in der Entfernung von 8 Zollen hält, es dem letztern so lange annähert, bis es den Gegenstand ganz deutlich sieht, worauf die Entfernung des Blattes vom Auge gemessen wird, welche nun die Divergenz hergiebt. Diese Weite wird nun 1) mit der angenommenen Normalweite, hier 8 Zoll, multiplicirt, 2) von der Zahl der letztern die Divergenz abgezogen, 3) mit diesem Reste das Product, welches man sub 1 erhält, dividirt, und so die nöthige Brennweite der Gläser erhalten. — Bei Weitsichtigen wird die Brennweite der convexen Gläser gefunden, dafs man zuerst auf obgenannte Weise die Divergenz mifst, wobei jedoch der dem Auge vorgehaltene Gegenstand demselben nicht genähert, sondern so weit von ihm entfernt wird, bis es denselben deutlich und klar erblickt. Hierauf multiplicire man 1) die Normalweite, ebenfalls 8 Zoll, mit der Zahl der Divergenz, zieht 2) von dem hierdurch erhaltenen Product die Normalweite ab, und dividire 3) mit diesem Rest das Product von Nr. 1, worauf man nun die erforderliche Brennweite der Gläser erhält.

Es giebt Fälle, wo Personen zweierlei Augen haben; hier mufs, wie es sich von selbst versteht, für jedes Auge ein besonderes Glas gewählt werden.

Eine jede Brille mufs aus dem reinsten, hellsten Glase gearbeitet, gut geschliffen, frei von Bläschen, Schrammen u. dgl. seyn. Manche Brillen haben den Fehler, dafs wenn man durch sie nach einem Gegenstande sieht, dieser vom Auge nur in einer sehr kleinen Entfernung um den Mittelpunct des Glases erblickt wird, und dafs die etwas entfernteren Theile des betrachteten Objekts undeutlich und verzerrt erblickt werden, was davon herrührt, dafs die von dem Gegenstande ausgehenden Lichtstrahlen, welche nicht anders als durch den Rand des Glases eindringen können, sehr schräg auf das letztere fallen, und alsdann eine sehr grofse Brechung erleiden. Um diesem abzuhelfen hat *Wollaston* periscopische Brillen erfunden, deren Gläser auf der äufsern nach dem Gegenstande hingerichteten Seite gewölbt, nach der dem Auge zugekehrten Seite concav sind, wodurch die Strahlen, welche auf den Rand des Glases fallen, weniger schräg auf die Oberfläche, auf welcher sie sich brechen, fallen.

Eine gute Brille mufs einen Gegenstand weder vergröfsern noch verkleinern, sondern denselben in seiner natürlichen Gröfse, Gestalt und Farbe darstellen; das Auge darf durch sie nicht angegriffen werden, die Gläser müssen eine gleichförmige Dicke haben, bei den Hohlbrillen nehmen sie gleichmäfsig von dem Umfange nach dem Centro ab, bei den gewölbten dagegen eben so zu; die Gläser müssen so grofs sein, dafs sie das Auge vollkommen decken, die Bügel der Brille müssen leicht gearbeitet sein, nicht glänzen, pressen; man lasse die Gläser nicht in Röhren fassen (Röhrbrillen), oder in breiten hörnernen oder elfenbeinernen Ringen, visual spectacles der Engländer.

Aufser diesen beiden Arten der Brillen giebt es leider bei der immer mehr zunehmenden Brillenwuth noch viele andere, die Referent d. A. blofs nennt, sie jedoch aber alle verwirft, weil sie dem Auge dadurch sehr schaden, indem sie das Licht in allen Objecten trüben, ihnen ein unreines Ansehen geben und das Auge sehr anstrengen, wie dies vorzüglich die sogenannten Conservationsbrillen, die Brillenbinden und Staubbrillen thun, bei welchen beiden letztgenannten aufser dem Lichte den Augen auch die benöthigte Luft entzogen wird. Nicht minder schädlich dem Auge sind ferner die Lorgnetten, Lese- und Vergröserungsgläser. u. m. a. Vergleiche hierüber den Artikel Augenpflege.

Was die Staarbrillen betrifft, so verweist Referent d. A. auf den Artikel Cataract.

Synon. *Conspicillum*, *Perspicillum*, *Vitrum oculare*. Franz. *Bésicle*, *Lunette*.

L i t t e r a t u r.

Adam's Essay on vision briefly explaining the fabric of the eye and the nature of vision etc. The second Edition. London 1782.

Gehler's physik. Wörterb. Leipz. 1787.

Beer, das Auge, oder Versuch das edelste Geschenk der Schöpfung vor dem höchst verderblichen Einfluſs unsers Zeitalters zu sichern. Wien 1813.

v. Gräfe's u. *v. Walther's* Journ. f. Chir. u. Augenheilk. Bd. VI. p. 578.

Rosa's Augenheilk. 1 Bd. p. 361. Wien 1830. E. Gr — e.

BRISTOL. Die nach dieser reichen und wichtigen Handelsstadt Englands benannten Mineralquellen (Bristol-Hot-Wells), entspringen zwischen Bristol und Clifton, ganz nahe bei dem Flusse Avon. Für die Kurgäste befinden sich, wie in den meisten Bädern Englands, auch hier eine Menge von Häusern zu sogenannten Crescents oder halben Monden zusammengereiht; die bedeutendsten von ihnen sind der Royal-York, the lower- und Prince of Wales-Crescent.

Das Wasser wird aus der Mineralquelle, welche tiefer als der Avon entspringt, durch eine Dampfmaschine heraufgefördert, hat die Temperatur von 72—76° F. und enthält nach *Carrick* in einer Gallone folgende Bestandtheile:

Kohlensauren Kalk	13,50	Gran
Schwefelsauren Kalk	11,75	»
Schwefelsaures Natron	11,25	»
Salzsaure Talkerde	7,25	»
Salzsaures Natron	4,00	»
	47,75	Gran.
An kohlesaurem Gase	33	Kub. Zoll.

Die Mineralquellen von Bristol erfreuen sich einer reizenden Lage, eines sehr gesunden Klimas und jährlich eines zahlreichen Zuspruchs von Kurgästen. Das Mineralwasser wird als Getränk und in Form von Bädern benutzt und gerühmt bei chronischen Brustleiden, besonders von *Fothergill* (weniger von *Heberden*); ferner bei chronischen Nervenkrankheiten krampfhafter Art, Steinbeschwerden, Durchfällen und Anomalien der Menstruation.

L i t t e r a t u r.

J. Keir, inquiry into the nature and virtues of the medicinal-waters of Bristol. London 1759.

Guil. Heberden commentar. de morborum historia et curatione, ed *Sömmerring*. Francof. 1804. p. 63.

Treatise on the chemical history and medical powers of Mineral-Waters by *W. Saunders.* London 1805. p. 112. O — n.

BRITANNICA. S. Rumex.

BROCHUS, *Broccus*, *βρoχος*, wird ein Mensch mit einer unförmlichen Lippe genannt. E. Gr — e.

BROECKELKREBS. S. Afterblildung.

BROM. Ist ein dem Jod ähnlicher aber tropfbar-flüfsiger Körper von dunkelrother Farbe, unangenehmen Geruch und starkem Geschmack. Es färbt thierische Theile gelb. In der mittlern Temperatur ist es flüchtig und bei 47° *C.* kocht es. In Wasser, Weingeist, Aether ist es auflöfslich. Man bereitet es aus der Mutterlauge der Tangasche, woraus man auch Jod bereitet, und man erhält es ebenfalls aus der Mutterlauge der Salzsoolen und der Meerwasser. Man läfst Chlor durchstreichen, wo eine rothe Farbe entsteht, man schüttelt die Flüssigkeit mit Aether, giefst den rothgefärbten Aether ab, schüttelt ihn mit Aetzkali, so krystallisirt Bromkalium in Würfeln. Man pulvert diese, mengt sie mit Manganoxyd und treibt durch Schwefelsäure das Brom aus, welches man in einer abgekühlten Vorlage auffängt. Es giebt eine Hydrobromsäure und eine Bromsäure, wie es dergleichen Säuren von Jod giebt. Man hat Brom in denselben Fällen, wie Jod zum Arzneigebrauch empfohlen. Am sichersten wäre es, den Versuch mit Bromkalium zu machen, welches sich wie Jodkalium bereiten läfst. L—k.

BROMBEERE. S. Rubus.

BROMELIA. S. Ananas.

BROMUS. Eine Pflanzengattung aus der natürlichen Ordnung der Gräser, *Linné's Triandria Digynia.* Die Aehrchen sind vielblütig, stehen in Rispen, die Spindel der Rispe ist nicht ausgeschnitten; unter der Basis der äufsern Spelze eine Granne.

1) *Br. catharticus. Vahl* Symbol. botan. 2. sp. 22. *Willd.* sp. 1. p. 431. Die Rispe ist aufrecht, die Aeste sind etwas abstehend; die Aehrchen breit-lanzettförmig, gestreift, scharf aber ohne Haare. *Funillen* liefert in seiner Beschreibung, zu Arzneien dienlicher Pflanzen im mittägigen Amerika, Nürnberg 1756, gleich im Anfange eine Beschreibung und Abbildung von diesem Grase, dessen Wurzel (oder vielmehr

Ausläufer, *stolones*) in Wasser macerirt und aufgekocht einen purgirenden Trank giebt. In dieser natürlichen Ordnung sind dergleichen Wirkungen selten.

2) *Br. purgans. Linn. Willd.* sp. 1. p. 431. Es ist spafshaft, dafs einige Schriftsteller über Materia medica auch dieses Gras unter den Purgirmitteln anführen. Es hat den Namen Purgans erhalten, weil man in Nordamerika Besen daraus macht.

L — k.

BRONCHI. S. Aspera arteria.

BRONCHITIS (nach dem Griechischen τα βρογχια, die Luftröhrenäste), *inflammatio bronchorum*, heifst derjenige Krankheitszustand, bei dem die gröfseren oder kleineren Luftröhrenäste, oder beide, die Bronchien, entzündet sind. Den älteren Aerzten scheint diese Krankheit unbekannt gewesen zu sein; denn wenn wir auch bei *Hippocrates*, *Galen*, *Celsus* u. s. w. die unzweideutigsten Beweise finden, dafs auch die Krankheiten der Respirationswerkzeuge im Allgemeinen und der Luftröhre insbesondere von ihnen nicht unbeachtet geblieben sind, so finden wir doch bei ihnen nirgends eine Beschreibung der Bronchitis. *Sydenham's* und *Huxham's* Beschreibungen der Symptome des von ihnen unter dem Namen Peripneumonia notha aufgeführten Krankheitszustandes, haben allerdings mit denen der Bronchitis viele Aehnlichkeit, und man sieht wohl, dafs sowohl sie, als auch andere Schriftsteller, wie z. B. *Fr. Hofmann*, *Lieutaud*, die Krankheit gesehen und für eine entzündliche Affection gehalten haben, — aber sie haben dieselbe nicht als Bronchitis erkannt. Die Peripneumonia notha der eben genannten Schriftsteller hat mit der Bronchitis freilich manche Aehnlichkeit, geht oft in dieselbe über, oder ist mit derselben verbunden, aber sie ist eine für sich bestehende Krankheit, eine eigenthümliche, subinflammatorische Affection der Lungen, die am häufigsten als Pneumonia nervosa auftritt, und man kann daher denen, welche, wie z. B. *Badham* und *Albers*, die Peripneumonia notha für eine Bronchitis nervosa halten, nicht unbedingt beistimmen. Selbst der treffliche *Morgagni*, dem die pathologische Anatomie so viel verdankt, giebt uns auch nicht ein einziges Beispiel, aus dem sich mit Sicherheit abnehmen liefse, dafs er der

Bronchitis eine besondere Aufmerksamkeit gewidmet hätte. — *Pet. Frank* gehört aber zu den neueren Autoren, welche die Bronchitis als solche richtig erkannt, und beschrieben haben. (Epitome Tom. II.) In Uebereinstimmung mit *Frank's* Ansichten, welche viele Praktiker theilen, glaubt auch der Verfasser, dafs die Bronchitis, wenn die oberen Bronchialäste entzündet sind, von der Tracheitis, Entzündung des Luftröhrenstammes, kaum zu unterscheiden ist, und wenn die feineren und feinsten Aeste und Zweige ergriffen sind, ihre Merkmale mit denen der Pneumonie zusammenfallen, bei welcher letzteren auch der Verfasser unzählige Male die Bronchien entzündet gefunden hat. Mit Recht verwirft *Frank* die von *Selle* ganz unpassend angenommene Bennenung Angina pectoris, da wir darunter heut zu Tage eine ganz andere Krankheit — Stenocardia, Herzklemme — verstehen. — Später haben besonders *Badham, Hasting* und andere Engländer dieser Krankheit eine besondere Aufmerksamkeit gewidmet und dieselbe genauer beschrieben. Bei *Laennec* finden wir zwar eine recht gute Beschreibung der Bronchitis, aber unter der unpassenden Benennung Catarrhe pulmonaire. *Lorinser's* Ansichten von der Bronchitis sind im Wesentlichen dieselben, und seine Beschreibung enthält viel Brauchbares; nur dehnt er den Begriff der Bronchitis zu weit aus, und versteht darunter auch den Catarrhus suffocativus, die Peripneumonia notha, die Blennorrhoea pulmonum und selbst die Phthisis pituitosa. Nach seiner Ansicht sind der Catarrhus pulmonum acutus und die beiden erstgenannten als Bronchitis acuta, die letztgenannten dagegen und der chronische Lungencatarrh als Bronchitis chronica zu betrachten.

Die Bronchitis ist keinesweges eine seltene Krankheit; sie befällt Erwachsene und jüngere Leute eben sowohl, als Kinder, doch ist sie im ganzen bei den letzteren häufiger, wo sie entweder als Synocha catarrhosa bronchitica protopatisch in Verbindung mit den acuten Exanthemen, dem Kroup, dem Keuchhusten und anderen Kinderkrankheiten auftritt, oder erst später sekundär sich denselben hinzugesellt. —

Die Bronchitis kann, so wie andere Entzündungen der Respirationsorgane, je nach ihrer Intensität, dem Alter und der Konstitution der davon befallenen Subjecte, einen sehr verschiedenen Grad und Charakter annehmen. Zunächst unterscheiden wir hier eine acute und eine chronische Bronchitis. Die acute, als die hier vorzugsweise zu betrachtende Hauptform, ist entweder synochisch (*Bronchitis synochica, vera)* oder nervös *(Bronchitis nervosa)* composita, Peripneumonia notha des *Badham.* — Unter synochischer Bronchitis begreifen wir diejenige acute Form derselben, die sich durch rein entzündliche Symptome, ohne besondern Antheil des Nervensystems, charakterisirt, und bei Konstitutionen aller Art vorkömmt. Unter nervöser Bronchitis verstehen wir diejenige Art von Bronchialentzündung, bei der die entzündlichen Symptome sich mit den Krankheitserscheinungen eines gleichzeitig ergriffenen Nervensystems vermischen. Eine solche Bronchitis nervosa tritt entweder in Folge einer Synochica, als Stadium secundarium derselben, auf, oder sie zeigt sich gleich Anfangs als Nervosa, theils weil der davon befallene Kranke zu Leiden des Nervensystems geneigt ist, oder weil der epidemische Krankheitscharakter seinen schädlichen Einflufs auf die Nerven geltend macht und allen Krankheiten, auch der kräftigsten Subjecte, eine nervöse Beimischung giebt. — Die Bronchitis acuta synochica ist also die einfache, rein entzündliche Form, die nervosa allemal eine composita. — Die chronische Bronchitis endlich verhält sich zu den Bronchien, wie die Pneumonia chronica intercurrens zu den Lungen: d. h. Subjecte, die schon längere Zeit an chronischen Catarrhen, langwierigen Heiserkeiten, Husten, mit einem Worte an solchen Krankheiten gelitten haben, wodurch die Luftröhre mit ihren Verästelungen gereizt, geschwächt oder gar organisch krank geworden ist, bekommen leicht, bei hinzukommender Gelegenheitsursache, zu wiederholten Malen eine in der Regel partielle Entzündung der Bronchien, die dann allerdings die Gefahr der schon stattfindenden Krankheitsanlage oder der vielleicht schon ausgebildeten Krankheit, z. B. Phthisis pituitosa, tuberculosa, bedeutend erhöht. — Eine solche chronische Bronchitis kann oft ganz die Höhe einer Bronchitis synochica erreichen, oft aber ist sie mehr partiell und geringeren Grades, und durch den Gebrauch weniger entscheidender Mittel zu beseitigen.

Die Krankheit ist ferner bald eine primäre, bald eine secundäre Affection. Die chronische Bronchitis ist meistentheils secundär, kann jedoch auch als Morbus primarius auftreten, z. B. durch mechanische Veranlassungen. — Eine Bronchitis, welche die Bronchien primär und ausschliefslich befällt, ist nicht die häufigste, vielmehr tritt sie oft vermischt auf, und gesellt sich den Entzündungen anderer Respirationsorgane hinzu. Die Angina membranacea, die in ihrer ursprünglichen Form als Laryngitis und Tracheitis auftritt, wird nicht selten eine wahre Angina bronchialis, und ist von der einfachen Bronchitis alsdann nur durch ihren eigenthümlichen Ausgang verschieden. — Bei Lungenentzündungen sind, wie schon bemerkt, die Bronchien in der Mehrzahl der Fälle ebenfalls entzündlich ergriffen, besonders die feineren, mit der Lungensubstanz innig verbundenen Zweige, während bei der Tracheitis mehr die der Trachea zunächst liegenden oberen Aeste in Anspruch genommen sind. Eben so häufig verbindet sich die Bronchitis mit den fieberhaften Exanthemen, Pocken, Masern, Scharlach: — eine Erscheinung, welche die Gefahr bedeutend erhöht, und nur zu häufig einen tödtlichen Ausgang herbeiführt.

Auch zu dem Keuchhusten gesellt sich zuweilen eine Bronchitis, so dafs einige Schriftsteller, namentlich *Whatt* in Glasgow und *Marcus* sich bewogen gefühlt haben, beide Krankheiten für identisch zu halten — ein Irrthum, der bei Jenem dadurch entstand, dafs er bei seinen eigenen Kindern, welche, nachdem sie am Keuchhusten gelitten hatten, an einer hinzugetretenen Bronchitis gestorben waren, die Folgen dieser letzteren bei der Section fand, und nun zu dem Trugschlufs geleitet ward, der Keuchhusten sei eine Bronchitis. Die von *Whatt* für seine Meinung aufgestellten Gründe, hat der verstorbene *Albers* in der Vorrede zu der unten angeführten Schrift von *Badham* schon genügend widerlegt, und die von *Marcus* angeführten Gründe sind eben so wenig haltbar. Dafs beide Krankheiten ganz verschiedener Natur sind, die Bronchitis namentlich eine entzündliche, der

Keuchhusten eine catarrhalisch-nervöse Krankheit ist, beweisen die Symptome, der Verlauf, die Dauer und die Heilmethode, die bei beiden wesentlich verschieden sind. Die Bronchitis ist allemal eine heftige, deutlich fieberhafte, meistens rasch verlaufende Entzündungskrankheit, die nicht selten schon in den ersten 7, 14 — 21 Tagen tödtlich endigt; der Keuchhusten kann zwar auch zu Anfange mit einer nicht unbedeutenden Synocha catarrhalis auftreten, aber er verläuft niemals so rasch, wie die Bronchitis. Unter vier Wochen wird er nicht leicht gehoben, dagegen dauert er oft, 10, 20 bis 30 Wochen lang, in fieberloser Form ohne Schaden fort.

Als Bronchitis würde der Keuchhusten unmöglich so lange dauern können, ohne zu tödten oder bedenkliche Nachkrankheiten zu hinterlassen. Auch in den heftigsten Anfällen, bei den stärksten convulsivischen Bewegungen, wird der Keuchhusten als solcher selten tödtlich; desto leichter aber tödtet er durch den Zutritt der Pneumonie, der Bronchitis, u. s. w.

Wenn daher die Leichenöffnungen der am Keuchhusten Verstorbenen auch Zeichen von Entzündungen in den Bronchien und in anderen Respirationsorganen manifestiren, worauf *Whatt* und *Marcus* sich besonders berufen, so beweist dies für die entzündliche Natur des Keuchhustens gar nichts, da derselbe nicht als solcher, sondern nur durch die hinzukommende Entzündung tödtlich ablief. —

Erkenntnifs und Diagnose. Die Symptome der Bronchitis acuta synochica fallen mit denen der Tracheitis und der Pneumonie beinahe ganz zusammen, und wir haben auch nicht ein einziges pathognomisches Zeichen, aus dem wir mit Sicherheit das Vorhandensein einer Entzündung der Bronchien, und zwar der Bronchien allein erkennen könnten.

Es giebt jedoch einige Erscheinungen, aus denen wir mit gröfserer oder geringerer Wahrscheinlichkeit das Vorhandensein der Bronchitis vermuthen dürfen.

Der Kranke wird meist plötzlich, ohne Vorboten, zuweilen aber auch nach vorausgegangenen fieberhaften Erscheinungen, von einem schmerzhaft drückenden Gefühle unterhalb des Halses, in der Brust, unter dem Brustbein befallen, der Athem wird erschwert, kurz, häufig; der Kranke bekömmt heftige Beklemmungen und eine unerträgliche Angst, die sich in dem leidenden Blicke des Kranken (*Facies dolorosa*) und der allgemeinen Unruhe und Unstätigkeit desselben zu erkennen giebt. In dieser Angst wählt der Kranke diejenige Lage, bei der er am leichtesten Luft schöpfen kann. Sind daher die Bronchien nur auf einer Seite entzündet, so liegt der Kranke am liebsten auf der kranken Seite, sind aber beide Seiten entzündet, so liegt er auf dem Rücken oder in einer halbsitzenden, nach vorn übergebogenen Stellung. Der Husten, der sich in der Regel zuerst einstellt, ist zu Anfange meistens trocken, mit einem hohlen, verschiedenartig klingenden Tone verbunden, zuweilen mehr oder weniger kroupartig. Zu Anfange der Krankheit schafft derselbe, auch wenn er mit einigem Auswurf verbunden ist, keine Erleichterung. — Die Stimme ist beim Entstehen der Krankheit um so weniger verändert, je mehr die Entzündung sich auf die feineren Bronchialäste allein beschränkt, meistentheils aber ist sie heiser, rauh, unrein, um so mehr, je höher hinauf nach der Luftröhre und dem Kehlkopf zu sich die Entzündung verbreitet. Das mit der Bronchitis verbundene Fieber ist gleich von Anfange an heftig; der Puls häufig und härtlich, bald mehr oder weniger voll, der ganze übrige Zustand, die Beschaffenheit der Zunge, der Haut, des Urins u. s. w. ganz eben so wie bei den übrigen entzündlichen Brustaffectionen. Die hier aufgeführten Symptome stellen hauptsächlich das Bild der Bronchitis acuta synochica dar. Zuweilen ist aber auch die Krankheit von Anfang an nervös, die entzündlichen Zufälle können alsdann zwar ebenfalls nicht fehlen, aber sie sind mit nervösen, krampfhaften Zufällen mancherlei Art gepaart. Der ganze Zustand des Kranken drückt eine Hinneigung zur Passivität aus. Er klagt viel weniger; wenn er klagt, so findet der aufmerksame Arzt nicht selten einen Widerspruch zwischen dem, was er von dem Kranken hört, und was er an ihm wahrnimmt. Im weiteren Verlauf der Krankheit nimmt die gleich Anfangs grofse Hinfälligkeit einen höheren Grad an; Patient wird gleichgültig gegen die Umgebungen, schlafsüchtig, fängt an zu deliriren u. s. w.

Ist die Bronchitis der Kinder mit dem Croup verbunden, so treten die diesem letzteren eigenthümlichen Symptome hinzu, obwohl desungeachtet im Leben mit völliger Gewifsheit sein Vorhandensein nicht leicht behauptet werden kann. Die Section aber zeigt in diesen nur zu oft tödtlich endigenden Fällen zuweilen das gleichzeitige Zusammentreffen der Entzündung aller Respirationsorgane, wenigstens des Larynx, der Trachea und der Bronchialäste. —

Verbindet sich die Bronchitis, wie das in vielen Fällen geschieht, mit einer Pneumonitis d. h. mit einer Entzündung des Blutgefäfssystems der Lungen, oder, was seltener der Fall ist, mit einer Carditis, so sind ebenfalls die diesen Krankheiten eigenthümlichen Symptome vorwaltend und auch ihrer Bedeutung nach am wichtigsten. — Uebrigens sind diese Symptome (s. d. A. Carditis und Pneumonia) charakteristisch genug, um aus ihnen die vorhandene Zusammensetzung zu erkennen.

Auch die Symptome der **chronischen** Bronchitis weichen von denen der acuten im Allgemeinen nicht ab. Auch hier sind die bei merklicher Zunahme der Beklemmung vergröfserten Respirationsbeschwerden und der in Hinsicht seines Tones und seiner Heftigkeit verschlimmerte, oft mit Schleimauswurf verbundene Husten das Wesentlichste. — Diese Bronchitis ist dann gemeiniglich eine Partialis, so wie die zur Phthisis pulmonalis sich oft hinzugesellende Pneumonie. Das die Krankheit begleitende Fieber hat nicht die Intensität eines reinen Entzündungsfiebers, sondern besteht in einer Steigerung der schon bisher wahrgenommenen Hectica, wenn nämlich die Bronchitis chronica als secundäre Affection zu einer organischen Entartung der Lunge, oder in Folge eines Geschwürs in der Luftröhre und deren Aesten hinzutritt.

In den meisten Fällen ist also die Bronchitis chronica eine secundäre Krankheit; es giebt jedoch auch eine chronische Bronchitis, welche durch mechanische Veranlassung **primär** entsteht, z. B. durch einen Obstkern, der sich irgend wo in den Luftröhrenästen festsetzt. Es bildet sich hier eine schleichende Entzündung aus, die um so leichter in Eiterung übergehen kann, je schwieriger es ist, den in die Luftröhre gedrungenen fremden Körper wegzuräumen.

Aus dem hier, nach vieljährigen Erfahrungen am Krankenbette, entworfenen Bilde geht demnach unzweifelhaft hervor, dafs alle Bemühungen der Aerzte, die Bronchitis von der Tracheitis, der Pneumonia und der Peripneumonia notha streng zu sondern, zu keinem wichtigen Resultate führen, und um so weniger practischen Werth haben, als die Behandlung aller der hier genannten Krankheiten auf denselben Grundsätzen beruht. Allerdings ist die Bronchitis als solche keine Tracheitis, keine Pneumonie; aber einestheils kömmt sie, wie schon bemerkt, als Bronchitis allein nur höchst selten vor, anderntheils aber fehlt es uns an diagnostischen Merkmalen, wodurch wir eine solche Bronchitis mit Bestimmtheit erkennen. — Die wichtigsten Symptome der ausgebildeten acuten Bronchialentzündung: der ängstliche, häufige, keuchende Athem, der Husten, die Heiserkeit, die ganz veränderte Stimme beim Reden und Husten, der Auswurf, die Fieberbewegungen u. s. w., kommen auch anderen entzündlichen Affectionen der Respirationsorgane zu, und die gröfsere Angst, die zunehmende Schwierigkeit, ohne vermehrte Beschwerden auf beiden Seiten liegen zu können, der raschere Verlauf, die man gewöhnlich als Signa pathognomica der Bronchitis exquisita aufführt, sind viel zu unsicher und trüglich, kommen auch bei Entzündung beider Lungen (*Pneumonia duplex*), ohne gleichzeitige Affection der Bronchien, viel zu häufig vor, als dafs man sie als pathognomonische Zeichen gelten lassen könnte.

Nach *Laennec's* Erfahrungen, dessen Autorität bei Lungenkrankheiten Beachtung verdient, sind die angegebenen Symptome der Bronchitis keine pathognomonische Zeichen, wodurch man den von ihm sogenannten Catarrhe pulmonaire von andern acuten und chronischen Lungenaffectionen unterscheiden kann. Nur durch die Percussion und das Sthetoscop sei man im Stande, den Lungencatarrh zu erkennen und seine verschiedenen Grade richtig zu ermitteln. — Die Percussion giebt bei dem acuten Catarrh einen vollkommenen Wiederhall, der bei der Lungenentzündung fehlt.

Mittelst des Hörrohrs vernimmt man ein Röcheln *(râle)*, das nach dem Grade und der Ausbreitung der Krankheit mehr oder weniger stark ist, und sich bald als ein pfeifendes, bald mehr als eine Art von Schleimröcheln, bald wie ein Kochen auf der Brust, bald endlich dem Röcheln der Sterbenden analog zeigt. — Fortgesetzte Versuche müssen über den Werth oder Unwerth dieser Wahrnehmungen entscheiden. —

Nächstdem betrachtet *Laennec* als das Hauptzeichen des Lungencatarrhs, das man mittelst des Sthetoscops entdeckt, das periodisch fehlende respiratorische Geräusch. — Aber schon dadurch, dafs es nur periodisch vorhanden ist, nämlich dann, wenn die Bronchien mit dem Auswurfsstoffe angefüllt sind, aber nicht zu bemerken ist, wenn der Kranke gehörig ausgehustet hat, hört es auf ein pathognomonisches Kennzeichen zu sein. —

Der Catarrh ist von der Bronchitis, so wie von den entzündlichen Affectionen der Respirationsorgane überhaupt, gewifs nur dem Grade nach verschieden. Gelindere Fälle von Bronchitis mögen oft genug als Catarrhe gelten, so wie umgekehrt höhere Grade von Catarrhen oft genug als Bronchitis behandelt worden sein mögen. Anhaltende heftige Catarrhe gehen auch wirklich häufig in Entzündungen über, und der höhere Grad des Catarrhs ist selbst schon subinflammatorischer Natur.

So lange jedoch der Catarrh als solcher besteht, läfst er sich von der vollendeten Entzündung derjenigen Theile, welche beide befallen, durch die Gutartigkeit der Symptome, durch das meistens geringere Fieber, durch die schwächer markirten Lokalsymptome, durch die bei weitem mäfsigeren Respirationsbeschwerden, die fehlende Angst und Beklemmung u. dgl. sehr wohl unterscheiden. Bei sehr ängstlichen, hypochondrischen Kranken darf man aus der blofsen Klage des an einem Catarrh leidenden Patienten über Angst und Beklemmung, noch nicht auf das Vorhandensein einer Bronchitis schliefsen. Die mehr oder weniger freie Respiration, der Mangel an Heiserkeit, die Beschaffenheit des Pulses, das ganze Benehmen des Kranken geben hier, bei einiger Aufmerksamkeit, deutlichen Aufschlufs. —

Ursachen. So wie bei dem Croup, bei der Lungenentzündung, so sind auch hier die atmosphärischen Einflüsse die wichtigsten Causalmomente, die am leichtesten eine Entzündung der Bronchien herbeiführen. Schneller Wechsel der Kälte mit Wärme und umgekehrt, strenge Kälte, anhaltende Nord- und Nordostwinde zumal im Winter und Frühling sind oft schon allein hinreichend, auch bei den gesundesten Subjecten Entzündungen der Respirationswerkzeuge zu erregen. Solche Individuen, die von Natur, durch angeerbte Disposition oder durch vorausgegangene Krankheiten eine krankhafte Reizbarkeit der Luftröhre und der Lungen besitzen, an öfteren Catarrhen, anhaltendem Husten und Heiserkeiten, an asthmatischen Zufällen u. s. w. leiden, sind durch die dadurch begründete Anlage, um so leichter zur Bronchitis geneigt, wenn die eben angegebene Jahresconstitution sie begünstigt. —

Diejenigen, welche durch ihre Berufsgeschäfte einem öfteren, plötzlichen Temperaturwechsel ausgesetzt sind, oder die, welche ihre Respirationswerkzeuge besonders anstrengen müssen, haben, ceteris paribus, eine gröfsere Praedisposition zur Bronchitis, als Andere, die jenen Schädlichkeiten nicht ausgesetzt sind; endlich diejenigen, die bei ihren Geschäften öfters scharfe Dämpfe oder vielen Staub einathmen müssen, wie so viele Handwerker und Künstler. — Subjecte dieser Art, wenn sie auch Anfangs noch so gesunde Respirationsorgane besitzen, werden doch in der Mehrzahl der Fälle mit der Zeit von periodischen Hustenanfällen, wiederholten Heiserkeiten u. dgl. geplagt, und bekommen sehr leicht Entzündungen der Luftröhre, der Bronchien und der Lungen. — Zu den Gelegenheitsursachen der Bronchitis gehören nun, aufser den mehrgenannten catarrhalischen Beschwerden, die Entzündungen der benachbarten Organe. Die Angina laryngea und trachealis gehen nicht selten in Bronchitis über, ebenso die Pneumonie. Auch die exanthematischen Fieber, besonders die Masern, aber auch Pocken und Scharlach geben nicht ganz selten zur Bronchitis Veranlassung, und werden nur zu oft eben durch diese Zusammensetzung schwerer heilbar. Dasselbe gilt auch von dem Keuchhusten, der sich eben so leicht mit Croup und

und Lungenentzündung, wie mit der Bronchitis verbinden kann. — Die Erkältung, eine fast gemeinsame Gelegenheitsursache so mancher Krankheiten, darf auch hier als ein sehr wichtiges Kausalmoment nicht übergangen werden. Am häufigsten wirkt hier die Erkältung nach erhitzenden Anstrengungen, der Genufs kalter Getränke bei erhitztem Körper z. B. beim Tanz, nachtheilig. Endlich können auch äufsere mechanische Veranlassungen zur Entstehung der Bronchitis beitragen, z. B. Verwundungen, Schnitt- und Stichwunden, Stöfse, Quetschungen, das Verschlucken fremder Körper, die durch einen unglücklichen Zufall in die Luftröhre gelangen.

Der Verlauf der Bronchitis ist in der Regel rasch. Eine heftige Bronchialentzündung kann schon in den ersten acht Tagen tödtlich ablaufen, nicht selten aber auch 14 bis 21 Tage dauern. Die Krankheit bleibt in jenem Falle gewöhnlich nicht rein entzündlich. Bei fortdauernden entzündlichen Symptomen verfällt der Kranke in einen, mit den heftigsten Erstickungszufällen verbundenen, lähmungsartigen Zustand. Der Athem wird äufserst mühsam, mit einer Art von Röcheln verbunden, der Kranke kann nur in aufrechter Stellung athmen, er ist nicht mehr im Stande, den sich immer mehr ansammelnden Schleim auszuwerfen; der Puls wird klein, schwach, äufserst schnell, ungleichmäfsig, aussetzend, die Gesichtsfarbe wird grau oder bläulich, die Extremitäten kalt, die Haut von mehr partiellen wie allgemeinen, klebrigten Schweifsen bedeckt u. s. w., bis endlich ein wahrer Erstickungstod eintritt. — Im günstigeren Fall, lassen die Angst und die Respirationsbeschwerden nach; der Husten wird mit einem erleichternden, kuglichten Auswurfe verbunden, das Fieber läfst nach, der Puls nimmt an Frequenz ab, wird entwickelter und gleichmäfsiger, der Kranke bekömmt einen wohlthätigen allgemeinen Schweifs, der Urin wird dick, trübe und macht einen starken Bodensatz, bis endlich, nachdem diese heilsamen, ja entscheidenden Naturbemühungen den Zeitraum des Nachlassens begleiteten, die Reconvalescenz eintritt.

Zuweilen endet die Bronchitis zwar nicht tödtlich, wird aber auch nicht vollkommen zertheilt. Der Kranke behält in den Respirationsorganen eine krankhafte Reizbarkeit übrig, die sich durch öfteres Hüsteln, anhaltende, obwohl oft verminderte Heiserkeit, vermehrte Schleimsekretion manifestirt, die entweder in eine Blenorrhoea pulmonum ausartet, die alsdann noch eine Heilung zuläfst, oder, wenn der Uebergang in Eiterung nicht mehr verhütet werden konnte, in Phthisis trachealis und pulmonalis übergehen kann, mit denen sich, bei hinzukommender Gelegenheitsursache, leicht wieder eine neue Bronchitis *(chronica partialis)* verbindet, die meistens, wenn auch erst nach einer Reihe von Wochen oder Monaten, tödtlich wird.

Bei den Leichenöffnungen finden wir die Bronchien nur höchst selten allein entzündet; in der Mehrzahl der Fälle sind mit jenen auch die Lungen theilweise ergriffen. Zuweilen zeigt sich in den Leichen der an einer mit Croup zusammengesetzten Bronchitis Verstorbenen, eine wahre Bronchitis polyposa, d. h. eine Ausschwitzung von coagulabler Lymphe und häutiger Gebilde in den Bronchialästen. In dem von *Heim* erzählten Falle (*Horn's* Archiv Bd. IX. p. 398. sq.), hat die Section das gleichzeitige Vorhandensein von Laryngitis, Tracheitis, Bronchitis und Pneumonie dargethan, und in den Bronchien namentlich liefsen sich die häutigen Gebilde bis in die feinsten Verästelungen derselben verfolgen. *Laennec* hat sehr häufig die Schleimhaut der Bronchien nicht nur entzündet und verdickt, sondern auch die Bronchien selbst erweitert gefunden, was der Verfasser jedoch bis jetzt nicht wahrgenommen hat. —

Die Prognose der Bronchitis betreffend, so geht aus dem eben Angedeuteten schon von selbst hervor, dafs diese Krankheit allemal wichtig, gefahrvoll, nicht selten tödtlich ist. Je früher dem Uebel durch ein zweckmäfsiges ärztliches Verfahren begegnet wird, desto eher darf man im Allgemeinen einen günstigen Ausgang hoffen. Eine einfache Bronchitis, ohne gleichzeitige Entzündung der benachbarten Organe, ist, wenn sie früh genug erkannt wird, leichter zu heben, als eine zusammengesetzte. Die mit nervösen Zufällen verbundene Bronchitis ist daher immer bedenklicher, als die synochische. Noch gefahrvoller ist die chronische Bronchitis, wenn die ihr zum Grunde liegende primäre Krankheit auf einer organischen Mifsbildung der Luftröhre oder

Lungen beruht. Ein sehr wichtiges prognostisches Moment ist das Alter des von der Bronchitis befallenen Kranken. Bei Kindern unter einem Jahre, überhaupt bei zarten Kindern in den ersten Lebensjahren, so wie andererseits bei sehr bejahrten Subjecten ist die Prognose stets sehr zweifelhaft und bedenklich. Bei jenen namentlich ist die Erkenntnifs oft schwierig, und die beste Behandlung, die 12 bis 24 Stunden zu spät begann, kann leicht schon deshalb ohne Erfolg bleiben. Noch schwieriger ist's, das rechte Maafs in Absicht der hier passenden Mittel zu treffen. Ein Paar Blutegel zu viel, deren Wunden Stundenlang nachbluteten, können bei einem zarten Organismus in einem Alter von 5 — 8 Monat schon unabänderlichen Nachtheil herbeiführen. Am günstigsten ist im Allgemeinen die Prognose bei Erwachsenen von gereifterem Alter.

Bei der Kur der Bronchitis sollten wir zwar, so wie bei jeder rationellen Behandlung, zuerst unser Hauptaugenmerk darauf richten, diejenigen schädlichen Einflüsse wegzuräumen, welche die Krankheit entweder veranlafst haben, oder sie noch fortwährend zu unterhalten und zu steigern im Stande sind *(indicatio causalis)*; wir haben jedoch schon oben, bei Aufzählung der Ursachen der Bronchitis, gesehen, dafs diese hauptsächlich solche sind, die von atmosphärischen Einflüssen abhängen. Daraus folgt, dafs wir hier zur Genügung derselben wenig oder nichts thun können, und dafs wir die Kur gleich mit der gegen die Entzündung selbst gerichteten Heilmethode beginnen müssen. Solche Schädlichkeiten aber, die die Entzündung zwar nicht allein herbeigeführt haben, die aber doch an der Entstehung derselben einigen Antheil haben können, und welche die schon ausgebildete Krankheit zu unterhalten und zu steigern vermögen, müssen vor allen Dingen streng abgehalten werden, z. B. zu heifse Stubenluft, schädliche Dünste, Stubenrauch u. dgl. Das Krankenzimmer mufs geräumig, luftig, im Winter nicht über 10 — 12° R. erwärmt sein, und jede wärmere Luft streng vermieden werden. Der Kranke mufs sich vollkommen ruhig halten, und so wenig als möglich sprechen. Eine angemessene, die Ausdünstung der Haut befördernde Bedeckung, obwohl nie zu schwer und beängstigend,

16*

darf ihm nie fehlen. — Sind diese Rücksichten genommen, so bemühen wir uns, durch eine der Individualität des Kranken und dem Grade und der Höhe der Krankheit angemessene, antiphlogistische Heilmethode die Entzündung zu heben (Indicatio curativa s. sanatoria). — Um dieser Indication auf eine rationelle Weise zu genügen, müssen wir hauptsächlich das Alter des Kranken, und die Form und den Grad der Krankheit berücksichtigen. Jenes Erstere betreffend, so müssen wir im Allgemeinen bei Kindern eiliger und thätiger sein, weil bei ihnen die Krankheit in der Regel einen viel rapideren Verlauf nimmt, und namentlich die so sehr gefahrvolle Bildung eines häutigen Konkrements oft sehr rasch zu Stande kömmt, und einen tödtlichen Ausgang herbeiführt. In Hinsicht auf die Form der Entzündung, so ist unser Heilverfahren verschieden, je nachdem wir es mit einer reinen oder gemischten Entzündung zu thun haben. — Bei der Bronchitis synochica s. genuina, als der reinen, unvermischten Form ist die Blutentleerung das erste und wichtigste Mittel, das um so wirksamer ist, je früher und dreister wir es anwenden. Bei Erwachsenen lassen wir zur Ader, 3 — 4 Tassen (Obertassen, die von gewöhnlicher mittler Gröfse 3 Unzen fassen) am Arm, bei älteren, nicht zu schwächlichen Kindern von 9 — 12 Jahren ebenfalls, 1, 2 — 3 Tassen. Bei jüngeren Subjecten reichen wir in der Regel mit den örtlichen Blutentleerungen durch Blutegel aus. Die Zahl derselben richtet sich nach dem Alter der Kranken, bei kleineren Kindern unter einem Jahre sind 2 — 3 Blutegel, oberhalb des Brustbeins angelegt, oft schon hinreichend, und man kann bei noch jüngeren Kindern von 3 — 5 Monaten in der That nicht vorsichtig genug sein, da ein Paar Blutegel mehr oder weniger hier oft schon viel entscheiden. Es ist allemal am gerathensten, bei Kindern von 1 — 2 Jahren zu Anfange nicht mehr, als höchstens 2 — 3 Blutegel anzulegen, und die Wirkung derselben abzuwarten. Bei älteren Kindern von 4, 6 — 8 Jahren kann man schon viel dreister sein, und gleich anfangs 4 — 6 Blutegel anlegen, und ihre Wunden, je nachdem diese mehr oder weniger Blut entziehen, 1 — 2 Stunden nachbluten lassen. —

Nach geschehener Blutentziehung müssen wir nun auf den Erfolg derselben aufmerksam sein. So lange die Entzündung in ihrer Heftigkeit fortdauert, ist der Kranke in hoher Lebensgefahr, und es ist daher nöthig, uns wenigstens 6 — 8 Stunden nach der ersten V. S. oder nach den örtlichen Blutentziehungen von dem Befinden des Kranken zu überzeugen. Bemerken wir nun, dafs noch gar kein oder kein erheblicher Nachlafs der entzündlichen Zufälle eingetreten ist, dafs namentlich der Athem noch sehr häufig, erschwert, schon in einiger Entfernung hörbar ist, der Puls frequent und härtlich, der Husten trocken und angreifend, die Haut trocken und heifs, der Urin roth und sparsam u. s. w., dann ist es nothwendig, bei Erwachsenen die V. S., bei Kindern die Anlegung von Blutegeln zu wiederholen, so lange bis die Respiration merklich freier, der Puls entwickelter, weicher und ruhiger wird, und der Kranke sich erleichtert fühlt. So werden die allgemeinen sowohl wie örtlichen Blutentziehungen oft 2, 3 und viermal wiederholt werden müssen.

Als kräftige Unterstützungsmittel der Blutentleerungen sind nun die übrigen antiphlogistischen Heilmittel zu betrachten. Unter diesen ist hier das Calomel, als ableitendes, die Gefäfsthätigkeit und die Gerinnbarkeit des Blutes minderndes Heilmittel, das wichtigste, das nur in manchen Fällen bei Kindern von dem Brechmittel übertroffen wird, wenn nämlich die Bronchitis mehr in dem oberen Theil der Luftröhrenäste ihren Sitz hat, und sich als Laryngitis und Tracheitis infantum manifestirt. (Vgl. d. Art.) Wir geben das Calomel gleich nach geschehener Blutentziehung, bei ganz jungen Kindern zu einem viertel bis halben Gran in Pulver mit Zucker allein, oder mit einem kleinen Zusatz von irgend einem Absorbens, Magnes. carb., Lapid. cancr.; bei älteren Kindern zu 1 — 2 gr. und Erwachsenen zu gr. ij — iij p. d. alle 2 — 3 Stunden, so dafs es mäfsig abführt, und eine zu starke Einwirkung auf Mund und Speicheldrüsen bis zum Speichelflufs sorgfältig vermieden wird. — Nächst dem Calomel sind auch das Nitrum und das Ammonium muriaticum, Natrum sulphuric., Kali sulphuric., Magnesia sulphurica, Tart. natronat. u. dgl. zur Minderung des Fiebers und der Entzündung zu benutzen, die dann am nützlichsten werden, wenn sie täglich einige Sedes hervorbringen. Man giebt sie am besten in hinreichendem Wasser gelöfst mit schleimigten und süfsen Zusätzen, unter steter Beachtung des Grades der Darmausleerungen. —

Ist nun durch die angeführten Mittel die Entzündung in ihrer Heftigkeit gemildert, welches wir daran erkennen, dafs der Athem weniger hörbar und langsamer, die Respiration freier und tiefer, der Puls weniger beschleunigt und weich, der Husten feuchter und mit einigem Auswurf verbunden wird, dann ist es nothwendig, diesen letzteren, als die bei allen entzündlichen Brustkrankheiten wünschenswertheste Krise, zu befördern. Der Salmiak in schleimigten Vehikeln, der Goldschwefel, die Schwefelmilch, der Brechwein und Brechweinstein in kleinen Dosen passen hier am besten. Zu demselben Zwecke dienen die lauwarmen Getränke, die Mucilaginosa, Haferschleim, Inf. specierum pectoral. und das Einathmen von Dämpfen, aus heifser Flieder-, Malven- und Kamillenmilch bereitet. —

Bei hartnäckigem, mehr trocken und krampfhaft gewordenem Husten sind, nachdem die nöthigen Blutentziehungen vorausgegangen, kleine O p i a t e bei Erwachsenen oft ganz vortrefflich, theils um jenen zu lindern, theils aber auch um auf die Nerven der Respirationswerkzeuge belebend zu wirken und den Auswurf zu befördern. Am besten setzt man es als Extr. aquos. den Mixturen zu, etwa zu gr. j—jjj auf ℥vj, oder man giebt es in getheilten Dosen zu $\frac{1}{4}$ — $\frac{1}{2}$ Gr. Morgens, Mittags und Abends in Pulverform mit ein Paar Gran Acid. benzoicum und Gummi mimosae und Anisölzucker.

Ist jede Spur entzündlicher Reizung gehoben, der Athem ganz frei und unbehindert, der Puls nur vielleicht noch etwas gereizt, und leidet der Kranke immer noch an Husten und zähem und stockendem Auswurf, dann gehen wir zu den mehr reizenden Expectorantibus über, Senega, Oxymel squill., Liq. ammon. anis., Liq. C. C. succinat. u. dgl., mit denen wir in der Regel auskommen und den Beschlufs der Kur machen können.

Die ä u f s e r l i c h e n ableitenden Mittel, aromatische Fomentationen, Blasenpflaster, Senfteige sind bei der Bronchitis synochica häufig ganz entbehrlich. Wenn jedoch im

Stad. decrementi bei Kranken, die durch die vorausgegangene Entzündung und Blutentziehung sehr angegriffen sind, der Auswurf stockt, die Kranken öfters Beklemmungen und Angst haben, dann sind neben den zuletzt genannten Expectorantibus, nämlich kleinen Opiaten mit Goldschwefel oder Fenchel, oder Anisölzucker, auch die Derivantia externa ganz an ihrem Platze. —

Einer eigentlichen Nachkur bedarf es bei dieser Form von Entzündung in der Regel nicht, nur mufs der Genesene in den ersten Wochen nach überstandener Krankheit sich sehr schonen, die Hautausdünstung befördern, und besonders sich aller derjenigen Anstrengungen enthalten, bei denen die Respirationswerkzeuge zunächst afficirt werden. —

Die Behandlung der Bronchitis nervosa ist im Allgemeinen viel schwieriger, als die der einfachen Bronchitis, und die Anwendung der antiphlogistischen Methode, zumal der V. S., erfordert hier viel mehr Vorsicht, da der Zeitpunkt, wo sie pafst, oft gar zu schnell vorübergeht, und man hier überhaupt durch relativ zu starke Blutentziehung sehr leicht schadet.

Auch hier lassen wir zur Ader oder legen Blutegel, nach den oben angegebenen Grundsätzen. Der Erfolg dieses Verfahrens wird um so glücklicher sein, je früher dasselbe in Anwendung kömmt, und je geringer die Verletzung der Gehirn- und Nerventhätigkeit ist, die dem entzündlichen Fieber sich beigemischt hat, oder im weitern Verlauf der Krankheit noch beimischen wird. Der durch Uebung gewonnene Takt des Arztes mufs hier in konkreten Fällen entscheiden. Je mehr die nervösen Zufälle hervorstehen, desto behutsamer lassen wir zur Ader: eine V. S. von 2 bis 3 Tassen ist hier oft schon hinreichend, so wie bei Kindern z. B. von einigen Jahren 2 bis 4 Blutegel etc.

Jedoch ist bei Kindern eine solche Adynamie des Nervensystems, welche in Bestimmung der Zahl der Blutegel grofse Vorsicht erforderte, viel seltener, als bei Erwachsenen, vorhanden; nur die Nachblutung der Blutegelwunden darf nicht zu lange — im Durchschnitt nicht länger als eine halbe bis ganze Stunde — dauern.

Das Calomel pafst hier nach den Blutentziehungen recht

gut; nur mufs man hier seine Wirkung mit doppelter Vorsicht beachten und zu starkes Purgiren möglichst verhüten. — Bei Kindern, bei denen die gleichzeitige Laryngitis oder Tracheitis eine croupartige Richtung nimmt, sind auch hier Brechmittel, selbst wiederholt gebraucht, von trefflicher Wirkung. Auch bei Erwachsenen nach vorausgegangenen Blutentziehungen sind sie bei bedeutenden Schleimanhäufungen, Beklemmungen und beginnenden Erstickungszufällen durch merkliche Beförderung des Auswurfs in manchen Fällen entschieden nöthig geworden; aber da wo die Entzündung noch heftig, das Bedürfnifs der Blutentziehung noch gröfser ist, können sie schaden.

Ist es nun durch die angegebenen Mittel gelungen, die Entzündung zu heben, so müssen wir sogleich solche Mittel in Gebrauch ziehen, welche den Auswurf des Kranken, wenn solcher nicht leicht oder gar nicht erfolgt, befördern und die in der Regel vorhandenen krampfhaften Beklemmungszufälle zu lindern im Stande sind. Der Kranke hat hier oft nicht die Kraft, den sich ansammelnden Schleim auszuwerfen, und wir müssen deshalb hier mit innerlichen und äufserlichen Mitteln zu Hülfe kommen. Von der erstern Art passen hier die oben angegebenen Expectorantia excitantia ganz vortrefflich: die Senega, die Ammoniumpräparate, Liq. ammon. succinici, Liq. ammon. anisat., das Acidum benzoicum, das Oxymel squill. — Auch die Blumen der Arnika leisten hier gute Dienste. Erwachsenen z. B. geben wir ein Inf. Senegae oder Arnicae, ʒjj — jjj Rad. Senegae oder Flor. Arnicae auf ℥vj Colat., der wir eine kleine Gabe Liq. ammon. anis. oder succin. (ʒß — jß) mit 2 — 3 Drachmen Extr. liquirit. zusetzen, und reichen es alle 1 — 2 Stunden zu einem Efslöffel voll. Bei Kindern wählen wir nach Mafsgabe ihres Alters die milderen Formen, z. B. eine Verbindung des Liq. ammon. succ. mit Aq. foeniculi und Extr. liquirit., bei ganz jungen Kindern Theelöffelweise, bei älteren Kindern zu einem Kinderlöffel voll. —

Auch das Einathmen von Dämpfen ist hier ein gutes Adiuvans, um den Auswurf zu befördern. Es pafst jedoch allemal nur dann erst, wenn die Entzündung bereits gehoben ist. Dämpfe von Flieder, Kamillen, Malven, oder wo es eines stärkeren Reizes bedarf, von Arnica, werden hier mit Nutzen angewandt. —

Gleichzeitig mit jenen innern Mitteln passen hier nun auch die äufserlichen Mittel, aromat. Fomentationen, Rubefacientia, Vesicantia, die man auf den Brustkorb applicirt; bei gleichzeitig vorhandenem Cerebralleiden zu gleicher Zeit in den Nacken, an die Waden, auf die Fufssohlen legt, zumal die Sinapismen, um eine kräftige Ableitung hervor zu bringen. —

Wenn sich trotz der zeitigen Anwendung der hier genannten Mittel die Krankheit zu einem ungünstigen Ausgange hinneigt, der Kranke sehr angegriffen ist, wenn spastische Beklemmungen, trockner Husten, stockender Auswurf, Zuckungen, Delirien, Schlafsucht, oder gar ein mit Erstickungszufällen verbundener, lähmungsartiger Zustand der Lungen eintritt, dann ist in der That wenig zu hoffen, und auch die kräftigsten Nervina, z. B. der Moschus, das Castoreum, lassen uns hier in der Regel im Stich.

In dem letzten Stadio der tödtlich ablaufenden Krankheit, wo der Kranke an den heftigsten Erstickungszufällen leidet, ist bei Erwachsenen das Opium, in der oben angegebenen Art angewandt, kaum kräftig genug, um die Qualen des Kranken einigermafsen und temporär zu lindern. — Durch früheren Gebrauch jener Nervina läfst sich dieser Catarrh. suffocativus nicht selten verhüten, wenn er nicht etwa Folge lymphatischer Ausschwitzungen ist, welche die feineren und stärkeren Luftröhrenzweige erfüllen, oder ein bedeutender Theil der Lungen durch innere Ausschwitzung bereits desorganisirt ist. —

Im günstigeren Ausgange bedarf der Wiedergenesene einer sorgfältigen Bestimmung seiner Diät und Lebensordnung. Wir setzen den Kranken auf eine blande und wenig nahrhafte Diät, lassen ihn vor allen neuen Schädlichkeiten, vor den atmosphärischen Einflüssen, vor Erkältungen und Erhitzungen, vor allen körperlichen und geistigen Anstrengungen u. dgl. so viel als möglich schützen. Solche Kranke müssen, auch nach vollkommen gehobener Krankheit, noch eine Zeit lang das Zimmer hüten, sich aller Arbeiten enthalten, und sich warm kleiden.

Die Behandlung der mit Pocken, Masern, Scharlach und andern fieberhaften Exanthemen verbundenen Bronchitis, richtet sich durchaus nach dem Charakter der letzteren. So lange die Entzündung fortdauert, ist unser Heilverfahren nach den oben aufgestellten Grundsätzen gegen diese allein gerichtet, und wir haben nur zugleich darauf zu achten, dafs z. B. der Masernkranke nicht zu kühl gehalten, das Krankenzimmer nicht zu hell gemacht werde; andrerseits Pocken- und Scharlachkranke ja nicht zu warm liegen. —

Bei der Kur der chronischen Bronchitis macht sich in der Regel nur ein Palliativverfahren geltend. Wir haben es hier mit einem krankhaften Zustande der Lungen oder der Luftröhre, oder auch beider zugleich zu thun, zu denen sich eine, meistentheils nur partielle Entzündung der Bronchien, gesellt, die sich Wochen und Monate lang hinziehen kann, und eben darum chronisch genannt wird. Die Bronchitis alter Leute ist sehr oft eine Partialis chronica, die sich in die Länge zieht, und häufig mit Catarrhus suffocativus endet. Um diese zu heben, müssen wir ebenfalls antiphlogistisch verfahren, aber mit gröfserer Vorsicht und Einschränkung, als bei der Acuta, da der Kranke hier meistentheils schon an einem, von einer organischen Entartung der Lungen abhängigen, hektischen Fieber leidet. — Kleinere, von Zeit zu Zeit wiederholte Aderlässe von 1½ — 2 Tassen Blut am Arm sind hier am besten, um die schon ausgebildete Entzündung zu heben, und die grofse Neigung zu Recidiven zu mindern. Die entzündlichen Zufälle pflegen sich nach einer solchen Aderlässe, und bei der Anwendung der hier angemessenen kühlenden Mittelsalze, z. B. des Salmiaks in schleimigten Vehikeln und mit Narcoticis, besonders Opiaten in sehr kleinen Gaben versetzt, wobei man auch die Derivantia externa gleich Anfangs in Gebrauch zieht, Rubefacientia, Vesicatoria, Ulcera artificialia, — sehr bald zu mindern, so dafs der Kranke freier athmet, der Husten sich lindert, der Schlaf ruhiger wird u. s. w. Aber bei der geringsten Erkältung, bei der mindesten Anstrengung, kehren die früheren entzündlichen Steigerungen leicht wieder, und machen die Wiederholung des oben genannten Heilverfahrens nöthig. Kranke dieser Art müssen deshalb mit besonderer Vorsicht behandelt werden, sie müssen sich der feinen wollnen Hemden, Strümpfe u. s. w. bedienen, jede Anstrengung meiden, eine blande, leichtverdauliche Diät führen und überhaupt Alles unterlassen, was den Blutumlauf durch die Lungen beschleunigen, und die Respirationsorgane im Geringsten reizen kann. (Vgl. d. Art. Phthisis trachealis und Pulmonalis). —

In den seltenen Fällen, wo sich durch einen fremden in die Luftröhre oder die Bronchien gelangten Körper z. B. einen Kirschkern, eine Entzündung dieser Theile entwickelt hat, ist das Erste und Wichtigste, jenen fremden Körper, wo möglich, zu entfernen. Ein Emeticum, zur rechten Zeit gegeben, wenn man gleich Anfangs dazu gerufen wird, noch ehe sich die Entzündung vollständig ausgebildet, kann hier schnelle und radicale Hülfe schaffen. In einigen Fällen gelang es nur durch die Tracheotomie den fremden Körper zu entfernen, und die zuweilen dringende Lebensgefahr zu heben. —

Zuweilen bildet sich durch eine solche mechanische Veranlassung eine partielle **chronische Bronchitis** aus, deren Behandlung nach denselben Grundsätzen ausgeführt wird, wie die jeder anderen traumatischen Entzündung. Auch bei der besten Behandlung ist hier der Uebergang in eine bedenkliche Ulceration oft nicht zu verhüten, wiewohl andererseits die Heilkraft der Natur auch bei dem ungünstigsten Anschein, zuweilen durch Forthusten des vor Monaten und Jahren in die Luftröhre gedrungenen fremden Körpers, hier noch einen glücklichen Ausgang herbeiführt. —

Litteratur.

J. Mudge, Abhandl. v. dem catarrh. Husten u. s. w. Aus dem Engl. Leipz. 1780. 8.

Bayle, recherches sur la phthisie pulmonaire. Paris 1810.

J. Cheine, The pathology of the membrane of the larynx and the bronchia. Edinburg. 1810.

C. Badham, Versuch über die Bronchitis oder die Entzündung der Luftröhrenäste u. s. w. Aus dem Engl. von *Kraus* mit Anmerkung und Vorrede v. *Albers*. Bremen 1815.

Laennec, Auscultation médiate. Tom. II. p. 64 — 90. Paris 1819.

Hasting's Abhandl. über die Entzündung der Schleimhaut der Lungen. A. d. Engl. von *v. d. Bosch*. Bremen 1822.

Lorinser, Lehre von den Lungenkrankheiten. P. 361 — 429. Berlin 1823. H — n.

BRONCHOCELE in den älteren Zeiten, ehe man sich durch Zergliederungen von den Geweben der verschiedenen Geschwülste, welche an der vorderen Fläche des Kehlkopfes und der Luftröhre vorkommen, genauere Kenntnisse erworben hatte, bezeichnete man diese Geschwülste mit jenem Namen, wahrscheinlich wegen der Aehnlichkeit derselben mit den an dem Unterleibe hervortretenden Bruchgeschwülsten, dann wohl auch weil man glaubte, dafs, wenn nicht alle, doch viele jener Geschwülste durch ein Hervordringen der Luft aus dem Kehlkopfe, oder der Luftröhre in die Schilddrüse und das benachbarte Zellgewebe, oder durch eine von dem Druck der Luft verursachte gewaltsame Hervordrängung der inneren Haut jener Organe zwischen den Knorpelringen bewirkt würde.

Als man später die verschiedenen Geschwülste des Halses genauer kennen lernte, und von einander zu unterscheiden begann, behielten doch mehrere Aerzte das Wort Bronchocele zur Bezeichnung der Geschwülste der Schilddrüse, als gleich bedeutend mit dem Genusnamen: Kropf, Struma bei; einige Schriftsteller hingegen gebrauchen das Wort Bronchocele im engern Sinn, auf verschiedene, sogleich anzugebende Weise. Bei den meisten Aerzten Englands gilt aber Struma mit Scrophula für gleichbedeutend (Man s. d. Schriften von *Wisemann*, *Mead*, *Whyte*, *Rossel*, *Samuel Cooper*), und Bronchocele ist ihnen die Krankheit, welche wir mit dem Namen Kropf, Struma im Allgemeinen bezeichnen. (M. s. d. Art. Kropf.)

Die Pathologen, welche Bronchocele von Struma unterscheiden, folgen aber zum Theil *Wichmann's* Ansichten (Ideen zur Diagnostik. 1 B. S. 107. u. f.), welcher die langsam entscheidende Geschwulst und Verhärtung der Schilddrüse Struma nennt, Bronchocele aber die Geschwulst der Schilddrüse und der benachbarten Gewebe, welche gemeiniglich plötzlich und durch mechanische Ursachen entsteht, und mehr in einer Ausdehnung der Gefäfse, Ergiefsungen von Flüfsigkeiten und dergleichen, als in einer Verhärtung der Drüse selbst gegründet ist; die Kröpfe, welche bei Bergbewohnern so häufig vorkommen, die nach schweren Geburten, Tragen schwerer Lasten, Anstrengungen beim Liegen u. s. w. entstehen. — Zum Theil bezeichnen sie mit Bronchocele die oben bereits erwähnte Luftgeschwulst, wenn nämlich die innere Haut der Luftröhre durch den Andrang der Luft zwischen zwei Knorpelringen hervorgedrängt wird (*Girard* Lupiologie pag. 706.), oder die Luft aus der Luftröhre in die Schilddrüse sich infiltrirt und sie ausdehnt. Es scheint mir aber sehr zweifelhaft, ob wirklich Geschwülste dieser Art vorkommen. Man kann allerdings für das Vorkommen derselben die Aeufserungen mehrerer bewährter Schriftsteller anführen. Schon *Muys* in seinen Observationibus Decas II. Obs. 7, *Magnet* in einer Anmerkung zu *Barbetti* anatomia pract. Cap. 2. und *Felix Platen* in der Praxis medica T. III. Basil. 1625. p. 258., sprechen von solchen Luftgeschwülsten mit Bestimmtheit, und Letzterer giebt ihnen den Namen: Hernia colli emphysematica.

Haller sagt: „*frequenter tumores aëreos in glandula thyreoidea a nixu parturientium oriri, qui telam cellulosam distentant, manifesto argumento, vias esse ex arteria aspera, per quas aër in glandulam thyreoideam exeat.*" (Elem. physiol. T. III. pag. 398.); *Plenk* ist der Meinung, dafs die meisten anderen Arten des Struma sich aus der Bronchocele entwickeln (Systema tumorum I. p. 203.). *Sagar* nennt diese Krankheit: Trachelophygma ventosum. *L'Alouette* hat in dem Leichname einer Frau den Kropf aufgeschnitten, es drang nur Luft aus demselben heraus, und die Geschwulst verschwand fast gänzlich. (Auserlesene von einigen Gelehrten an die Königl. Akad. der Wissenschaften zu Paris eingeschickte und von *Beer* herausgegebene Abhandlungen 2 Th. S. 228.) *Foderé* betrachtet das Eindringen der Luft durch Canäle, die von der Schilddrüse, nach seiner Meinung in die Luftröhre gehen, als die Hauptursache der Kröpfe, gründet aber diese Ansicht auf den bis jetzt zwar wiederholt angenommenen, aber durch Zergliederungen noch nicht zuverlässig nachgewiesenen Ausführungsgang der Schilddrüsen (Ueber den Kropf und den Cretinismus. A. d. Franz. Berl. 1796. S. 6. u. 7.) *Hedenus* d. jüng. führt in seiner trefflichen Schrift: „*Tractatus de glandula thyreoidea tam sane quam morbosa.*" Lips. 1822. S. 91. Bronchocele ebenfalls als Luftgeschwulst auf.

Dagegen scheinen andere Schriftsteller durch ihr gänzliches Stillschweigen über diese Luftgeschwülste, in ihren übrigens vollständigen Handbüchern der Chirurgie, z. B. *Boyer* und *Chelius*, ihre Zweifel an der Existenz derselben auszudrücken, *Cullier* aber, in dem Art. Goitre des Dict. des sc. médic. ist der Meinung, dafs diese Krankheit wohl kaum oder doch nur sehr selten vorkommen, und *Delpech* in dem Artikel Bronchocele des Dict. des sc. médic., welches in Brüssel erscheint, erklärt diese Benennung für ganz unpassend; *Jourdan* dagegen, der Verf. des Art. Bronchocele in dem Dict. des sc. médic. de Paris, fafst unter diesem Namen alle Arten des Kropfes zusammen, und behandelt diesen Gegenstand überhaupt sehr oberflächlich.

Ungeachtet es mir nicht an Gelegenheit gefehlt hat, viele Kröpfe bei Lebenden und in Leichname zu untersuchen, so habe ich doch nie eine solche Luftgeschwulst auffinden können. Allerdings fühlen sich die Kröpfe öfters so elastisch an, dafs man leicht zu der Annahme geführt werden könnte es sei Luft in denselben enthalten; allein bei der anatomischen Untersuchung wird man belehrt, dafs es lymphatische Flüssigkeiten sind, die sich in Säcken von verschiedener Gröfse angesammelt haben; dasselbe versicherte mir auch mein sehr verehrter College, der Hof- und Medicinalrath Dr. *Hedenus*, der durch eine vieljährige Praxis hier, wo in einem Theile der Stadt der Kropf endemisch vorkommt, eine Menge Kröpfe bei Lebenden und während seiner früheren Dienstverhältnisse, auch an Leichnamen untersucht hat.

Man beruft sich auf *Haller*, allein dieser weiset die Richtigkeit seines Ausspruches durch anatomische Untersuchung nach. Man führt *Foderé* als Autorität an, allein seine Ansicht über die Entstehung des Kropfes ist auf die noch nicht bestätigte Annahme von Ausführungsgängen der Schilddrüse in die Luftröhre gegründet, die er durch zwei Versuche nachgewiesen zu haben glaubt, die nicht mit der erforderlichen Umsicht angestellt worden sind und denen daher die Beweiskraft abgeht.

Es ist mir nicht gelungen, bei einem Schriftsteller eine sorgfältige Zergliederung einer Geschwulst an der Luftröhre zu finden, die beweisen könnte, dafs sich die innere Haut der Luftröhre wirklich zwischen den Luftröhrenringen hervorgedrängt hat, oder dafs sich Canäle auf der inneren Fläche der Schleimhaut der Luftröhre öffnen.

Nur *F. Meckel* gedenkt einer häutigen Ausdehnung von ungefähr ½ Zoll im Durchmesser, an dem hinteren Umfange der Luftröhre, die mit einem dünnen Stiel aufsafs; allein *Meckel* ist selbst noch ungewifs, ob hier wirklich Ausdehnung der Schleimhaut und Bruch derselben durch die Muskelhaut statt fand, indem der Balg sich eben so gut allmählig in die Höhle der Luftröhre ziehen, und dadurch Continuität der Häute entstehen konnte. Auch fand sich diese Geschwulst an der hintern Fläche der Luftröhre, nicht zwischen den Knorpelgängen (*Meckel's* Handbuch der pathologischen Anatomie. II. Bd. S. 305.). *L'Alouette's* Beobachtung ist demnach die einzige, welche durch Zergliederung Luft in dem Kropfe einer Leiche nachgewiesen hat, allein einen Weg durch welchen die Luft in die Schilddrüse gekommen sein soll, hat *L'Alouette* auch nicht angegeben. Es ist daher wohl auch möglich, dafs der Kropf ursprünglich Flüssigkeit enthielt, aus welcher sich nach dem Tode Luft entwickelt und die Geschwulst noch mehr ausgedehnt hat.

Auch nach den Ursachen, welche jene sogenannten Bronchocelen oder Luftgeschwülste veranlassen sollen, ist es gar nicht wahrscheinlich, dafs Luft es ist, die solche Geschwülste bewirkt. Man sagt durch die Anstrengung bei der Geburt, beim Bergsteigen, beim Tragen von Lasten auf dem Kopfe, Singen u. dgl. würde die Luft so gewaltsam gegen die Luftröhrenwand angedrängt, dafs dadurch die Ausdehnung der Schleimhaut derselben zwischen den Knorpelringen, oder eine Infiltration in die Schilddrüse entstehe. — Aber sollte bei einem solchen verlängerten Verharren im Einathmen, der Druck der eingeathmeten Luft nicht viel stärker in gerader Richtung nach abwärts auf die Luftzellen der zarten Lungen, als auf die Seitenwände der Luftröhre wirken, und wenn wirklich ein starker Druck auf die Wände der Luftröhre wirkt, sollte denn nicht vielmehr die Ausdehnung an der hinteren, nachgiebigeren Hautfläche, als vorn zwischen den, durch eine dichte Faserhaut vereinigten Knorpelringen, an denen die Schleimhaut fest anliegt, entstehen. Denn dafs *Foderé's* Meinung von Gängen, durch welche die Luft in die Schilddrüse dringen soll, nicht bewiesen ist, wird man wohl gern zugestehen. Es ist möglich, dafs durch äufsere Gewaltthätigkeiten, einen Stich, Schlag, heftigen Druck, die Luftröhre oder der Kehlkopf so verletzt werden kann, dafs Luft in das benachbarte Zellgewebe austritt; dieses ist aber ein Emphysem, und kommt gewifs bei gehöriger Behandlung der Verletzung sehr selten vor, ist keineswegs die Krankheit, welche *Foderé* Kropf genannt hat, die *Haller*, *Plenk*, *Girard*, *Wichmann*, *Hedenus* d. j. u. A. gemeint haben. Die oben angegebenen Ursachen der Bronchocele, werden gewifs viel leichter Ausdehnungen der Gefäfse, Zerreifsungen der kleinen Gefäfse, Blutergiefsungen, Säfteandrang und dadurch mancherlei Afterproduktionen, als jene Luftröhrenbrüche und Luftinfiltrationen in die Schilddrüse bewirken. —

Nach meiner Meinung dürfte es daher am besten sein die Krankheit, welche man Bronchocele, Windkropf, Luftröhrenbruch genannt hat, so lange aus der Reihe der Krankheiten zu streichen, bis durch sorgfältige Zergliederungen und Beobachtungen an Lebenden ihre Existenz vollkommen bestätigt ist. Selbst den Namen Bronchocele würde ich rathen unter die veralteten Bezeichnungen von Struma zu verweisen, dieses Wort aber für die Geschwülste der Schilddrüse und sie umgebende Gefäfs- und Zellstoffbildungen im Allgemeinen zu gebrauchen, so dafs dann noch die verschiedenen Arten dieser Krankheit zu unterscheiden sind, wohin auch die Krankheit gehören würde, welche *Wichmann* Bronchocele nennt. Das durch Verletzungen des Kehlkopfes oder der Luftröhre entstandene Emphysema, würde zu den emphysematischen Geschwülsten überhaupt zu rechnen sein.

Nur der Vollständigkeit wegen, füge ich hier noch bei, was Andere über die Diagnose und Heilmethode der Bronchocele des Windkropfes oder Luftröhrenbrüche angegeben haben. — *Hedenus* d. j. giebt folgende Merkmale zur Unterscheidung dieser Krankheit von ähnlichen Geschwülsten an:

1) Die

1) Die Geschwulst ist anfangs klein, nimmt allmählig zu, ist elastisch, wenigstens weich, so dafs sie sich leicht zusammendrücken läfst; man fühlt keine Fluctuation.

2) Bei dem Ausathmen wird sie gröfser, vorzüglich aber wenn man den Athem an sich hält; während dem Einathmen wird sie kleiner, ja wenn sie noch klein ist, so verschwindet sie ganz und während dieser Vergröfserung und Verkleinerung hört man einen eigenen Ton. Diese Symptome sollen sich dadurch leicht erklären lassen, weil zwischen dem Sack und der Luftröhre eine hinlänglich freiere Communication, und daher auch eine freie Bewegung der Luft stattfindet. Dann müfste man aber auch durch einen Druck von aufsen, die Luft in die Luftröhre drücken können, und der Kranke würde selbst fühlen, dafs Luft von jenem Sacke aus in die Luftröhre dringt, was ich wenigstens bei keinem der vielen Kröpfe, die ich untersucht habe, beobachten konnte.

3) Im Sommer ist die Respiration beschwerlicher, weil die reinere und kältere Luft mangelt; denn die in dem Sacke enthaltene ist erwärmte Luft, wird während dem Einathmen der atmosphärischen Luft beigemischt und dringt in die Lungen, daher athmen die Kranken im Winter freier und sind heiterer.

4) Die Bronchocele entsteht immer schnell und durch mechanische Ursachen, z. B. heftiges Lachen, Schreien, Anstrengung beim Beischlaf oder der Geburt, dem Heben schwerer Lasten u. s. w. Wegen der Anstrengung bei der Geburt entstehen in der Schweitz die Kröpfe häufiger bei den Weibern als bei den Männern; aus derselben Ursache findet man die Kröpfe häufiger bei den weiblichen Hunden.

Die Geschwulst an der vorderen Fläche des Halses, welche *Wichmann* mit dem Namen Bronchocele bezeichnet und von Struma unterscheidet, ist aber jene Art Kropf die häufig in bergigen Gegenden und durch mechanische Ursachen entsteht, die wahrscheinlich in Gefäfsausdehnungen, Zerreifsungen kleiner Gefäfse, Ergiefsungen von Flüssigkeiten und mancherlei Afterproduktionen besteht, und die am besten als eine besondere Art unter der Gattung Kropf, Struma, abgehandelt wird. *Wichmann* selbt sagt am angef.

Orte S. 137., „so dafs bei einer langsamen Entstehung sich die oben beschriebenen Theile (die in und bei der Schilddrüse befindlichen Blutgefäfse, die Membranen, kleine Muskeln und Integumente) bei den Bergbewohnern ausdehnen, bei der geschwinden aber, die auch in niederen Gegenden, durch Liegen u. s. w. erfolgt, gewisse Gefäfse wirklich zerreifsen, und sich auf diese Weise etwas in das Zellgewebe ergiefset oder austritt, das mehr Feuchtigkeit als Luft ist. Auch die Geschwulst von welcher *Bernstein* in seinem Handbuche der Chirurgie, unter dem Artikel Bronchocele spricht, ist jene besondere Art des Kropfes. (M. s. d. Art. Kropf.)

Synon. *Bronchocele* von βρογχον, die Luftröhre und κήλη, die Geschwulst. *Hernia bronchialis s. gutturalis, tracheocele, asperae arteriae hernia, bocium, natta, gossum, Hernia colli emphysematica, Felix Plateri. Trachelophyma ventosum, Sagarii.* Windkropf, Luftröhrenbruch. S — r.

BRONCHOTOMIE (von βρογχος die Kehle, Luftröhre und τεμνω ich schneide) ist diejenige chirurgische Operation, wodurch die Luftröhre an einer bestimmten Stelle geöffnet wird, um entweder einen künstlichen Luftweg zu bilden, oder um einen in die Luftröhre gedrungenen fremden Körper zu entfernen. Richtiger ist wohl der Name Tracheotomie, weil nicht die Bronchen sondern die Trachea geöffnet wird. — Die Eröffnung der Trachea geschieht entweder in der Luftröhre, Bronchotomie, Tracheotomie, oder im Kehlkopf, Laryngotomie, oder endlich in beiden zugleich, Tracheo-Laryngotomie. Referent dieses Aufsatzes spricht hier nur von der ersteren, und verweist hinsichts der beiden letzteren auf die Artikel Laryngotomie und Tracheo-Laryngotomie. — *Asklepiades von Bythinien* (*Cael. Aurelian.* acut. lib. III. c. 4. p. 193.) war der erste, welcher zu *Cicero's* Zeiten diese Operation mit Glück verrichtete; allein wir wissen von seinem Verfahren bei der fraglichen Operation nichts Genaues. Da *Aretaeus* (Curat. acut. libr. I. c. 7. pag. 88. edit. *Boerhaave*) über den Luftröhrenschnitt ein nachtheiliges Urtheil fällte, so blieb er lange Zeit im Verfall, bis *Antyllus* (*Paul von Aegina* libr. VI. c. 33. p. 186.) ihn wieder ins Leben rief. Nach ihm wird der Schnitt in der Luftröhre in die Quere, zwischen dem 3ten und 4ten Knorpelring gemacht.

Unter den arabischen Aerzten ward die Bronchotomie aus Furcht vor derselben gar nicht gemacht (*Rhaze's* Contin. lib. III. c. 7.); ebenso und aus denselben Gründen hatten die Aerzte des Mittelalters sie vernachläfsigt, bis *Anton Benivieni* sie nach einem Verlaufe von fast vierzehn Jahrhunderten wieder verrichtete (*A. Benivieni* de abdit. morb. caus. cap. 88. Basil. 1529.), so wie nach ihm *Musa Brassavola* (Comment. in Hippocrat. de vict. auct. IV. Lugd. Batav. 1543.); beide haben jedoch diese Operation nicht genau beschrieben; doch ist uns bekannt, dafs der Erstere die Luftröhre zur Heilung eines Geschwürs, letzterer zur Hebung einer augenscheinlichen Erstickung durch die Subscannation verrichtet hatten.

Fabr. ab Aquapendente (de operat. chirurg. p. I. c. 44.) der auf die Bronchotomie, die er für eine gefahrlose Operation erklärte, sehr viel gehalten, und sie als ein das Leben rettendes Mittel, namentlich in den Fällen lobpreist, wo fremde Körper in die Luftröhre eingedrungen sind, beschreibt sie nach *Antyllus* zuerst wieder genauer. Er machte einen Querschnitt genau unter dem 3ten Knorpelring der Trachea und brachte in diese ein Röhrchen ein. Noch genauer beschrieb die Bronchotomie *F. Casserius* (de vocis auditusque organo, lib. I. c. 20. Ferrar. 1600), welcher sie übrigens wie *Fabricius ab Aquapendente* verrichtete, und sich nur statt des geraden eines gebogenen Röhrchens zum Einlegen in die Trachea bediente. — *Sanct. Sanctorius* bediente sich zur Eröffnung der Luftröhre der *Paré*'schen Röhre zum Bauchstiche (*J. Malvicin* utill. collect. medico-phys. Venet. 1602.).

Nicol. Habicot erhob die Bronchotomie im Anfange des 17ten Jahrhunderts am meisten, und verrichtete sie in mehreren Fällen, namentlich bei einem Knaben, der Geld verschluckt hatte, dann nach einer Verwundung des Kehlkopfes, mit glücklichem Erfolge, und räth sie auch bei heftigen Entzündungen an. Seine Methode ist die des *Casserius* (Question chirurgic. sur l'opération de la bronchotomie. Paris 1620 auch *Monovi's* Bronchotomia. Regiom. 1644.) Ebenso eifrige

Anhänger und Vertheidiger hatte die Bronchotomie an *M. A. Severinus* (de efficac. med. p. II. c. 40.), *N. Fonteyn* (observat. rarior. analect. Amst. 1641), *C. Solingen* (Manuale Operation der Chirurgie), der sich zum Auseinanderhalten der äufseren Wände zuerst der Haken bediente, und in die Trachealwunde platte Röhrchen einbrachte. — *N. Moreau*, welcher die Bronchotomie in der häutigen Bräune verübte, durchschnitt den Zwischenraum der 3ten und 4ten Knorpelringe mit einer Lanzette, und brachte in die Wunde eine runde Röhre an. (*Bartholomi* epist. cont. I. 80—81.) *M. G. Purmann* verrichtete sie ganz nach *F. ab Aquapendente*, warnt jedoch vor der Beschädigung der Knorpelringe, und empfiehlt sie in der Ulcerationsentzündung der Luftröhre (Lorbeerkranz cap. 44.). — *F. Decker* bediente sich bei der Bronchotomie eines Troikars, welchen er in die Trachea einstiefs, und die Röhre in derselben stecken liefs, wodurch einer bedeutenden Blutung abgeholfen werden sollte. (Exercit. pract. Lugd. Batav. 1694.) — *P. Dyonis* (Cours d'opération de Chirurg.) bediente sich ebenfalls des Troikars, und räth zur Tracheotomie in heftigen Graden der Kehlkopfsentzündung an. Wie *Dyonis*, ebenso verfuhren *de la Vaugnyon* (traité complet des opérations de chirurgie), *de la Charrière* (nouvelles opérat. de chirurg.), und *Binart* (*Verduc* traité des opérat. de chirurg. T. 1. Paris 1701), welcher sie in der Bräune vorgenommen hatte.

Detharding war der erste, der den Luftröhrenschnitt im Anfange des 18ten Jahrhunderts zur Wiederbelebung Ertrunkener anrieth, um durch das in die Trachealwunde eingebrachte Röhrchen Luft einzublasen. (*Haller* Dissertat. chirurg. Vol. II.) — *L. Heister* (Chirurgie. K. 92.), ein eifriger Vertheidiger der Bronchotomie, verrichtete sie wie *Casserius* und verschont dabei selbst die Knorpelringe nicht, da diese verwachsen können.

F. Gherli (Cent. II. di rar. osservaz. Venez. 1723) verrichtete die Bronchotomie mit glücklichem Erfolge in der Bräune. *G. Martini* (Philos. transact. Vol. VI. p. VIII.) bediente sich bei derselben zweier in einander zu steckenden Röhrchen, indem das einfache sich leicht durch geronnenes Blut verstopfen könnte. *Garengeot*, welcher die Bronchotomie in der Entzündung des Kehlkopfes empfiehlt, verrichtete den Hautschnitt vom Kehlkopf bis zum Brustbein und einen queren Luftröhrenschnitt zwischen dem dritten und vierten Knorpelringe. In die Trachealwunde bringt er ein plattes Röhrchen, mit einem Stilet versehen, ein. (Traité des opérat. de chirurg. Vol. II.) — *Bergier* (*Haller* dissert. Vol. II.) verrichtete sie mit dem Messer und auch mit dem Troikart, mit dem ersteren in jenen Fällen, wo in die Luftröhre ein fremder Körper eingedrungen, und mit dem letztern in den Fällen, wo Entzündungen die Operation erforderten. — Wie *Garengeot* ebenso verrichteten die Tracheotomie *le Dran* (Traité des opérat. de chirurg.) und *Platner* (Instit. chirurg. nation. §. 614.). —

S. Sharp räth sie nur in dem Falle an, wo die Kehlritze von der geschwollenen Schilddrüse zusammengedrückt wird (on the operat. of surgery Ch. 31.).

Virgili, ein Wundarzt zu Cadiz, sah sich genöthigt bei einer während der Verrichtung der Bronchotomie eingetretenen bedeutenden Blutung, und Ergiefsung des Blutes in die Trachea, solche bis zum 6ten Ringknorpel zu spalten. Die Operation wurde wegen Entzündung des Kehlkopfes vorgenommen und war von dem besten Erfolge. (Mémoires de l'academie de chirurg. vol. I.) — *Bauchot* bediente sich eines dem *Decker*'schen ähnlichen Instruments, welches *Louis* beschrieben hat (Mémoires de l'academie chirurg. Vol. IV. Planche IV.).

Richter krümmte dieses Instrument in einen Quadranten, zog es der Lanzette vor (dessen Anfangsgründe der Wundarzneik. Bd. IV. p. 225.), und gab die vollständigste Anleitung zur Verrichtung der Tracheotomie heraus. — Mit sehr glücklichem Erfolge verrichtete sie *Wendt*, in einem Falle, wo eine Eichel in die Luftröhre gefallen war (Historia tracheotomiae nuperrime administrat. Vratislav. 1774.). — *Pouteau* schlug die Bronchotomie zur Wiederbelebung Ertrunkener vor, mit gleichzeitiger Aussaugung des in der Luftröhre befindlichen Wassers (Oeuvres *de Pouteau* T. II.).— *Percy* bediente sich zur Eröffnung der Knorpel einer Scheere. (Mémoires sur les ciseaux à incision.) Gegen *Pouteau* tritt *B. Bell* auf (Lehrbeg. d. Wundarzn. B. II.) und tadelt diejenigen überhaupt, welche die Bronchotomie bei Ertrunkenen vornehmen; er bedient sich zu ihrer Verrichtung des *Bauchot'*schen geraden Bronchotoms und des doppelten Röhrchens, welche letztere *Ficker* (Dissertat. de tracheotomia. Erf. 1792.) ebenfalls empfiehlt, jedoch so verfertigen liefs, dafs die äufsere Röhre von Silber, die innere aus Resina elastica gearbeitet ist. —

Monro hat ein eigenes Werkzeug angegeben, womit die Röhre befestigt werden kann, (*Bell* Lehrbegr. d. Wundarzn. Bd. II.). Statt dieser Röhrchen bedient sich *Fernire* eines einfachen Federkiels (Journal de médecine S. 62. p. 411.), so wie auch *Desault* (Chirurg. Nachlafs Bd. II. Th. 3.). *Carmichael* machte statt des blofsen Einschnittes einen Carreau ähnlichen Schnitt (Lond. med. and physic. Journ. Spt. 1824.) — *Lüder's* befestigte das Röhrchen an einer elastischen Halsbinde. (*v. Gräfe's* und *v. Walther's* Journ. der Chirur. und Augenh. Bd. 13. p. 247.)

Aufser den hier aufgeführten Fällen, in welchen die Bronchotomie verrichtet wurde, giebt es noch sehr viele andere, von welchen Referent dieses Artikels bei der Anzeige zur Tracheotomie die wichtigsten ausheben wird.

Indication zur Verrichtung der Bronchotomie. Wie bereits oben bemerkt worden, so unternimmt man die Bronchotomie, um entweder einen künstlichen Respirationsweg zu bilden, oder um in die Luftröhre eingedrungene fremde Körper zu entfernen.

I. Bronchotomie in den Fällen vorgenommen, um den Kranken wieder in den Stand zu setzen zu athmen, wenn die Respiration durch irgend eine Krankheit verhindert ist.

Diese Krankheitsfälle sind nun:

1) die Cynanche laryngea, Angina tonsillaris et trachealis. Schon *Hippocrates*, *Avicenna*, *P. Aegineta* und späterhin *Boerhaave* empfahlen die Bronchotomie in Entzündungen der Luftwege, neuerdings haben sie in diesen Affectionen verrichtet: *Mead* (praecepta medica) mit glücklichem Erfolge; *White* (the Dublin Hospital Reports and Communications in Medicine and Surgery. Vol. the fourth XI) *Cullen* (the Edinburgh med. and surgical Journ.

No. 92. 1827. und Nr. 94. 1828.). *Jameson* (The american medical Recorder. Vol. 17. Art. XIII. 1823.) las der medic. Societät zu Maryland eine Abhandlung über die Bronchotomie vor, worin er zu beweisen sich bemühte, wie wichtig dieselbe in Entzündungen der Luftröhre sei, wenn Erstikkungsgefahr mit vorhanden wäre, und dafs man mit der Bronchotomie nicht zu furchtsam sein müsse. Wir finden ferner in den fraglichen Krankheiten die Bronchotomie vorgeschlagen durch *Dyonis*, *Heister*, *Verduc*, *Platner*, *Purmann*, *Hunter*, *Richter*, *B. Bell*, *Louis*, *Sabatier* u. m. A.

2) Der Croup. Viele Aerzte empfahlen die Bronchotomie in dieser Krankheit, nur müsse sie frühzeitig genug vorgenommen werden. Schon *Louis*, nach ihm *Paille* (Transact. of a Society for the Improvement and chir. knowledge Vol. III. p. 275.), *Lawrence* (Medico Surgic. Transact. Vol. VI. p. 222.), *Michaelis*, *Boyer*, *Home*, *Rosen*, *Brookes*, *Frank*, *Lüder's* (*v. Gräfe's* und *v. Walther's* Journ. Bd. XIII. p. 284.) rathen sie an im Croup als ein dringend angezeigtes Heilverfahren, obwohl *Cheyne* (Pathologie of the Larynx and Bronchia), *Pelletan* (Clinique chirurgicale T. 1. p. 48.) sie in der fraglichen Krankheit als unnütz betrachten, und letzterer sich von ihr höchstens dann nur Hülfe verspricht, wo sich die Entzündung blofs auf den Larynx beschränkt; es läfst sich von der Bronchotomie im Croup wohl ein günstiger Erfolg erwarten, wenn die polypöse Masse, sofern sie selbst lose ist, durch vergebliche Hustenanstrengungen in den Kehlkopf getrieben, von diesem aber zurückgewiesen wird.

3) Bei Krankheiten der Luftröhre anderer Art; bei chronischen Entzündungen und Verdickungen derselben, in welchem Falle sie *Jameson* in Baltimore (The Edinb. med. and surgical Journ. Vol. VII. 1824. Artik. IX.) unternahm.

4) Bei Verwundungen der Luftröhre kann die Bronchotomie ebenfalls indicirt sein, wo Ansammlungen des Bluts in der Trachea Erstickungsgefahren herbeiführen. — (*Habicot* question chirurgicale sur la possibilité et la nécessité de la bronchotomie 1620). Referent d. A. zählt zu dieser Rubrik die von *Burgefs* aufgeführten Fälle, in welchen Kinder heifses Wasser verschluckt und dadurch die Luftröhre verbrannt hatten, wodurch so bedenkliche Entzündung

und Erstickungszufälle entstanden, dafs *Burgefs* die Bronchotomie unternahm, welche die gedachten Zufälle auch glücklich beseitigte (The Dublin Hospital Reports and Communications in Medicine and Surgery. Vol. the third IX. 1822.).

5) Bei Krankheiten des Kehlkopfes und Kehldeckels, welche das Athmen dauernd stören, z. B. beim Scirrhus der Epiglottis. So erwähnt *Liston* (The Edinb. med. and surgic. Journ. No. 77.) eines Falles, wo die Bronchotomie wegen eines Oedema glottidis unternommen wurde, so wie *Goodwe* (The Lond. med. and physic. Journ. Vol. 54.) sie wegen eines Leidens des Larynx mit heftigen Erstickungszufällen verbunden, verrichtet hatte. Aehnliche Fälle finden wir in den Medico-chirurg. Transact. (Vol. III u. IV), in einem Aufsatze von *John Crampton* (Lond. med. and physic. Journ. Septbr. 1824.) u. s. w.

6) Bei Verletzungen des Larynx. Unter anderen hatte sie *Liston* (The Edinb. med. and surgic. Journ. No. 77.) in diesem Falle verrichtet.

7) Ebenso ist die Bronchotomie beim Bruch des Schildknorpels angezeigt, der Erstickungsgefahren herbeiführen könnte; ferner

8) Bei acuter Anschwellung der Schilddrüse, wozu *Sharp* l. c. räth.

9) Beim Oedem der Zunge welches so bedeutend ist, und öfters allen anderen therapeutischen Mitteln hartnäckig widersteht, dafs Erstickungsgefahr herbeigeführt wird. *Bell*, *Bayle* und *Boyer* empfahlen sie daher in diesem Falle (S. *Cooper* Handb. d. Chirurg. T. 1. p. 314.).

10) Bei Anschwellung der Tonsillen empfiehlt sie in dringenden Fällen *Desault* (Oeuvres chirurgic. par *Bichat* T. II. p. 244.).

11) Bei Polypen und Auswüchsen in der Trachea (*Desault* u. *Pelletan*), natürlich nur dann, wenn man im Stande ist, hierüber eine ganz sichere Erkenntnifs zu gewinnen.

12) *Bell* empfiehlt die Bronchotomie in fleischigten Geschwülsten am Halse, welche die Trachea so drücken, dafs Erstickungsgefahr entstehen könnte, und die nicht zu

exstirpiren sind. Nach vorgenommener Bronchotomie soll man die Geschwulst unterbinden.

13) *Habicot* verrichtete sie in einem Falle, wo ein Knabe ein Päckchen Geld verschluckt hatte; dieses war im Pharynx so fest stecken geblieben, dafs Erstickungsgefahr eingetreten war. Ob hier bei dem jetzigen Standpunkte der Chirurgie nicht die Pharyngotomie vorgenommen worden wäre? — Auch *Zang* (in seiner Darstellung blutig heilkünstl. Operationen Bd. III. p. 27.) zählt zu den Indicationen der Bronchotomie den Fall, wo ein in der Speiseröhre sich befindlicher fremder Körper, der das Athmen höchst beschwerlich macht, dessen Aufhebung droht, und nicht alsbald entfernt oder auf eine andere Weise aufser Einwirkung auf die Luftröhre gesetzt werden kann.

14) In der Halsschwindsucht. *Basedow* spricht sich hierüber (*v. Gräfe's* u. *v. Walther's* Journ. f. Chirurg. u. Augenh. Bd. 17. p. 631.) sehr ausführlich aus; er erzählt einen Fall, wo *Roux* an einem Mädchen, das schon lange an Halsschwindsucht gelitten, die Bronchotomie mit günstigem Erfolge verrichtet hat. Referent d. A. mufs *Basedow* darin beipflichten, dafs die Möglichkeit der Heilung der Halsschwindsucht durch die Bronchotomie nicht ganz zu bezweifeln ist. Die Erfahrung mufs jedoch hierüber entscheiden.

Endlich schlug sie *Detharding* (De methodo subveniendi submersi per laryngotomiam) zur Wiederbelebung Ertrunkener vor, indem er sich auf die Behauptung stützt, dafs ertrunkene Menschen kein Wasser in der Brust und in den Luftgefäfsen der Lunge haben, und dafs sie nur aus Mangel an Luft und Athmung ersticken, wegen welcher Behauptung derselbe jedoch viele Gegner gefunden hat. Siehe oben Geschichte der Bronchotomie und d. Artik. Scheintodt. —

II. Bronchotomie in den Fällen unternommen, wo ein fremder Körper in die Luftröhre eingedrungen ist und entfernt werden mufs.

Fälle der Art sind häufig vorgekommen, theilweis auch oben in der Geschichte der Bronchotomie genannt worden. Wichtige, neuere Beispiele der Art sind folgende:

Louis (l. c.) erzählt einen Fall, wo einem Mädchen eine

Bohne in die Trachea eingedrungen und durch die Bronchotomie entfernt worden war (S. auch Mémoires de l'academie royale de Chirurg. T. XII. p. 293. Edit. in 12.). Aehnliche Fälle von verschluckten in die Trachea stecken gebliebenen Bohnen geben *Trowbridge* (*Rust's* Magazin Bd. 8.), *Pelletan* (Clinique chirurgicale T. 1.) an; *v. Gräfe* entfernte einem neunjährigen Mädchen eine Bohne, die derselben während eines lauten Auflachens in die Trachea gefallen war, glücklich durch die Bronchotomie.

Dieser Fall ist um so merkwürdiger als die Bohne beinahe 48 Stunden in der Trachea verweilte, sich in einen Luftröhrenzweig gesenkt und in demselben sich eingekeilt hatte. Die Operation geschah des Abends, da es aber nicht möglich gewesen die Bohne zu entfernen, so wurde der Schnitt bis zum obern Brustbeinrande den andern Morgen fortgeführt; es erfolgte bei der Einführung einer Zange nach den Luftröhrenzweigen ein mit Krampfanfällen verbundener Husten, wonach sich im untern Wundwinkel das Oberhäutchen der Bohne zeigte, die nach einem zweiten Versuch gefafst, und obgleich aufgequollen und geborsten glücklich herausgezogen wurde. Nur dadurch gelang hier die Rettung, dafs bei der bereits entstandenen Einkeilung durch das Oeffnen der Luftröhre am Vorabend, der Ausleerung des zähen übermäfsig gesammelten Schleims Raum gewonnen wurde. Somit wurde das Leben gefristet, bis die Bohne bersten und aus ihrer Stelle aufwärts, zur tief verlängerten Wunde gleiten konnte. (*v. Gräfe's* und *v. Walther's* Journ. f. Chir. u. Augenh. Bd. X. pag. 364 — 366.)

Von einem in die Luftröhre gefallenen Stein, wobei die Bronchotomie vorgenommen, giebt *W. Hunt* einen Fall an. (London medico-chirurg. Transact. Vol. XII. p. I. 1822.) — Einen merkwürdigen Fall erzählt *Jameson* in Baltimore (The american medical Recorder of original papers and intelligence in medic. et surgery T. V. No. IV. Apr. XVI. Philadelphia 1822.), wo einem Mädchen ein Melonenkern in die Trachea gefallen und an welchem *Jameson* 5 Wochen darauf die Bronchotomie mit Glück verrichtet hatte. Einen ähnlichen theilt *Watterhouse* in the Journ. of the medical and physic. Sciences Vol. VIII. Nr. 2. 1824 mit. Siehe auch *Annan* in the Edinb. med. and surgic. Journ. Vol. VII. Art. VIII. —

Was die Gefahr, welche die Bronchotomie mit sich führt, betrifft, so sagt schon *Fabr. ab Aquapendente*, dafs sie kein gefährliches Unternehmen ist: „*dum modo, qui secat sit anatomes peritus, quia sub hoc medico et artifice, tutissime et felicissime peraguntur.*" — *Craigie* (The Edinb. med. and surg. Journal No. 94. 1828.) hat die Tracheotomie in einem dringenden Falle, blofs mit einem Federmesser sehr glücklich verrichtet. Allein es giebt wohl Fälle, wo sie gefährlich werden kann, weil oftmals die Carotiden aus der Arteria innominata entstehen, oder die rechte Carotis erst oberhalb des Brustbeins schief über die Luftröhre geht, oder es kann, wenn der Schnitt zu tief geführt wird, leicht die Schlüsselbeinvene verletzt werden. In diesen Fällen mufs der Operateur allerdings auf seiner Huth sein, und sich zur Blofslegung der Luftröhre nicht des Messers, sondern der Finger bedienen. (*Allan Burn's* Bemerk. über die chirurg. Anatomie des Kopfes u. Halses, aus dem Engl. von *Dohlhoff*. Halle 1821. — *F. Tiedemann's* Abbildungen der Pulsadern des menschl. Körpers, Fasc. I. Carlsruhe 1822.)

Operation des Luftröhrenschnitts.

I. Bronchotomie behufs der Bahnung eines künstlichen Respirationsweges unternommen.

Alle Methoden der Bronchotomie hier speciell anzuführen, gehört theils nicht hieher, theils ist hiervon im geschichtlichen Theil der Bronchotomie Erwähnung geschehen. Von einer eigentlichen Vorbereitung kann hier nicht die Rede sein, da die Gefahr mit jedem Momente steigt. Zur Verrichtung der Operation sind nöthig, ein gewölbtes Bistouri, ein Tracheotom (z. B. das *Richter*'sche S. d. A. Tracheotom) oder in Ermangelung dessen eine Lanzette oder ein gerades Bistourie; auch dürften 2 stumpfe Haken zum Auseinanderhalten der äufsern Wunde nicht fehlen; aufserdem ein Waschschwamm, Wasser, Oel u. s. w. Zum Verbande gehören schmale Heftpflasterstreifen, einige mit Charpie bestrichene Charpiebäuschchen, eine zur Hälfte und der Länge nach gespaltene Compresse, zwei anderthalb Zoll lange, $1\frac{1}{2}$ Zoll breite, 2 Linien dicke Compressen, ein Stückchen

Flor. — Gehülfen sind zwei erforderlich. — Die Lagerung des Kranken ist entweder eine wagerechte Rückenlage oder eine sitzende, wobei der zu Operirende den Kopf gerade, auf- und etwas rückwärts halten mufs. Es ist höchst zu beachten dem Kranken eine solche Lage zu geben, in welcher er am leichtesten athmen kann.

Ist der Kranke in diese Lage gebracht worden, so hält ein Gehülfe seinen Kopf aufwärts, der Operateur faltet in der Gegend des 3ten und 4ten Luftröhrenringes die Haut und schneidet diese in der Mitte, auf die Luftröhre so tief durch, dafs der Schnitt, unterhalb des Cartilago cricoidea anfangend, wenigstens 1 — 2 Zoll Länge erhält; nur bei Kindern müfste er etwas weniger lang geführt werden. — Hierbei mufs der Operateur auf seiner Huth sein, dafs das Messer nicht ausweiche, dafs nicht ein Lappen der Glandula thyreoidea verletzt, dafs der Einschnitt nicht über die Spitze des Brustknochens verlängert, und dafs nicht ein querlaufendes Blutgefäfs verletzt werde. (S. oben über die Gefahr der Bronchotomie.)

Nach Vollendung dieses Actes der Operation, stille man aufs Sorgfältigste die Blutung, entblöfse die Luftröhre mit der gröfsten Vorsicht, indem man die Blutgefäfse, und die dünnen Muskellagen behutsam mit dem Finger trennt, und sie zur Seite schiebt.

Die Blutung gröfserer Gefäfse stille man durch Unterbindung, die der kleinern durch Auflegen des Brennschwammes. Zu bemerken ist hier jedoch, dafs bei der Bräune eine etwas stärkere Blutung nicht schaden, sondern vielmehr durch Verminderung der Entzündung nützen würde; immer aber richte der Operateur sein gröfstes Augenmerk auf die vollkommene Stillung der Haemorrhagie.

Ist nun die Luftröhre blosgelegt, so halte ein Gehülfe die äufsere Wundlefzen mittelst stumpfer Haken auseinander, indem er auch die Muskeln, Gefäfse seitwärts schiebt und hält; der Operateur fafst die Trachea mit dem Daumen und Zeigefinger der linken Hand seitwärts, setzt den Nagel des Zeigefingers an den Zwischenraum des zu öffnenden Ringes, bringt an den Nagel das Tracheotom, das er mit der rechten Hand gefafst hat, setzt ihn zwischen den 3ten und 4ten oder auch 4ten und 5ten Knorpel auf die Trachea und dringt mit ihm, sein Heft etwas erhebend, in die Höhle der Luftröhre und nach ihrer Längenachse, doch so, dafs er nicht die entgegengesetzte Wand verletze. Ist dies geschehen, so zieht der Operateur das Tracheotom mit Zurücklassung der Röhre in derselben Richtung wieder heraus, in welcher er es eingebracht hat. Auch das Röhrchen darf nicht zu tief in die Wunde eingeführt werden, und die entgegengesetzte Wand berühren.

Ober- und unterhalb des Röhrchens legt man einige Bourdonnets in die Wunde, damit die Wundlefzen auseinander gehalten werden, und damit sich nicht das Röhrchen aus der Wunde aushebt. Auf die zur Seite des Röhrchens befindlichen Ringe werden schmale Longuetten gelegt, und diese mit Heftpflasterstreifen befestigt. Damit sich die Röhre nicht verschiebe und dadurch die Wunde reize, liege der Operirte auf der Seite oder sitze so, dafs er den Kopf seitwärts halte. Die äufsere Oeffnung des Röhrchens bedecke man mit einem Stück Flor. — Bereits oben ist bemerkt worden, dafs zur Vermeidung der Verstopfung des Röhrchens, ein doppeltes vorgeschlagen worden, damit nöthigenfalls die innere herausgezogen, gereinigt und wieder eingebracht werden kann. Auch sind statt der geraden, krumme, gebogene Röhrchen in Vorschlag gebracht worden. Siehe oben. —

Auf diese Weise athmet nun der Operirte durch das Röhrchen, welches so lange in der Trachea liegen bleiben mufs, als bis das Athemholen auf natürlichem Wege wieder möglich ist; erst dann zieht man die Röhre wieder aus und heilt die Wunde nach allgemeinen Regeln, doch so, dafs sich erst die Tracheal- und dann die Hautwunde schliefst. Hierbei versäume man nicht, dafs der Kranke den Kopf nach vorwärts halte.

In dringenden Fällen, und wenn der Operateur genaue anatomische Kenntnisse besitzt, kann das Tracheotom ohne vorhergegangene Blofslegung der Trachea, durch die allgemeine Bedeckung in die Luftröhre geführt werden. (*Zang* l. c. Bd. 3. p. 12); doch bleibt dies immer ein gewagter Schritt. — Auch kann man sich zur Eröffnung der Trachea, wenn kein Tracheotom zur Hand ist, oder auch, wenn die Bronchotomie durch einen Schildknorpelbruch indicirt ist, statt desselben einer Lanzette bedienen. (*Zang* l. c. p. 13.)

Zang (Bd. 3. a. p. 31.) räth, dafs im Falle der Zweck der Operation wegen des häufigen Verstopfens des Röhrchens, nicht erreicht wird, man diese entfernen solle, und dann mehrere Ringe nach der Längenachse der Trachea trennen möchte. Die Wunde wird offen erhalten mittelst in den Winkeln der Häute und Muskelwunde eingelegter Wiecken, und das Ganze mit einem Stück Flor bedeckt. Der Operirte mufs den Kopf gegen die Brust halten.

Wo sich das Röhrchen leicht verstopft, da schneidet man nach *Carmichael* (*v. Gräfe's* und *v. Walther's* Journal Band. VII. pag. 646.) mit der Scheere ein Stück aus der Trachea in Form eines Carreau aus. Es würde sich hierdurch der in so vielen Fällen zähe Schleim leichter aussondern, und man bedürfte nicht des Einbringens der Röhre. —

Goodeve (London med. and phys. Journ. Juli 1825. und in *v. Gräfe's* u. *v. Walther's* Journ. Bd. VIII. p. 653.) schnitt in einem Falle, wo eine heftige Kehlkopfentzündung mit Erstickungszufällen eingetreten war, ein kreisförmiges Stück aus der Trachea aus.

Ueble Ereignisse während der Operation sind Husten und Zuckungen, gegen welche nichts anders zu thun ist, als die Operation zu beschleunigen; zuweilen dringt während des Trachealschnitts Blut in die Luftröhre ein, dann halte man den Kopf des Kranken abwärts. Nach der Operation können erfolgen: 1) Husten. Dieser kann veranlafst werden, durch einen Entzündungsreiz im Larynx, oder durch die gereizten Lungen. Man wende hier den antiphlogistischen Apparat in seinem ganzen Umfange an, verbinde mit antiphlogistischen Arzneien, jedoch mit Umsicht und Vorsicht, Opium, verordne Emulsionen, u. s. w. Oder aber der Husten entsteht auch von der kühlen vom Kranken eingeathmeten Luft, in welchem Falle diese erwärmt werden mufs; endlich kann der Ring des Röhrchens den Husten veranlassen, welches nicht zweckmäfsig sitzt, sich hin und her bewegt und an die entgegengesetzte Wand andrückt. Hier mufs man das Röhrchen gehörig befestigen, den Kranken in seiner Lage abwechseln lassen, und wenn alles nichts hilft, (*Zang* l. c. p. 15.) das Röhrchen entfernen, und über die Wunde ein Stück Flor legen, wobei der Operirte den Kopf nach hinten halte, damit die Wundränder der Trachea gehörig klaffen. — 2) Entzündung der durch die Bronchotomie ergriffenen Theile. Man behandle sie antiphlogistisch nach der bekannten Angabe. 3) Luftgeschwulst. Man streiche diese nach der Operationsöffnung zu, um so die Luft auszudrücken. Siehe übrigens weiter unten.

II. Bronchotomie behufs der Herausnahme, fremder in die Trachea eingedrungener Körper.

Instrumentenapparat. Hierher gehören: ein flach gewölbtes, geknöpftes Bistouri, eine Hohlsonde, zwei stumpfe Haken, eine gut fassende Pincette, gekrümmte Polypenzange.

Zum Verbandapparate die sub I bemerkten Verbandstücke, aufserdem aber noch eine Vereinigungsbinde, eine vierköpfige, 2 Zoll breite mit Faden versehene Vereinigungsbinde nach Art der *Richter*'schen Hasenschartbinde, der Verbindungsapparat zum Aufrechthalten des Kopfes.

Gehülfen und Lagerung wie sub I. Ehe der Operateur die Luftröhrenöffnung unternimmt, mufs er sich von der wirklichen Gegenwart des fremden Körpers in der Trachea genau überzeugen, von der Stelle wo dieser sitzt; daher untersuche er genau den Schlund und den Hals von aufsen, unterrichte sich von dem Hergange der Sache, und wenn nun alle andere Hülfsleistungen zur Entfernung des fremden Körpers fruchtlos bleiben, die Gefahr der Erstikkung, der Entzündung u. s. w. drohend ist, dann schreite er zur rechten Zeit und schleunigst zur Bronchotomie.

Der Hautschnitt wird wie sub I angegeben worden verrichtet, ebenso die Blutung genau gestillt und die Trachea blofsgelegt, dann setze man die Spitze des Zeigefingers wie sub I auf die Trachea, durchschneide diese der Länge nach auf ihrer vordern Seite, von oben herabwärts, oder erst abwärts und dann nach oben bis zum Schildknorpel, so dafs 2 — 3 Ringe nach Mafsgabe der Gröfse des fremden Körpers durchschnitten werden. Sehr häufig trifft es sich, dafs dieser alsdann durch Husten aus der Oeffnung gestofsen wird, sonst aber wird die Luftröhrenwunde mittelst stumpfer Häkchen auseinander gezogen, und der fremde Körper mit einer Polypenzange herausgezogen.

Sollte die Oeffnung der Trachea zur Entfernung des fremden Körpers unzureichend sein, so läfst man durch einen Gehülfen den Kehlkopf festhalten, bringt eine etwas flach gebogene Hohlsonde in die Trachea ein, etwas nach oben hinter dem vordern Winkel des Schildknorpels, neigt den Griff der Sonde, führt auf sie ein gerades geknöpftes Bistouri und spaltet den Schildknorpel in der Mitte seines Vorsprungs, nach seiner Länge und so weit als es die Gröfse des fremden Körpers erfordert. Sollte dieser tiefer liegen, als der Operateur es vermuthet, oder während der Operation hinabgleiten, so verlängere man den Schnitt nach unten, immer aber geschehe der Schnitt unter dem fremden Körper.

Ist der fremde Körper aus der Luftröhre entfernt worden, so schreite man zur Einigung der Trachealwunde. Der Kranke halte den Kopf nach hinten, der Operateur bringe die Wundränder in genaue Berührung, lege quer über sie Heftpflasterstreifen, so dafs zwischen ihnen Raum genug zum Ausstofsen der etwa angesammelten Luft übrig bleibe; die Wunde selbst wird mit einem in Oel getauchten Leinwandstücke bedeckt. An jeder Seite der Wunde legt man eine graduirte Longuette, und befestiget diese mittelst der Vereinigungsbinde.

Man rollt diese auf 2 Köpfe, legt ihre Mitte im Genicke an, führt sie von jeder Seite nach vorn zu, kreuzt sie auf dem Kehlkopf; den einen Kopf bringt man durch die Spalte der Binde und befestigt sie am Genick, oder man legt die mit einem Faden versehene Vereinigungsbinde an. — Die Wunde wird mit Charpie bedeckt, diese wiederum mit einer Longuette, welche von Zeit zu Zeit mit Wasser angefeuchtet werden mufs. — Die Haltung des Kopfes sei so, wie bereits sub I angegeben worden, und wie durch sie die Vereinigung der Wundlefzen am zweckmäfsigsten geschehen kann. Erst dann wenn die Trachealwunde geschlofsen ist, heile man die Hautwunde.

Um dem Kopfe eine feste Haltung zu geben, und zwar die nach hinten und aufwärts, so kann man eine 10 Ellen lange,

lange, auf zwei Köpfen gerollte Binde folgender Art ansezzen: den Grund derselben lege man am Genicke an, führe beide Köpfe an der Seite des Kopfes nach der Stirn, und von da nach dem Hinterhaupte. Hier lege ein Gehülfe um beide Bindentheile ein Bändchen, ziehe es in eine Schlinge, so dafs diese ½ Zoll weit ist. Hierbei mufs der Operirte den Kopf nach hinten halten, der Operateur führt die Köpfe unter die mit Charpie ausgefüllten Achselhöhlen, von hier auf die Brust, um welche sie in mehreren Touren geführt und befestigt wird. (*Zang* l. c. p. 23.)

Ist der fremde Körper ein Polyp, so überzeuge man sich erst von seiner Beschaffenheit, seiner Befestigungsart und entferne ihn nach geschehener Bronchotomie, nach dem Befunde.

Falls sich der fremde Körper in den Bronchien befindet, so trennte man das Schildknorpelband durch einen Querschnitt, lasse den Kopf des Kranken nach hinten halten, und bewirke dafs derselbe den fremden Körper nach der Trachealöffnung durch Hustenanstrengung hinstofse; nöthigenfalls reize man den Operirten zum Husten. — Sollte dies fruchtlos sein, so warte man ruhig ab, dafs die Natur das Uebrige selbst thue und halte die Wunde offen.

Zuweilen ist der fremde Körper eingekeilt; ist er von oben nach unten eingekeilt, so wird er mittelst einer dicken Knopfsonde durch den Kehlkopf ausgestofsen; ist die Einkeilung von unten nach oben geschehen, dann wird er durch die Wunde ausgezogen.

Im Fall die Blutung aus dem durchschnittenen Blutadergeflechte der Schilddrüse beträchtlich, und nicht zu heben ist, so mache man die Eröffnung der Trachea so, dafs der Schnitt oberhalb des Ringknorpels anfängt, und nach unten durch 2 — 4 Ringe fortgeführt wird.

Oftmals sind der in Rede stehenden Operation die Glandula thyreoidea, die Brustdrüse im Wege; in diesem Fall sondere man sie ab und lege sie zur Seite; Fleischgeschwülste u. dgl. werden zuvor ganz exstirpirt.

Es können endlich Fälle vorkommen, wo der fremde Körper so fest sitzt, dafs seine Ausnahme nicht ohne Gefahr geschehen kann; hier lasse man die Trachealwunde drei bis vier Tage offen, wo ihn die Natur selbst durch die Wunde auswirft.

Hinsichts des Verbandes, so ist noch zu bemerken dafs er von der Beschaffenheit sein mufs, dafs der untere Winkel der Wunde stets so lange offen erhalten werde, bis der übrige Theil derselben verheilt ist.

Was die Ereignisse während und nach der Operation betrifft, so wie die Nachbehandlung, so ist auch hier das sub No. I Aufgeführte zu beobachten.

Synon. Luftröhrenöffnung, Luftröhrenschnitt. *Tracheotomie.* Franz. *Bronchotomie. Section du gosier.* Engl. *An opening made in the windpipe, Bronchotomy.* Holl. *Eene openinge in de longe-pyp.*

Litteratur.

Aufser den bereits in der Geschichte und in der Anzeige der Bronchotomie angeführten Schriften, gehören hieher noch folgende:

du Bourg, an tracheotomiae nunc scalpellum nunc trigonus mucro. Paris 1758.

B. Gooch, Cases and remarks in surgery. London 1758.

Richter, Nova commentaria societ. Götting. Vol. II. p. 15. 1771.

Richter, Observat. chirur. Fasc. II. Gött. 1780.

Richter, chir. Biblioth. Bd. III. S. 528.

Vicq d' Azyr, Histoire de la Soc. roy. de médec. 1776. p. 311.

Kersten, de bronchotomiae et ad illam instituendam commodissimis instrumentis. Kil. 1776.

Buquet, de nova laryngotomiae methodo. Paris 1779.

Pouteau, Oeuvres posthumes. T. II. p. 460. 1783.

Hevin, Précis d'observat. sur les corps étrang. arretés dans l'Oesoph. et dans la trachée artére. In mém. de l'académ. de Chir. Vol. IV. p. 465. et *de la Martinière* ebend. Vol. V. p. 321.

Klein, Beob. üb. d. Luftröhrensch. in *v. Siebold's* Chiron. Bd. II. St. 3. p. 649. 1809. in *v. Gräfe's* u. *v. Walther's* Journ. Bd. 1. p. 441. 1820. Bd. IV. p. 225. 1822.

Brétonneau, des inflammat. spec. du tussu muqueux etc. Paris 1806.

Langenbeck, Bibliothek. Bd. IV. St. 1.

Michaelis. Etwas über fremde in die Luftröhre gefallene Körper in *Hufeland's* Journ. 1813. St. 2. 3.

Pelletan Mém. sur la bronchotom. in Clinique chirurg. Vol. 1.

Lawrence on some affections of the larynx, which require the operation of bronchotomie, in med. chirurg. Transaction. Vol. VI. p. 221.

Froriep's chir. Kupfertafeln. Taf. 178.

Brétonnari, traité de la Diphtéride. Paris 1826.

Aufserdem findet man die Bronchotomie abgehandelt in *Bernstein's, Cooper's, Bell's, Richter's* u. m. a. Werken üb. Chirurgie. E. Gr — e.

BROT. S. Mehl.

BROWN, JOHN, wurde im Jahre 1735 oder 36 zu Buncle, einem Dorfe in der Grafschaft Berwick in Schottland geboren. Als Sohn eines armen Dorfhandwerkers konnte er nicht hoffen, aus der Dunkelheit des niedern Broterwerbs hervorzutreten, doch liefs ihn die Schnellkraft seines Geistes Widerwillen gegen die Beschäftigung eines Webers empfinden, zu der seine Aeltern und die Umstände ihn verurtheilten. Es ist wahrscheinlich, dafs schon vor seiner Lehrzeit am Weberstuhl ein Vorgefühl von höherer Bestimmung in ihm erwacht, dafs ihm auch einige Ausbildung zu Theil geworden sei, die ein solches Gefühl in ihm nähren konnte. Genug er wurde jetzt, i. J. 1751, über 14 Jahre alt in die lateinische Schule zu Dunse geschickt, wo er unter Anleitung eines Herrn *Cruikshank* mit seltenem Eifer Kenntnisse einsammelte, die nicht ohne Einflufs auf seine späteren Bestrebungen geblieben sind. Man versichert, er habe zuweilen als Tagelöhner sein Schulgeld erarbeitet; in freien Stunden sah man ihn selten ohne ein Buch in der Hand, und so erwarb er sich durch Auszeichnung bald die Stelle eines Gehülfen an seiner Schule. Der gröfste Sporn seiner unabläfsigen Thätigkeit waren ohne Zweifel seine Religionsbegriffe. Er war ein entschiedener Anhänger der Separatisten (*Seceders or Whigs*), mithin auch ein eben so entschiedener Gegner der herrschenden Kirche, und so ist es nach den Zeugnissen von Männern, die ihn in seiner Jugend gekannt haben, glaublich, dafs er die Kanzel zum Zielpunkt seiner Bestrebungen machte, während vielleicht Aufmunterung und Lob, das man seinen Anlagen spendete, seiner Eigenliebe schmeichelten. Doch sollte er nicht lange auf dieser Bahn bleiben. Der Besuch einer presbyterianischen Kirche war hinreichend, ihn mit seiner separatistischen Gemeinde zu entzweien, und so trat er ohne Weiteres zu den Presbyterianern über. Fast bis in sein 20stes Jahr blieb *Brown* in der lateinischen Schule von Dunse, dann wurde er im Sommer 1755 auf eine kurze Zeit Hofmeister in einer angesehenen Familie in der Nähe dieses Orts, und nachdem er aus dieser Verbindung getreten war, begab er sich nach Edinburgh, wo er sich nach den vorgeschriebenen philosophischen Studien der Theologie widmete. Sein fortwährender Eifer liefs ihn bald das gewöhnliche Ziel seiner Bestrebungen erreichen. — Er predigte öffentlich über einen ihm aufgegebenen biblischen Text, und erhielt dadurch die Befähigung, in den geistlichen Stand der schottischen Kirche einzutreten. Doch verliefs er jetzt unvermuthet die Theologie, und ging wieder nach Dunse zurück, wo er als zweiter Lehrer an der lateinischen Schule ein Jahr lang (Oktober 1758 bis dahin 1759) mannigfache Proben seines Talentes ablegte. Man wollte jetzt bemerken, dafs er von seiner früheren Religiosität bedeutend nachgelassen habe, man warf ihm freies Betragen und tadelnswerthe Grundsätze vor, und er selbst gestand späterhin seinen Unglauben. Wie dem aber auch war, so strebte er jetzt ernstlich nach Edinburgh zurückzukehren, und als seine Bewerbung um eine erledigte Lehrerstelle am dortigen Gymnasium fruchtlos geblieben war, so sehen wir ihn auf einmal 1759 als Lehrer der lateinischen Sprache unter den Studirenden dieser Universität auftreten.

Die nächste Veranlassung zu diesem Schritt gab ihm der Auftrag eines Candidaten, seine Dissertation ins Lateinische zu übersetzen, eine Sprache die ihm, wie seine Elemente zeigen, vorzüglich geläufig war, so dafs er hoffen konnte, mit dem Unterricht von Candidaten im lateinisch Sprechen, und dem Uebersetzen und Anfertigen ihrer Dissertationen seinen Unterhalt zu sichern, während er die medicinischen Vorlesungen besuchte, um dereinst als Arzt aufzutreten. Als Lehrer und Schüler zugleich verlebte er nun 4 Jahre in einer ganz behaglichen Lage, ohne irgend Zweifel an den Aussprüchen seiner Lehrer aufkommen zu lassen, und fortwährend bemüht, sein Ansehn unter den Studirenden zu befestigen. Doch ergab er sich auch Ausschweifungen, die seine sonst blühende Gesundheit mehr und mehr erschütterten und seinen Geist in einer Art von Rausch erhielten. Ein gröfserer Erwerb schien sich ihm darzubieten, wenn er, wie er nun bei der akademischen Jugend angesehen und beliebt war, ein Haus für akademische Kostgänger errichtete. In Ausführung dieses Vorhabens verehelichte er sich 1765, und alles entsprach seinen Wünschen. Sein Haus war bald mit wohlhabenden Kostgängern besetzt, sein

Ansehen unter den Studirenden nahm zu, und wie seine Zeitgenossen versichern, so lebte er glücklich in seiner Familie. Doch verwickelten ihn Mangel an Sparsamkeit und einiger Aufwand, der von seiner wüsten Lebensweise unzertrennlich war, bald in Verlegenheiten, so dafs er nach 2 oder 3 Jahren bankerott wurde, und nun seine übrige Lebenszeit beständig in sehr ungünstigen Umständen zubrachte.

Unter seinen Gönnern war *Cullen* der vornehmste, und gewann durch seine Lehren den entschiedensten Einflufs auf seinen Ideengang und seine späteren Leistungen. Er übertrug ihm das Geschäft eines Privatlehrers in seiner Familie; man will sogar behaupten, er habe ihn seine Gelegenheitsreden ins Lateinische übersetzen lassen, doch ist dies ungegründet, denn *Cullen* war hinreichend gebildet, um eines solchen Dienstes nicht zu bedürfen. Doch fafste er ein solches Vertrauen zu ihm, dafs er ihm verstattete, seine Vorlesungen nach seinen eigenen Heften in Abendvorlesungen mit den Studirenden zu wiederholen. Dies Geschäft trieb *Brown* eine Reihe von Jahren, wie es scheint mit dem Beifalle und der Aufmunterung seines Lehrers, dem er sich in dieser Zeit durch innige Dankbarkeit verpflichtet fühlte. — Seine freundschaftliche Verbindung mit *Cullen* hörte jedoch bald auf. Ungeduldig über seine allerdings ungünstige Lage, strebte er nach *Alexander Monro's* Tode nach der Lehrstelle der theoretischen Heilkunde an der Universität Edinburgh, und meldete sich unter den Candidaten, aber siehe da, *Cullen* trat ihm unerwartet entgegen, und der hieraus entstandene heimliche Widerwille ging in offenbare Feindschaft über, als ihm auf gleiche Weise die Aufnahme in die Edinburgher philosophische Societät verweigert wurde. Dies alles ging kurze Zeit vor der Entwerfung seines neuen Systems (1772) vor, und er wie seine Freunde suchten die Meinung zu verbreiten, eine gewisse Besorgnifs in Betreff seines überwiegenden Talents und vor dem wahrscheinlichen Erfolg seines Systems, sei die Ursache seiner Zurücksetzung und der Feindschaft aller Professoren gegen ihn gewesen. Der Kenner der menschlichen Gesellschaft sieht hier indessen auch andere Motive, unter denen *Brown's* ungebundenes Leben und sein unüberlegtes bei vielen Gelegenheiten nichts weniger als würdiges Betragen, so wie die Selbstsucht, mit der er sich über andere erhob, am meisten in Anschlag kommen. Als er über sein neues System Vorlesungen zu halten begann, fielen ihm manche talentvolle, aber auch viele träge und sittenlose Studierende bei, die allerdings wenig dazu beitrugen, sein Ansehn zu befördern. In der Vertheidigung seines Systems wurde er bitter und unbillig gegen seine sich mehrenden Gegner — es fehlte nicht an unangenehmen Vorfällen mit praktischen Aerzten, heimlichen Einmischungen in die Behandlung von Kranken, und so verschwand für *Brown* alle Aussicht auf einträgliche Praxis, bei zunehmenden (er hinterliefs bei seinem Tode zwei Söhne und eine Tochter) Sorgen für die Existenz seiner zahlreichen Familie. Unterdessen wurde ihm die geringfügige Genugthuung, zweimal (1776 und 1780) zum Präsidenten der medicinischen Gesellschaft erwählt zu werden, und als er sich in St. Andrews den Doktorhut holte, begleiteten ihn viele seiner Schüler, um seiner Reise das Ansehn eines Triumphzuges zu geben.

Nach 1780 war in Edinburgh ein allgemeiner Partheigeist für und wider das *Brown*'sche System rege, so dafs sich endlich die medicinische Gesellschaft genöthigt sah, jeden mit Ausschliefsung aus ihrer Mitte zu bedrohen, der einen andern wegen medicinischer Streitigkeiten zum Zweikampf herausfordern würde. Einen solchen Geist zu nähren, trugen ohne Zweifel die hyperbolischen Aeufserungen *Brown's* das meiste bei, mit denen er sein System (er stellte es über die Entdeckungen *Newton's*) in Vorlesungen wie im Gespräch anzupreisen und zu vertheidigen suchte, nicht weniger auch sein eifriges Bestreben, Proselyten für seine Meinung zu werben, die er selbst durch die Errichtung einer Freimaurerloge, in der die Verhandlungen lateinisch geführt wurden, zu vermehren hoffte. Das Bedürfnifs körperlicher Anregung stieg bei ihm mehr und mehr, so dafs er in seinen Vorlesungen einigemal starke Dosen (50 Tropfen) von Laudanum in Branntwein vor den Augen seiner Zuhörer einnahm, um seine Kraft rege zu erhalten. Bei diesem gespannten Zustande verschlimmerte sich begreiflich seine Lage von Jahr zu Jahr. Er wurde selbst Schulden halber ins Gefängnifs gesetzt und hatte wenigstens die Freude, dafs seine Zuhörer ihm in diesen traurigen Aufenthalt folgten, um seine Lehren von ihm zu vernehmen. 1786 fafste er endlich den Entschlufs, sich in London niederzulassen, aber das Glück war ihm hier eben so wenig günstig, wie in seinem Vaterlande. Vergebens versuchte er, Vorlesungen über sein System zu Stande zu bringen, vergebens als praktischer Arzt oder als Schriftsteller durch seine Observations Aufsehn zu erregen. Noch einige Zeit lebte er nach gewohnter Weise, indem er mit Berauschungsmitteln, besonders mit Opium seinen Geist anzuregen suchte, in der sichern Hoffnung, endlich einen vollständigen Sieg über seine Gegner davonzutragen, dessen er sich wahrscheinlich bei annehmlicheren persönlichen Eigenschaften erfreut haben würde — dann traf ihn ein tödtlicher Schlagflufs, den 7ten Oktober 1788, nachdem er noch eine starke Gabe Laudanum zu sich genommen hatte.

Dies ist die Lebensgeschichte eines geistreichen und unglücklichen Mannes, der in der Geschichte der Heilkunde immer als sehr bedeutend dastehen wird.

Man erwarte hier nicht eine kritische Darstellung seines Systems, den meisten Lesern ist es noch in frischem Andenken, vielen sind seine Grundsätze einst geläufig gewesen. Wir begnügen uns daher, folgende Punkte herauszuheben:

1) *Brown* war in der Erkenntnifs und Behandlung der Krankheiten unerfahren. Er hat nie erhebliche Hospital- oder Privatpraxis gehabt und suchte diesen Mangel durch Theorie zu ersetzen, die er ohne umfassende Kenntnifs der concreten Naturerscheinungen, und angeregt durch sein leidenschaftliches Wesen, mit allzugrofser Dreistigkeit vortrug. Seine Anhänger, die Brownianer, wie sie sich selbst nannten, errichteten zwar in Edinburgh ein Hospital zur Behandlung der Kranken nach seinen Grundsätzen, aber sie zogen den Stifter ihrer Secte nur selten zu Rathe, und dann pflegte er mit unüberlegter Zuversicht seine Meinung zu sagen.

2) Als Repetent der *Cullen*'schen Vorlesungen, und nach vieljährigem Gebrauche der Hefte dieses berühmten Lehrers, prägten sich ihm die Grundsätze desselben vollkommen ein. Nun war das *Cullen*'sche System das Resultat der früheren

dynamischen Systeme des achtzehnten Jahrhunderts. Man erkennt in ihm ganz deutlich *Fr. Hoffmann*'sche, zum Theil *Stahl*'sche, *Haller*'sche, *Whytt*'sche, u. a. dynamistische Lehrsätze, scharfsinnig zu einem Ganzen verwebt. *Brown* hat nur die vorschlagendsten dieser Grundsätze auf die Spitze gestellt, und da er nun einmal den Weg der Einseitigkeit ging, den sein eigenthümliches Wesen und die Art seiner Ausbildung ihm vorzeichneten, so kann die anlockende Entschiedenheit nicht auffallen, mit der er diese Grundsätze zu den höchsten Gesetzen des Organismus zu stempeln suchte. Die erste Veranlassung zu seiner bekannten Dichotomie, und der reizend stärkenden Behandlung der meisten, wo nicht aller Krankheiten, in denen er directe oder indirecte Schwäche zu erkennen glaubte, ist abentheuerlich genug, und verdient in der Vorrede zu den Elementen nachgelesen zu werden. In England kam *Brown's* System nie zu einem allgemeinen Ansehn, und veränderte den Gang der Bearbeitung der Heilkunde durchaus nicht; auch nahm Frankreich nicht den geringsten Theil daran. Nur in Italien und Deutschland fand es seine bekannten Lobredner und Verfechter. In letztem Lande trug, aufser der allgemeinen Neigung der deutschen Nation zu spekulativen Systemen, noch der damalige revolutionaire Geist sowohl in der Politik, als in der Philosophie (durch *Kant* aufgeregt) besonders bei jungen Gemüthern sehr viel bei, wozu sich dann noch die grofse Bequemlichkeit und Leichtigkeit der Theorie und der Praxis gesellten. Vorzüglich trugen *Weikard* und *Röschlaub* zur Verbreitung derselben bei, und so grofs war die Bethörung der Gemüther, dafs sich eine allgemeine feindselige Stimmung gegen die übrigen Bearbeitungsweisen der Heilkunde verbreitete, dafs man das Studium der Thatsachen fast ganz vernachläfsigte, und in der einseitigen, oft nur allzudreisten Umgestaltung der einzelnen medicinischen Fächer weiter ging, als vielleicht selbst *Brown* zu gehen gewagt haben würde.

Dazu gesellte sich nun noch, der nach dem damaligen Zeitgeist gemodelte sansculottische Ton, mit dem die Parthei ihre Sache gegen andere verfocht, und die Folge war, dafs die besseren vernünftigen Aerzte schwiegen, um sich nicht Unanständigkeiten auszusetzen, und endlich *Hufe-*

land, der von Anfang bis zuletzt die erfahrungsmäfsige hippocratische Medicin gegen *Brown* verfochten hatte, fast allein auf dem Kampfplatze blieb.

Das Wesentliche des *Brown*'schen Systems bestand in Folgendem:

1) Das Leben beruht auf der Erregbarkeit (Incitabilität) und ist nichts als Erregung, (Incitation) hervorgebracht durch die Einwirkung der Reize auf die Erregbarkeit.

2) Diese Reize sind äufsere und innere; auch die Säfte des Körpers wirken nur als Reize.

3) Das Leben ist folglich ein künstlicher, ein erzwungener, Zustand. Von Selbstthätigkeit der Natur, von Krise, ist nicht die Rede.

4) Durch die Wirkung der Reize wird die Erregbarkeit aufgezehrt, und es entsteht Schwäche.

5) Es giebt also zwei Arten von Schwäche, eine von Entziehung der Reize, (directe) und eine von Uebermaafs der Reizung (indirecte).

6) Das ist die einzige Art, wie Krankheiten entstehen, entweder durch Mangel oder durch Uebermaafs an Reizen, und die Krankheit ist nichts als ein fehlerhafter Stand der Erregung, nämlich über oder unter dem Normalgrad.

7) Eben so besteht die Kur der Krankheiten allein in Wiederherstellung dieses Normalgrades, entweder durch Geben oder Entziehen von Reizen.

8) Auch die Arzneimittel wirken blofs als Reize, und die Ausleerungsmittel, Blutentziehungen, Purgiermittel, Brechmittel u. s. w. blofs als Entziehungs- also Schwächungsmittel. Der einzige Unterschied ist, dafs einige Reizmittel schnell und vorübergehend den Organismus afficiren (diffusible Reize), andere dauernder (permanente Reize).

9) Die ganze Kunst des Arztes besteht folglich darin, bei der direkten Schwäche mit den schwächsten Reizen anzufangen und allmählig zu steigen, bei der indirecten mit den stärksten, und allmählig abzunehmen.

Das, was *Hufeland* dagegen aufstellte und geltend machte, war im Wesentlichen folgendes:

1) Der Organismus ist keine blofs erregbare Monade, sondern auch Materie, und seine mechanischen und chemi-

schen Verhältnisse sind in der Pathologie und Therapie ebenfalls zu berücksichtigen.

2) Das Leben besteht nicht blofs in Erregbarkeit, sondern auch in Metamorphose.

3) Auch das Blut ist belebt, nicht blofs ein Reiz für das Leben.

4) Die Vegetation und materielle Mischung bestimmt eben so gut die Erregbarkeit und Erregung, als die Einwirkung der äufsern Reize.

5) Die wichtige Lehre und Klasse der Dyskrasieen fehlt ganz in *Brown's* System.

6) Die äufseren Einwirkungen wirken nicht blofs als Reize, sondern auch chemisch, durch Änderung der Mischung.

7) Eben so die Secretionen und Entziehungen, nicht blofs durch Entziehung des Reizes, sondern auch durch Entziehung verdorbener Stoffe und Aenderung der chemischen Verhältnisse.

8) So ist auch die Krise und die damit verbundene Ausleerung zu erklären.

9) Der Organismus ist kein blofs passives Spiel der Reize, sondern ein selbstständiges, sich durch innere Kraft erhaltendes und restaurirendes Wesen, und es ist ein Hauptfehler des *Brown*'schen Systems, dafs es sich gegen die wichtige Lehre der Autonomie und Autokratie der Lebenskraft erklärt.

10) Die Diagnose darf sich nicht blofs auf die Präcedentia beziehen, wie bei *Brown*, sondern eben sowohl auf die Präsentia, die Symptome. Die *Brown*'sche Diagnose ist daher unrichtig und höchst verderblich — ein blofses Rechenexempel.

11) Und selbst dieses Rechenexempel ist falsch und führt zu keinem Resultat, selbst nach seinen Grundsätzen, denn wenn die Einwirkung der Reize die Erregbarkeit jedesmal um eben so viele Grade schwächer macht, als die Entziehung derselben sie erhöht, so bleibt ja die Erregung, als das Produkt beider, immer dieselbe.

12) Der Begriff von directer und indirecter Schwäche, deren erste er mit erhöhter, deren letzte er mit verminderter Erregbarkeit bezeichnete, ist falsch. Die Reizempfänglichkeit ist oft bei der indirecten sehr grofs, bei der

directen schwach, daher *Hufeland* die Bezeichnung torpider und irritabeler Schwäche vorzieht. Auch der Begriff von Aufzehrung der Erregbarkeit (Lebenskraft) durch Ueberreizung und Anstrengung ist nicht neu.

Als Resultat der ganzen Erscheinung ergiebt sich nun, bei ruhiger Betrachtung folgendes:

1) Es ist eine völlig irrige, wiewohl noch hier und da herrschende, ja selbst in Compendien der medicinischen Litterärgeschichte aufgestellte Meinung, daſs das *Brown*'sche System die Medicin weiter gefördert habe. Im Gegentheil hat es offenbar ihre wahre erfahrungsmäſsige Entwikkelung um wenigstens 10 Jahre zurückgehalten, indem es die ganze naturgemäſse Beobachtung, ihre einzige Quelle unterbrach, und man mit Recht sagen kann, daſs aus den Jahren 1798 bis 1806, in Deutschland wenigstens, keine unbefangene reine Beobachtung und Naturforschung, mit wenigen Ausnahmen, existirt, und die Litteratur dieses Zeitraums als unbrauchbar und verloren betrachtet werden kann.

2) Das einzige Wesentliche und Gute dieses Systems, die Reduction der ganzen Pathologie und Therapie auf die Einheit des Lebens, die dynamische Ansicht, brauchten die Deutschen nicht erst von den Engländern zu lernen. Sie war schon früher, und zwar nicht bloſs als einseitige Erregbarkeit, sondern als, Alles, sowohl Kraft als Materie umfassende Lebenskraft ausgesprochen worden. S. *Hufeland's* Pathogenie und *Reil's* Schriften.

Litteratur.

Joann. Brunonis, M. D., de medicina praelectoris, soc. med. praesidiarii, antiquariorum apud Scotos ab epistolis latinis, Elementa medicinae. Cum praef. *Petri Moscati.* Hildburghusae 1794. 8.

Observations on the old Systems of Physic. London 1787. 8.

The Elements of medicine, or a Translation of the Elementa medicinae *Brunonis.* With large notes, illustrations and comments, by the author of the original work. Voll. II. 8. London 1788.

Dies sind die einzigen von *Brown* vorhandenen Schriften.

John Brown's sämmtliche Werke. Herausgegeben von *Andr. Röschlaub.* Frankfurt a. M. 1806 — 7, 8. 3 Bde. Enthält die Elementa und die Observations.

Johann Brown's Grundsätze der Arzneilehre. Aus dem Lat. von *M. A. Weikard.* Frankfurt a. M. 1798. 8.

Lehrbegriff der *Brown*'schen Arzneilehre. Aus dem Engl. mit einigen Anmerkungen von *J. Frank* u. *Rasori* aus dem Italienischen, und der Vorrede des H. D. *Peter Moscati* aus dem Latein. v. *Jos. Eyerel.* Wien 1796. 8.

John Brown's Biograph., nebst e. Prüfung seines Syst. v. *Thomas Beddoes* u. einer Erklärung der *Brown*'schen Grundsätze v. *T. Christie.* Aus dem Englischen. Kopenhagen 1797 8. II — r.

BRUCEA ANTIDYSENTERICA. S. Cusparia.

BRUCH. S. Fractur und Hernia.

BRUCH DER GEBAERMUTTER. Unter Gebärmutterbruch, *Hernia uterina, Hysterocele, Metrocele,* versteht man, wenn man den Begriff von Bruch festhält, eine besondere Lagestörung der Gebärmutter, wobei diese in einem von den benachbarten Theilen gebildeten Bruchsacke sich befindet; denn der Vorfall, welchen man wohl *Hysterocele nuda* nennt, weil die äufsere Hülle und der Bruchsack fehlt, und die Umbeugung der Gebärmutter, welche wohl auch *Hysterocele interna* genannt wird, weil man in der Regel äufserlich nichts von der Geschwulst wahrnimmt, obwohl in seltenen Fällen der Grund der zurückgebogenen Gebärmutter sich aus den Genitalien herausdrängt, so wie die Einschiebung der Gebärmutter (*Inversio uteri*) dürfen nicht mit dem Bruche derselben verwechselt werden. Doch kann der durch den Muttermund hindurch getretene Grund der Gebärmutter gewissermafsen den Sack bilden, in welchem Gedärme und das Netz sich befinden; allein dieser Bruch mufs Mutterdarmbruch (*Enterocele hysterica*) genannt werden. Man hat aber den Uterus in andern Brüchen namentlich in den Leisten-, Bauch-, Hüftbein-, oder Rücken- und Scheidenbrüchen gefunden. Auch die schwangere Gebärmutter liegt in seltenen Fällen in einem Bruche, zumal in einem Leisten-, Nabel- oder Bauchbruche, besonders können abnorme Spalten in der weifsen Linie eintreten und den schwangern Uterus in sich aufnehmen. Damit dieser aber in einen Bruch eintreten könne, ist immer eine beträchtliche Weite des Bruchsackhalses nothwendig. Meistens bestehen auch diese Brüche schon längere Zeit vor der Schwangerschaft, in welcher sie sich aber noch bedeutend entwickeln; selten ist es, dafs erst während derselben der ausgedehnte Uterus eine Ausdehnung und Spalte der weifsen Linie bewirkt. — Häufig entstehen, wenn ein Bruch der schwangern Gebärmutter statt findet, mehr oder weniger auffallende Beschwerden. Wenn der Bruchsackhals ziemlich eng ist, und die Gebärmutter in dem nicht mehr ausdehnbaren Bruchsacke sich immer mehr und mehr ausdehnt, so entsteht Schmerz, der oft sehr heftig ist, auch wohl Entzündung, in deren Folge wirkliche Einklemmung entsteht. Die Frühgeburt tritt alsdann nicht selten ein, und erleichtert meistens die vorhandenen Zufälle. — Die bei dem Bruche der schwangern Gebärmutter zu leistende Hülfe bezieht sich auf die Reposition derselben, welche meistens, wenn keine entzündliche Reizung vorhanden ist, bei horizontaler Rückenlage der schwangern Person leicht gelingt. Dann mufs man durch eine zweckmäfsige Leibbinde die Gebärmutter zurückzuhalten suchen. Wenn die Reposition wegen zu grofser Ausdehnung der Gebärmutter nicht gelingen kann, so mufs man freilich die Geburt abwarten, die, wenn entzündliche Zufälle eintreten, gewöhnlich zu früh erfolgt, und die während der Schwangerschaft eintretenden Zufälle behandeln; besonders wird man bei der Einklemmung auf die entzündlichen achten müssen. Wenn aber die symptomatische Behandlung keinen besondern Erfolg hat, die Zufälle im Gegentheil noch heftiger und selbst für das Leben der Schwangern gefahrdrohend werden, so dürfte nach Ablauf des siebenten Schwangerschaftsmonates die Anzeige zur künstlichen Frühgeburt eintreten.

Was aber den Verlauf der Geburt bei dem Bruche der Gebärmutter betrifft, so wird derselbe in jedem Falle gestört; nur wenn ein kleiner Theil des Gebärmuttergrundes in einem Nabel- oder Bauchbruche liegt, kann man hoffen, dafs die Geburt durch die Kräfte der Natur erfolgen werde; liegt aber der gröfste Theil der Gebärmutter in einem Leistenbruche, welcher eben hierdurch eine enorme Ausdehnung erhalten mufs, so erfolgen entweder keine regelmäfsigen Wehen, oder der Mechanismus der Geburt wird durch die knieförmige Einbiegung der Gebärmutter aufserordentlich gestört, so dafs vielleicht die Vollendung der Geburt durch die Kräfte der Natur nicht erwartet werden kann. — Die in einem Bruche befindliche Gebärmutter macht daher meistens zur Zeit, wo die Geburtsthätigkeit erwacht, eine besondere Behandlung nöthig, wenn die in der Schwangerschaft eingeleitete nicht im Stande war, die reponirte Gebärmutter zurückzuhalten. War dieses gelungen, so mufs man bei dem Erwachen der Geburtsthätigkeit dafür Sorge tragen, dafs die Gebärmutter vollkommen zurükgehalten wird; man darf daher die passende Leibbinde nicht abnehmen, und mufs der Gebärenden eine Lage vorschreiben, welche das Vortreten der Gebärmutter hindert. Liegt dieselbe aber bis zum Anfange der Geburt in einem Bruchsacke, so bemüht man sich, sie noch in ihre vormalige Lage zurückzubringen, und mit einer passenden Leibbinde zurückzuhalten. In vielen Fällen, besonders wenn sie in einem Leistenbruche liegt, gelingt die Reposition nicht, alsdann kann man zunächst nichts anders thun, als den Uterus durch eine angemessene Leibbinde unterstützen, eine passende Lage der Kreisenden anrathen, und die Geburt beobachten, um gegen etwa vorkommende Störungen, schnell die nöthige Hülfe leisten zu können. Besonders mufs man alle äufseren Schädlichkeiten von der Gebärmutter entfernt zu halten suchen, damit dieselbe nicht berstet, welches oft schon durch die Heftigkeit der Wehen bewirkt wird. Wenn nun der Mechanismus der Geburt wegen der fehlerhaften Lage der Gebärmutter nicht recht von Statten gehen kann, so mufs er nach den Regeln der Kunst unterstützt werden. Die fehlerhafte Lage der Gebärmutter hat oft eine fehlerhafte Fruchtlage zur Folge, welche alsdann die mit grofser Behutsamkeit vorzunehmende Wendung verlangt. Diese wird immer nur mit vieler Mühe, und oft nur in der Knie-Ellenbogenlage auszuführen sein. Wenn es vorauszusehen ist, dafs die Geburt des Kindes, z. B. bei dem Vorhandensein der Gebärmutter in einem Leistenbruche, nicht durch die Kräfte der Natur, und auf dem gewöhnlichen Wege auch nicht durch die Kunst vollendet werden kann, so ist sogar der Kaiserschnitt nöthig. — In Betreff der Nachbehandlung ist zu bemerken, dafs man den Uterus, wenn er sich nicht selbst zurückzieht, nach der Geburt reponirt, und ihn in seiner Lage durch eine Leibbinde, so wie durch eine ruhige Rückenlage, welche die Wöchnerin noch einige Zeit beobachten mufs, zu befestigen sucht. —

Lit. *Döring*, de nova rara et admiranda herniae uterinae atque hanc justo tempore subsequentis partus caesarei historia. Viteb. 1612. 4.

Oncides, diss. de hernia uterina. Lgd. Bat. 1680.

Lavater, diss. de intestinorum compressione. Thes. XIII.

Ruysch, Adversar. Dec. II.

Morgagni, de sedibus et causis morborum. Epist. XLIII. Art. 14.

Hü — r.

BRUCH BEI EINER GEBAERENDEN. Wenn Brüche schon während der Schwangerschaft zuweilen Beschwerden erregen, so werden diese gewöhnlich während der Geburt noch vermehrt; ja sie finden sich bisweilen ein, selbst wenn sie während der Schwangerschaft gänzlich fehlten. In manchen Fällen sind freilich die Beschwerden nur gering, und bestehen in den unangenehmen Empfindungen, welche von dem Hervortreten der Gedärme in den Bruchsack herrühren; in andern hingegen werden sie heftiger, indem heftiger Schmerz in dem Bruche, ja selbst Einklemmung entsteht. Kommt letztere zu Stande, so ist der Zustand immer sehr bedenklich, wenn durch ein gegen die Ursachen derselben gerichtetes Verfahren die Reposition nicht bald gelingt. So lange aber die Einklemmung noch nicht eingetreten ist, läfst sich eher hoffen, die Zufälle, welche durch den Bruch erregt werden, zu beseitigen, zumal da manche, z. B. das Erbrechen bei einem vorhandenen Bruche, vorkommen können, ohne von demselb — abzuhängen.

Die Behandlung, welche man bei mit einem Bruche versehenen Gebärenden einzuleiten hat, bezieht sich meistens darauf, dafs die Beschwerden beseitigt, oder vielmehr durch eine sichere Leitung des Geburtsverlaufes verhütet werden. Treten aber trotz aller angewendeten Vorsicht von dem Bruche herrührende Zufälle ein, so verlangen diese noch eine besondere, den bestimmten Ursachen angepafste Behandlung.

Nachdem in der Schwangerschaft schon das zweckmäfsige Verfahren angewendet worden ist, um die Beschwerden des Bruches zu verhüten oder zu mildern, hat man, wenn die Geburtsthätigkeit erwacht, zunächst dafür Sorge zu tragen, dafs die Gebärende die gehörige Ruhe beobachtet; jede heftige Bewegung des Körpers mufs sie streng vermeiden; das Verarbeiten der Wehen ist daher streng zu untersagen, sogar das Stehen und Herumgehen. Die Gebärende mufs eine ruhige horizontale Lage im Bette beobachten, wobei das Becken erhöht und die unteren Extremitäten in den Knieen gebogen und gegen den Leib ein wenig angezogen sein müssen, um die Bauchbedeckungen so viel als möglich zu erschlaffen. Ist der Bruch reponibel, so wird er vor dem Eintritt der Wehen zurückgebracht, wenn dieses ohne besondere Schmerzen geschehen kann. Während der Wehe mufs die Bruchstelle die gehörige Unterstützung erhalten, um das Hervortreten des Bruches zu verhüten. Dieses wird durch die an die Bruchstelle angebrachte Hand der Gebärenden selbst, oder der Hebamme oder des Geburtshelfers bewerkstelligt, nachdem eine mehrfach zusammengelegte Compresse an die Stelle gelegt worden ist. Bei dem Bauch- und Nabelbruche kann eine genau passende Leibbinde theils zum Befestigen der Compresse, theils aber auch zum Zurückhalten der Gedärme dienen. Zuweilen kann der Bruch nicht vollständig oder gar nicht zurückgebracht werden; alsdann darf man keinen nachtheiligen Druck auf die Stelle anbringen, sondern man mufs dieselbe zweckmäfsig bedecken und während der sehr heftigen Wehen den Bruch, wenn er sehr grofs ist, mit beiden Händen in die Höhe heben und sorgfältig unterstützen, während die Kreisende, welche bei dem Vorhandensein eines Bruches niemals in dem Geburtsstuhle entbunden werden darf, fortwährend eine horizontale Rückenlage beobachtet. — Aufserdem mufs man alle Einflüsse, welche Entzündung und Einklemmung eines Bruches, der nicht zurückgebracht werden kann, veranlassen könnten, sorgfältig zu vermeiden suchen; es gehören hierher nicht nur die heftigen Anstrengungen während der Geburt, sondern auch die erhitzenden Arzeneien und Getränke, die Erkältungen, die Indigestionen u. s. w. Besondere Aufmerksamkeit mufs man auf die Stuhlausleerung verwenden; erweichende und eröffnende Klystiere werden in den meisten Fällen nöthig sein, besonders wenn der Stuhlgang gehemmt ist und Schmerzen in dem Bauche entstehen, welche die Entstehung der Einklemmung verrathen. — Werden die Schmerzen heftiger, stellt sich Erbrechen ein, zeigen sich überhaupt die Zufälle

der

der Einklemmung, so mufs man diese durch die Anwendung derjenigen Mittel, welche die Ursache derselben entfernen, zu heben suchen. Da meistens eine Entzündung die Einklemmung bewirkt, welche alsdann durch grofse Schmerzhaftigkeit der Bruchstelle sich zu erkennen giebt, so wird gewöhnlich die antiphlogistische Behandlung nöthig werden; namentlich sind Blutentziehungen, örtliche wie nöthigenfalls allgemeine angezeigt; dann folgen die öligten Einreibungen, Bähungen und hauptsächlich Klystire zur Beförderung der Leibesöffnung. Innerlich dürfen meistens nur öligte Mittel gereicht werden, wenn man bei entzündlicher Reizung vor der Anwendung der antiphlogistischen Mittelsalze sich fürchten mufs. Von grofsem Nutzen sind insbesondere die lauwarmen Bäder, in welchen zuweilen die Reposition gelingt, wenn sie anfangs nicht gelingen zu wollen schien. Doch darf man mit der Anwendung dieser Mittel nicht zu viel Zeit verlieren, wenn sie ihren Zweck nicht erreichen; man mufs nämlich, wenn die Geburtswege gehörig eröffnet sind, die Geburt des Kindes nach den Regeln der Kunst beendigen, indem man nach dem Blasensprung bei vorliegendem und schon tief im Beckenraum stehenden Kopfe zur Anlegung der Zange, oder bei hochstehendem Kopfe, bei dem Vorliegen eines andern Theiles der Frucht zur Wendung schreitet. Die künstliche Entbindung dürfte überhaupt schon in vielen Fällen nöthig werden, wenn man aus der Schmerzhaftigkeit des Bruches die Einklemmung vermuthen kann, und die Geburtswege zur Geburt schon gehörig geöffnet und vorbereitet sind. In andern Fällen, wo die Einklemmung schon im Anfange der Geburt eintritt, bedeutende Gefahr zeigt, durch die eintretenden Wehen selbst erzeugt und vor der Entbindung nicht zu beseitigen ist, kann selbst die gewaltsame Erweiterung der Geburtswege und beschleunigte Beendigung der Geburt nöthig werden, um die Reposition des eingeklemmten Bruches nur möglich zu machen. Diese wird alsdann in den meisten Fällen, wenn die Wehen an der Einklemmung schuld sind, leicht gelingen; ist dieses aber nicht der Fall, so mufs man die bestimmte Ursache zu erforschen und zu heben suchen, worauf es leicht sein wird, die Reposition des Bruches zu bewerkstelligen.

Was die verschiedenen Brüche betrifft, so ändert sich nach einzelnen die Behandlung einigermafsen ab. Bei Nabel- und Bauchbrüchen nützt nach der gelungenen Reposition eine passende Bauchbinde sehr, nachdem die Bruchstelle mit einer mehrfach zusammengelegten Compresse bedeckt worden ist. Doch wird ein vorsichtiger Druck mit der flachen Hand während einer Wehe nicht ganz überflüssig sein, um das wiederholte Vordrängen der Eingeweide zu verhüten. Wenn bei einem lange bestehenden Leistenbruche die Eingeweide bis in die grofsen Schamlippen herabtreten, so kann ein solcher Bruch, welcher von allen andern in dieser Gegend vorkommenden Geschwülsten durch die allgemeinen Kennzeichen des Bruches sich unterscheidet, während der Geburt besondere Beschwerden erregen und zweckmäfsige Unterstützung während der Wehe, auch wohl künstliche Beendigung der Geburt verlangen, wenn dieselbe sich verzögert und die Zufälle der Einklemmung einzutreten anfangen.

Auch der Mutterscheidenbruch kann während der Geburt Beschwerden erregen, welche oft bedeutend werden, da hier leicht Einklemmung eintritt. Um diese zu vermeiden, mufs der Bruch schnell zurückgebracht werden, ehe der Kopf in das Becken herabtritt und dieses verhindert. Da der Bruch bei jeder Wehe wieder zu entstehen pflegt, so ist es durchaus nothwendig, während einer Wehe an die Bruchstelle mit ein Paar Fingern einen zweckmäfsigen Druck anzubringen, bis der in das Becken herabtretende Kopf die Bruchstelle verbirgt und das Hervortreten der Eingeweide verhindert. Ist aber der Kindeskopf schon so tief in das Becken herabgetreten, dafs die Reposition nicht möglich ist, so kann man den Kopf, wenn er noch beweglich ist, vielleicht ein wenig zurückbringen, und alsdann den Bruch reponiren, welches durch eine passende Lage der Gebärenden (bei zwischen der Blase und der Gebärmutter stattfindendem Bruche durch die Rückenlage mit erhöhetem Becken, bei zwischen dem Mastdarme und der Gebärmutter befindlichem Bruche durch die Knie-Ellenbogenlage) begünstigt werden kann. In den meisten Fällen wird aber unter solchen Umständen die Reposition nicht mehr gelingen, wenn der Kopf schon ganz fest im Becken steht; die vielen Repositionsversuche sind alsdann auch verwerflich; man darf aber mit der künstlichen Entbindung, welche mit der gröfsten Vorsicht unternommen werden mufs, nicht zu sehr zögern, weil gerade durch die Verzögerung der Geburt am ehesten Entzündung und selbst Brand veranlafst werden kann. Auf diese Folgen mufs man oft im Wochenbette noch die gehörige Rücksicht nehmen. Wenn der zwischen dem Mastdarm und der Mutterscheide stattfindende Bruch bedeutend ist und tief hinabtritt, so entsteht der Mittelfleischbruch, welcher meistens mit dem Mutterscheidenbruche vereinigt ist, und im Allgemeinen die eben berührte Behandlung verlangt. — In dem Mutterscheidenbruch, welcher zwischen Harnblase und dem Uterus statt findet, liegt zuweilen der Grund der Harnblase, in welchem Falle Harnbeschwerden in bedeutendem Grade einzutreten pflegen und die bestimmten Zeichen des Blasenbruches sich einfinden. Ehe man alsdann zur Reposition schreitet, ist die Application des Katheters nothwendig, worauf jene oft besonders leicht gelingt. Wenn der Blasenbruch veraltet und Verwachsung der Harnblase mit den umgebenden Theilen eingetreten ist, so können die Repositionsversuche nicht gelingen, welche man daher auch gänzlich unterläfst. Unter solchen Umständen ist es immer gerathen, wenn irgend bedeutende Geburtshindernisse eintreten, nach künstlicher Entleerung des Harns die künstliche Entbindung vorzunehmen. — Uebrigens wird in den meisten Fällen, wo Brüche während der Geburt statt fanden, noch eine besondere Nachbehandlung nöthig, welche den Zweck hat, diese Brüche entweder gänzlich zu beseitigen oder die durch sie erregten Zufälle zu heben. Hü — r.

BRUCH BEI EINER SCHWANGERN. Wenn eine an einem Bruch leidende Person schwanger wird, so verliert sich derselbe oft während der Schwangerschaft gänzlich, indem der Uterus durch seine Ausdehnung die Unterleibseingeweide von der Stelle, wo dieselben vorgetreten sind, zurückdrängt, es mag ein Nabel-, Schenkel- oder Leistenbruch vorhanden sein. In diesen Fällen wird der Verlauf der Schwangerschaft durch den Bruch nicht besonders gestört, welcher nach beendigter Schwangerschaft gewöhnlich wieder eintritt. Verschwinden die Brüche während der Schwangerschaft, so sind sie kein Gegenstand einer besondern Behandlung; dauern sie während derselben fort, so erregen sie nicht selten Beschwerden, und verlangen meistens eine Behandlung, welche gegen die Zufälle gerichtet ist. Diese hängen meistens von den Organen ab, welche in dem Bruche vorhanden und oft mit dem Bruchsack verwachsen sind. In dem letztern Falle werden besonders durch die Dehnung und Zerrung der verwachsenen Theile die Zufälle erregt werden; nicht selten entstehen aber auch Schmerz, Entzündung und Einklemmung mit allen ihren Folgen. Der Leistenbruch, wenn er sehr grofs wird, giebt wohl zur Entstehung des Bruches der Schamlefzen Veranlassung, welche oft dadurch eine enorme Ausdehnung erreichen; auch kann ein Mutterscheidenbruch während der Schwangerschaft vorhanden sein, und aufser Gedärmen besonders auch die Urinblase enthalten. Selbst der Mittelfleischbruch, welcher gewöhnlich Gedärme oder das Netz, in seltenen Fällen auch die Harnblase enthält, kann in der Schwangerschaft Beschwerden erregen. — So lange die Brüche frei bleiben, läfst sich für den Verlauf der Schwangerschaft nichts befürchten, denn wenn einige Beschwerden eintreten, so werden diese durch die Reposition des Bruches leicht entfernt. — Durch eine zweckmäfsige Behandlung aber können dieselben meistens verhütet werden. Wenn ein Darmbruch zugegen ist, so mufs die Schwangere alle blähenden Speisen und solche Substanzen, welche den Stuhlgang zu träge machen, vermeiden; da Stuhlverstopfung häufig zur Entstehung verschiedener Beschwerden, selbst zur Einklemmung Veranlassung giebt, so mufs man die Stuhlausleerungen insbesondere durch das diätetische Verhalten, nöthigenfalls durch die Application von Klystiren zu reguliren suchen. Ist die Reposition der Brüche möglich, so kann man sich bemühen, durch passende Vorrichtungen die Gedärme zurückzuhalten, wenn dieses ohne Nachtheil geschehen kann; denn oft werden, weil die Gedärme, welche lange in dem Bruchsacke lagen, in der von der Gebärmutter angefüllten Unterleibshöhle keinen Platz finden, die beengenden Bandagen nicht gut vertragen. Daher mufs man oft die Bruchstelle durch eine passende Vorrichtung zu unterstützen suchen, um nur das weitere Vordringen der Eingeweide zu vermeiden. Dies ist besonders da nöthig, wo die Reposition nicht gelingen will. Erfolgt eine Einklemmung, so behandelt man diese nach den bestimmten Ursachen. Wenn dieselbe nicht gehoben werden kann, so darf man mit der Bruchoperation nicht zu lange zögern, weil der ungünstige Erfolg derselben oft davon abhängt, dafs diese Operation zu spät unternommen wird. Hü — r.

BRUCH DES MUTTERGANGES. S. Bruch bei einer Gebärenden.

BRUCH DES NABELS BEI NEUGEBORNEN. Dieser Bruch, *Hernia umbilicalis congenita*, ist als ein Fehler einer gehemmten Entwickelung des Fötus anzusehen, welcher auf einer frühern Stufe der Bildung stehen bleibt, wo die für die Bauchhöhle bestimmten Eingeweide noch nicht in dieselbe getreten sind. Eine unvollkommene Ausbildung der Bauchmuskeln und ein unvollkommenes Zurückziehen der Organe in die Unterleibshöhle, scheinen an der Entstehung des Nabelbruchs schuld zu sein. Dieser angeborne Nabelbruch unterscheidet sich von dem später entstandenen dadurch, dafs er durchsichtig ist, weil die in ihm enthaltenen Organe blofs von dem die Gefäfse des Nabelstrangs umkleidenden Zellgewebe bedeckt sind. Der angeborne Nabelbruch ist daher auch eigentlich Nabelschnurbruch, *Hernia funiculi umbilicalis*, welchem das Bauchfell als Bruchsack gänzlich fehlt. Die Organe liegen in dem dreieckigen Raume, welcher durch das Voneinanderweichen der Gefäfse des Nabelstranges zu Stande kommt, von denen die Vene oben, die Arterien aber unten oder auf den Seiten liegen. In seltenen Fällen ist die Bildung der Bauchbedeckungen so unvollkommen, dafs die Unterleibsorgane zum Theil frei und aufserhalb der Höhle selbst liegen. Die später entstandenen Brüche des Nabels besitzen immer einen Bruchsack u. s. w. Die Gröfse des Bruches ist verschieden nach der Menge der vorgetretenen Organe, da zuweilen einzelne Portionen des dünnen Darmes, in anderen Fällen aber auch der dicke Darm, das Netz, in noch andern sogar die Leber und Milz, der Magen in der Geschwulst gefunden werden. Auch die Form des Bruches ändert sich hiernach einigermafsen ab; zuweilen ist er, wenn ein Theil der Bauchbedeckungen fehlt, ziemlich abgeflacht, während er in andern Fällen, wo die Eingeweide in der Nabelschnur selbst liegen, eine stark hervorragende Form darbietet.

Wenn der angeborene Nabelbruch sehr bedeutend ist, wenn die Bedeckungen des Bauches in einem ziemlich grofsen Umfang fehlen, so führt dieses Uebel gewöhnlich bald den Tod herbei, weil die äufsere Bedeckung binnen der ersten Tage nach der Geburt sich ablöfst und die Eingeweide blofs gelegt werden. Denn auf die Beobachtung, dafs nach Abstofsung der äufsern Bedeckung sich Fleischwärzchen bilden, und die ganze Stelle mit einer festen Haut und sehnigen Ausbreitung bedeckt wird, welchen Fall *Ribke* (Heilung eines in der ersten Bildung und im Mangel der äufsern Hautdecken begründeten Nabelbruches in *Rust's* Magazin 8. Bd. 1. H. p. 130.) beobachtet hat, dürfte nicht leicht in jedem Falle gehofft werden, weil man nicht im Stande ist, die Eingeweide gegen jede äufsere Einwirkung hinlänglich zu schützen. Ist der Theil der Eingeweide, welche aufserhalb der Bauchhöhle liegen, nicht bedeutend, so ist Heilung eher möglich, wenn gleich sie nur selten bewirkt werden kann.

Die Hülfe, welche man bei einem kleinen Nabelbruche versuchen kann, besteht darin, dafs man die vorgefallenen Eingeweide in die Unterleibshöhle zurückbringt, und das Vortreten derselben durch graduirte Compressen zu verhüten sucht; diese befestigt man mit Heftpflasterstreifen und einer passenden Leibbinde. *Hamilton* bewirkte die Heilung in einigen Tagen dadurch, dafs er nach gelungener Reposition ein festes Band um die Grundfläche der Geschwulst legte, und die Ränder der Bauchbedeckungen mit zwei silbernen Nadeln und Heftpflastern vereinigte; doch möchte jenes Verfahren diesem wohl vorgezogen werden müssen. Wenn die äufsere Bedeckung eines gröfsern Nabelbruches welcher nicht reponirt werden kann, einige Tage nach der Geburt sich ablöfst, so müfste man die blofsgelegten Eingeweide auf eine behutsame Weise gegen äufsere Schädlichkeiten zu schützen suchen. Doch macht der gewöhnlich bald eintretende Tod jede Kunsthülfe überflüssig. Hü — r.

BRUCHBAND. Die Vervollkommnung der Bruchbänder, als derjenigen künstlichen oder complicirten Verbände, durch welche die dauernde und anhaltende Retention der reponirten mobilen Unterleibsbrüche vermittelt wird, bis zu demjenigen Grade, unter welchem die Radicaloperation der Brüche, auch bei den neuesten Verbesserungen dieses Theiles der Akiurgie, für entbehrlich gehalten werden darf, ist ein Verdienst der neueren Chirurgie. Zwar waren schon längst unvollkommene Bruchbänder — deren erster Ursprung sich in dem Dunkel der Vorzeit verliert — in Gebrauch, und entweder aus zu weichem oder aus zu hartem Material, aus Barchent, Leder, oder unelastischem Eisen verfertigt; nie aber genügten diese ihrem Zwecke, so lange ihre Verfertigung ohne Theilnahme der Aerzte ausschliefslich den Laien und Handwerkern überlassen war, und jene Unvollkommenheit blieb auch dann, als man um die Mitte des vorigen Jahrhunderts — und zwar zuerst in Frankreich — Bruchbänder aus dem gehärteten Stahle der Uhrfedern zu verfertigen anfing, die wegen ihrer zu grofsen Elasticität und durch die Annäherung an ein entgegengesetztes Extrem diejenige Vollkommenheit nicht zu erreichen vermogten, welche in der letzten Hälfte des vorigen Jahrhunderts von den Bemühungen eines *Camper* und *Guville* ausgegangen sind. — Diejenigen Bruchbänder, deren sich die heutige Chirurgie bedient, und von welchen die Beschreibung hier gegeben werden soll, zerfallen zuerst in zwei Classen, in die unelastischen und in die elastischen Bruchbänder. Erstere, die aus einer Pelotte oder einem Knopfe bestehen, welche auf die Stelle des Bauchrings gelegt, und hier durch einzelne Streifen von Barchent oder Leder, die um die Hüften, zwischen die Schenkel und über die Schultern geführt werden, befestigt werden soll, sind mit Recht in ihrer Anwendung deshalb sehr beschränkt, weil es bei dieser Art der Befestigung unmöglich ist, ein leichtes und häufiges Verrücken der Pelotte von der Bruchstelle zu verhüten und die Gelegenheit, welche dadurch den Eingeweiden zum erneuerten Hervordringen gegeben wird, sicher zu vermeiden. Deshalb gestatten auch die Grundsätze der neuren Chirurgie den Gebrauch der unelastischen Bruchbänder nur ausschliefslich bei kleinen Kindern, denen man nicht füglich ein elastisches Bruchband anlegen kann, und für welche während der ersten Lebensjahre das unelastische auch als ausreichend erscheint. Bei gröfseren Kindern, und noch mehr bei Erwachsenen, mufs ein Bruchband, das seinem Zwecke so vollständig als möglich entsprechen soll, durchaus ein elastisches sein, und als solches einen Verband darstellen, durch welchen mittelst der sogenannten Pelotte der Bruchring bei allen Stellungen und bei jeder Bewegung des Körpers, bei angefülltem und bei leerem Magen, während der Respiration und während der Stuhlausleerung gleichmäfsig in seinem ganzen Umfange, am mehrsten jedoch gegen seinen untern Rand hin — wegen der Tendenz der Eingeweide sich über den untern Rand des Bauchringes hinaus- und vorzuschieben — mit einer Kraft verschlossen wird, deren Widerstand in einem genauen Verhältnisse mit der Gewalt steht, mit welcher die Unterleibseingeweide gegen die Oeffnung des Bruches gedrängt werden; — ohne dafs jedoch dabei ein übermäfsiger Druck, so wenig an der Bruchstelle selbst, als an den übrigen Theilen des Körpers, welche das Bruchband berührt, den Kranken belästigte und das anhaltende und unausgesetzte Tragen des Bruchbandes unerträglich machte. Diesen eben genannten Erfordernissen eines guten Bruchbandes wird durch eine zweckmäfsige Construction desselben genügt, die sich an gewisse anatomisch-pathologische und chirurgische, weiter unten zu entwickelnde Grundsätze genau binden mufs. So wie übrigens die Unterleibsbrüche selbst, so sind auch die für eine jede Art derselben bestimmten Bruchbänder verschieden. Man unterscheidet demnach Leisten-, Schenkel-, Nabel-, Bauch-, Damm- u. a. Bruchbänder.

I. Das Leistenbruchband, von welchem auch das Schenkelbruchband nur sehr wenig unterschieden ist, besteht aus drei Hauptstücken, *a*) der Feder, *b*) der Pelotte oder dem Kopfe, und *c*) dem Ergänzungsriemen, — zu welchen drei Hauptstücken in gewissen Fällen noch ein viertes, *d*) der Beinriemen, und selbst wohl noch ein fünftes Stück *e*) die Schulterriemen, hinzukommt. *A.* Die Feder des Leistenbruchbandes ist ein schmales, dünnes und flaches, gehörig gehärtetes Stück Stahl, welches in Form eines Halbcirkels oder auch in Form eines über den Halbcirkel hinaus gehenden Abschnittes eines Cirkels gebogen ist, und die Grundlage des ganzen Bruchbandes ausmacht, durch welche der gleichmäfsige, den verschiedenen Bewegungen des Körpers und der ungleichen Ausdehnung des Unterleibes nachgebende, aber immer mit gleicher Kraft wirkende Druck der Pelotte auf den Bruchring vermittelt wird, und welche über dem grofsen Trochanter der kranken Seite, zwischen diesem und der Hüftbeingräthe, an dem unteren Theile des knöchernen Beckens sichre feste Lage haben und wenigstens die Hälfte des Beckens der kranken Seite umfassen soll, ohne durch die verschiedenen Bewegungen der Muskeln an dieser Stelle bedeutend verrückt werden zu können. Von der Zweckmäfsigkeit der Feder hängt daher auch die Brauchbarkeit und die Möglichkeit der vollständigen Zweckerfüllung eines Bruchbandes wesentlich ab. In Bezug aber auf die der Bruchbandfeder zu gebende gröfste Zweckmäfsigkeit kommen deren Länge, Breite, Dicke und Biegung in Betracht. *a)* Die Länge der Bruchbandfeder wird im Allgemeinen auf die Hälfte der Peripherie des Beckens festgestellt, dergestalt, dafs von der Pelotte oder dem Bruchringe aus die Feder sich über die ganze kranke Seite, und bis zu einem Zoll über die Mitte des Kreuzbeines hinaus nach der gesunden Seite hin erstreckt. Die Erfahrung hat gelehrt, dafs diese gewöhnliche, nach den verschiedenen Durchmessern des Beckens bei beiden Geschlechtern, nach der Gröfse und Wohlbeleibtheit des Körpers verschiedene Länge der Feder, für die Mehrzahl der Brüche zu deren vollständiger Retention ausreiche. Um der Pelotte eine gröfsere Druckkraft mitzutheilen, und um gleichzeitig dem ganzen Bruchbande eine festere Lage zu geben, hatte *Camper* (Mémoires de l'Academie de Chirurgie, Tome XV. p. 75.) den Rath gegeben, die Feder so lang zu machen, dafs durch sie fünf Sechstel des Umfanges des knöchernen Beckens umfafst würden, so dafs das eine Ende derselben auf der kranken den Bruchring, das andere Ende auf der entgegengesetzten, gesunden Seite den Musculus tensor fasciae latae berühren sollte. Die Zweckmäfsigkeit dieses Vorschlages wurde neben vielen anderen auch von dem berühmten *Richter* (Anfangsgr. d. Wundarzneik. 5ter Band, §. 248.) angefochten, und von ihm behauptet, dafs jede Verlängerung der Bruchbandfeder über den Rückgrath hinaus, nach der gesunden Seite hin, überflüssig sei. Es ist inzwischen aus Gründen der Mechanik nicht zu läugnen, dafs eine gröfsere Länge der Feder, ohne gerade stärker zu drücken, doch gröfsere Schnellkraft derselben bedinge, wodurch, ohne lästigen Druck auf den Bauchring auszuüben, dennoch eine festere Lage sowohl der Pelotte, als des ganzen Bruchbandes erreicht werden kann. Damit stimmen auch die Ergebnisse der Erfahrung überein, welche lehren, dafs bei Brüchen, die alt und grofs sind und eine hervorstechende Neigung haben durch den Bauchring hervorzutreten, oft nur eine nach *Camper's* Vorschlage construirte Feder für eine hinreichende und dauernde Retention genügend sei (*Boyer* Traité des mal. chir. Tome VIII. p. 36 u. 37.), indem die in einem solchen Falle einer halbcirkelförmigen Feder etwa zu gebende gröfsere Dicke, den unvermeidlichen Nachtheil eines zu starken, für den Kranken lästigen und diesem für die Länge unerträglichen Druckes der Pelotte auf den Bauchring nothwendig herbeiführen mufs, welcher Druck aber bei der gleichen Stärke der Feder lästig und unbequem zu sein aufhört, wenn diese durch eine gröfsere Länge auch gleichzeitig eine stärkere Schnellkraft gewinnt. Es dürfte auch daher hinsichtlich der, der Bruchbandfeder zu gebenden Länge der Grundsatz zulässig sein, dafs im Allgemeinen und für die gröfsere Mehrzahl der Fälle eine halbcirkelförmige Feder ausreichend sei, dafs es aber in anderen, selteneren Fällen einer gröfseren Länge und der Befolgung des *Camper*'schen Vorschlages nothwendig bedürfe. — *b*) Die Breite und *c*) die Dicke der Bruchbandfeder bedingen beide die Stärke derselben und die Kraft, mit welcher die Pelotte gegen den Bruchring angedrückt wird. Hinsichtlich dieser ist es freilich vor Allem nothwendig, dafs die Stärke der Feder dem Hindernisse entspreche, welches sie zu überwinden hat, und dafs sie den gegen die Pelotte durch den Bruchring drängenden Eingeweiden den erforderlichen Widerstand entgegenzusetzen vermöge; inzwischen ist es auch auf der andern Seite nicht minder nothwendig, dafs die Stärke der Feder nicht unnöthigerweise zu grofs sei, indem sonst der Druck der Pelotte auf den Bruchring lästig und schmerzhaft, das Bruchband selbst unbequem, und dessen fortgesetztes Tragen dem Kranken für die Länge unerträglich wird. Je nach dem verschiedenen Widerstande, welchen die durch den Bruchring nach aufsen drängenden Unterleibseingeweide erfordern, so wie je nach der verschiedenen Gewalt, mit welcher dieses Andrängen selbst geschieht, mufs freilich die Stärke und Kraft der Feder, und folglich auch deren Breite und Dicke verschieden bei einzelnen Individuen sein. Im Allgemeinen aber pflegt man der Feder eine Kraft zu geben, welche dem Gewichte von zwei bis vier Pfunden gleich kommt, und danach pflegt man auch ihre Breite und Dicke etwas zu modificiren, gewöhnlich aber wird eine solche Kraft durch eine Breite von acht bis zehn Linien, so wie durch eine Dicke von $\frac{1}{4}$ bis $\frac{3}{4}$ Linien erreicht. Diese, die Dicke der Feder, ist in der ganzen Ausdehnung der Länge derselben und an allen ihren Puncten durchgängig eine und dieselbe; jene dagegen, die Breite der Feder, nimmt gewöhnlich an dem der Pelotte entgegengesetzten Ende um etwas zu, und zwar aus dem Grunde, um der Feder an ihrem Ruhepuncte, jenseits der Mitte des Kreuzbeines nach der gesunden Seite hin, eine festere, weniger leicht zu verrückende Lage und einen sicherern Stützpunct zu geben, den man dadurch erreicht, dafs man das hintere Ende der Feder, vermöge seiner gröfseren Breite auf einer gröfseren Fläche ruhen läfst. Im Uebrigen aber darf die Stärke einer guten Bruchbandfeder an keinem Puncte ihrer Ausdehnung gröfser, noch an irgend einem Puncte geringer sein, weil durch eine ungleichmäfsig vertheilte Kraft nicht allein die Elasticität beeinträchtigt, sondern auch die Zerbrechlichkeit befördert werden würde. — *d)* Die Biegung der Bruchbandfeder, von welcher, neben dem gehörigen Grade von Elasticität, die feste und sichere Lage des Bruchbandes abhängig ist, soll in einer dreifachen Beziehung beachtet werden. Denn man giebt der Bruchbandfeder einmal eine Biegung nach ihrer Länge, durch welche ihre äufsere Oberfläche convex und die innere concav wird; man giebt ihr ferner eine zweite Biegung nach der Breite, oder nach den Rändern, wodurch sie an ihrem vordern Ende knieförmig gebogen wird; und man giebt ihr endlich noch eine dritte Biegung nach den Flächen, durch welche sie an ihrem vordern und hintern Ende in ein leicht geneigtes Planum inclinatum gestellt wird. — α) Die Biegung der Bruchbandfeder nach ihrer Länge mufs sich genau nach der Peripherie des knöchernen Beckens richten, und da diese, wegen des gröfseren Becken-Durchmessers von einer Hüftbeinpfanne zur andern und wegen des kleineren Durchmessers von der Schambeinvereinigung bis zum Kreuzbeine mehr einer Ellipse als einem Kreise gleicht, so mufs die in Rede stehende Biegung der Bruchbandfeder elliptisch sein, und einer Ellipse gleichen, die in ihrem kleinsten Durchmesser durchschnitten ist. Nur allein dann kann sich die Feder an alle Puncte des Körpers, welche sie berührt, gleichmäfsig anlegen und an jedem dieser Puncte gleich stark drücken. Im entgegengesetzten Falle aber wird sie sich nur an einzelne Puncte anschliefsen können, während sie an anderen vom Körper abstehen mufs. So geschieht es denn auch, dafs eine Feder, bei welcher die fragliche Biegung zu stark ist und sich zu weit vom Kreise enfernt, nur an ihren beiden Endpuncten drückt, während der mittlere Theil von der Haut mehr oder minder absteht, und hier beweglich und verschiebbar bleibt, mithin ihr Druck an ihren beiden Endpuncten zu stark, an ihrem mittleren Theile aber zu schwach wird; — im umgekehrten Falle dagegen, wenn dieselbe Biegung zu schwach ist, und dem Kreise näher kommt, als sie es sollte, mufs der gerade Durchmesser von einem Endpuncte zum andern zu grofs werden, und die Pelotte kann mithin nicht stark und fest genug drücken, um das Hindernifs, für welches sie bestimmt ist, zu überwinden; noch kann ihr überall dann eine sichere Lage gegeben werden. — β) Die Biegung der Bruchbandfeder nach ihrer Breite (ihren Rändern) ist an dem vorderen, der Pelotte und dem Bruchringe zugewandten Ende derselben nothwendig, um durch die Feder die Pelotte fest und unverrückt auf dem Bruchringe zu erhalten, ohne dafs durch die Bewegungen des Oberschenkels in der Weiche jene, die Feder, verrückt und aus ihrer Lage gebracht werden könne. Denn wegen der tiefen anatomischen Stellung des Bruchringes, kann die Feder nicht in gerader horizontaler Richtung von der Pelotte ausgehen, ohne dadurch gleichfalls zu tief gestellt zu werden und dem grofsen Trochanter zu nahe zu kommen, wobei die Feder selbst bei jeder Biegung des Oberschenkels in die Höhe gerückt und nach oben aus ihrer richtigen Lage verschoben werden mufs. Um daher die Bruchbandfeder so hoch anlegen zu können, dafs sie von den Bewegungen des Oberschenkels nicht getroffen werden kann, und um gleichzeitig die mit ihr vereinigte Pelotte tief genug gegen den Bruchring zu stellen, giebt man dem vorderen Ende der Feder eine solche Biegung, dafs die Ränder derselben einen stumpfen nach unten stehenden Winkel bilden, und dadurch ihr vorderer Endpunct tiefer als ihr übriger Theil gestellt und um einige Linien mehr nach unten gerichtet wird. — γ) Die dritte Biegung der Bruchbandfeder endlich nach den Flächen wird durch die ungleiche Oberfläche der Haut sowohl nach vorne, wo sich die Wölbung des Unterleibes erhebt, als auch nach hinten, wo in der Gegend des Kreuzbeins die Wölbung der Hinterbacken beginnt, bedingt. An beiden Stellen bildet die Oberfläche des Körpers eine geneigte (schiefe) Fläche (*planum inclinatum*), welche vorn nach unten, hinten aber nach oben gerichtet ist. Um nun eine Bruchbandfeder durch verschiedene Biegungen so einzurichten, dafs sie alle Punkte des Körpers, die sie berührt, gleichmäfsig drückt, ist es nothwendig, dafs die beiden Endpuncte der halbcirkelförmigen Feder den genannten beiden Neigungen der Oberfläche des Körpers entsprechen. Das vordere Ende der Bruchbandfeder mufs daher hinsichtlich dieser dritten Biegung mit seiner hohlen (inneren) Fläche schief nach oben, das hintere Ende dagegen mit derselben Fläche schief nach unten gerichtet sein, dergestalt dafs dort der obere Rand nach aufsen und der untere nach innen, hier umgekehrt der obere Rand nach innen und der untere nach aufsen gewandt ist. — Die nach den eben entwickelten Grundsätzen eingerichtete Feder des Leistenbruchbandes, wird zuvörderst mit grauer Leinwand umwickelt und darauf mit einem weichen, sämischen Leder überzogen. Damit aber die Feder sich enger an die Hautoberfläche anschliefse, und damit der lästige Druck des harten Stahles gemildert werde, wird zwischen beide Ueberzüge der Feder ein Polster aus einem weichen elastischen Material (Schafwolle oder Rofshaaren) bis zu der Dicke einiger Linien gelegt. Da aber unter diesen Vorkehrungen der Schweifs des Kranken leicht bis zur Feder selbst dringt, und dadurch diese anrostet und zerbrechlich wird, so soll man — als die beste Vorkehrung zur Abhaltung des Schweifses — die Bruchbandfeder überdies noch mit einem feinen Hasenfelle, dessen rauhe Seite nach aufsen gekehrt ist, umwickeln. — *B.* Die Pelotte (der Kopf, oder das Schild), als derjenige Theil des Bruchbandes, welcher für die unmittelbare Verschliefsung des Bruchringes bestimmt ist, besteht zunächst als Grundlage aus einer, eine halbe Linie dicken, Platte von Eisenblech, welche an das vordere Ende der Bruchbandfeder festgenietet wird. Hinsichtlich der zweckmäfsigsten Beschaffenheit der Pelotte kommen deren Gröfse, Form und Richtung, die Convexität an ihrer innern Fläche und endlich die Neigung dieser Fläche gegen den Unterleib zu in Betracht. — *a*) Die Gröfse der Pelotte ist deshalb genauen Bestimmungen unterworfen, weil ein zu grofser Umfang derselben ihren durch die Feder vermittelten Druck auf den Bruchring auf zu viele Puncte vertheilt, und dadurch diesen Druck selbst schwächer und geringer an den einzelnen Puncten macht; ein zu geringer Umfang der Pelotte dagegen den Bruchring nicht in seiner ganzen Ausdehnung verschliefsen kann. Da sich die Gröfse der Pelotte in jedem einzelnen Falle nach der Gröfse des Bruchringes richten mufs, so hat man für erstere den allgemeinen Grundsatz angenommen, dafs alle Durchmesser der Pelotte die entsprechenden Durchmesser des Bruchringes um einen Zoll übertreffen, und mithin die Ränder der Pelotte an allen Puncten um einen halben Zoll über den Umfang des Bruchringes hinausgehen sollen, indem es nur durch einen gröfseren Flächenraum der Pelotte, als der Umfang des Bruchringes einnimmt, möglich wird, diesen genau und an seinen einzelnen Rändern sicher zu verschliefsen. — *b*) Die Form der Pelotte mufs sich nach der Form des Bruchringes richten, und da diese bei Leistenbrüchen gewöhnlich die eines zusammengedrückten Ovales (nach der Reposition) ist, so ist auch die ovale, oder vielmehr elliptische Form der Bruchband-Pelotten die gewöhnliche und für die Mehrzahl aller Fälle ausreichend. Nur bei alten Brüchen, die schwer zurückzuhalten sind, ist es zweckmäfsig, der Pelotte die Form eines Dreiecks zu geben, damit durch den einen Winkel dieses Dreiecks, welcher sich auf den horizontalen Ast des Schambeins der kranken Seite stützt, der untere Rand des Bauchringes — über welchen, wie schon einmal bemerkt, die Tendenz der Unterleibseingeweide hervorzudringen immer am bedeutendsten zu sein pflegt — um so sicherer verschlossen werde. Gewöhnlich wird dieser eine Winkel der dreieckigen Pelotte etwas abgerundet, um nicht zu stark und auf eine lästige Weise auf den Samenstrang zu drücken. — *c*) Die Richtung der Pelotte folgt gleichfalls der Richtung des Bruchringes, und da der vordere Leistenring eine solche anatomische Stellung hat, dafs sein gröfster Durchmesser schräg von aufsen auf innen und von oben nach unten läuft, so mufs der Pelotte hinsichtlich ihres gröfsten Durchmessers eine entsprechende Richtung gegeben werden, dergestalt dafs die gleichen Durchmesser der Pelotte mit denselben Durchmessern des Bruchringes coincidiren. Nur bei der dreieckigen Pelotte macht man von dieser Regel in so fern eine Ausnahme, dafs man den einen Winkel derselben immer nach unten gerichtet sein läfst. — *d*) Die Convexität der Pelotte an ihrer innern, dem Unterleibe zugewandten Fläche ist aus mehreren Gründen nothwendig. Indem sich einmal die Wölbung in die Aushöhlung des Bauchringes hineinlegt, ohne diesen gerade in beständiger Ausdehnung zu erhalten, schliefst sie sich fester und enger an dessen Ränder an, und verhütet dadurch um so sicherer das Hervorschiefsen der Eingeweide. Indem aber ferner aus Gründen der Mechanik der Druck der Pelotte an demjenigen Puncte am stärksten wirkt, der am mehrsten gewölbt ist, wird es durch die convexe Beschaffenheit derselben möglich, den stärksten Druck auf denjenigen Punct zu richten, welcher des gröfsten Widerstandes bedarf, und dieser Punct ist im Allgemeinen der Mittelpunct des Bruchringes. So zweckmäfsig es nun auch ist, der innern Fläche der Bruchbandpelotte einen gewissen Grad von Wölbung zu geben, so darf doch dieselbe Wölbung nie zu stark, noch bedeutender werden, als gerade nothwendig ist, indem eine zu grofse Convexität nicht allein den Druck der Pelotte leicht schmerzhaft macht, sondern dieser Druck auch dadurch ungleichmäfsig wird, dafs er auf den Mittelpunct des Bruchringes ausschliefslich concentrirt wird, während die Ränder desselben hohl liegen und nicht hinreichend verschlossen werden können. Ueberdies wird der Mittelpunct einer zu stark gewölbten Pelotte immer zu sehr in den Bruchring hineinragen, um ihn nicht beständig ausgedehnt zu erhalten, und dadurch eine spontane Radicalcur zu verhindern. Für die zweckmäfsigste wird im Allgemeinen diejenige Convexität der Bruchbandpelotte gehalten, vermöge welcher sich ihr Mittelpunct um einen halben Zoll über ihre Ränder erhebt. Das Mittel für diese Convexität ist ein, an der innern Fläche der Pelotte angebrachtes Polster, das weder zu hart, noch zu weich sein darf, und an den Rändern gegen acht bis neun, in der Mitte aber gegen funfzehn Linien über der eisernen Platte, als der Grundlage der Pelotte, hervorsteht. (Als unzweckmäfsig und verwerflich sind diejenigen Vorkehrungen an der Bruchbandpelotte zu betrachten, vermittelst welcher man ihrer Wölbung einen beliebigen Grad von Erhebung geben, und diesen stärker oder geringer machen kann. Für jedes, eines Bruchbandes bedürftige Individuum giebt es nur einen Grad der erforderlichen Convexität an der innern Fläche der Pelotte, der freilich gewöhnlich erst durch Versuche ermittelt und gefunden werden mufs, dann aber auch fest und unveränderlich bleibt. Daher sind die in Rede stehenden Vorkehrungen — welche man bald durch eine gewundene Spiralfeder aus Eisendraht, die, mit ihrer Basis an der blechernen Grundlage der Pelotte befestigt, deren Wölbung allein bewirken sollte; bald durch mehrere (gewöhnlich sieben

ben) in einander gefügte Metallplättchen, die durch eine Schraube von einander entfernt, oder einander genähert werden konnten (*Bandage omniforme*), und danach eine stärkere oder geringere Convexität der Pelotte hervorbrachten; bald endlich durch eine mit Luft stark angefüllte Blase bezweckt hat — nicht allein als überflüssig und entbehrlich, sondern auch aus dem Grunde als verwerflich zu betrachten, weil durch ihren künstlichen, mehr oder minder complicirten Mechanismus die Sicherheit in der Wirkung eines Bruchbandes gefährdet wird.) — *e*) Die Neigung der Pelotte gegen den Unterleib zu, wird durch dessen in der Gegend des Bruchringes sich zuerst erhebende Wölbung bedingt. Da der Grad dieser Wölbung und deren Abweichung von der senkrechten Linie bei einzelnen Individuen verschieden ist, und bei Fettleibigen und solchen, die einen Hängebauch haben, immer ungleich gröſser als bei magern Personen gefunden wird; und da ferner die Neigung der Pelotte (damit deren innere Fläche alle Puncte des Unterleibes, die sie berührt, gleichmäſsig drücke) genau der verschiedenen Wölbung des Unterleibes entsprechen muſs, so folgt daraus, daſs sich keine feste Normen über den nothwendigen Grad der Neigung einer Bruchbandpelotte bestimmen lassen, sondern daſs derselbe für jedes Individuum besonders ermittelt werden müsse. Immer aber muſs die in Rede stehende Neigung eine solche sein, daſs durch sie die innere, dem Unterleibe zugewandte Fläche der Pelotte etwas nach aufwärts, und ihr oberer Rand nach auſsen, ihr unterer Rand nach innen gerichtet werde. Entspricht diese Neigung der Bruchbandpelotte der verschiedenen Wölbung des Unterleibes nicht ganz genau, so entsteht dadurch der unvermeidliche Nachtheil, daſs entweder ihr oberer oder ihr unterer Rand (je nachdem ihre Inclination entweder zu geringe oder zu stark ist) zu stark drückt, während der entgegengesetzte Rand entweder von der Haut absteht oder doch nicht fest und sicher genug auf ihr ruhet. Dadurch entsteht auf der einen Seite der Nachtheil der Unbequemlichkeit, auf der andern Seite aber der gröſsere der ungenügenden Retention. (Da es nicht jedes Mal mit gleicher Leichtigkeit gelingt, den gehörigen Grad der Neigung der

Bruchbandpelotte zu treffen, so hat man die Construction der Bruchbänder dadurch zu vervollkommnen gesucht, — dafs man bewegliche Pelotten erfand, denen man mittelst eines durch eine Feder gehaltenen Stellrades jeden beliebigen Grad von Inclination geben kann. Weil aber bei einem jeden Individuum nur ein gewisser Grad von Neigung der richtige ist, und weil, wenn dieser einmal gefunden ward, die Beweglichkeit der Pelotte demselben Individuum nicht mehr nützlich, sondern möglicherweise durch die geringere Sicherheit und Festigkeit der Stellung selbst schädlich werden kann, so haben die beweglichen, um eine angenommene Axe drehbaren Pelotten den allgemeinen Beifall der Wundärzte nicht erhalten.) — Im Uebrigen giebt man der Pelotte dieselben Ueberzüge wie der Bruchbandfeder, und verfertigt ihre Polster gewöhnlich aus demselben Material. — *C.* Der Ergänzungsriemen, als das dritte Hauptstück des Leistenbruchbandes, ist ein einfacher, mäfsig starker und breiter Riemen aus festem, nicht dehnbarem Leder, welcher den Theil des Unterleibes umgiebt, über welchen die Pelotte und die Feder nicht reichen, und durch welchen das Bruchband geschlossen wird. Seine Länge ist verschieden nach dem Umfange des Beckens und der Länge der Feder, mit welcher die Länge des Ergänzungsriemens in einem umgekehrten Verhältnisse steht, um so kürzer ist, je länger die Feder war, und umgekehrt. Das hintere Ende dieses Riemens hängt mit demselben Ende der Feder mittelst mehrerer in dieser befindlicher Löcher unbeweglich zusammen; das vordere Ende des Riemens aber ist frei und beweglich, und trägt mehrere hinter einander gestellte Löcher, damit eins von diesen über einen auf der Pelotte befindlichen messingnen Knopf geführt, und dadurch das ganze Bruchband geschlossen und befestigt werden könne. Durch die beliebige Wahl eines solchen, von dem hintern Ende der Feder mehr oder minder entfernten Loches für die Befestigung des Riemens an der Pelotte, kann man das Bruchband selbst weniger oder stärker anziehen, es loser oder fester anlegen.

Ueber die zweckmäfsigste Construction eines Bruchbandes zur Retention eines, auf jeder Seite des Körpers befindlichen, sogenannten doppelten Bruches sind die Meinungen der Wundärzte nicht gleich. Die in dieser Hinsicht herrschenden verschiedenen Ansichten beziehen sich inzwischen nur ausschliefslich auf die verschiedene Art, den, bei dem sogenannten doppelten Bruchbande nothwendigen, beiden Pelotten, die von der Feder ausgehende Druckkraft mitzutheilen. — Die vorzüglichsten doppelten Bruchbänder scheinen diejenigen zu sein, welche aus zwei halbcirkelförmigen Federn bestehen, von denen für jede Seite des Bekkens eine bestimmt ist. Eine jede Feder trägt an ihrem vorderen Ende eine eigene, dem Bruche ihrer Seite genau angepafste Pelotte, ein sehr kurzer Riemen vereinigt auf der Mitte des Kreuzbeins die hintern Enden beider Federn mit einander vermittelst einer Schnalle, und ein anderer, gleichfalls kurzer, mit hinter einander gestellten Löchern versehener Riemen — der die Stelle des Ergänzungsriemens vertritt — vereinigt beide Pelotten mit einander, indem über ein auf jeder Pelotte befindliches messingnes Knöpfchen durch eins von den Löchern dieses Riemens geführt, und dadurch das ganze Bruchband geschlossen wird. Eine ältere Art der doppelten Bruchbänder bestand in der Befestigung zweier Pelotten, in gehörigem Abstande von einander, an eine und dieselbe halbcirkelförmige Feder. Dadurch aber ward der Nachtheil erzeugt, dafs nur die eine, der Feder zunächst gelegene, Pelotte die ganze Druckkraft dieser erfuhr, und nur allein die erforderliche Festigkeit und Kraft hatte, während die andere entgegengesetzte Pelotte, an welche der Ergänzungsriemen befestiget ward, stets zu schwach und unsicher drückte, welche Unsicherheit noch dadurch vermehrt ward, dafs man demjenigen Theile der Feder, welcher zwischen beiden Pelotten lag und beide mit einander vereinigte, eine Biegung nach einem stumpfen Winkel, der winkelförmigen Vereinigung der Schambeine entsprechend, geben mufste, wodurch eine zweite Schwierigkeit, der zweiten Pelotte den gehörigen Grad von Festigkeit zu geben, entstand. Diesem Uebelstande suchten die älteren Wundärzte zwar dadurch auszuweichen, dafs sie bei einem so construirten doppelten Bruchbande die halbcirkelförmige Feder an diejenige Seite des Beckens anlegten, an welcher sich der am meisten nach aufsen drängende und daher des stärksten Widerstandes bedürfende Bruch befand, erreichten aber nur selten und unvollkommen ihren Zweck. Nach einer andern Art verfertigte man die doppelten Bruchbänder früher aus einer fast völlig cirkelförmigen Feder, welche das Becken von beiden Seiten und von hinten vollständig umschlofs, und dasselbe nur von vorn, in dem Abstande beider Brüche von einander, frei liefs. Eine solche Feder trug an jedem ihrer beiden Enden eine Pelotte, welche beide durch einen kurzen Ergänzungsriemen nach vorn vereinigt und dadurch das Bruchband geschlossen ward. So erreichte man freilich den Vortheil eines auf beiden Seiten gleich starken Druckes, aber man erfuhr auch den Nachtheil, den Druck einer jeden Pelotte dann nicht nach dem Grade des Hindernisses, das sie überwinden sollte, modificiren zu können, wenn jeder Bruch einer verschiedenen und ungleichen Kraft zu seiner Retention bedurfte. Ueberdies fehlte solchen Bruchbändern der feste Stützpunct am Kreuzbein, sie wurden dadurch zu leicht beweglich und die Verrückung der einen Pelotte zog jedesmal die der anderen nach sich.

Da ein jedes Bruchband, welches seinem Zwecke ganz entsprechen, und den eben aufgestellten Erfordernissen vollständig genügen soll, jedesmal nach dem Körperbau des kranken Individuums auf das Sorgfältigste eingerichtet und diesem auf das Genaueste angepafst sein mufs, und da man ferner nicht in allen Fällen unter einer gewissen Anzahl fertiger Bruchbänder eine genügende Auswahl haben kann, so sind diejenigen Vorschläge der Wundärzte zu merken wichtig, durch deren Befolgung man in den Stand gesetzt wird, ein genaues Maafs für ein anzufertigendes Bruchband zu nehmen. Am sichersten und am besten folgt man in dieser Hinsicht dem von *Scarpa* gegebenen Rathe, indem man eine lange, geschlagene, bleierne, bandförmige Platte (von der ungefähren Länge, Breite und Stärke einer Bruchbandfeder), an deren einem Ende sich ein breiteres Stück (in Form der eisernen Grundlage der Pelotte) befindet, so um die kranke Seite des Körpers herumführt und fest an die Hautoberfläche andrückt und biegt, dafs sich das Blei an alle Puncte des Körpers, die das Bruchband mit seiner Feder und Pelotte berühren soll, eng anschliefst. Auf diese Weise ist es ein Leichtes die Neigung der Pelotte und die einzelnen Biegungen der Feder genau und sicher zu bestimmen. — Weniger vollständig und genau wird das Maafs eines anzufertigenden Bruchbandes durch einen biegsamen, blechernen oder kupfernen, doppelten Draht genommen, mit welchem man auf dieselbe Weise verfährt, durch den man aber nur die Länge und die erste, hauptsächlichste Biegung der Feder, nicht aber deren übrige Biegungen, noch die Neigung der Pelotte bestimmen kann. — Am unvollständigsten aber ist die Art, das Maafs eines Bruchbandes mit einem hanfenen oder seidenen Faden zu nehmen, den man rund um das Becken führt, und durch Knötchen oder durch Tinte die Endpuncte der Feder und die Stellen ihrer stärksten Biegung bezeichnet. So kann allein nur die Länge der Feder bestimmt werden. — Man mag übrigens ein solches Maafs nehmen, auf welche Weise man immer will, so ist es nothwendig, bei dem darnach anzufertigenden Bruchbande der Feder und der Pelotte desselben so viel zuzugeben, als das Polster an der innern Oberfläche beider Theile austrägt.

Die kunstgerechte Anlegung eines zweckmäfsig construirten Bruchbandes geschieht in der Rückenlage des Kranken, mit etwas erhabenem und hohl gelegtem Becken. Nachdem der Bruch, für dessen Retention das Bruchband bestimmt ist, zurückgebracht worden, und während er durch die linke Hand des Arztes vorläufig in Reposition erhalten wird, schiebt dieser mit seiner rechten Hand die Feder des Bruchbandes über den Umfang des Beckens der kranken Seite, ordnet zunächst die Stellung der Feder, und darauf die der Pelotte unmittelbar über dem Bruchringe. Während nun diese hier mit der linken Hand fixirt wird, führt die rechte Hand des Arztes den Ergänzungsriemen um die gesunde Seite des Bekkens, und dessen vorderes Ende gegen die Pelotte hin. — Nachdem man darauf den Ergänzungsriemen etwas angezogen hat — und zwar stärker bei Brüchen, die eines gröfsern Widerstandes bedürfen, schwächer bei solchen, die leichter zurückzuhalten sind — schlingt man dasjenige von den Löchern, welche der Ergänzungsriemen in seinem vorderen Ende trägt, über den an der Pelotte befindlichen messingenen Knopf, welches Loch nach gehörig starkem Anziehen dem Knöpfchen zunächst stand. Die Anlegung des doppelten Bruchbandes geschieht nach denselben Grundsäzzen, jedoch unter denjenigen, sich von selbst ergebenden Modificationen, welche die abweichende Construction desselben erfordert. — Das erste Mal soll das Bruchband vom Arzte selbst angelegt, später dessen Anlegung dem Kranken überlassen werden. Nach der Anlegung des Bruchbandes läſst man den Kranken aufstehen, umhergehen, sich bücken, niedersetzen, aufstehen, tief inspiriren u. s. w., um zu erkennen, ob unter diesen Bewegungen das Bruchband sicher liege, und dem Kranken nicht zu unbequem sei. Einige Unbequemlichkeit erzeugt inzwischen jedes Bruchband, welche jedoch später durch die Gewohnheit ausgeglichen wird. — Sollte sich die Feder nicht eng genug an den Umfang des Beckens anschlieſsen, und an einzelnen Puncten von der Haut abstehen, so kann man diesem Uebelstande dadurch begegnen, daſs man solche Zwischenräume mit irgend einem weichen Material, das an den Ueberzug der Feder befestigt wird, ausfüllt. Finden sich andere Fehler an der Feder oder an der Pelotte, so muſs das Bruchband verworfen werden. — Geschähe es, daſs der untere Rand der Pelotte, der seinen sichersten Stützpunct immer auf dem horizontalen Aste des Schambeines findet, zu stark auf den Samenstrang drückte, so ist es gut, das Polster der Pelotte an dieser Stelle etwas hohl zu machen. — Sollte ein Bruch theilweise angewachsen sein und nicht vollständig reponirt werden können, so muſs man sich einer ausgehöhlten Pelotte bedienen, in deren Höhlung der immobile Theil des Bruches aufgenommen werden kann.

Nur wenn sich nach geschehener Anlegung das Bruchband bei den verschiedenen Bewegungen des Körpers so verschiebt, daſs die Pelotte nach oben verrückt wird und sich in ihrem Verhältniſse zum Bruchringe zu hoch stellt, wird es nöthig, den bereits beschriebenen drei Bestandtheilen des Bruchbandes ein viertes Stück, *D* den sogenannten Beinriemen hinzuzufügen, einen einfachen Riemen, der mit seinem hinteren Ende in der Gegend des Kreuzbeines an das Bruchband mittelst einer verschiebbaren Schlinge befestiget ist, zwischen beide Schenkel durchgeführt, und durch einige, an seinem vorderen, beweglichen Ende befindliche Löcher an dasselbe Knöpfchen der Pelotte, das den Ergänzungsriemen hält, oder auch an ein zweites Knöpfchen befestigt wird. Dieser, für die bezeichneten Fälle nothwendige Beinriemen ist jedoch dort entbehrlich, wo die Pelotte keine Neigung verräth, von ihrer eigentlichen Stelle nach oben zu entweichen. — Bei sehr fettleibigen Individuen und solchen, die einen Hängebauch haben, ereignet sich zuweilen der Fall, daſs die Pelotte in der entgegengesetzten Richtung, nach unten und über die Schambeine ausweicht und die Stelle des Bruchringes verläſst. In einem solchen Falle ist es nothwendig, dem Bruchbande noch ein fünftes Stück, *E.* die Schulterriemen zu geben, welche, an den hintern Theil des Bruchbandes in gehöriger Entfernung von einander befestigt, gedoppelt längs des Rückens hinauf, über die Schultern, und von diesen bis zum vordern Theil des Bruchbandes wieder niedersteigen, und hier in gleichmäſsiger Entfernung von einander durch ein Paar Knöpfe befestiget werden.

II. Das Schenkelbruchband ist im Allgemeinen dem Leistenbruchbande durchaus ähnlich. Es besteht genau aus denselben Theilen, welche nach denselben Grundsätzen construirt und auf gleiche Weise mit einander vereinigt sind. Nur wird bei dem Schenkelbruchbande die Feder um etwas kürzer und deren zweite Biegung, durch welche ihre Ränder nach vorne einen stumpfen, nach unten gerichteten Winkel bilden, deshalb etwas stärker und der dadurch gebildete Winkel etwas weniger stumpf sein müssen, weil der Schenkelring dem Hüftbeine näher als der Leistenring gestellt ist, der Ort aber, auf welchem die Feder ruhet, bei beiden Arten von Brüchen derselbe und unverändert bleibt. Ebenso wird die Pelotte etwas mehr oval geformt, in ihrem Längendurchmesser etwas länger, in ihrem Querdurchmesser etwas kürzer sein und etwas mehr schräge von auſsen nach innen und von oben nach unten laufen müssen, weil sie sonst die Biegung des Schenkels in der Weiche nicht allein hindern, sondern durch solche auch nach oben verschoben werden würde. Der Beinriemen ist übrigens bei den Schenkelbrüchen häufiger als bei den Leistenbrüchen nothwendig. — Aufser diesen eben genannten, durch die abweichende anatomische Stellung des Schenkelringes bedingten Modificationen, findet kein weiterer Unterschied zwischen beiden Arten von Bruchbändern statt. —

III. Das Nabelbruchband. Da bei den Nabelbrüchen diejenige feste Grundlage fehlt, welche die Feder der Leisten- und Schenkelbruchbänder durch das knöcherne Bekken erhält, und da der Umfang derjenigen Stelle des Unterleibes, an welcher das Nabelbruchband den Körper umgiebt und an welcher es allein nur seine Befestigung erhalten kann, zu verschiedenen Zeiten ein ungleicher ist, wie z. B. vor und nach der Mahlzeit u. s. w., so ist es ungleich schwieriger dem Nabelbruchbande eine feste und sichere Lage als dem Leisten- und Schenkelbruchbande zu geben. Man unterscheidet gewöhnlich zwei Arten des elastischen Nabelbruchbandes, nämlich solche, bei denen die Kraft der Elasticität ausschliefslich nur auf die Bruchstelle, und solche, bei denen dieselbe Kraft auf beide Seiten des Unterleibes einwirkt, und dadurch die Bruchöffnung von beiden Seiten zusammengedrückt werden soll. Die ersten erhalten ihre Druckkraft durch eine Feder, welche der Feder der Leisten- und Schenkelbruchbänder ähnlich ist. Bei ihnen ist der Druck auf der Stelle des Bruchringes beschränkt und ihre Länge unter allen Umständen immer eine und dieselbe. Die letzten aber haben durch verschiedenartige Federn eine Einrichtung, vermöge welcher sich das Bruchband verlängern und verkürzen, und den Umfang den es einnimmt erweitern und verengern kann. Jene pflegt man bei denjenigen Nabelbrüchen anzuwenden, die aus dem Nabelringe selbst hervortreten, diese dagegen für solche Brüche zu bestimmen, die durch eine Spalte in der weifsen Linie aus dem Unterleibe hervordringen. — *a*) Die erste Art der Nabelbruchbänder ist den Leistenbruchbändern sehr ähnlich. Aufser einer convexen Pelotte bestehen sie aus einer einfachen oder doppelten Feder, welche allein nur nach ihrer Länge, dem jedesmaligen Umfange des Unterleibes entsprechend, gebogen zu sein braucht, und diesen, wie bei der einfachen Feder, nur zur Hälfte, oder wie bei der doppelten Feder ganz, und von beiden Seiten umgiebt. Die Nabelbruchbänder mit einer einfachen Feder, die nur vom Nabel bis zur Wirbelsäule reicht, während die entgegengesetzte Hälfte des Unterleibes von einem Ergänzungsriemen umgeben wird, liegen weniger sicher und verrücken sich leicht. Besser und zweckmäfsiger ist es daher, einem Nabelbruchbande der ersten Art eine doppelte, oder zwei halbcirkelförmige Federn zu geben, von denen jede eine Hälfte des Unterleibes zur Seite umgiebt, während die vorderen Enden besser an eine, zwischen ihnen in der Mitte liegende Pelotte befestigt sind, die hinteren Enden aber frei bleiben für die Anlegung des Bruchbandes, für dessen Befestigung sie durch eine Schnalle und einen kurzen Riemen vereinigt, und dadurch der Verband geschlossen werden kann. Inzwischen kann man auch diesen, zu jeder Seite der Pelotte mit einer Feder versehenen Nabelbruchbändern keine so feste Lage geben, dafs man es nicht für zweckmäfsig halten müfste, den Umfang der Pelotte in ihrem Verhältnisse zum Bruchringe gröfser als bei den Leisten- und Schenkelbruchbändern zu machen, damit wenn sich auch die Pelotte um etwas verschieben sollte, der Umfang des Bruchringes doch nicht so leicht von ihr entblöfst werden kann. — *b*) Die zweite Art der Nabelbruchbänder ist wesentlich von den gewöhnlichen Bruchbändern verschieden. Sie umgeben den Unterleib weder ganz noch zur Hälfte mit einer Feder, sondern nur mit einem, rund um den Leib gehenden, nach vorn an die Pelotte befestigten, starken aber weichen Riemen. Die Federkraft durch welche dieser Riemen verkürzt oder verlängert werden kann, ruht in der Pelotte, in einer auf der inneren Fläche dieser angebrachten künstlichen, und dieserhalb mit Worten nicht füglich zu beschreibenden Feder, die bei der verschiedenen Ausdehnung und Erschlaffung des Unterleibes den um diesen geführten Riemen nachläfst oder anzieht. Die bekanntesten Nabelbruchbänder dieser Art sind die von *Suret*, *Juville* und *Monro* erfundenen und nach diesen Erfindern benannten. — Ein eigenes, die Vortheile beider Arten der Nabelbruchbänder in sich vereinigendes Bruchband hatte *Brünninghausen* angegeben. Dasselbe hat eine Pelotte, auf deren innerer Oberfläche sich eine gewundene Spiralfeder befindet, durch welche die Convexität der Pelotte gebildet wird, daneben aber befinden sich zu jeder Seite dieser Pelotte, in jedem vorderen Ende des den Unterleib umgebenden Riemens, zehn bis zwölf aus Messingdraht gewundene cylinderförmige, oder sogenannten Hosenträgerfedern (*ressorts à boudin*), durch deren elastische Ausdehnung und Zusammenziehung sich der Riemen selbst verlängern und verkürzen und dergestalt einen verschiedenen, den jedesmal vorwaltenden Umständen angemessenen Druck auf die Wandungen des Unterleibes ausüben kann. — — (Die Abbildungen solcher Bruchbänder findet man, aufser den unten genannten Originalwerken, in: *Henkel's* Anweisung zum verbesserten chirurgischen Verbande von *Stark* Tab. X. Fig. 114. 116. und 117. Tab. XXV. Fig. 235 u. 236. und *Bernstein's* systematischer Darstellung des chirurgischen Verbandes. — Tab. XXV. u. XXVI. Fig. 138 bis 145.) — So unentbehrlich im Uebrigen die elastischen Nabelbruchbänder bei Erwachsenen sind, so wenig nothwendig und selbst unzweckmäfsig sind sie im zarteren Kindesalter, in welchem bekanntlich die Nabelbrüche am häufigsten ein Gegenstand der wundärztlichen Behandlung werden. Hier sind die unelastischen Verbände vollkommen ausreichend, welche in dem Auflegen einer elfenbeinernen oder hölzernen Halbkugel, oder, in deren Ermangelung, einer halben Muskatnufs bestehen, welcher halbkugelförmige Körper mit seiner gewölbten Oberfläche in die Oeffnung des vorher reponirten Bruches gelegt, und an dieser Stelle durch mehrfache Streifen von Heftpflaster befestiget wird. Um die so bewirkte Verschliefsung des Bruchringes für die Dauer zu erhalten, pflegt man den Unterleib an der Stelle des Nabels noch mit einer Cirkelbinde zu umgeben, die jene, als Pelotte dienende Halbkugel bedeckt und selbst, um sich nicht zu falten, oder zu verschieben, noch mit einigen Heftpflasterstreifen befestiget wird. Die starke, einer Halbkugel entsprechenden Convexität der kleinen Pelotte ist, obgleich dem Anscheine nach unbedeutend, um nicht den Nabelring beständig ausgedehnt zu erhalten und dessen Verschliefsen zu verhindern, dennoch durch die Erfahrung als unerläfslich und für eine glückliche und baldige Radicalcur als unentbehrlich erwiesen. —

IV. Die Bauchbruchbänder sind noch schwieriger auf eine zweckmäfsige und dauerhafte Art zu construiren als die Nabelbruchbänder. Es giebt freilich mehrere Vorschläge zu besonders eingerichteten Verbänden für die Bauchbrüche — namentlich besteht das Bauchbruchband von *Trecourt* aus einer cirkelförmigen Feder, welche an jedem ihrer beiden Enden eine längliche Pelotte trägt und durch welches, mittelst der Vereinigung beider Pelotten gegen einander, die Spalte in der weifsen Linie oder in den Bauchmuskeln, durch welche die Eingeweide hervortreten, geschlossen werden soll; — inzwischen scheinen dennoch für die Mehrzahl der Bauchbrüche Bruchbänder vorzüglicher zu sein, welche nach Art der Nabelbruchbänder construirt sind, und bei deren Gebrauch die jedesmalige Individualität des Bruches selbst bestimmen mufs, ob zur Retention eines Bauchbruches ein Nabelbruchband der ersten oder der andern Art das zweckmäfsigere sei.

V. Das Damm- (Perineal-) Bruchband läfst die Anwendung elastischer Federn bei seiner Construction nicht füglich zu. Im Allgemeinen werden die Dammbruchbänder unelastisch sein und die Form einer T Binde haben müssen, deren horizontaler Theil (das Leibstück) den Umfang des Beckens umgiebt, und deren perpendiculärer Theil (das Beinstück) zwischen die Schenkel durchgeführt wird, und an derjenigen Stelle, welche im Damme unmittelbar unter dem Bruche liegt, eine convexe Pelotte aus Holz oder Elfenbein, am besten aber aus elastischem Harze trägt. Dieses das Beinstück, wird mittelst einer Schnalle oder eines Knöpfchens so an die vordere Mitte des Leibstückes befestigt, dafs die Pelotte unmittelbar unter die Bruchstelle gestellt, und mit ihrer Convexität gegen diese angedrückt wird. —

Bei Brüchen, welche aus dem eiförmigen Loche, oder aus der Incisura ischiadica hervortreten, müssen und dürfen freilich zweckmäfsige Retentionsverbände angelegt werden; es können aber diese, welche ihrem Zwecke immer nur unvollständig zu genügen vermögen, keinen festen Normen hinsichtlich ihrer Construction unterworfen werden, weil sie jedesmal nach der besonderen Eigenthümlichkeit eines jeden Bruches besonders modificirt werden müssen, und deshalb auf die Einrichtung eines solchen Verbandes nach der Individualität eines jeden Falles eine verschiedene ist. — Für die Retention der Scheidenbrüche (*Herniae vaginales)* dient inzwischen ein eigenthümlicher bestimmter Verband, welcher — von der gewöhnlichen Form der übrigen Bruchbänder wesentlich abweichend — aus einem cylindrischen, hohlen, an seinem oberen Theil mit einer Oeffnung zur Aufnahme der Vaginalportion der Gebärmutter versehenen, an seinem untern Ende aber ganz offenen, nach der Directionslinie des Beckens gekrümmten Pessarium, das am besten aus elastischem Harze verfertigt wird, besteht, durch welches die Scheide vollkommen ausgefüllt und ihre Wandungen in unverrückter Entfernung von einander gehalten werden. Damit dieses Pessarium nicht aus der Scheide hervorfalle, wird sein unteres Ende an den perpendiculären, zwischen beide Schenkel durchgeführten und nach vorn geschlossenen Theil einer T Binde befestigt, dem man gern einige cylinderförmige, aus Messingdraht gewundene Federn giebt, damit er bei den verschiedenen Bewegungen des Körpers sich um etwas verlängern und verkürzen könne, und der Verband überhaupt die Kranke, die ihn trägt, nicht zu sehr belästige. —

Synon. Lat. *Subligaculum, Bracherium, Δμμα.* — Franz. *Brayer, bandage herniaire, ceinture.* Engl. *Hernia-trufs.* Holländ. *Breukband.* Ital. *Brachiere, Fasciatura inguinale.* —

Litteratur.

Geoffroi, Mémoire sur les bandages propres à retenir les hernies. Paris 1773. 4.

Juville, Traité des bandages herniaires, avec planches. Paris 1786. 8.

Dasselbe Werk in deutscher Uebersetzung, nebst einer Vorrede von *Schreger* und 14 Kupfertafeln. Nürnberg 1800. 8.

Brünninghausen, gemeinnütziger Unterricht über die Brüche, den Gebrauch der Bruchbänder und über das dabei zu beobachtende Verhalten. Mit einer Kupfertafel. Würzburg 1811.

Lafond, Considérations sur les bandages herniaires, usités jusqu' à ce jour etc. Paris 1818.

Boyer, Traité des maladies chirurgicales etc. Tome VIII. Paris 1822. p. 35 — 51. etc.

Richter, Anfangsgründe der Wundarzneikunst. 5 Bd. S. 197—216. etc.

Benedict, kritische Darstellung der Lehre von den Verbänden und Werkzeugen der Wundärzte. Leipzig 1827. S. 376 — 388.

Bernstein's v. a. systematische Darstellung etc. S. 273 — 320.

Henkel's v. a. Anweisung zum chirurgischen Verbande von *Stark.* S. 243. bis 275. u. s. w.

S — rt.

BRUCHBINDE. Die Bruchbinde ist derjenige Theil des chirurgischen Verbandes, durch welchen die Retention der reponirten Bruchcingeweide bezweckt, und — nach vorhergegangener Bruchoperation — die Festhaltung der einzelnen angewandten Verbandstücke vermittelt wird. — Im Allgemeinen ist die Bruchbinde nur der letzte Theil des Verbandes nach der Bruchoperation, seltener und immer unzweckmäfsig ist die Anwendung derselben zur Retention mobiler Unterleibsbrüche, um durch sie die Stelle eines Bruchbandes zu ersetzen. — — Die ältere Chirurgie bediente sich als Bruchbinde der sogenannten Kornähre für die Leistengegend (*Spica inguinalis*), welche bei Leisten- oder Schenkelbrüchen folgendermafsen angelegt ward. Nachdem eine dreieckige, dicke, graduirte, und den Umfang des Bruchringes in ihren Durchmessern wenigstens um einen Zoll überschreitende Compresse auf den Bruchring, nach vorher geschehener Reposition, so gelegt worden war, dafs die Spitze des Dreiecks nach unten gegen den Anfang des Scrotums (bei Leistenbrüchen), oder gegen die Weiche (bei Schenkelbrüchen), die Basis derselben dreieckigen Compresse aber nach oben gerichtet war, ward, während ein Gehülfe die Compresse an dieser Stelle unverrückt festhielt, eine auf einen Kopf gerollte, bei Erwachsenen 7 bis 8 Ellen, bei Kindern 3 bis 4 Ellen lange, drei Querfinger breite Binde mit ihrem Ende unmittelbar über der Hüftbeingräthe der gesunden, dem Bruche entgegengesetzten, Seite angelegt, und der Kopf der Binde in drei, einander genau deckenden Cirkeltouren dreimal um den Unterleib, über den Hüftbeingräthen beider Seiten, geführt. Man stieg darauf, von demselben Orte, von welchem man ausgegangen war, schräg von aufsen nach innen und von oben nach unten mit dem Kopfe der Binde über den Bruchring, und indem man über die auf diesen gelegte Compresse fortgieng, über die vordere Fläche des Oberschenkels bis an dessen äufsere Seite unter den grofsen Trochanter hinab, von hier führte man den Kopf der Binde waagerecht über die hintere Fläche des Oberschenkels fort, und indem man zwischen dem Hodensacke und der innern Seite des Oberschenkels wieder hervorkam, richtete man den Kopf der Binde schräg von innen nach aufsen und von unten nach oben, so nach der Hüftbeingräthe der kranken Seite, über den Bruchring und die auf diesen gelegte Compresse, dafs auf dieser letztern selbst eine Kreuztour gebildet ward. Nachdem man nun, nach vorher gebildetem Umschlage, den Kopf der Binde von der Hüftbeingräthe der kranken Seite waagerecht über den Rükken nach der Hüftbeingräthe der entgegengesetzten, gesunden Seite geführt hatte, und wieder an diejenige Stelle zurückgekommen, von der man ausgegangen war, wiederholte man die eben beschriebenen Kreuztouren über der Bruchstelle selbst noch zweimal so, dafs von den nachfolgenden Touren die vorhergegangenen bis zur Hälfte bedeckt wurden, und über der, auf den Bauchring gelegten, Compresse die Figur einer sogenannten aufsteigenden Kornähre gebildet ward. Den Rest der Binde endlich liefs man in Cirkeltouren um den Unterleib auslaufen, und befestigte zuletzt an denjenigen Stellen, an welchen die einzelnen Touren sich kreuzten, diese durch Nähnadelstiche gegen einander. — Diese eben beschriebene Binde ist von der neueren Chirurgie als unzureichend für ihre Zweckerfüllung, und als im Allgemeinen unzweckmäfsig, nicht allein für die Retention mobiler, sondern auch für den Verband operirter Brüche verworfen worden. In der That treffen sie aber auch in Bezug auf ihren ersten Zweck, nämlich hinsichtlich der Retention reponirter, nicht operirter Leisten- oder Schenkelbrüche, als Stellvertreterin eines Bruchbandes, die Vorwürfe, dafs sie, so fest sie auch immerhin anfänglich angelegt werden mag, später jedesmal bedeutend nachläfst und dadurch ihr Druck auf den Bruchring unzureichend wird, — dafs ferner, bei der elliptischen Form des knöchernen Beckens ihre Compression mehr auf die Hüften als auf die Bruchstelle einwirkt, — und dafs endlich während der Biegung des Oberschenkels in der Weiche dieser Druck gänzlich aufhört. Deshalb ist die Anwendung dieser Bruchbinde für den in Rede stehenden Zweck im Allgemeinen ganz zu verwerfen, und allenfalls nur dort zu gestatten, wo sie in Ermangelung eines passenden Bruchbandes und bei horizontaler Lage des Kranken im Bette, die Stelle jenes nur vorläufig vertreten soll. *Boyer*. — Aber auch für den Verband nach der Bruchoperation paſst diese Binde deshalb nicht, weil es höchst beschwerlich, sowohl bei dem ersten Verbande als noch beschwerlicher bei dessen Erneuerung ist, die eben beschriebene Binde in liegender Stellung des Kranken anzulegen, und deren einzelne Touren über den Rükken und die hintere Schenkelfläche zu führen. Daher bedient man sich ihrer auch ausschlieſslich nur noch in solchen Fällen, wo wegen groſsen Volumens der Brucheingeweide und deren enger Umschnürung durch den Bruchring, dieser stark durch das Messer erweitert, und ungewöhnlich hoch gespalten werden muſste. Hier, wo ein erneuerter Vorfall der Eingeweide durch den hoch gespaltenen Bauchring während der Nachbehandlung zu befürchten steht, ist die fortgesetzte Ausübung einer gelinden Compression auf die Bruchstelle nöthig, und dieser, durch die beschriebene Bruchbinde zu erreichende Vortheil hier wichtig genug, um die Nachtheile desselben Verbandes zu überwiegen. In allen andern Fällen aber bedient sich die neuere Chirurgie anstatt der sogenannten Kornähre für die Leistengegend (wegen der bei ihrer Anlegung obwaltenden Schwierigkeiten) für den Verband nach der Bruchoperation lieber einer T Binde, deren horizontaler Theil (das Leibstück genannt) rund um den Unterleib reicht, und dessen beide Federn vorn über den Schambeinen durch Bandstreifen an einander befestigt werden, und deren perpendiculärer Theil (das Beinstück genannt) auf der Mitte des Rückens an das Leibstück festgenäht ist, und von hier über den Damm und an der innern Schenkelfläche der kranken Seite fortgeführt, an seinem vorderen Ende eine beutelförmige Erweiterung trägt, die auf die Bruchstelle über die übrigen Verbandstücke gelegt, und gleichfalls durch Bandstreifen an das Leibstück befestiget wird. Diese neuere Bruchbinde bewirkt zwar einen geringeren Druck auf die Bruchstelle als die ältere, sogenannte Kornähre, gewährt aber dagegen den bedeutenden Vortheil, daſs sie (nachdem das Leibstück derselben schon vor der Operation angelegt worden) nach dieser sowohl, als bei der täglichen Erneuerung des Verbandes ohne Verrückung des Kranken aus seiner Lage, durch die bloſse Vereinigung oder Auflösung der Bandstreifen, durch welche das Beinstück mit dem Leibstück und dieses unter sich vereiniget wird, angelegt und wieder abgenommen werden kann.

Synon. Lat. *Fascia ad herniam, Spica inguinalis.* Franz. *Bandage herniaire, le spica inguinal.* Engl. *Hernia-bandage.* Ital. *Fasciatura inguinale.* Holländ. *Breuk-Windzel.*

Litteratur.

Henkel's Anweisung zum verbesserten chirurgischen Verbande v. *Stark.* S. 275—78. u. S. 415. Tab XV. Fig. 156 u. 157. Tab. XX. Fig. 195.

Bernstein's systematische Darstellung des chirurg. Verbandes. S. 120 bis 323.

Richter's Anfangsgründe der Wundarzneik. 5 Bd. §. 398. u. 99.

Boyer, Traité des maladies chirurgicales etc. à Paris 1822. Tom. VIII. S. 33 — 35. S — rt.

BRUCHKRAUT. S. Herniaria.

BRUCHLADE. S. Beinlade.

BRUCHMESSER. Das Bruchmesser (*Herniotom*) ist in dem neueren chirurgischen Instrumentenapparate dasjenige schneidende Werkzeug, durch welches bei der Operation eingeklemmter Brüche die blutige Erweiterung (Einschneidung) des Bruchringes bezweckt und vermittelt wird. Die Nothwendigkeit eines eigenen, besonders eingerichteten Instruments für diesen Zweck ist durch die, meistentheils oder doch häufig obwaltende Schwierigkeit, ein schneidendes Werkzeug zwischen den Bruchring und die von ihm umschnürten Eingeweide, einzuschieben (indem durch die Einschnürung der Brucheingeweide von dem sich eng um diese anschliefsenden Bruchring, gewöhnlich auch der kleinste Zwischenraum zwischen beiden Theilen völlig aufgehoben wird) sowohl, als auch durch die leichte Möglichkeit und die obwaltende Gefahr bedingt, bei der Einschneidung des Bruchringes durch das für diese Encheirese bestimmte Instrument die Brucheingeweide vor dem Bruchringe, innerhalb und hinter demselben gleichfalls einzuschneiden und sie, gegen den Zweck der Operation, zu verletzen. Diesen beiden obengenannten Uebelständen vorzubeugen, d. h. die Einführung des Instrumentes an die einzuschneidende Stelle zu erleichtern und die Verletzung der Brucheingeweide zu verhüten, ist die Aufgabe eines wohl eingerichteten Bruchmessers, und da ohne die Erleichterung der Einführung desselben und ohne die Sicherstellung vor Nebenverletzungen, der Erfolg der Bruchoperation in allen Fällen mehr oder minder gestört

stört und vereitelt werden mufs, so ergiebt sich leicht die Unentbehrlichkeit eines zweckmäfsigen Bruchmessers für die sichere und glückliche Vollführung der Herniotomie. — Damit ein Bruchmesser seinem zwiefachen Zwecke gehörig zu genügen im Stande sei, ist es einmal, und zwar hinsichtlich seiner leichten Einführung zwischen den Bruchring und die von ihm umschnürten Eingeweide, nothwendig dafs es schmal sei, und wenigstens an seinem schneidenden Theile, die Breite von einer bis anderthalb Linien nicht überschreite; dann aber, und zwar hinsichtlich der Verhütung einer Verletzung der Brucheingeweide, ist es nicht minder nothwendig, dafs es an seiner Spitze ein Knöpfchen trage, durch welches das Instrument zum Stechen unfähig wird, und nur allein zum Schneiden geschickt bleibt. Ein jedes Bruchmesser, das den beiden eben aufgestellten Erfordernissen genügt, und dem man überdies noch eine sichelförmige Biegung der Klinge neben einem abgerundeten convexen und einem schneidenden concaven Rande derselben gegeben hat, darf für zweckmäfsig und für die glückliche Vollführung der Bruchoperation für tauglich gehalten werden.

Wenn gleich die Meinungen der Wundärzte und Schriftsteller über die unbedingte Gültigkeit der beiden genannten Hauptbedingungen für die Construction eines guten Bruchmessers einstimmig sind, so sind sie nichts desto weniger sehr ungleich und getheilt hinsichtlich einiger, für die gröfsere Vollständigkeit eines Herniotoms aufzustellender Nebenbedingungen. Ohne dafs inzwischen hier der Ort sein könnte, in eine Auseinandersetzung und Beurtheilung der von verschiedenen Wundärzten ausgegangenen Vorschläge zur Vervollkommnung der Bruchmesser einzugehen, dürfte sich vielleicht so viel als allgemein gültig annehmen lassen, dafs um seinem zwiefachen Hauptzwecke am sichersten zu genügen, einem gut eingerichteten Bruchmesser, rücksichtlich seiner leichteren Einführung an die einzuschneidende Stelle zwischen den Brucheingeweiden und den Bruchring, statt eines abgerundeten Knöpfchens an seiner Spitze, lieber ein stumpfes gegen vier Linien langes, in Art eines von beiden Seiten zusammengedrückten Kegels geformtes, sondenförmiges Ende zu geben sei, wie beim *v. Graefe*'schen

Bruchmesser, (indem dieses mit seiner äufsersten, dünnen Spitze leicht einen Raum und dadurch den Eingang zwischen die Brucheingeweide und den Bruchring an der einzuschneidenden Stelle gewinnt, und im Fortschieben bis zu seinem breiteren Theile diesen Raum für die Aufnahme des schneidenden Theils des Instruments leicht hinlänglich erweitert) — und dafs es rücksichtlich der Verhütung von Nebenverletzungen als zweckmäfsig erscheinen dürfe, dieses fast conische Ende des Instrumentes mit dessen schneidendem Theile in eine fast rechtwinkelige Biegung zu stellen, (damit bei der senkrechten Richtung des Instruments im Momente des Einschneidens, sich sein kegelförmiges, jenseits des Bruchringes in der Bauchhöhle gelegenes Ende flach gegen die innere Oberfläche der Bauchwandungen anschliefse, und an den oft aufgetriebenen Eingeweiden hinter dem Bruchringe kein Hindernifs bei seinen einzelnen Bewegungen finde) — so wie es endlich gleichfalls für vortheilhaft erkannt werden darf, der Schneide des Bruchmessers, welche unmittelbar an dessen kegelförmiges Ende grenzt, nur die Länge einiger Linien zu geben, und den übrigen Theil des concaven Randes, der dem Hefte zunächst liegt, so wie den convexen Rand abzurunden und stumpf auslaufen zu lassen (weil dann die Schneide, ihrer kurzen Ausdehnung wegen, nur allein auf den Umfang des Bruchringes, nicht aber über diesen hinaus wirken, und keine von denjenigen Baucheingeweiden verletzen kann, welche sich während der Incision selbst leicht vor das Bruchmesser schieben können; welcher letztere Vortheil dann besonders wichtig wird, wenn man ohne Aufschub und ohne einen Gehülfen, der die Brucheingeweide im Momente der Einschneidung zurück und von dem Messer entfernt halten kann, die Bruchoperation zu verrichten genöthigt ist).—

Obgleich die heutige Chirurgie mehrere nach den eben entwickelten Grundsätzen construirte, und ihnen mehr oder minder entsprechende Bruchmesser nach den Angaben von *Arnaud*, *Richter*, *Mursinna*, *Cooper*, *Richerand* u. A. besitzt, so ist dennoch deren Gebrauch heutiges Tages in der chirurgischen Praxis keinesweges durchaus allgemein geworden, indem (aufser den beiden aufgestellten Hauptbedingungen der schmalen Klinge und der geknöpften Spitze) alle übrigen

Verbesserungen der Bruchmesser für erläſslich gehalten werden dürfen, und dieserhalb die Mehrzahl der praktischen Wundärzte sich für die blutige Erweiterung des Bruchringes keines besondern Bruchmessers von dem einen oder dem anderen Erfinder, sondern anstatt eines solchen des von *Pott* für die Operation der Mastdarmfistel angegebenen Fistelmessers gewöhnlich bedient.

Nur allein in historischer Beziehung mögten neben den verschiedenen, einfachen Bruchmessern der heutigen Chirurgie, die complicirten Herniotome der älteren Schule eine Erwähnung verdienen, unter welchen weder *Mery's* geflügelte Sonde (*Sonde ailé*) noch die dem *Frère Cosme*'schen Lithotome caché nachgebildeten verborgenen Bruchmesser von *Binnaise* (*Bistouri caché herniaire*), *Le Dran* (*Bistouri gastroraphique*) und *Morand*, so wenig als das geflügelte Mes ser (*Bistouri ailé*) von *Chaumas* als praktisch brauchbar bewährt worden sind. Das in neuerer Zeit von *Dupuytren* vorgeschlagene einfache Bruchmesser, welches statt der sonst gewöhnlichen concaven eine convexe Schneide hat, scheint eben so wenig besondere Vorzüge zu versprechen, noch einer besonderen Empfehlung werth zu seyn. — — Ueber den kunstgerechten und zweckmäſsigen Gebrauch des Bruchmessers vergl. d. Art. Herniotomie. S — rt.

BRUCHOPERATION. S. Herniotomie.

BRUCHSACK. Wenn die Theile, welche von dem Bauchfell eingeschlossen sind, durch eine an den Bauchwandungen befindliche Oeffnung hervortreten, so treiben sie dasselbe, wenn es seinen Zusammenhang behalten hat, vor sich her. Es bildet sich hierdurch ein häutiger Sack, welcher die vorgefallenen Theile einschlieſst und Bruchsack genannt wird.

Die Convexität des groſsen Sackes des Bauchfelles ist mit einem lockern Zellgewebe versehen, welches dasselbe auch wenn es die Unterleibshöhle verläſst, überzieht. Der Bruchsack wird äuſserlich nicht nur von dieser zelligen Lage, sondern durch aponeurotische und musculöse Schichten verstärkt, je nach der Stelle, an welcher die Bruchgeschwulst sichtbar wird.

Der Bruchsack hat, wenn nicht weniger nachgiebige

Theile denselben niederdrücken, die Form einer runden oder ovalen Höhle, welche durch einen sich verschmälernden Canal mit der Bauchhöhle in Verbindung steht. Der weite nach aussen liegende Theil desselben wird der Boden, der mittlere Theil der Körper, der sich verschmälernde Theil der Hals, und die Stelle, an welcher der Bruchsack zum Bauchfell übergeht, der Mund genannt.

Der Bruchsack kann unter gewissen Einflüssen verschiedene Aenderungen erleiden; er kann sich verdicken, er kann verdünnt, oder zerstört, er kann in seiner Form und Verbindung verändert werden.

Die Verdickung des Bruchsackes kann durch Entzündung, welche Folge der Einklemmung oder eines äufserlichen Druckes ist, hervorgebracht werden. Die Verdickung kann in dem Fortsatze des Bauchfells, welcher den Bruchsack bildet, haften. Dieselbe kann theilweise oder allgemein sein. *Scarpa* (Abh. über die Brüche von *Seiler*. Leipz. 1822. p. 47.) bemerkt, dafs der Bruchsack bisweilen weit dichter als das Bauchfell, von dem er herkomme, werde, in den Fällen, in welchen der zurückgebrachte Bruch lange Zeit in dem Unterleib gelegen hat, nachher aber wieder hervorkömmt, und gar nicht oder sehr unvollkommen in den Unterleib zurückgebracht worden ist, ferner wenn der Bruch mehr als einmal entzündet war, oder wenn die Eingeweide in beträchtlichem Umfange mit dem Bruchsack verwachsen sind. *Sömmerring* beschreibt zwei Bruchsäcke, von denen der eine einen halben Zoll dick und fast knorplig ist, der andere so dick und fest, dafs man ihn für einen Theil des Netzes halten könnte (*Baillie* Anat. des krankh. B. S. 95. not. 200.). Gewöhnlich geht aber die Verdickung des Bruchsackes bei grofsen alten Brüchen nicht vom eigentlichen Bruchsack aus, sondern die verdickte blätterige Masse, welche den eigentlichen Bruchsack bedeckt, ist gewöhnlich durch die Verdichtung des auf dem Bauchfell liegenden Zellgewebes hervorgebracht. *Meckel* (pathol. Anat. 2. B. 1. Abth. p. 361.) stimmt daher mit *Ast. Cooper* (anat. und chirurg. Behandlung der Leisten- und angebornen Brüche 1809. p. 2.) überein, dafs die, welche den Bruchsack in mehrere Blätter getrennt haben, den eigentlichen Bruchsack von den ihn bedeckenden Theilen nicht gehörig unterscheiden. (Vergl. *v. Gräfe's* und *v. Walther's* Journ. f. Chir. u. Augenh. Bd. V. p. 97. u. Bd. XII. p. 16. u. f.

Mag nun die Verdickung von dem bedeckenden Zellgewebe oder von dem eigentlichen Bruchsack herrühren, so kann dieselbe eine Veranlassung der Einschnürung geben, da an der Stelle, an welcher die partielle Verdickung sich befindet, eine Verengerung der Höhle und Unnachgiebigkeit der Wandungen entsteht. Ist nun diese Verengerung im Bruchsackhalse, so kann hierdurch leicht eine Einschnürung entstehn. *Arnaud* (Traité des hernies T. 2. p. 22.) fand die innere, zwei Zoll hinter dem Bauchring befindliche Oeffnung des Bruchsackes verengt, und so verhärtet, daſs das Durchschneiden derselben ein lautes Geräusch verursachte.

Der Bruchsack kann, was jedoch selten geschieht, verdünnt, oder theilweise zerstört oder zerrissen sein, und dieses geschieht 1) durch die Absorption, 2) durch Ulceration, 3) durch mechanische Einwirkung. *Cooper* (a. a. O. p. 2.) fand, daſs die Absorption des Bruchsackes zuweilen vollständig, zuweilen nur bis zur Mündung desselben geschehe. *Le Cat* (Philos. transact. V. 47.) beobachtete die Zerstörung des Bruchsackes auf dem Wege der Ulceration. *Remond* (*Corvisart* J. d. Méd. T. 15. p. 266.) fand den Bruchsack bei einem Leistenbruch durch die Repositionsversuche zerrissen, und ein ähnlicher Fall wird von *Breidenbach* (Heidelb. klin. Annal. B. 1.) erzählt. *Heuermann* (Chirurg. Op. B. 1. S. 490.) fand in Folge der beträchtlichen Ausdehnung, welche ein sehr groſser Hodensackbruch erlitt, den Bruchsack zerrissen.

Die Form des Bruchsackes verändert sich, indem derselbe an einer oder mehreren Stellen sich zusammenzieht. An der innern Fläche des Bruchsackes bilden sich zuweilen balkenartige Verlängerungen, welche von einer Wand des Bruchsackes zur andern verlaufen. Wenn solche Zusammenziehungen am Bruchsackhalse sich zeigen, so geben diese leicht Ursachen der Einklemmung ab. Eine solche Beschaffenheit zeigt der Bruchsackhals, oder vielmehr der Fortsatz des Bauchfelles, in welchem der Hoden und die vorgefallenen Theile beim angebornen Bruch enthalten sind, da hier durch die bestehende Neigung des Fortsatzes vom Bauchfell sich abzugrenzen, im Halse des Fortsatzes Verengerungen sich bilden, wie ich bei mehreren von mir vollführten Operationen beobachtet habe. *Gaulmia de Latronçai* (J. de méd. T. 35. *Richter* von den Brüchen S. 101.) fand in dem Halse des Bruchsackes fünf Falten, deren jede Einschnürung veranlafste. —

Dafs das den Bruchsack umgebende Zellgewebe degenerire, geht aus *Verning's* (Beobacht. des *Josephakad.* B. I. S. 99.) Beobachtung hervor, wo der Bruchsack in eine faustgrofse, steotomatöse Masse, welche die Höhle des Bruchsakkes verengerte, verwandelt war. *Monro* (morb. anat. p. 382.) fand kleine vom Bruchsack ausgehende, in seine Höhle eintretende Geschwülste.

Der Bruchsack hängt durch Zellgewebe mit den umgebenden Theilen zusammen, so dafs man durch die Taxis den Bruchsack gewöhnlich nicht zurückzuschieben vermag. Im ersten Entstehen eines Bruches ist das vorgefallene Stück des Bauchfells mit den ihn umgebenden Theilen nicht verbunden, allein die Verwachsung entsteht so schnell, dafs man schon nach wenigen Tagen eine völlige Verbindung desselben mit den benachbarten Theilen vorfindet (*Lawrence* a. a. O. p. 8.). Der Ueberzug von Zellgewebe, welchen das Bauchfell auf seiner Oberfläche hat, bildet das Medium der Befestigung des Bruchsackes. Die Wirkung des Bruchbandes ist daher Verschliefsung der Oeffnung des Bruchsackes, wodurch das Herausfallen der Theile gehindert wird. Man findet dann den Brucksack hart, zusammengeschrumpft, in einen Balg verwandelt, der nicht selten Wasser enthält (*Meckel* a. a. O. p. 367.).

Dafs ein Bruchsack mit einem adhärirenden Darm durch einen passenden Druck allmählich zurückgebracht, und dafs selbst ein eingeklemmter Bruch, in den Bruchsack eingeschlossen, zurückgeführt werden könne, ist durch Thatsachen aufser Zweifel gesetzt, und hängt von der Nachgiebigkeit des Zellgewebes ab, welches die Verbindung mit den benachbarten Theilen bewirkt (*Scarpa* a. a. O. p. 49.).

Es giebt Brüche, welche ursprünglich keinen Bruchsack haben. Die Zerreifsung des Bauchfells kann dem Vortreten der Theile vorangehn, wie dieses in einem von *Plaignaud* (*Desault* J. d. Chirurg. Vol. I. p. 377.) beobachteten Fall geschah. Die Theile, welche hervortreten, können solche sein, welche aufserhalb der Höhle des Bauchfells liegen, wo dann ebenfalls kein Bruchsack sich vorfinden würde, wie wir dieses beim Bruche der vordern Fläche der Blase beobachten. Dann kann ein vom Bauchfell gebildeter Fortsatz mit der Höhle des Bauchfells in Verbindung und offen bleiben, statt gegen die Höhle des Bauchfells hin geschlossen zu werden, wo alsdann der vorfallende Theil, ohne eigenen Bruchsack zu haben, in den Fortsatz eintritt. So ist das Verhalten bei der Hernia congenita.

Das Verfahren, den Bruchsack zu öffnen, so wie die Behandlung, welche nach vollführtem Bruchschnitt in Anwendung kömmt, um durch die Obliteration des Bruchsackhalses eine radikale Heilung zu bewirken, werden in dem Art. Herniotomie angeführt werden. B — ck.

BRUCHSCHNITT. S. Herniotomie.

BRUCHWASSERSUCHT. S. Hydrocele.

BRUCHWEIDE. S. Salix.

BRUECKENAU. Der Kurort dieses Namens liegt im Untermainkreise, von dem Städtchen Brückenau eine kleine Stunde, von Würzburg neun, von Fulda vier Meilen entfernt, in einem anmuthigen, von waldigen Höhen malerisch umkränzten Wiesenthale. Früher zum Fürstenthum Fulda gehörig, ist Brückenau gegenwärtig Eigenthum der Baierschen Krone, und wird durch einen Königl. Inspektor auf Regie verwaltet.

Das Klima wird in Brückenau gerühmt. Die Freundlichkeit und Anmuth der nahen und fernen Umgebungen von Brückenau, wird durch geschmackvolle Anlagen erhöht; — aufser schattigen Spaziergängen dicht bei den Quellen und in den nahe gelegenen Eichwäldern, gewähren die Anhöhen liebliche Aussichten.

In den letzten Jahren ist ungemein viel zur Verschönerung dieses Kurorts geschehen; — sehr gewonnen hat derselbe schon dadurch, dafs der König von Baiern mit seiner erlauchten Familie jährlich längere Zeit dort verweilt.

In und bei Brückenau entspringen drei, nach ihrem Gehalt und Wirkungen verschiedene Mineralquellen: die Brükkenauer, und nahe dabei die Wernarzer und Sinnberger; — die erste gehört zu der Klasse der erdig-salinischen Eisenwasser, die beiden andern dagegen zu der der alkalisch-erdigen Säuerlinge. Alle drei zeichnen sich vor ähnlichen Mineralquellen wesentlich dadurch aus, dafs sie bei einem sehr beträchtlichen Gehalte von freiem kohlensaurem Gase verhältnifsmäfsig der Menge nach nur wenig feste Bestandtheile enthalten. — Die erste enthält nach *Vogel* in sechszehn Unzen Wasser an festen Bestandtheilen nur 2,75 Gr., die zweite nur 0,9 Gr. und die dritte nur 0,75 Gran.

1) Die Eisenquelle zu Brückenau. — Sie wird vorzugsweise zum innern und äufsern Gebrauch benutzt. Ihr Wasser ist vollkommen klar, geruchlos, von einem angenehmen säuerlichen, schwach zusammenziehenden Geschmack, und perlt sehr stark. Sie entspringt fast in der Mitte des Thales, wurde 1747 zuerst von *Amand von Busek* unter dem Fürstbischof von Fulda gefafst und seit dieser Zeit als Heilquelle benutzt. Das Wasser dieser Quelle läuft aus vier Hähnen und giebt nach *Vogel* in einer Stunde 320 Baiersche Maafs. Früher haben *Wetzler* und Andere behauptet, dafs das kohlensaure Gas nicht fest an das Wasser gebunden sei, und das Eisen sich leicht aus demselben präcipitire; gegen diese Behauptung scheinen jedoch die Versuche zu sprechen, welche *Vogel* im Jahre 1823 mit Wasser anstellte, welches bereits 1816 auf Flaschen gefüllt, wohl verkorkt, so lange aufbewahrt worden war.

2) Die Wernarzer Mineralquelle, entspringt aus einem Felsen einige hundert Schritte von der vorigen entfernt, gut gefafst und an Ergiebigkeit der vorigen fast gleich. Ihr Wasser ist hell, perlt stark, doch weniger als das der Eisenquelle, hat einen angenehmen säuerlichen, jedoch keinen zusammenziehenden Geschmack.

Getrunken wird dasselbe häufig wegen seines angenehmen Geschmacks, auch wohl bei Tische mit Wein.

3) Die Sinnberger Quelle, entspringt am Fufse des Sinnberges, ist nahe am Kurort gefafst, aber weniger wasserreich, als die beiden erstern. Gleich der vorigen ist ihr

Wasser von einem angenehmen säuerlichen Geschmack, enthält aber weniger freie Kohlensäure und perlt daher auch weniger.

Auch sie wird wegen ihres angenehmen Geschmackes viel als Getränk benutzt.

Alle drei Mineralquellen sind früher von *Lieblein*, neuerdings von *Vogel* chemisch analysirt worden.

1) Die Eisenquelle zu Br. enthält in sechszehn Unzen Wasser:

	nach *Lieblein*	nach *Vogel*
Salzsaures Natron	$\frac{5}{9}$ Gran	0,30 Gran
Kohlensaures Natron	$1\frac{1}{3}$ »	
Schwefelsauren Kalk	$1\frac{1}{27}$ »	
Schwefelsaure Talkerde	$1\frac{5}{9}$ »	0,60 »
Salzsaures Kali		0,65 »
Kohlensauren Kalk		0,55 »
Kohlensaure Talkerde		0,15 »
Schwefelsaur. Kalk u. animalische Substanz		0,20 »
Kohlensaur. Eisenoxydul	$2\frac{8}{17}$ Gran	0,25 »
Kohlensaures Gas	$6\frac{1}{2}$ Kub. Zoll	33,5 Kub. Zoll.

2) Die Wernarzer Quelle enthält in sechszehn Unzen Wasser:

	nach *Lieblein*	nach *Vogel*
Salzsaures Natron	$\frac{5}{9}$ Gran.	
Salzsaures Kali	»	
Schwefelsaures Natron	1 »	
Schwefelsauren Kalk	$\frac{4}{9}$ »	
Kohlensauren Kalk	2 » (zusammen mit Kohlensaure Talkerde)	0,04 Gran.
Kohlensaure Talkerde		0,01 »
Essigsaures Kali		0,05 »
Schwefelsauren Kalk und Kieselerde		0,01 »
Eisenoxyd	$\frac{2}{3}$ Gran.	
Kohlensaures Eisenoxyd / Animalische Substanz		eine Spur
Kohlensaures Gas	unbestimmte Menge	28,3 K. Zoll.

3) Die Sinnberger Quelle enthält in sechszehn Unzen Wasser:

	nach *Lieblein*	nach *Vogel*
Kohlensaures Natron	$\frac{13}{15}$ Gran	0,03 Gran.

	nach *Lieblein*	nach *Vogel*
Schwefelsauren Kalk	$\frac{11}{15}$ Gran.	
Salzsaures Kali		0,25 Gran.
Schwefelsaures Natron		0,02 »
Kohlensauren Kalk		0,25 »
Kohlensaure Talkerde		0,10 »
Kieselerde	$\frac{1}{3}$ Gran	0,10 »
Animalische Substanz		eine Spur
Kohlensaures Gas unbestimmte Menge		25,5 K. Zoll.

Die Eisenquelle gehört wegen ihres geringen Gehalts an kohlensauren, schwefelsauren und salzsauren Salzen und bei ihrem grofsen Reichthume von kohlensaurem Gase zu den geistigsten und reinsten Eisenwassern, die wir in Teutschland besitzen. Sie wirkt ungemein belebend stärkend, — erregend stärkend auf Nerven-, Muskel- und Gefäfssystem, stärkend zusammenziehend auf die Schleimhäute, und wird, innerlich gebraucht, leicht vertragen. Sehr reizbaren Personen empfiehlt man es mit Milch, oder erwärmt zu trinken.

Als Getränk und in der Form des Bades hat diese Quelle sich vorzüglich bewährt:

1) bei Schwäche des Muskel- und Gefäfssystems, welche sich nicht blofs auf einen grofsen Verlust von Kräften, sondern auch von Säften gründet, — Schwäche nach zu häufigen Wochenbetten, nach zu langem Säugen von Kindern, starkem Blutverlust, Schwäche mit fehlerhafter Mischung der Säfte, Kachexieen.

2) Chronische Krankheiten des Nervensystems, durch reine Schwäche bedingt, mit dem Karakter des Torpor oder Erethismus, — namentlich chronische Nervenkrankheiten convulsivischer Art.

3) Passive Schleim- und Blutflüsse.

4) Krankheiten des Magens- und Darmkanals aus Schwäche, — Mangel an Appetit, Neigung zur Säure und Verschleimung.

5) Chronische Leiden des Uterinsystems, auf Schwäche atonischer Art gegründet, Bleichsucht, Unterdrückung der monatlichen Reinigung, anomale Menstruation, Fluor albus, Neigung zu Abortus, Unfruchtbarkeit. —

Die Wernarzer- und Sinnbergerquelle gehören nach

ihren Mischungsverhältnissen zu den leichtesten Säuerlingen, die wir in Teutschland besitzen. Getrunken werden beide sehr leicht vertragen; beide wirken gelind reizend auf die Schleimhäute, das Lymph- und Drüsensystem, gelind auflösend, eröffnend, diuretisch. Man benutzt sie beide häufig als Getränk, an den Quellen aber auch versendet, bedient sich auch wohl des Wernarzer Wassers in Form von Bädern.

Beide Quellen hat man vorzüglich als Getränk empfohlen:

1) bei chronischen Brustleiden, hartnäckiger Verschleimung und Husten, nach *Schipper* selbst bei anfangender Lungensucht.

2) Verschleimungen und Säuren des Magens, mit Neigung zu Hartleibigkeit.

3) Chronischen Hautausschlägen, Hitzblätterchen im Gesichte, Schärfe der Haut.

4) Krankheiten der Urinwerkzeuge, Blasenkatarrh, Gries- und Steinbeschwerden.

Litteratur.

J. B. Slereth's Beschreibung des unweit Brückenau neu erfundenen Gesundbrunnens. Fulda 1749.

A. M. Weickard's neuere Nachr. v. d. Gesundbrunnen zu Brückenau. 1767.

— Observationes medicae. Francof. 1775. Fasc. III.

J. Ch. G. Scheidemantels Nachricht vom Nutzen und Gebrauch des Mineralbrunnens zu Brückenau und Wernarz. Fulda. 1775.

M. J. Alix nouvelles instructions sur les eaux minérales de Brückenau, traduit de l'Allemand. Fulda 1776.

— de viribus aquarum medicatarum Brückenauensium, — in arthritide, hypochondriasi, obstructionibus hepatis, morbis nervorum, fluore albo. Observat. chirurg. Fascic. IV. Francof. 1778.

A. M. Weickard in seinen vermischten Schriften. Frankfurt 1779—1780. St. 1, 2, u. 3.

— neueste Nachricht von dem Mineralwasser bei Brückenau. Göttingen 1790.

K. A. Zwierlein's Abhandlung über den Gesundbrunnen zu Brückenau. Fulda 1785.

— vom Nutzen und Gebrauch des Brückenauer, Wernarzer und Sinnberger Wassers. Frankfurt 1797.

— neueste Nachricht vom Bade zu Brückenau und seinen Heilquellen. Frankfurt 1811.

C. W. Hufeland's prakt. Unterricht der wichtigsten Heilquellen Teutschlands. S. 114 — 286.

J. E. Wetzler über Gesundbrunnen und Bäder. Th. II. S. 511 — 534.

— Beschreibung der Gesundbrunnen Wipfeld, Kissingen, Bocklet und Brückenau. Mainz 1821. S. 185 — 224.

Schipper's Bemerkungen über die Heilquellen zu Brückenau in *J. B. Friedreich's* Notizen über Bayern's Bäder und Heilquellen. Nürnberg 1821. S. 1

Ausführliche Beschreibung der Heilquellen zu Kissingen von Dr. *Ad. El. von Siebold.* Berlin 1828. S. 247 — 257.

Die Mineralquellen des Königreiches Bayern, von *A. Vogel.* München 1829. S. 1 — 7. O — n.

BRUECKENSAEGE (*Serra versatilis*). S. Sägen.

BRUESTE (*Mammae*) sind eigene drüsige Organe, welche einer ganzen Klasse von Thieren, den Säugethieren, zum Säugen ihrer Jungen, in der ersten Periode des Lebens nach der Geburt, verliehen worden sind, und an der Beugeseite des Stammes ihren Sitz haben. Bei den Menschen, den Affen, den Fledermäusen und den Elephanten sitzen sie auf der Brust, bei den übrigen Säugethieren am Bauche oder zwischen den Hinterfüfsen.

Im engern Sinne gebraucht man den Namen Brüste (*Mammae*) nur für die Säugungsorgane des Menschen, und nennt im Gegensatze bei den Thieren diese Theile Euter (*Ubera*), auch Zitzen (*Mamillae*), und unterscheidet dann Brust-, Bauch- und Weichenzitzen.

Brüste des Menschen. Es sind zwei vorhanden, eine auf jeder Seite der vordern Fläche der Brust.

Ungeachtet das Säugen nur der letzte Act der Sexualfunction des weiblichen Geschlechts ist, so sind doch im männlichen Geschlechte, wenn gleich in einem höchst unentwickelten Zustande, auch Brüste vorhanden, die nur ausnahmsweise grofs und zur Milchabsonderung geschickt werden. (*Haller* Element. phys. Tom. VII. P. II. p. 18. hat mehrere hierher gehörige Fälle gesammelt.)

Im jugendlichen Alter nimmt eine vollkommen entwikkelte weibliche Brust die Gegend, zu jeder Seite neben dem Brustbein, von der dritten bis zur sechsten oder siebenten Rippe ein, hat eine halbkugelförmige Gestalt, ist indefs an ihrer Grundfläche, mit welcher sie auf dem grofsen Brust- und dem grofsen vordern Sägemuskel sitzt, elliptisch, indem sie gegen die Achselhöhle hin sich etwas verlängert. Fast in der Mitte jeder Brust, nur etwas mehr nach unten, ragt eine mehr oder minder grofse, abgerundetete, mit vielen kleinen Runzeln und Wärzchen versehene Erhabenheit, die Brustwarze (*Mamilla, papilla mammae*) hervor, die fester und röther als die übrigen Hautbedeckungen der Brust und von einer runden, oft etwas vertieften Scheibe, dem Hofe der Brust (*Areola*) umgeben ist. Die sehr zarte Haut des Hofes ist bei Personen mit dunkelem Haar bräunlich, bei blonden oder rothhaarigen röthlich von Farbe, und reichlich mit Talgdrüschen und einzelnen kleinen Höckerchen besetzt. Der Zwischenraum zwischen beiden Brüsten wird der Busen (*Sinus*) genannt. —

Bau der Brüste. Sie gehören zu den zusammengehäuften Drüsen (*Glandulae conglomeratae*), sind aus röthlichweifsen Klümpchen (*glebae*) zusammengesetzt, die deutlich wieder bei säugenden Weibern aus kleinen, hohlen, gefäfsreichen Bläschen (*Acini*) bestehen. In jungfräulichen Brüsten ist die ganze Drüsenmasse gleichförmig, und die einzelnen Acini nicht zu unterscheiden. (*Reil* bei Joannides physiologia mammarum p. 42.) Ein festes, fettloses Zellgewebe verbindet die einzelnen Abtheilungen der Drüse zu einer platten, oft unebenen Masse, welche mit ihrer Grundfläche durch lockeres Zellgewebe mit dem grofsen Brustmuskel verbunden ist, in ihrem Umfange und der äufsern Seite aber, mit Ausnahme der Stelle, worauf die Warze sitzt, von einem, in jugendlichem Alter fettreichen Zellgewebe umgeben, wodurch die ganze Brust ihre schöne Rundung erhält. Dies Fettgewebe senkt sich in die Vertiefungen zwischen den einzelnen Hauptabtheilungen der Brustdrüse und den hervorragenden Klümpchen derselben ein, findet sich aber nicht im Innern der Drüse, zwischen den Acinis (*Morgagni* Advers. V. anim. 5.). Das Fett schwindet bei magern Personen, besonders im Alter und wenn sie oft gesäugt haben, wodurch dann die Brüste ihre schöne Rundung verlieren und schlaff herabhängen. Die Haut ist auf vollen Brüsten ohne Runzeln, sehr zart und weifs, und läfst an manchen Stellen kleine Blutaderzweige durchschimmern. Im Hofe und der Warze der Brust findet man weder Fett noch Drüsenkörnchen unter der Haut, sondern ein weifses, faseriges, erectiles Gewebe, dessen Bestandtheile Milchgänge, Nervenfäden, Blutgefäfse und faseriges Zellgewebe sind.

Die Milchgänge (*Ductus galactophori, lactiferi*) bestehen aus einer dünnen, durchsichtigen Schleimmembran, haben weder Klappen, noch einen Schliefsmuskel an ihrer äufsern Oeffnung, und verbinden sich nicht durch Anastomosen untereinander (*J. Fr. Meckel* nova experimenta et observationes de finibus verarum. Berolini 1772. §. 4, 5, 9.). Ihre Anzahl ist verschieden (*Cubolo* in Santorini tabulis XVII. pag. 103.); allein es finden sich mehr als sieben oder zehn, wie *Boehmer* (De ductibus mammorum lactif. rec. in *Haller* disp. anat. sel. Vol. V. p. 827.) angiebt, da *Haller* (Elem. phys. T. VI. P. II. p. 10.) zu *Fr. Meckel* (Handb. d. Anat. B. 4. S. 581.) nie unter funfzehn, und *Cubolo* (l. c.) als die höchste Zahl vier und zwanzig fanden. Ich fand neulich, bei der Untersuchung der Brüste einer, bald nach der Entbindung gestorbenen Person, in der einen Brust funfzehn, in der andern siebzehn Milchgänge. Jeder Milchgang entsteht aus einer Hauptabtheilung der Drüse mit mehreren gröfsern Aesten, die wieder aus feinen, von den einzelnen Acinis entspringenden Zweigen zusammengesetzt sind, bildet unter der Brustwarze eine beträchtliche Erweiterung (Sinus), zieht sich hierauf wieder zusammen, und tritt als ein enger Gang in die Warze, verläuft in derselben, wenn sie aufgerichtet ist, gerade, wenn sie zurückgezogen ist, etwas geschlängelt, und endiget sich auf ihrer Spitze mit einer feinen Mündung. Bei Jungfrauen, nicht säugenden und besonders bei alten Weibern sind die Milchgänge sehr eng (*Ruysch* Thes. IV. N. 24.). Aufser den Oeffnungen der Milchgänge in der Warze finden sich, wie *Morgagni* (Adv. I. p. 11. adv. V. p. 10.) beschreibt, und auf der Tab. IV. fig. III. c. c. abbildet, noch kleine Gänge in den Höckerchen des Hofes, welche zu einfachen Drüschen führen, und woraus sich zuweilen, wie ich deutlich an den Brüsten einer, nach der Entbindung gestorbenen Person sah, eine milchähnliche Feuchtigkeit hervordrücken läfst. Nach *Fr. Meckel* (l. c. p. 582.) verhalten sich diese kleinen Drüschen der Höckerchen zu der eigentlichen Brustdrüse ungefähr so, wie die Lippendrüsen zu den Speicheldrüsen. Ich halte sie für stark entwickelte Schmierbälge (*Cryptae sebaceae*).

G e f ä f s e d e r B r u s t. Die Pulsadern derselben sind in grofser Anzahl vorhanden, aber nur klein; es sind Zweige aus der innern und äufsern Brustpulsader (*Art. mammaria interna et externa*), aus den Zwischenrippenpulsadern und der Unterschulterblattpulsader.

Die Blutadern begleiten die Pulsadern, und gehen in gleichnamige Stämme zurück.

Die einsaugenden oder lymphatischen Gefäfse der Oberfläche der Brust gehen zu den Achseldrüsen; die aus der Tiefe und der Grundfläche derselben treten durch die Zwischenrippenmuskeln, und gehen in die Brustbeindrüsen (*glandulae sternales*).

Die Nerven der Brüste sind Zweige der Zwischenrippennerven und des vierten Halsnerven.

Litteratur.

A. Nuck Adenographia curiosa. L. B. 1691.

Mencelius de structura mammarum. L. B. 1720.

Georg. Fried. Günz dissertatio de mammis et lacte. Tubing. 1727. 4.

J. F. Crell (resp. *Just. Gfr. Günz*) diss. de mammarum fabrica et lactis secretione. Lips. 1734. 4.

Phil. Ad. Boehmer, diss. de ductibus mammarum lactiferis. Halae 1742. 4. rec. in *Haller.* disp. sel. Vol. V. p. 821.

Alex. Bern. Koelpin dissert. de structura mammarum. Gryphisw. 1764. (Deutsch: *Kölpin's* Abhandl. von dem innern Bau der weibl. Brüste. Berl u. Strals. 1767. 8.)

Cubolo de mammis. In Santorini tab. XVII. p. 92.

Mich. Girardi de structura mammarum. ibid. p. 110.

A. Joannides de mammarum physiologia. Hal. 1801. S — m.

BRUESTE DER WEIBER, Abnehmen derselben. Hierunter versteht man den operativen Act, wodurch die entartete Brustdrüse von ihren Verbindungen gelöfst und entfernt wird; und um diesem Zweck auf eine heilbringende Weise zu entsprechen, so bedarf es 1) der sichern Anzeige zu dieser Operation, und ist diese gegeben, dann 2) einer Art von Vorbereitung zu derselben, 3) einer bestimmten Form der Trennung der allgemeinen Decke, 4) der Ablösung und Entfernung alles Entarteten auf das genaueste und sorgfältigste, und zwar 5) mit oder ohne Hautersparnifs, 6) der Blutstillung, 7) eines der Beschaffenheit der Operationswunde angemessenen Verbandes, und 8) einer den besondern Umständen zusagenden Nachbehandlung.

Was die Anzeigen zu dieser Operation betrifft, so sind es folgende Fälle, welche uns zu der Ausrottung der

Brustdrüse veranlassen: 1) Gutartige Sarcome derselben, welche das Leben bedrohen und durch kein pharmaceutisches Mittel gehoben werden konnten, 2) dem Scirrhus ähnliche Erhärtungen in Folge veralteter Scrophelsucht, 3) ein entschiedener Scirrhus, wie der Knotenscirrhus, der speckartige Scirrhus und der Blasenscirrhus ist, 4) ein Carcinom, in welchem Falle die Anwendung des Messers als das erste Palliativmittel so lange erkannt und beibehalten werden mufs, als man keine Radicalmittel gegen eine Krankheit dieser Art aufzuweisen hat. Denn das gewöhnlich sehr heftige Leiden der örtlichen Stelle, scheint sich nach der Operation in die übrigen Theile mehr gleichförmig auszubreiten, dem Kranken weniger lästig zu werden, und dadurch den Tod sanfter und leichter herbeizuführen.

Die Gegenanzeigen dieser Operation anlangend, so sind es mehrere Nebenumstände, die theils die Unternehmung der Ausrottung gänzlich verbieten, theils den Erfolg der letzteren ungewifs machen. Manche derselben scheinen bis jetzt noch keiner ganz genauen und sorgfältigen Berücksichtigung gewürdigt worden zu sein, wohin besonders die bereits entstandenen inneren organischen Uebel zu gehören scheinen. Daher es nöthig sein wird, der Lehre von der Ausrottung der Brust einige genaue Bemerkungen vorauszuschicken. Die gegenanzeigenden Krankheits-Umstände beruhen theils auf örtlichen, theils auf allgemeinen Bedingungen, die, wenn sie mit der Krankheit der Brustdrüse zugleich vorhanden sich zeigten, die Hülfe durch die Operation verbieten. Zu den örtlichen gehören: 1) eine krankhafte Beschaffenheit des mit der Brustdrüse in so mannigfachen Beziehungen stehenden Uterus, wie anhaltende Schmerzen in demselben und in der Lendengegend, ein verdächtiger weifser Flufs, und deutlich ausgesprochene Kennzeichen beginnender oder vollendeter Scirrhosität dieses Organs; 2) ein krankhafter Zustand der Unterleibsorgane verbietet ebenfalls die Amputation der Brust, sobald derselbe mit unheilbaren Geschwülsten und Desorganisationen jener Theile verbunden sich zeigte; 3) organische Fehler in den Urinorganen, besonders wenn sie mit der Steinkrankheit verbunden sind, verbieten in den meisten Fällen die Ausrottung

rottung der Brustdrüse. Gewöhnlich zeigt sich bei Krankheiten dieser Art eine in dem Grade gesteigerte Sensibilität, dafs bald nach der Operation Krämpfe mit einem tödtlichen Ausgang hinzutreten; 4) ein Leiden der inneren Brustorgane, wohin alle die Fälle gehören, wo früher Blutauswurf aus den Lungen statt gefunden hatte und Verdacht von zurückgebliebenen organischen Fehlern dieser Organe in dringendem Grade vorhanden war, wo der trockene, besonders des Nachts wiederkehrende Husten, mit wenigem schaumigen Auswurf und Bruststichen verbunden, auf die Gegenwart von Lungenknoten schliefsen läfst, wo Eiterauswurf zugegen ist, u. s. w. 5) Habitueller Rothlauf an den äufseren Brusttheilen; 6) kleine linsenförmige, röthliche und durchsichtige Erhabenheiten auf der Hautfläche der Brust; 7) Verwachsung der Geschwulst mit den unterliegenden und benachbarten Theilen, wie mit dem peripherischen Zellgewebe, dem Brustmuskel, den Intercostalmuskeln und selbst mit der Knochenhaut der Rippen und der Pleura, wie aus der furchtbaren, hierher gehörigen Operation von *Richerand* zu ersehen ist; 8) gleichzeitig vorhandene Verhärtung in der andern Brust, so wie zahlreiche Hautscirrhen in verschiedenen mehr oder minder benachbarten Theilen des Körpers; 9) Gleichzeitig bestehende Verhärtung der Achseldrüsen bedingt eine zweideutige Prognose. Denn von der Achselgrube aus erstrecken sich bekanntlich die Lymphgefäfse in die Brusthöhle hinein, und vielleicht kann der Scirrhus bis in dieselbe mit seinen Ausbreitungen vorgedrungen sein; 10) Entzündung und Röthe der Augenlidränder; wenn sie durch die anhaltenden, scharfen und fauligen Ausdünstungen des schon längere Zeit hindurch vorhandenen Krebsgeschwürs veranlafst worden war, und wenn eine sehr arge scrophulöse Dyscrasie gleichzeitig vorhanden sich zeigte; eben so eine widernatürlich rothe Nase. S. *Schmucker's* chirurg. Wahrnehmungen, Theil II. — Doch ich gehe nun zu den Veränderungen des allgemeinen Lebens im Körper und der einzelnen Systeme desselben über, in so fern diese für die Prognose im Scirrhus von Bedeutung sich zeigen. 1) Ist das Vorhandensein des permanent gewordenen Schleichfiebers als Anzeige gegen die Operation zu betrachten, da in Fällen dieser Art der Kranke nach der Operation in Typhus verfällt, oder das hektische Fieber mit verstärkter Kraft fortdauert, und in beiden Fällen stirbt der Kranke; 2) wird die Operation untersagt, wenn eine krankhafte Reizbarkeit der äufsersten Enden des Gefäfs- und Nervensystems vorhanden ist. Wenigstens glaubt *Benedict* und Andere, den Zustand, wo die Kranken öfteren Anfällen rosenartiger Hautentzündung unterworfen sind, von dieser Ursache herleiten zu dürfen. *Rudtorffer* hat bereits diesen Zustand als Gegenanzeige der Brustamputation beschrieben, und die Erfahrung anderer berühmter Wundärzte hat seine Bemerkungen bestätigt. Alle Kranke die daran litten, und denen die Brust amputirt wurde, starben an Brustentzündung oder auch an Schwächefieber, welche nach der Operation eintraten; 3) krankhafte Reizbarkeit der Sensibilität überhaupt, grofse Neigung zu Krämpfen aller Art, verbietet ebenfalls die Operation; 4) allgemeine Gichtzufälle, besonders die von der Arthritis vaga und atonica, werden ebenfalls mit Recht als Anzeigen gegen die Operation betrachtet, in so fern hier der verdächtige Zustand der inneren Organe überhaupt zu beachten ist, der gewöhnlich mit diesen Species der Gicht verbunden vorkommt. — Zur Verschiebung der Operation bestimmen: 1) Schwangerschaft; doch nicht in dringenden Fällen in den ersten Monaten derselben, wie die Erfahrungen von *Reichel*, *Oehme* und *Le Comte* beweisen. S. *Richter's* chirurg. Bibliothek Bd. II. III. XI. 2) Eintrittszeitraum oder Bestehen der Monatsreinigung, während welcher Periode sich nicht nur sehr leicht neue schwammige und knotenartige Auswüchse in der Wunde entwickeln, sondern es kann auch der Zustand vermehrter Reizbarkeit, der jederzeit beim Eintritt der Catamenien zugegen ist, leicht zu Nervenzufällen und wohl gar zum Brand, wie *Brambilla* mehrmals beobachtete, Gelegenheit geben. 3) Irgend eine Unpäfslichkeit oder eine sonstige vorübergehende Krankheit. —

Vorbereitung zur Operation. Diese ist bei den meisten Kranken, die sich der Operation unterwerfen, mehr oder minder nothwendig. — Dahin gehört vor allen das Setzen zweier Fontanellen an beiden Oberarmen, jedes zu

2 bis 3 Erbsen. Ferner, da Kranke dieser Art vor der Operation durch Kummer, Sorgen und Angst Stockungen in dem Pfortadersystem mehr oder minder unterworfen sind, so hat man Sorge zu tragen, dafs aufser einer verdaulichen und gut nährenden Diät, aufser fleifsigen Bewegungen des Körpers in freier Luft, der Gebrauch gelind auflösender und abführender Mittel einige Monate, Wochen oder Tage vor der Operation berücksichtigt werden. Sie gerathen sonst in Gefahr, dafs das später eintretende Wundfieber mit gastrischen Symptomen in Verbindung tritt, und dadurch mehr oder minder bedenkliche Zufälle erregt. — Anders mufs freilich der Arzt handeln, der schon ziemlich entkräftete Kranke, die vielleicht aufser der durch die Krankheit verursachten Herabsetzung der Kräfte noch durch Mangel und schlechte Kost gelitten hatten, zur Operation bestimmt werden. Hier mufs die Anwendung stärkender Arzneien, des Weins, und einer gut nährenden, leicht verdaulichen Diät vorausgehen, denen man nöthigenfalls noch etwas weinige Rhabarbertinctur, seifenartige Extracte u. s. w. zusetzen darf. — Krankhaft reizbare, zu Krämpfen geneigte Subjecte verlangen zur Vorbereitungscur flüchtig reizende, krampfstillende Arzneien, ein Paar Dosen von Opium, einige Tage vor der Operation mit Rücksicht auf die Stuhlabsonderung, die hier durchaus nicht leiden darf, gereicht, eine gute Diät, fleifsige Bewegung des Körpers in freier Luft, Aqua amygd. amar., laue Bäder. —

Zeitpunkt der Operation. Sobald der Arzt das Kranksein der Brust als Scirrhus anerkannt hat, der Scirrhus mag nun die Gröfse einer Wallnufs oder einer Mannsfaust haben, so schreite er bei übrigens günstigen Umständen sobald als möglich zur Ausrottung desselben, da jeder Zeitverlust hier Zunahme des Uebels und eine Vermehrung in dem gefährlichen Charakter desselben hervorbringt. —

Lagerung der Kranken und Bestimmung der Gehülfen. Man lasse die Leidende auf einem für den Wundarzt bequem hohen Lehnstuhle sitzen. Frauen, die zu Krämpfen und Ohnmachten geneigt oder bedeutend geschwächt sind, lege man auf einen Tisch mit zweckmäfsig unterstützter Brust und erhöhtem Kopfe. — Der Gehülfen sind vier erforderlich: einer befestigt die Brust und den Kopf; ein andrer handhabt den Arm der kranken Seite, tröstet die Kranke und sorgt durch Reizmittel zur Abwendung der Ohnmacht; der dritte handelt zunächst mit dem Operateur, und der vierte steht bereit für die Begegnung der Blutung, und läfst stets kaltes Wasser auf die Schnittfläche abfliefsen. —

Zur Vorrichtung der Werkzeuge und Verbandstücke ist folgendes nöthig: ein gewölbtes Scalpell mit einem schneiderandigen Stielende, ein spitziger Haken, eine anatomische Zange, Ligaturgeräthe aller Art, eine Hohlscheere, eine gerinnte Sonde und zwei stumpfe Haken, Waschschwämme und kaltes Wasser, ein Handtuch, Riechmittel, Charpie, mehrere zehn Zoll lange Klebepflasterstreifen, eine etwas dicke, viereckige Compresse und eine viereckige Brustbinde. —

Operation. Sie zerfällt in fünf Momente, den Hautschnitt, die Absonderung des ganzen Drüsenkörpers, die Unterbindung der Gefäfse, die nachträgliche Ausrottung der Reste des Scirrhus und den Verband.

Was den Hautschnitt betrifft, so führe man die Richtung desselben so, dafs er sich von der Achselhöhle gegen das Ende des Brustbeins hin erstrecke. Hierbei ist jedoch zu bemerken, dafs man bei einer entgegengesetzten Richtung des Durchmessers der Geschwulst den Hautschnitt so führe, wie es der Umfang und die Form der Verhärtung, die sorgfältigste Entfernung alles verdächtigen und die möglichste Schonung alles gesunden Zellgewebes gebieten. — Bei dem Hautschnitt fafst der Gehülfe die angrenzende Haut, der Operateur ergreift mit der anderen Hand die Drüse, um durch die dadurch erzeugte Spannung den Schnitt zu erleichtern, und so verrichtet man den ersten Schnitt auf der innern Seite der Brust. Sodann spannt der Operateur die Haut zwischen Drüse und Achsel durch Auflegung der anderen Hand, der Gehülfe zieht die Drüse an sich und so wird dann die andere Hälfte des Schnittes auf der äufseren Seite der Brust, die sich mit dem oberen und unteren Ende des ersten Schnittes kreuzen mufs, vollendet. Das zweite Moment, die Absonderung des Drüsenkörpers, wird jederzeit von unten nach oben verrichtet. Der Operateur macht daher am unteren Winkel der Wunde einen von unten nach oben gerichteten Schnitt, so dafs er die Finger der andern Hand in denselben einbringen, die Drüse damit in die Höhe heben und das zwischen ihr und der Oberfläche des Thorax liegende Zellgewebe anspannen kann. Nun dringt er mit langen Zügen des Messers in dieses Zellgewebe von unten nach oben ein, indem er die getrennte innere Fläche des Scirrhus mit der anderen Hand fafst, dadurch die Drüse immer mehr aufhebt, das zu durchschneidende Zellgewebe spannt und auf diesem Wege die Trennung bis nach oben verrichtet. Zwei Messerzüge sind gewöhnlich hinlänglich, um den obersten Theil der Drüse zu trennen. Der Gehülfe drückt nun sogleich beide flache Hände auf die blutende Stelle und mindert dadurch für den Augenblick den Blutstrom. Das dritte Moment, die Stillung der Blutung, mufs nun möglichst schnell verrichtet werden. Der vierte Gehülfe übernimmt in Gesellschaft des Operateurs dieses Geschäft. Der Operateur fafst die Gefäfse einzeln mit der Pincette, oder zieht sie, wenn sie sehr zurückgezogen sein sollten, mit dem Haken hervor, und der Gehülfe vollendet die Umschlingung derselben. Die Zellgewebblutung wird durch einen Schwamm in kaltes Wasser getaucht gestillt, und nun erst geht man zu dem vierten Moment, der nachträglichen Ausrottung der Reste des Scirrhus über. Diese ist übrigens ziemlich leicht; man fafst die Reste mit dem Haken, und löset sie mit dem Messer oder noch besser mit dem *v. Gräfe*'schen Exstirpatorium lofs. Wo, wie es häufig der Fall ist, diese Fortsetzungen des Scirrhus sich unter der Haut fortschleichen, da kann man in der Regel annehmen, dafs auch die darüber liegende Haut, dicht unter welcher sie aufsitzen, ebenfalls verdächtig sey. — Dann wird es mehr Sicherheit gewähren, wenn man die darüber liegende Haut, statt sie zurück zu lassen, ebenfalls abträgt. Nach Vollendung dieses vierten Moments gehen wir nun zu dem fünften, der Anlegung des Verbandes, über. Ist zur Vereinigung der Hautwundränder von den allgemeinen Decken genug vorhanden, so werden die blutigen Ränder durch quer oder schief darüber hingezogene Heftbänder in Vereinigung gebracht, nachdem man zuvor die Unterbindungsfäden nach aufsen umgeschlagen und auf der Haut sehr lose mit kurzen Heftbändern befestigt hat. Dann bedecke man die Hautwundränder mit einem feinen in laues Wasser getauchten Leinwandstreifen, lege über den ganzen Umfang der operirten Stelle eine weiche, etwas dicke Compresse und halte das Ganze mittelst der viereckigen Brustbinde (S. Brustbinde) in Ordnung. Hierauf lege man den Vorderarm in eine Tragbinde, und befestige den Ellenbogen mit einer Serviette an den Stamm. Ist nun aber zur gänzlichen Bedeckung der Operationswunde nicht zureichende Haut vorhanden, so bringe man die Hautwundränder, so weit es ohne Gewalt und nachtheiligen Reiz geschehen kann, in wechselseitige Annäherung und erhalte sie darin durch aufgeklebte Heftbänder. Auf den nicht bedeckten Theil der Wunde und auf die Hautlappen lege man Plumaceaux in einen lauen erweichenden Absud getaucht, (mit Opiumtinctur benetzt) und halte das Ganze mit der bestimmten Binde unverrückbar. — Hat man endlich mit der Brustdrüse die Haut gänzlich abgetragen, so werden auf die ganze Wundfläche Plumaceaux gelegt, die mit Weingeist oder einer Mischung von Opiumtinctur und Weingeist, wie *Benedict* mit allem Recht empfiehlt, angefeuchtet worden sind, diese mit Heftpflaster, ohne die Wunde schmerzhaft zusammenzuziehen befestigt, und dann darüber ein Gateau, Compresse und vierköpfige Binde angebracht. Hierauf wird die Kranke mit warmer Wäsche angethan, zu Bette gebracht, in eine bequeme Lage versetzt, zur strengsten Ruhe verwiesen, und erhalte ein Opiat in besänftigender Menge. Uebrigens mufs die Operirte eine gleiche Diät, wie schwer Verwundete, beobachten, und wenn kein Fieber zugegen ist, müssen stärkende Nahrungsmittel und Arzneien, als gute Brühen und ein Infus. cort. chinae gegeben werden. Wäre das Wundfieber aber anhaltend und heftig, so mufs es nach Befinden der Umstände durch den Aderlafs, saure oder salzige Mittel gehindert werden. Eine gleiche Behandlung wird erfordert, wenn sich der Brustmuskel ansehnlich entzündet, besonders aber mufs man in solchen Fällen den Verband sehr locker anlegen. Den vierten Tag nach der Operation kann man den Verband abnehmen, was aber bei der unmittelbaren Vereinigung der Wundränder in Hinsicht der Heftpflaster behutsam geschehen mufs, damit keine Trennung der Wunde erfolge. Die Plumaceaux, welche man von neuem auflegt, bestreicht man mit der Digestivsalbe, zu der man einen Zusatz von Opium gemacht hat, um die neue Entwickelung von Verhärtungen im Umfange der Wunde zu behindern, eine schnellere Heilung zu befördern, und die Eiterung weniger consumirend zu machen. — Zuweilen entzündet sich beim Eintritt der monatlichen Reinigung während der Heilung die Wunde plötzlich, wird trokken, oder der Eiter wird gauchicht; diese Zufälle verlieren sich aber gemeiniglich, sobald der Blutflufs wirklich erscheint. — So veranlafst ein gallichter Reiz in den Präcordien bisweilen während der Heilung eine neue Entzündung der Wunde, oder sie wird speckicht, oder der Eiter wird mifsfarbig, oder es erheben sich verdächtige Knoten in derselben, und diese Erscheinungen verlieren sich durch ein Brech- oder Purgiermittel. Besonders aber mufs sich die Kranke während der Heilung vor aller Erkältung hüten. — Beim Eintritt von Krämpfen, die nach der Ausrottung der Brust zuweilen entstehen, verdient die Blausäure die gröfste Beachtung. —

Wenn sich am Ende der Heilung irgend etwas Verdächtiges in der Wunde zeigt, so wende man ja kein reizendes Mittel an, indem die einzige Hülfe von der ernsthaften Anwendung des glühenden Eisens zu erwarten ist, womit aber nicht allein das Geschwür, sondern auch der Umfang desselben weit, und der Grund tief zerstört werden mufs. Siehe *Larrey's* herrliche Wirkungen davon. —

Da nun nach erfolgter Heilung, vorzüglich im ersten Jahre, die Kranke die Wiederkehr des Uebels zu fürchten hat, so mufs sie unausgesetzt die dagegen empfohlenen Mittel, vorzüglich die Milchdiät, Wassercur und künstliche Geschwüre anwenden. Hierzu dienen auch die Antimonialmittel, gelind auflösende und eröffnende Arzneien bei jeder Anzeige eines reizenden Stoffs in den Eingeweiden des Unterleibs, nebst einer vegetabilischen Diät. Damit auch die

Narbe nicht gerieben, gezerrt oder sonst gereizt werde, mufs sie beständig mit einem weichen Felle bedeckt, und der Arm der leidenden Seite so wenig als möglich bewegt werden.

Synon. Lat. *Amputatio mammae.* Franz. *Exstirpation des mammelles.* Engl. *Amputation of the breasts of women.* Ital. *L'amputazione della mammella.*

Litteratur.

Celsus, lib. V. cap. 18. §. 2.

Galen. method. med. lib. XIV.

Paul Aeginet. lib. VI. c. 45.

Antyllus.

Roger von Parma, Chirurg. lib. III. c. 31.

Fabr. Hildanus, cent. I. obs. 89.

Heister, de optima cancr. mammar. exstirpandi ratione. Altorf. 1720.

Cheselden observ. etc. London 1749.

Pallucci, nouvelles remarques sur l'amputation des mammelles. Paris 1750.

Kapp, de exstirpatione tumorum in mamma. Lipsiae 1768.

Roscius Beschreibung einer glücklich abgen. krebsh. Brust. Königsberg 1769.

Die Werke von *Garengeot, Le Dran, Dionis, Sharp* u. *Sabatier.*

Schmucker's chirurg. Wahrnehm. T. II. p. 51. Berlin 1774.

Bertrandi, Marigues, Reichel, Oehme, Brambilla, Michaelis, Kirkland, van Wy, Jaenisch, Unzer, Le Comte, s. *Richter's* chirurg. Biblioth. Bd. I. II. III. IV. V. VII. X. XI.

Benj. Bell, a treatise on the theory and management of ulcers, part. II. sect. 18. Edinb. 1778.

Vogel, chirurg. Wahrnehm. 15te Samml. Leipzig 1784.

Schmalz, seltne chir. u. medic. Vorfälle. Leipz. 1784.

Chopart und *Desault*, Anleit. z. Kenntnifs aller chir. Kr. T. II.

Fearon, a treatise on cancers etc. London 1784.

Richter, med. und chir. Bemerk. Bd. 1. 1793.

Flajani, collez. d'osserv. e rifless. Vol. I. oss. 66 — 70.

von Winter im Chiron *von Siebold.* Bd. II. 1806 — 1809.

Sam. Cooper dict. of pract. Surgery. p. 687.

Zang, Darstell. blut. heilk. Oper. T. III. Wien 1818.

Benedict, Bemerkungen über die Krankheiten der Brüste und Achseldrüsen. Breslau 1825.

Die Handbücher und Journ. v. *Mursinna, Bernstein, v. Gräfe, Rust, Larrey, Richerand* und *Boyer.* H — s. j.

BRUST (*Pectus, Th. Bartholini* Anatome Lugd. Bat. 1673. L. 2. pag. 323.) wird im engern Sinne nur die vordere Seite des Oberkörpers, oben vom Halse, unten vom Bauche und an den Seiten von den Schultern begrenzt, genannt; im weitern Sinne des Worts, wenn man Brust (*Pectus*) und

Oberleib, Brustkasten, Brustkorb, Brustgewölbe u. s. w. (*Thorax*) als Synonyma gebraucht (*Hildebrandt's* Lehrb. d. Anatomie Bd. 3. §. 1780. *Fr. Meckel* Handb. d. Anatomie Bd. 2. §. 462. u. a. m.), so bezeichnet man damit den obern Theil des Stammes, von den Schlüsselbeinen und der Kehlgrube ab, bis zum Zwerchfell und der Herzgrube. Diesem Theile dienen, aufser den Schlüsselbeinen, zur Grundlage, 1) der Brusttheil der Wirbelsäule, aus zwölf Wirbelbeinen bestehend, 2) das Brustbein, 3) vier und zwanzig Rippen, von denen zwölf zu jeder Seite hinten mit der Wirbelsäule und vorn durch ihre Knorpel, entweder unmittelbar oder mittelbar, mit dem Brustbeine verbunden sind.

Der äufsere Umfang der Brust ist im obern Theile durch Anheftung der Schultern und starke Entwickelung der Fleischtheile gröfser, besonders breiter als im untern, was sich indefs umgekehrt verhält, wenn man ohne Schultern und Weichgebilde die knöcherne Grundlage und die Höhle derselben betrachtet. Man unterscheidet (*Th. Bartholin* l. c.) am Umfange der Brust die vordere Seite (die Brust im engern Sinne, *Pectus*), die hintere Seite, oder den Rücken (*Dorsum*) und die beiden Seiten (*Latera*).

Galen (De usu partium, ed. Basiliae, l. 6. p. 49. C.) hat das Wort Thorax (Θωραξ) zuerst in der bestimmten Bedeutung des Oberleibs oder des Obertheils des Stammes gebraucht, während es bei den ältesten Schriftstellern (*Aristotelis* hist. an. L. l. c. 7. und *Rufi Ephesii*, ed. *G. Clinch*, London 1726, de corporis humani partium appellationibus p. 23 et 47.) den ganzen Stamm, sowohl Oberleib als Unterleib, bis zu den Geschlechtstheilen herab bezeichnete. In dieser Bedeutung von Thorax hat denn auch wohl *Hippocrates* nur, wie *Th. Bartholin* (l. c.) richtig bemerkt, von der Leber, als im Thorax gelegen, geredet. S — m.

BRUST, weibliche. *Mamma.* Franz. *Mammelle.* Engl. *Breast.* Bei dem weiblichen Geschlechte liegen nach eingetretener Mannbarkeit zu beiden Seiten des Brustbeins auf der äufseren Fläche des Thorax zwei halbkugelichte drüsige Erhabenheiten, deren hauptsächlichste Bestimmung ist, nach der Geburt die zur Ernährung des Kindes dienende Milch abzusondern, und Brüste (*Mammae*) genannt werden. Sie erstrecken sich von der dritten bis zur sechsten oder siebenten Rippe, und stehen nach hinten durch mit Fett durchwebtes Zellgewebe mit der äufsern Fläche des grofsen Brustmuskels, desgleichen nach vorne mit der hier sehr zarten, daher die blauen Venen durchschimmern, glänzenden, gewöhnlich heller gefärbten, feine wellen- und kreisförmige Linien zeigenden äufseren Haut in Verbindung. — Nach Innen in der Lage des Brustbeins trennt sie eine Vertiefung, der weibliche Busen genannt, von einander. Im jungfräulichen Zustande sind sie ziemlich fest und elastisch, so dafs sie auch ohne Unterstützung nicht herabhängen, welches jedoch bei Personen, welche säugen und nach dieser Zeit, so wie bei alten Weibern, deren Brüste kleiner, schlaff, herabhängend, runzlicht und dunkler gefärbt sind, nicht der Fall ist. Die vordere freiliegende Fläche jeder Brust ist etwas nach aufsen gerichtet, und in deren Mitte liegt eine rundliche, stumpfe Erhabenheit, Brustwarze (S. d. Art.), welche von einem kreisrunden Fleck, der Hof, *Areola*, genannt, umgeben ist. Dieser ist von einer etwas dunkleren, röthlichen, indem wegen der zarteren Oberhaut die Gefäfse durchschimmern, oder bei Personen mit dunklen Haaren, bräunlichen Farbe wegen des dunkler gefärbten malpighischen Schleimes, und zeigt mehrere warzenförmige mit Oeffnungen versehene Erhabenheiten, welche Talgdrüsen sind, deren Feuchtigkeit die zarten Theile hier gegen die Luft und beim Säugen schützt, aufserdem bei Männern mehrere Zolle lange Haare, welche man wohl auch bei Weibern, jedoch selten, alsdann sparsamer und besonders mehr im vorgerückten Alter nach der Zeit der Decrepidität antrifft. — Was das Parenchym der Brüste betrifft, so ist dasselbe ein offenbar drüsiges, in eine Tela adiposa eingehüllt, und kommt hinsichtlich der Structur ganz mit den zusammengehäuften Drüsen (S. d. A.), überein. Es besteht aus einzelnen Körnchen, Acini, von linsenförmiger Gestalt und der Gröfse eines Senfkorns, diese aus einer Verwicklung von Blutgefäfsen, Saugadern, Nerven und den Wurzeln der sogenannten Milchgefäfse, Radiculae ductuum lactiferorum, welche in die gröfseren Ausführungsgänge übergehen. Mehrere dieser Körnchen sind zu kleineren Läppchen (*glebae*) und mehrere dieser zu gröfseren Lappen (*lobi*) vereinigt, zwischen welchen in das sie verbindende Zellgewebe Fett abgelagert ist. — Die gröfseren aus den Lappen kommenden Milchgänge nehmen, ohne weiter Verbindungen mit einander einzugehen, ihren Lauf convergirend nach der Areola hin, erweitern sich hier, Sinus ductuum lactiferorum, und gehen sodann, sich wieder mehr wie vorher verengernd, geschlängelt in die gewöhnlich zusammengezogene Brustwarze, bei deren Erection sie sich gerade strecken, über, als wahre Ausführungsgänge, und öffnen sich hier zwischen den Hervorragungen derselben mit freien Mündungen. Es bestehen diese Milchgänge aus einer zarten, weifsen, beinahe durchsichtigen Membran, und haben einen verschiedenen Durchmesser von ½—3 Linien, je nachdem sie mehr oder weniger von darin enthaltener Milch strotzen; bei Jungfrauen, Männern, alten Weibern, sind sie enger als bei Schwangeren und Säugenden. Sie stehen mit den zahlreichen Saugadern der Brüste in häufiger Verbindung, woraus das schnelle Verschwinden der Milch in manchen Fällen sich leicht erklären läfst. Die Zahl der auf der Oberfläche einer jeden Brustwarze mündenden Ausführungsgänge wird verschieden angegeben, nämlich 5 — 7, 7 — 10, 7 — 8, 6 — 10; *Haller* setzt sie mindestens auf 20. Nach *Reil* unterscheidet sich das Drüsengewebe der Brüste bei Jungfrauen sehr von dem bei säugenden Frauen. Bei jenen soll dasselbe mehr gleichförmig, von bläulichweifser Farbe, mäfsig hart, geronnenem Eiweifse ähnlich sein, und nicht die Körnchen zeigen; dagegen bei diesen eine blafsröthliche Farbe haben mit deutlicher Entwickelung der Acini. — Beide Geschlechter besitzen Brüste, und die der Knaben unterscheiden sich nicht von denen der Mädchen bis zur Pubertät, zu welcher Zeit aber mit dem Erwachen der Fortpflanzungsthätigkeit und der hiermit verbundenen Entwickelung der bisher unthätigen Fortpflanzungsorgane, zu welchen bei dem weiblichen Geschlechte auch die Brüste gehören, in diesen ein regeres Leben erwacht, so dafs sie sich unter vermehrtem Zuflusse von Blut mehr und mehr entwickeln. Die Zunahme des Umfanges der Brüste in dieser Zeit, hängt zum Theil von einer stärkeren Ablagerung von Fett ab, daher in Krankheiten und bei älteren Personen, wo das Fett schwindet, auch die Brüste sehr abnehmen, jedoch auch von einer stärkeren Entwicklung der eigentlichen Drüsensubstanz, was bei dem männlichen Geschlechte nicht der Fall ist, bei welchem, falls diese Theile zunehmen sollten, diese Umfangsvermehrung nur allein in einer Fettablagerung ihren Grund hat. — Die Arterien erhalten die Brüste von der Art. mammaria interna, welche Zweige durch die hier gelegenen Muskeln hindurchschickt, ferner besonders die Oberfläche einer jeden Mamma von den Art. thoracicis externis und axillaribus, deren Zweige mit den Verzweigungen der Art. mammaria int. anastomosiren. — Die Venen derselben gehen theils in die Vena mammaria interna, theils durch die Vena thoracica in die Vena axillaris über. — Die von der Oberfläche der Brust kommenden Saugadern nehmen ihre Richtung nach den Achseldrüsen, daher diese anschwellen und schmerzen bei von Milch strozzenden Brüsten, besonders wenn von dem Säugen abgestanden wird, so wie auch bei Krankheiten derselben, z. B. Scirrhus und Carcinoma; die Saugadern, welche im Innern der Drüsensubstanz entspringen, gehen in die Brusthöhle, und münden, nachdem sie mehrere neben dem Brustbeine liegende Drüsen durchlaufen haben, daher bei Leiden der Brüste zuweilen die Schmerzen längs des Brustbeins, in die Vena subclavia. — Ihre Nerven erhalten die Brüste von den Intercostalästen der oberen Dorsalnerven, Zweige von dem dritten und vierten Halsnerven und aus dem Plexus brachialis. —

Die Hauptbestimmung der weiblichen Brüste ist nach der Geburt die Milch abzusondern, welche dem Kinde eine unbestimmt lange Zeit, da dies von der Willkühr der Säugenden abhängt, zur einzigen Nahrung dient, so dafs dieses auch nach der Geburt auf diese Art noch mit der Mutter in enger Verbindung bleibt. Zu dieser Verrichtung werden die Brüste durch ihre Entwicklung während und nach der Pubertät vorbereitet; ein wichtiger Schritt weiter zur wirklichen Absonderungsthätigkeit geschieht während der Schwangerschaft, wo auch in ihnen wie in den Fortpflanzungsorganen überhaupt ein erhöhteres Leben waltet, womit ein vermehrtes Zuströmen von Blut verbunden ist, so dafs schon in den ersten Monaten des Schwangerseins diese Organe an Volumen zunehmen, die Körnchen ihrer Drüsensubstanz sich zu entwickeln beginnen, in der letzten Zeit eine wenn gleich noch geringe Absonderung einer lymphatischen Feuchtigkeit, ja mitunter selbst wenn Milch eintritt. Erst nach der Geburt selbst und zwar schnell mit der Rückbildung des Uterus, erfolgt dann die Absonderung von wahrer Milch unter bedeutender Zunahme der Brüste, Strotzen und Schmerzen derselben, indem die Gefäfse sich erweitern, um mehr Blut aufnehmen zu können, und sich schnell zu einer bedeutenden und wichtigen Secretion anschicken müssen, daher dieses gestörte Gleichgewicht im Gefäfssysteme sich auch in den gelinderen Fällen durch einen blofsen Fieberschauer, in den heftigeren aber hingegen durch ein wirkliches Fieber, welchem ja stets Störung des Gleichgewichts zu Grunde liegt, Milchfieber genannt (S. d. Art.), ankündigt. Die Milchgänge werden jetzt erweitert, und die Brustwarzen ragen mehr hervor, zumal während und eben nach dem Säugen. —

Die Gebärmutter und die Brüste stehen in einem engen Consense mit einander, wofür schon das spricht, dafs sie Fortpflanzungsorgane sind, und eine ähnliche organische Tendenz haben. Aufserdem zeigt sich dieser Consens durch viele theils physiologische, theils pathologische Erscheinungen, wohin gehören: die gleichzeitige Entwicklung der Geschlechtsorgane und der Brüste, — Anschwellen und mitunter Schmerzen derselben zur Zeit der monatlichen Reinigung, — Contraction des Uterus nach der Geburt, wenn die Brustwarzen durch Saugen gereizt werden, welches Mittel bei atonischen Blutflüssen nach der Geburt zuweilen mit Glück in Anwendung gebracht wird, — schnelleres Kleinerwerden des Uterus bei wirklichem Säugen, — Affectionen der Brüste bei ausbleibender Menstruation, so wie bei anderen Krankheiten der Gebärmutter z. B. Scirrhus und Carcinom, — Nachlafs des übermäfsigen Ergusses von Menstrualblut durch Ansetzen von trocknen Schröpfköpfen auf die Brüste, — Einfallen dieser, wenn der Foetus abstirbt, — Ausbleiben der Menstruation während der Milchabsonderung, was wenigstens in der Regel der Fall ist. — Diesen Consensus suchte man, jedoch gewifs mit Unrecht, durch die Anastomosen der inneren Brustarterien mit der Arteria epigastrica, so wie auch aus Nervenverbindungen zu erklären. Es bedarf hier solcher nicht, da in den Geschlechtstheilen und in den bei dem Weibe hierzu gehörenden Brüsten eine Tendenz, eine Thätigkeit, die Fortpflanzungsthätigkeit waltet, welche in diesen sämmtlichen Theilen, wie auch im ganzen Organismus, und nicht in einzelnen Gefäfsen oder Nerven thätig ist. So wie der Uterus nach der Geburt in sein voriges beschränktes Leben zurückkehrt, ja in einem noch höheren Grade, wie im nichtschwangeren Zustande aufser der Zeit des Säugens, da wiewohl mit Ausnahmen, jetzt nicht einmal die periodische Steigerung seiner Vitalität, wie zur Zeit der Menstruation, statt hat, nimmt die Fortpflanzungsthätigkeit ihre Richtung nach den Brüsten, wo sie jetzt fast noch allein fortwirkt, und auf diesem Thätigkeitszuge, wodurch zugleich das gewöhnlich mehr consensuelle Verhältnifs zwischen Uterus und Brüsten in ein wahrhaft antagonistisches umgewandelt wird, beruht der stärkere Zuflufs des Blutes als Material der Absonderung, die Zunahme der Entwicklung der Brüste, deren regeres Leben und die Absonderung der Milch, in welche der ganze Reichthum der Blutbestandtheile verwendet wird. — Die in den ersten Tagen nach der Geburt abgesonderte Milch ist mehr dünne und wäfsrig, Colostrum genannt, und besitzt eine abführende Eigenschaft. Im Verlaufe des Säugens nimmt die Absonderung extensiv immer mehr ab, intensiv aber zu, daher in der späteren Zeit die Qualität der Milch immer mehr entwickelt, dieselbe consistenter und nahrhafter wird, wie dies das immer zunehmende kräftigere Leben des Kindes erfordert. Auf die Bestandtheile der Milch haben die genossenen Speisen und Getränke, so wie Arzneien, daher Purganzen und andere Mittel Säugenden gegeben auf den Säugling ihre Wirkung äufsern, Einflufs, so wie auch Gemüthsaffecte, namentlich Aerger und Zorn, diese Secretion verstimmen, deren Product alsdann eine für den Säugling nachtheilige Qualität annimmt. Von der Aehnlichkeit der Milch mit dem Chylus, von der schnellen Vermehrung derselben nach dem Genusse von Speisen zog man den Schlufs, der Chylus werde schnell, ohne vorher vollkommen in Blut verwandelt zu werden nach den Brüsten geführt, und aus den Blutgefäſsen nur ausgeschieden; auch nahm man an, die Milchabsonderung geschähe durch die Lymphgefäſse, zumal da diese so zahlreiche Verbindungen mit den Milchgängen eingingen. Diese Ansichten widerlegen sich jedoch durch die groſse Verschiedenheit von Milch und Chylus, und schwer möchte sich die Absonderung durch Lymphgefäſse erklären lassen. Es geschieht gewiſs wie jede Absonderung aus dem Blute auch die der Milch aus demselben, und sie wird durch die schon in der Schwangerschaft beginnende, und besonders nach der Geburt rasch zunehmende Entwicklung der Drüsensubstanz, durch das Zurücksinken des Uterus in sein beschränktes Leben, durch den Zug und das Fixiren der Fortpflanzungsthätigkeit in den Brüsten zu Stande gebracht, und ferner durch das Saugen des Kindes, durch welchen vorzüglichen Reiz dieser Vorgang auch weiter, ja selbst längere Zeit als die gewöhnliche ist (6 — 9 Monate) unterhalten wird, wie denn hierdurch auch die Milchabsonderung in den Brüsten bei Jungfrauen, alten Weibern und selbst Männern erweckt worden ist (Vergl. *Ploucquet* initia bibliothecae med. pract. et chirur. lac virginum, vetularum, in maribus. — Commentar. academ. scient. imperialis Petropolitanae Tom. III. pag. 278 — 279.). — Bei den Kindern beiderlei Geschlechts trifft man in den ersten Tagen nach der Geburt in den Brüsten eine lymphatische Feuchtigkeit an, welche sich aber bald wieder verliert, bei dem Landvolke aber für etwas sehr Schädliches gehalten wird, daher auch unter diesem die üble Gewohnheit herrscht, diese Flüssigkeit durch gewaltsames Preſsen der Brüste auszudrücken, wovon als nicht seltene Folge Entzündung der Brüste, Mastitis eintritt. *Oken* vermuthet, der Nutzen der Brüste vor der Geburt bestehe darin, daſs durch die Brustwarzen Fruchtsaft eingesogen werde, und daſs aus diesem Grunde beide Geschlechter diese Organe besäſsen. — In der ersten Zeit nach der Geburt ist für die Wöchnerin die Milchabsonderung für die Rückbildung des Geschlechtssystems sehr wichtig, und in vielen Fällen entsteht für den Verlauf des Wochenbetts durch das Nichteintreten oder die Unterdrückung dieser Absonderung, wovon die sogenannten Milchversezzungen (S. d. Art.) eine häufige Folge sind, grofser Nachtheil. —

Abweichungen der Brüste. — 1) Hinsichtlich des Sitzes liegen sie entweder zu hoch oder zu niedrig, nähern oder entfernen sich zu sehr von einander; auch hat man überzählige auf dem Rücken gefunden. (Ephem. N. Cur. Dec. I. Ann. IX et X. obs. 194. Dec. II. Ann. IV. app. 203.), und unter den Achseln (Phys. med. Journ. 1801. Novbr. S. 874.). — 2) In Betreff ihrer Zahl hat man drei, von welchen in einem Falle die dritte auf dem Rücken safs, und keine Warze zeigte, (Ephem. Nat. Cur. Dec. I. Ann. II. obs. 72. Dec. II. Ann. V. Ann. IX. obs. 55. — *Percy* im Journ. de Médic. par *Corvisart*. Tom. IX. — *Bartholinus* epist. IV. p. 218.), vier (*Cabrolii* obs. N. 7. — Ephem. N. Cur. Dec. I. Ann. II. p. 396. annotat. ad obs. 72. — *Gardeux* im Journ. d. Méd. par *Corvisart* Tom. IX. p. 378. — Diction. d. sc. méd. Tom. IV. p. 152.), und endlich fünf beobachtet (*Percy* im Journ. de Méd. contin. Tom. IX. p. 378, welcher Fall auch im Dict. d. sc. méd. Tom. IV. p. 152 — 153. mitgetheilt wird.) — In neueren Zeiten wurde von Dr. *Robert* in Marseille (Journ. de Physiolog. p. *Magendie*, Avril. 1827.) eine Frau beobachtet, welche aufser den beiden am Thorax befindlichen Brüsten noch eine dritte von der Gröfse einer Orange, an der äufseren Fläche des linken Oberschenkels, ungefähr 4 Zoll unter dem grofsen Trochanter besafs, welche mit einer Warze versehen war, die man bisher für ein Muttermal gehalten hatte. Diese Brust erfüllte wie die beiden andern vollständig ihre Verrichtung, so dafs die Person ihr Kind aus dieser 33 Monate stillte, und noch 2 andere Kinder aus den beiden anderen Brüsten. Die Mutter besafs gleichfalls 3 Brüste, wovon zwei auf der rechten Brusthälfte safsen. — 3) In Ansehung der Gröfse hat man bei einigen afrikanischen Völkern, den Bewohnern des Südmeers, den Hottentottinnen, in Egypten und Portugal bis zu den Knieen herabreichende Brüste, auch bei uns ungeheuer grofse übrigens gesunde oder kranke beobachtet. — Der diesem entgegengesetzte Fall, nämlich eine solche Kleinheit der Brüste, dafs dieselben ihre Function nicht übernehmen können, kommt nicht so ganz selten vor, und liegt häufig in einem Zurück-

Zurückbleiben der körperlichen Ausbildung überhaupt, oder in übler diätetischer Behandlung (Druck durch Kleidungsstücke u. s. w.) und in Unfruchtbarkeit. —

4) Was ihre Form anbelangt, so hat man sie kegelförmig zugespitzt, oder ganz platt gedrückt, sackförmig herabhängend gefunden, dies besonders bei grofsen Brüsten und nach mehrmaligem Säugen, welches manche Völker noch künstlich befördern (*De Azara* voyage dans l'Amérique méridionale. Paris 1809. Tom. II. p. 124.), und schon zuweilen bei Neugebornen bemerkt worden ist (*Scherck* observ. med. Lib. II. obs. 283.); — auch sah man sie einmal einer männlichen Ruthe ähnlich gestaltet (Ephem. N. Cur. Dec. II. Ann. VII. obs. 123.). — 5) In Betreff ihrer Derbheit und Festigkeit sind sie entweder zu hart und starr, oder zu welk und schlaff; in beiden Fällen leidet ihre Verrichtung mehr oder weniger. Aufserdem kommen Entzündung (Mastitis) und deren Folgen Abscesse und Eiterung, Stockungen der Milch in den Kanälen und deren Folgen Milchknoten, Balggeschwülste und anderer Art, Hydatiden, Induration, Scirrhus und Carcinom der Brüste vor; auch erzeugen sich in ihnen knorplige und knöcherne Massen, ja man hat bis auf die äufsere Haut verknöcherte Brüste gesehen, so wie auch steinige Concremente, Haare, Nadeln. —

Diätetische Behandlung der Brüste. — Es zerfällt diese in die vor und nach der Pubertät, in die während der Schwangerschaft und nach der Geburt. — *a*) In der Zeit vor der Pubertät ist darauf zu achten, dafs gleich nach der Geburt die Brüste nicht gewaltsam geprefst werden, um die in ihnen enthaltene, von selbst verschwindende Feuchtigkeit zu entleeren, indem hierdurch leicht Entzündung und andere üble Folgen entstehen können; ferner dafs sie auch späterhin vor Druck geschützt werden, daher die Laufbänder und Stühle zu verwerfen sind. — *b*) Nach der Pubertät mufs diese Behandlung fortgesetzt werden, enge, drückende Kleidungsstücke, namentlich zu enge Schnürbrüste sind zu meiden, eben so zu häufiges und starkes Betasten, so wie zu leichte Bedeckung derselben. — *c*) Während der Schwangerschaft müssen sie mehr warm gehalten, vor Druck gewahrt, und falls sie hier schon bedeutend an

Umfang zunehmen und hierdurch Beschwerden verursachen sollten, durch eine Brustbinde leicht unterstützt werden. — *d*) Nach der Geburt, wo ihre Function eigentlich erst eintritt, müssen sie durch warme Bekleidung vor Zugluft und Erkältung geschützt, wegen ihrer jetzt erfolgenden stärkeren Zunahme, wodurch schon ihr Gewicht den Wöchnerinnen unangenehmes Zerren und Schmerzen verursacht, leicht unterstützt, und Sorge für die gehörige Entleerung der Milch getragen werden, indem sie sonst anschwellen, schmerzen, sich entzünden, welches entweder durch öfteres Anlegen des Kindes, nur nicht zu oft, oder auf künstliche Weise durch Instrumente (S. Brust- oder Milchpumpe), oder durch Saugen von zahnlosen alten Weibern erreicht wird. — Die Milchentleerung kann durch abweichenden Zustand der Brustwarzen (S. d. Artik.) erschwert werden, worauf besondere Rücksicht zu nehmen ist. — Auch der diesem entgegengesetzte Zustand, nämlich krankhaft vermehrte Ausleerung der Milch, kommt zuweilen vor, und besteht bei regelmäfsiger Secretion in einer Erschlaffung der Milchkanäle, so dafs wenn das Kind an einer Brust saugt, zu gleicher Zeit die Milch aus der andern ergossen wird. Zur Heilung ist hier die topische Anwendung gelind adstringirender und aromatischer Mittel angezeigt, wie geistige Waschungen, Säckchen mit aromatischen und zusammenziehenden Dingen, wie Melisse, Eichenrinde, angefüllt. — Aufserdem kann die Milchabsonderung zu stark sein, oder zu frühe schon in der Schwangerschaft eintreten. — In letzterer Rücksicht mufs die Behandlung in beschränkter Diät, häufigen Bewegungen in freier Luft, Beförderung der Thätigkeit des Darmkanals bestehen; in ersterer in öfterem Anlegen des Kindes, Anspornen der Hautthätigkeit im Wochenbette und des Lochienflusses. —

Zum Geschäfte des Säugens eignen sich am besten mäfsig grofse Brüste, indem allzugrofse nicht immer gerade viel Milch geben, da diese Zunahme oft in einer blofs stärkeren Fettablagerung besteht, wobei die Drüsensubstanz in der Entwicklung zurückgeblieben sein kann, und umgekehrt kleine Brüste, deren Drüsensubstanz gut entwickelt ist, viel Milch geben; — ferner nicht zu feste, derbe oder schlaffe, deren Warzen nicht zu grofs und nicht zu klein oder tief liegend, auch mit keiner zu derben Oberhaut bekleidet sind, damit der Säugling sie gut fassen und die Milch mit Leichtigkeit austreten kann. —

L i t t e r a t u r.

Jac. Anemaet de mirabili quae mammas inter et uterum intercedit sympathia. Lugd. Bat. 1784. 4.

Athan. Joannides, de mammarum physiologia. Halae 1801. 4.

Schlegel, de statu sano et morboso mammarum in gravidis et puerperis. Jenae 1791. 4.

Christ. Godofr. Gruner, Diss. de statu sano et morboso mammarum in gravidis et puerperis. Jenae 1792. 4.

De Tribolet, de mammarum cura in puerperio. Götting. 1791. 4.

— Sorgfalt für die Brüste junger Frauen. Leipzig 1794. 8.

Joh. Georg Klees, über die weiblichen Brüste, und die Mittel sie gesund und schön zu erhalten. 3te Auflage. Frankfurt 1806. 8. (besonders in diätetischer Beziehung.)

J. A. Braun, über den Werth und die Wichtigkeit der weiblichen Brüste, und die Sorge f. d. Erhaltung derselben. Erf. 1805. 8. 2 Bde.

Georg. Rud. Böhmer, de consensu uteri cum mammis caussa lactis dubia. Lips. 1750. 4.

— Diss. de mammarum praesidiis ante partum. Vitemberg. 1796. 4.

— Diss. de mammarum praesidiis post partum. ibid. 1796. 4.

A. B. Kölpin, Dissertat. de structura mammarum sexus sequioris. Berol. 1765. 4. Deutsch. Berlin 1767. 8.

Vogt, de mammarum structura et morbis. Vitemberg. 1805.

Mayer, de mammis muliebribus in statu sano et morboso consideratis. Erford. 18. 4.

Louisier, Diss. anatomique et physiologique sur la sécretion du lait. Paris 1802. 8.

Rust, Diss. de morbis mammarum et lactis vitiis post puerperium. Gotting. 1784. 4.

J. G. Günz, De mammarum fabrica et lactis secretione. Lips. 1734.

G. F. Gutermann, De mammis et lacte. Tubing. 1727. 4.

M. Hoffmann, De naturali et praeternaturali mammarum constitutione. Altd. 1662. 4.

H — s.

BRUETEN (*Incubare, incubitus*) besteht in der Einwirkung von Wärme und Luft auf den befeuchteten Keim in der Keimmembran (Hahnentritt) des Eis (insgemein des Vogeleis, sonst aber auch des der Amphibien und im weitern Sinne des Eis aller Thiere.). Die Brutwärme wird entweder auf natürliche Weise durch Berührung und Mittheilung vom Körper der erzeugenden Thiere selbst oder anderer Arten mitgetheilt, oder sie wird auf künstliche Weise erzeugt und während der Brütezeit in angemessenen Temperaturgraden unterhalten. Wir wollen hier vorzüglich das künstliche Brüten abhandeln, inwiefern es als ein wichtiges Experiment, oder vielmehr Operation der Experimentalphysiologie angehört. — Vor allem richte man sich eine Brütmaschine zu. Hiezu werden zwei Gefäfse (am besten von Blech) erfordert; ein äufseres gröfseres von etwa zwei Fufs Durchmesser und $\frac{3}{4}$ Fufs Höhe auf drei Füfsen von gleicher Höhe aufgesetzt, und ein inneres um etwa $1\frac{1}{2}$ Zoll in allen Dimensionen kleineres. Letzteres hat einen Querrand der über den obern Rand des äufsern Gefäfses übergreift, und durch 3 Bänder an die äufsere Wand desselben sich festschliefsen läfst, in der Art dafs ein Druck von unten es nicht hinaufzuheben vermag. Die innere Fläche des äufsern Gefäfses und die äufsere des innern müssen wohl mit Firnifsfarbe bestrichen sein, um bei längerm Gebrauch das Rosten zu verhüten. In dem Querrande des innern Gefäfses sind zwei Oeffnungen angebracht, um in den Zwischenraum Thermometer einsenken, und Wasser ein- und ausgiefsen zu können. Ferner umgebe man die ganze Breite der Wand des äufseren Gefäfses mit doppeltem Flanell fest an dasselbe anschliefsend, und diesen umgebe man ferner bis auf den Boden, worauf die Gefäfse stehen, gardinenartig mit farbiger Leinwand, welche nach einer Seite offen ist um eine Lampe unter die Gefäfse ein- und ausbringen zu können. Auf die Höhlung des innern Gefäfses wird ferner ein hölzerner Dekkel angepafst, mit einem Loche im Centrum und einem Griffe in dessen Nähe. Zwei kleine empfindliche Thermometer in Korkplatten eingesteckt, wodurch sie über jenen Löchern aufrecht gehalten werden, ein Trichter und ein Stechheber seien gleichfalls zur Hand. Sind nun jene Gefäfse fest übereinander geschlossen, so fülle man den Zwischenraum bis oben mit Wasser von etwa 40° aus, bestreue den Boden der innern Höhlung mit Seide etwa 3 Finger hoch, und bedecke diese mit einigen kreisförmig geschnittenen Stücken Watte mit Oeffnungen in der Mitte, um das Thermometer aufzunehmen, und endlich mit dem Holzdeckel. Als Lämpchen nehme man ein kurzgeschnittenes Gläschen, fülle es mit reinem Oel (ohne Wasser) und brauche dazu die gewöhnlichen schwimmenden Dochte von guter Qualität, nämlich, so viel möglich gleichförmig bereitet. Man senke nun ein Thermometer in den Wasserraum, und eins in die Oeffnungen des Holzdeckels und der Watte; die andere Oeffnung im Querrande schliefse man mit einem Korkstöpsel. Man warte nun ab bis die Temperatur bis auf etwa 25° gesunken ist, und bringe nun das Lämpchen unter die Gefäfse, und verwahre dessen Flämmchen durch jene Gardinen vor allem Luftzug. Nun wird, wenn man den Apparat nicht früher schon ausprobirt hat, durch etwa zwei Tage die Temperatur regulirt indem man dem Lämpchen Holzplatten unterlegt, oder davon wegnimmt bis die Temperatur beinahe constant ist, oder höchstens zwischen dem 28sten und 32sten Grade schwankt. (Wer die Ausgabe nicht scheut, mag sich einen eigenen bequemern Apparat mit Sternrad und Kammstange hiezu vorrichten lassen). Nun erst bringe man 20 bis 30 frisch gelegte (nicht über drei Tage alte) Eier unter die Watte und bemerke genau die Zeit der Einbringung. Man mufs nun von Stunde zu Stunde die Entwicklung des Embryo beobachten; vergesse jedoch nicht sogleich frische Eier an die Stelle der weggenommenen einzusetzen. Auf jedes Ei wird der Tag und die Stunde mit Bleistift notirt.

Die Eier werden der Länge nach in die Seide gelegt, sonst räth man auch, sie mit dem stumpfen Ende abwärts zu stellen. Wenn die Brütung länger dauern soll, müssen die Eier täglich ein oder mehrmal gewendet werden, um mehr die Erhöhung als das Sinken der Temperatur zu vermeiden, indem die Eier bis unter 20° auskühlen können, ohne besondern Nachtheil, bei 34° aber schon desorganisirt sind. Wenn alles in Ordnung ist, bedarf die Unterhaltung der Flamme wenig Sorgfalt mehr; man braucht den Docht nur etwa von 8 zu 8 Stunden zu wechseln. Wohlfeiler und in mancher Hinsicht bequemer ist es, wenn man sich einer Bruthenne bedient, doch ist diese nicht zu allen Zeiten des Jahres in unserer Gewalt. Am besten taugen Truthennen, wenn man sie haben kann.

Die künstliche Brütung in Aegypten, in China, die Versuche von *Reaumur* u. A., haben mehr oekonomisches als physiologisches Interesse.

Lit. Vergl. Mémoires sur l'art de couver les oeufs ouverts im V. Th. der Mémoires de l'Acad. de Berlin J. 1749. p. 71. — Dieselbe Abhdlg. mit Anmerk. u. s. w. *J. G. Krünitz* im Hamb. Magaz. XIX. B. 2 St. S. 118. P — e.

BRUETEZEIT im engern und gewöhnlichen Sinne des Worts heifst der Zeitraum, in welchem sich unter Mitwirkung der älterlichen Individuen, (durch erhöhte Temperatur ihres Unterleibes) die in den gelegten Eiern enthaltenen Keime der Vögel entwickeln. Manche neuere Physiologen, welche den Begriff Brüten auch auf andere Thierklassen ausdehnen, mögen sie Eier legen und hernach zur Entwikkelung derselben durch ihre Wärme beitragen, oder die Eier, wenn sie gelegt sind, den äufsern Einflüssen überlassen, oder sie in ihrem Organismus entwickeln, (also lebendig gebärend sind) haben auch der Bezeichnung Brütezeit eine weitere Bedeutung verschafft. Nimmt man Brütezeit im Sinne der letztern, so fällt damit auch die Zeit des Trächtigseins oder der Schwangerschaft bei den Säugethieren zusammen. Es dürfte aber wohl der Ausdruck Brütezeit auf diese Weise zu weit ausgedehnt sein, und man könnte wohl, wenn die Epoche bezeichnet werden soll, in welcher durch gewisse Einflüsse die Entwickelung der Keime in allen Thierklassen geschieht, eher einen andern, vielleicht Keimbelebungszeit wählen, als diesen schon für eine specielle Keimbelebungszeit (der Keimbelebungszeit der Vögel) verbrauchten. — Die Dauer der Brütezeit ist selbst bei den einzelnen Gattungen verschieden, ja kann selbst bei einzelnen Individuen abweichen. Die meisten Vögel brüten zwei bis drei Wochen, die Taube z. B. 16 Tage, die Henne 21, das Perlhuhn 25, die Truthenne 27, die Gans 29, der Pfau 30 bis 31 Tage. Bei den Säugethieren richtet sich die Tragezeit besonders nach der Gröfse der Thiere, und schwankt von 3 — 100 Wochen. Drei Wochen trägt z. B. das Meerschweinchen, 4 Wochen der Hase, der Hamster, das Kaninchen, 7 Wochen der Igel, 8 Wochen die Katze und der Marder, 9 Wochen der Hund, Fuchs, Marder, Iltis, Luchs, 10 Wochen der Wolf, der Dachs und die gröfsern Hunderaçen, 17 Wochen das Schwein, der Vielfrafs und der Biber, 21 Wochen das Schaf und der Steinbock, 22 Wochen die Gemse und Gazelle, 30 Wochen die kleinen Affen, 40 Wochen der Mensch, 100 Wochen der Elephant. B—dt.

BRUNNENKRESSE. S. Nasturtium.

BRUNST (*Aestus venereus*) ist die höchste Aufregung des thierischen Geschlechtstriebes, wie sie in der sensiblen, der irritablen und vegetativen Sphäre des Lebens zur Erscheinung kommt. Als innere Empfindung ist die Brunst ein unruhiges Gefühl der Sehnsucht und des Verlangens, welches die Phantasie zur Bildung wollüstiger Vorstellungen erregt, die sich in edlern oder niedern Formen auf Geschlechtsverhältnisse beziehen; in höheren Graden kann sich dieses Gefühl bis zur Wuth steigern. Dagegen ist der äufsere Sinn theils weniger empfindlich, theils die Anschauung und Aufmerksamkeit mehr auf geschlechtliche Gegenstände beschränkt und von andern abgezogen. Auch das Bewegungsleben ist während der Aufregung des Geschlechtstriebes in einer erhöhten Spannung, alle Bewegungen erfolgen mit mehr Kraft und Leichtigkeit, besonders wenn dem Triebe eine mäfsige Befriedigung gewährt ist, wo im Gegentheile eine allgemeine Trägheit und Abspannung die Bewegungsorgane befallen kann. Im vegetativen Leben zeigt sich eine allgemeine Aufregung der Lebensfunctionen besonders derjenigen, welche sich auf die Secretion der Zeugungssäfte beziehen; insgemein ist das Athmen, die Blutbewegung und die Wärmeentwicklung verstärkt, dagegen die nutritiven Functionen zurückgesetzt; nur in der Geschlechtssphäre erscheint das vegetative Leben centrirt, und zieht alle übrigen Thätigkeiten des individuellen Lebens in seinen Dienst.

Die Brunst kommt im strengsten Sinne nur bei Thieren vor, und zwar um so regelmäfsiger periodisch und in Uebereinstimmung mit den äufseren Naturverhältnissen, je niedriger die Thierclassen sind. Im Allgemeinen tritt die Brunst nur in der Akme der Entwicklung des vegetativen und thierischen Lebens hervor. Bei vielen Geschlechtern offenbart sich diese Epoche besonders im männlichen Geschlechte, durch allerlei Auswüchse im Hautsystem und in den hornartigen Gebilden.

Aber auch der gesammte chemisch-organische Procefs, scheint etwas abgeändert, welches durch den eigenen Geschmack des Fleisches, durch die eigenthümlichen Gerüche und Absonderungen sich manifestirt.

Bei den Vögeln zeigt sich besonders eine Veränderung in der Stimme, und eine stärkere Entwickelung des Singvermögens; aber auch bei Säugthieren wird der Ruf stärker und mannigfaltiger. Psychisch endlich zeigt sich der Instinkt durch Betäubung der äufsern Sinne, durch erhöhten Muth und durch heftige Verfolgung der Zwecke des Geschlechtstriebes. Beim Menschen erscheint dieser Trieb unter der edlen Form der Liebe von der Vernunft geleitet, als eine sanfte Erhöhung der Gemüthskraft, die jedoch wenn sie zur Leidenschaft erwachsen ist, ihn leicht unter die Gränzen des Thieres hinabzieht. Vgl. Geschlechtstrieb. P — e.

BRUNUS, dasselbe was *Ignis sacer*. S. Ignis sacer. Erysipelas. H — d.

BRUSTABSCESS, böse Brust, ***Abscessus mammae, Mastodynia apostematica, ulcerosa, scrophulosa.*** — Von μαστὸς die Brust und ὀδύνη der Schmerz. —

Die sogenannte böse Brust, kommt am häufigsten zugleich mit Milchabsonderung — *Mastodynia lactea, puerperalis* — vor, indem die entzündete Brust — *Mastodynia inflammatoria, Mastitis* etc. — auf's Höchste gestiegen, unter klopfenden Schmerzen und gelindem Frost, mit Nachlafs der Spannung und des bisherigen Fiebers in Eiterung übergeht — *Mastodyn. apostematica, Mastoncus lacteus* — wobei die Geschwulst weich, an der Spitze weifs und schwappend wird. — Nach schneidenden, durchfahrenden Schmerzen, die sich gleichsam auf einige Punkte zusammenziehen, wird hie und da eine Stelle glänzender, erhabener, nachgiebiger, statt des bisherigen Schmerzes entsteht Jukken und ein stumpfes, nagendes oder drückendes Gefühl; die Geschwulst ist mehr aufgedunsen, mit der Empfindung von Schwere oder Kälte.

Je nach dem Umfange und Sitze der vorausgegangenen Entzündung und dem Kräftezustande der Kranken, erfolgt die Eiterung schneller oder langsamer, und nimmt bald die ganze Brust ein, oder beschränkt sich nur auf einzelne Stellen, ist nur oberflächlich auf die Haut und den unterliegenden Zellstoff beschränkt, oder dringt sehr in die Tiefe und hat wohl die ganze Brustdrüse selbst ergriffen. Im ersteren Fall war der entzündete Theil gleichmäfsig gespannt und nicht sehr hart, und bei letzterem ist die Geschwulst mehr regelmäfsig, höckerig, und scheint aus mehreren aneinandergereiheten, härteren Geschwülsten zu bestehen, die tiefer in der Substanz liegen; der sehr heftige Schmerz, wobei die Leidenden wegen grofser Spannung des grofsen Brustmuskels, nur vorwärts übergebogen sitzen können, erstreckt sich meist bis zu den Achseldrüsen, und kann dann der Arm der leidenden Seite nicht vom Körper bewegt werden. — Die Milchabsonderung ist dabei nicht immer unterdrückt, wenn zumal das Leiden sich nur auf die Hautbedeckungen beschränkt, und dann auch meist die Eiterung schneller erfolgt, als wenn die Entzündung mehr in die Tiefe geht, und die Brustdrüse selbst afficirt hat.

Die gröfste Geneigtheit zu solchen Brustabscessen findet immer während der ersten drei Monate nach der Niederkunft statt; später kommen sie ungleich seltener vor. — Zuweilen bilden sich mehrere Abscesse in ein und derselben Brust.

Die gewöhnlichste Ursache dieser Brust- und Milchabscesse sind Störungen der Milchabsonderung während dem Schenken, entweder durch schlecht betriebene oder ganz unterlassene Säugung, und das daraus in der ersten Zeit des Wochenbettes entstehende Mifsverhältnifs zwischen Vorrath der Milch und Bedarf, indem der kleine Säugling diesen noch nicht verbrauchen kann, und nun die Brüste strotzen wenn sie nicht freiwillig auslaufen oder durch stärkere Kinder, oder auf andere Art ausgesogen und ausgeleert werden, oder das Ursächliche liegt in heftigen, besonders deprimirenden Gemüthsaffecten, gastrischen Abdominalreizen, verkehrter und schlechter Behandlung der Brüste — ganz besonders aber in aufgezogenen wunden Brustwarzen — und zu Folge dieser, in fast unvermeidlichen Erkältungen der Brüste, indem wegen des sehr heftigen Schmerzes, bei dem jedesmaligen Anlegen des Kindes die Mutter, dem Säuglinge die ohnehin schmerzhafte, zu der Absicht schon entblöfste Brust, darzureichen verhindert wird. Kann es endlich, die von der gröfsten Angst und Furcht gefolterte Mutter über sich gewinnen, trotz der ihr bevorstehenden qualvollsten Schmerzen, den Säugling anzulegen, so weigert sich dieser an der wunden, und wohl ohne diefs schon schlecht gebildeten Warze zu saugen. Durch die hierbei unvermeidliche Erkältung, der in der ersten Zeit des Wochenbettes stark schwitzenden Brüste, die Angst, die heftigen Schmerzen und den hierdurch verursachten Kummer, entstehen nun Anhäufungen und Stockungen der Milch, Entzündung und Eiterung um so eher, als durch die längere Entblöfsung bei solcher Zögerung, Erkältung der Brüste unvermeidlich ist. Aufser diesen sind endlich noch mechanische Schädlichkeiten u. dgl. mehr hieher zu rechnen.

Aehnliche Abscesse in der Brust — *Mastoncus apostematodes* — kommen zuweilen bei Frauen vor, die niemals schwanger gewesen sind, — *Mastodynia agalactica,* — mithin in gar keiner Beziehung zu dem Milchgeschäfte stehen. Gewöhnlich sind solche Abscesse sehr langwierig, hartnäckig und oft bösartig.

Hieran können Verletzungen, Quetschungen und Geschwülste der Rippen und des Brustbeins, oder andere dyscrasische Anschwellungen, Geschwülste der harten und weichen Theile unter den Brüsten, besonders in der Periode der Decrepitation, zumal bei unfruchtbaren Weibern, bei denen die Functionen des Uterus nie im Gange waren, oder Metastasen u. dgl. schuld sein, und die daher auch von den eigentlichen Brustabscessen unterschieden werden müssen. — Zuweilen bildet sich bei Mädchen aus einer chronischen Entzündung der Brust, eine gewöhnlich zertheilbare Geschwulst, — *Scirrhus mammae spurius* — *Mastodynia scirrhosa spuria* — *Mastoncus sclerodes* — die nach einer zufälligen, meist mechanischen Ursache (Kneifen u. s. w.) zunimmt, sich allmählig röthet, empfindlich wird, in Eiterung übergeht und aufbricht, doch gewöhnlich den Charakter der Bösartigkeit nicht an sich trägt. — Ja schon bei Neugebornen kommen in seltenen Fällen Verhärtungen vor, die jedoch nur höchst selten in Eiterung übergehen.

Bei der *Mastodynia scrophulosa* — *Cancer mammae scrophulosus, Struma mammae* — gehen zuweilen die beweglichen, harten, schmerzlosen, glatten, nicht höckerigen Knoten, in eine meist langsame, mit wenigen Schmerzen verbundene Eiterung mit oft deutlicher Schwappung über — *Mastoncus symptomaticus scrophulosus.* —

Der bekannte Habitus scrophulosus und besonders das Charakteristische der scrophulösen Geschwüre, leiten hier den Arzt sicher, um keine Verwechselung zu begehen.

Endlich gehört hierher noch die Mastodynia fungosa — *Cancer mammae fungosus, Fungus mammae haematodes* — die *W. Hey* (Practical Observations p. 504.) beschreibt. — Tief sitzende Abscesse und exulcerirte Knoten geben nach ihm sowohl bei Verheiratheten als nicht Verheiratheten, doch bei ersteren häufiger während dem Stillen und meist bald nach der Niederkunft zu deren Entstehung Gelegenheit. Sie unterscheiden sich zu Anfang nicht von den gewöhnlichen Milchabscessen, allein der tiefe Sitz derselben in oder unter der Drüse, macht beinahe alle äufsere Mittel fruchtlos. Die Entzündungsperiode ist bei solchen Abscessen sehr verborgen und langwierig, und bricht die äufsere Haut endlich auf, so dauert der Eiterabflufs ohne allen Anschein von Heilung fort. Zuweilen bricht auch wohl der Eiter an verschiedenen Stellen durch, und bildet dann viele Höhlen, die ein purpurrother Schwamm ausfüllt, der sich nach deren Oeffnen hervordrängt und die zwischen diesen Eitergängen befindliche scirrhöse Härte durchfühlen läfst. Dies Uebel bleibt in dieser Form, ohne weitere bedeutende Veränderung, viele Monate, aufser dafs ein hektisches Fieber sich dazu gesellt, und dann die Brust, bei zunehmender Härte, bösartig wird. — Diese fungöse Wucherung steht offenbar dem bösartigen Blut- oder Markschwamm oder weichen Krebs der weiblichen Brust — *Fungus, Sarcoma, Carcinoma medullare, tuberculosum, Cancer mitis, encephaloides,* — sehr nahe, obwohl es noch immer nicht erwiesen ist, ob wirklich der wahre Hirn- oder Markschwamm in diesem Organe vorkommt. In denen von *Hey* mitgetheilten Fällen hatte die Geschwulst eine krankhaft veränderte drüsige Structur und in ihrem Inneren, kleine Höhlen, die eine gallertartige Flüssigkeit oder ein klebriges Serum enthielten. *Wardrop* fand darin eine durchsichtige schleimige Feuchtigkeit, und bezweifelt auch das Vorkommen des wahren Blutschwammes in der Weiberbrust. Nach *Cooper* werden auch, bei diesen schwammartigen Geschwülsten der Brüste, nur selten die Achsel- und Halsdrüsen in Mitleidenschaft gezogen, was doch beim wahren Blutschwamme immer geschehe. — Das Blutschwammgeschwür — *Ulcus sanguineofungus* — unterscheidet sich aufserdem noch durch sein äufseres dunkelblutiges Ansehn, durch gefahrdrohende Blutungen bei der geringsten Berührung, und durch Absonderung einer äufserst stinkenden Jauche in grofser Menge u. s. w. Diese Mastodynia fungosa, scheint sich aber endlich noch von dem wahren Fungus haematodes besonders dadurch zu unterscheiden, dafs nach deren zweckmäfsiger Behandlung meist Heilung und Vernarbung während guter Eiterung erfolgt, was bei dem wirklichen Blutschwamme, wenn es auch zur Eiterbildung kommen sollte, niemals vollkommen erfolgen wird, indem dieser Cancer encephaloides zu zerstörend auf die ganze Organisation einwirkt, und dessen Entstehen in der Constitution selbst begründet ist, und bis jetzt als ein unheilbares Uebel betrachtet wird.

Rücksichtlich der Voraussagung und Heilung bei der Vereiterung der Brust, kommt es hauptsächlich darauf an, ob diese Krankheit kurz nach der Niederkunft, oder später, erst nach dem Gewöhnen des Kindes erfolgte, und wie die Constitution der Kranken beschaffen ist. Im ersten Fall sind sie gewöhnlich viel hartnäckiger, gefährlicher und verlangen eine viel sorgfältigere Behandlung, als im letzteren Fall. Bei ersteren ist nämlich, wegen dem hier noch stattfindenden starken Zuflufs der Säfte nach den Brüsten, die Anhäufung des Eiters enorm, wodurch nur zu leicht fistulöse Gänge erzeugt werden, und concurriren überhaupt noch so manche andere Rücksichten in Folge der Niederkunft, die wenigstens vorerst ein durchgreifendes Verfahren gebieten. In letzterem Fall sind die Weiber nicht mehr so schwach und reizbar, der Zuflufs der Milch ist geringer, oder der jetzt starke Säugling verbraucht den Vorrath, und kann dann solches Uebel auch eher wie ein gewöhnlicher Abscefs behandelt werden.

Abscesse in den Brüsten bei Weibern, die niemals schwanger waren, sind wegen ihres meist chronischen Verlaufes immer verdächtig und müssen mit grofser Behutsamkeit, und hauptsächlich mit Berücksichtigung des gleichzeitig vorhandenen constitutionellen Leidens behandelt werden. — Sind sie von rein örtlicher Ursache entstanden und haben sie einen raschen Verlauf, oder ist bei Neugebornen ein Knoten in Vereiterung gegangen, so ist bei sonst guter Constitution die Prognose günstig zu stellen. Die Mastodynia scrophulosa läfst auch, obgleich der Verlauf ein meist sehr langsamer ist, und nur das allgemeine scrophulöse Leiden nicht zu tief Wurzel geschlagen hat, eine günstige Voraussagung zu. Ist aber bei der Mastodynia fungosa, wobei übrigens in prognostischer Hinsicht dasselbe gilt, was bei der Mastodynia puerperarum schon vorgekommen ist, schon hektisches Fieber zugegen, und wird die rechte Kunsthülfe versäumt, so ist der Ausgang meist ein sehr ungünstiger.

Die Behandlung des Brustabscesses beruht hauptsächlich darauf, dafs der Wundarzt, sobald er aus dem zu hohen Grade der Entzündung entnehmen kann, dafs sie sich nicht mehr zertheilen wird, und der bisher stechende und brennende Schmerz nur klopfend, die Geschwulst gröfser, härter und dunkelroth mit Frösteln gegen Abend wird, die bisher fruchtlos angewendeten zertheilenden Mittel mit zeitigenden vertauscht. Erweichende warme Cataplasmen, wenn sie für die so sehr schmerzhafte und empfindliche Brust nicht zu belästigend sind, verdienen hier immer den Vorzug vor dergleichen Bähungen, da sie seltener gewechselt zu werden brauchen. Auf die Nacht lege man ein Pflaster aus gleichen Theilen Diachylon- und Melilotonpflaster auf, und fahre damit so lange fort, bis alle Härte gänzlich geschmolzen ist, wenn auch wohl schon der Abscefs von selbst aufgebrochen oder künstlich geöffnet wäre, welches man aber immer am besten der Natur überlassen, und nur in dem Fall eine Ausnahme machen sollte, wenn zu grofse Schwäche der Kranken eine frühere künstliche Oeffnung geböte. Gewöhnlich entstehen nun mehrere Oeffnungen an verschiedenen Stellen. Diese bedecke man mit etwas zarter Charpie und einem Heftpflaster mit einem Einschnitt, um dem Eiter den Abflufs nicht zu versperren, und setze die angegebene Behandlung bis zur Heilung fort, wobei man sowohl bei den warmen Ueberschlägen, als nächtlich aufzulegenden Pflastern die Warze schützen mufs. Ist die Brust sehr angeschwollen, und dieselbe der Kranken durch ihre Schwere sehr lästig, so bringe man unter ihr eine solche Vorrichtung an, die sie wie ein Tragbeutel unterstützt. Klebt bei dem täglichen Verbande die trockne Charpie wohl zu feste auf, so mische man unter das Gelbe von einem Ei einige Tropfen Terpenthinöl und bestreiche das Plumaceau damit ganz dünn. Die fortgesetzten warmen Umschläge, der stete freie Abflufs des Eiters, bei entsprechenden inneren Mitteln, sind meist zur Heilung hinreichend und schützen vor allen weiteren Folgen. Bilden sich aber fistulöse Oeffnungen, und bleibt die Brust bedeutend hart, woran meist das künstliche Eröffnen derselben, und ganz besonders das Einlegen und Verstopfen der Abscefsöffnungen mit Bourdonnets oder Wieken, oder eine zum steten freien Abflufs des Eiters ungünstig gelegene Abscefsöffnung schuld ist, so kann nur durch die angegebene sanfte Behandlung, die Stockung des Eiters verhütet, die Schmelzung der noch übrigen entzündlichen Härte und die endliche Schliefsung der Oeffnungen bewirkt werden. Bei zu häufigem und dünnem Eiter, bei allgemeiner Schwäche, und bei blassen und schlaffen Geschwürrändern, Fieber, Schweifsen u. s. w., nützen gelinde stärkende und reizende Mittel in- und äufserlich mit einer mehr nährenden Kost.

Bei Brustabscessen unfruchtbarer Weiber, müssen vorzugsweise die Ursachen berücksichtigt werden und erheischt deren Behandlung, besonders bei Personen in den Jahren der Cessation der Menstruation, grofse Vorsicht, zumal bei anderweitigem constitutionellen Kranksein und bedeutender verdächtiger Härte, wegen hier leicht erfolgender Bösartigkeit. Man behandle daher dieselben so sanft wie möglich mit erweichenden warmen Ueberschlägen, und lege Cicuta mit Mercurialpflaster auf, und überlasse den Aufbruch des Abscesses der Natur.

Abscesse bei Mädchen und Kindern in den Brüsten, werden wie gewöhnliche Abscesse behandelt, d. h. so einfach wie nur möglich, wobei sie in der Regel bald, unter fleifsig fortgesetztem Auflegen von feuchten, warmen Läppchen heilen. Ist der Brustabscefs Folge der Scrophelkrankheit, so ist die Behandlung wie die eines andern scrophulösen Geschwüres, wobei durch die zweckmäfsige innere Behandlung das Meiste ausgerichtet wird. Die scrophulöse Natur dieser Abscesse verräth sich noch besonders durch die dem Eiter immer beigemischten Schleimpflocken.

Die tiefsitzenden Abscesse hingegen, die in seltenen Fällen während des Stillens sowohl, als aufser dieser Periode entstehen, müssen nach *Hey* a. a. O. sobald man Fluctuation wahrnimmt, frühzeitig geöffnet werden, und haben sich schon Fistelgänge gebildet, so müssen diese nach ihrem ganzen Verlaufe geöffnet und die spongiösen Aftergebilde mit den blofsen Fingern zerstört und zugleich sorgfältig nachgesucht werden, ob nicht unter diesen noch Mündungen von Gängen verborgen liegen, um auch sie alsbald aufzuschneiden, und das vorhandene Schwammige zu entfernen. Wäre wohl ein Theil der Brust von diesen Gängen so unterminirt, dafs derselbe nach ihrer Eröffnung, gleichsam wie an einem Stiele nur noch anhängt, so nehme man ihn am besten ganz hinweg. Wenn auch wohl durch so viele Einschnitte die Brust wie in Stücken zerschnitten aussähe, so beruft sich *Hey* auf seine Erfahrungen, wo solche Operation unter den ungünstigsten Umständen gelang, und die Brust ihre natürliche Form wiederbekam und schnell heilte. Bei messerscheuen Kranken liefse sich hier auch wohl von der Unterbindung dieser Fisteln, wobei man aber immer auf Entfernung des Schwammes Bedacht nehmen müfste, Gebrauch machen, und müfste diese nur nach den Gesetzen des Schnittes, nämlich immer in gerader Richtung, von der Peripheri nach dem Centro (der Brustwarze) angelegt werden, um die Milchgänge so viel als möglich zu schonen.

Litteratur.

Schlegel, D., de statu sano et morboso mammarum in gravidis et puerperis. Jenae 1792.

Stark's Archiv B. IV. S. 738.

Sponitzer, in *Hufeland's* Journ. d. pract. Heilk. B. VII. St. 2. S. 36.

Klees, über die weiblichen Brüste. 3. Aufl. Frankf. 1806.

W. Hey, Practical Observations p. 504. und *Cooper's* Lectures by Tyrell. Deutsche Uebersetzung. B. II. S. 167.

W. Cumin, in Edinb. medic. and surgic. Journ. Vol. XXVII. 1827.

(Uebersicht der Krankheiten der weiblichen Brust, nebst einigen Krankengeschichten u. s. w. von *Cumin* in Neu. Samml. auserl. Abhandl. B. X. St. 3. S. 375 u. 376. und *Horn's* Archiv f. med. Erfahr. etc. Jul. Aug. 1827. S. 697 u. 707.) Ull — n.

BRUSTBEERE. S. Zyzyphus.

BRUSTBEIN (*Sternum*) liegt, von der Haut und den sehnigen Ursprüngen der grofsen Brustmuskeln bedeckt, an der vordern Seite der Brusthöhle, der Wirbelsäule gegenüber, zwischen den Brustenden der beiden Schlüsselbeine und den Knorpeln der wahren Rippen, und reicht von der Kehlgrube bis zur Herzgrube herab. Es ist länglich und platt, oben am breitesten, in der Mitte etwas breiter als über derselben, nach unten zu schmal und endlich spitzig; seine vordere Seite ist, da es ein wenig gebogen ist, von oben nach unten gewölbt, die hintere in eben der Richtung etwas hohl. Im Innern besteht dieser Knochen aus netzartiger, schwammiger Substanz (*Diploë*), deren Zwischenräume von der Markhaut bekleidet und mit einem röthlich, öligen Safte angefüllt sind; äufserlich ist er mit einer Rinde, von dichterer Masse umgeben.

Man theilt das Brustbein ein in drei Stücke, die Handhabe, das Mittelstück und den schwerdtförmigen Fortsatz, welche durch Knorpel und Fasergewebe verbunden sind, und daher auch von einigen (*Fr. Meckel* Handb. der Anat. B. 2. p. 63.) als besondere Knochen, unter der Benennung Brustbeine, betrachtet werden.

1) Die Handhabe oder der Griff (*Manubrium*) ist am breitesten und dicksten, bildet das oberste Ende des Brustbeins, und reicht bis zum zweiten Rippenknorpel herab. An derselben sind vier Ränder: der obere ist in der Mitte abgerundet, und in der Quere ausgeschweift (*Incisura semilunaris*), auf jeder Seite mit einer beträchtlich breiten, länglichen, überknorpelten Schlüsselbeingelenkfläche (*Cavitas clavicularis*) versehen; die beiden Seitenränder sind concav, convergiren von oben nach unten, sind von allen die längsten und schärfsten, haben im oberen Theile eine Grube zur Aufnahme des ersten Rippenknorpels, und im untern einen kleinen Ausschnitt, welcher mit einem ähnlichen des Mittelstücks den zweiten Rippenknorpel aufnimmt, der

der untere Rand liegt quer, ist gerade und durch Knorpelbandmasse, im Alter zuweilen durch Knochenmasse, mit dem Mittelstück verbunden.

2) Das Mittelstück, die Klinge oder der Körper (*Corpus*) ist meist noch einmal so lang als der Griff, reicht von diesem bis zum siebenten Rippenknorpel herab, ist gewöhnlich in der Mitte am breitesten, auf der vordern Fläche schwach gewölbt, auf der hintern flach vertieft. Die Seitenränder sind abgerundet, enthalten sechs ausgeschweifte Verbindungsgruben (*Sinus articulares costales*), in welche sich die Knorpel der zweiten bis zur siebenten Rippe einsenken, doch nimmt die oberste den zweiten Rippenknorpel gemeinschaftlich mit der Handhabe, und die unterste den siebenten Rippenknorpel zuweilen gemeinschaftlich mit dem Schwerdtfortsatze auf. Zwischen je zwei Gruben ist ein halbmondförmiger Ausschnitt (*Incisura semilunaris lateralis*), welche im obern Theile, wo jene Gruben entfernter von einander stehen, länger, im untern kürzer sind. Zuweilen findet man ein durchgehendes rundes oder eckiges Loch im untern Ende des Mittelstücks.

3) Der schwerdtförmige Fortsatz (*Processus xiphoides i. e. ensiformis s. mucronatus*) ist platt, zuweilen kaum einen, oft mehrere Zolle lang. Er verbindet sich durch sein oberes Ende mit dem Mittelstücke, sein unteres Ende ist frei, gewöhnlich mehr oder weniger nach vorn umgebogen, und bleibt oft bis ins hohe Alter knorpelig; es variirt aufserdem in seiner Gestalt, ist entweder abgerundet oder spitzig, oder gabelförmig getheilt, oder mit Oeffnungen versehen.

Entwickelungsgeschichte des Brustbeins. Jeder der drei Haupttheile desselben hat gewöhnlich ein besonderes Knorpelstück, selten indefs haben alle nur ein einziges zur Grundlage (*Albini* icon. oss. foetus tab. IX. fig. 64—66). Diese knorpelige Grundlage ist früher als die der Schlüsselbeine, und der grofsen Röhrenknochen der Extremitäten vorhanden, aber dessen ungeachtet fängt das Brustbein später als jene Theile an zu verknöchern. Nach *Meckel* (l. c. p. 67.) finden sich die ersten Knochenkerne in der Handhabe um die Mitte der Schwangerschaft, später in dem Mittelstück. Ihre Anzahl und Lage ist abweichend und unbestimmt. —

(*Albinus* l. c. p. 75—95 und *Blumenbach*, Geschichte und Beschreibung der Knochen. 2. Ausg. Göttingen 1807. p. 365.) In den Jugendjahren verschmelzen die Knochenkerne unter einander so, dafs um die Zeit der Mannbarkeit nur jene drei Hauptstücke, Handhabe, Mittelstück und Schwerdtfortsatz getrennt sind, welche aber zuweilen bei alten Personen, ebenfalls mit einander verwachsen.

Synon. *Os pectoris, ensiforme, gladioli, Scutum cordis*, Brustblatt, Herzknochen, Schwerdtförmiges Bein. S — m.

BRUSTBEIN (chirurgisch) (*Sternum, os pectoris, os xiphoides*). (Bruch desselben, *Fractura sterni.*)

Das Brustbein bricht entweder in die Quere, oder es zersplittert, oder es entsteht ein sogenannter Sternbruch. Diese Verletzung kann sich sowohl am oberen, als am mittleren und unteren Theile des Knochens zutragen; in den meisten Fällen sind die Knochenstücke nach inwärts gedrückt, weil gewöhnlich ein Schlag gegen die Brust, oder ein Fall auf dieselbe, dazu die Veranlassung giebt. Eine Beobachtung, wo das Brustbein durch einen Gegenstofs quer durchbrach, theilt uns *David* in seiner Abhandlung über den Gegenstofs, mit. Der Verletzte fiel von einem hohen Gerüste mit der Mitte des Rückens auf ein Querholz. *Comte* und *Martin* erzählen die Geschichte eines Querbruchs des Brustbeins, welcher bei einer 26 jährigen Weibsperson, während der angestrengten Geburtsarbeit erfolgte, und den Tod verursachte. Dieser Fall wurde von *Chaussier* im Jahre 1826 beobachtet. Einen andern ähnlichen Fall theilt uns derselbe vom Jahre 1822 mit. — (Revue médicale française et étrangère, et Journ. de clinique de l' Hôtel-Dieu, de la Charité et des grands Hôpitaux de Paris etc. 1827. T. IV. p. 260 — 70.) In sehr seltenen Fällen entsteht die Fractur nach aussen. Man erkennt das Dasein derselben theils durch das Gefühl, indem man eine Ungleichheit an irgend einer Stelle der äufsern Fläche des Knochens wahrnimmt, theils durch das hörbare Geräusch der Knochenenden bei der Respiration. Die sonstigen damit verbundenen Symptome sind: ein öfterer und heftiger Husten, Herzklopfen mit Engbrüstigkeit verbunden, ein erschwertes, oder gar unmögliches Liegen auf dem Rücken, Blutauswurf, Entzündung des

Mediastini, und der umher liegenden Gebilde, Ergiefsungen und Eiteransammlung im Mittelfel, wodurch eine Anlage zur Schwindsucht, oder Brustwassersucht, sich leicht ausbildet. Auch kann als Folge eines solchen Bruchs, Caries der Brustknochen, und eine Fistel entstehen. Es ergiebt sich danach hieraus, dafs die Prognose einer solchen Fractur in vielen Fällen sehr zweifelhaft sein mufs.

Was die Behandlung betrifft, so ist vor allem dahin zu sehen, dafs der Kranke bei einer etwas gebogenen Rückenlage, sich möglichst ruhig verhalte; wiederholte Aderlässe, Anlegen von Blutegeln, verbunden mit einem streng antiphlogistischen Regimen, sind in der Mehrzahl der Fälle, unerläfsliche Requisite zur Beseitigung der Zufälle. Sind die Knochenstücke dislocirt, so kann die Reposition auf folgende Weise geschehen: man läfst den Verletzten gerade ausgestreckt auf den Rücken liegen, und drückt zu beiden Seiten des Brustbeins die Rippen nieder. Vermöge der Elastizität derselben, geht der Brustknochen wieder in seine Lage. —. Kann bei dieser Behandlung der Zweck nicht erreicht werden, so macht man einen Schnitt in die äufsere Bedeckungen, entblöfst das Brustbein, und sucht mit dem Tirefond einzubohren, und die deprimirte Stelle wieder in die Höhe zu ziehen. Sind viele Splitter einwärts gerichtet, so mufs man zum Trepan seine Zuflucht nehmen, wo denn die Fractur nach geschehener Trepanation mit dem Elevatorio aufgehoben werden kann. Nach geschehener Einrichtung legt man eine Compresse über den Bruch, und befestigt solche mit einer breiten Binde um die Brust, wobei dahin zu sehen, dafs dieselbe nicht zu stark vorgezogen werde, um die Respiration nicht noch mehr zu erschweren. Allerdings wird ein so leichter Verband die Dislocation des Bruchs nicht verhindern, allein wenn der Bruch einmal reponirt ist, so verschiebt er sich nicht leicht wieder, und selbst ein festerer Verband würde dies auch nicht zu verhindern im Stande sein. — Zuweilen erfolgt wie gesagt, ein Extravasat, eine Ergiefsung des Bluts in das Zellgewebe hinter dem Brustbeine; hier können äufserlich angewandte Mittel wenig ausrichten, weil die einsaugenden Gefäfse der Haut, welche den vordern Theil der Brust und des Unterleibes bedeckt, gerade zu den lymphatischen Zweigen der innern Brust hinaufsteigen. Sie haben gar keine Verbindung mit den resorbirenden Gefäfsen des vordern Mediastinums, des Herzbeutels und der Thymus, aufser in der Drüse, welche die Hohlader und die grofse Schlagader bedecken. Eben so wenig vermögen hier innere Mittel etwas zu bewirken; nur durch Trepanation des Brustbeins ist Rettung möglich. Eben diese ist erforderlich, wo eine Eiteransammlung im vordern Mediastinum entstanden ist. Manchmal bahnt sich der Eiter in diesem Falle einen Weg an dem Rande des Sternums, zwischen den Knorpeln zweier Rippen. Eine und mehrere Oeffnungen an dieser Stelle, reichen indefs nicht immer hin, um dem Eiter einen freien Ausflufs zu verschaffen; nur durch die Trepanation (Die Trepanation des Brustbeins scheint *Galen* zuerst versucht zu haben. *Celsus* hielt bei Caries dieses Knochens, die Ausschneidung desselben für nöthig, die Trepanation aber für gefährlich; diesem Urtheile stimmten späterhin auch *Nicolaus Fontanus* und *Palfin* bei. Dagegen hielten *Heister*, *Platner*, *Henkel*, *Portal*, *Callisen*, *Aitken*, *Bell*, *Böttcher* u. s. w. dieselbe für gefahrlos und verrichteten diese Operation zum Theil selbst. Auch *Purmann*, *Du Foix*, *Freind*, *Ravaton*, *Misnier*, *Martinière*, *J. C. Petit*, erzählen mehrere Beobachtungen von dem glücklichen Erfolge der Trepanation des Brustbeins, und beweisen einstimmig mit den andern Chirurgen, dafs dieselbe gefahrlos sei. Was ihre Ausführung selbst betrifft, so wird sie auf dieselbe Weise, wie am Schädel, vorgenommen. — *Portal* will dafs man die Krone mehr von der linken Seite her ansetze, als von der rechten, weil das Mittelfell mehr gegen diese, als gegen die andere hin geneigt sei. Allein *Lieutaud* sah es in der Mitte, ja sogar die rechte Seite des Brustbeins einnehmen, welches mehrere Beobachter bestätigen. *Portals* Regel ist daher nicht in jedem Falle anwendbar. Am besten ist es, dafs der Wundarzt sorgfältig alles, was die Krankheit begleitet, zusammenstelle, und die örtlichen Zeichen berücksichtige, um so die schicklichste Stelle zum Austritt der eingeschlossenen Feuchtigkeiten, ausfindig zu machen.) ist dieser Zweck zu erreichen möglich.

L i t t e r a t u r.

J. L. Petit, Traité des maladies des os, nouvelle édit. par Mr. *Louis*. Paris 1772. 2. T. 8.

Böttcher's Abhandl. über die Krankh. d. Knochen. 3. B. 1790—93. 8.

K. F. Clossius über d. Krankh. d. Knochen. Tüb. 1798.

Vorzüglich dessen Abhandl. über die Durchbohrung d. Brustbeins. Uebersetzt nebst einem kurzen Anhange von *J. G. Krämer*. 1799. 72. S. 8.

J. G. Bernstein's pract. Handb. für Wundärzte u. s. w. 3. Bd. Art. Fractura sterni.

Diction. des scienc. médicales etc. Art. Fracture du sternum.

Noch verdient aus der ältern hierher gehörigen Litteratur:

Martinières Abhandl. von der Trepanation des Brustbeins, in den Memoires de l'acad. de Chirurg. Vol. IV. eine Erwähnung. Gü — r.

BRUSTBEIN-, Brust-Buckel. S. Buckel.

BRUSTBINDE. Der Zweck dieser Binde ist theils zur Aufhebung der Brüste in verschiedenen Krankheiten, theils um Verbandstücke, bei Wunden, Geschwüren der Brust u. s. w. zu befestigen.

1) Die zusammengesetzte oder vierköpfige aufhebende Binde der Brüste. *Suspensorium mammillare composit. s. quatuor capitibus. Suspensoir des mammelles à quatre chefs.* Sie besteht aus einem viereckigen, der Gröfse der Brüste angemessenen Stück doppelter Leinewand, an deren vier Ecken 2 Ellen lange Binden angenäht sind, so dafs die obern perpendiculär die untern wagerecht daran befestigt sind. Man legt nun dies viereckige Leinwandstück auf die Brüste, geht mit den wagerecht befestigten Binden nach dem Rücken, von da wieder nach vorn und befestigt sie hier. Hierauf hebt man das Leinwandstück und mit ihr die Brüste, führt die beiden senkrecht befestigten Binden über die Schultern, kreuzt sie auf dem Rücken und bringt sie unter den Achseln nach vorn, wo sie befestigt werden. Will man blofs eine Brust bedecken, so richte man die Binde kleiner ein. *v. Gräfe* läfst die an den vier Ecken des Leinwandstückes befindlichen Binden, nicht daran festnähen, sondern durch Knöpfchen befestigen, eine Abänderung die so unbedeutend sie auch zu sein scheint, den grofsen Vortheil hat, dafs man, im Fall das Leinwandstück beschmutzt ist, nicht nöthig hat die ganze Binde abzunehmen und dafs man zur Untersuchung der Brustwunde nur eine oder die andere Binde abzuknöpfen braucht.

2) Brustbinde nach *v. Gräfe.* Sie besteht aus einem 7—8 Zoll breiten Gürtel, der an seinen beiden Endtheilen Spiralfedern, Schnallen und Schnallgurte hat, und an einer Seite mit einem Achselbande versehen ist, welcher um die Schulter der kranken Seite kömmt. Diese Binde wird mittelst der Schnallen befestigt, hält den Verband sehr fest, ohne durch ihren Druck zu belästigen.

3) Einfache aufhebende Binde der Brüste. *Suspensorium mamillare simplex. Suspensoir d' une mammelle.* Man rollt eine 12 Ellen lange Binde auf einen Kopf, legt das Ende zwischen beiden Brüsten an, führt die Binde über die Schulter der kranken Brust, unter dem Arme nach vorn, unter die kranke Brust weg, schräg nach aufwärts, von hier nach der entgegengesetzten Schulter, unter der Achselhöhle, nach der Achsel über die kranke Brust weg, fängt von hier wieder die Touren an, und setzt sie so dreimal fort. Dann aber, wenn man auf die Schulter der kranken Seite gekommen ist, geht man unter die Achsel dieser Seite, hebt die Binde wieder über die Schulter und dann quer über die Brust, wo sie durch Zirkeltouren sich endigt und befestigt wird.

4) Doppelte aufhebende Binde der Brüste. *Suspensorium mammillare duplex. Suspensoir des deux mammelles.* Man legt sie so an wie die einfache, und führt sie, wenn man das erstemal unter der Achsel vorkömmt, unter beiden Brüsten um den Leib herum, hebt alsdann eine um die andre mit gleichen Halbtouren auf, und führt sie so wie die einfache. E. Gr — e.

BRUSTBRUCH. S. Hernia thoracis.

BRUSTDRUESENGESCHWULST.
BRUSTDRUESENSARCOM.
BRUSTDRUESENVERHAERTUNG. } S. Brustkrebs. Brustscirrhus.

BRUSTEROEFFNUNG. S. Abzapfen. Empyem.

BRUSTENTZUENDUNG, (epizootische). S. Pferdeseuche.

BRUSTGEBURTEN, oder richtiger Brustlagen des Kindes bei der Geburt, sind die regelwidrigen Lagen des Kindes bei der Geburt, bei welchen eine Fläche des Thorax des Kindes in der Führungslinie des Beckens gefunden wird.

Die Lage des Rumpfes des Kindes ist dabei bald mehr quer, bald schief, und es können zugleich Theile der Frucht, häufiger ein Arm, seltener die Nabelschnur vorgefallen sein.

Unter allen regelwidrigen Lagen des Kindes bei der Geburt sind die Brustlagen bei Weitem die häufigsten, und eine Art derselben, die Seitenbrustlagen mit Vorfall eines Armes, nehmen unter denselben in Beziehung auf die Häufigkeit des Vorkommens und die Schwierigkeit der nicht selten durch sie veranlafsten Geburtshindernisse die erste Stelle ein, so dafs sie in der neueren Zeit von Einigen als die einzigen vorkommenden regelwidrigen Kindeslagen angenommen werden. Wenn es nun auch nicht zu leugnen ist, dafs die grofse Zahl der in den Lehrbüchern verzeichneten regelwidrigen Kindeslagen nicht in der Natur beobachtet wird, sondern dafs vielmehr nur wenige derselben vorkommen, so ist es doch durch Erfahrungen erwiesen, dafs aufser den am häufigsten vorkommenden Seitenbrust- und Schulterlagen, auch noch einige andere regelwidrigen Lagen beobachtet werden. (Vergl. d. Art. Kindeslage).

Der Einflufs der Brustlage bei der Geburt ist der, dafs ein ausgetragenes Kind in dieser Lage nicht geboren werden kann, wenn nicht durch eine besondere Thätigkeit der Naturkräfte mittelst der Selbstwendung oder durch die Hülfe der Kunst die regelwidrige Lage verbessert und in eine solche Lage verwandelt wird, in welcher die Ausschliefsung des Kindes möglich wird. Erfolgt diese Lageverbesserung durch die Hülfe der Natur oder der Kunst nicht, so ist die Ausschliefsung des Kindes unmöglich und die Kreissende stirbt ohne das Kind geboren zu haben. Der Tod erfolgt in diesem Falle entweder durch Ruptur des Uterus oder der Mutterscheide, veranlafst durch die vergeblichen Bestrebungen des Uterus sich seiner Bürde zu entledigen, oder durch Brand des Mutterhalses, welcher zwischen den vorliegenden Theil des Kindes und das Becken eingeklemmt wurde, oder durch Erschöpfung und Consumtion der Erregbarkeit, während der anhaltenden und sich stets wieder erneuernden vergeblichen Zusammenziehungen der Gebärmutter.

Die Brustlagen sind verschieden, je nach der vorliegenden Fläche der Brust.

I. Die Brustlage mit vorliegender vorderer Fläche der Brust kommt nur sehr selten vor, und alsdann nur in versäumten und verspäteten Fällen; wahrscheinlich ist meistens das Vorkommen derselben nur durch regelwidrige Kunsthülfe veranlafst, wenn bei einer Seitenbrustlage der zweite Arm durch die Kunst herbeigeführt, und dadurch die vordere Fläche der Brust in die Führungslinie des Beckens gebracht wurde. In den ersten Geburtsperioden und vor dem Wassersprunge wird diese Lage nicht leicht beobachtet, und wenn sie in einer späteren Geburtsperiode gefunden wird, so kann der vorliegende Kindestheil nicht tief in das Becken herabtreten, sondern bleibt auf dem Eingange desselben stehen.

Die Richtung des Kindeskörpers kommt alsdann vorzüglich in vier verschiedenen Lagen vor.

a) In der ersten Lage liegt der Kopf und der Hals des Kindes über dem Horizontalaste des linken Schambeines und der Bauch über der rechten Kreuzdarmbeinfuge, die Längenachse des kindlichen Körpers correspondirt also mit dem ersten schiefen Durchmesser des Beckeneinganges.

b) In der zweiten Lage findet man den Kopf und Hals des Kindes über dem Horizontalaste des rechten Schambeines und den Bauch über der linken Kreuzdarmbeinfuge, die Längenachse des Kindes über dem zweiten schiefen Durchmesser des Beckeneinganges.

c) Die dritte Lage läfst den Kopf des Kindes über der rechten Kreuzdarmbeinverbindung, den Bauch des Kindes über dem Horizontalaste des linken Schambeines und also den kindlichen Körper in der Richtung des ersten schiefen Durchmessers des Beckeneinganges finden.

d) Die vierte Lage hat, bei der Richtung des kindlichen Körpers über dem zweiten schiefen Durchmesser, den Kopf über der linken Kreuzdarmbeinfuge und den Bauch über dem Horizontalaste des rechten Schambeines.

Es ist wahrscheinlich, dafs wenn die Vorderbrustlagen des Kindes in einer frühern Geburtsperiode und vor dem Wassersprunge vorkommen, dieses stets in der dritten oder vierten Lage, oder in einer Querlage des Kindes stattfindet. In den Beobachtungen der Vorderbrustlagen bei verspäteten

Fällen, in der dritten oder vierten Geburtsperiode, fand stets die erste oder zweite Lage statt; doch ist es auch nicht unwahrscheinlich, daſs dabei eine Querlage stattfinden kann.

Wenn eine Vorderbrustlage in einem solchen verspäteten und versäumten Falle stattfindet, in welchem gemeiniglich lange nach abgeflossenem Fruchtwasser, der Uterus straff und fest um die Frucht zusammengezogen ist, so ist der Körper des Kindes nach hinten zusammengebogen, so daſs die Füſse des Kindes auf dem Rücken desselben liegen, wodurch die Operation der Wendung ungemein erschwert wird, besonders wenn ein hoher Grad der Zusammenziehung der Gebärmutter vorhanden ist. Dieses sind die Fälle, in welchen ein minder geübter Geburtshelfer sich über die Lage des Kindes keine Auskunft verschaffen kann, und daher in der Regel planlose und gänzlich fruchtlose Versuche macht die Wendung vorzunehmen.

Sich selbst überlassen tritt nur in der ersten und zweiten Vorderbrustlage der Thorax einigermaſsen tief in den Beckeneingang herab, während dasselbe bei der dritten und vierten Lage noch nicht beobachtet worden ist.

II. Die Brustlage mit vorliegender Seitenfläche der Brust ist bei Weitem die häufigste, nicht allein unter den Brustlagen, sondern auch überhaupt unter allen regelwidrigen Lagen des Kindes, so daſs sie von Einigen als die einzige regelwidrige Lage angenommen wird. Die Seitenbrustlage ist eine Schieflage des ganzen kindlichen Körpers, welche entweder schon früher bestanden hat, oder aus einer Querlage des Kindes hervorgegangen ist. Selten findet man die Seitenfläche der Brust allein vorliegen, sondern in den meisten Fällen stellt sich die Seitenbrustlage als Schulterlage dar, bei welcher gemeiniglich ein Arm vorliegt. Man erkennt diese Lage an den Rippen, der eigenthümlichen Rundung der Schulter, der Nähe des Schulterblattes, des Schlüsselbeines und des Halses. An der Richtung dieser Theile, so wie an dem etwa vorgefallenen Arme unterscheidet man, welche Seite des Kindes vorliegt und in welcher Richtung sich der kindliche Körper in Beziehung auf den Beckeneingang befindet.

In den früheren Geburtsperioden, so lange der Wassersprung noch nicht erfolgt ist, und überhaupt so lange das Kind noch nicht auf den Beckeneingang herabgetreten ist, sondern noch hoch steht, findet man vorzüglich nur die Lage des Kindes so, dafs dasselbe beinahe quer in dem Uterus liegt, mit tiefer stehendem Kopfe und höher stehendem Steifse. Schon die äufsere Untersuchung zeigt alsdann den Leib der Kreissenden ungleich geformt, und in den beiden Seiten eine höher und tiefer stehende runde Erhabenheit, welche man zuweilen bei dünnen Bauchdecken und wenigem Fruchtwasser als Kopf und Steifs des Kindes unterscheiden kann; in besonders günstigen Verhältnissen für die äufsere Untersuchung kann man zuweilen schon durch diese die Lage des Kindes ziemlich genau bestimmen. Die innere Untersuchung läfst den Muttermund schief nach einer Seite gezogen finden, er öffnet sich langsam, und die Blase tritt nicht selten wurstförmig hindurch; doch kommt sie auch häufig als der Abschnitt einer Kugel vor, welche etwas schief seitwärts verzogen ist. Ein vorliegender Theil des Kindes ist entweder gar nicht, oder nur eine obere Extremität oder in seltenen Fällen die Nabelschnur zu fühlen. Zuweilen nur ist es möglich bei höherem Einführen des untersuchenden Fingers die Schulter zu erreichen.

Man unterscheidet folgende zwei Arten der Seitenbrustlage bei höherem Stande des Kindes.

1) In der ersten Lage steht der Kopf des Kindes in der linken Mutterseite etwas tief, der Steifs des Kindes in der rechten Mutterseite um etwas höher, die Längenachse des Kindes verläuft über dem Querdurchmesser des Beckeneinganges. Es ist dieses bei Weitem die häufigste Lage und die zweite kommt weit seltener vor. Sie hat zwei Unterarten, je nachdem die Richtung der vorderen Fläche des Kindes ist.

a) In der ersten Unterart der ersten Seitenbrustlage bei höherem Stande des Kindes, ist die Bauchfläche des Kindes nach der hinteren Wand des Uterus, die Rückenfläche des Kindes nach der vorderen Wand des Uterus gerichtet. Die rechte Schulter, Arm und Seite der Rippen liegen vor. Es ist dieses nicht allein die häufigste, sondern auch in Beziehung auf die Leichtigkeit und Sicherheit der Ausführung der Wendung die günstigste Art.

b) Bei der zweiten Unterart der ersten Seitenbrustlage bei höherem Stande des Kindes, ist die Bauchfläche des letzteren nach der vorderen Wand des Uterus, die Rückenfläche nach der hinteren Wand des Uterus gerichtet. Die linke Schulter, Arm und Seite der Rippen liegen vor. Diese Unterart ist in Beziehung auf die Ausführung der Wendung ungünstiger als die erste, obgleich dieses ungünstige Verhältnifs vor dem Wassersprunge minder hervortritt, als nach demselben.

2) In der zweiten Seitenbrustlage bei hohem Stande des Kindes, steht der Kopf des letztern in der rechten Mutterseite etwas tiefer, und der Steifs in der linken Mutterseite etwas höher. Die Längenachse des Kindes verläuft über dem Querdurchmesser des Beckeneinganges. — Diese Art kommt weit seltener vor als die erste, und hat auch zwei Unterarten, je nach der Richtung der vordern Fläche des Kindes.

a) In der ersten Unterart der zweiten Seitenbrustlage bei hohem Stande des Kindes, ist die Bauchfläche des letzteren nach der hinteren Wand der Gebärmutter, und die Rückenfläche nach der vorderen Wand der Gebärmutter gerichtet. Die linke Schulter und linke Seite des Kindes liegt vor, und zuweilen ist der linke Arm in dem Muttermunde zu finden. Es ist dieses die günstigere Unterart der zweiten Seitenbrustlage.

b) In der zweiten Unterart der zweiten Seitenbrustlage bei hohem Stande des Kindes, ist die Bauchfläche des letztern nach der vordern Wand des Uterus und die Rückenfläche desselben nach der hinteren Wand des Uterus gerichtet. Die rechte Schulter, Arm und Seite der Rippen liegen vor. Es ist dieses die ungünstige Unterart in Beziehung auf die Wendung.

In Beziehung auf die Ausführung der Wendung ist es zwar überhaupt sehr wichtig, eine genaue Diagnose der Lage des Kindes zu haben. Bei dem hohen Stande des Kindes, vor dem Wassersprunge, ist diese aber nur selten genau zu erlangen, und es ist alsdann schon als zureichend zu erachten, wenn man nur ausgemittelt hat, ob die erste oder zweite Seitenbrustlage stattfindet, ohne die Unterarten bestimmen zu können, welche sich dann erst während der Ausführung der Wendung ergeben. In manchen Fällen, besonders bei grofser Menge des Fruchtwassers und bei bedeutender Dicke der Bauchwandung, ist es unmöglich die Lage des Kindes vor der Wendung auszumitteln. Es ist dieses jedoch hier für den geübten Geburtshelfer ohne besonderen Einflufs, da gerade in dem noch nicht erfolgten Wassersprunge und in der Menge des Fruchtwassers eine Bedingung der leichten und schnellen Ausführbarkeit der Wendung liegt, und es alsdann zureichend ist, die genaueren Lageverhältnisse des Kindes erst während der Ausführung der Operation zu erkennen.

Anders verhält es sich indessen, wenn der Geburtshelfer erst hinzukommt, nachdem der Wassersprung schon erfolgt ist, die Gebärmutter sich mehr oder minder fest um die Frucht zusammengezogen hat, und das Kind in seiner regelwidrigen Lage, auf oder in den Beckeneingang herabgetrieben worden ist. Alsdann ist es zu der Ausführung der Wendung durchaus nöthig, die speciellen Lageverhältnisse des Kindes vorher genau zu erforschen, weil die erstere sonst nur höchst schwer oder gar nicht ausführbar wird, wenn nicht die Wahl der Hand zur Operation und die Stelle des Beckens zur Einführung derselben genau bestimmt ist. In einzelnen selteneren Fällen findet man bei diesem tiefen Stande des Kindes auch eine der bereits angeführten zwei Seitenbrustlagen und ihrer Unterarten, indem das Kind sich auch hier mit einer Seitenfläche des Thorax quer auf den Beckeneingang stellt; doch kommt dieses nur selten vor, und in der Regel mufs man bei tiefem Stande des Kindes in der Seitenbrust- und Schulterlage vier verschiedene Lagen annehmen, indem sich die Längenachse des Kindes jetzt stets nach einem der schiefen Durchmesser des Beckens gerichtet zeigt; jede dieser vier Lagen hat dann wieder zwei Unterarten, je nach der Richtung der vorderen Fläche des Kindes und nach dem Vorliegen der einen oder anderen Seite. Da hier die Schulter gemeiniglich tiefer als die Seitenfläche der Brust stehet, und auch beinahe immer ein Arm vorgefallen ist, so pflegt man diese Lagen bei tiefem Stande Schulter- oder Armlagen zu nennen.

1) Erste Schulterlage. Die Schulter liegt über dem Eingange des Beckens, der Kopf steht nach vorn und links über dem linken Schambeine, das untere Ende des Rumpfes nach hinten über der rechten Kreuzdarmbeinverbindung. Der Rumpf liegt also über dem ersten schiefen Durchmesser des Beckeneinganges. Diese Lage hat zwei Unterarten, je nachdem die rechte oder linke Schulter vorliegt.

a) In der ersten Unterart der ersten Schulterlage ist die rechte Schulter vorliegend, die vordere Fläche des Kindes ist nach hinten und links gerichtet, und der Steifs steht über der rechten Kreuzdarmbeinfuge mit nach hinten gerichteten Füfsen. Es ist dieses in Beziehung auf die Wendung die günstigere Unterart.

b) In der zweiten Unterart der ersten Schulterlage liegt die linke Schulter vor, die vordere Fläche des Kindes ist nach vorn und rechts gerichtet, und in Beziehung auf die Wendung ist dieses die ungünstigere Unterart, indem in manchen Fällen die nach der vorderen Wand des Uterus liegenden Füfse zuweilen nur mit Schwierigkeit zu erreichen sind.

2) Zweite Schulterlage. Die Schulter steht über dem Beckeneingange, der Rumpf des Kindes liegt in der Richtung des zweiten schiefen Durchmessers desselben, der Kopf des Kindes über dem rechten Schambeine, der Steifs über der linken Kreuzdarmbeinverbindung. Auch diese hat zwei Unterarten, je nach dem vorliegenden Arm und der Richtung der Bauchfläche des Kindes.

a) In der ersten Unterart der zweiten Schulterlage liegt die linke Schulter und der linke Arm vor, und die vordere Fläche des Kindes ist nach hinten und rechts gerichtet; in Beziehung auf die Ausführung der Wendung ist dieses die günstigere Unterart.

b) In der zweiten Unterart der zweiten Schulterlage liegt der rechte Arm und die rechte Schulter vor, und die Bauchfläche des Kindes ist nach vorn und links gerichtet; in Beziehung auf die Ausführung der Wendung ist dieses die ungünstigere Unterart.

3) Dritte Schulterlage. Die Schulter steht über dem Beckeneingange, der Rumpf liegt über dem ersten schiefen Durchmesser des Beckeneinganges, der Kopf über der rechten Kreuzdarmbeinfuge, oder in der rechten Darmbeinschaufel, und der Steifs nach vorn und links über dem linken Schambeine.

a) In der ersten Unterart der dritten Schulterlage liegt die linke Schulter und der linke Arm vor, und die vordere Fläche des Kindes ist nach hinten und links gerichtet; es ist dieses die günstigere Unterart in Beziehung auf die Ausführung der Wendung.

b) In der zweiten Unterart der dritten Schulterlage liegt die rechte Schulter und der rechte Arm vor, und die vordere Fläche des Kindes ist nach vorn und rechts gerichtet; die ungünstigere Unterart in Beziehung auf die Wendung.

4) Vierte Schulterlage. Die Schulter steht über dem Beckeneingange, der Rumpf des Kindes über dem zweiten schiefen Durchmesser desselben, der Kopf des Kindes liegt über der linken Kreuzdarmbeinfuge oder in der linken Darmbeinschaufel, und der Steifs nach vorn und rechts über dem rechten Schambeine.

a) In der ersten Unterart der vierten Schulterlage liegt die rechte Schulter vor, und die vordere Fläche des Kindes ist nach hinten und rechts gerichtet; die günstigere Unterart in Beziehung auf die Wendung.

b) In der zweiten Unterart der vierten Schulterlage liegt die linke Schulter vor, und die vordere Fläche des Kindes ist nach vorn und links gerichtet; die ungünstigere Unterart in Beziehung auf die Ausführung der Wendung.

Diese verschiedenen Arten der Schulterlage bei tiefem Stande des Kindes, haben in Beziehung auf den weitern Verlauf, in Beziehung auf die Selbstwendung und in Beziehung auf die Ausführung der Operation der Wendung noch verschiedene bemerkenswerthe Rücksichten. Wenn eine solche Lage längere Zeit sich selbst überlassen bleibt, nachdem der Wassersprung bereits erfolgt ist, und eine etwas bedeutendere Wehenthätigkeit darauf eingewirkt hat, so steigt bei der ersten und zweiten Schulterlage der Thorax tiefer in das Becken herab, so dafs, wenn gleichzeitig ein Arm vorgefallen ist, dieser aus den äufsern Geschlechtstheilen hervortritt, in mäfsigeren Fällen bis an den Ellenbogen, in Fällen von höherer Bedeutung und längerer Versäumnifs, bis gegen das Schultergelenk. Bei der dritten und vierten Schulterlage findet das tiefere Herabtreten des Thorax selbst bei längerer Dauer des Falles in diesem hohen Grade nicht statt, und es gehört schon eine längere Einwirkung der Wehenthätigkeit nach eingetretenem Tode des Kindes dazu, um den Thorax nur einigermafsen tief herabtreten zu lassen, ohne dafs dieses jedoch in dem Grade stattfinden könnte, wie bei der ersten und zweiten Art. In dieser Rücksicht ist daher in versäumten Fällen im Allgemeinen die erste und zweite Schulterlage für die Ausführung der Wendung ungünstiger als die dritte und vierte Schulterlage, während in anderer Beziehung das umgekehrte Verhältnifs stattfindet, da der in der ersten und zweiten Schulterlage mehr nach der hinteren Wand des Uterus gerichtete untere Theil des kindlichen Körpers der operirenden Hand leichter erreichbar ist, als in der dritten und vierten.

In Beziehung auf die Selbstwendung erster und zweiter Art (Vergl. den Art. Selbstwendung) ist die Beobachtung vorhanden, dafs jede Art der Schulterlage durch die Selbstwendung in eine andere Lage verwandelt werden kann, während in Beziehung auf die Selbstwendung dritter Art die bestimmte Beobachtung bestehet, dafs nur in der ersten und zweiten Schulterlage und niemals in der dritten und vierten Schulterlage dieselbe eintreten kann.

In Beziehung auf die Ausführung der Operation der Wendung lehrt die Erfahrung, dafs im Allgemeinen die erste und zweite Art günstiger sind, als die dritte und vierte, dafs aber bei langer Versäumnifs des Falles die erste und zweite Art, wegen des tiefen Herabtretens des Thorax in das Becken, einen Grad der Schwierigkeit darbieten können, welchen man bei der dritten und vierten Art auf diese Weise nicht findet. Rücksichtlich der Unterarten der verschiedenen Schulterlagen ist stets die erste Unterart die günstigere, die zweite Unterart die ungünstigere, die zweite Unterart der dritten und vierten Schulterlage, übertrifft indefs, rücksichtlich des Grades der Schwierigkeit, die zweite Unterart der ersten und zweiten Schulterlage sehr bedeutend, indem jene es sind, bei welchen zuweilen die gröfste Schwierigkeit eintritt, die operirende Hand bis zu den Füfsen zu führen, so dafs hier dann vorzüglich die Stellung der Kreifsenden auf Knieen und Ellenbogen früher empfohlen wurde, statt deren man neuerdings mit Recht die Seitenlage in Anwendung bringt.

III. Die Brustlage mit vorliegender hinterer Fläche des Thorax, Rückenbrustlage, kommt nur selten vor, indem die Lage des Kindes zwar mit dem Rücken nach dem Muttermunde gerichtet sein kann, demungeachtet aber, wegen der Neigung der Achse des Uterus zum Horizont, mehr die Seitenfläche des Kindes über dem Becken gefunden wird. Doch wird auch in seltenen Fällen die hintere Fläche des Thorax über dem Becken gefunden.

In den beiden ersten Geburtsperioden und vor dem Abflusse des Fruchtwassers liegt das Kind gemeiniglich mehr quer, so dafs der Kopf desselben in einer und der Steifs in der anderen Seite des Uterus gefunden wird; doch ist diese Lage speciell vor dem Wassersprunge selten zu erkennen, sondern mufs nur im Allgemeinen als eine Quer- oder Schieflage des Kindes angenommen werden, deren genauere Verhältnisse sich erst während der Ausführung der Wendung bestimmen lassen. Bei hohem Stande des Kindes in der Rückenbrustlage kann man daher nur zwei Arten annehmen, von welcher bei der ersten der Kopf des Kindes in der linken und der Steifs in der rechten Mutterseite, bei der zweiten der Kopf des Kindes in der rechten und der Steifs in der linken Mutterseite gefunden wird.

Unterarten dieser zwei Rückenbrustlagen giebt es nicht, da stets die Rückenfläche vorliegt; doch kann zuweilen auch ein Arm in der Fruchtblase mit vorliegend gefunden werden. Wenn nach dem Wassersprunge durch die Wirksamkeit der Wehenthätigkeit das Kind in der Rückenbrustlage tiefer herab und auf den Beckeneingang getrieben wird, so erkennt man diese Lage aus dem Vorliegen der beiden Schulterblätter, der Rückenwirbelsäule und der Rippen. Zuweilen bleibt wohl das Kind auch jetzt noch in der Querlage; allein in den meisten Fällen richtet sich die Längenachse des kindlichen Körpers nach einem der zwei schiefen Durch-

messer

messer des Beckeneinganges, so dafs auch hier vier Arten der Rückenbrustlage vorkommen können, welche jedoch keine Unterarten haben.

1) In der ersten Rückenbrustlage liegt der Rückgrat des Kindes in der Richtung des ersten schiefen Durchmessers des Beckeneinganges, der Kopf über dem Horizontalaste des linken Schambeines, der Steifs über der rechten Kreuzdarmbeinverbindung.

2) In der zweiten Rückenbrustlage liegt der Rückgrat des Kindes über dem zweiten schiefen Durchmesser des Beckeneinganges, der Kopf über dem Horizontalaste des rechten Schambeines, der Steifs über der linken Kreuzdarmbeinverbindung.

3) In der dritten Rückenbrustlage liegt der Rückgrat des Kindes über dem ersten schiefen Durchmesser des Beckeneinganges, der Kopf über der rechten Kreuzdarmbeinverbindung, der Steifs über dem Horizontalaste des linken Schambeines.

4) In der vierten Rückenbrustlage liegt der Rückgrat des Kindes über dem zweiten schiefen Durchmesser des Beckeneinganges, der Kopf über der linken Kreuzdarmbeinfuge, der Steifs über dem Horizontalaste des rechten Schambeines.

Bei längerer Fortdauer der Rückenbrustlage und stärkerer Einwirkung der Wehenthätigkeit auf dieselbe, kann in der ersten und zweiten Art derselben der Thorax tiefer in das Becken herabsteigen, als in der dritten und vierten Art, und die Selbstwendung dritter Art, die Selbstentwicklung, ist auch nur in der ersten und zweiten Art möglich, wie die Erfahrung nachweiset.

In Beziehung auf die Ausführung der Wendung gehören die Rückenbrustlagen zu denen, bei welchen vorzugsweise die Wendung auf den Kopf angezeigt ist, so lange das Fruchtwasser noch nicht abgeflossen ist. Die Wendung auf die Füfse ist auch hier in der ersten und zweiten Art leichter auszuführen, als in der dritten und vierten Art, bei welcher sie zuweilen grofse Schwierigkeiten findet; doch ist das tiefe Herabtreten des Thorax in der ersten und zweiten Art bei sehr versäumten Fällen auch nicht selten Ursache, dafs die Operation ungemein schwer auszuführen ist. (Vergl. den Art. Wendung.)

L i t t e r a t u r.

F. B. Osiander's Handbuch der Entbindungskunst. Göttingen 1819—1825. 3 B.

Boivin, Mémorial de l'art des Accouchemens, 3me Edit. Paris 1824 Deutsch. Marburg 1829.

Busch, Lehrbuch der Geburtskunde. Marburg 1829.

Mende, in der gemeinsamen deutschen Zeitschrift für Geburtskunde B. III. H. 1. S 1.

Busch, ebendas. B. III. H. 3. S. 578. B — h.

BRUSTGESCHWUER. S. Brustabscess.

BRUSTGUERTEL ist ein von weichem Leder gefertigter, mit Flanell gefütterter Gürtel, von verschiedener, der Stärke des Individuums, für welches er bestimmt ist, angemessener Länge und Breite, an dessen einem Ende 3--4 Schnallen, an dem andern eben so viele Riemen befestigt sind, und welcher endlich von 2 Tragriemen, die über die Schultern gehen und die sich auf der Brust kreuzen, getragen wird. Man kann diesen Gurt mit feinen Spiralfedern, nach Art der Hosenträger, versehen.

Man gebraucht diesen Brustgürtel bei Brustbrüchen, Wunden u. s. w.

S y n o n. *Cingulum pectorale.* Franz. *Ceinture pour la poitrine.*

E. Gr — e.

BRUSTHOEHLE (*Cavum thoracis*) nennt man den innern, von den Brusteingeweiden ausgefüllten, Raum der Brust. Bei dem Menschen und den Säugethieren ist die Brusthöhle von der Bauchhöhle (*Cavum abdominis*) durch das muskulöse Zwerchfell abgeschieden, bei den Vögeln aber davon nur durch dünnhäutige Luftsäcke unvollkommen getrennt, bei den Amphibien, (obgleich die meisten, Wirbel, Rippen und Brustbein haben) und den übrigen niedern Thiergattungen, mit Ausnahme der Fische, wo sie mit dem Kopfe zusammenfällt, ist sie mit der Bauchhöhle zu einer Höhle vollkommen verschmolzen. —

Die menschliche Brusthöhle ist im Allgemeinen vorn und hinten etwas platt, an den Seiten stärker gewölbt, unten weiter als oben, und gleicht somit der Gestalt eines unregelmäfsigen Kegels dessen Grundfläche nach unten auf dem muskulösen Zwerchfell ruht, dessen stumpfe Spitze nach oben dem Halse zugekehrt ist. Die Wände der Brusthöhle, deren man, aufser der Grundfläche und der Spitze, eine vordere, eine hintere und zwei seitliche unterscheidet, bestehen aus dem, bei der Brust als Grundlage schon angemerkten, Brusttheile der Wirbelsäule, zwölf Wirbel enthaltend, ferner aus vierzehn wahren und zehn falschen Rippen, aus dem Brustbein, den vordern Hälften der Schlüsselbeine und aus Muskeln, welche theils zwischen den Rippen liegen, Zwischenrippenmuskeln (*Musculi intercostales*), theils an der innern Seite der Rippen und ihrer Knorpel, dreieckige Brustmuskeln (*M. triangulares sterni*), theils an der äufsern Seite der Rippen und der Brusthöhlenwände überhaupt, wie jederseits der grofse und kleine Brustmuskel (*M. pectoralis major et minor*), der grofse vordere Sägemuskel (*M. serratus anticus major*), der Unterschlüsselbeinmuskel (*M. subclavius*), der breite Rückenmuskel (*M. latissimus dorsi*), der Kappenmuskel (*M. cucullaris*), der obere, grofse und untere kleine Rautenmuskel (*M. rhomboideus major et minor*), der hintere obere und untere Sägemuskel (*M. serratus posticus superior et inferior*), die langen Rückenstrecker (*M. longissimus dorsi et sacrolumbalis*), die langen und kurzen Rippenheber (*M. levatores costarum longi et breves*). Die Grundfläche, oder die untere Wand der Brusthöhle wird durch das Zwerchfell gebildet, was, mit Ausnahme einiger Oeffnungen, welche indefs von den hindurchgehenden Theilen ausgefüllt werden, die Brusthöhle von der Bauchhöhle vollkommen trennt. Nur hinter dem schwertförmigen Fortsatze des Brustbeins, zwischen den Muskelbündeln der rechten und linken Hälfte des Zwerchfells, ist eine, mit lockerm Zellgewebe ausgefüllte, und von der Bauchhaut bekleidete Lücke, wodurch möglicher Weise Flüssigkeiten, wie Eiter, Wasser u. s. w. aus der Brust in die Bauchhöhle, zwischen die Bauchhaut und die Bauchmuskeln gelangen können. Die Anheftungspunkte des Zwerchfells sind die obern Lendenwirbel, die innere Seite, der Rippenknorpel bis zur Spitze des Brustbeins und die Spitze des Brustbeins selbst. Sie bilden daher jederseits eine schief von oben und vorn nach unten und hinten herablaufende

Bogenlinie, und so das ganze Zwerchfell eine von dem ersten Lendenwirbel und der zwölften Rippe gegen das Brustbein aufsteigende schiefe Fläche, welche aber zugleich nicht eben ist, sondern nach der Brusthöhle zu gewölbt, und zwar etwas stärker auf der rechten als auf der linken Seite, weil das Zwerchfell rechterseits durch die in der Bauchhöhle unter ihm liegende Leber höher hinaufgehoben wird, als dies an der linken Seite durch den Magen und die Milz geschieht.

Die obere abgerundete Spitze der Brusthöhle, mehr als um die Hälfte kleiner als die Grundfläche derselben, ist von dem obern Rande des Brustbeins, dem ersten Brustwirbel, den beiden ersten Rippen und den Brustenden der Schlüsselbeine umgeben, und erstreckt sich daher hinten etwas höher hinauf als vorn. Sie wird neben der Wirbelsäule, an jeder Seite, von dem vordern und mittlern Rippenhalter (*M. scalenus anticus et medius*) zum Theil bedeckt, ferner verengert durch die langen Halsmuskeln, die Brustzungenbein- und Brustschildknorpelmuskeln, gröfstentheils aber ausgefüllt durch die vom Halse aus in die Brusthöhle, oder umgekehrt, von dieser zu jenem hinauf sich erstreckenden Organe, wie die Luft- und Speiseröhre, die grofsen Blutgefäfse des Halses und der obern Extremitäten, den Milchbrustgang und andere Lymphgefäfse und Lymphdrüsen, die grofsen sympathischen Nerven, die *Nervi vagi*, die Zwerchfell- und untern Kehlkopfnerven und das Zellgewebe, was alle diese Theile umhüllt und an die obere Brusthöhlenöffnung heftet.

Aus der Form der Brusthöhle im Allgemeinen, und besonders aus der oben bemerkten Beschaffenheit ihrer Wände geht hervor, dafs die Durchmesser derselben verschieden sein müssen, mag man sie an verschiedenen Stellen, von oben nach unten, von vorn nach hinten, oder von einer Seite zur andern messen.

Der Durchmesser von oben nach unten ist hinter dem Brustbeine und in der Mitte der Brusthöhle um vieles kürzer, als an den Seiten und im hintern Theile, weil das Brustbein nicht so tief herabreicht, als der zwölfte Brustwirbel gelegen ist, und aufserdem das Zwerchfell ein hohes Gewölbe bildet. Der Querdurchmesser der Brust beträgt in der Gegend der siebenten Rippe etwas mehr, als ganz im untern Theile derselben, nimmt aber dann aufwärts in dem Verhältnifs ab, als die obern Rippen kürzer werden. Der Durchmesser von vorn nach hinten wird in der Mittellinie des Körpers, durch Zurücktreten des Brustbeins und Vortreten der Wirbelkörper, kleiner als diesen Theilen zur Seite, ist aber überhaupt gegen den untern Theil der Brusthöhle, wegen Krümmung der Wirbelsäule, am längsten. Die Gestalt der Brusthöhle ist zwar, da sie in ihrem gröfsten Umfange feste Stützpunkte hat, viel beständiger als die der Bauchhöhle; allein sie kann erweitert werden, wenn durch Muskelthätigkeit die beweglich eingelenkten Rippen gehoben werden und das Zwerchfell sich zusammenzieht, und verengert werden, wenn das entgegengesetzte Verhalten dieser Theile statt findet mit gleichzeitiger Zusammenziehung der Bauchmuskeln.

Eine vollkommen ausgebildete männliche Brusthöhle unterscheidet sich von einer vollkommenen weiblichen durch gröfsere Geräumigkeit, indem sie länger, breiter und tiefer ist; dagegen ist die weibliche Brusthöhle beweglicher, mithin veränderlicher in ihrer Gestalt, indem ihre Rippenknorpel dünner und biegsamer sind, und weit seltner, als die der männlichen Brusthöhle verknöchern.

Die Brusthöhle ist von den Brusteingeweiden *(Viscera thoracis)* ausgefüllt. Um die Lage derselben näher zu bestimmen, dienen die einzelnen festen Theile der Brusthöhlenwände, weshalb es unnöthig ist gewisse Gegenden an der Brust, wie es am Unterleibe gebräuchlich ist, abzutheilen.

Die in der Brusthöhle enthaltenen Organe sind: die beiden Lungen nebst dem untern Ende der Luftröhre, das Herz, die von diesem das Blut wegführenden grofsen Pulsadern und wieder dahin zurückbringenden grofsen Blutadern, wie die Lungenpulsader, die Aorta mit ihren innerhalb der Brust entspringenden Aesten, als der ungenannte Stamm (*Truncus anonymus*), die linke Kopf- und Schlüsselpulsader (*A. carotis et subclavia sinistra*), die untern Zwischenrippenpulsadern (*A. intercostales inferiores*), die Luftröhren- und Speiseröhrenpulsadern (*A. bronchiales et oesophageae*) und die obern Zwerchfellpulsadern (*A. phrenicae superiores*), aufser dem jederseits die oberste Zwischenrippenpulsader (*A. intercostalis suprema*) und die innere Brustpulsader (*A. mammaria interna*); von den Blutadern, die vier Lungenblutadern (*Venae pulmonales*), die untere und obere Hohlader (*Vena cava inferior et superior*), der Anfang der beiden Drosseladern (*V. jugulares*), die untern Schilddrüsenblutadern (*V. thyreoideae inferiores*), die unpaarige und halbunpaarige Blutader (*V. azygos et hemiazyga*), die obern Zwischenrippen- und innern Brustblutadern (*V. intercostalis suprema et mammaria interna*); von den Lymphgefäfsen, der Milchbrustgang (*Ductus thoracicus* nebst andern kleinern, die Blutadern begleitenden Lymphgefäfsen und Lymphdrüsen; endlich von den Nerven, die Lungen-Magennerven (*Nervi vagi s. pneumogastrici*), der linke zurücklaufende oder untere Kehlkopfsnerv (*N. recurrens s. laryngeus inferior sinister*), die Zwerchfellsnerven (*N. phrenici*), der Brusttheil der grofsen sympathischen Nerven (*N. sympathici magni*) nebst ihren Aesten, den grofsen und kleinen Eingeweidenerven (*N. splanchnici majores et minores*) u. s. w. Von diesen Theilen sind die beiden Lungen in den Säcken der Brusthaut (*Sacci pleurae*), und das Herz nebst den Anfängen seiner grofsen Gefäfse, in dem häutigen Herzbeutel (*Pericardium*) enthalten. Diese drei serösen Säcke füllen den gröfsten Theil der Brusthöhle aus, indem die beiden Brusthautsäcke die Seiten und der Herzbeutel den mittlern Theil einnimmt. Sie sind theils untereinander durch Zellstoff zusammengefügt, theils auf ähnliche Weise mit den Wänden der Brusthöhle verbunden, weshalb sie sowohl als die von ihnen eingeschlossenen Theile eine sehr bestimmte Lage haben. Alle übrigen Theile in der Brusthöhle liegen vor, hinter und zwischen diesen drei Säcken. Eine genauere Angabe von der Lage aller in der Brusthöhle enthaltener Theile wird bei der näheren Betrachtung derselben (S. die einzelnen Art.) erfolgen.

Litt. *Christ. Fr. Ludwig*, (Prof. Lips.) icones cavitatum thoracis et abdominis a tergo apertarum. Lips. 1789. fol.

A. W. Otto, von der Lage der Organe in der Brusthöhle. Programm.

Breslau 1829. 4. Enthält interessante Abbildungen von gemachten Querdurchschnitten der Brusthöhle. S — m.

BRUSTJUSTICIE. S. Justicia.

BRUSTKRAMPF. S. Asthma.

BRUSTKREBS. Kein Organ ist den cancrösen Affectionen mehr unterworfen als die Brust. Die lymphatische Structur der Brüste, die leichte Gerinnung der Milch, welche in derselben abgesondert wird, die grofse Sensibilität, welche ihnen zu Theil geworden, die häufigen Störungen, die in derselben sowohl durch das Säugen als die Schwangerschaft entstehen, die rege Sympathie, welche sie mit den übrigen Zeugungsorganen verbindet, und sie mehr oder weniger an ihren Leiden Theil nehmen läfst, sind so viele Momente, durch deren Einwirkung dieselbe so häufig dem Krebse, wohl der fürchterlichsten unter allen Krankheiten, ausgesetzt sind. Auch ist der Mann denselben ungleich weniger unterworfen, als das Weib, obgleich bei ihm die ursprüngliche Bildung der Brustdrüse die nämliche ist, wie bei dem weiblichen Geschlechte, welches zu demselben ganz besonders in der Periode des Aufhörens des Monatsflusses, disponirt ist. Die Weiber von nervöser Constitution und sanguinischem Temperamente werden ganz vorzüglich davon befallen.

Der Verlauf dieses schrecklichen Uebels zeigt sich zwar sehr verschieden, doch beginnt das Leiden in den meisten Fällen mit einer partiellen entzündlichen Verstopfung in dem Busen, es bildet sich eine harte, rundliche Geschwulst darin, welche Anfangs nur durch das Gefühl wahrgenommen werden kann, deren fernere Entwickelung bis zu denjenigem Stadio, wo das Uebel den Namen des verborgenen Krebses (*Cancer occultus*), erhält, in der Regel jenen Gang nimmt, wie wir ihn unter dem Artikel: Brustscirrhus, angegeben, worauf wir, um uns nicht zu wiederholen, den Leser verweisen. Von diesem Zeitpuncte fängt die Kranke an abzumagern, und an ihrem blühenden Aussehen zu verlieren. Ihre Gesichtsfarbe wird gelblich, die Efslust verschwindet mehr oder weniger, sie wird unordentlich und fällt oft auf ungewöhnliche Dinge. Die Geschwulst, welche bis dahin höchstens beim Anfühlen etwas empfindlich war, fängt an, mehr zu schmerzen, die sie bedeckende mit ihr verwachsene Haut, nimmt eine röthliche, schwarzbläuliche Farbe an, die Hautvenen werden sichtlicher; die Brustwarze verliert sich immer mehr und verschwindet endlich, indem sie sich zurückzieht, genug es bildet sich daselbst eine kleine Oeffnung, aus der ein wenig von einer serösen Feuchtigkeit hervordringt. Bis dahin gekommen, erscheint die Krankheit als **offner Krebs** (*Cancer ulceratus*). Die Oeffnung erweitert sich nun immer mehr, die Ränder derselben verdicken sich, beugen sich um, verhärten und werden mifsfarbig. Aus der Oberfläche des Geschwürs dringt ein mehr oder weniger häufiger, nicht selten äufserst stinkender Eiter hervor. — Es entstehen jetzt stechende Schmerzen, oder die Kranke hat ein Gefühl, dem ähnlich, welches man beim Verbrennen empfindet, zuweilen auch ein unerträgliches Jucken, das nichts zu stillen vermag. Während dieser Periode des Uebels, entstehen öfters bedeutende Blutungen, welche zwar augenblickliche Erleichterung der Schmerzen gewähren, aber die Kräfte der Leidenden immer mehr erschöpfen. Der allgemeine Gesundheitszustand der Kranken verschlimmert sich nun immer mehr, die Abmagerung wird immer sichtlicher mit allgemeiner Erschlaffung. Häufig wird die Kranke von einem heftigen Husten gequält, wozu sich eine beifsende Hitze hinter dem Brustbeine gesellt, mit erschwerter Respiration; sie hat einen unüberwindlichen Ekel gegen alle Nahrung, wobei sie entweder an hartnäckiger Verstopfung, oder an von Zeit zu Zeit sich einstellendem, erschöpfendem Durchfalle leidet; so erliegt sie endlich, aufgerieben durch ein hektisches Fieber, und die wüthendsten Schmerzen. — Dies ist der gewöhnliche Verlauf dieses Uebels, zuweilen aber entsteht der Krebs ohne vorhergegangenen Scirrhus. Die Brust wird auf einmal dick und die Kranke empfindet davon zunehmende Schmerzen, ein ander Mal geht das Uebel von der Haut aus, in deren Gewebe sich Knoten von bläulicher Farbe bilden, welche sich einander nähern, und livide und flechtenartige Farbe überzieht die Haut in ihren Zwischenräumen, die Haut wird trocken, faltet sich und ziehet sich über die ausgetrocknete Brustwarze zurück. Unter diesen Erscheinungen ist der Verlauf des Uebels im Allgemeinen weit langsamer, welches Anlaſs zu der Eintheilung des Krebses, in den acuten und chronischen bei mehreren Schriftstellern gegeben hat.

Was die nähere Prognose dieses Uebels betrifft, so ist überhaupt der, aus einem vorhergegangenen Brustscirrhus, entsprungene Krebs wie überall, so auch hier bösartiger, als derjenige der von andern ursächlichen Einwirkungen entsteht, und wenn es überhaupt als Zeichen einer groſsen Bösartigkeit angesehen werden muſs, wenn der vorhergehende Scirrhus einer gespannten Saite gleicht, so ist dies vorzüglich der Fall, wenn dieses sich in der Brust ereignet, oder wenn er gleich Anfangs schmerzhaft ist, oder schnell wächst und sich schnell, und ohne eine äuſsere Veranlassung in den Krebs verwandelt, so wie überhaupt derjenige Krebs zu der schlimmern Art gehört, welcher sein Entstehen einer innern Disposition zu verdanken hat. Immer ist auch ein sehr bösartiger Krebs zu fürchten, wenn der Scirrhus am obern Theile der Brust befindlich ist, dieselbe nicht aufschwillt, sondern vielmehr einschrumpft, und die Stiche welche der Kranke empfindet, einwärts nach dem Brustbeine, oder auswärts nach der Schulter hingehen. Uebrigens läſst sich aus der Beschaffenheit des Geschwürs selbst, aus den damit verbundenen Zufällen, der Leibesbeschaffenheit und dem Alter der Kranken, am besten urtheilen, was man in jedem besonderen Falle zu hoffen oder zu fürchten habe. Die Entstehung dieses Uebels beruht auf den nämlichen ursächlichen Momenten, wie sie beim Brustscirrhus von uns angegeben sind. — Die Heilung geschieht eben so, entweder durch den Gebrauch äuſserer und innerer Mittel, oder mittelst der Operation. Rücksichtlich der Ersten siehe man den Artikel Anticancrosa, — unter den hier angegebenen Mitteln in dem vorliegenden Falle, die Jodine und den Gebrauch des Helmintochorton, so wie die von *C. L. Hoffmann* angegebene Salbe (Vergl. *v. Gräfe's* und *v. Walther's* Journ. der Chirurgie u. s. w. Bd. IX. p. 2. S. 320.) unsere vorzügliche Aufmerksamkeit verdient. So anlockend es nun aber auch für den Kranken sein mag, wenn der Arzt es unternimmt, sein Uebel durch den Gebrauch der Arzneien zu beseitigen, so sollte er sich doch dabei nicht zu lange aufhalten, wenn er keinen baldigen Erfolg sieht, und die Operation noch vornehmen, so lange der Krebs noch nicht in ein offenes Geschwür übergegangen ist; aber auch selbst dann kann der Arzt noch einen glücklichen Erfolg prognostisiren, wenn das Uebel durch äufsere Einwirkungen entstanden, und die Kranke noch jung und von übrigens guter Constitution ist. — Die Alten, namentlich *Celsus*, verwerfen entweder diese Operation ganz, oder zogen aus Furcht vor Blutung und Rückkehr der Krankheit, das Brenneisen dem Messer vor, wenigstens verbanden sie beide insgemein mit einander; nur *Galen* entscheidet dreister für den Schnitt. Im Mittelalter stimmte man hin und wieder für Zerstörung des Brustkrebses durch Aetzmittel, welche alle früheren Aerzte durchaus widerriethen. Erst im 16ten Jahrhunderte wurde der Schnitt mit mehr Bestimmtheit angenommen, auch verwarfen *Paräus* und *Fallopius* das Brennen nach demselben; doch war es der Chirurgie des 18ten Jahrhunderts erst vorbehalten, ihm jene vollkommnere Form zu geben, welche sich durch Einfachheit und möglichste Ersparung der Haut auszeichnet, wenn gleich selbst in neuern Zeiten mehrere angesehene Wundärzte diese Operation überhaupt, so wie die Alten, verworfen, so z. B. *Monro* in Edinburg aus dem Grunde, weil sich das Uebel in der Mehrzahl der Fälle wieder erzeuge. Es ist dieses zwar nicht zu läugnen, doch lehrt die Erfahrung dafs die Anzahl der andauernden Heilungsfälle verhältnifsmäfsig grofs genug ist, um die Operation zu rechtfertigen.

Sobald diese daher beschlossen ist, so kömmt alles darauf an, dafs man alles Schadhafte hinwegnehme, und dabei so viel Haut zu sparen suche, als möglich ist; ohne das Erstere entsteht der Krebs von Neuem, und das Andere ist nöthig, weil 1) nach der Operation die Haut sich sehr zurückzieht, besonders an dieser Stelle, 2) die wahre Haut sich nicht wieder erzeugt, und die Theile also nur von der Epidermis bedeckt werden, 3) weil die Heilung schneller erfolgt. — Hat es der Operateur blofs mit der Exstirpation einer Geschwulst in der Brust zu thun, so verfährt er, wie bei der Operation des **Brustscirrhus** bereits angegeben. Wenn aber ein grofses Stück Haut an der Geschwulst hängt, die natürliche Farbe derselben sehr verändert ist und die Adern strotzen; wenn die ganze Brust geschwollen, oder die Geschwulst die Gröfse eines Enteneies übertrifft; wenn der Krebs schon offen und die anliegende Haut angefressen und verdorben ist, so ist das Abnehmen der Brust selbst nothwendig. (Siehe Brüste, Abnehmen derselben.) — Sind die Drüsen in der Achselhöhle verhärtet, so mufs man einen Einschnitt in die Haut machen, der an der Hauptstelle anfängt und sich bei diesen Drüsen endigt. Hier ist es sehr bequem, wenn man die Drüsen mittelst eines Hakens oder Fadens, den man durch die gröfste derselben durchzieht, hervorziehen kann, wegen der Nähe der Axillararterie. — Die Verhärtungen werden alsdann weggeschnitten. Ebenso müssen auch die Drüsen, die nach dem Schlüsselbeine hin liegen, durch einen ihrer Richtung entsprechenden Hautschnitt, weggenommen werden. Auch geschieht hier die Heilung durch die erste Indikation. — Nach überstandener Operation mufs die Kranke noch lange Zeit hindurch, den Theil, und selbst den Arm der kranken Seite, besonders gegen die Einwirkung der Kälte schützen. — Gewöhnlich empfindet sie noch einige Zeit flüchtige Stiche und Schmerzen in der Brust, die sich aber doch in der Folge verlieren. Entstehen Krebsknoten auf der Wunde, so mufs man sie entweder mit dem Messer hinwegnehmen, oder sie, nach dem Vorschlage mehrerer Wundärzte, sogleich mittelst des Feuers zerstören. Wenn sich endlich das Uebel erneuert, und die Narbe kurze Zeit nach ihrer Bildung sich wieder öffnet, so mufs man eine zweite Amputation versuchen. Das Brennen ist, nach *Richerand*, bei diesem secundären Krebse ein gutes Mittel; nur soll man es anwenden, sobald das Uebel aufs Neue hervorzukeimen beginnt, und wenn es möglich ist, die ganze Masse mit einem einzigen Ansatze zu vernichten. Ist das Hinwegnehmen einer krankhaften Brust entweder wegen der allgemeinen Ansteckung, oder des Umfangs des örtlichen Uebels unausführbar, so kann der Arzt weiter nichts als ein Uebel zu erleichtern suchen, dessen Heilung aufser den Gränzen der

Kunst liegt. Diesen Zweck erreicht man, indem man die Schmerzen durch innerlich genommenes, und auf das Geschwür gelegtes Opium, beschwichtigt. Opium in Essig aufgelöfst, und mit Oel von süfsen Mandeln, oder mit dem Unguent. cereum vermischt, bildet eine Salbe, welche man zum Verbande benutzt, mit der man die Brüste nicht ohne Erfolg grofser Linderung bestreicht; auch tränkt man wohl die Charpie mit einer starken gummösen Opiumauflösung. Durch die Gewohnheit unzureichend geworden, mufs man die gewöhnliche Gabe der narcotischen Mittel, nach und nach vermehren, um so viel als möglich der Unglücklichen den traurigen Rest ihres Lebens zu erleichtern.

Synon. Lat. *Cancer mammae*. Franz. *Cancer des mamelles*. Engl. *Cancer of the Breast*.

Litteratur.

Aufser den allgemeinen bekannten systematischen Handbüchern der Chirurgie, von *Heister, Platner, Le Dran, Richter, Arnemann, Sabatier, Bell, Richerand* etc. gehören insbesondere hierher:

Heister, de optim. cancer. mammae exstirpat. Altd. 1720. (in *Hall.* Diss. chir. T. II.)

Tabor, Diss. de cancer. mamm. eamque exstirp. nov. method. Traj. ad Rhen. 1721. (in *Hall.* Diss. T. II.)

Reneaulme et *Fontaine*, non ergo mamm. cancr. sect. cur. Par. 1732.

Seron et *Boulland*, Ergo cancr. mamm. sectio. Paris 1735.

De la Sonne, in Collect. Diss. Paris 1739.

Le Cat, Prix de l'acad. d. Chir. T. I.

Lepy et *Bernard*, Ergo cancr. mamm. ferro tutior quam caust. abl.? Paris 1744.

Pellucci's neue Anmerk. über den Steinschnitt, Abs. der männlichen Ruthe u. Abl. d. Brüste, aus dem Franz. Leipz. 1762.

Kapp, De exstirpat. tumor. in mamma. Lips. 1768.

Roscius, Beschreib. einer gänzlich abgelöfsten krebshaften Brust. Königsberg 1769.

Lerche, De cancra mammae.

Rouley, über die gefährlichen Zufälle der Brüste.

Fearon, Tr. on Cancers with a new Method. of oper. Cancers of the Breast and Testicles. Lond. 1784. Aus dem Engl. Duisb. 1790.

J. G. Bernstein's practisches Handb. für Wundärzte u. s. w. 2r Bd. Art. Exstirpatio Tumorum in mamma.

Dictionnaire de sciences médicales etc. Art. Cancer des mamelles.

S. Cooper's neuestes Handb. der Chirurg. u. s. w., aus dem Engl. mit einer Vorrede von *L. F. v. Froriep*. Art.: Cancer u. Mamma.

Lond. medical Dictionary. Art.: Cancer of the Breast. Gü — r.

BRUSTMUSKELN (*Musculi pectorales*) sind an jeder Brustseite zwei vorhanden, der grofse und der kleine.

a) Der grofse Brustmuskel (*M. pect. major*) liegt, von der Haut und dem untern Ende des breiten Halsmuskels bedeckt, am obern Seitentheile der Brust, zwischen dem Schlüsselbeine, dem Brustbeine und dem obern Theile des Oberarmbeins. Er besteht aus zwei, oft ganz abgesonderten Theilen, dem kleinern Schlüssel- und dem gröfsern Brusttheile. Der Schlüsseltheil (*Pars clavicularis*) entspringt von dem vordern Rande des Brustendes des Schlüsselbeins, der gröfsere Brusttheil (*P. pectoralis*) von der vordern Fläche des Brustbeins und den Knorpeln der Rippen, von der dritten an bis zur fünften oder sechsten herab, und hängt meistens an seinem untern Rande, durch ein eigenes Bündel, mit dem äufsern schiefen Bauchmuskel zusammen. Alle Faserbündel des ganzen Muskels laufen gegen den Oberarm hin mit einander so zusammen, dafs die des Schlüsseltheils schief auswärtslaufend herabsteigen, die des Brusttheils aber theils quer auswärts gehen, theils im Auswärtsgehen von unten nach oben aufsteigen. Bei diesem Zusammenlaufen schlagen sich die untern Faserbündeln hinter die obern, so dafs die gemeinschaftliche, kurze Sehne beider Portionen, welche sich an die Leiste des äufsern Oberarmbeinhöckers heftet, eine Falte bildet, die ihre geschlossene Seite nach unten, die offene nach oben, dem Schultergelenke zuwendet. Eine Fortsetzung dieser Sehne bekleidet die Rinne, zwischen den beiden Höckern des Oberarmbeins, worin die Sehne des langen Kopfes vom zweiköpfigen Armmuskel liegt, und fliefst hier mit der Sehne des breiten Rückenmuskels und des grofsen runden Armmuskels zusammen.

Der grofse Brustmuskel bildet die vordere Wand der Achselhöhle, zieht den Arm, wenn er allein wirkt, nach innen und gegen die Brust herab, mit dem breiten Rückenmuskel zugleich wirkend zieht er den aufgehobenen Arm gerade herab, wie z. B. bei dem Schlagen mit einem Hammer u. s. w. geschieht.

Als Abweichung findet man zuweilen vor dem Brustmuskel oder dem Brustbeine einen überzähligen Muskel, dessen Bündeln der Länge nach, vom Kopfnicker zum geraden Bauchmuskel herab verlaufen. Man nennt ihn den geraden Brustbeinmuskel, oder den Brustbeinmuskel der Thiere (*M. sternalis rectus s. sternalis brutorum*).

b) Der kleine Brustmuskel, oder kleine vordere Sägemuskel, oder auch Hakenbrustmuskel (*M. pect. minor s. serratus anticus minor s. coracopectoralis*) wird von dem grofsen Brustmuskel bedeckt, und entspringt mit drei, selten vier fleischigen Zacken von dem obern Rande und der vordern Fläche der dritten, vierten und fünften Rippe. Diese Zakken oder Muskelportionen laufen im Aufsteigen mit einander zusammen, wodurch der Muskel schmäler, aber dicker wird, und gehen endlich in eine rundliche Sehne über, die sich an den Schulterhaken (*Processus coracoideus*) heftet. Er zieht das Schulterblatt nach vorn, unten und innen; ist hingegen das Schulterblatt durch andere Muskeln befestigt, so hebt er die Rippen, wodurch die Brusthöhle, wie bei einem starken Einathmen geschieht, erweitert wird. S—m.

BRUSTPUMPE. Um bei Anhäufung der Milch in den Brüsten der Wöchnerinnen dieselbe künstlich auszuziehen, sind verschiedene Vorrichtungen und Instrumente in Anwendung gekommen, welche ihren Zweck mehr oder minder erreicht haben. Auch wurden diese Vorrichtungen angewendet, um die tiefliegenden Warzen hervorzuziehen und bei einer forensischen Untersuchung gebraucht, um durch dieselben die Gegenwart von Milch in den Brüsten, zum Beweise, dafs eine Person geboren habe, auszumitteln.

Die gewöhnlichste Vorrichtung dieser Art ist eine auf die Brust passende und die Brustwarze aufnehmende gläserne Flasche mit einem gekrümmten gläsernen Rohre versehen, durch welches die Wöchnerinn selbst durch Saugen mit dem Munde die Milch ausziehen kann. Eine Modification dieser Vorrichtung besteht darin, dafs das Rohr nicht an derselben befindlich, sondern statt desselben ein kurzes Mundstück mit einem genau schliefsenden Pfropf vorhanden ist. Die Wärterin saugt an dem Mundstücke bis die Flasche durchaus fest anliegt, und die Warze tief in dieselbe eingesogen ist, schliefst dann das Mundstück mit dem Pfropfe, und läfst die Flasche so lange liegen, als die Milch noch aus der Warze in dieselbe fliefst; alsdann nimmt man sie nach Eröffnung des Pfropfes ab, giefst die Milch aus, und legt sie nach den Umständen wieder an. Diese Vorrichtung läfst sich noch vollständiger machen, wenn man statt des Pfropfes in dem Mundstücke eine Klappe anbringt, welche durch Umdrehen eines Stiftes die Oeffnung verschliefst, oder das Mundstück mit einer Vorrichtung nach Art eines Krahnes versieht.

Die vollständigste Brust- und Milchpumpe, welche als Saugspritze gestaltet ist, ist von *Stein* d. ä. angegeben worden. Es ist ein sehr brauchbares Werkzeug von einer treff lichen Construction, und hat nur den Nachtheil, dafs es durch eine kleine Vernachläfsigung in der Behandlung leicht unbrauchbar gemacht wird, und erst wieder einer Reparatur bedarf. Aus diesem Grunde sind die vorgenannten einfacheren Vorrichtungen für den gewöhnlichen Gebrauch vorzuziehen.

Synon. Brustsaugespritze. Milchpumpe.

Lit. *G. W. Stein*, kurze Beschreibung einer Brust- und Milchpumpe, sammt der Anweisung zu deren vortheilhaftem Gebrauch bei Schwangern und Kindbetterinnen. Cassel 1773. 4. M. 1 Kupfer. B — h.

BRUSTROEHRE. S. Milchbrustgang.

BRUSTSAUGESPRITZE. S. Brustpumpe.

BRUSTSCIRRHUS. Der Scirrhus der Brust verräth sich bei seinem Entstehen insgemein durch nichts, als dafs die Dicke der Brust etwas zunimmt. Nach und nach bildet sich an irgend einer Stelle derselben, eine mehr oder weniger grofse Härte, etwa von der Gröfse einer Haselnufs, welche aber bald früher, bald später, die Gröfse eines Enteneies erreicht. Anfangs ist diese Geschwulst gleich, umschrieben, und unter dem Finger beweglich, späterhin wird sie ungleich, höckericht, doch ist dies nicht immer der Fall; zuweilen ist sie aus mehreren kleinen Geschwülsten zusammengesetzt, welche entweder in Zusammenhang stehen, oder durch deutliche Zwischenräume getrennt sind. Sobald die Geschwulst einen gewissen Umfang erreicht, adhäriren die Haut und die sie umgebenden Theile; in manchen Fällen bleibt dieselbe aber frei bis zu dem Zeitpuncte, wo sie zur Ulceration übergeht. Die Härte einer solchen scirrhösen Geschwulst ist nicht immer dieselbe; manchmal ist sie der

Härte eines Knorpels gleich, öfters aber ungleich weicher. Je härter solche ist, desto langsamer ist der Verlauf derselben. Uebrigens kann man sie in den ersten Zeiten ihres Entstehens, meistens berühren und drücken, ohne dafs die Kranke dabei Schmerzen empfindet. So lange die Geschwulst ganz schmerzlos ist, ist ihr Fortschreiten unmerklich, sobald dieser sich aber einstellt, ist der Gang des Uebels schneller. Unter diesen Umständen empfindet der Kranke zuweilen vorübergehende Stiche in der Geschwulst, besonders gegen Abend und während der Nacht, welche nach und nach bis zu einem solchen Grade zunehmen, dafs selbst die nächtliche Ruhe des Kranken dadurch gestört wird, wo denn das Uebel schon den Namen des verborgenen Krebses *(Cancer occultus)* erhält. Zuweilen bleibt der Brustscirrhus Jahre lang in einem solchen schmerzlosen Zustande, zuweilen aber macht er diese Fortschritte während weniger Monate, wovon die Veranlassung häufig, in von aufsen auf denselben wirkende Schädlichkeiten liegt, z. B. Druck, Stofs, Anwendung reizender Arzneien u. s. w. Die Erscheinung dieses Uebels findet bei Weibern häufig um die Zeit des Aufhörens des Monatsflusses statt, doch findet man solche Verhärtungen, als reine Entwicklungskrankheit auch in den Brüsten junger Mädchen, lange vor dem Eintritte der Mannbarkeit, oft schon im sechsten, siebenten und achten Jahre, häufiger um das elfte, zwölfte und dreizehnte Jahr, folglich in dem Alter, wo das Drüsensystem noch vorzugsweise thätig ist. Auch bei dem männlichen Geschlechte hat man zuweilen Brustscirrhus beobachtet, wie *Lassus* davon zwei Fälle erzählt. (Médecine opératoire T. II. pag. 129. seqq.) Der eine Kranke, ungefähr 60 Jahre alt, hatte, einige leichte Gichtanfälle abgerechnet, nie an einer besonderen Krankheit gelitten. Seit 6 Jahren hatte sich, ohne eine ihm bekannte Veranlassung, eine kleine Verhärtung der Brustwarze gebildet, welche nach und nach immer gröfser geworden, und endlich aufgebrochen war. Neun Tage nach der Operation starb der Kranke. Bei der Leichenöffnung fand man vornemlich die Lunge sehr verdorben, schwarzblau und voller Knoten; in der linken Brusthöhle hatte sich etwas Wasser angesammelt. — Der zweite Kranke, ein junger Mensch von

18 Jah-

18 Jahren, hatte an der rechten Brust vorne eine sehr harte, unebene, schmerzhafte und röthliche Geschwulst von der Gröfse einer kleinen Melone, die sich bis an den untern Winkel des Schulterblatts erstreckte, und erst seit 4 bis 5 Monaten ohne bekannte Veranlassung entstanden war. — Die Achseldrüsen waren verhärtet. Gegen das Ende des Lebens fand sich ein schleichendes Fieber, mit Schlaflosigkeit und Durchfall verbunden, ein, und 6 Monate nach der ersten Erscheinung der Geschwulst, starb der Kranke. In der Leiche fand man die verhärtete, inwendig exulcerirte Geschwulst auf den Rippen fest aufliegend, mit den Zellgeweben und den Brustmuskeln gleichsam verschmolzen, die Lungen aber fast natürlich, und in den beiden Brusthöhlen 2 Pinten einer serösen Flüssigkeit. — Ein ähnliches Beispiel erzählt *Paletta* im Giornale di Venezia (1795). (*Weigel's* ital. med. chir. Bibl. B. III. St. 2. S. 221). —

Rücksichtlich der Diagnose dieser scirrhösen Geschwulst, um sie von andern ähnlichen Geschwülsten zu unterscheiden, müssen wir hier, um uns nicht zu wiederholen, auf den Artikel Scirrhus im Allgemeinen verweisen. Aber selbst bei der sorgfältigsten Beachtung dieser unterscheidenden Zeichen, kann es den erfahrensten Wundärzten zuweilen begegnen, dafs er Knoten und Verhärtungen in den Brüsten für Scirrhen und verborgene Krebse hält, die doch von ganz anderer Art sind. Meistens waren es Milchknoten, oder scrophulöse harte Geschwülste, welche zu diesem Irrthum Anlafs gaben. *Richter* (Med. u. chir. Bemerk. B. 1. S. 1 u. 5.), und *Pearson* (Practical observat. on cancrous complaints. Lond. 1793. p. 12. 47.), theilt einige hierher gehörige Fälle mit. Wo Zweifel eintritt, darf man jedoch annehmen, dafs die Verhärtung mehr scrophulöser Natur sei, wenn die Geschwulst Anfangs gleichförmig über die ganze Brust verbreitet ist, gleichförmig wächst, nicht sehr hart ist, frühzeitig die Farbe ändert, schnell zur Eiterung übergeht, aus mehreren kleinen Knoten besteht, die bei leichter Berührung etwas schmerzen, besonders wenn hierzu noch Zeichen einer allgemein scrophulösen Kachexie kommen, womit auch *Scarpa*, der diesem Gegenstande seine besondere Aufmerksamkeit zugewandt, übereinstimmt. —

Als innere ursächliche Momente des Scirrhus der Brust, sind aufser den allgemeinen des Scirrhus, als: angeerbte Dispositon, grofse Empfindlichkeit des Körpers, niederschlagende Leidenschaften, stillsitzende Lebensart, u. s. w. noch vorzüglich anzusehen, das unverehelichte und unfruchtbare Leben der Frauenzimmer, daher das häufige Vorkommen dieses Uebels in den ehemaligen Nonnenklöstern, wie mich eigene Beobachtung gelehrt hat; die Mode der Mütter, ihre Kinder nicht selbst zu stillen, unregelmäfsige monatliche Reinigung, wenigstens finden sich diese beiden Erscheinungen öfter zusammen u. s. w., denn die meisten Scirrhen der Brüste entstehen bei dem weiblichen Geschlechte um den Zeitpunct, wo die Catamenien cessiren, und verschlimmern sich in dieser Periode, wenn sie schon vorhanden sind. — Zu den äufseren Veranlafsungen gehören Quetschung und Druck der lymphathischen Drüsen. Diese blofs örtlich wirkende Momente können selbst da, wo eine besondere Disposition fehlt, durch ihre heftige oder andauernde Einwirkung einen Scirrhus erzeugen, daher die seit Wiedereinführung der Corsetten und Planchetten, wieder häufigere Frequenz dieses Uebels bei dem weiblichen Geschlechte. — Viel leichter wird dies aber geschehen, wenn eine solche Anlage in der Constitution des Individuums wirklich gegründet ist. Eben so kann aber auch eine solche scirrhöse Verhärtung blofs von innern ursächlichen Momenten entstehen, ohne dafs eine äufsere Veranlassung dazu mitgewirkt hat, Umstände, welche auf die Prognose den wichtigsten Einflufs haben, indem solche, welche in einer Disposition des Körpers nur in innern ursächlichen Momenten ihren Grund haben, weit gefährlicher sind als jene, die nur blofs örtliche Einwirkung zur Veranlassung hatten. Eben so ist die Gefahr des Uebergangs in Krebs gröfser bei reizbaren Constitutionen, als bei robusten, gefühllosen Individuen. — Wird die Geschwulst plötzlich sehr hart, was sie vorhin nicht war, wächst sie auf einmal sehr, wird sie hökkerig, schwellen die Gefäfse im Umfange derselben stark an, naht sich die Zeit, wo bei Frauenspersonen der Monatsflufs zu fliefsen aufhört, fühlt die Kranke zuweilen einige flüchtige, bald vorübergehende Stiche in der Geschwulst, so ist, wie schon erinnert, zu fürchten, dafs derselbe bald in den Krebs übergehen werde. —

Was die Behandlung des Brustscirrhus betrifft, so giebt es hier, wie bei jeder scirrhösen Geschwulst, nur 2 Wege; man sucht nämlich entweder dieselbe zu zertheilen, oder durch das Messer auszurotten. Die Zertheilung geschieht, wenn der Scirrhus als ein blofs örtliches Uebel angesehen werden mufs, vorzüglich durch äufsere Mittel, welche vorzugsweise dann noch stattfinden, wenn der Scirrhus noch nicht sehr hart, grofs und alt, und die Constitution des Individuums noch in ihrer Integrität ist. Man verbindet damit den Gebrauch innerer Mittel, wenn die örtliche Krankheit mit der Konstitution des Individuums in Zusammenhang steht; aber auch beim Scirrhus, als blofs örtliche Krankheit, sind diese Mittel nicht zu vernachläfsigen, da, wie die Erfahrung lehrt, dieselbe eine hervorstechende Wirkung auf das lymphatische System haben. Zu diesen äufsern sowohl als innern Mitteln, gehören alle diejenigen, welche bei dem Artikel: Scirrhus im Allgemeinen angegeben werden, davon wir hier einige, in neueren Zeiten aufgekommene, wiederholt bemerklich machen, da die Wirksamkeit derselben sich namentlich gegen scirrhöse Brustverhärtungen, durch die Erfahrung häufig bewährt hat. Diese sind nämlich der Salmiak, die Jodine und das Oleum aether. Amygdalar. amarar. — Schon lange bediente man sich des Salmiaks äufserlich als ein gelind reizendes Mittel, unter verschiedenen Umständen, selbst zur Zertheilung der Milchstockungen in den Brüsten, aber erst in neueren Zeiten versuchte man ihn gegen Verhärtungen derselben, und zwar häufig mit glücklichem Erfolge. Dr. *Schmucke* fand eine Auflösung des rohen Salmiaks, zu einer Unze in 16 Unzen Wasser, wirksam gegen eine langwierige Verhärtung der Brüste, welche Verdacht einer scirrhösen Entartung erregte. Durch anhaltend fortgesetzte lauwarme Umschläge dieses Mittels, verschwand das Uebel gänzlich, (*Hufeland's* etc. Journ. der pract. Heilk. 1824. Octoberh. S. 135), welcher Beobachtung Schreiber dieses, seiner eigenen, von dem glücklichen Erfolge der Anwendung dieses Mittels in Verhärtungen der Brüste, hinzufügen kann. — Die Jodine, welche *Coindet* zuerst gegen den Kropf empfahl, wurde später auch, und zwar öfters, mit sichtbarem Nutzen zur Zertheilung, namentlich scirrhöser Verhärtungen der Brust, äufserlich und innerlich angewandt, doch ist hierbei grofse Behutsamkeit zu empfehlen, wegen des hervorstechend starken Reizes dieses Mittels auf das Drüsensystem, selbst dann, wenn man sich auf der äufsern Anwendung der Salbe beschränkt. Dr. *Ed. Gräfe* befreite dadurch eine Frau von einem Carcinoma cutaneum, welches die Haut des obern Theiles der linken Brust, bis an die Warze zerstört hatte. Er verordnete derselben eine Salbe aus 1 Drachme Kali hydriodin. und 2 Unzen Rosensalbe, womit das Geschwür täglich einmal verbunden wurde. Die Wunde erhielt bald ein besseres Ansehen, die callösen Ränder verschwanden, und bald begann die Vernarbung. Er verstärkte nun die Salbe, indem er auf 1 Unze eine Drachme des Jodinepräparats nahm, worauf die Heilung des Geschwürs bald fortschritt, und nach Verlauf von 9 Wochen zu Stande kam. (*v. Gräfe's* u. *v. Walther's* J. der Chirurg. und Augenheilk. B. VII. H. 1. S. 171). — Eben derselbe berichtet, dafs in dem chirurg. augenärztl. Institute zu Berlin, Einreibungen aus dem Ol. aeth. Amygdal. amarar. gegen schmerzhafte, mitunter bedeutend grofse, Verhärtungen der Brustdrüse mit günstigem Erfolge angewandt wurden. Das Oel wurde zu 4 Tropfen Morgens und Abends eingerieben, wonach die Geschwülste völlig wichen. Bei empfindlichen Subjecten mufste das Oel bald mit mehr, bald mit wenigerem Mandelöl versetzt werden, um Hautröthungen zu vermeiden. (l. c. B. VII. H. 3. S. 377) —

Wenn indefs die Anwendung solcher Mittel nicht bald hilft, so soll man nicht säumen zur Operation zu schreiten und den Scirrhus zu exstirpiren. Säumt man zu lange, so verwächst derselbe mit den nahen Theilen, und die Operation wird dadurch schwieriger. Am allerwenigsten soll man sich lange bei dem Gebrauche dieser Mittel aufhalten, wenn die schon angegebenen Zeichen des drohenden Krebses eintreten. — Bei der Operation selbst giebt es 2 Hauptmomente: erstlich den Hautschnitt, und zweitens das Herausschälen des Scirrhus. Der Schnitt wird entweder der Länge nach, oder, wenn die Haut selbst schadhaft ist, in ovaler Richtung gemacht. Beim Schnitte von der ersten Art, spannt, oder befestigt der Operateur die Haut mit den Fingern der linken Hand auf die Geschwulst, und durchschneidet sie, oder er hebt sie in eine Falte auf, durchschneidet die Falte und erweitert den Schnitt, welcher quer über die Geschwulst laufen und von dem einen Ende bis zum anderen reichen mufs. Den eiförmigen Schnitt macht man, wie gesagt, da, wo die Haut selbst schadhaft, und sammt der Geschwulst weggenommen werden mufs. Auch da wo die Geschwulst bedeutend grofs ist, ist dieser eiförmige Schnitt zu empfehlen, weil bei dem länglichen zu viel Haut bleiben würde, die nachher bei der Heilung hindert. — Die Ausschälung des Scirrhus geschieht entweder mittelst einer Nadel mit einem starken Faden, den man durch die Geschwulst zieht, oder eines Hakens mit 2 Zinken, oder mittelst einer Zange, deren beide Aeste spitzig gegeneinander gerichtet sind. Mit einem dieser Instrumente zieht der Wundarzt die Geschwulst gleichsam aus der Wunde hervor, und von den unterliegenden Theilen ab, und schält sie nun entweder mit den Fingern, oder einem stumpfen Bistouri, oder einem Messer von Horn oder Knochen, heraus. Es kömmt hier alles darauf an, dafs nichts Verhärtetes zurückbleibe. Das Blut mufs während der Operation sorgfältig weggewischt werden, damit man genau sehen kann. Ist eine Arterie durchschnitten, so mufs ein Gehülfe so lange mit dem Finger darauf drücken, bis sie unterbunden wird. Nach geschehener Operation sucht man die Wunde nach der ersten Indikation zu heilen, in welcher Absicht man ihre Lefzen zusammenzieht und sie entweder durch Heftpflaster oder mittelst der blutigen Naht vereinigt. Die Haut drückt man sodann mittelst einer dicken Kompresse, die mit einer Binde befestigt wird, um die unterliegenden Theile, und sucht die Wunde so ohne Eiterung zu heilen. Hat man aber ein oder mehrere Gefäfse unterbunden, oder die Haut über der Geschwulst ganz wegnehmen müssen, so mufs man freilich diese Wunden mit Charpie anfüllen und die Eiterung abwarten. Auch räth man die Eiterung zu befördern in dem Falle, wo noch etwas Härte zurückgeblieben ist; allein dieser Umstand ist immer mifslich, und der Wundarzt darf sich darauf nicht verlassen. Eben so ist die unmittelbare Vereinigung der Wunde nicht anzurathen, wenn bei einer fetten Frau die Brust bedeutend grofs ist. In diesem Falle sind die Wundlefzen dick, und wenn man sie unmittelbar vereinigt, so läuft man Gefahr, unverfügbare Fisteln sich bilden zu sehen, indem der Grund der Wunde sich nicht vereinigt, und das Schmelzen des Fettes eine reichliche Eiterung erzeugt. — *Bell* nebst mehreren anderen, auch *Pearson*, rathen, auch wenn nur ein einzelner Scirrhus zugegen ist, die ganze Brust wegzunehmen. S. Brüste, Abnahme derselben.

Synon. Lat. *Scirrhus mammae.* Franz. *Squirre des mamelles.* Engl. *Scirrus of the breast.*

Litteratur.

Müller's Abhandl. über die Drüsenverhärtung, besonders der Brüste u. s. w. Leipzig 1784. und in der neuen Sammlung der auserlesensten und neuesten Abhandl. für Wundärzte. 5. St. S. 261.

J G Bernstein's etc. Prakt. Handb. für Wundärzte etc., Art. Exstirpat. tumorum in Mamma.

S. Cooper's neuestes Handb. der Chirurg. etc., aus dem Engl. mit einer Vorrede von *L. F. v. Froriep.* Art. Scirrhus, Cancer u. Mamma.

Diction. des sciences médical. Art. Squirre des mamelles.

A. Richerand's Grundrifs der neuern Wundarzneik. etc. (Leipzig 1823). 6r. Th. Brustkrebs.

A. F. Fischer, die Drüsenübel im weiblichen Busen etc., (in *v. Gräfe's* und *v. Walther's* J. der Chirurg. u. Augenheilkunde etc. Bd. V. H. 4. S. 576.)

Giornale di chirurgia pratica, compilato del Dott. *G. Canella* etc. 1. anno 1825. Juli-Heft.

Gü — r.

BRUSTWARZE. Man versteht unter dieser die in der Mitte der vorderen Fläche einer jeden Mamma, rings umgeben von dem Hofe liegende stumpfe, rundliche, bei stärkerem Hervortreten kegel- oder cylinderförmige Hervorragung, welche beim Saugen von dem Kinde in den Mund genommen wird. Die sie überziehende äufsere Haut ist wie der Hof von einer dunkleren Farbe, als die Haut der Brüste, und zwar entweder mehr röthlich von den durch die zarte Oberhaut durchschimmernden Blutgefäfsen, dies besonders bei blonden Personen, oder dunkler, bräunlich, dies bei Personen mit dunklen Haaren und bräunlichem oder schwärzlichem Teint. Die Haut zeigt auf der Oberfläche feine Wärzchen, in welche sich die zahlreichen Nerven endigen, und feine Falten; aufserdem noch die Oeffnungen der Milchgefäfse, deren Zahl zwischen 15 und 24 variirt. Im Innern besteht dieselbe aus einem gefäfs- und nervenreichen turgesciblen Gewebe, ähnlich der Clitoris, aus feinen Saugadern und den Ausführungsgängen der Brustdrüse. Die Brustwarzen ragen gewöhnlich nur wenig hervor, sind mehr in die Haut zurückgezogen, was auf der contractiven Einwirkung ihrer Nerven beruht, wie sich dies auch mit den äufseren Geschlechtstheilen verhält, und sie erheben sich und treten mehr hervor, wenn bei Geschlechtslust, (so hat man sie in einem Falle von Furor uterinus sehr angeschwollen gefunden), bei Reizungen der Warzen in den Nerven dieser Theile Gefühlsaction erwacht, und nun das Blut in vermehrtem Maafse einströmt. In der Zeit des Saugens ragen sie auch für gewöhnlich mehr hervor, wegen des beständigen stärkeren Zuströmens von Blut und ihrer bedeutenderen Entwickelung, aber in einem Zustande wahrer Erection, mit einem in einem höheren oder minderen Grade angenehmen Gefühle verbunden, gerathen sie beim Saugen selbst, wodurch die in ihnen geschlängelt laufenden Milchkanäle mehr gerade gestreckt werden, in welchen zugleich durch die rege, unter diesen Umständen stattfindende Reizung, welche sich ihnen mittheilt, eine Gefäfsbewegung eintritt, so dafs sie die Milch nach aufsen entleeren und in den Mund des Säuglings ergiefsen, wobei jedoch auch zugleich der, durch die während des Saugens mit dem Einathmen geschehende Verdünnung der Luft in der Mundhöhle bewirkte verstärkte Druck der äufseren Luft, auf die Mamma sehr in Betracht kommt. (S. d. Art. Saugen).

Soll das Saugen auf gehörige Weise von statten gehen, so dürfen die Warzen nicht zu grofs, (dies soll bei den Hottentottinnen der Fall sein), und nicht zu klein, tiefliegend oder gespalten sein, indem sie in beiden Fällen der Säugling nicht gehörig oder gar nicht fassen kann, und dürfen die Milch nicht zu schwer, aber auch nicht zu leicht austreten lassen.

Was die diätetische Behandlung der Brustwarzen betrifft, so hat man in dieser Beziehung auf folgende Punkte zu achten: 1) Man suche ihr stärkeres Hervortreten schon in der letzten Zeit der Schwangerschaft, wenn dies nicht von freien Stücken erfolgt, durch öfteres Saugen von einer zahnlosen Person, oder Hervorziehen mittelst einer Brustpumpe zu befördern; auch trägt hierzu zuweilen das Belegen von Brustwarzendeckel bei, welches Verfahren man auch noch einige Zeit nach der Geburt fortsetzen mufs, indem man auch das Kind öfters anlegt, wodurch es nicht selten gelingt, selbst kleine Warzen vollkommen tauglich für das Geschäft des Saugens zu machen, und nicht in die Nothwendigkeit versetzt wird, von dem Selbststillen abstehen zu müssen. Sollten sie zu klein bleiben, so kann man den Versuch machen, sie künstlich durch hierzu eingerichtete Brustwarzendeckel (s. d. Art.) zu ersetzen. — 2) Man schütze sie, wie schon in der Schwangerschaft, so besonders nach der Geburt, namentlich in den ersten Tagen, vor Zugluft und Erkältung, durch wärmere Bedeckung, indem sie wegen ihrer grofsen Reizbarkeit, zumal bei Erstgebärenden, zum Erkranken sehr geneigt sind, und wasche sie öfter, bei allzugrofser Empfindlichkeit, mit verdünntem Weingeiste, Rum, Wein, oder bestreiche sie mit einem milden Oele, Mohn- oder Mandelöl, welche Dinge jedoch jedesmal vor dem Anlegen des Kindes wieder vorsichtig abgewischt werden müssen, halte sie überhaupt sehr reinlich, und bedecke sie nach dem Saugen entweder mit einem, der Form der Warze entsprechend ausgehöhltem Stücke von einer gelben Rübe (Daucus carotta *L.*), oder mit einem Warzendeckel (s. d. Art.). — 3) Sollten sie mit einer zu derben Oberhaut bekleidet sein, so suche man diese nach Erweichung, durch Aufstreichen eines milden Oels vorsichtig abzuziehen. — In den ersten 8 bis 14 Tagen nach der Geburt kommen nicht selten, besonders bei Erstgebärenden von zarter Constitution, und bei Vernachläfsigung der oben bei No. 2) angegebenen diätetischen Vorschriften, Entzündung (s. d. Art. Brustwarzenentzündung) und Excoriation (s. d. Art.) der Brustwarzen vor. —

Zu den beobachteten Abweichungen der Brustwarzen gehören noch: 1) gänzliches Fehlen derselben als Fehler der ersten Bildung; in einem solchen Falle, (Ephemerid. Nat. Cur. Dec. II. I. Ann. V. App. p. 67) wurde das Säugen dennoch bewerkstelligt, (siehe ferner Ephem. N. Cur. Dec. II. Ann. IX. obs. 3. Dec. III. Ann. IV. obs. 107), so wie als Folge einer, durch vorausgegangenen Entzündung und Eiterung entstandenen Zerstörung. — 2) Atresie derselben. (*Blasius*, Med. univers. P. VII. S. XIV. c. II.). — 3) Zu bedeutende Gröfse oder Kleinheit, Verkrüppelung, zuweilen als Folge von Entzündung und Eiterung. — 4) Zunahme hinsichtlich der Zahl, so hat man ihrer 2 auf einer Brust, (Ephem. N. Cur. Dec. I. Ann. II. Obs. 72. Schol. Ann. IX. et X. Obs. 8. Dec. II. Ann. X. Obs. 138), ja 3 und zwar in einem Falle auf jeder Brust beobachtet, welche auch alle Milch beim Saugen gaben. (Ephemer. Nat. Cur. Dec. II. Ann. V. App. p. 40). —

Synon. Lat. *Papilla mammae; mammilla.* Franz *Mamelon.*

Litt. *J. F. Osiander,* Progr. in docenda et discenda medicina atque art. obstetr. methodum antiquam potiorem in facienda exspectatione super non alienam esse, ostendit, et observationes quasdam de papillis mammarum numero et structura variis communicat. Gotting. 1817. 4. H — s.

BRUSTWARZEN, Aufspringen derselben. Bei dem Säugegeschäft werden die Brustwarzen nicht selten entzündet, bekommen Risse, werden wund und gehen sogar stellenweise in Eiterung über. Dieser Zufall, welcher die Wöchnerinnen ziemlich häufig befällt, findet seine Anlage bald in zu weicher und empfindlicher Beschaffenheit der Warze, bald in der zu spröden Oberhaut derselben, bald in zu geringem Hervorragen derselben, so dafs sie das Kind nicht gehörig fassen und hervorziehen kann, bald darin, dafs sie gespalten ist, bald endlich kommt er auch vor, ohne dafs irgend eine bemerkbare Anlage vorhanden ist, indem die Warzen, bei der besten Beschaffenheit derselben, mehr oder minder bedeutend wund und geschwürig werden. Die Gelegenheitsursache besteht allein in dem Saugen des Kindes an der Brust, und dieses fortgesetzte Saugen ist es auch, wodurch die Heilung so sehr erschwert und oft auf längere Zeit unmöglich wird. In manchen Fällen scheint das Uebel durch eine rheumatische Anlage unterhalten zu werden, so wie auch Unreinlichkeit hierzu zu rechnen ist.

Die Erscheinungen dieses Zufalles bestehen zuerst in Empfindlichkeit und später in Schmerzhaftigkeit der Brustwarze bei dem Saugen des Kindes, und bei bedeutendem Grade erreicht diese letztere eine Höhe, welche selbst die standhafteste Frau verzweifeln läfst, und sehr ergreifend auf das Nervensystem wirkt. Die Warze wird an einzelnen Stellen oder an ihrer ganzen Oberfläche wund, bekommt tiefe Risse, besonders im Umkreise ihrer Wurzel, und es bilden sich endlich kleine Geschwüre. In dieser letzten Zeit nimmt die Schmerzhaftigkeit etwas ab und die Heilung erfolgt allmählig; doch bleibt zuweilen die Warze grofs und schwammig. In manchen Fällen erreicht indessen das Uebel diese Höhe nicht, in anderen jedoch ist es so bedeutend, dafs das Säugen nicht fortgesetzt werden kann. Man kann ein Stadium der Entzündung, ein Stadium der Eiterung und ein Stadium der Vernarbung unterscheiden.

Die Behandlung der wunden Warzen hat zu der Empfehlung der verschiedenartigsten Mittel Veranlassung gegeben, und da man bei der Anwendung derselben die Verschiedenheit des vorhandenen Zustandes nicht unterschied, so war die Folge davon, dafs man bald die gröfste, bald gar keine Wirksamkeit derselben beobachtete. Ein rationelles Verfahren macht es jedoch nöthig, genau zu unterscheiden, ob das Stadium der Entzündung, der Eiterung oder der Vernarbung vorhanden ist.

Als prophylactische Behandlung ist es schon nützlich Einiges in Anwendung zu bringen, um dem Eintreten des Zufalles in dem Wochenbette vorzubeugen; daher untersucht man einige Monate vor der Geburt die Brustwarzen genau, und behandelt sie nach der Beschaffenheit des Befundes. Findet man nämlich die Warze derb und mit einer festen Oberhaut überzogen, so bestreicht man sie täglich mit Mandelöl, erweicht so den harten Ueberzug und hebt ihn, wenn er sich löset, vorsichtig ab. Die nunmehr etwas empfindliche Brustwarze wäscht man täglich mit Rothwein. Ist hingegen die Warze gleich von Anfang zu empfindlich, so ist das Waschen mit Rothwein oder einer Mischung von Weingeist und Wasser sogleich zu empfehlen. Wenn die Warzen zu klein und tiefliegend sind, so zieht man sie täglich einigemal mit der Brustpumpe hervor und läfst beständig Warzendeckel tragen, welche die Entwickelung derselben begünstigen. Gänzlich zu verwerfen ist es, um die, mittelst der Brustpumpe hervorgezogenen Warzen, Ringe aus elastischem Harze zu legen, um das Zurücksinken derselben zu verhüten, und es kann dasselbe sogar bedeutenden Nachtheil bringen.

Wenn in dem Wochenbette, ungeachtet dieser prophylactischen Behandlung, die Warzen wund und schmerzhaft werden, so vermeidet man in dem entzündlichen Stadium streng alle reizenden Mittel, welche hier nur Schaden stiften können, sondern behandle sie leicht antiphlogistisch. Man bestreicht sie daher täglich öfters mit Mucil. gumm. Arab., oder Quittenschleim, oder einer Mischung von gleichen Theilen Mandelöl und Gummischleim; in manchen Fällen, wo kein Mittel half, war es sehr heilsam kleine Compresschen mit kühlem Wasser befeuchtet, beständig auf den Warzen liegen zu lassen; doch mufs dieses Mittel, wegen der Gefahr der Erkältung, mit der gröfsten Vorsicht angewendet und stets in Fällen vermieden werden, in welchen ein fieberhaftes Allgemeinleiden, oder eine Entzündung eines wichtigen Organs gleichzeitig vorhanden ist. Das Kind darf in dieser Periode nicht zu häufig an die Brust gelegt werden; doch darf dieses auch nicht zu selten geschehen, weil durch die Anhäufung der Milch in den Brüsten, und die zu grofse Härte und Spannung der letzteren, das Saugen an den Warzen ungemein erschwert und die Schmerzhaftigkeit derselben noch sehr vermehrt wird.

Wenn unterdessen die Eiterung eingetreten ist, die Risse geschwürig geworden sind, und noch eine gröfsere oder geringere Schmerzhaftigkeit der Warzen dabei fortdauert, so kann man nur zu örtlichen Heilmitteln schreiten, als welche sehr viele empfohlen worden sind. Gewifs werden auch die in neueren Zeiten empfohlenen Mittel, z. B. Auflösungen von Sublimat, schwefelsaurem Zink, essigsaurem

Blei, schwefelsaurem Kupfer, salpetersaurem Silber, Alaun u. dgl. m. gute Dienste leisten; allein da alle diese Mittel dem Kinde leicht nachtheilig werden können, so ist ihre Anwendung zu widerrathen, und vielmehr zu versuchen die Heilung durch unschädlichere Mittel zu erreichen. Von *Müller* wurde folgende Composition empfohlen: *Rcp.* Pulv. gumm. Arab. ʒij, Balsam. peruv. ℈j, Ol. Amygdalar. ʒjß, aq. Rosar. ℥j. — M. (Vergl. *Textor's* neuer Chiron. St. 2. S. 334). — *Sibergundi* empfahl: *Rcp.* Extract. Op. aquos. gr. j. solv. in aq. calc. ust. rec. par., Ol. amygd. dulc. rec. et frig. express. ā ʒiii. — M. (S. *Harless* rheinische Jahrbücher der Medicin und Chirurgie. Bd. X. St. 3). — *Harless* wendet folgende Mischung an: *Rcp.* Borac. ʒj, vitell. ov., alb. ov. ā ʒij—iij, Ol. amygdalar. dulc. ℈j, Bals. peruv. nigr. genuin. ℥ß. M. subig. S. Mittelst Charpie aufgelegt. (Ebendas.) —

Bei dem Gebrauche dieser und ähnlicher Mittel schützt man die Warzen durch Warzenhütchen, und einige rathen sogar das Kind durch aufgesetzte Warzenhütchen, ähnlich geformte Vorrichtungen von elastischem Harze, Horn, oder Glas, oder durch Schwämme oder Kuheuter saugen zu lassen. Alle diese Künsteleien bleiben indessen ohne Nutzen. In den leichtern oder wenigstens erträglichen Fällen, wird man bei gehöriger Ausdauer von Seiten der Leidenden und des Arztes die Heilung ohne dieselben bewirken können, während in den ganz schwierigen Fällen Alles vergeblich angewendet wird, und endlich der Entschlufs, das Kind nicht länger an die Brust zu legen, gefafst werden mufs.

In manchen Fällen werden nach längerer Dauer des Uebels die Warzen dick, schwammig und wenig empfindlich. Alsdann ist es rathsam die Waschungen mit geistigen Mitteln wieder in Anwendung zu bringen. B — h.

BRUSTWARZENDECKEL. Der Brustwarzendekkel oder das Brustwarzenhütchen, ist ein zur Aufnahme der Brustwarze ausgehöhlter Körper, welcher aus verschiedenem Material verfertigt werden kann, und theils blofs zum Schutz für die Brustwarze, theils aber auch zum Ersatz für dieselbe dient. Nach diesem verschiedenen Zweck, welchen man mit der Anwendung dieser Brustwarzendeckel erreichen will, ist auch die Form und die Einrichtung derselben verschieden.

Sie werden bei verschiedenen Krankheiten der Brustwarze angewendet, theils schon während der Schwangerschaft, theils aber auch und hauptsächlich während des Wochenbettes, und noch nach demselben. Das Tragen der Warzenhütchen wird in der Schwangerschaft schon nöthig, wenn die Warzen äufserst empfindlich und zart sind, wenn sie sich nicht gehörig aufrichten, und wenn sie aufserordentlich klein sind. Während des Wochenbettes machen aufser den obengenannten Fehlern der Brustwarze, — besonders die Excoriationen derselben die Anwendung der Brustwarzendeckel nothwendig. — Die blos zum Schutze dienenden Brustwarzenhütchen werden aus elastischem Gummi, Elfenbein, Horn, Holz, Silber oder Blei, oder auch von Blech, Zinn, aufserdem auch wohl aus Thon, Kreide, Gyps, ja selbst aus Brodrinde verfertigt. Auch Nufsschalen und Muskatnüsse werden zu demselben Zwecke gebraucht; die ersteren ebnet man immer durch Schaben, und kleidet sie mit zerflofsenem weifsen Wachs dünn aus; die letzteren höhlt man so weit aus, dafs die Warze aufgenommen werden kann. Die meisten dieser Brustwarzendeckel sind zu hart und schaden durch ihren Druck; die Muskatnüsse sind oft zu klein; das in ihnen enthaltene Oel soll die Haut zu weich, zu zart machen, und dadurch das Wundwerden begünstigen. Diese Hütchen erhalten am Rande einige Löcher, durch welche die Befestigung derselben um den Leib mittelst Bänder bewerkstelligt werden kann, und am obern Ende ebenfalls einige Löcher, welche zum Ausflufs der Milch bestimmt sind. Brustwarzendeckel aus Wachs sind nicht anwendbar, weil sie durch die Wärme der Brust erweichen und dann nachgeben. Die elastischen, welche *Pickel* verfertigte, sind sehr anwendbar.

Die hier angeführten Vorrichtungen werden nicht nur in der Schwangerschaft, sondern auch während des Wochenbettes zum Schutze für die Brustwarze angewendet; aber oft ist bei den Excoriationen derselben ein Mittel nöthig, welches eine künstliche Warze darstellt, und selbst während das Kind die Brust nimmt, liegen bleibt. Man hat mehrere

Vorrichtungen dazu empfohlen, dafs bei Krankheiten der Warze dieselbe durch die Kunst ersetzt, und das Säugungsgeschäft noch fortgesetzt wird; allein die Säuglinge fassen oft diese künstliche Warze nicht. *Wendelstädt* nahm einen Cylinder von Blech, dessen obere Apertur durch eine nach aufsen convexe, nach innen concave Platte geschlossen wird, die mit Löchern versehen ist. Auf diese legte er ein Stückchen Waschschwamm, etwa Haselnufs grofs, zog darüber und über die ganze äufsere Fläche des Cylinders ein Stückchen Kälberblase, welche er mittelst eines Fadens befestigte. Durch die Blase werden am obern Ende über dem Schwamm fünf bis sechs Löcher gestochen, um die Milch herauszulassen. Die Warzenhütchen, welche *Braun* aus Holz verfertigen liefs, sind von derselben Art. *Fibing* liefs vom Drechsler eine gewölbte Scheibe in Form einer Brustwarze von Elfenbein, oder von Pflaumen-, Birn- oder besser noch von Lindenholz (nur nicht von Eichenholz) verfertigen, und auf der Mitte der Hervorragung fünf Löcher anbringen. Auf diese künstliche Warze wird eine vom Lohgerber zubereitete Kuhzitze mittelst eines Zwirnfadens in einer über der Scheibe befindlichen Rinne befestigt, so dafs das Kind, ohne das Holz zu fassen, an der Zitze saugen kann. Wenn diese Maschine auf die Brust angesetzt worden ist, so zieht das Kind die Luft heraus, worauf die wie ein Schröpfkopf angesogene Scheibe auf die Brust gelinde drückt, und dadurch das Abfliefsen der Milch bewirkt. *Melitsch* liefs von einem frischen Kuheuter den untern Tkeil mit der Warze abschneiden, in klarem Wasser auswäfsern, und dann über den aus Pflaumenholz bereiteten Warzenhut so spannen, dafs die Warze gehörig gestaltet blieb. — Was die Zubereitung der dicht am Euter abgeschnittenen Zitze betrifft, so mufs man nach *Mappes* den mitten durchgehenden gemeinschaftlichen Ausführungsgang der Milchgefäfse, welcher mittelst dichten Zellgewebes an die dicke Haut befestigt ist, herausschälen, und man kann die dadurch entstandene Oeffnung nöthigenfalls bis zum Umfange eines Stecknadelknopfs oder bis zum Durchmesser einer halben bis ganzen Linie erweitern. — Die Zitze darf man bei dem Ueberspannen über den warzenförmigen Theil des Brustwarzendeckels, nicht so stark nach der Basis hinziehen, sondern mufs die Spitze noch einen halben Zoll über den Rand der Maschine hervorragen lassen, um ein leeres, weiches Ende zu bilden, welches die Lippen des Kindes fassen und formen können. — Vor der Anwendung dieser Vorrichtungen ist es nothwendig, dieselben kurze Zeit in warme Milch, oder in mit Zucker vermischtes Wasser zu legen, und einigemal sorgfältig mit den Fingern abzustreifen, um die etwa zurückgebliebene Milch herauszudrücken. Auch ist es, wenn die Brustwarzen mit äufseren Mitteln behandelt worden sind, erforderlich, jene vor der Anlegung der künstlichen Brustwarze sorgfältig zu reinigen, um selbst jeden Geruch des Arzneimittels zu entfernen.

Wenn das Kind zu trinken aufhört, so legt man die ganze Vorrichtung in kaltes Wasser; auch kann man, um die Zitze längere Zeit zu erhalten, Branntwein überschlagen. Man wird dieselbe immer mehrere Tag lang erhalten können. Doch mag oft der Mangel einer gehörigen Menge frischer Kuheuter, ein bedeutendes Hindernifs für die Anwendung dieser Vorrichtung sein. — Sehr zweckmäfsig sind die Hütchen aus Gummi elasticum, welche so bereitet sein müssen, dafs an dem die Warze bedeckenden Theile noch ein hervorragender, mit Löchern versehener Theil, welcher mit einem zarten Schwämmchen ausgefüllt wird, sich befindet, damit das Kind die eigentliche Brustwarze weder berührt noch drückt. Doch steht der Anwendung dieser elastischen Hütchen das entgegen, dafs die Kinder sie nicht gern nehmen; bisweilen gewöhnen sie sich aber an dieselben sehr gut. Wenn diese Hütchen gut bereitet sind, so werden sie durch den Speichel des Kindes nicht klebrig und weich.

Synon. Lat. *Operculum papillarum, Pileolum ad papillas.* Franz. *Capeline pour les mamelons.* Hü — r.

BRUSTWARZENWUNDEN. S. Brustwarze, Aufspingen derselben.

BRUSTWASSERSUCHT. S. Hydrothorax.

BRUSTWUNDEN. Diese Wunden werden in nicht durchdringende, d. h. solche, wo nur die einschliefsenden Theile der Brust verletzt sind, und in, in die Brust eindringenden, eingetheilt; sie gehören entweder zu den einfachen, oder complicirten Wunden.

Die einfachen, nicht durchdringenden Brustwunden, werden wie andere einfache Wunden wieder vereinigt und behandelt. Die Hieb- und Schnittwunden werden durch Heftpflaster und einen Verband vereinigt, und geht die Wunde tief, so mufs die Naht zu Hülfe genommen werden. Dabei ist eine gehörige Lage des Verwundeten zu beobachten.

Complicirte Wunden nennt man solche, wo beträchtliche Quetschungen, Zerreifsungen, Entzündung, eine schiefe Richtung der Wunde, ein Stich, u. s. w. zugegen sind.

Schiefe Stichwunden können schon übele Folgen erregen, weil sich leicht Eiter ansammelt, und die Wunde fistulös wird. — Der bei solchen Stichwunden verhinderte Ausflufs sowohl des Bluts als des Eiters, läfst sich richtig beurtheilen, wenn man die Wunde behutsam in der Lage, in der sie der Verwundete erhielt, untersucht, und mit dem verletzenden Werkzeuge vergleicht; ferner giebt hierüber die sich hinzugesellende Geschwulst, Schmerz und Härte, wovon man bisweilen ein fast unmerkliches Schwappern verspürt, so wie die erschwerte Respiration, Aufschlufs. Auch kann die Anwendung des *Laennec*'schen Stethoscops hier von Nutzen sein. (Man vergl. den Art. Auscultation.) Bei der Heilung derselben hat man zuvörderst dahin zu sehen, dafs die Wunde erweitert, und sodann die Compression angewandt werde.

Eine Quetschung, Entzündung und Zerreifsung erkennt man an ihren wesentlichen Kennzeichen. Die Quetschungen der Brust veranlassen zuweilen, dafs das knorpelichte Ende einer Rippe von dem Brustbeine losgeht, und die Pleura verletzt. Die Rippe springt gewöhnlich in ihre Lage zurück. Diese Zufälle erheischen eine streng antiphlogistische Behandlung, wobei namentlich Blutentleerungen, eine oder mehrere Venäsectionen, je nach Umständen, das Anlegen der Blutegel u. s. w. nicht vernachläfsigt werden dürfen.

Was die in die Brusthöhle eindringenden Wunden betrifft, so geht eine solche Verwundung selten ohne Verletzung der innern Organe ab. Als allgemeine Zeichen einer solchen Durchdringung sind folgende zu betrachten:

trachten: 1) Der Verwundete klagt über grofse Angst, Oppression und Spannung der verwundeten Seite; 2) man sondirt durch Einbringung eines Fingers, oder höchstens einer weichen elastischen Sonde, mit aller Behutsamkeit; 3) man macht Einspritzungen. Wenn die Wunde nicht penetrirt, so fliefst die Injectionsmaterie gleich wieder zurück. Ist die Wunde aber durchdringend, so wird die Flüssigkeit später mit schaumigem Blute vermischt, herausgetrieben. Bei grofsen Hiebwunden kann die Lunge selbst vordringen. — Eines der wichtigsten und weit zuverläfsiger als alle übrige Zeichen, ist, 4) der Durchgang der Luft, welche wechselweise in die Brust ein- und aus derselben herausgeht; man überzeugt sich hiervon durch die Bewegung der Flamme eines der Wunde genäherten Wachsstocks.

Die Verletzungen der einzelnen Organe der Brusthöhle haben ihre specielle Zeichen. So erkennt man die Verletzung der Lungen, 1) wenn der Verwundete schnell und mit grofser Beschwerde, fast erstickend, respirirt, 2) schäumendes, hellrothes Blut auswirft. — Die Verletzungen des Herzens, wenn sie geringe sind, verursachen, 1) ein krampfhaftes Herzklopfen, 2) der Puls ist klein, intermittirend; grofse Wunden des Herzens sind absolut tödtlich. — Bei Verwundungen des Milchbrustganges (*Ductus thoracis*) fliefst, 1) aus der Wunde eine milchichte Feuchtigkeit, 2) nimmt der Kranke schnell an Kräften ab, weil der Nahrungssaft fehlt. — Ist das Zwerchfell verletzt, so ist 1) die Respiration sehr erschwert, 2) empfindet der Kranke Schmerzen, welche sich quer durch den Unterleib verbreiten, 3) ist insgemein mit einer solchen Verletzung ein Schluchzen, und Neigung zum Erbrechen verbunden. Verwundungen des Zwerchfells sind immer gefahrvoll. Treffen sie den sehnigten Theil, so entsteht auf der Stelle der grausamste Schmerz, mit unsäglicher Angst und äufserst erschwertem Athemholen verbunden; es entstehen Krämpfe und Zuckungen, denen ein schleuniger Tod folgt.

Die mit solchen Verletzungen nothwendig verbundenen, mehr oder weniger heftigen Blutergiefsungen in der Brust, hängen nicht immer von Veränderungen der Lungen ab. Die einfache Verletzung der Intercostalarterien kann dazu Veranlassung geben, wenn die Wunde so beschaffen ist, dafs das Blut mit mehr Leichtigkeit nach innen fliefsen, als nach aufsen sich ergiefsen kann. Mag nun das Blut aus der Lunge selbst kommen, oder mögen es die Brustwände geben, so kündigen folgende Zeichen die Ergiefsung an: 1) bildet sie sich auf eine schnelle Weise, so wird der Kranke plötzlich blafs, verliert seine Kräfte, fällt in Ohnmacht, leidet an Respirationsbeschwerden, die sich jeden Augenblick bis zur Erstickung vermehren; 2) die Rippen werden in die Höhe gehoben, und entfernen sich von einander, das Hypochondrium der befallenen Seite wird mehr aufgetrieben, der Verwundete hat an dieser Stelle die Empfindung eines beschwerlichen Gewichts, und drückt man auf dieselben, so vermehrt der Andrang der Flüssigkeit gegen die Lunge, die Athmungsbeschwerden; 3) ist endlich diese Ergiefsung so beträchtlich, dafs sich das angesammelte Blut bis zur Höhe der äufsern Wunden erhebt, so wird sein Ausflufs durch dieselbe, ein neues Zeichen der Krankheit. — Entsteht die Blutergiefsung langsam, so sind ihre Zeichen unbestimmter, indefs geben das Erhabensein der Hypochondrien, das Gefühl von Erstickung, welches sich bei dem Kranken erzeugt, wenn man auf dieselbe drückt, die erschwerte Respiration, der Hang des Kranken auf der befallenen Seite zu liegen, die grofse Quaal, die er leidet, wenn er auf der gesunden Seite liegt, und die Unmöglichkeit, diese letztere Lage zu behaupten, — vereinigt, dem Arzte eine hinreichende Diagnose. — Zu diesen hier angegebenen Zeichen einer Blutergiefsung, mufs man noch das von dem Anschlagen an die Brust, von der Seite, auf der man die Ergiefsung vermuthet, hervorgehende Geräusch, hinzufügen. Diese Höhle nämlich, giebt, wenn man sie anschlägt, einen Wiederhall, wenn keine Flüssigkeit in die Säcke der Pleura ergossen ist, während sie ein dumpfes Geräusch, und zwar ein solches, wie von dem Anschlagen an ein festes Glied, z. B. an den Schenkel, vernehmen läfst, wenn sich eine Ergiefsung gebildet hat. Das Stethoscop findet hier gleichfalls seine Anwendung. —

Kömmt das Blut aus den Gefäfsen der Lungen, so werden die Mittel angewandt, deren man sich zur Hemmung des Blutspeiens bedient. Die Blutung aus der Arteria intercostalis, welche man daran erkennt, dafs das Blut, statt aus dem Grunde der Wunde zu kommen, aus ihrem Umfange hervorspringt, erfordert eine besondere Behandlung, und hat eine geraume Zeit hindurch den Erfindungsgeist der Wundärzte beschäftigt. *Gérard* war der Erste, welcher die Unterbindung derselben angab, er legte eine Ligatur um die ganze Rippe. (*Garengeot* Tr. des opérat. T. II.). Man soll die äufsere Wunde erweitern, und alsdann ein breites Fadenbändchen, woran ein Bourdonnet befestigt ist, mit Hülfe einer gewöhnlichen krummen Nadel durchbringen. Diese Form ist indefs dem Wege wenig angemessen, den sie durchlaufen mufs, weil sie an dem einen Ende gekrümmt, an dem andern gerade ist; auch mufs man befürchten, dafs sie mit ihrer scharfen zweischneidigen Spitze die Lungen verletzt, weshalb *Goulard von Montpellier* zu dieser Operation eine eigene Nadel angab, welche drei Viertel eines Zirkels ausmacht; sie ist an einem langen Stiele befestigt, damit sie desto leichter geführt werden kann. *Quesnay* glaubte die Blutung durch die Compression zu stillen. Er bediente sich hierzu eines dünnen elfenbeinernen Hebels, welcher an dem einen Ende bewickelt wurde, um die Schlagader zusammenzudrücken; das andere Ende wurde mittelst zweier Bänder auf der Brust befestigt, um auf diese Weise einen hinreichenden Druck zu erhalten. (Mémoires de l' acad. de Chir. T. II.). Mit diesem kömmt das *Lotteri*'sche Instrument überein; es ist von Stahl, und an dem einen Ende gekrümmt, damit es fester angedrückt werden kann. *Bellocq's* turniketartiges Instrument ist zusammengesetzt. — *Ten Haaf* stillte die Blutung durch ein Stück Agaricus, oder Charpie, welches mit Terpenthinöl befeuchtet, und mit einem Stücke Fischbein angedrückt wird. — Eben so bediente sich *Lassus* eines runden Stückes feiner Leinwand, füllt dasselbe mit Charpie oder Werg an, und bildet daraus eine runde Pelotte, welche er zwischen die Rippen in die Wunde nach der gehörigen Erweiterung derselben einbringt, und das äufsere zugebundene Ende mit einem Bande um den Leib befestigt. (Dess. Médecine opératoire, T. II. p. 149.). — *Böttcher* (In s. Abh. v. den Krankheiten der Knochen u. s. w.)

schlägt hierzu ein, in einen halben Zirkel gebogenes Instrument vor, welches am Ende mit einem Knopfe, und mit einer Oeffnung versehen ist, und, um es bequemer halten zu können, hat es einen flachen Handgriff. In die Oeffnung dieses Instruments wird ein ganz schmales Bändchen eingefädelt, worauf man der Länge nach, eine dicke Longuette nähert, die 1 Zoll lang sein muſs, damit, wenn die Mitte derselben unter der Rippe liegt, die Enden um ihre Ränder sich herumschlagen. Die Methode von *Leber* besteht darin, daſs um die Arter. intercost. eine Ligatur gelegt wird. — *Plenk* hat zu der Unterbindung eine krumme Nadel erfunden, mit einem Oehr an der Spitze, wodurch ein schmales Band, an welchem eine kleine Compresse befestigt ist, durchgezogen wird. Man macht mit dem Bistouri über der verletzten Rippe eine Oeffnung, bis in die Brusthöhle, führt dann die Nadel durch die untere Oeffnung um die Rippe herum, drückt die Compresse fest an die verletzte Stelle, und nachdem das Instrument zurückgezogen worden, bindet man das Band in eine Schleife. Der Kranke muſs auf der verwundeten Seite liegen. (*Plenk's* Samml. 2. Bd. S. 71.). — *Theden* verwirft die Unterbindung, und schlägt dagegen vor, die Schlagader, falls sie nicht ganz durchschnitten ist, in der Furche der Rippen völlig durchzuschneiden; darauf schiebt er mit einer stumpfen Sonde auf beiden Seiten die Ader einen halben Zoll zurück, und verstopft den Kanal durch eine Wieke, welche aus Charpie fest zusammengerollt ist. (Dess. neue Bem. u. Erfahr. B. 1. S. 63.). — *Bell* läſst die Wunde, wenn sie enge ist, erweitern, dann die Arterie mit einem kleinen Haken hervorziehen und unterbinden. — *Desault* räth, auf die Wunde den mittelsten Theil eines viereckigen Stücks Leinwand zu legen; eine lange und breite Compresse kann zu dieser Absicht dienen. Man stöſst die Leinwand in die Wunde hinein, dann füllt man den Sack, den sie jetzt bildet, mit Charpiemeiſseln an. Wenn man eine zu der Gröſse der Wunde verhältniſsmäſsige Menge eingebracht hat, so nimmt man die Ränder der Compresse zusammen, und zieht stark an ihr; der kleine mit Charpie angefüllte Sack bildet, indem er nicht aus der Wunde herausgehen kann, einen Tampon, welcher die Arterie mit Kraft zusammendrückt, ohne die benachbarten Theile so sehr zu reizen, wie eine Holzplatte, oder jeder andere, gleich harte Körper es thun würde. Nach Verlauf von 7 — 8 Tagen, nimmt man die Charpie heraus, zieht die Compresse mit Leichtigkeit hervor, und die Wunde heilt durch Eiterung. Auch *Richerand* rühmt dieses Verfahren, und giebt ihm vor allen andern den Vorzug.

Was die nähere topische Behandlung solcher penetrirender Wunden der Brust betrifft, so bestand dieselbe, nach *Ambrosius Paré*, lange Zeit darin, dafs man dieselbe erweiterte, und, um sie offen zu erhalten, ein Fadenbändchen hineinzog, ein Verfahren, welches fast immer von den nachtheiligsten Folgen war. Als die einzige, den Grundsätzen der gesunden Physiologie und der Erfahrung entsprechenden Behandlungsweise durchdringender Brustwunden, giebt *Richerand* die schnelle Vereinigung derselben an; er beruft sich zugleich hierbei auf *Larrey*, welcher mehrere Fälle beobachtete, wo die unmittelbare Vereinigung solcher Wunden mit dem besten Erfolge gekrönt wurden, (*Richerand's* Grundrifs der neuern Wundarzneik. etc., übersetzt. Leipz. 1822. 4r. Th. S. 4 und 5.) worin ihm auch unsere vorzüglichsten neueren Beobachter, unter denen ich nur *v. Gräfe* und *v. Walther* nenne, beistimmen. (S. dessen u. *v. Walther's* Journ. d. Chir. u. s. w. Bd. IX. S. 206 etc. u. Bd. X. S. 369, worin man interessante Versuche an Hunden, Behufs der Erforschung des Ganges gemacht, den die Natur bei Heilung der Brustwunden nimmt, findet.) Nur in dem Falle der Verletzung einer Zwischenrippenarterie, würde man sich, (wie schon oben erinnert), nach dieser Vorschrift nicht gleich richten können. — Rücksichtlich der innern Behandlung des Verletzten, so ist auch hier ein streng antiphlogistisches Verfahren, ja nach Umständen, unerläfslich; wiederholte Aderlässe, Anlegen von Blutegeln, gelinde Abführungsmittel, verbunden mit einer sparsamen und kühlenden Diät, sind hier durchaus und allgemein indicirt. Gegen den Husten müssen beruhigende Mittel, das Extract. hyosc., Emulsionen und gelinde Opiate, angewandt werden.

Bildet sich ein Extravasat, so ist nichts dringender, als der ergossenen Flüssigkeit Abflufs zu verschaffen, weil ihre Gegenwart grofse Störungen veranlassen, und selbst den Tod des Kranken, welchen ein daher entstehendes hektisches Fieber aufreibt, nach sich ziehen kann. Hat die Wunde an der niedrigsten Stelle der Brusthöhle ihren Sitz, so kann sie der ergossenen Flüssigkeit Abzug gestatten. Es ist dann hinreichend, sie zu vergröfsern, wenn sie zu enge ist, um dem Verwundeten eine entsprechende Lage zu geben. Findet sie aber an einer höheren Stelle Statt, so erwartet man eine solche freiwillige Entleerung umsonst, und es ist nichts übrig, als an der niedrigsten Stelle des Thorax einen Einschnitt zu machen. Die Anwendung von Spritzen, nach Art der Heber gekrümmt, mit welchen man mittelst der Einziehung, die ergossene Flüssigkeit aufzusaugen und so auszuleeren, vorgeschlagen hat, wohin die Spritzen von *Anel*, *Breuer*, *Ludwig*, *Leber*, (*Plenk's* Samml. und Beob. Bd. 2) gehören, ist meistens schädlich und ohne Erfolg. Aufser dafs zwischen der Pleura und der Lunge zu wenig Luft vorhanden ist, als dafs die Flüssigkeit leicht in die einsaugende Pumpe hineintrete, verstopfen die sich bildenden Blutpfröpfe die Sauggeräthschaft bald, und machen die Einziehung unmöglich. — Entsteht eine Windgeschwulst, so mufs solche mit der Lanzette geöffnet werden; bildet sich eine Eitersammlung, so kann man unter günstigen Umständen durch die Operation des Empyems den Kranken retten. Der Gebrauch des *Laennec*schen Instruments hat bei der Erforschung einer solchen Ansammlung den entschiedensten Nutzen; es zeigt zugleich die beste Lage, in der hier der Einstich zu machen ist. — Auch *Piorrys* Platte verdient hier eine Erwähnung. (*Gerson's* und *Julius* Magaz. der ausländ. Liter. der gesammten Heilk. März, April, 1827. S. 354.) Ehe wir diesen Artikel schliefsen, verdient noch der Zufall eine Erwähnung, wo nämlich ein fremder, stechender Körper, z. B. ein Degen oder ein Bajonnet in die Brustwunde eingestochen, und in den Zwischenräumen an den Knochen abgebrochen wäre. Man räth in diesem Falle an, die Substanz des Knochens oder des Knorpels zur Seite des fremden eingedrungenen Körpers, mit einem Federmesser, oder linsenähnlichem Messer weg zu nehmen, und wenn man zu beiden Seiten tief genug eingeschnitten, ihn zu fassen und auszuziehen, indem man ihn entweder in eine Uhrmacherpincette einklemmt, oder sich wohl auch eines kleinen Handschraubestocks bedient. Ist dieses Verfahren nicht hinreichend, so macht man nach *Gérard's* Anweisung einen Einschnitt in die Intercostalwunden, bringt den mit einem metallenen, wohl befestigten Fingerhut versehenen Zeigefinger, in die Brust, und sucht mit demselben den eingestochenen fremden Körper von innen nach aufsen zu stofsen.

Synon. Lat. *Vulnera pectoris.* Franz. *Plaies de poitrine.* Engl. *Wounds of the Breast.*

Litteratur.

Hierher gehören, aufser den vorzüglichsten systematischen Handbüchern der Wundarzneikunde als von *Heister*, *Platner*, *Richter*, *Bell*, *Arnemann*, *Sabatier*, *Richerand* etc. vorzüglich folgende Schriften und Abhandlungen:

J. G. Bernstein's pract. Handb. f. Wundärzte nach alphabetischer Ordnung u. s. w. 8. B. Art. Vulnera pectoris.

J. D. Herholdt, Bemerk. üb. chirur. Behandl. d. tiefen Brustwunden, aus d. Dänischen u. s. w. 1801.

G. Vering, über die eindringenden Brustwunden. 1801.

Diction. des sciences médicales. Art. Plaies de la poitrine.

S. Cooper's neuestes Handb. d. Chirurg. in alphab. Ordnung; aus dem Engl. übers. Mit einer Vorrede von *Froriep*. Art. Brustwunde.

G — r.

BRYGMUS, ($B\varrho\upsilon\gamma\mu o\varsigma$). Das Zähneknirschen, Zähneklappern; convulsivische Zusammenziehungen der Kinnbakken. Letzteres beim heftigen Frieren und so auch beim Fieberfrost und Epilepsie gewöhnlich. Ersteres, häufig bei Kindern von Würmern im Schlafe, und dann unbedenklich, auch bei manchen Menschen im Schlafe gewöhnlich. Aber in hitzigen Fiebern sehr bedenklich, während des soporösen Zustandes, und dann ein gewöhnlicher Vorbote heftiger Convulsionen. H — d.

BRYONIA. Eine Pflanzengattung aus der natürlichen Ordnung der *Cucurbitaceae*, *Linné's Monoecia Syngenesia.* (*Mon. Monadelphia Willd.*) Der Kelch ist zu Zweidrittheilen mit der Blume verwachsen, die fünf Staubfäden in drei Abtheilungen verwachsen; der Griffel endigt sich in drei zweitheilige besondere Narben.

1) *Br. alba Linn. Willd.* sp. 4. p. 621. *Hayne* Arzneigew. 6. t. 23. Weifse Zaunrübe. Diese Pflanze ist häufig im mittlern und nördlichen Europa auch in Deutschland; sie liegt mit ihren zahlreichen sehr ästigen Stämmen auf den Hecken und durchschlingt sie mit den Ranken. Die Blätter sind am Grunde herzförmig ausgeschnitten, in fünfeckigen Lagen gespalten, mit kurzen steifen Haaren besetzt. Die Blüten stehen in Trauben, sind nicht grofs, weifslich. Die Beere ist kugelförmig, schwarz. Die Wurzel ist allein officinell und sehr dick, fast einen Arm dick, fleischig, etwas ästig, frisch milchend, äufserlich graugelb mit Höckern, inwendig weifs. Man findet sie auf den Apotheken in Querscheiben, die geringelt sind wie die Betenwurzeln. Der Geruch besonders der frischen Wurzel ist widrig, der Geschmack bitter und etwas zusammenziehend. Wir haben chemische Untersuchungen der Wurzel von *Vauquelin* (Annal. d. Museum T. 8. p. 80. Berlin. Jahrb. der Pharmac. 1807. p. 14.) *Brandes* und *Firnhaber* (*Brandes* Archiv 111. 1823. Seite 354). *Dulong* (Bullet. d. l. Soc. d. Pharmac. Mars. 1826. *Büchner's* Repertor. f. Pharm. Th. 25. S. 70.). Sie geben alle einen eigenthümlichen Stoff, das Bryonin, darin an, welcher doch zu der Klasse der Extractivstoffe ohne Zweifel gehört. Er löfst sich in Wasser und Weingeist, nicht in Aether auf, auch in Alkalien. Galläpfelaufgufs bildet damit einen Niederschlag, der sich zum Theil in Weingeist wieder auflöfst. Nur basisches essigsaures Blei und salpetersaures Quecksilberoxydul werden dadurch gefällt. Diese letztere Erscheinung bestimmen die Art des Extractivstoffs. Aufserdem enthält die Wurzel viel Stärkemehl.

2) *Br. dioica Jacquin Willd.* sp. l. c. *Hayne* l. c. Düsseldorf. Arzneigew. t. X. t. 15. 16. wächst im wärmern Deutschland häufig wild. Die Wurzel hat keine Höcker, der mittlere Lappen der Blätter ist mehr hervorgezogen als an den vorigen, die Blüten sind dioecisch, die Beere roth. Sie scheint in ihren Wirkungen mit der vorigen überein zu kommen.

L — k.

Wirkung. Ihren Wirkungen nach gehört die Rad. Bryoniae zu der Klasse der scharfen Arzneimittel, und insbesondere zu der der drastischen. Die frische Wurzel innerlich gebraucht wirkt sehr heftig, drastisch, verursacht starken Durchfall, Kolik und Erbrechen, — äufserlich angewendet Röthung, Brennen, Entzündung der Haut, und soll auf diese Weise angewendet, auch vermehrte Stuhlausleerungen verursachen. Den Versuchen zufolge, welche *Orfila* an Hunden anstellte, wirkt die Rad. Bryoniae ganz ähnlich den Coloquinten und den Eselsgurken. — Die Wirkung der getrockneten Wurzel ist dagegen ungleich milder; in grofsen Gaben verursacht sie nur Erbrechen, in kleineren wirkt sie die Stuhlausleerungen, wie die Resorption befördernd, auflösend, diuretisch.

Empfohlen wird die Rad. Bryoniae in folgenden Formen:

1) Die beste Form ist ohne Zweifel die des Infusum. Man rechnet auf eine Unze Wurzel ein bis zwei Pfund Wasser oder noch besser Wein, und läfst hiervon einen Efslöffel täglich mehrere Male nehmen. Bei Schwäche der Verdauungswerkzeuge ist es rathsam dieses Infusum mit einem Zusatz von Rad. Calami aromat., Cort. Aurant. oder andern magenstärkenden Mitteln zu verbinden.

2) In Pulver empfiehlt sie *Harmand de Montargny* zu einer halben Drachme als Brechmittel, — als auflösendes, zu einigen Granen täglich mehrere Male.

3) Der frisch ausgeprefste Saft ist früher mit Honig vermischt, — neuerdings von homoeopathischen Aerzten in höchst verdünnter Form, namentlich von *Hahnemann* und *Widemann* angewendet, und gerühmt worden.

Innerlich empfiehlt man die Rad. Br. in folgenden Krankheiten:

1) bei Stockungen und Verschleimungen des Unterleibs, namentlich wenn gleichzeitig Trägheit des Stuhlganges vorhanden ist.

2) bei wassersüchtigen Beschwerden, in so fern sie durch Schwäche und Stockungen bedingt werden.

3) Gicht, mit Unterleibsbeschwerden complicirt.

4) *Harmand de Montargny* empfahl sie als Surrogat anderer Brechmittel in der schon angeführten Form und Gabe.

5) *Hahnemann* rühmt sie im Typhus, den Sextilliontel eines Tropfens des frisch ausgeprefsten Safts pro dosi (!).

Aeufserlich hat man früher die frische Wurzel in Form

eines reizenden Umschlages bei scrophulösen, rheumatischen oder ödematösen Geschwülsten zur Zertheilung angewendet. Zu empfehlen ist die Abkochung (eine Unze der getrockneten Rad. Br. auf vier Pfund Wasser gerechnet), mit Kochsalz, oder nach *Trampel* mit Kochsalz und Essig, als Umschlag gebraucht, zur Bethätigung der Resorption und Zertheilung von Geschwülsten, namentlich Kniegeschwülsten. O — n.

BUBENDORF. Das Bad dieses Namens liegt im Kanton Basel, vier Stunden von der Stadt Basel, ist gut eingerichtet, besitzt unter andern auch den erforderlichen Apparat zu Dampfbädern, wird ziemlich stark von Basel und der Umgegend besucht, und gerühmt bei gichtischen Leiden und chronischen Hautkrankheiten. Eine Analyse des Wassers fehlt noch. O — n.

BUBO. Man versteht hierunter im weitern Sinne, eine begränzte Geschwulst, die allmählig entsteht und wächst, zuweilen beweglich ist, ihren Sitz in den Leistendrüsen hat, öfters mit einer Anschwellung der Lymphgefäfse verbunden ist, *Bubo melus*, und weder durch Hustenanstrengungen, noch tiefen Einathmen u. s. w., wie der Bruch vergröfsert wird. Im engern Sinn versteht man unter *Bubo* die venerische Drüsengeschwulst.

Die Bubonen lassen sich am zweckmäfsigsten unter zwei Hauptabtheilungen bringen, nämlich 1) unter *Bubo venereus* und 2) *Bubo insons*. Andere nehmen fünf Arten an, nämlich 1) *Bubo venereus*, 2) *B. pestilentialis*, 3) *B. scrophulosus*, 4) *B. scorbuticus*, und 5) *B. arthriticus*.

I. *Bubo venereus*. Diese Leistenbeule ist Folge venerischer Ansteckung und mit andern Krankheiten der Syphilis nicht selten verbunden, oder diese sind ihr vorhergegangen. Man theilt den Bubo venereus ein, in:

a) *Bubo venereus metastaticus*. Er entsteht nach Unterdrückung, zuweilen nach Hebung eines venerischen Trippers, oder er ist auch mit Chankern verbunden.

b) *Bubo venereus idiopathicus, primitivus*, wenn er sich bald nach der Ansteckung zeigte.

c) *Bubo venereus sympathicus*, ist mit andern syphilitischen Krankheiten verbunden, als mit Tripper, Chanker, u. s. w. entsteht also consensuell.

d) Bubo venereus symptomaticus, wenn derselbe lange nach Verschwindung syphilitischer Krankheiten entsteht, oder auch wenn diese lange Zeit andauern.

e) Bubo venereus simplex; es ist die Drüse nur allein entzündet, die Entzündung geht nicht über die Grenzen der erstern weg; aus der Mitte des Bubo erhebt sich eine dunkelrothe Spitze.

f) Bubo venereus phlegmonodes. Die Geschwulst entsteht mit Fieber, ist dunkelroth, heifs, gespannt, sehr entzündet, klopfend und verbreitet sich sehr weit um die Drüse.

g) Bubo venereus erysipelatosus. Entsteht nach mit vorhandenem galligten Zustand; die Geschwulst ist glänzend roth, behält oft Gruben, und ist mit flüchtig stechenden Schmerzen verbunden.

h) Bubo venereus oedematosus. Er entsteht bei sehr geschwächten, zu Wassersuchten geneigten Subjecten; die Geschwulst ist kalt, unschmerzhaft, Gruben enthaltend.

i) Bubo venereus scirrhodes; die Geschwulst ist hart, erhaben, unbeweglich, ungleich, nicht entzündet und schwer zu zertheilen.

k) Bubo venereus carcinodes, der Uebergang des scirrhodes in den carcinodes. Die Geschwulst ist schmerzhaft, es entstehen wenn sie aufbricht Höhlen, Kanäle, Schwämme u. s. w.; es wird blutige Jauche ausgesondert wenn sie aufbricht.

Man vergleiche übrigens den Artikel Syphilis, worin von dem Bubo venereus speciell abgehandelt werden soll.

II. *Bubo insons.* Hierunter versteht man eine Leistendrüsengeschwulst, wo keine Spur einer syphilitischen Ansteckung vorhanden ist. Es gehören hieher:

a) Bubo crescentium, Wachsbeule; eine schmerzhafte, harte, farbenlose Leistendrüsengeschwulst, welche bei jungen Subjecten die nochewachsen, häufig entstehet, und bei ruhigem Verhalten, beim Gebrauch sanfter öliger Einreibungen, Bäder ohne Zurücklassung von Härte, verschwindet.

b) Bubo scrophulosus. S. Scropheln.

c) Bubo insons metastaticus. Er kann nach Exanthemen (S. d. A.) und Fiebern entstehen, *Bubo exanthematicus, febrilis*, in der Pest (S. d. A.), *Bubo pestilentialis.*

d) *Bubo scorbuticus.* S. Scorbut.

e) *Bubo scirrhus.* S. Scirrhus.

f) *Bubo lacteus.* S. Milchabscefs.

g) *Bubo insons sympathicus.* Entsteht consensuell von einem Reize, ist ohne weitere Folgen und weicht leicht einem ruhigen Verhalten, und emollirenden Mitteln.

Synon. Leistenbeule, Schambeule, Pauke, Drüsengeschwulst, Venusbeule. Lat. *Bubo inguinalis*, *Panochia*, *Panus*, *s. Adenophyma inguinalis*, *Cambuca.* Franz. *Bubon*, *Poulain.* Engl. *Boil.* Holl. *Liesbuil*, *lies-klier*, *pest-buil*, *venus-buil*, *klap-oor.* E. Gr — e.

BUBON GALBANUM. S. Galbanum.

BUBONCULUS ist eine Erweiterung der Lymphgefäfse des Penis, welche schmerzhaft und entweder oberflächlich, *Bubonculus superficialis*, oder tiefer gelegen ist, *Bubonculus profundus.* Der erstere bildet länglichte Knötchen, die in der Vorhaut entspringen und sich in einem Strange vereinigen; der letztere bildet einen auch zwei harte Stränge, welche von der Eichel bis ins Becken laufen und sehr schmerzhaft sind. Der Bubonculus ist syphilitischen Ursprungs, daher siehe ein Mehreres hierüber im Artikel Syphilis nach.

Synon. Lymphatischer Tripper. E. Gr — e.

BUBONIUM. S. Inula.

BUBONOPANUS. S. Bubo.

BUBOPHTHALMIA. S. Augenwassersucht.

BUCCA. S. Backe.

BUCCINATOR MUSCULUS (*Cowper*, Myot. 1694. cap. 10.) Backen- oder Trompetenmuskel. Er liegt in der Backe zwischen dem Ober- und Unterkiefer, dicht an der Mundhaut, entspringt von der äufsern Seite des Zahnhöhlenrandes der Backenzähne des Ober- und Unterkiefers, und von dem Haken des Gaumenflügels vom Keilbein, wo er mit dem obern Schlundkopfschnürer zusammenhängt; seine Faserbündel gehen in der Backe quer ein- und vorwärts gegen den Mundwinkel, die Ober- und Unterlippe, werden von den Jochbeinmuskeln, dem Aufheber und Niederzieher des Mundwinkels und dem Lachmuskel bedeckt, und befestigen sich, durch Verflechtung mit den Fasern der andern Lippenmuskeln, in die äufsere Lage des Kreismuskels des

Mundes. In der Gegend des zweiten oder dritten Backenzahns des Oberkiefers wird der Backenmuskel von dem Ausführungsgange der Ohrspeicheldrüse (*Ductus Stenonianus*) durchbohrt.

Wirkung dieses Muskels. Wenn der Kreismuskel des Mundes keinen Widerstand leistet, so zieht er den Mundwinkel, die Ober- und Unterlippe nach aufsen, wobei die Backe gerunzelt wird; widersteht der Kreismuskel des Mundes aber, so prefst er die Backe gegen die Zähne, wie z. B. beim Blasen, Saugen, Kauen u. s. w.

Synon. *Musculus buccae* (*Columbus* de re anat. L. V. c. 6.), *Bucco* (*Riolan*, Encheirid. anat. L. V. c. 13.), *contrahens communis buccarum labiorumque*. (*Spigel* de h. corp. fab. L. IV. c. 5.). S — m.

BUCCO. S. Borosma.

BUCHBINDE. S. Achtzehnköpfige Binde.

BUCHE. S. Fagus.

BUCHSAEUERLING. Der Buchsäuerling oder der Giefshübler Säuerling entspringt in Nordböhmen, in der Herrschaft Giefshübel, unfern Rodisfurth, zwei Meilen von Karlsbad, und ist nicht zu verwechseln mit dem Mineralwasser von Berggiefshübel (Vergl. Encyklopäd. Wörterbuch. Bd. V. S. 243.). An der Quelle selbst wird er nur wenig benutzt, dagegen versendet, häufig in Böhmen getrunken. Arm an festen Bestandtheilen, aber reich an flüchtigen, wird er innerlich gebraucht sehr leicht vertragen, und wirkt besonders sehr diuretisch.

Nach *Damm's* und *Mitterbacher's* Untersuchung enthalten sechszehn Unzen Wasser:

Schwefelsaures Natron..........	0,18	Gran.
Salzsaures Natron................	0,31	»
Kohlensaures Natron.............	0,18	»
Kohlensauren Kalk...............	0,08	»
Kohlensauren Talk...............	0,13	»
Kieselerde..........................	0,08	»
Eisenoxyd...........................	0,32	»
Kohlensaures Gas.................	31,00	Kub. Z.

Untersuchung des Giefshübler Sauerbrunnens, sonst sogenannten Buchsäuerlings in Böhmen von *Fr. Damm* und *B. Mitterbacher*. 1799. 8.
Böhmens Heilquellen v. *W. A. Gerle*. 1829. S. 228. O — n.

BUCHSBAUM. S. Buxus.

BUCHWEITZEN. S. Polygonum.

BUCKEL. Verkrümmung des Rückgraths. — Es bildet das Rückgrath keine gerade Säule, hat natürliche Krümmungen, im Brusttheile nach hinten, im Lendentheile nach vorn, beides durch die respektiv vordere oder hintere gröſsere Dicke der Wirbelkörper und Zwischenknorpel; eine unbedeutende Einbiegung erleidet es regelmäſsig noch im Brusttheile nach rechts, Folge des Einflusses der groſsen Gefäſsstämme auf die Ossification im Foetusalter. Auſser diesen ist aber das Rückgrath, wie viele andere Knochen, krankhaften Krümmungen unterworfen, und sind es diese, welche die Schönheitsverhältnisse des ganzen Körpers am meisten verunstalten, verschiedene sehr edle Functionen oft bedeutend behindern, die bösesten Krankheiten, den Tod selbst verursachen können. Das Rückgrath schlieſst einen Theil des Centralorgans des Nervensystems schützend ein, zwischen den Wirbeln treten starke Nervenstämme heraus, die Rippen inseriren sich an dasselbe, finden hier das Hypomochlium bei ihren Bewegungen, groſse Gefäſsstämme, Zwerchfell, Pleura sind hier angeheftet und die Fortsätze der Wirbel sind die Ansatzpunkte mehrerer unter sich antagonisirender Muskelapparate. Kein Wunder daher, wenn wir bei manchen Verkrümmungen die untere Hälfte des Körpers gelähmt, oder die unteren Extremitäten muskelschwach und schlecht ernährt finden, wenn der Brustkorb so verschoben ist, daſs die Ausdehnung der Lungen, der kleine Kreislauf, die Decarbonisation des Blutes, die Bewegungen des Herzens selbst beeinträchtigt sind; wenn angeheftete Membranen, die Pleura gespannt, gezerrt und gereizt, die groſsen Gefäſsstämme in Bogen gekrümmt werden, wodurch sowohl Fort- als Rückbewegung des Blutes leiden; kein Wunder, wenn bei dem Vorschieben des Brustkorbes und Zwerchfelles die Bauchhöhle bewegt, und ihre Eingeweide in ihren respektiven Verrichtungen und Absonderungen gestört werden, wenn bei einmal gestörtem Equiliber der Muskelapparate, die angehende Verkrümmung den Grund ihrer fortschreitenden Verschlimmerung in sich trägt. Nur die langsame Ausbildung dieser Difformitäten macht es begreiflich, wie dennoch manche solcher Krüppel eine relativ leidliche Gesundheit behalten können; viele sterben jedoch schon frühzeitig dahin, und immer sind solche Unglückliche sehr den congestionellen entzündlichen Leiden der Athmungsorgane, den aus Venosität des Blutes, aus Plethora abdominalis und aus Unterdrückung der Ab- und Aussonderungen hervorgehenden Krankheiten insonders den hydropischen Leiden ausgesetzt.

Die Aetiologie des Buckels im Allgemeinen betreffend, mufs bevorwortet werden; die Wirbelsäule ist ein Gebäude aus einzelnen Knochen, diese verbinden zahlreiche Bänder und Knorpel, Muskeln bewegen dieselbe und erhalten durch einen combinirten Antagonismus, wie die Taue einen Mast, ihre natürliche Richtung. Alles also was jenen einzelnen Systemen eine krankhafte Vegetation oder fehlerhafte Dynamik aufdringt, kann als Quelle der erworbenen Rückgrathsverkrümmungen angesehen werden. — Nur letztere sind hier Gegenstand der Betrachtung, und es genüge die angeborenen Verkrümmungen der W. S. betreffend, anzuführen, dafs selbige, obwohl sehr selten, auch vorkommen, und dafs darüber nähere Belehrung geben; (*W. Humby*, phys. med. Journal, *C. Yeatmann*, the London. ph. and med. Journ., *Fleischmann* dissert. de vitiis circa thoracem et abdomen congenitis, Erl. 1810., *Herrmann* Salzb. med. chir. Zeitung B. IV. 1822., *Meckel's* patholog. Anatomie 2. Th.) — Knochensystem, liegt hier die nächste Ursach der erworbenen Verkrümmung, so ist dies im gelindesten Grade nur eine als Nutritionsfehler anzusehende, lymphatische Ernährung und Erweichung, oft vorkommend bei schlecht ernährten, durch Krankheiten siechen, rhachitischen Subjecten; im bösern Falle eine mehr congestionelle Erweichung durch Cachexia scrophulosa, psorica, arthritica, scorbutica. Unter diesen Bedingungen tritt ein einseitiges, durch den steten Druck von oben bewirktes Schwinden der erweichten Wirbelkörper gar zu leicht ein, und die natürlichen Krümmungen der W. S. arten in unnatürliche aus, oder nehmen bei geringen Gelegenheitsursachen diesen entsprechende Richtungen an. Die Ursache sehr böser vom Knochensystem ausgehender Verkrümmungen ist endlich die Vereiterung eines oder mehrerer Wirbelbeine, häufig Folge einer bösen Scrophel der Syphilis, versetzter Psora. Da die Fortsätze der vereiterten Wirbel gewöhnlich verschont bleiben, so ist bei dem erfolgenden Zusammentreten der benachbarten Wirbelbeine die W. S. gezwungen, eine auffallend eckige Form anzunehmen. Die pathologische Anatomie zeigt, die ersteren Fälle betreffend, ein Geschwundensein der einzelnen Wirbelkörper auf der Seite der Concavität, sie sind bei veralteten Fällen hier auch compakter, sie scheinen abgeschliffen; auf der Seite der Convexität hingegen findet sich eine viel lockere Textur des mehr entwickelten Knochens. Nach Vereiterung von Wirbelbeinen finden sich die Reste dieser, oder die benachbarten Wirbel oft unter einander verknöchert und anchylotisch, so wie übermäfsige Knochenwucherung im Umfange der früher cariösen Stellen. — Bänder. Nur in seltenen Fällen gehen Verkrümmungen der W. S. von einem primären Leiden ihrer Bänder und Knorpel aus, es leidet dieses System vielmehr nur secundär und die pathologische Anatomie zeigt dann auf der konkaven Seite: Verkürzung und Verdickung der freien Bänder, ein Geschwundensein und compaktere Textur der Ligamenta intervertebralia; auf der convexen Seite hingegen: Ausdehnung und Verdünnung der ersteren und ein lockeres Gewebe, eine scheinbar stärkere Entwickelung der letzteren. — Mehrere leiten jedoch Verkrümmungen von einem primären rheumatischen Leiden der Bänder, *Harrison* und *Bramfield* von einer Auflockerung derselben her, *Jarrold* läfst sogar das Hinüberbiegen der W. S. nach der einen Seite durch eine Ausdehnung und übermäfsige Entwicklung der Zwischenknorpel auf der andern Seite erfolgen. *Wenzel's* Beobachtungen, dafs Verkrümmungen oft auf einem, aus venösen Congestionen in der Pubertätsperiode hervorgehenden aufgelockerten Zustand der vordern und hintern langen Binde beruhen, verdienen unsere ganze Aufmerksamkeit. — Muskeln. Anomale Muskelaction ist wohl darum die häufigste Ursach bei Verkrümmungen, weil sie nicht nur für sich allein dieselben ausbilden kann, sondern auch bei der durch schwache Textur und Erweichung der Knochen gesetzten Geneigtheit als Causa efficiens angesehen werden mufs. — Schwäche des ganzen

Muskel-

Muskelsystems, Lähmung einzelner Muskeln, Krampf, Verkürzung, einseitiger Gebrauch sind hier in Betracht zu ziehen. Bei allgemeiner Muskelschwäche, bedingt durch Rhachitis, schlechte Ernährung, abmattende Krankheiten, durch eine auf Kosten der Körperkräfte ausgebildete Geschlechtsreife, durch Marasmus senilis, vermögen die Streckmuskeln der Wirbelsäule nicht das Uebergewicht nach vorn auszugleichen, welches die natürliche Stellung des Kopfes, die vordere Anheftung des Brustkastens, der Oberglieder und mehrerer Eingeweide, so wie die natürliche obere Krümmung der W. S. nach vorn veranlassen; der Oberkörper fängt an überzuhängen und die anfänglich unbedeutende Verkrümmung trägt hier die Bedingung ihrer Zunahme in sich. Lähmung einzelner Muskelapparate, Folge von Gehirnkrankheiten von Verletzung dieses und der Nerven, Atrophie der Muskeln, verhinderte Ausbildung, beides letztere häufig die nachtheilige Wirkung der Schnürleiber, wodurch der ganze Apparat der Streckmuskeln der W. S. durch künstliche Unterstützung unthätig, durch anhaltenden Druck atrophisch gemacht wird, veranlassen Krümmungen, weil nun die Antagonisten das Uebergewicht erhalten, und überhaupt die natürlichen Bedingungen der aufrechten Stellung verloren gehen. Krampf einzelner Muskeln nach Convulsionen der Kinder zurückbleibend, (Maisonable s. *Froriep's* Notizen 263 u. 64.) Folge von Gehirnaffection, von Metaschematismus psorischer Krankheiten, bewirken ebenfalls Verkrümmungen durch Störung des Antagonismus, und es ist bekannt, wie permanente Contraction endlich auch in Texturfehler ausartet, und nun eine noch schwerer zu beseitigende Ursach abgiebt. Einseitiger Gebrauch der Muskeln wird, vorzüglich wo das Knochensystem nicht fest und kräftig ausgebildet ist, eine frequente Ursach der Verkrümmungen; hierher gehören: anhaltend eingebogenes Liegen, von Kindern oft schon in der Wiege wegen schiefen Hinneigens nach dem Lichte angenommen, oder durch Krankheiten der weichen Theile bedingt; Stehen auf einem Fuſse, wodurch eine Seite der Rückenmuskeln erschlafft, die entgegengesetzte contrahirt, eine Schulter gesenkt die andere gehoben wird; Sitzen auf einem Hinterbacken mit Ueberschlagen des einen Beines; Arbeiten und Essen an einem hohen Tische mit einem Arme, einseitige Uebung und daherige Verstärkung der Muskeln durch Tragen und anderweitige Arbeiten mit einem Arme; Hängenlassen des Oberkörpers bei Arbeiten auf dem Schofse, auf der Erde; das Laufenlernen der Kinder im Laufwagen und Gängelbande, so wie noch andere active und passive Zustände der Muskeln, welche, wenn sie anhaltend statt finden, oder zur Gewohnheit geworden sind, den mit anatomischen Kenntnissen versehenen Arzt leicht einsehen lassen, wie Verkrümmungen hieraus hervorgehen müssen, welche bald auch eine Formveränderung der Wirbel selbst verursachen, also eine permanente Ursach gewinnen.

Die Differenzen der Verkrümmung bestimmen sich, je nachdem diese ihre Richtung nimmt, zur Seite als *Scoliosis*, nach hinten als *Kyphosis*, nach vorn als *Lordosis*.

Die *Scoliosis*, *Kullosis*, von *Σκολιὸς*, *κυλλος* krumm, gebogen, schief; der Seitenbuckel, *Obstipitas* unter allen Verkrümmungen die am häufigsten vorkommende, zeigt im niederen Grade, aufser der oft kaum bemerkbaren Abweichung der Spina, nur einen höhern Stand der einen Schulter, daher der Name hohe Schulter, eine Fülle der convexen, eine Höhlung und Hautfalte auf der conkaven eingesunkenen Seite des Truncus. Bei einer aufrechten Stellung des Kranken bemerkt man hier auch schon ein Nichtanschliefsen des Armes auf der hohlen, eine scheinbare Kürze des Halses auf der runden Seite. In höherem Grade sind diese Zeichen ungleich stärker ausgebildet, das Schulterblatt auf der runden Seite steht höher als das entgegengesetzte, und mit seinem unteren Wirbel von den Rippen ab, dagegen das andere mehr unter den Muskeln verborgen liegt; der Brustkorb ist so verschoben, dafs die Rippen auf der conkaven Seite ihrer hinteren Wölbung beraubt, lang gestreckt sehr häufig verdünnt, abgerundet, ihre Interstitia annulirt, sie selbst auch wohl bis in das grofse Becken hinuntergedrückt sind; die Rippen der convexen Seite hingegen sind mehr von einander gespreizt, ihre Spinalenden sehr gewölbt, breiter ausgebildet; die Rippenknorpel zeigen nicht selten die dem Zustande der Rippen entgegengesetzten Verhältnisse, und das Brustbein ist mit seiner unteren Extremität häufig zur Seite geschoben. Die Wirbel sind gewöhnlich hier nicht nur zur Seite flectirt, sondern zeigen auch eine Verdrehung um ihre vertikale Axe, so dafs die Processus spinosi nach den Convexitäten hinneigen, woran das Becken selbst nicht selten Theil nimmt, und nicht allein ein Hüftbein höher steht als das andere, vielmehr das ganze Becken um seine Axe gewendet ist. Es mufs aber diese Deviation, wie eine eben so oft wahrgenommene Hinneigung der Scoliosis zur Kyphosis, als secundär, als Folge der Bemühungen des Kranken angesehen werden, dem aus seiner Axe verrückten Körper wiederum einen relativ günstigen Schwerpunkt auf den Pfannengelenken zu verschaffen. Keine Verkrümmung der W. S. verursacht so auffallende Disharmonieen in der Gestalt des Körpers, keine so viele secundäre Deviationen als die Scoliose; hieher bezieht sich auch der Umstand, dafs in der Mehrzahl der Fälle 2, in einigen 3 — 4 verschiedene seitliche Abweichungen angetroffen werden. Die obere ist hier jedesmal der unter ihr stehenden entgegengesetzt, so dafs wenn die oberen Brustwirbel wie gewöhnlich nach rechts, die unteren Rücken- und Lendenwirbel nach links ausweichen. Auch dieses Doppeltsein der Scoliose hat in den Bestrebungen des Kranken seinen Grund, den für den Oberkörper verlorenen Schwerpunkt wieder zu gewinnen, und es sprechen die meisten Beobachtungen dafür, dafs die obere Ausweichung fast in allen Fällen die secundäre, die untere die primäre sei und dafs, wenn das Becken selbst an Scoliosis Theil nimmt, dieses jedesmal in dem, der über ihm liegenden Ausweichung, entgegengesetzten Sinne geschieht. Ueberhaupt aber gilt hier das Gesetz des Gegensatzes für die verschiedenen Seiten des Körpers, was auf der linken hoch, convex, lang und kurz ist findet sich auf der rechten tief, eingesunken u. s. w. und umgekehrt; auch die Muskeln schliefsen sich hiervon nicht aus, auf den Convexitäten mechanisch gespannt, verdünnt, sind sie in den Concavitäten verkürzt, contrahirt und so bildet der Longissimus dorsi und Sacrolumbalis an der convexen Seite der ausweichenden Lendenwirbel oft so starke und hervorstehende Wülste, dafs sie leicht für die, durch den Processus spinosi des Rückgrathes bewirkte, natürliche Crista angesehen werden könne.u

Der gewöhnlichste Fall ist die Ausbiegung der oberen Rückenwirbel nach rechts, wo schon eine natürliche Andeutung für diese Richtung gegeben ist; nach *Harrison* soll der Widerstand des Ligamentum spinosum bei Neigung zur Kyphosis, diese oft in Scoliosis verwandeln. Die Scoliosis befällt am häufigsten Kinder, und von diesen wieder vorzüglich die jungen Mädchen vom 2ten bis 15ten Lebensjahre, selten Erwachsene und kann hier, da schon mehr Festigkeit im Gebäude der Knochen liegt, nicht mehr in die secundären Verschiebungen des Truncus ausarten, und sich zu einem starken Grade ausbilden. Von den oben im Allgemeinen angegebenen Ursachen der Verkrümmungen sind es vorzüglich die nur als Nutritionsfehler anzusehende Weichheit der Knochenmasse, Anomalien der Muskelaction im zarten Alter, der anhaltend einseitige Muskelgebrauch, welche die Scoliose verursachen; selten, ja nie, die Vereiterung der Wirbelbeine. Sectionen zeigen immer nur ein Geschwundensein der Wirbel und Knorpel auf der conkaven Seite, so dafs manchmal die Differenz beider Seiten eines Wirbels einen halben Zoll beträgt; nach *Maisonnable* beschränkt sich die Formveränderung in den meisten Fällen nur auf die Cartilagines intervertebrales. In veralteten Fällen, bei früherer Rhachitis ist die Knochenmasse oft widernatürlich fest geworden, die Wirbel zeigen sich dann wie abgeschliffen, und bei Neigung zur Verknöcherung nicht selten ankylotisch, welcher Umstand sich schon bei der Untersuchung des Kranken durch den festen Widerstand bei einem die W. S. gerade streckenden Drucke erkennen läfst, und für die Prognose in so fern nicht ungünstig ist, als solche Fälle, wenn auch incurabel, doch weniger der Verschlimmerung ausgesetzt sind. Je nachgiebiger das Knochensystem ist, also bei ganz jungen Kindern, und je mehr es noch in seiner Ausbildung begriffen ist, desto böser ist die Prognose. Die fortschreitende Verschlimmerung kann hier nur durch das Eingreifen der Kunst aufgehalten werden, welche hier wiederum mehr leisten kann, als bei auch nur geringen Graden des Uebels in mehr vorgerücktem Alter. Je länger die Verkrümmung statt fand, desto weniger kann die Kunst etwas zu bessern versprechen, sie kann höchstens die secundären Verunstaltungen aufhalten und in etwas ausgleichen, da schon Formveränderung der Wirbel, wenigstens der Zwischenknorpel zugegen ist. Je niedriger der Sitz der primären Verbiegung ist, um so mehr sind die secundären oberen Verbiegungen zu fürchten.

Die Verkrümmung nach hinten, der eigentliche Buckel, Kyphosis, von κυφόω ich krümme, der runde Rücken, hat, seltner vorkommend als die oben beschriebene Scoliose, nicht so auffallende Disharmonieen der ganzen Configuration zu Folge, indem nur Beugung des Oberkörpers nach vorn statt findet, und die seitliche Gleichheit nicht leidet. Jedoch ist das Bild eines solchen Kranken immer noch auffallend genug; der Kopf widernatürlich aufrecht gehalten, scheint hinten unmittelbar auf dem Rücken aufzusitzen, vorn ist der Hals gestreckt, die Schultern hängen nach vorn, die Schlüsselbeine sind daher verschoben, die Arme für die relative Höhe des Körpers zu lang; durch das Zurückweichen der Brustwirbel werden die Rippen lang gezogen, verdünnt, abgerundet; wegen dieser abnormen Gestaltung der Rippen bemerkt man vorn keine, der hinteren Verkrümmung entsprechende Einbiegung, das Brustbein ist deshalb vielmehr nach vorn geschoben, und scheint zu gleicher Zeit einen zweiten Höcker nach vorn zu bilden, und im Profil betrachtet ist deshalb der Truncus sehr breit. Die unteren Rippen liegen oft unmittelbar auf den Darmbeinen auf, und bei tieferem Sitz der Kyphose nimmt nicht selten das Becken selbst Theil, verliert den normalen Neigungswinkel und wird durch das Zurückweichen des Promontorii oft sehr weit, so dafs solche Weiber sehr leicht und schnell gebären können. Das Uebergewicht nach vorn macht den Körper schwankend, genirt die Beugung und beschränkt sie oft nur auf die Pfannengelenke; der Gang selbst ist sehr häufig unsicher, da bei tiefem Sitz der Krankheit die Insertion der Psoas major et minor einander genähert, und diese Muskeln erschlafft werden. Bei näherer Untersuchung findet sich eine regelwidrig grofse Entfernung der Stachelfortsätze von einander, so weit sich die Verkrümmung erstreckt. Die Rückenmuskeln sind im hohen Grade geschwunden, die Bauchmuskeln hingegen fest und stark ausgebildet, widersetzen sich dem Drucke der Eingeweide, welche durch das Herabsinken des

Zwerchfells und der Rippen oft die Bauchhöhle einzunehmen genöthigt sind. Je höher der Sitz der Kyphose ist, desto genirter ist die Athmung; bei der erwähnten seitlichen Zusammenpressung der Rippen leidet die Expansion der Lungen aufserordentlich, und die durch Veränderung des Laufes der an die W. S. gehefteten grofsen Gefäfse, und durch die beengte Lage der Baucheingeweide bewirkte Hemmung der Circulation, verursacht sehr oft Brustleiden, Husten, Bluthusten, Peripneumonieen, Hydrothorax und organische Herzkrankheiten, denen solche Kranke häufig als Opfer fallen. Eben so häufig leidet aus leicht einzusehenden Ursachen die Verdauung und Ernährung, und wir finden deshalb diese Kranken durchgängig sehr mager, muskelschwach wenn auch die die Krümmung veranlassenden Dyskrasieen längst erloschen sind, und sie würden um so weniger das vermehrte Uebergewicht des Oberkörpers ertragen können, wenn nicht so oft in veralteten Fällen durch Verknöcherung der Zwischenknorpel und der Ligamenta flava Ankylosis einträte. Meistens befällt Kyphosis die Rückenwirbel, ist hier eine Vermehrung der schon gegebenen natürlichen Krümmung, hat dann eine rundliche Form und ist dann Folge stark ausgebildeter Rhachitis, des Alters und allgemeiner Muskelschwäche; nicht selten nimmt die ganze Wirbelsäule an der Flexion Theil, und es finden sich dann alle Wirbelkörper und Knorpel in ihren vorderen Flächen wie abgeschliffen, zu niedrig, oft Verknöcherung der Bänder und der langen Binden. In anderen Fällen zeigt die Kyphosis eine mehr eckige Form, ist nur auf einen oder mehrere Wirbel beschränkt, und mufs hier als eine ganz besondere Krankheit angesehen werden, da sie eine Vereiterung der Wirbelkörper oder wenigstens einen der nahe stehenden Zustand zu Grunde hat. *Pott* beschreibt diese Fälle zuerst als eine eigenthümliche Art der Lähmung der unteren Extremitäten, und daher haben diese Fälle auch unter den Praktikern den Namen *Pott*'sche Krankheit, *Maladie de Pott* erhalten. Diese Art der Kyphosis (*Spondylarthrokace* nach *Rust*) zeigt sich gewöhnlich zuerst in der Lebensperiode wo Scropheln sich ausbilden, und ihren nachtheiligen Einflufs auf die Reproduktion des kindlichen Organismus ausüben. Seltner tritt sie im

Jünglingsalter auf, und ist dann Folge unterdrückter chronischer Hautausschläge, der Syphilis, der Masturbation, noch seltener Folge örtlicher Verletzung. Bei der Entstehung dieser Krankheit ist der Wirbelkörper in Folge dyskrasischer Entzündung erweicht, kann das Gewicht des Oberköpers nicht gut ertragen, wird durch Druck theilweise resorbirt, sein Stachelfortsatz fängt an eine Ecke zu bilden. Ein dumpfer Schmerz zeigt sich erst bei zunehmender Difformität soll auf das *Copland*'sche Experiment ebenfalls reagiren (*Wenzel*), wird durch äufseren Druck nicht vermehrt und ist wohl von der, durch Ermüdung der Muskeln bei der runden Kyphosis entstehenden, ausgebreiteten Schmerzhaftigkeit des Muskelfleisches zu unterscheiden; bei diesem örtlichen Schmerze zeigen sich flüchtige Stiche in den Schenkeln und Schwäche der unteren Extremitäten verkündigt bei fortschreitender Ausbildung des Uebels eine bald vollständige, durch Druck auf das Rückenmark bewirkte Lähmung der unteren Extremitäten; eine Lähmung welche sich durch eine dem Krampf ähnliche Starrheit und Steifigkeit der Muskeln, wodurch die Schenkel unbiegsam gemacht, die Füfse und Zehen nach unten gebeugt sind, auch dadurch wesentlich von Lähmung anderer Art unterscheidet, dafs, weil gewöhnlich nur die vordere Seite des Rückenmarks gedrückt und betheiligt ist, es an Gefühl, Wärme und Ernährung den unteren Extremitäten nicht fehlt; keuchende Respiration, Husten, Magenschwäche und Drücken in der Herzgrube u. s. w. stellen sich dann ebenfalls wie bei der Kyphosis im Allgemeinen, als Folgeübel der Krümmung ein, die Haltung wird wie dort in aller Rücksicht verändert und die Lage ist immer seitlich. Es tritt nun Eiterung hinzu, welche längere Zeit von den ligamentösen Umgebungen der W. S. eingeschlossen, entweder an der erkrankten Stelle selbst, oder als Psoasabscefs nach aufsen dringt, bei hektischem Fieber bald jauchigen Charakter annimmt, und durch Abzehrung tödtet. Bei der Leichenöffnung finden sich ein oder mehrere Wirbelkörper gänzlich zerstört, die benachbarten verdickt, Zwischenknorpel und Bänder sehr oft gänzlich verschont, die fibröse Haut des Rückenmarkes selbst unangetastet und nur das umgebende Zellgewebe derselben krankhaft verdickt. Der Eiter ist in der fibrösen Hülle oft wie in einer Tasche aufgehalten, oft in verschiedener Richtung versenkt, käsige Masse enthaltend, und in einigen Fällen sieht man stalaktytenähnliche Knochenwucherung im Umfange der zerstörten Gelenke oder frei im Eiter schwimmend. Ist schon Eiterung da, so ist die Prognose böse; böser ist sie dann, wenn ältere Subjecte befallen sind. Bei zeitiger Erkenntnifs des Uebels, leiden Kinder an der Krankheit; wenn nicht skrophulöse Cachexie zu böse und zu stark ausgesprochen ist, so ist die Prognose gut, abgesehen davon dafs hier eben so wenig wie bei anderen schon mit Formveränderungen der Wirbel verbundenen Verkrümmungen an ein Zurückführen der letzteren zu denken ist. Die unteren Rücken- und Lendenwirbel, auch die Halswirbel sind dieser Verkrümmung am meisten unterworfen, jedoch mufs man sich sehr hüten, ein stärkeres Entwickeltsein ein oder mehrerer Processus spinosi, oder eine krankhafte Verdickung ihres Periostei nach mechanischer Verletzung entstanden, mit dieser Krankheit zu verwechseln.

Die Verkrümmung nach vorn, *Lordosis*, von λορδὸς nach vorn gebogen, — *Repanditas*, wird von allen Schriftstellern nur kurz erwähnt, kommt nur höchst selten vor, beschränkt sich dann nur auf die Lendenwirbel und nur in einem solchen Grade, dafs sie nicht sowohl als erworbene Krümmung, sondern vielmehr als eine Ueberbildung der hier natürlichen Ausweichung nach vorn zu betrachten ist. Die Processus spinosi werden sich immer einer stärkeren Ausbildung dieser Verbiegung widersetzen. *Meckel* sah dieselbe nur an Acephalen als angeboren; Osteomalacie hingegen kann allerdings das Uebel höher ausbilden, und für den Geburtshelfer sind schon kleine Grade der Lordosis, wenn dieselbe die Beckenknochen mit in sich greift, wichtig, indem dann das Promontorium weit nach vorn gedrängt, die Conjugata sehr verkleinert ist, und das Becken nur einen sehr geringen Neigungswinkel bei einem tiefen Stande der Schambeine behält. Im Allgemeinen findet man aber die vorkommenden geringen Grade der Lordosis häufiger bei Männern, und sie geben sich dann bei einer Höhlung in der Kreuzgegend durch die zurückgebogene Haltung des Oberkörpers und durch Neigung zum Hängebauche zu erkennen.

Heilmethode der Verkrümmung. Da die ursächlichen Momente dieser Krankheit so mannigfaltig, die Formen so verschieden sind, und sich in einzelnen Fällen so sehr kombiniren, so leuchtet hieraus schon ein, wie erfolglos und schädlich jedes empyrische, jedes auf einseitige Ansichten begründete Verfahren, wie schwierig auch die erst in den letzten Decennien studirte rationelle Behandlung derselben sein mufs. In der That hat man früher die Therapie dieser Krankheit sehr vernachläfsigt, die meisten solcher Kranken fielen, weil die Aerzte selbst die Schwäche ihrer Kunst kannten, Quacksalbern und Hirten in die Hände, und *Joerg* beklagt mit Recht, dafs öffentliche Unterrichtsanstalten, indem sie diesen Zweig der Heilkunst ganz vernachläfsigten, sehr viel dazu beigetragen haben, dafs sich so wenig Aerzte mit solchen Heilungen beschäftigten. Neuerlich sind nun freilich viele scharfsinnige Köpfe thätig gewesen, diese Lücke der Heilkunst auszufüllen, die ursächlichen Bedingungen und pathologische Anatomie näher zu bestimmen, und hierauf und auf die physiologischen Gesetze, Heilverfahren aufzustellen, wovon das Wesentliche im Folgenden gegeben werden wird. Allgemein wird anerkannt, dafs die Verkrümmungen nur in ihren Uranfängen kurabel, vorgeschritten hingegen nur in den täglichen Verschlimmerungen aufzuhalten sind; hieraus geht hervor, wie sehr eine prophylaktische Behandlung hier an ihrer Stelle ist. Mit Recht befürchtet man Verkrümmungen bei Kindern die zart gebaut, schwächlich, siech, rhachitisch, scrophulös und von Aeltern erzeugt sind, die ebenfalls an denselben gelitten haben; demnach mufs ein diesen Zuständen angemessenes, Ernährung, Aufenthalt in gesunder Luft, Reinlichkeit und Hautkultur berücksichtigendes diätetisches Verfahren, und nächstdem solche Mittel angeordnet werden, welche geeignet sind, den kindlichen Organismus von jenen Vegetationsfehlern und Cachexieen, (S. d. Art. Rhachitis, Scrophel) als auch von den schon durch dieselben in dem Muskel- und Knochensystem erzeugten Schwächen zu befreien. Die Prophylaxis mufs ferner auf die Kleidung ein aufmerksames Auge haben, sie mufs vorzüglich verhüthen, dafs das Neugeborene nicht durch zu festes Wickeln mit breiten steifen Binden in den ersten Versuchen den Truncus zu bewegen behindert, dafs die Rückenmuskeln, deren normales Verhältnifs eine so gewisse Bedingnifs der normalen Gestalt der W. S. ist, bei jungen Mädchen nicht durch jene mit Fischbein und Stahlstäben armirten Schnürleiber aufser Thätigkeit gebracht, und durch Druck atrophisch gemacht werden. Sie verbietet schwächlichen Kindern das zu frühe Erlernen des Gehens und Stehens, und den früher schon als schädlich angegebenen Gebrauch des Gängelbandes und Laufkorbes, sie sorgt für zweckmäfsige Uebungen der Muskelkräfte, als bestes Stärkungsmittel der Muskelfaser, sie sieht darauf, dafs in den spätern Kinderjahren bei den Arbeiten und in den Unterrichtsstunden nicht die erwähnten sehr leicht zur Gewohnheit werdenden schädlichen, einseitigen Lagen und Stellungen des Körpers angenommen werden, sie sorgt für zweckmäfsige Stühle und für Betten, die das Einsinken nicht zulassen, und den ermüdeten Körper durch horizontale Lage vollkommene Ruhe gewähren.

Die erste direkte therapeutische Indication ist dann Entfernung der primitiven Knochenleiden, wo solche zu vermuthen und ausgesprochen sind; die zweite Beseitigung kranker und Hervorrufung normaler Muskelthätigkeit, die dritte mechanische Einwirkung auf das Rückgrath, so dafs die falschen Richtungen und sekundären Verschiebungen abgeändert werden.

Der ersten Indication zu genügen, mufs wohl unterschieden werden, ob das Leiden des Knochens nur ein Ernährungsfehler, oder eine entzündliche zur Vereiterung hinneigende Affektion sei. Im ersten Falle wird wieder auf die Heilmethode der Cachexieen verwiesen, (Siehe Rhachitis und Scrophel) die jenen Fehler in der Vegetation des Knochens veranlassen. *Tonica, Rubia, China, Amara* und das Eisen, spirituöse Waschungen, aromatische Bäder, bei zurückgetretener Psora die Antimonialien, werden von vielen Praktikern angepriesen; *Jarrold* der in diesen Knochenleiden vorzüglich bei Erweichung der Knorpel, Aehnlichkeit mit dem Struma fand, rühmt hier die *Spongia mar. ust.*, *Natrum carbonic.*, *Hartmann* den salzsauren Kalk, Andere kalte Bäder, Seebäder; *Wenzel* räth, wo ein Venös-kongestioneller Zustand der Knochenligamente der W. S. in den Pubertätsjahren vermuthet werden mufs, zu örtlichen Blutentziehungen und nachherigen kalten Waschungen, *Paletta* ebenfalls und empfiehlt noch die Ableitung durch Vesicator. längst der Wirbelsäule. Die Combination der Krankheiten in jedem speciellen Falle müssen hier in der Wahl der Mittel leiten, und wird es ein guter Praktiker nicht übersehen, dafs nach geregelter Verdauung, nach Befreiung des Unterleibes von Cruditäten und Infarcten die diätetische Behandlung solcher Vegetationsfehler, ungleich mehr zu leisten im Stande ist, als manches aus individuellen Ansichten und Erfahrungen angepriesene Mittel. Bei einem entzündlichen, Vereiterung drohenden Leiden des Knochens, welches, wie wir sehen, so häufig die Ursach der Kyphosis ist, mufs die therapeutische Behandlung ungleich thätiger sein. — Vor der Anwendung der von *Pott* für diese Fälle ohne Ausnahme empfohlenen Fontanelle, sind höchstens noch örtliche Blutentziehungen, Einreibung der Quecksilbersalbe (*Wenzel* und *Paletta*) neben dem Gebrauche innerer, die entfernte Ursache und den spezifischen Charakter der Entzündung angepafsten Arzneimittel (*Göhlis* räth zu Calomel bei verborgener und erblicher *Syphilis*, Andere zu *Oleum jecoris asell.* in skrophulöser Form) zu versuchen; sobald aber die Eckbildung des Rückgraths deutlicher wird, und Schwäche der unteren Extremitäten eintritt, rathen Alle mit *Pott* zur Fontanelle. Nach *Pott* gebrauchen Viele zur Einrichtung derselben den Lap. caustic. und infernal., *Larrey* die Moxa, *Rust* das Ferrum caudens; Alle kommen aber darin überein, dafs die künstlichen Eiterungen zu beiden Seiten der Stachelfortsätze, so weit die Krümmung geht, eingeleitet, und 8 bis 18 Monate lang im Gange erhalten werden müssen. Erstes Zeichen von oft nach geraumer Zeit eintretender Besserung, ist hier das Nachlassen der schmerzhaften Empfindungen, und der Starrheit der Muskeln in den gelähmten Gliedmafsen, welche endlich auch ihre freien Bewegungen wieder gewinnen. Sind diese Fälle nicht zu weit vorgeschritten, so ist dies Verfahren immer im Stande Heilung herbeizuführen, da nach abgeleitetem Krankheitsprocefse bald ein Festwerden der aufgelockerten und vereiterten Wirbel durch Anchylosis eintritt, wobei freilich aber die Curvatur selbst, als ein unheilbares Product der Krankheit verharrt. —

Die zweite Indication, Hervorrufung normaler Muskelthätigkeit betreffend. — Selten wird es bei Heilung von Verkrümmungen der W. S. vorkommen, dafs die Ursache der nervösen Contractur und der Paralysis zu heben sind, eben so selten würde diefs allein zum Zwecke führen, da erstere wie der, durch stete Annäherung seiner Insertionspunkte verkürzte Muskel, ebenfalls in eine permamente Verkürzung mit Texturveränderung durch Erstarrung der Fasern übergeht und letztere, wie die anhaltende mechanische Ausdehnung, wie die Unthätigkeit und Nichtübung ein Erschlaffen der Fasern, eine zellige muskelfaserarme Textur zur Folge hat. *Shaw*, *Wilson*, *Ward*. Die beiderseitige Schwäche der Rückenmuskeln, die oft nächste Ursach der Kyphosis, welche, wie wir sahen, auch zur Seitenkrümmung Anlafs giebt, indem die weitere Ausbildung der anfänglichen Krümmungen nach vorn durch Widerstand der Spinalligamente in seitliche abgeändert wird, suche man vor allem durch Uebung zu bessern: öfteres Ermahnen zum Aufrechthalten bei jungen Leuten, wo die Wirbelsäule abzuweichen anfängt, ist deshalb nicht zu versäumen, obwohl manche Aerzte das Ueberhängen des Kopfes und Halses nach vorn schon für Folge der Verkrümmung ansehen; es darf diese Stellung durchaus nicht durch anhaltenden Gebrauch von Maschinen vermittelt werden, welche diese hierzu nöthige Thätigkeit der Rückenmuskeln ersetzen; sehr zu beachten sind hier *Shaw's* und *Wilson's* gelungene Versuche durch Auflegung mäfsiger Lasten auf den Kopf eine anfangende Verkrümmung nach vorn zu heilen und hierdurch, wie durch öfteren Gebrauch eines den Kopf bei Arbeiten im Sitzen nach vorn ziehenden, über einen Hebel laufenden Gewichtes, die Rückenmuskeln zu einer anhaltend widerstrebenden Thätigkeit zu zwingen. Aufserdem rathen die meisten Aerzte zu Einreibung spirituöser aromatischer Mittel, Auflegung reizender Pflaster, *Joerg* das öftere kalte Waschen auch kalte Sturzbäder, *Macartney* Frictionen mit aromatischen fein gepülverten Kräutern (*Wenzel*). In verkürzten erstarrten Muskeln sucht man ein regeres Gefäfsleben hervorzurufen und hierdurch eine Erweichung und Nachgiebigkeit zu gewinnen, welche durch mechanische Mittel in steter Ausdehnung gehalten werden kann. Man läfst erweichende Dämpfe ausströmen, reibt milde Salben und Oele ein, und verbindet damit das nachdrückliche Streichen, die Percussion des im Orient gebräuchlichen Shampuens. Zu beachten ist sehr die wohl hierher gehörige von *Thulstrup* gemachte Erfahrung, dafs nach dem Cauterisiren der konkaven Seite bei Verkrümmungen vermittelst eines glühenden Drathes fast augenblickliche Geradstreckung der Verbiegung erfolgt. Die Acupunctur, die Electropunctur sollte hier versuchsweise angewandt werden. Bei Scoliosis finden sich Muskeln auf einer Seite verkürzt und starr, die auf der andern erschlafft und geschwächt sind; jede Seite mufs also nach dem oben Gesagten ihre besondere Behandlung haben, so wie auch die gymnastischen Uebungen diesem Zustande angepafst werden. *Shaw* empfiehlt hier den oben angegebenen Apparat, so dafs das Gewicht mehr seitlich wirkt, und die Muskeln der geschwächten Seite den über eine Sophalehne sanft zur Seite gebogenen Oberkörper zu halten aufgefordert werden; Exercitien mit dem Gewehr, das Aufziehen des Körpers an einem Arme, oder mit beiden und mit Vorangreifen des Armes der konkaven Seite an einem Seile, das Drehen einer langen Kurbel, das Stützen auf einen langen Stock beim Gehen, das Tragen von Lasten mit einem Arme, alles dieses sind solche gymnastische Uebungen, welche berechnet sind, die geschwächten Muskeln bei der der Krümmung entgegengesetzten Beugung des Körpers vorzüglich in Thätigkeit zu setzen; doch ist in allem diesen die gröfste Vorsicht und der Grundsatz zu beachten, dafs vollkommene Ruhe mit angestrengter Thätigkeit abwechseln mufs.

Die dritte Indication endlich bezweckt Ausstreckung der Verbiegung, und die Zurückführung der sekundären Verschiebungen vermittelst mechanischer Einwirkung durch Streck- und Druckapparate. Bei dem Gebrauche derselben darf nicht übersehen werden, dafs Ernährungs- und Formfehler der

Wirbel nicht dadurch ausgeglichen werden können, dafs die Wirbelsäule natürliche Krümmungen hat, dafs also sehr wirksame Streckapparate auch diese ausgleichen, und wiederum eine unnatürliche Gestalt der W. S. bewirken würden; dafs überhaupt der lebende Körper oft anders auf die angewandte Mechanik reagirt, als wir berechnet haben, dafs Druck einen bei Seitenverkrümmungen oft sehr schädlichen Gegendruck erfordert, dafs die Muskeln durch dieselbe oft aufser Thätigkeit gesetzt, vorher verkürzte Bänder einer Seite durch zu angestrengten Gebrauch oft bis zu schmerzhaften Empfindungen ausgedehnt werden, wodurch nach Ablegung des Apparates ein um so stärkeres Einsinken erfolgt. Aus diesem Grunde verwarf *Wenzel* das Maschinenwesen fast ganz und gar, und wird kein Praktiker durch dasselbe allein eine Heilung der Verkrümmungen bewirken wollen, und nur dann etwas von demselben versprechen, wenn es nach vorhergehender Erfüllung der früheren Indication als Beihülfe angewandt wird, den gestörten Antagonismus des Muskelsystems zu reguliren, verkürzte Muskeln nach und nach auszudehnen, verlängerten und erschlafften durch Annäherung der Insertionen, Contraction zu gewähren, sekundär verkürzte Bänder nachgiebiger zu machen, durch Uebertragung des Wirbeldruckes auf die konvexe Seite bei aus Erweichung hervorgegangenem Schwinden dieser und der Zwischenknorpel, eine Ausgleichung der nur im geringen Grade stattfindenden Difformität zu bezwecken, oder endlich, wenn es nur als künstliche Stütze für das Gewicht des Oberkörpers bei anfangenden Verbiegungen dem zu schwachen Muskelsystem substituirt wird. Letzteres leistet *Le Vachers* Apparat und die Verbesserung desselben durch *Sheldracke*, *De Lacroix*, (*Froriep's* chirur. Kupfertfl. 169. *Shaw's* Maschinen T. 134.) Bei angehender Kyphosis und Scoliosis ruht hier das Gewicht des Kopfes, durch den Kopfbügel vermittelt, mehr unmittelbar auf dem Becken; sollen sie nützen, so müssen mäfsige Ausdehnung der Verkürzung vorangehn und die Rücken- und Nackenmuskeln durch künstliche Mittel vor allen geübt, und in Thätigkeit gesetzt werden; hieran reiht sich der *Blömer*'sche Streckstuhl, (*v. Gräfe's* Journ. IX — 4.) wo ein über eine Rolle den Kopf nach oben ziehendes Gewicht, die Last des Oberkörpers ausgleichen und sämmtliche Verbiegungen, so wie die sekundäre Verschiebung der Rippen durch Federdruck reduzirt werden soll. Streckung des Rückgraths gewähren die Hängemaschine, die *Glisson*'sche Schwinge; das Gewicht des Körpers wird aber bei Anwendung derselben vorzüglich auf die Halswirbel, und am wenigsten auf die Rücken- und Lendenwirbel ausdehnend wirken, wo meistentheils die Scoliosis ihren Sitz hat, ferner wird hierbei das Becken nicht durch Gegenausdehnung fixirt, und können also oft gleichzeitige Verdrehung der Wirbel um ihre vertikale Axe nicht dadurch ausgeglichen werden. Diesen Vortheil gewähren die in neuerer Zeit fast ausschliefslich in Gebrauch gezogenen Streckbetten nach *Maisonable*, *Schreger*, *Lafond* (*Froriep* chir. Kupfert.), in dem sie das Becken zur Gegenausdehnung des auf einer horizontalen wenig elastischen Fläche gelagerten, und oben durch ein der Basis des Kopfes und des Unterkiefers angepafstes Halsband gehaltenen, Körpers gebrauchen. Es vereinigen diese Apparate zugleich die Vortheile der horizontalen Lage, auf welche mehrere Praktiker *Baynton*, *Broughton*, *Makartney*, *Wenzel* allein so viel Vertrauen setzen, dafs sie fast jedwedes Maschinenwesen aus der Orthopädie verbannt wissen wollen, und werden denselben in mehreren orthopädischen Anstalten elastische Unterlagen und seitlicher Federdruck, nicht ohne Vortheil gegen die sekundäre Ausweichung der Rippen beigesellt. Der einfachste der Streckapparate scheint das von *Shaw* empfohlene *Planum inclinatum* zu sein, mehr als alle andere, wo sich die Extension gleichförmig auf die ganze Wirbelsäule vertheilt, ist es geeignet, bei vorhandenen Krümmungen in den Lenden und Rückenwirbeln, die Extension nur auf diese Stelle zu beschränken, indem hier der ganze obere Theil des Rückens durch die feststehende Unterlage fixirt ist, und nur das Kreuz und der untere Theil des Rückens auf dem durch Gewichte nach unten gezogenen kleinen Rollwagen ruhen. *Shaw* verbindet hiermit sehr zweckmäfsig für die Rückenmuskeln berechnete gymnastische Uebungen. Durch Druck allein operirt das *Joerg*'sche Leibchen; der konkaven Seite ist hier eine künstlich aus weichem Holz geschnitzte angepafste Schiene zur Stütze gegeben, gegen welche die Convexität durch elastische federkräftige andere Hälfte des Apparates stets angezogen wird. Diesen Apparat gebraucht *Joerg* gegen Scoliosis und Kyhposis; es wirkt aber derselbe augenscheinlich mehr auf die elastischen Rippen, als auf die festere W. S.; Druck erfordert einen schädlichen, wenn auch hier mehr gleichmäfsig vertheilten Gegendruck, die Respiration wird immer durch denselben in etwas genirt, zu Congestionen Anlafs gegeben, auch die Ausbildung im Wachsthume kann leiden, und so ist es wahrscheinlicher, dafs die gelungenen Heilungen dieser Art mehr der sehr zweckmäfsig und pünktlich von *Joerg* vorgeschriebenen dynamischen Behandlung zuzuschreiben seien. Aehnliche Nachtheile treffen jedoch das ganze in der Heilung der Verkrümmungen gebrauchte Maschinenwesen, und wenn dasselbe bei Verkrümmungen, welche auf entzündliche Erweichung, Vereiterung, wahrer Anchylosis der Wirbelbeine beruhen, gar nicht in Anwendung kommen kann, so darf es anderen Verkrümmungen eben so wenig allein entgegengesetzt, sondern immer nur als Unterstützungsmittel der rationellen Behandlung, der die Verkrümmungen veranlafsenden kranken Zustände im Knochen-, Band- und Muskelsystem in Anwendung gebracht werden.

Synon. Deutsch: Buckel, Höcker, Rückgrathsverkrümmung. Franz. *Déviation de la colonne vertebrale, la courbure du dos.* Engl. *Curvature of the spine, dissortion of the spine, crookedness, gibberositas, spina dissorta.*

Litteratur.

P. Pott, on the palsy of the lower limbs. Lond. 1779. übersetzt in *Richter's* Bibliothek B. 5.

Ludewig, de Dissorta spina dorsi in Advers. med. pract. T. I. Lipsiae 1771.

Portal, sur la nature du rhachitisme. Paris 1797.

Feiler, de spina dorsi incurvatione. Norimbergae 1807.

Le Vacher, nouveau moyen de guérir la courbure de l'épine in Mém. de l'acad. royale de chirur. T. IV.

Vénel, description des moyens mécaniques propres á prévenir etc. la courbure du dos in Mém. de la societé de Lausanne.

Joerg, die Verkrümmungen des menschlichen Körpers. Leipzig 1810.

Harrison, the Lond. med. and phys. journal. Vol. XLV. Febr. 1821.

Baynton, Vol. XLV. Febr. 1821.

Broughton, Vol. XLVIII. 1822.

Makartney, Vol. LII. 1824.

Waitsch

Waitsch, Hufeland's Journ. d. pr. Heilk. 1818. Juli.
Hartmann, in eodem 1817. October.
J. Wilson, Lectures on the structure of the sceleton. Lond. 1820.
Paletta, Exercitationes pathologicae. Mayland 1820.
Wenzel, die Krankheiten am Rückgrathe. Bamberg 1814.
W. Ward, practical observations on dissortions of the spine. Lond. 1822.
J. Shaw, on the nature and treatement of the dist. of the spine. — Lond. 1823. und dessen fernere Bemerk. über die Seitenkrümmung. übersetzt in Weimar 1825.
Jarrold, an enquiry into the causes of the curvature. Lond. 1824.
Boyer, traité des mal. chir. T. III. et IV.
La Chaise archives générales de médecine, journal publié par une societé de médecins. 1825. Août.
Bamfield, essay on curvatures and diseases of the spine. Lond. 1824.

B — w.

BUCKOWINE. Die Mineralquellen zu B. in Niederschlesien sind sehr reich an Eisen und gehören zu der Klasse der Vitriolwasser. *Lachmund* hat sie chemisch analysirt.

Nach *Lachmund* enthalten sechszehn Unzen:

	1) der Oberquelle.	2) der Niederquelle.
Schwefelsauren Kalk	0,04 Gran	0,84 Gran.
Kohlensauren Kalk	0,08 »	0,28 »
Thonerde	0,14 »	0,38 »
Schwefelsaure Thonerde	1,48 »	2,08 »
Kieselerde	0,08 »	0,12 »
Extraktivstoff	0,08 »	0,12 »
Schwefelsaures Eisen	0,92 »	1,02 »
Salzsaures Eisen	0,44 »	»
Eisenoxyd		0,08 »

Kausch empfiehlt das Buckowiner Bad vorzugsweise in folgenden Krankheiten:

1) Allgemeine Schwäche des Muskel- und Nervensystems, hysterische und hypochondrische Leiden, Lähmungen, besonders von gichtischen und rheumatischen Ursachen.

2) Chronische Krankheiten der Haut.

3) Hartnäckige rheumatische und gichtische Leiden.

Lit. Die Heilquellen zu Buckowine, nach *Lachmund's* chemischer Untersuchung, gewürdigt von *Kausch.* Breslau. 1802.
Kausch in *Hufeland's* Journ. d. pr. Heilk. Bd. XIX. St. 3. S. 135.

O — n.

BUCKUBLAETTER. S. Barosma.

BUECHSENFLECHTE. S. Cenomyce.

BUERGISWEIHER. Dieses wenig bekannte und wenig besuchte Bad liegt im Canton Bern. Noch fehlt eine Analyse des Wassers. O — n.

BUETTNER'sche Salbe. S. Aegyptische Augenentzündung.

BUFO (Kröte). Neuere Naturforscher bezeichnen damit eine eigene Gattung (*Genus*) von Thieren aus der Klasse der Amphibien, und zwar aus der Ordnung der Batrachier und der Familie der froschartigen Batrachier (*Ranoidea*). Als Typen dieser Familie dienen unsere Frösche und Kröten. Die Gattung *Bufo* zeichnet sich durch den mit Warzen bedeckten Körper, grofse Ohrspeicheldrüsen, Mangel der Zähne und nur wenig verlängerte Hinterbeine aus, und wurde von *Linné* und vielen ältern Naturforschern zur Gattung *Rana* gerechnet. Alle Kröten sind häfsliche Thiere, die durch ihre meist langsamen Bewegungen und ihren mit Warzen bedeckten dicken Körper um so widriger werden.

In medizinischer Hinsicht kommen die Kröten theils wegen ihrer mehr oder minder bestrittenen Giftigkeit, theils wegen des äufserlichen Gebrauches, den man hier und da davon gemacht hat, in Betracht, doch haben nicht alle Arten gleiches Interesse.

Zu den in medizinischer Hinsicht interessanteren Arten gehören:

1) die gemeine Kröte, graue oder aschgraue Kröte, (*Bufo cinereus* oder *vulgaris*). Sie ist sehr weit verbreitet, und findet sich nicht blos in Europa, sondern auch in Sibirien, Persien, Georgien u. s. w. Der einfach, schmutziggraue, braungraue oder grünlich-braune mit verschieden gestalteten, besonders auf dem Rücken ansehnlichen Warzen besetzte Körper, mit weifslichem, fleckenlosem Bauch, und die feuerfarbene Iris charakterisiren sie sehr. Die Nahrung bestehet in Insecten. Sie hält sich gern an feuchten, schattigen Orten, unter Pflanzen, besonders stark riechenden (Salbei u. s. w.), Steinen u. s. w. (Genauere Details und eine kenntliche Abbildung enthält die getreue Darstellung der Thiere, die in der Arzneimittellehre in Betracht kommen, von *J. F. Brandt* und *J. T. C. Ratzeburg*. Berlin 1829. Bd. I. S. 193. Taf. 23.) Diese Art steht fast allgemein im Rufe der Giftig-

keit. Das eigentliche, sogenannte Gift ist aber die gelbliche, milchige Feuchtigkeit, welche aus ihren Warzen und Ohrdrüsen schwitzt. — Dafs die Kröten ganz unschuldig sind, läfst sich wohl nicht darthun, wiewohl *Rösel, Laurenti* und *Fothergill* es meinen; denn die Beobachtung von *Pallas*, der einen Hund, welcher häufig Kröten frafs, in Folge bösartiger Geschwüre sterben sah, spricht, ebenso wie die im Gent. Magaz. 1809, und im allgemeinen Anzeiger der Deutschen Jan. 1829. S. 51. mitgetheilten Beobachtungen für das Krötengift, wovon uns *Pelletier* in *Leroux* Journ. de méd. T. 40. p. 75. und *Davy* Philos. Transact. of the royal soc. for. 1826. Part. II. pag. 127. und daraus in *Geiger's* Magaz. Bd. XXI. S. 316. eine Analyse mittheilten, für die Giftigkeit der Kröten. Vielleicht aber hängt die Giftigkeit von manchen Zufälligkeiten, Jahreszeit, Aufenthalt, Nahrung ab. Sind doch als giftig bekannte Schwämme häufig unschädlich, und werden nicht selbst sonst gesunde Nahrungsmittel (Austern) zuweilen nachtheilig. — Was die Eigenschaften des Krötengiftes anlangt, so fand es *Davy* gröfstentheils in Wasser und Weingeist löslich. Die wäfsrige Auflösung ist sehr klebrig, essigsaures Blei macht keinen Niederschlag damit, aber Quecksilbersublimat macht es auffallend trübe. Die durch Abrauchen der Auflösung in Wasser und Alcohol erhaltene Substanz ist hellgelb und durchschimmernd, schmeckt bedeutend bitter und scharf. Auf die Haut gebracht, erregt sie einen zwei oder drei Stunden anhaltenden Schmerz.

In einzelnen Fällen wendet man jetzt noch die graue Kröte auch als Heilmittel äufserlich, und zwar gegen bösartige Geschwüre, besonders krebsartige an. Früher galt das aus in verschlossenen Gefäfsen getrockneten Kröten bereitete Pulver als wirksames Mittel gegen den Grind, auch legte man getrocknete Kröten auf Pestbeulen, weil man glaubte sie zögen das Gift heraus.

Obgleich nun gewöhnlich die gemeine Kröte blofs in medizinischer und toxicologischer Hinsicht genannt wird, so verdient doch mit eben dem Rechte die in manchen Gegenden Europa's sehr häufige, grüne Kröte (*Bufo variabilis* oder *viridis.*) (*Brandt* u. *Ratzeburg*. a. a. O. Tab. 23. Fig. 2.) in dieser Hinsicht eine Stelle. *Laurenti's* (Synopsis reptil. emend. p. 113.) Versuche sprechen für die Giftigkeit dieser Art. Das Gift auf die Haut einer Taube applicirt, röthete dieselbe und bewirkte bei einem Hunde einen Ausschlag. Ein anderer Hund dem man Wasser gereicht hatte, worin sich früher grüne Kröten befanden, bekam darnach Erbrechen. Ebenso brach ein anderer die ihm beigebrachten Stücke einer Kröte wieder aus; ja eine Eidechse, welche man veranlafst hatte eine Kröte zu beifsen, starb darnach.

Der schmutzig-weifsliche Körper, der auf der Rückseite mit olivengrünen, oder schmutzig-grasgrünen, rundlichen oder bindenförmigen quer und unregelmäfsig verlaufenden Flecken versehen ist, und die grüne, gelbgerandete, schwarzpunctirte Iris lassen sie von der vorigen Art leicht unterscheiden, mit der sie in der Lebensart übereinkommt, doch nähert sie sich in der gröfsern Beweglichkeit den Fröschen. Besondere Beachtung verdient ihr widriger, Nachtschattenähnlicher Geruch. — Die Kreuzkröte (*Bufo Calamita*) (*Rösel* Frösche Tab. XXIV.) und die braune Kröte (*Rösel* XVIII.) werden von Störchen verschmäht und daher von *Laurenti* für verdächtig gehalten. *Laurenti* p. 124. verstehen *Aetius* und *Gesner* (De pisc. p. 949.) die letztere Krötenart unter der Kröte, von der sie tödtlich abgelaufene Vergiftungsfälle anführen. Br — dt.

BUFONITEN sind versteinerte Fischzähne von einer unter den lebenden nicht mehr vorkommenden Fischgattung, *Palaeobalistum* nach *Blainville,* die man vormals abergläubischer Weise zur Medizin gebrauchte. L — k.

BUGBINDE. Sie wird bei äufserlichen Krankheiten welche die Biegung des Schenkels betreffen gebraucht, und besteht aus einer einköpfigen 16 Ellen langen Binde. Man macht damit einige Zirkeltouren um das Becken, geht damit nach dem Rückgrath, von hier schräge über die kranke Hüfte weg, zwischen den Beinen durch, kreuzt sie in der Gegend des grofsen Trochanters, führt sie von hier aus um das Becken nach dem Rücken zu, und wiederholt die vorigen Gänge mit herabsteigenden Halbtouren, wodurch über dem grofsen Trochanter eine Kornähre entsteht. Ist man mit den Gängen bald zu Ende, so werden um den kranken Schenkel und dann um das Becken einige Touren gemacht, an welchem die Binde befestigt wird.

Synon. *Fascia inguinalis.* Franz. *Spica inguinal.* Kornähre zur Leistengegend. E. Gr — e.

BUGLOSSUM. S. Anchusa.

BUGULA. S. Ajuga.

BULBOCAVERNOSUS MUSCULUS, S. Accelerator urinae. Der Harnschneller. Er umfafst den Wulst (*Bulbus*) der Harnröhre, ist platt und dünn, besteht aus zwei seitlichen Hälften, deren schief vor- uud einwärtslaufende Fasern unter der Mitte der Harnröhre durch einen weifsen sehnigen Streifen mit einander zusammenfliefsen. — Seine hintern Fasern verlaufen mehr in querer, die vordern mehr in schiefer Richtung; diese sind daher länger als jene. Das hintere Ende dieses Muskels ist mit dem Afterschliefser und den Quermuskeln des Dammes verbunden; das vordere geht, getheilt zu jeder Seite der Harnröhre, aufwärts, und befestigt sich an die sehnige Scheide des Schwammkörpers der Ruthe.

Wirkung. Er treibt den Harn und den Samen mit Schnelligkeit durch die Harnröhre. S — m.

BULBOCODIUM. S. Narcissus.

BULBULUS THRASUS. S. Cyperus esculentus.

BULBUS. S. Augapfel.

BULBUS CONSUMPTUS, tubefactus. S. Augenschwinden.

BULBUS PILI. S. Haar.

BULIMIA. *Bulimus* (von βὸς Ochse und λιμος Hunger). Ochsenhunger, unersättlicher Hunger. Der unnatürliche Zustand, wo der Mensch seinen Hunger nie, oder nur auf sehr kurze Zeit, stillen kann, und daher immer essen mufs. Man unterscheidet zweierlei Arten, die eine, wo der Patient das Genossene bei sich behält, die andere, wo er es durch Brechen wieder von sich giebt, und nennt die letztere *Fames canina.* Die Ursachen sind entweder ein abnormer Reiz im Magen und Darmkanal z. B. Schärfe, Säure, Metastasen, Würmer; oder eine ungewöhnlich erhöhte Reizbarkeit des Magens, daher sie bei nervösen Subjecten, Hysterie, selbst Gemüthskrankheiten, Wechselfiebern, periodisch eintreten kann;

oder zu schneller Durchgang der Nahrungsmittel durch den Magen, z. B. bei chronischen Diarrhoen, Lienterie, Erbrechen; oder organische Fehler des Magens. Ist das Uebel anhaltend, so hat es gewöhnlich ein trauriges Ende: — Hektik, Wassersucht, Desorganisation der Unterleibseingeweide. Die Kur richtet sich nach den Ursachen; die nächste Indication ist Verminderung der erhöhten Nervenreizbarkeit des Magens durch ölichte und fette Speisen, Getränke und Arzneien. — Verschieden hiervon ist der Zustand der natürlichen Vielfräfsigkeit, wobei der Mensch ungeheure Quantitäten Nahrungsmittel zu sich nehmen kann, und dabei übrigens gesund ist. S. Polyphagia. H — d.

BULLA OSSEA (Knochenblase), heifst der bei vielen Thieren blasig aufgetriebene und stark vortretende untere und vordere Theil des Felsentheils des Schläfenbeins, der nichts als ein Anhang der Paukenhöhle ist. Wir finden diesen Theil nicht beim Menschen, sondern sehen ihn erst sich abwärts vom Menschen bei den Raubthieren, Nagern, Wiederkäuern sich entwickeln, und entweder als einen blofsen Anhang des Felsentheils des Schläfenbeins, oder als einen davon abgesonderten Knochen auftreten. Br — dt.

BUNCELLA ist nach *Paracelsus* ein Nasenpolyp.

BUNCUS CARCILE. S. Carcile.

BUPHTHALMIA. S. Augenwassersucht.

BUPLEURUM. Eine Pflanzengattung welche zur natürlichen Ordnung der Doldenpflanzen gehört, und sich dadurch unterscheidet, dafs sie eine doppelte Dolde und doch unzertheilte Blätter hat. Die Blumen sind gelb, die Frucht länglich und gestreift.

1) *B. rotundi-folium. Linn. Willd.* sp. 2. p. 1369. *Hayne* Arzneigew. 7. t. 1. Ein Gewächs, welches im mittlern Europa, auch im mittlern Deutschland häufig auf den Aeckern wächst, und durch seine fast runden vom Samen gleichsam durchstochenen Blätter sehr kenntlich ist. Das Kraut war sonst unter dem Namen *Herba Perfoliatae* officinell, als Wundmittel; aus dem Samen prefste man ein fettes und scharfes (ätherisches) Oel. Jetzt wird es gar nicht mehr gebraucht. L — k.

BURGBERNHEIM. Das Wildbad dieses Namens liegt

in dem Rezatkreise des Königreichs Baiern, von Anspach sechs, von Erlangen zehn, von Rothenburg zwei Stunden, nahe bei dem Marktflecken Burgbernheim, in einer anmuthigen, von schönen Waldungen umgebenen Gegend.

Die Anstalt, welche aus den nöthigen zu Wohnungen der Kurgäste und Bädern eingerichteten Gebäuden besteht, ist Eigenthum des Marktfleckens Burgbernheim, und wird an einen Badeinspector verpachtet.

Das Bad von Burgbernheim gehört zu den ältesten in Teutschland. Alten Urkunden zufolge soll das Mineralwasser des Wildbades schon 1128 vom Kaiser Lothar gegen Steinbeschwerden gebraucht worden sein. Gegen Ende des dreizehnten Jahrhunderts liefs *Gottfried III*, Bischoff zu Würzburg den Mineralbrunnen neu fassen, und besuchte ihn selbst 1308, 1347 gebrauchte ihn Kaiser *Karl IV*, 1484 *Albrecht Achilles*, Kurfürst von Brandenburg. Während und nach dem dreifsigjährigen Kriege blieb er lange unbenutzt, — erst im achtzehnten Jahrhundert kam er wieder in Gebrauch und Aufnahme, und wurde durch die Fürsorge der Markgrafen von Brandenburg-Kulmbach und Baireuth, namentlich durch Markgraf *Christian Friedrich Karl Alexander* mit neuen Wohngebäuden und Einrichtungen ausgestattet.

Die Mineralquellen des Wildbades entspringen aus grauem Sandstein, sind in ihren Mischungsverhältnissen wenig verschieden, nur abweichend in dem quantitativen Verhältnifs ihrer einzelnen Bestandtheile; ihre vorwaltenden festen Bestandtheile sind, schwefelsaure Talkerde und kohlensaurer Kalk.

Man unterscheidet folgende Mineralquellen:

1) Der Doctorbrunnen; der kälteste von allen. Sein Wasser ist frisch geschöpft krystallhell, bleibt es auch bei der Einwirkung der Luft, hat einen schwachen Geruch nach Schwefelwasserstoffgas, und einen unbedeutenden widrigen, etwas zusammenziehenden Geschmack; seine Temperatur beträgt $6\frac{3}{10}$° R. bei $12\frac{4}{10}$° R. der Atmosphäre, sein specifisches Gewicht 1,0022, seine Wassermenge in 24 Stunden $181\frac{1}{2}$ Eimer.

2) Der Musketierbrunnen, erhielt seinen Namen unter der Markgräflichen Regierung, von dem damals anwesenden Militair, von welchem die an chronischen Ausschlägen Leidenden angewiesen wurden, diesen Mineralbrunnen zu

gebrauchen. An Geruch, Geschmack und Klarheit dem vorigen gleich hat das Wasser dieses Brunnens die Temperatur von 6,4° R. bei 12,4° R. der Atmosphäre, seine Wassermenge beträgt in 24 Stunden 120½ Eimer.

3) Das Augenbrünnlein, weniger wasserreich, als die beiden vorigen, hat die Temperatur von 8,5° R. bei 12,4° R. der Atmosphäre.

4) Der Badebrunnen. In Farbe, Geschmack und Geruch mit dem Doctorbrunnen übereinkommend, hat sein Wasser die Temperatur von 8,75° R. bei 12,4° R. der Atmosphäre, sein spec. Gewicht beträgt 1,0026, seine Wassermenge in 24 Stunden 217 $\frac{7}{25}$ Eimer.

5) Der Kochbrunnen, nicht zu medizinischen, sondern ökonomischen Zwecken benutzt.

Chemisch analysirt wurden die Mineralquellen von *Martius* und *Vogel.* Das Wasser des Doctorbrunnen enthält:

	in sechs Med. Pfund nach *Martius*	in sechszehn Unzen nach *Vogel.*
Schwefelsaure Talkerde	39,80 Gran	4,10 Gran.
Salzsaures Kali		0,20 »
Salzsaure Talkerde	2,10 Gran	0,15 »
Kohlensauren Kalk	16,23	2,10 »
Kohlensaure Talkerde		0,50 »
Schwefelsauren Kalk	4,55 Gran	»
Schwefelsauren Kalk mit einer Spur von Kieselerde und Eisen		0,80 »
Eisenoxyd	0,20 Gran	»
Extraktivstoff	0,50 »	0,15 »
Kohlensäure	13,85 Kub. Z.	»
Atmosphärische Luft	1,63 » »	»
Schwefelwasserstoffgas	eine Spur.	»

Man bedient sich des Mineralwassers zu B. vorzugsweise als Bad. In dieser Form wirkt es alle Se- und Exkretionen gelinde befördernd, leicht einen Badeausschlag erregend.

Ackermann rühmt es namentlich in folgenden Krankheiten:

1) bei hartnäckigen rheumatischen und gichtischen Leiden,

2) hypochondrischen und hysterischen Zufällen,

3) chronischen Krankheiten des Uterinsystems, Suppressionen der monatlichen Reinigung,

4) Hämorrhoidalbeschwerden, anomalen Hämorrhoiden,
5) Chronischen Hautausschlägen, veralteten Geschwüren,
6) Schmerzhaften Krankheiten der Urinwerkzeuge, — Steinbeschwerden.

Litteratur.

T. Knobloch, vom Burgbernheimer Wildbade, nebst einer kurzen Beschreibung der Kräuter, so um und in dem Walde gefunden werden. Onolzbach 1611. — 1620.

C. F. G. Petz, de aquis medicatis Burgbernheimensibus. Altdorfii 1713.

D. G. Hasenest, Zuflucht derer, so mit Gliedergebrechen und mehreren andern Krankheiten geplagt sind. Nürnberg 1729.

J. U. Sponsel's Beschreibung des Burgbernheimer Wildbades. 1768.

H. F. Delius Nachricht von dem Wildbade bei Burgbernheim. Bayreuth 1775.

J. G. Meusel's Beschreibung des Wildbades bei Burgbernheim, in Miscellen artist. Inhaltes. Heft 1, S. 18.

K. H. L. Schulz Nachricht von dem Wildbade bei Burgbernheim. — Burgbernheim 1804.

K. W. Ackermann, das Wildbad bei Burgbernheim. Erlangen 1822. mit 2 Kupfern.

Die Mineralquellen des Königreiches Bayern, von *A. Vogel*. München 1829. S. 68. O — n.

BURSA MUCOSA, Schleimbeutel. Schleimbeutel sind dünne, dehnbare, ringsum geschlossene Säcke oder Blasen, von sehr verschiedener Gestalt und Gröfse, deren Höhlenseite von einer eiweifsreichen Flüssigkeit feucht ist, wodurch sie zum Theil, theils aber durch ihre Dehnbarkeit fähig werden, die Reibung mancher verschiebbaren Theile, zwischen, an und um denen sie liegen, zu vermindern oder, was einerlei ist, das Hin- und Hergleiten derselben an einander zu erleichtern. Die Haut dieser überall geschlossenen Behälter, gleichsam eine innere, glatte Begrenzung des Zellstoffes, ist ganz dicht, aber äufserst dünn, ohne Faserung, im gesunden Zustande ganz durchsichtig, inwendig ohne Epithelium, an der äufsern Seite mit dem benachbarten Zellstoffe, oder mit Sehnen, oder Sehnenscheiden fest verbunden.

In dem Zellstoffe, womit die äufsere Seite derselben zusammenfliefst, verzweigen sich äufserst feine Blutgefäfse und Saugadern, von denen man aber auf der innern, glatten Seite derselben, weder mit dem blofsen Auge, noch unter einem Mikroskope, Poren oder Oeffnungen erkennt; obgleich es gewifs ist, dafs Feuchtigkeiten von den Wänden der Höhlen abgesondert, und wieder aufgesogen werden.

Die Schleimbeutel haben mit den Synovialkapseln der Gelenke, an welchen die meisten dicht anliegen, und mit denen sogar einige verbunden sind, einerlei Struktur und Funktion, und gehören wie diese im Allgemeinen zu den serösen Membranen, von welchen sie im Besondern nur deshalb eine Unterabtheilung bilden, weil die ihre innere Seite befeuchtende Flüssigkeit nicht wie bei jenen, z. B. in der Brust- und Brusthaut, sehr dünn und wäfserig ist, sondern dickflüfsiger und eiweifshaltiger. Die Schleimbeutel werden nach ihrer Gestalt und nach ihrer Lage, in drei Klassen getheilt, von denen jede ihre Eigenthümlichkeiten hat.

1) *Bursae mucosae subcutaneae.* Schleimbeutel unter der Haut. Sie sind in den neuesten Zeiten erst von *Bernh. Gottl. Schreger* (De bursis mucosis subcutaneis, Erlang. 1825. fol. c. fig.) und von *Béclard* (Additions à l'anatomie gén. de Xav. *Bichat.* Paris 1821, übersetzt von *Cerutti*) entdeckt. Sie liegen hauptsächlich an den Stellen unter der Haut, wo diese nur den Knochen bedeckt, und beim Beugen und Strecken der Glieder über harte Vorsprünge hin- und hergleiten mufs, z. B. auf der Kniescheibe, dem Ellenbogenknorren, den Rückenseiten der Fingergelenke der Hände und Füfse, zuweilen auch an den Knöcheln des Unterschenkels, den Gelenkhöckern des Ellenbogengelenks und dem untern Ende des Ellenbogenbeins, wo sich dieses an der Speiche dreht. Ihre Gestalt ist gewöhnlich eirund, zuweilen auch rund, selten cylindrisch (*Schreger* l. c. T. I. a et II.). Genauer betrachtet liegen sie zwischen der Haut und den Aponeurosen, welche letztere an den Gelenken entweder mit den Muskelsehnen oder der Beinhaut der Knochen fest zusammenhängen. Nicht selten sind die Hautschleimbeutel durch Zwischenwände in Zellen getheilt, woraus, wie *Béclard* bemerkt, einleuchtet, dafs sie gewissermafsen den Uebergang zu den grofsen Zellen des Zellstoffes bilden, die man zwischen den, sich stark bewegenden Muskeln findet.

2) *Burs. m. vaginales*, Schleimscheiden. Sie schliefsen die Sehnen der Muskeln an den Stellen ein, wo diese durch

Knochenrinnen, oder durch faserige, aponeurotische Kanäle gleiten müssen, haben daher gewöhnlich eine cylindrische Gestalt und sind in ihrer Bildung zusammengesetzter als die blasenförmigen Schleimbeutel.

Jede Schleimscheide besteht aus zwei in einander geschobenen cylinderförmigen Röhren, die sich einander ihre glatte Seite zuwenden. Die äufsere derselben ist weiter, und mit den faserigen Rinnen und Scheiden, worin die Muskelsehnen gleiten, fest verbunden. Die innere Röhre, enger als die äufsere, ist sehr dünnhäutig, entsteht durch innere Umstülpung der beiden Enden der äufsern Röhre, und umkleidet sehr genau und fest die durch die äufsere Röhre gleitende Sehne. Sie ist zuweilen doppelt und mehrfach vorhanden; wenn nämlich mehr als eine Sehne durch eine gemeinschaftliche Schleimscheide gleiten. Umkleidet eine gemeinschaftliche Schleimscheide mehrere Sehnen, die sich nachher trennen, so theilt sie sich gleichsam in Zweige, deren jeder eine abtretende Sehne begleitet.

Auch finden sich an manchen Stellen zwischen der äufsern Röhre der Schleimscheide und der innern, wovon die durchgleitende Sehne umkleidet ist, eigenthümliche kleine Verbindungsfortsätze, Schleimbänder (*Ligamenta mucosa*), die hauptsächlich wohl nur zu einer Vergröfserung der absondernden Oberfläche dienen.

Schleimscheiden findet man um den meisten langen Sehnen der Muskeln, von denen die Hände und Füfse, und die an diesen Theilen befindlichen Finger oder Zehen bewegt werden, aufserdem um der Sehne des langen Kopfes vom zweiköpfigen Armmuskel u. s. w.

3) *Burs. m. vesiculares*, Schleimbeutel. Sie sind blasenförmig, gewöhnlich nicht vollkommen rund, sondern eiförmig, und gleichen an Gestalt den Schleimbeuteln unter der Haut. Sie schliefsen nicht wie die Schleimscheiden eine Sehne ganz ein, sondern bekleiden nur eine Seite derselben, welche entweder einem Knochen, einem Kapselbande oder einer andern Sehne zugewandt ist. Man findet sie daher am häufigsten in der Nähe des Schulter-, Ellenbogen-, Hüft- und Kniegelenks, nahe an der Anheftung der Sehnen. — Auch liegen sie zwischen einem bewegli-

chen Knochen und einem Kapselbande, z. B. der Schleimbalg zwischen dem Schultergelenk, dem Schulterhaken und dem Schlüsselbeine. Zuweilen hängt ein Schleimbeutel, der nahe am Gelenke liegt, mit der Gelenkhöhle zusammen, eine Einrichtung, welche die Identität der Synovialhaut der Gelenkhöhlen mit der der Schleimbeutel beweifst. Man findet dies an dem grofsen Schleimbeutel unter der gemeinschaftlichen Strecksehne des Kniegelenks. — Die meisten Schleimbeutel haben eine bestimmte Lage, wenige eine unbestimmte, oder fehlen gänzlich. Bisweilen findet man die Anzahl der Schleimbeutel dadurch vermehrt, dafs Scheidewände ihre Höhlen theilen. Bei der Betrachtung der einzelnen Muskeln, werden die Schleimbeutel oder Schleimscheiden derselben angemerkt werden.

Synon: *Sacci mucosi, Vesicae unguinosae tendinum, Capsae tendinum articulares, Vaginae membranosae s. mucilaginosae tendinum, Ligamenta lumbrica.*

Litteratur.

B. S. Albini, historia musculorum hominis. L. B. 1734. 4.

Jancke, de Capsis tendinum articularibus. Lips. 1753. 4.

Haase, Progr. de adminiculis motus muscularis. Lips. 1785. 4.

Fourcroy, six mémoires pour servir à l'hist. anat. des tendons dans lesquelles on s'occupe specialement de leurs capsules muqueuses. In Mém. de l'Acad. roy. d. s. Paris 1785 — 87.

A. Monro, Description of all the bursae mucosae of the human body. Edinb. 1788. Uebersetzt und mit Anmerk. und mehreren Kupfern bereichert von *Rosenmüller.* Leipz. 1799.

Fr. Ern. Gerlach, Praes. *A. F. Nürnberger,* de bursis tendinum mucosis in capite et callo reperiundis. Viteb. 1793. 4.

Th. Sömmerring, Muskellehre §. 96 — 100. Er nennt den Hautschleimbeutel des Ellenbogenknorren.

Béclard, Additions à l'anatomie gén. de Xav. *Bichat,* Paris 1821. Uebersetzt von *Cerutti* unter dem Titel: Uebersicht der neuern Entdeckungen in der Anatomie und Physiologie. Leipz. 1823. 8. p. 195.

Bernh. Gottl. Schreger, de bursis subcutaneis c. fig. Erlangae 1825. fol.

S — m.

BURSA PASTORIS. S. Thlaspi.

BURSA SCROTALIS. S. Suspensorium.

BURTSCHEID. Die Stadt Burtscheid (*Porcetum, Porcette*), ausgezeichnet durch seine bedeutenden Fabriken, berühmt durch seine seit Jahrhunderten schon benutzten, kräftigen Thermalquellen, zählt gegen 6000 Einwohner, und liegt dicht bei Aachen, südlich von dieser Stadt auf einer Anhöhe.

Seine Entstehung verdankt B. dem griechischen Prinzen *Gregor*, welcher 974 an der Stelle, an welcher noch jetzt das ehemalige Abteigebäude steht, ein Benedictinerkloster erbaute und demselben als Abt selbst vorstand; seinen Namen leitet B. von einem dichten, an wilden Schweinen reichen Eichenwald, welcher früher die Gegend, wo jetzt die Stadt sich erhebt, bedeckt haben soll.

Was bereits über die geographischen Verhältnisse der Umgegend von Aachen erinnert worden, gilt auch von den Umgebungen Burtscheids.

Im Sommer 1826 betrug die Zahl der Kurgäste zu B. 471, nämlich 205 Inländer und 266 Ausländer, — im Sommer 1828 295, nämlich 101 Teutsche, 27 Franzosen, 31 Engländer und 136 Holländer. Gegeben wurden im Sommer 1828 5691 Wasser-, 1315 Douche- und 1068 Dampfbäder; — unentgeldlich, auf Kosten des Vereins für auswärtige arme Brunnengäste wurden behandelt 30.

Nach Verschiedenheit ihrer Mischungsverhältnisse zerfallen die Heilquellen von B. in zwei Klassen, 1.) in die geschwefelten oder untern, und 2) in die nicht geschwefelten oder obern.

1) Die geschwefelten oder untern Thermalquellen, — schliefsen sich nach ihrem Gehalt und Wirkungen zunächst an die Schwefelthermen von Aachen; ihr specifisches Gewicht beträgt 1,003, ihre Temperatur 35—46½° R. — Es gehören dahin:

a) Die Trinkquelle, von 46½ R. Temperatur.

b) Das sogenannte Pockenbrünnchen oder Pockenpfützchen, von 35° R.

c) Mehrere im Innern des Rosenbades befindliche geschwefelte Thermalquellen.

2) Die nicht geschwefelten oder obern Thermalquellen entbehren ganz des Schwefels, enthalten als vorwaltende feste Bestandtheile: Kochsalz und kohlensaures Natron, und gehören nach ihrem Gehalt und Wirkungen zu der Klasse der alkalisch-muriatischen Thermalquellen; ihr specifisches Gewicht beträgt 1,004, ihre Temperatur 48 bis 62° R. — Es werden dahin gezählt:

a) Der Kochbrunnen, oder die warme Pfütze, früher angeblich von 53° R. nach *Monheim's* neuester Bestimmung von 48° R.

b) Eine im Karlsbade gelegene besondere Thermalquelle von 54° R.

c) Eine im Mühlenbend entspringende Thermalquelle, am Orte ihrer Vertheilung von 62° R. nach *Monheim.*

d) Eine zweite im Mühlenbend entspringende Thermalquelle von 53° R.

e) Eine dritte im Mühlenbend entspringende Thermalquelle von 45° R.

f) Eine vierte im Mühlenbend entspringende, aber unbenutzte.

g) Eine unfern des Kirchhofes der Michaelskirche entspringende aber nicht benutzte.

h) Eine im Garten des Karlsbades entspringende Thermalquelle von 54° R. —

Chemisch analysirt wurden die Thermalquellen zu B. von *Kortum* und *Monheim* zu verschiedenen Zeiten. Die neueste Aanalyse verdanken wir *Monheim.*

Nach *Monheim* enthalten:

	1) Die Burtscheider Trinkquelle.	2) Das Burtscheider Pockenbrünnchen.
a) An festen Bestandtheilen in 1000 Grammen:		
Schwefelnatrium	0,03867	0,02700.
Salzsaures Natron	2,68542	2,34251.
Kohlensaures Natron	0,85931	0,73832.
Schwefelsaures Natron	0,33425	0,35893.
Phosphorsaures Natron	0,01843	0,01650.
Phosphorsaures Natron-Lithion	0,00007	0,00065.
Animalisch-organische Substanz	0,02713	0,03712.
Kieselsäure	0,07198	0,04080.
Flufssaure Kalkerde	0,06321	0,04211.
Kohlensaure Kalkerde	0,03134	0,02213.
Kohlensaure Talkerde	0,01473	0,01983.
Kohlensaure Strontianerde	0,00546	0,00469.
	4,15000.	3,65000.

b) An Gas in 100 Kub. Zoll der freien sich entwickelnden Gasmischung:

Stickgas.............	70,75 Kub. Zoll.....	71,10 Kub. Zoll.
Kohlensaures Gas.	29,05 » »	28,80 » »
Hydrothions. Gas..	0,20 » »	0,10 » »
	100,00 Kub. Zoll.	100,00 Kub. Zoll.

	3) Der Kochbrunnen.	4) Die heifseste aller Burtsch. Thermalquellen.
a) An festen Bestandtheilen in 1000 Grammen:		
Schwefel Natron..............	2,69674..............	2,87205.
Kohlensaures Natron.........	0,86602..............	0,87532.
Schwefelsaures Natron.......	0,38405..............	0,45123.
Phosphorsaures Natron......	0,01952..............	0,02091.
Phosphorsaur. Natr. Lithion.	0,00008..............	0,00008.
Animal.-organische Substanz.	0,02913..............	0,03019.
Kieselsäure....................	0,07239..............	0,08547.
Flufssaure Kalkerde..........	0,06541..............	0,07456.
Kohlensaure Kalkerde.......	0,04015..............	0,05143.
Kohlensaure Talkerde.......	0,02035..............	0,03155.
Kohlensaure Strontianerde..	0,00616..............	0,00721.

b) Als Gas in 100 Kub. Zoll der freien sich entwickelnden Gasmischung:

Stickgas..............	71,50 Kub. Zoll.....	71,35 Kub. Zoll.
Kohlensaures Gas..	28,40 » »	28,50 » »
Sauerstoffgas........	0,10 » »	0,15 » »
	100,00 Kub. Zoll.	100,00 Kub. Zoll.

Döbereiner fand weder in dem Koch-, noch in dem Pockenbrunnen Schwefelwasserstoffgas.

In 100 K. Zoll enthielt nach *Döbereiner*:

	Der Kochbrunnen bei 152° F.	Der Pockenbrunnen bei 110° F.
Stickgas...............	65 Kub. Zoll...........	79 Kub. Zoll.
Kohlensaures Gas..	35 » »	21 » »
	100 Kub. Zoll.	100 Kub. Zoll.

Arm an Schwefelwasserstoffgas, aber in Bezug auf ihren Gehalt an festen Bestandtheilen den Thermen von Aachen sehr verwandt, besitzen die Thermalquellen von Burtscheid eine der der Thermalquellen von A. sehr ähnliche Wirkung; vermöge ihres geringen, oder ganz fehlenden Inhaltes von Schwefel wirken sie im Allgemeinen weniger erregend und erhitzend, auf Nerven- und Gefäfssystem als jene zu A., wegen ihres beträchtlichen Gehalts an Kochsalz und kohlensaurem Natron, ganz analog den alkalisch-muriatischen Thermen, specifisch reizend auf alle Se- und Excretionen, namentlich die Schleimhäute, das Drüsen-, Lymph- und Uterinsystem, die Harnwerkzeuge, die Organe der Digestion und Assimilation, — die Resorption befördernd, auflösend, eröffnend, diuretisch.

Angewendet werden sie, gleich den Thermalquellen zu Aachen, als Getränk, als Wasser-, Dampf-, Gas- und Douchebad.

In den hier befindlichen zahlreichen, und gut eingerichteten, mit den erforderlichen Apparaten versehenen Badehäusern, finden sich zugleich Wohnungen für die Kurgäste. Die vorzüglichsten hier aufzuführenden Badehäuser sind folgende:

a) Das Rosenbad, gleich beim Eingange Burtscheids.

b) Das Karlsbad, unfern dem vorigen.

c) Das Schwerdtbad, tiefer in die Stadt hinein gelegen.

d) Das Badehaus zur Goldmühle, neben dem vorigen.

e) Das Badehaus zum Prinzen von Lüttich.

f) Das Kaiserbad.

g) Das Johannisbad.

h) Das neue Bad, auch Dreischbad genannt.

Benutzt werden die Thermalquellen zu B. häufig in Verbindung mit den benachbarten Thermalquellen von Aachen, in der Mehrzahl der Krankheitsfälle, in welchen letztere indicirt sind. Man läfst zu diesem Zweck entweder mit denen von B. die Kur anfangen, und geht erst später zum Gebrauch der von A. über, oder man wendet nach Umständen beide gleichzeitig an. Besonders hülfreich haben sich die Thermalquellen zu B. allein, oder in Verbindung mit denen von A. in folgenden Krankheiten gezeigt.

1) Bei Stockungen und Verschleimungen der Organe der Digestion und Assimilation, — Hypochondrie, Krankheiten des Leber- und des Pfortadersystems, Hämorrhoidalstockungen.

2) Chronische Leiden der Harnwerkzeuge, Blasenhämor-

rhoiden,

rhoiden, inveterirte Blasenkatarrhe, Gries- und Steinbeschwerden, Krankheiten der Prostata.

3) Chronische Krankheiten der Brust, Verschleimungen, perverse Schleimabsonderungen.

4) Anomalien der Menstruation, — *Menstruatio suppressa, parca*, durch Schwäche bedingt.

5) Geschwülste und Drüsenanschwellungen, durch scrophulöse Ursachen, oder andere Dyskrasieen veranlafst.

6) Hartnäckige gichtische Leiden, Lähmungen von gichtischen oder psorischen Ursachen.

7) Chronische Krankheiten der Haut.

In Fällen, wo nach dem Gebrauch von Burtscheid oder Aachen, noch eine Nachkur indicirt ist, bedient man sich entweder benachbarter Säuerlinge, wie des zu Heilstein, — oder der stärkenden Eisenquellen zu Aachen, Malmedy oder Spaa. (Vergl. Aachen. Bd. 1. S. 1 — 5.).

L i t t e r a t u r.

Lausberg, Analyse des eaux thermales de Borcette, suivie de l'examen du gaz azote sulfuré, degagé des sources sulfureuses tant d' Aix la Chapelle, que de Borcette. 1811.

C. W. Hufeland's Uebersicht der vorzüglichsten Heilquellen Teutschlands. 2. Aufl. 1820. S. 220- 295.

J. E. Wetzler über Gesundbrunnen und Bäder. Th. II. S. 334.

— Zusätze und Verbesserungen zu der vorigen Schrift. Mainz 1822. S. 23.

Döbereiner's chemische Constitution der Mineralwasser. Jena 1821. S. 21. 22.

Hufeland's Journ. d. pr. Heilk. Bd. LVIII. St. 5. S. 35. 61.

E. Osann's Uebersicht der wichtigsten Heilquellen im Königreich Preufsen. 1827. S. 33. — *Hufeland's* u. *Osann's* Journ. d. prakt. Heilk. 1827. Supplementheft. S. 118.

Die Heilquellen von Aachen, Burtscheid, Spaa, Malmedy und Heilstein, von *J. P. J. Monheim*. Nebst einer Karte u. Titelkupfer. Aachen 1829. S. 215.

Aachen u. seine Heilquellen, ein Taschenbuch für Badegäste, von Dr. *G. Reumond*. Aachen. 1828. S. 67.

Anleitung für Brunnengäste zu erfolgreicher Benutzung der Heilquellen zu Aachen und Burtscheid, von *D. Zitterland*. Aachen.

Hufeland's u. *Osann's* Journ. d. pr. Heilk. 1829. Supplementheft. S. 239.

O — n.

BUSCHBAD. Das Buschbad liegt unfern Meifsen im K. Sachsen, bekannt und im Gebrauch seit 1608, — in neuern Zeiten indefs weniger als Heilanstalt benutzt.

Nach *Ficinus* Analyse gehört der hier entspringende Mineralbrunnen zu der Klasse der schwächeren salinischen Eisenwasser. Seine Temperatur beträgt 41° F., seine spec. Schwere 1,001.

Nach *Ficinus* enthalten sechszehn Unzen Mineralwasser:

Schwefelsaures Natron	0,40	Gran.
Salzsaures Natron	0,28	»
Schwefelsauren Kalk	0,20	»
Kohlensauren Kalk	0,16	»
Schwefelsaure Talkerde	0,02	»
Salzsaure Talkerde	0,12	»
Kohlensaure Talkerde	0,32	»
Extraktivstoff	0,20	»
Kieselerde und Sand	0,32	»
Eisenoxyd	0,32	»

Kohlensaures Gas, so viel als zur Auflösung des Eisens und der kohlensauren Erden erforderlich ist.

Als stärkendes Bad hat man dieses Mineralwasser angewendet und empfohlen bei allgemeiner Nervenschwäche und bei passiven Profluvien.

Lit. *J. Göbelius* de thermalibus aquis in Misnia. Lipsiae 1608.

P. J. D. Lutheritz physisch-chemische Beschreibung des Buschbades bei Meifsen. Dresden 1798.

O — n.

BUSSANG. Die Mineralquellen dieses Namens entspringen in dem Département des Vosges bei dem Dorfe B., sieben Lieues von Remiremont, zehn von Plombières, zwölf von Bains entfernt. Man unterscheidet: 1) L'ancienne fontaine. 2) La fontaine d'en haut, und 3) noch drei andere, nicht besonders benannte und auch nicht benutzte Mineralquellen.

Alle gehören zu der Klasse der eisenhaltigen Säuerlinge. Ihr Wasser ist krystallhell, perlt stark, bildet anhaltend der Einwirkung der atmosphärischen Luft ausgesetzt einen ocherartigen Niederschlag, ist von einem sehr angenehmen prickelnden Geschmack, und wird von französischen Aerzten, namentlich *Alibert* mit unserm Selterswasser verglichen. Der chemischen Analyse zufolge ist dasselbe sehr reich an kohlensaurem Gas, und enthält an festen Bestandtheilen: kohlensaures Natron, Kochsalz und kohlensaures Eisen.

Man benutzt dasselbe häufig als Getränk, allein oder auch in Verbindung mit den nahe gelegenen Bädern von Plombières, und empfiehlt es:

1) bei Stockungen und Verschleimungen im Unterleibe, Hämorrhoidalbeschwerden, Krankheiten der Leber, nach Wechselfiebern zurückgebliebenen Anschwellungen der parenchymatösen Eingeweide des Unterleibs,

2) bei Krankheiten der Urinwerkzeuge und rühmt es namentlich bei Gries- und Steinbeschwerden.

Künstlich nachgebildet haben dieses Mineralwasser Triaire und Jurine.

L i t t e r a t u r.

Essai analytique sur les eaux de Bussang par *J. Lemaire.* 1750.

Examen sur les eaux minérales de Bussang par *Didelot.* 1777.

Manuel des eaux minérales de la France par *Ph. Patissier.* 1817. p. 366.

Manuel portatif de eaux minérales les plus employéés en boisson par *E. Julia-Fontenelle.* 1825. p. 51.

Fodéré im Journal complementaire du Dictionnaire des sciences médicales. T. V. p. 306.

Précis historique sur les eaux minérales les plus usitées en médecine par *J. L. Alibert.* 1826. p. 339. O — n.

BUXEROLLE. S. Arbutus.

BUXTON. Die Mineralquellen dieses Namens entspringen in einem romantischen Thale, in dem nordwestlichen Theile der, an schönen Gegenden so reichen Grafschaft Derbyshire, an der Grenze von Cheshire. Das diesen Kurort umgebende Gebirge besteht aus Sand- und, an Höhlen reichen Kalkstein, — die Mineralquellen selbst entquellen Spalten von Kalkfelsen.

Ueberreste aus der Römerzeit, welche man nahe bei den Mineralquellen aufgefunden hat, lassen vermuthen, dafs sie schon sehr früh bekannt gewesen. Schon im Jahr 1572 erschien eine Schrift über sie von *D. Jones*, später Beobachtungen über ihre Wirkungen von *Denmann*, und eine Analyse derselben von *Pearson* und *Scudamore.*

Das Etablissement zu B. ist mit guten Bädern, elegant eingerichteten Wohnungen für Kurgäste wohl versehen, unter welchen der vom Herzog von *Devonshire* nach dem Plan des Architekten *Carr* erbaut, *Crescent* besondere Erwähnung verdient, wird gerühmt wegen seiner schönen Lage und erfreut sich jährlich eines sehr zahlreichen Zuspruchs.

Das Wasser der Mineralquellen zu B., von welchen St. Anna's Well als die Hauptquelle betrachtet wird, ist klar, farb- und geruchlos, von einem ganz unbedeutenden Geschmack; seine Temperatur beträgt 82° F., sein spec. Gewicht 999 : 1000.

Den chemischen Analysen zufolge enthält das Mineralwasser nur wenig flüchtige und feste Bestandtheile, unter den letzten als vorwaltenden, kohlensauren Kalk. Hinsichtlich seiner Temperatur und seines geringen mineralischen Gehaltes, haben mehrere es mit dem von *Bristol* (Vergl. Encyclop. Wörterbuch. Bd. VI. S. 229.) verglichen.

An festen Bestandtheilen enthält eine Gallone Mineralwasser:

	nach *Pearson*	nach *Scudamore*.
Kohlensauren Kalk	11,50 Gr.	10,40 Gr.
Salzsaures Natron	1,75 »	1,80 »
Salzsaure Talkerde		0.58 »
Schwefelsaures Natron		0,63 »
Salzsauren Kalk		0,57 »
Schwefelsauren Kalk	2,50 Gr.	»
Extraktivstoff und Verlust		1,20 »
	15,75 Gr.	15,18 Gr.

Beiden Analysen zufolge enthält das Mineralwasser kein Eisen; — nur *Higgins* will eine sehr unbedeutende Menge davon in demselben gefunden haben.

Nach *Pearson* beträgt sein Gehalt an kohlensaurem Gase nicht mehr als die Hälfte von dem, was im gewöhnlichen Brunnenwasser gefunden wird.

Scudamore fand in einer Gallone Wasser:

Kohlensaures Gas	1,50 Kub. Zoll.
Stickgas	4,64 » »
	6,14 Kub. Zoll.

Benutzt wird das Mineralwasser als Getränk und Bad. Trotz seines anscheinend unbedeutenden Gehaltes, widerrathen *Denmann* und *Scudamore* den innern Gebrauch desselben bei Vollblütigkeit, Neigung zu aktiven Congestionen und Schwindel; *Scudamore* läſst täglich eine bis anderthalb

Pinten trinken, und rühmt als Vorbereitung zuvor eine Abführung.

Als Getränk und in Form von Wasserbädern wird es angewendet bei chronischen, rheumatischen und gichtischen Beschwerden, so wie bei Schwäche der Verdauung und Dyspepsie.

Aufser den lauen Mineralquellen befindet sich noch zu B. eine kalte Eisenquelle. Ihre Temperatur beträgt 54° F., ihr spec. Gewicht 1,0003; sie ist von einem eisenhaften Geschmack, und enthält nach *Scudamore* aufser einer unbedeutenden Menge von Kohlensäure, schwefelsauren und salzsauren Salzen, in einer Gallone Wasser nicht mehr als einen halben Gran Eisen.

Litteratur.

Observations and experiments for investigating the chymical history of the tepid springs of Buxton, by *G. Pearson*. London 1784.

A description of the country from thirty to forty miles round Manchester by *J. A. Aikin*. London 1795.

Treatise on Buxton Water by *Denmann*.

A treatise on the chemical history and medical powers of some of the most celebrated Mineral-Waters, by *W. Saunders*. sec. edit. London 1805. p. 131.

A chemical and medical report of the properties of the Mineral-Waters, by *Ch. Scudamore*. London 1820 p. 8.

O — n.

BYSAUCHEN (von *βυω* ich stopfe aus, und *αυχην* der Hals), wird ein Mensch mit steifem Halse genannt.

E. Gr — e.

BYSSUS. S. Charpie.

C.

CAAPEBA. Die Caapeba von *Marcgrav* (s. dessen Hist. nat. Brasil.) zieht *Linné* zu *Cissampelos Pareira*, und es wird davon bei *Cissampelos* geredet werden. Aufserdem hat er den Namen Caapeba willkührlich einer andern Art von *Cissampelos* gegeben, von welcher keine medicinische Wirkungen bekannt sind, obgleich sie einige Schriftsteller der Mater. med. z. B. *Swediauer*, *Niemann* u. a. aufgenommen haben. *Martius* (Reise nach Brasilien. I. 283.) sagt, man nenne in *Minas geraes* die Wurzel von *Piper umbellatum Caapeba*, wovon unter *Piper* die Rede sein wird. L — k.

CABBAGII CORTEX, *Cabbage bark*. S. Geoffroea.

CACALIA. Pestwurzel. Eine Pflanzengattung aus der natürlichen Ordnung der *Compositae* oder *Synanthereae* und zwar der Unterordnung *Corymbiferae*. *Linné* bringt sie zu *Syngenesia Polygamia aequalis*. — Sie hat nämlich lauter Zwitterblüten, aber fünftheilige, ohne weibliche am Rande. Der Kelch ist gleich- und vielblättrig; der Blütenboden nackt und die Haarkrone haarförmig.

1) *C. alpina Linné Wild.* sp. 3. 1735. hat gestielte, herzförmige, gezähnte und glatte Blätter; die Afterdolden bilden oben eine ebene Fläche; der Kelch ist gefärbt und fünfblütig; die Blüten roth. Wächst auf Alpen in der Schweitz und in den angrenzenden Ländern. *C. albifrons Willd.* l. c. 1736. *C. tomentosa Jacq.* unterscheidet sich nur durch die unten filzigen Blätter und wächst an denselben Orten; die Blüten sind mehr gelb. *C. tomentosa* wird von *Niemann* (Pharm. Bat. 2. 60.) und *C. alpina* von *Richard*

(Medic. Bot. Uebers. 2. 633.) angeführt. Ich finde in den Schriftstellern, welche viel über den Gebrauch der Pflanzen gesammlet haben, in *Ray's* Hist. plant. *Linné's* Pflanzensystem von *Houttuyn* u. a. m. nichts von den Arzneikräften und vermuthe daher, dafs der Name Pestwurzel, den *Tussilago Petasites* auch führt, irre geleitet hat. *C. sarracenica Linn.* welche *Richard* anführt, ist nur eine Abänderung von *Senecio sarracenicus.*

2) *C. Anteuphorbium Linné Willd.* sp. 4. 1725. Ein Strauch vom Vorgebirge der guten Hoffnung mit einem strauchartigen, aber saftigen Stamme und eiförmig länglichen, flachen aber saftigen Blättern. Diese Pflanze wird ebenfalls von dem oben erwähnten Schriftsteller als ein Gegengift der *Euphorbia* angegeben. *Dodonaeus* der erste Schriftsteller, welcher davon redet, und die Pflanze ohne Blüte abbildet, sagt, sie habe nicht wie *Euphorbium* einen scharfen, sondern einen milden Saft, und sollen von den Einwohnern des Caps als ein Gegengift gegen *Euphorbium* gebraucht werden. Ohne Blüte gleicht die Pflanze manchen Arten von *Euphorbia* sehr, hat aber einen ungefärbten milden Saft, welches zu dem Namen *Anteuphorbium* vermuthlich Veranlassung gab, denn von dem Gebrauche gegen die Wirkungen des *Euphorbiums* redet sonst kein Schriftsteller. L — k.

CACAO, CACAOBUTTER. S. Theobroma.

CACHEXIA. Die von *Aretäus* und *Celsus* schon eingeführte Bezeichnung eines gewissen krankhaften Zustandes mit dem Namen Cachexie (von κακόσ schlecht und ἕξισ, habitus) ist unter den Aerzten und Layen noch sehr im Schwunge, und ward von den systematischen Bearbeitern der Nosologie häufig zur Aufstellung einer besondern Classe von Krankheitsformen benutzt, z. B. von *Sauvages*, *Vogel*, *Cullen*, *Sagar*, *Linné.* An sich bezeichnet dieser Ausdruck nun zunächst ein krankhaftes Ansehen, was sich durch Abänderung der normalen sinnlichen Eigenschaften des Körpers, besonders des Ansehens der Haut zu erkennen giebt. Schon daraus läfst sich abnehmen, dafs das kranke Ansehen Krankheiten von höchst verschiedener Natur werde begleiten müssen. Denn der thierische Organismus kann die Abweichungen seines Lebens von der Norm nicht anders als 1) durch kranke Gefühle und Störungen der geistigen Functionen, oder 2) durch krankhafte Bewegungen, oder 3) durch kranke Thätigkeiten der die Säfte bildenden und eines Theils die Secretionen andern Theils die Ernährung bedingenden Functionen und deren Endresultate aussprechen. Wollte man demnach eine Klasse von Krankheitsformen aus den Cachexieen machen, so würden alle dahin gehören, die ihren Heerd nicht nur in den letztgenannten Organen haben, sondern auch durch abgeänderte äufsere Qualitäten sich kund thun. Allein eine oberflächliche Betrachtung der Krankheitsformen lehrt schon, dafs solche, welche sich am lebhaftesten durch ein übles Ansehen ausdrücken, direct aus Zerrüttungen des Nervenlebens ausgehen, z. B. das eingefallene matte weisfarbige Aussehen der Onaniten, oder von Kummer niedergedrückten Kranken so wie umgekehrt, dafs Krankheiten, welche in den Apparaten der Säftebildung ihren Heerd haben, z. B. die Skropheln sich nicht selten unter der Maske eines blühenden Ansehens verstecken. Der Sprachgebrauch sowohl als die Nosologen bezeichnen auch in der That Krankheiten von der verschiedensten Natur mit dem Namen Cachexie; nämlich Krankheiten der Ernährung, z. B. Wassersuchten und Abzehrungen: von unterdrückten Absonderungen und Ausscheidungen abhängige, z. B. die Gelbsucht, die Leucophlegmatie, die Bleichsucht selbst, die von so verschiedener Abkunft ist, ferner verschiedene chronische Hautausschläge, verschiedene contagiöse Krankheiten, wie die Lustseuche, solche die sich durch eine eigenthümliche Abänderung der Blutmischung characterisiren, z. B. der Scorbut und die Bleichsucht. ja sogar die Gangrän, das Absterben einzelner Theile mit Zersetzung der Substanz. Ich will nur ein Beispiel von Abtheilungen der Cachexieen nach *Sauvages* kurz anführen. Ersterer theilt sie in folgende Ordnungen und Gattungen. Erste Ordnung: Abmagerung. 1. Gatt. *a*) Tabes einfache ohne Eiterung mit Schleichfieber, *b*) Phthysis, *c*) Atrophie, *d*) Cridopa eines einzelnen Theils. Zweite Ordnung: Anschwellungen. 1. Gatt. Feistheit. 2. Gatt. Anschwellung von Luft. 3. Gatt. wäfsrige Hautgeschwulst. 4. Gatt. Geschwulst der Füfse. 5. Gatt. Physconia, harte Geschwulst des Unterleibes. 6. Gatt. die Schwangerschaft.

Dritte Ordnung. Die partiellen Wassersuchten mit allen Arten nach den verschiedenen Theilen, und darunter auch die Harnverhaltung mit ihren Arten.

Vierte Ordnung. Tubera, Geschwülste und darunter als Gattungen die Rhachitis, die Skropheln, den Krebs u. s. w.

Fünfte Ordnung. Impetigines und darunter die Lustseuche, der Skorbut, die Elephantiasis, Lepra, Krätze, Grind.

Sechste Ordnung. Icteritiae, darunter die Gelb- und Schwarzsucht. (Schade dafs damals die durch den langen Gebrauch des Silbersalpeters oft erzeugte Mulattenfarbe der Haut noch nicht bekannt war, sie hätte eine schöne Gattung abgegeben.) Die Bleichsucht. Er hängt dann noch anomale Cachexieen an, als die Läusesucht, das Ausfallen der Haare, den Weichselzopf, die Gangrän.

Doch genug um zu zeigen, dafs es ein vergebliches und übel verstandenes Beginnen sei, aus den Cachexieen eine besondere Klasse von Krankheiten zu machen. Der Ausdruck bezeichnet ja nur eine einzelne Klasse von krankhaften Erscheinungen und kann beibehalten werden, um die Gegenwart eines Krankseins durch einen Collectivausdruck zu bezeichnen. Dies kann um so mehr statt finden, da das Erkranken öfters durch Abänderungen sinnlich wahrnehmbarer Eigenschaften des Körpers und durch das Ansehen des Kranken andern Personen eher auffällt, als der Kranke an sich selbst ein Erkranken bemerkt. Dies ist auch der Grund, warum der Verfasser dieses Aufsatzes nicht nur selbst immer diese äufseren Abänderungen auf der Oberfläche des Körpers sorgfältigst beobachtet, sondern auch seinen Schülern dasselbe zu thun zu empfehlen pflegt, weil sie dem Arzte nicht blos das Bevorstehen einer Krankheit, sondern oft auch schon ihre Quelle andeuten, und diese Kunde ihn eines Theils über die Genesis der Krankheit belehrt, andern Theils ihn in den Stand setzt, derselben bei Zeiten zu begegnen. Die Haut ist der wahre Spiegel durch den man oft tief in das Innere sehen kann. Der Verfasser der vielfach über eine zweckmäfsige und naturgemäfse Weise nachgedacht hat, den jungen Arzt in die Kunde der Krankheitsformen einzuführen, welche geeignet wäre, ihn in der Ausübung der Kunst wahrhaft zu nützen, kann nicht umhin bei dieser Gelegenheit auf das Elend der Kunst aufmerksam zu machen, was ihn aus den Versuchen, künstliche Nosologieen zu schaffen, erwachsen ist. —

Die Krankheiten werden in diesen Versuchen, nach ihren äufsern Aehnlichkeiten, in Klassen, Ordnungen, Gattungen u. s. w. gebracht, eben so wie man es in den künstlichen Systemen der Naturgeschichte mit den Naturgegenständen gemacht hat. Wenn diese letztere Methode in den neuern Zeiten der genetischen hat weichen müssen, so begreift man leicht, dafs der obige Weg die Krankheiten zu ordnen, nicht der rechte sein kann. Bedenkt man aber dafs in dem, aus so vielen selbstständigen Gliedern, zusammengesetzten thierischen Körper, der eine Wiederholung der gesammten Natur ist, sich alle Theile gegenseitig umschlingen, und so zur Einheit verbinden, dafs jeder kleinste Punkt desselben, er sei fest oder flüfsig, die Idee des Lebens in sich trägt, so kann man nicht zweifeln, dafs Nosologieen nach dem Princip der äufsern Aehnlichkeit geordnet, nichts als ein höchst schlecht geordneter Catalog der Krankheitsformen sein können. Betrachtet man aber die bis jetzt erschienenen Versuche dieser Art nur etwas genau, so ergiebt es sich sehr leicht, dafs sie höchst gefährlich für den Anfänger sein müssen, indem sie gemacht zu sein scheinen, denselben von der rechten Erkenntnifs der Krankheiten abzuleiten. Wie ich dies bereits an dem Beispiele der Klasse der Cachexieen gezeigt habe, so ergiebt es sich aus der Betrachtung aller andern mehr oder weniger. Ich will nur die Nervenkrankheiten nennen, unter diesen werden alle Krämpfe abgehandelt, folglich auch die Colik, die Convulsionen der Kinder beim Zahnen u. s. w., als ob man den Blick von der meist entzündlichen Natur dieser Leiden ablenken wollte u. s. w. Doch ich darf nicht weiter in ein fremdes Feld ausschweifen, und will nur die Bemerkung noch beifügen, dafs nur der genetische Weg der Kunst Heil bringen kann, wenn man die Krankheitsformen in ein System bringen will, und, — da unser theoretisches Wissen nur Stückwerk ist, dafs man, nach Aufstellung der Krankheiten, welche von äufsern Schädlichkeiten erzwungen werden, als miasmatische contagiöse, von Vergiftungen entstehende, alle Formen erst in ihrer einfachsten Gestalt nach Anleitung der Gattungen der Functionen, in welche das Leben des Thierorganismus sich spaltet, und an denen sie sich aussprechen, in Beziehung auf ihre Genesis betrachtet, bei der Darstellung der letztern aber die Erfahrung so wenig überspringt, dafs man die innern Hauptmomente nur bis auf eine Höhe verfolgt, welche uns das Hauptobject der Behandlung erkennen läfst, in Beziehung auf die Bildung der Form aber die Regeln und Gesetze der thierischen Natur in Anwendung bringt, die uns aus einer sorgfältigen, aber von Schultheorieen freien Beobachtung der kranken Natur klar geworden sind, ohne die Lücken zu verschweigen, welche unser Wissen in so vielen Punkten noch umfangen. Die Lehre von den Gesetzen, nach welchen sich die Formen bilden, würde dem Ganzen vorauszuschicken sein.

Nach dem Vorausgeschickten kann von keiner Anweisung dieser Krankheitsformen die Frage sein, indem diese bei den einzelnen Krankheiten die man hieher gezogen hat, erkennen wird.

Litteratur.

Con. Ant. Nicolai, Diss. sistens genuinam cachexiae indolem. Jenae 1760.

Joh. Gottl. Leidenfrost, Diss. de cachexia duplici, quae cum tumore et quae cum tabe est. in Opusculis Tom. III.

Viele Dissertationen der ältern Aerzte als von *Schneider* Wittenb. 1689. von *Stahl* 1710. von *Wedel* Jena 1715.

Con. Aug. Guilelmi Himly, commentatio de cachexiis et cacochymiis, in certamine litteraria civium acad. *Georgiae Augustae* d. IV. Juni 1823. premio regio ornata. Gottingae. Eine sehr gründliche Schrift.

K — g.

CACHRYS *maritima Spreng.* S. Crithmum.

CACOCHYLIA (von κακός schlecht und χῦλος, Speisesaft). Die Alten mit *Galen* nannten den abnormen Zustand des Chylus *Cacochylia* und verstanden darunter verschiedene Zustände der kranken Verdauung, in sofern sie sich durch

Zeichen von normwidriger Beschaffenheit des aus den Nahrungsmitteln durch die Verdauung bereiteten Speisebreies bemerklich machten. Je mehr als die Verdauung ein sehr zusammengesetzter Act der organisch bildenden Natur, je mehr die Bildung eines guten Nahrungssaftes von dem harmonischen Eingreifen vieler und verschiedenartiger Organe und deren Producte ist, z. B. des Speichels, Magensaftes, der Galle, desto vielfacher sind die Bedingungen, durch deren Abweichung von der Norm eine fehlerhafte Bildung des letztern bedingt wird; wozu noch der Einflufs andrer mit dem Magen in Consens stehender Organe kommt, deren krankhafte Zustände die Verdauung stören können. Die Erscheinungen eines normalwidrig gebildeten Speisesaftes begleiten daher einmal allerdings die krankhaften Zerrüttungen des Magens sowohl, als der zur Verdauung mitwirkenden zur Absonderung bestimmten Organe, und sind dann theils nach den Ursachen, die jene Grundübel erzeugt haben, als Ueberladung, schädliche Speisen und Getränke, Gifte, Gemüthsbewegungen, Erkältung u. s. w. theils nach der Natur jener Affectionen, ob sie auf organischer Verbildung oder blos dynamischer Störung jener Organe beruhen, zu beurtheilen; anderntheils begleiten sie Krankheiten consensueller Organe, vorzüglich der Mutter, der Nieren, oft der Herzkrankheiten, selbst der Lungen und des Hirns. Je mehr die eigentlichen Milchgefäfse, welche den Chylus aus dem Speisebreie aufnehmen, mit der Verdauung in naher Verbindung stehen, desto mehr tragen Krankheiten dieses Apparates auch bei, Erscheinungen einer Cacochylie herbeizuführen, eben so wie der Zustand des gesammten Nervensystems und der Nerven des Magens und consensueller Organe auf der andern. Eine erschütternde Nachricht, die bei Tische eintrifft, ist im Stande augenblicklich die Verdauung zu suspendiren. Ich kannte einen kränklichen jungen Mann, der jedesmal Erbrechen bekam, wenn er den Beischlaf ausgeübt hatte. Nach unvollkommen geheilten Vergiftungen mit Arsenik u. s. w., bleibt meist Jahre lang eine grofse Verstimmung in den Magennerven zurück.

Die Erscheinungen der Cacochylie bilden daher eine Gattung von Symptomen von höchst verschiedenem Ursprung und eben so verschiedener Bedeutung; sie bedürfen in der allgemeinen Krankheitslehre einer Erläuterung, eignen sich aber nicht dazu, eine Krankheitsklasse zu begründen.

Die Wirkungen der Cacochylie sprechen sich durch Zufälle des Magens, Uebelkeit, Aufstofsen, Erbrechen, Durchfall, Schmerzen im Unterleibe u. s. w., aber auch durch consensuelle Leiden, besonders des Kopfes, als: Kopfweh, Benommenheit desselben, Schwindel u. s. w. aus; sie verräth sich durch sauren, oder durch verdorbenen faulartigen bittern Geruch und Geschmack, oder durch ein Gefühl von Kleister im Munde; — dafs aber die fehlerhafte Bildung des Nahrungssaftes in dem Magen den gröfsten Einflufs auf die Bildung der Saftmasse ausüben müsse, ist durchaus nicht zu bezweifeln, da selbst giftartige Stoffe und Bestandtheile mancher Arzneien durch die Milchgefäfse eingesogen, und durch die Nieren wieder ausgeschieden werden, wie der Rhabarber schon lehrt. Man mufs daher die ursprüngliche Cacochylia, welche durch Mifsverhältnifse der Menge der Nahrung zu den Kräften der Verdauung oder durch die Qualität der letztern, in so fern sie nicht in die thierische Natur sich verwandeln läfst, und den Organismus wie Fremdes durchdringt, als den ersten und wichtigsten Quell der Cacochymia ansehen, zu deren Betrachtung wir nun fortgehen. K — g.

CACOCHYMIA von κακός schlecht, und χῦμος Saft, schlechte Beschaffenheit der Säfte.

Die Lehre von der abnormen Beschaffenheit der thierischen Säfte, als Ursache der Krankheit, beruhet auf der Beobachtung, dafs in den mehrsten Krankheiten sich Zeichen von Abweichungen der Säfte von der Norm, besonders einer widernatürlichen Mischung, die sich selbst den Sinnen manchmal als scharf verdorben faul u. s. w. kund thut, bemerken lassen, und was noch mehr ist, dafs viele Krankheiten, besonders Fieber, nach oft tumultuarischen und reichlichen Ausleerungen krankhafter Säfte sich glücklich entscheiden, als durch Erbrechen oder Durchfall, durch Schweifse, Urin, selbst Abscesse. — Die alten Aerzte sehen daher krankhaft gebildete Säfte als das Blut, die Lymphe, so auch abgesonderte, z. B. Galle, als die häufigsten, wichtigsten, ja wohl einzigen Hauptmomente der Krankheiten an, und so entstand im Gegensatze der Solidisten, eine Sekte der Aerzte, welche man Humoristen Humoralpathologen nannte.

Wenn die Lehre von der Cachexie eigentlich in die Nosologie d. i. in die Lehre von den Formen der Krankheiten gehört, so bildet die Lehre von der Cacochymia einen der wichtigsten Theile der Theorie des Krankseins; man nennt diesen Zustand der Säfte auch Dyscrasie fehlerhafte Mischung der Säfte, ja dieser Ausdruck ist jetzt fast mehr in den Sprachgebrauch aufgenommen als jener; wiewohl *Galen* nach seiner Theorie von den vier Elementen die Dyscrasie mehr auf Abweichungen des Trocknen, Nassen, Warmen und Kalten, dann aber auch auf Abweichungen der Theile von ihrer Lage u. s. w. verwendete.

Die richtige Auffassung der Dignität der thierischen Säfte, in Beziehung auf Pathogenie ist um so wichtiger, je mehr bis auf unsre Zeiten sich die zwei Sekten der Aerzte entgegengestanden haben, so dafs jede für ihre Meinungen eine Menge richtig erkannter Thatsachen anzuführen nicht versäumte, die aber wiederum von eben so vielen der andern Parthei beschränkt wurden, so dafs man längst auf den Gedanken hätte kommen sollen: die partiellen Wahrheiten beider Sekten müssen sich in einer höhern Einheit auflösen lassen, die bessere Auffassung des Lebens organischer Körper in unsern Zeiten, so wie die tiefern Untersuchungen über die Natur des Erkrankens, sind jedoch geeignet den alten Streit auszugleichen, der aus Mifsverständnissen unter sich, vorzüglich aber, der Natur hervorgegangen war. Es würde für den Zweck dieses Werks unschicklich sein, die Theorien der Alten über die kranke Beschaffenheit der Säfte hier aufzustellen; sie beruheten auf ganz willkührlichen rohen Vorstellungen von dem Leben, oder auf höchst unvollkommenen chemischen Ansichten, und so hoch die Chemie in unsern Zeiten gestiegen ist, so sind doch die Anwendungen chemischer Grundsätze zur Erklärung der Saftfehler und der Natur gewisser Krankheiten, selbst bis jetzt noch immer als höchst unvollkommene hypothetische Versuche anerkannt worden.

Da es in diesem Werke einer rationellen Heilkunde gilt, die eine solide Theorie nicht entbehren kann, so ist es wohl am zweckmäfsigsten, wenn wir diese Lehre in ihren obersten Umrissen, nach Grundsätzen einer geläuterten Physiologie verfolgen und, da wo Chemie und selbst die unvollkommene Kenntnifs des Lebens uns verlassen, diese Lehre nicht weiter treiben, als eine genaue Beobachtung der Natur in Krankheiten uns bis jetzt dringen läfst. Will man den Antheil der Säfte an Erzeugung der Krankheiten gehörig würdigen, so mufs man: 1) erst festsetzen was Krankheit an sich sei und wie Krankheitsformen zu Stande kommen, oder nach welchen Gesetzen die Grundkrankheit sich in sinnlich wahrnehmbaren Formen ergiefse? Man mufs nemlich alles Erkranken als Entfremdung des Lebens selbst ansehen, und so viele Ordnungen des Erkrankens annehmen, als der Organismus Naturordnungen in sich vereinigt trägt; also der Mensch alle drei Ordnungen: die niedere, materielle, die organische und die thierische, die in ihm sich zu den höhern geistigen steigert. Da das Leben nur eins in dem Ganzen ist und die drei Naturordnungen sich in dem Menschen durchdringen, (Microkosmus) so folgt schon daraus, dafs sein Leben von jeder dieser Seiten aus beeinträchtigt und aus dem normalen Geleise gerückt werden könne; es folgt aber auch, dafs kein Erkranken isolirt und allein an einer Seite haften könne, sondern sich mehr oder weniger den übrigen mittheilen müsse.

Wir unterscheiden an den Krankheiten ihre Form oder äufsere Gestaltung, und eine innere Abänderung von der Norm des Organismus; die letztere ist die eigentliche Grundkrankheit, sie ist das Object, worauf die Kunst vorzugsweise gerichtet werden mufs, um die Gesundheit herzustellen. Die Form, in welche sich das Leben zu Folge derselben giefst, ist nur die Schale derselben. Die Krankheiten sprechen sich aber aus, entweder durch kranke Gefühle und abgeänderte geistige Thätigkeiten; oder durch Störung wahrnehmbarer Functionen der organischen Lebensseite, die mit der thierischen vereint ist, welche Functionen insgesammt auf ein Schaffen und Bilden von thierisch-organischem *Stoffe* Absonderungen verschiedener Art, Ernährung, Bildung von Nahrungs- und Fortpflanzungsstoff, — oder auf Bewegungen thierischer Art hinauslaufen, oder endlich durch Abänderungen sinnlicher Eigenschaften der Theile, z. B. Farbe, Wärme, Ungleichheit der Oberfläche u. s. w., welche als Producte der Bildungsacte anzusehen sind. So wie nun die Nerven als die obersten Glieder des Thierkörpers alle Functionen desselben umschlingen, und Störungen der niedern und obern Sphäre des Lebens von ihnen zunächst ausgehen können, so theilen sie auch Zerrüttungen des Lebens, die in der niedern Sphäre ihren Sitz haben, der Seele mit, und erregen gleichzeitig kranke Thätigkeiten in den Bewegungswerkzeugen, so dafs die Gestaltung der Krankheiten in den meisten Fällen von diesem System ausgehet — Fieber, Entzündung, Krampf, kranke Se- und Excretionen u. s. w., und so auch durch Einwirkung auf sie, die Form der Krankheit aufgehoben werden kann, ohne ihren tiefen Grund zu haben. Nur so viel als Andeutung, dafs Form und Wesen des Erkrankens wohl von einander geschieden betrachtet werden müssen, wie das Gepräge einer Münze von ihrem Gehalt.

2) Mufs man das Leben auffassen, wie es in der Materie waltet, so dafs den Thätigkeiten desselben eine beständige Metamorphose der Materie parallel läuft; die Säfte sind nun in den Kreis des Lebens eingeschlossen, sie machen wesentliche Bestandtheile des Organismus aus, aus denen er sich reproducirt und ernährt; sie sind folglich selbst als lebendig zu betrachten. Aus der Vernachläfsigung dieser Ansicht der Säfte ist eigentlich aller Streit über den Antheil derselben an Erzeugung von Krankheit ausgegangen. Allein nachdem man aus Vergleichung der Bewegungen der grofsen Himmelskörper mit dem Gegensatze derselben der unendlichen Welt der Infusorien, das allgemeine Leben in der Natur richtiger aufgefafst, und die Entwickelung der Organismen aus den Einfachen zu immer Componirteren erkannt hat, kann niemand mehr an dem Leben aller, selbst der kleinsten Theile eines Organismus zweifeln. Dieses Leben aber, was allen Säften und jedem festen Theil zukommt, ist das organisch bildende; — dieses ist die Grund-

Grundkraft aller Organismen, die Basis des Entwickelns, des Bestehens, Ernährens und der Fortpflanzung derselben.

3) Die Säfte sind in ihrem organischen Wirken nicht als isolirt und selbstständig für sich, sondern als gekettet an die gleichzeitige Wirksamkeit der Nerven, im Gebiete des Bildens anzusehen. Keine Function kann einseitig von einem oder andern ausgehen, jede wird vielmehr durch die verbundene Thätigkeit beider wirklich und zwar normal, unter der Bedingung des harmonischen Einklanges beider; innormal bei gegebenen Disharmonieen dieser beiden Factoren eines Lebens.

4) Die Säfte stehen aber auch in beständiger Wechselwirkung mit ihren Organen, ja sie selbst sind die Schöpfer derselben, und machen mit ihnen erst ein Ganzes. Fest und flüfsig ist überhaupt nicht wesentlich verschieden, wenn man zugestehen mufs, dafs die Säfte auf ihre Canäle erregend einwirken, und dafs umgekehrt der Zustand der Säfte durch die Thätigkeiten der Canäle leicht abgeändert wird, so mufs man wohl glauben, dafs dieses gegenseitige Verhältnifs durch Austausch der Stoffe bedingt wird, durch Mittheilungen solcher aus dem Blute an die Canäle und deren Nerven, und anderer aus den Nerven an das Blut, so dafs, so lange diese Wechselwirkung harmonisch bleibt, das Spiel der Thätigkeiten normal von Statten gehen wird, dafs es aber durch Disharmonie beider, welche vorzugsweise mehr von den Säften oder mehr von den Canälen ausgehen kann, in Unordnung und Krankheit versetzt werden mufs.

Wenn daher von dem wesentlichsten Grunde einer Krankheit die Rede sein soll, so mufs man nie vergessen, dafs derselbe nur relativ mehr vorzugsweise und ursprünglicher von einem einzelnen Gliede des Organismus, z. B. den Säften, ausgehen könne, wiewohl das Leben im Ganzen oder das der Nerven sowohl, als das der festen Theile gleichzeitig immer dabei mit abgeändert werden müsse.

Nach diesen allgemeinen Grundsätzen wollen wir den Antheil der Säfte in der Pathogenie nun näher entwickeln.

Dafs sie in den meisten Krankheiten reell und bedeutend von ihrer Mischung abweichen, leugnet wohl Niemand; aber in der Pathogenie fragt es sich, 1) ob sie den ersten und wesentlichen Grund gewisser Krankheiten enthalten, und 2) welche Abänderungen derselben in Krankheiten zukommen?

Was die erste Frage anlangt, so läfst sich nach den vorausgeschickten Grundsätzen nicht an der Wahrheit zweifeln, dafs die Säfte das erste ursprüngliche Glied die Krankheiten ausmachen können. — Insofern sie leben und mit Nothwendigkeit in den Procefs der organischen Bildung eingreifen, müssen abnorme Mischungen in denselben die durch Stoffe der äufsern Natur, in ihnen bedingt werden, auch zunächst und direct durch den Kampf des Aneignungsprocefses, der in ihnen selbst statt findet, bedingt werden, die Säfte, namentlich das Blut und die Lymphe müssen in sofern sie das erste Glied in den Veranstaltungen der Natur zur Assimilation sind, zuerst und am wesentlichsten leiden, sobald ihre Assimilationskraft an gewissen Stoffen scheitert, und ihr eignes Leben von dem fremden beherrscht wird. Es mufs dieses geschehen: 1) von den vorbereitenden Organen, aus nämlich denen der Verdauung, selbst in Beziehung gesunder Nahrungsmittel, sobald die Kräfte derselben mit der Menge der letztern nicht in gutem Verhältnisse stehen oder bei unzweckmäfsiger Lebensart im Ganzen. Es mufs davon nothwendig ein unvollkommner Chylus die Folge sein; noch mehr aber mufs dies geschehen, wenn heterogene von der Natur nicht bezwingbare Stoffe in den Magen gebracht werden; ich will nicht die Gifte, sondern nur manche efsbare Dinge nennen, als Zwiebeln, Krebse, die für manche Menschen ein Gift sind, deren Wirkung sich auf den ganzen Körper ausbreitet.

2) Noch weit mehr als die innere Fläche des Magens oder der Lungen, wird aber die ganze äufsere Fläche des Körpers von Stoffen berührt, an denen die Assimilationsfähigkeit dieser Theile scheitert, so dafs kranke Mischung der Säfte eintritt. Ich nenne den Procefs Ansteckung zuerst, der, wie die Impfung beweiset, von einem höchst kleinen Punkte und unter der Bedingung dafs Blut aus der kleinen Wunde ausspritzt, ausgehet; ein Atom von Gift reicht hin,

in der gesammten Blutmasse diesen Stoff hervorzurufen durch Bewältigung des Lebens desselben; das Blut, anstatt das Fremde zu beherrschen, wird ihm vielmehr angeeignet.

Was von den Contagien gilt, deren Entwickelungsgang wir aus der Erfahrung kennen, das gilt ebenfalls von den Principien die sich aus der Erde oder in der Luft erzeugen, an deren Genesis und Natur wir durchaus keine gründliche Kenntnisse haben, und deren Wirksamkeit wir nur aus der epidemischen Krankheit kennen; aus allgemein herrschenden Krankheiten von einem und demselben Character, der in ihrer Entwickelung den contagiösen sehr ähnlich sind, und leicht auch zu solchen werden. Solche Krankheiten, welche das Gesammtleben der Menschen auf eine Zeit und in gewissen Strecken der Erde auf einmal beherrschen, sind Wirkungen der Natur im Ganzen, und stehen unstreitig eben so sehr mit den grofsen Weltkörpern, als mit innern Processen in unserer Erde in ursächlicher Verbindung; dafs sie aber mit den Contagien von einerlei Natur und für das Leben ein Gift sind, lehren besonders die Folgen derselben, wenn sie sich nicht vollkommen entscheiden, indem sie lange Nachkrankheiten zurücklassen, welche sich eben so wie die Nachkrankheiten contagiöser Uebel wie Vergiftungen verhalten. Eben so verhält es sich mit den eigentlichen Giften selbst, welche durch den Mund oder die äufsere Fläche in den Körper eindringen und, wenn sie nicht tödten, ihre eigenthümlichen Wirkungen im Körper fort unterhalten. — Aerzte, welche viele Epidemieen durchlebt, und die Lehre von denselben fleifsig nach gründlichen Beobachtern studirt haben, (*Boncieri* inst. Med. pr. — *Maculloch* on materia, on the production and propagation of this poison etc. Lond. 1827.) werden einstimmen wenn ich sage, dafs ein s e h r g r o f s e r T h e i l v o n K r a n k h e i t e n d e r M e n s c h e n v o n s o l c h e n u n e r k a n n t e n G i f t e n d e r ä u f s e r n N a t u r b e d i n g t w i r d; eine Bestätigung dieser Annahme geben die endemischen Uebel, Krankheitszustände von einerlei Character, die sich mehr oder weniger bei allen in einer Gegend beisammen wohnenden Menschen finden, und eine eigenthümliche abnorme Metamorphose des Körpers einzelner Theile bedingen, welche mit Recht als ein Durchdrungensein von Fremdartigkeit angesehen werden mufs. Alle diese Zustände müssen wohl als **allgemeine ursprüngliche Cacochymieen** angesehen werden; denn sie werden nur durch einen Umtausch der Stoffe, oft Aenderung des Clima und der Diät, oft nur durch specifike Arzneien geheilt.

Andere Abänderungen der Säfte entstehen nun aber offenbar mehr auf secundäre Weise, als Producte von frühern Krankheitszuständen. Dahin gehören die abnormen Zustände aller abgesonderten Säfte, in sofern sie die Saftmasse contraminiren, und nicht von ihnen bewilligt werden können; die Galle, der Urin, und überhaupt alle Auswurfsstoffe, wenn sie in der Saftmasse zurückbleiben, oder in dieselbe übergehen, gehören dahin; stockendes langsam fliefsendes Blut in der Pfortader macht häufig Nesselsucht; bei Fehlern der Urinwerkzeuge entstehen Zufälle von Absetzungen einer ähnlichen Feuchtigkeit auf verschiedene Theile; die Zufälle der gestörten Milchabsonderung gehören ebenfalls hieher.

Was die Natur der verschiedenen Cacochymieen die auf die genannten Weisen entstehen anlangt, so hat die neuere Zeit, welche das Leben in seiner weiten Ausdehnung zu würdigen beflissen ist, die Krankheiten überhaupt, als eine Art infusorielles Leben in dem thierischen Leben anzusehen angefangen; diese Idee pafst wohl am meisten auf die kranken Zustände der Säfte, und letztere erhalten von dieser Seite ein neues Licht. Höchst interessant ist es dabei, dafs ein älterer Schriftsteller, *Bordeu*, bereits ganz dieselben Ideen über die cacochymischen Krankheitszustände, die er Cachexieen nennt, aufgestellt hat; ich kann nicht umhin einige Stellen von ihm hier mitzutheilen. (Sur les maladies chroniques. Paris 1775.) Seite 547. „man lieset nicht mehr den Tractat von *Fernel* de abditis morborum causis; gleichwohl belehrt man sich aus ihm über das Spiel der organischen Wesen, wenigstens so weit es hinreicht, unserm Zeitalter durch die Genauigkeit der Beobachtungen und Darstellungen zu imponiren." Er sagt, „eine unsichtbare Welt regiere die sichtbare nach eignen Gesetzen; die letztere sei an sich den Gesetzen der Massen der Materie unterworfen, aber sie werde unaufhörlich durch Agentien einer activen Natur erschüttert, die organischen Körper und die Molekülen woraus sie bestehen, bleiben zwar, wenn sie sich mit der Nervenmasse (dem Leben) verbinden, noch bis auf einen gewissen Grad den Gesetzen der Materie unterworfen, aber sie werden durch den Nerveneinflufs höher gehoben, und in dem Menschen durch die Seele veredelt. Die todte Parthie des menschlichen Körpers möge den Anatomen und Chemikern überlassen bleiben, aber der Arzt sei im Besitz des Studiums des Lebens." Er nennt nun viele Krankheiten die von einem specifiken Prinzip ausgehen, als Krätze, Lustseuche u. s. w. und sagt sie haben einen bestimmten Samen, und die Geschichte dieser Krankheiten, ihr Aufkeimen im lebendigen Körper wirft ein Licht auf alle andere Cachexieen; — sie haben die Eigenschaft sich im Körper zu reproduciren; jeder solcher Keime verfolgt seinen festen nicht zu hindernden Gang, — er keimt, wachset, blühet und trägt Früchte. Oft schlafen diese Keime lange — es ist ein grobsinnlicher Vergleich, wenn man ihre Erscheinungen mit der Wirksamkeit der Hefen vergleicht, — sie nähern sich der Vegetation der Pflanzen — der Seelenzustand hat auf ihr Erwachen grofsen Einflufs; die Organe, in welchen sie sich gern fixiren, um hier zu wachsen und Früchte zu tragen, gerathen in Thätigkeit und es tritt eine organische Revolution ein, — fast jeder solcher Keime hat sein Organ worin er gedeihet, die Natur brütet diese Arbeiten, sie beherrscht die Aufnahme, das Ausbrüten, die Entwickelung der Miasmen; sie vermehren sich durch ein in der That wahrhaft thierisches lebendiges Vermögen. So geht es in der Werkstatt des Lebens her, und dieses sind die Gesetze des Lebens im Allgemeinen. — Schon frühere Aerzte haben die Flechten u. s. w. von Insekten abgeleitet; diese Ideen sind der thierischen Natur mehr angemessen, als die chemischen, die man in Bewegung setzte, indem man den Blick von den Erscheinungen ablenkte, welche die Nothwendigkeit der Beachtung des Lebens, einer lebendigen, der zeugungsfähigen Chemie bedingen."

Es erhellet aus dem Vorgetragenen die Wichtigkeit der Cacochymieen für die Pathogenie und Praxis. Die ursprünglichen enthalten offenbar den wesentlichsten Grund des Erkrankens, und sind das wahre Object der Heilkunst in diesen Fällen. Was aber die **secundären Saftfehler** anlangt, so lehrt die Erfahrung dafs sie häufig ihren Grund in einer allgemeinen Anlage des Blutes haben, und nur durch den Procefs der Absonderung sich erst deutlich darstellen. Allein sie sind auch hoch zu beachten in den Fällen, wo sie erst das Product einer Krankheit eines besondern Organs sind. Denn im Organismus findet eine Verbindung aller Theile, ein ewiger Cirkel statt, und die Einwirkungen eines Krankseins werden wieder zu den ersten Gliedern einer neuen Reihe von Leiden; scharfe Galle, Urin wirken wieder zurück auf das Ganze, ebenso feste Producte von Krankheiten, als Steine, und eben so **Würmer** in allen Theilen des Körpers, die aus krankhafter thierischer Materie als lebendige Erzeugnisse hervorgehen, so dafs man die ersten nicht als todt ansehen kann. Erzeugen sich doch selbst aus den Excrementen neue lebende Wesen, so dafs *Fernel* schon sagte, sie seien dem Lebensprinzip unterworfen (in iis calorem esse dicimus et principium vitale.).

Die Betrachtung der Cacochymieen hat noch eine andere Seite, von welcher aus ihre Betrachtung wichtig wird. Die Krankheiten nämlich entstehen, wachsen, kommen auf eine Höhe und gehen in Producte (Früchte) über. Wie man dies auch auslegen möge, so ist gewifs, dafs die thierische Materie, als Trägerin der Krankheiten, im kranken Zustande immer mehr und mehr von ihrer Norm abartet, bis sie eine Stufe erreicht, die wir Verbildung, Degeneration nennen (oder auch neue Bildungen wie Würmer und Gewächse); man kann daher sagen, das Leben, in so fern es im Bilden sich äufsert, sei in Krankheiten einer besondern specifiken Metamorphose unterworfen. In den festen Theilen erkennen wir diese Uebergangsstufen anfangs als Abänderungen der Form und des Gewebes, welche aber leicht in die Norm zurücktreten, z. B. Anschwellungen der Gefäfse, Stokkungen der Säfte in ihnen mit Ausdehnung der Gefäfse, bei Hämorrhoiden, Knochengeschwülsten, aber von diesem Zustande gehen sie durch mehrere Grade in Verhärtung, Scirrhus u. s. w. über; dieselben Uebergänge können wir in den Säften nachweisen, deren Krankheiten in Concretionen oder in neue lebendige Schöpfungen übergehen; diese Producte sind dann wie neue Leben im Leben anzusehen und bilden eine zweite Reihe des Erkrankens, wovon sie das erste wesentlichste Glied ausmachen.

Wenn man frägt, wie weit sich die Cacochymieen verfolgen lassen? so antworte ich mit *Bordeu*, so weit als genaue Beobachtung ihres Entstehens, Aufkeimens, Steigens und Vergehens uns nur immer führen kann. In der That hat uns die Chemie bisher nichts über diese Krankheitskeime gelehrt, und sie wird es schwerlich je, weil dieser Gegenstand ein Vorgang im Leben ist, und wohl selbst ein Leben betrifft.

Abgerechnet, dafs das Blut auf einer zu niedern Stufe von Ausbildung stehen bleibt, oder umgekehrt zu stark an Nahrungsstoff für das Bedürfnifs sein könne, (Verschleimung, ächte Plethora) oder mit Kohlen- und Stickstoff überladen, (Polycholie) mufs man es auch als eine Welt voll von Parasiten, fremdartiger Principien ansehen, die darin hausen und nisten können.

Man mufs hieher noch die Neigung zur Zersetzung rechnen, welche ihm natürlich ist, indem es immer zwischen zersetzt und gebildet werden hin- und herschwankt; diese Neigung wird aber unter gewissen Umständen, namentlich durch manche Miasmen und Contagien gesteigert (*Typhus*), oder auch durch schädliche Lufteinflüfse, oder als Endwirkung grofser Hemmungen des Lebens der Unterleibsorgane (Scorbut, die Fleckkrankheit mit Blutungen.). Andere übele Mischungen des Blutes erkennen wir blos aus dem Entwickelungsgange gewisser Krankheitsformen, und beziehen sie deshalb, eben so wie die miasmatischen, auf ein specifikes Prinzip, z. B. die Gicht. — Zuweilen scheint die Blutbildung durch mangelhaften Beitrag des Nervensystems seine Mischung krankhaft abzuändern, wie bei der Bleichsucht; — auch die Harnruhr scheint auf einer niedern Ausbildung der Lymphe zu beruhen. Eben so hängt die Form der Scropheln und des Zweiwuchses offenbar an dem Lymphsystem, und setzt unvollkommene Ausbildung der Lymphe voraus. — Was die Genesis vieler Krankheiten dieser Art anlangt, die nicht durch specifike Stoffe von aufsen her bedingt werden, so müssen wir sehr oft die Erblichkeit anklagen und voraussetzen, dafs der Keim eines fremden Lebens sich durch Generationen fortpflanzen kann, und ich möchte mit *Bordeu* glauben, Krankheitskeime geben dem Individuum, in welchem sie wuchern, bald besondere krankhafte Abänderungen, manchmal aber auch besondre constitutionelle Modificationen seiner Art zu sein, oder einen besondern Character des Temperaments. Die unendliche Verschiedenheit der besondern kränklichen Anlagen in dem Menschen, mag darauf meist beruhen. Die Krankheiten welche durch Rückwirkung von abgesonderten Säften entstehen, als der Galle, dem Urin, sind Folgeübel und müssen nach der Art der Grundkrankheit behandelt werden.

Viele Krankheiten der Haut verdanken ihren Ursprung einem specifiken Prinzip, als Blattern, Scharlach, Masern, die Lustseuche, die Krätze u. s. w.; von andern Ausschlägen, die bald mit bald ohne Fieber einhergehen, wie der Pemphygus und die Nesselsucht, wissen wir, dafs Fehler der Nieren oder Fehler der Pfortader sie bedingen; von andern Ausschlägen und Hautübeln, den Flechten, können wir zwar kein specifikes Prinzip nachweisen, aber wohl, dafs bei ihnen das bildende Leben meist im Allgemeinen erkrankt ist; je schwerer aber diese Uebel auszutilgen sind, desto mehr lassen sie sich mit den Degenerationen der festen Theile vergleichen, und als in giftartigen Parasiten des Bluts begründet ansehen. Da aber jedes Organ wieder bis auf einen gewissen Grad ein eigner Organismus ist, so versteht es sich auch, dafs in der Haut Formen von Ausschlägen und namentlich auch Flechten entstehen können, die in kranker Thätigkeit ihrer Drüsen begründet sind, und durch Herstellung der Integrität der Haut, z. B. durch Bäder, Reiben derselben, Zerstörung der kranken Stelle durch ein Blasenpflaster, geheilt werden.

Was die Heilungsmaximen für die Cacochymieen anlangt, so können wir sie nur im Allgemeinen angeben; die besondern Regeln sind bei den einzelnen Krankheitsformen zu geben, die von ihnen erzeugt werden.

Das Wichtigste ist, dafs man das erste Glied genau kennen lerne, von wo die Cacochymie zunächst ausgegangen ist; ist sie daher als secundäre Krankheit anzusehen, so sind die Uebel, woher sie ihren Ursprung nahm, anzugreifen, als Krankheiten der Leber, der Urinwerkzeuge; oder wie so gar oft es ist, der Zustand der Verdauungsorgane und deren krankhafte Producte zu verbessern. Bei Cacochymieen des Bluts, die von unzweckmäfsiger Diät in Beziehung auf Menge und Qualität und unzweckmäfsigem Regimen ausgingen, müssen diese Ursachen ganz entfernt werden, über dieses aber die Integrität der Blutmasse nach Beschaffenheit der Natur der krankhaften Mischung hergestellt werden. Oft mufs man einen grofsen Austausch der Stoffe einleiten; so wirken wohl oft die ausleerenden Mineralwasser; ein Kranker erzählte, er sei in Carlsbad um 40 Pfund leichter geworden, und war hergestellt; wie viele Menschen tragen mehr als die Hälfte ihrer Masse zum Leben untauglichen Stoffes mit sich herum! bei andern geht der Lebensprocefs zu rasch von statten, es bildet sich ein Uebermaafs von Gallenstoff, und bedarf eines gründlichen Austausches nebst milder Diät.

Bei den mehrsten Cacochymieen die nicht durch äufsere giftartige Principien entstanden sind, sondern zu Folge der Lebensart, müssen wir die Processe der Natur beleben, deren sie sich so oft zur Ausgleichung der Blutmasse bedient; wir müssen die Secretionsorgane, wodurch sich die Natur der nicht mehr zum Leben tauglichen Stoffe entledigt, in stärkere Thätigkeit setzen, vorzüglich die der Gallen- und Schleimwege im Unterleibe, aber durch die der Nieren und der Haut sehr oft; wir können dann auch der Purgiermittel nicht entbehren, in sofern sie die Produkte der von uns sollicitirten Secretionen, die sich nach dem Darmcanal ziehen, hinwegräumen.

Eine allgemeine selbst in Fällen von hartnäckiger Art oft sehr heilsame Methode, ist gewifs eine höchst kleine leichte Diät in Verbindung mit vielem Wassertrinken, nur mäfsig 4 — 6 Wochen fortgesetzt, bei dem Genufs einer gesunden Luft und dem Gebrauch von lauen Bädern mit oder ohne Zusätze; die Natur wird so nicht selten in den Stand gesetzt, sehr tief eingewurzelte Entfremdungen der Saftmasse zu heilen. Die Alten brauchten dazu die Abkochungen von Kräutern und Wurzeln, welche die Säfte verbessern sollten, und wir sehen solche Holztränke allerdings oft sehr viel nützen, wo andere Mittel nichts thaten; der Gebrauch der frischen Kräutersäfte im Frühjahr und der Molken, so wie der alterirenden Mineralwässer gehört auch hieher. Was die Cacochymieen betrifft, welche von specifiken Keimen entstanden sind, so müssen wir sie durch die Mittel bekämpfen, welche die Erfahrung uns hat als heilsame kennen lernen; diese sind bei den besondern Formen solcher Uebel abzuhandeln.

Ich schliefse noch mit der Bemerkung, dafs wir in Fällen von Cacochymieen, deren nächsten Quell wir nicht kennen, oft nach allgemeinen Grundsätzen, die dem besondern Zustande der Individuen angemessen werden müssen, die Integrität des Ganzen, durch Bearbeitung der in jedem Falle vorstechenden Krankenanlagen in einzelnen Organen, herzustellen, und besonders auch die Rückwirkungen der Auswurfsstoffe, sobald die Natur sie nicht gehörig auszuführen im Stande ist, durch Unterhaltung der nöthigen Ausscheidungen zu verhüten suchen müssen. Wir müssen auch hier, wie so oft in andern Fällen, mit der Bearbeitung späterer Glieder der Krankheit den Anfang machen, z. B. kranker Producte der Säfte, um der Natur Freiheit zu geben, die tiefern Quellen selbst zu bearbeiten, und da die Natur doch am Ende allein die Krankheiten heilt, so kommen wir sehr oft durch Wegräumung der Hindernisse ihrer Autokratie zum Ziel.

Litteratur.

Bordeu recherches. S. Text.
Leidenfrost, Diss. opera. Vol. II. v. 6.
Ludwig, Diss. de usu roborantium in cacochymia. Lipsia 1757.
Gaub Pathologia sehr verständig.
Kreysig prakt. Krankheitslehre 1. u. 2. Theil. Leipzig 1818 u. 1819. und über den Gebrauch der Mineralwässer. Leipzig 1828. Das Capitel Grundsätze über die Natur chronischer Krankheiten.
Dömling giebt es ursprüngliche Krankheiten der Säfte u. s. w. 1800.

K — g.

CACODES (von ὀδος Geruch und κακος übel) was einen üblen Geruch hat.

H — d.

CACOËTHES (von κακος übel und ἠθος Gewohnheit). Diese Benennung wird bösartigen, um sich fressenden, krebsartigen Geschwüren beigelegt. Richtiger ist es wenn man der Benennung *Cacoëthes* das Wort *Ulcus* vorsetzt, daher *Ulcus cacoëthes*. E. Gr — e.

CACONYCHIA, (von κακὸς, schlecht und ὄνυξ, der Nagel.) schlechte Beschaffenheit, Krankheit der Nägel. Obgleich die Nägel als unorganische Producte im eigentlichen Sinn der Worts nicht erkranken können, sondern blofs die den Nagel unmittelbar umgebenden weichen Theile, so weichen sie doch auf mannigfaltige Weise von ihrem Normalzustande ab. So werden sie zu dick, zu weich, zerbrechlich, runzlich, rauh, gekrümmt, wie in der Phthisis und Blausucht, gespalten. Sie verändern ihre Farbe, werden blau, schwarz, weifs, gelb, roth. Sie fallen zuweilen ab in der venerischen Krankheit, im Weichselzopf, im Scorbut, in bösartigen Fiebern, in der Lepra, beim Panaritium und nach dem Erfrieren.

Man hat für einzelne Abweichungen dieser Art besondere Namen erfunden; so nennt man einen weifsen Fleck auf dem Nagel *Selene* (von σελευε, der Mond.). Die Nagelschwulst heifst *Onychophyma* (von ὀνυξ der Nagel und φυμα die Geschwulst), das Abfallen der Nägel *Onychoptosis* (von ὀνυξ und πτωσις der Fall); die krallenförmige Krümmung des Nagels heifst *Gryphosis* (von γρυποω ich krümme.).

Zweier Degenerationen des Nagels der grofsen Zehe, besonderer Art, die ich öfters beobachtet habe, will ich noch weiter unten besonders erwähnen.

Entzündung und Eiterung der den Nagel umgebenden weichen Theile.

Erste Varietät. Einfache Entzündung der Nagelmatrix; ich nenne sie zur Unterscheidung von der folgenden Varietät *Onychia benigna*.

Symptome und Verlauf der Krankheit. Die weichen Theile um die Nagelwurzel schwellen etwas an, werden roth und schmerzen besonders bei der Berührung. Nach einigen Tagen quillt eine geringe Menge gutes Eiter zwischen der Nagelwurzel und dem darüber liegenden weichen

Theile hervor. Späterhin erzeugt sich Caro luxurians in dem cirkelförmigen Rande der weichen Theile der Nagelwurzel, das sehr empfindlich ist.

Die Ursachen dieses Nagelleidens sind, ein Stofs, Schlag auf die Nagelwurzel, das Abreifsen eines Niednagels, und das Tauchen des Fingers in eine scharfe Flüssigkeit.

Bei der Cur hat man folgende Indicationen zu berücksichtigen. 1) Verhütung der Erzeugung des Caro luxurians, und 2) Beschleunigung des Abstofsens des kranken Nagels. Die erste Bedingung wird dadurch erfüllt, dafs man einige Fäden trockener Charpie mit der Sonde zwischen die Nagelwurzel und die darüber liegenden weichen Theilen schiebt, und die zweite dadurch, dafs man den leidenden Finger mehreremal des Tages in lauem Wasser badet, und den Nagel an seinem vordern freien Rande wiederholentlich recht kurz abschneidet. Sollte sich aber fungöses Fleisch erzeugt haben, so befeuchte man die Charpie mit einer concentrirten Höllensteinauflösung, ehe man sie in die Spalte schiebt. Ueber den ganzen Nagel legt man einen Streifen Bleiweifspflaster. Der alte Nagel wird nun von hinten nach vorn geschoben, und nach 10 — 14 Tagen bemerkt man schon den neuen Nagel, den man jetzt mit einer Wachsplatte belegt, damit er eine schöne Form bekömmt.

Zweite Varietät. *Onychia maligna. Wardrop* beschreibt dieses Uebel folgendermafsen. Beim Anfange der Krankheit schwellen die weichen die Nagelwurzel umgebenden Theile an, und bekommen eine dunkelrothe Farbe. Später fliefst eine dünne Jauche zwischen der Nagelwurzel und den weichen Theilen hervor, und endlich fangen die weichen Theile selbst zu schwären an. Das Geschwür erscheint an dem cirkelförmigen Rande der weichen Theile an der Nagelwurzel, ist mit einer beträchtlichen Geschwulst begleitet, und hat ein sehr übles Ansehn. Die Ränder desselben sind dünn und scharf, und seine Oberfläche sondert eine dunkelgelbe und braungefärbte, jauchichte, höchst übelriechende Flüssigkeit ab. Der Wachsthum des Nagels ist unterbrochen, er verliert seine normale Farbe, und hängt nur noch an einigen Stellen mit den weichen Theilen zusammen. In diesem Zustande dauert die Krankheit zuweilen einige Jahre, so dafs der Finger oder der Zehen eine mifsgestaltete kulbige Masse wird. Der Schmerz ist oft sehr heftig; gewöhnlich ist jedoch das Uebel schmerzlos und nur mit geringen Beschwerden verbunden. Dieses Leiden befällt sowohl die Finger als die Zehen. *Wardrop* hat sie am Fufse nur an den grofsen Zehen, und am Daumen häufiger als an den andern Fingern beobachtet. Sie befällt vorzüglich junge Personen; doch kommt sie auch bei ältern vor.

Die Cur dieses Uebels ist schwierig und unsicher; in einzelnen Fällen waren alle örtlich angewandten Mittel so unwirksam, dafs man zur Amputation des afficirten Gliedes schreiten mufste. Die einzige örtliche Behandlung die Erleichterung verschaffte, war die Ausreifsung des Nagels, und dann von Zeit zu Zeit die Anwendung der Aetzmittel auf die eiternde Fläche. In einigen Fällen blieb jedoch auch diese schmerzhafte Curmethode ohne Erfolg, und nur die Amputation des kranken Gliedes brachte Hülfe. In andern Fällen zeigte sich das Calomel bis zum Speichelflufs innerlich gegeben von Nutzen; zugleich wurde die Fungosität des Geschwürs mit einer Auflösung des Sublimats weggebeizt, und das Geschwür selbst mit einer einfachen Wachshülle verbunden.

Asthley Cooper giebt von dieser Varietät folgende Beschreibung und zwar unter der Benennung: das Erkranken der Unguinaldrüse (*Ungual gland.*). Er versteht nämlich unter der Unguinaldrüse, die der Höhle der Nagelwurzel gegenüber liegende, sehr gefäfsreiche zottige Fläche, welche den Nagel abzusondern dient.

Bei allgemeinen Dyscrasieen des Organismus nämlich, erkrankt zuweilen die Unguinaldrüse, und es bildet sich ein schwarzer, aufwärts gebogener, nicht fest sitzender Nagel, der die vasculose Fläche so reizt, dafs ein sehr schmerzhaftes Geschwür entsteht, welches den Patienten zur Arbeit unfähig macht. Bei der Cur dieses Uebels müssen sowohl allgemeine, als örtliche Mittel in Gebrauch gezogen werden. Der Patient erhält Morgens und Abends einen Gran Calomel und eben so viel Opium, und trinkt zugleich eine

Sassaparillenabkochung. Oertlich wird der leidende Theil mit Charpie, die mit der Aqua nigra mercurialis angefeuchtet ist, bedeckt. Heilt das Geschwür nach der Anwendung dieser Mittel nicht, so legt *A. Cooper* ein Blasenpflaster um den Nagel, um ihn heraus zu bringen, und den Character des Geschwürs umzuändern. In der Hospitalpraxis hat er die Unguinaldrüse exstirpirt, und so der Rückkehr der Krankheit vorgebeugt.

Dritte Varietät. Die *Onglades*. Die Französischen Aerzte verstehen unter diesem Namen kleine Geschwürchen um die Nagelmatrix, und oft auch zwischen den Fingern und Zehen. Dieses Uebel, welches häufiger an den Zehen als an den Fingern vorkommt, wird erzeugt theils durch die Einwirkung chemischer Schärfen, daher trifft man es häufig bei Personen, die sich viel mit Alcalien beschäftigen, theils durch Dyscrasieen, durch die syphilitischen und herpetischen Schärfen; daher leiden oft die Krankenwärter der Venerischen daran, die in den Krankenzimmern mit bloſsen Füſsen gehn.

Oft löſst sich der kranke Nagel bei diesem Uebel von seiner Wurzel ab. Die Cur muſs nach den Ursachen geschehen, und zwar durch innere Mittel; äuſserlich behandelt man sie nach den allgemeinen Regeln der Chirurgie. Zuweilen widersteht das Uebel allen innern Mitteln; — dann empfiehlt *Dupuytren* die Exstirpation der Nagelmatrix.

Das Einwachsen des Nagels. So nennt man diejenige abnorme Biegung des Nagels, bei welcher der äuſsere oder innere Rand desselben, oder beide Ränder zugleich sich in die benachbarten weichen Theile einsenken, und diese so reizen, daſs sie in Entzündung und Eiterung übergehen. Diese Affection befällt vorzüglich den innern Rand der groſsen Zehe.

In den Schriften der ältesten griechischen Aerzte finden wir die Nagelkrümmung nicht erwähnt. Der Arabische Arzt *Albucasis* und *Paul Aegineta* sprechen zuerst von der Heilung dieser Affection. Im sechszehnten Jahrhundert gab *Paraeus*, im siebzehnten *Fabricius ab Aquapendente* und im achtzehnten *Heister* mancherlei Curmethoden gegen dieses

Uebel an. Gröfseres Verdienst um die zweckmäfsige Behandlung der Nagelkrümmung, haben sich jedoch die Aerzte unsers Jahrhunderts erworben.

Symptome und Verlauf der Krankheit. Beim Beginn der Nagelkrümmung empfindet der Patient an der Stelle, wo der Nagel ins Fleisch gewachsen ist, einen dumpfen Schmerz, und die Farbe der Haut verändert sich. So wie die Affection fortschreitet, vermehren sich die Schmerzen, sie werden stechend, reifsend, und die weichen Theile, wo der Nagel eingewachsen ist, entzünden sich und gehn in Eiterung über. Es bildet sich nun an jener Stelle ein sehr schmerzhaftes Geschwür, aus welchem ein übelriechender Eiter fliefst, und in dessen Grunde sich fungöses Fleisch erzeugt. Die leiseste Berührung der kranken Zehe erregt die heftigsten Schmerzen. Bleibt nun das Uebel sich selbst überlassen, so kriecht die Entzündung immer weiter, ergreift die ganze Zehe, erregt eine Periostitis, die zuletzt in Necrosis oder Caries der Phalanx übergeht.

Ursachen. Sie sind von doppelter Art, disponirende und Gelegenheitsursachen. Zu den erstern rechnet man die scrophulöse, die arthritische und die plicöse Diathese. Als Gelegenheitsursache wird fast von allen Aerzten einstimmig der Druck der engen Fufsbekleidung auf die Zehen angenommen.

Ueber die Art und Weise, wie die Einwachsung des Nagels ins Fleisch erfolgt, sind die Meinungen der Aerzte verschieden. *Guilmot* behauptet, dafs der Druck der engen Fufsbekleidung auf der innern Seite des Nagels diesen nach aufsen in die weichen Theile dränge, welche letztere zugleich durch jenen Druck in die Höhe geprefst würden. *Braché* meint, dafs beim anhaltenden Gehen und Stehen, die weichen Theile gegen den Nagel gedrückt werden, und dieser in jene einschneidet. *Richerand* hingegen glaubt, dafs das zu kurze Abschneiden des freien Randes des Nagels, besonders an den Winkeln desselben, das Einwachsen des Nagels ins Fleisch bewirke.

Cur. Zur Hebung der Nagelkrümmung sind von den Aerzten sehr verschiedene Methoden angegeben worden. — *Albucasis* und *Paul Aegineta* heben den Nagel mit der Sonde in die Höhe, und schneiden dann die Caro luxurians hinweg. *Ambrosius Paré* schneidet mit einem geraden Bistourie die weichen Theile, welche den eingewachsenen Nagelrand umgeben, weg. Dieselbe Methode mit geringen Abänderungen befolgt auch *Brechet*. *Fabricius ab Aquapendente* bringt kleine Bourdonnets von trockner Charpie unter den eingewachsenen Rand des Nagels, um denselben etwas in die Höhe zu heben, schneidet ihn dann mit einer Scheere von vorn nach hinten der Länge nach durch, und reifst ihn mit einer Pincette aus. Diese Methode mit einzelnen Abänderungen habe ich mit vielem Nutzen angewendet. *Heister* giebt zwei Methoden zur Heilung der Nagelkrümmung an, eine gegen leichtere Fälle, und die andere, wenn das Uebel schon bedeutende Fortschritte gemacht hat. Die erstere besteht darin, dafs er den eingewachsenen Nagelrand mit einer Sonde in die Höhe hebt, und ihn in dieser Lage durch untergestopfte Charpie zu erhalten sucht. Bei der zweiten Methode hingegen, schneidet er den eingewachsenen Nagelrand ein, reifst ihn mit einer Pincette aus, und verbindet die Wunde mit Charpie, die vorher in Oxycrat, Brandwein oder Kalkwasser eingetaucht worden ist. Diesen Verband erneuert er täglich einigemal, und sollte sich wildes Fleisch erzeugen, so beizt er es mit gebranntem Alaun weg.

Desault schiebt eine dünne Tafel von Blei unter den eingewachsenen Nagelrand, von anderthalb Zoll Länge und vier Linien Breite. Die eine Fläche desselben, welche an die innere Seite der Zehe zu liegen kommt, ist nach unten gebogen. Durch diese Tafel sucht er theils den eingewachsenen Nagelrand in die Höhe zu heben, theils drückt er das fungöse Fleisch damit weg. Das Einschieben ist das erste Mal sehr schwierig und äufserst schmerzhaft, in der Folge aber geht es leichter und ist weniger empfindlich. Die ganze Zehe bedeckt er mit einem mit Cerat bestrichenen Plumaceau, und befestigt das Ganze mit einer schmalen Cirkelbinde. Alle drei Tage erneuert er den Verband, bis der eingewachsene Nagelrand herausgehoben ist und seine normale Richtung wieder hat. Dieselbe Methode befolgen *Ozanan* und *Chelius*. *Dudon* hat zur Hervorhebung des eingewachsenen Nagelrandes einen besondern Apparat erfunden.

Dieser

Dieser besteht, *a*) aus zwei kleinen silbernen Plättchen, die zwei Linien lang und eine Linie breit sind; das eine Ende derselben ist eine halbe Linie lang hakenförmig gekrümmt, und das andere Ende ist mit einem kleinen Loche versehen; *b*) aus einem silbernen Ringe, der drei bis vier Linien im Durchmesser hat, und *c*) aus einem starken seidenen Faden. Die beiden silbernen Plättchen legt er an die Seitenflächen des kranken Nagels und zwar auf die Weise an, dafs die hakenförmigen Enden derselben unter die seitlichen Nagelränder zu liegen kommen. Durch die Löcher der beiden obern Enden der Plättchen zieht er den seidenen Faden, und befestigt ihn an den Ring. Dreht er nun diesen, so nähern sich die beide obern Enden der Plättchen an einander, und ziehen dadurch die eingewachsenen Nagelränder in die Höhe. — *La Faye* schabt den Nagel dünn, und schneidet dann mit der Scheere ein Stück aus demselben von der Form eines lateinischen V heraus, und zwar so, dafs die Spitze des V nach der Wurzel des Nagels, der offene Theil hingegen nach dem freien Rande desselben hinsieht. Dieser Ausschnitt wird in der Mitte des Nagels gemacht, wenn beide seitlichen Ränder desselben in das Fleisch gewachsen sind; ist hingegen der Nagel nur auf einer Seite gekrümmt, so macht er jenen V Ausschnitt näher der kranken Seite hin. Ist der Ausschnitt gemacht, so durchbohrt er den Nagel zu beiden Seiten an dem vordern Ende des Ausschnittes, und zieht durch diese Oeffnungen einen Metalldraht, dessen Enden er vereinigt und zusammendreht. — Täglich dreht er den Draht mehr zusammen, und bringt so die beiden Ränder des Ausschnittes näher an einander. In demselben Verhältnifs als diefs geschieht, wird der eingewachsene Nagelrand aus den weichen Theilen allmählig herausgezogen, und endlich ganz frei gemacht, womit die Cur beendigt ist. — *Guillemot* schneidet nicht den eingewachsenen Nagelrand weg, sondern den entgegengesetzten, nicht eingewachsenen, wodurch jener von selbst aus den weichen Theilen heraustreten soll. — *Blaquière* schabt die kranke Seite des Nagels dünn, schneidet dann den dritten Theil desselben in seiner ganzen Länge weg, und verbindet das Geschwür mit Myrrhen und Aloetinctur. *Asthley Cooper* schneidet ebenfalls den eingewachsenen Nagelrand mit der Scheere in seiner ganzen Länge ab.

Dupuytren hat zwei Curmethoden angegeben. Ist nämlich die Matrix des Nagels gesund, so stöfst er schnell die spitze Branche einer starken geraden Incisionsscheere unter den Nagel in seiner Mitte, bis zur Basis desselben, und schneidet den Nagel von vorn nach hinten in zwei gleiche Hälften; dann fafst er mit einer Pincette den vordern Theil der kranken Hälfte des Nagels, hebt ihn in die Höhe, dreht ihn um seine Achse, trennt die Adhärenzen, und reifst ihn aus; dasselbe geschieht hernach mit der andern Hälfte. Ganz auf dieselbe Weise verfährt *Galenzowski*, *Syme* und mehrere andere neuere Wundärzte. Wo aber die Matrix mit erkrankt ist, da nimmt *Dupuytren* diese mit hinweg, und verrichtet diese Operation auf folgende Weise, um zugleich einem Recidiv der Krankheit für immer vorzubeugen. Er fafst mit dem Daumen und Zeigefinger der linken Hand die kranke Zehe, mit der rechten Hand macht er mit einem geraden Bistourie eine halbmondförmige tiefe Incision mit vorderer Concavität auf der Dorsalfläche der leidenden Zehe, ungefähr drei bis vier Linien hinter dem freien Rande der Haut, welche die Basis des Nagels bedeckt. Nun übergiebt er die Zehe einem Gehülfen, er selbst fafst mit einer Pincette den Lappen der Wunde, und trennt von hinten nach vorn mit einem Zuge den Nagel mit seiner Matrix lofs. — Die Militärärzte *Wunderbach* und *Kremer* zerstören die Matrix des eingewachsenen Nagels mit Aetzkali.

Das Einwachsen des Nagels in das Fleisch läfst sich dadurch verhüten, dafs man keine enge Fufsbekleidung trägt, und die Nägel an den Winkeln nicht zu kurz abschneidet.

Aufser diesen eben genannten Nagelkrankheiten, gehören zwei obgleich nicht selten vorkommenden, doch nicht ausführlich abgehandelten Arten.

A. Das Weichwerden des Nagels. Dieser Fehler besteht darin, dafs der Nagel, nachdem er mehrere Linien aus der Duplicatur der Haut herausgetreten ist, ganz weich wird, eine schmutzig braune Farbe annimmt, und von der darunter liegenden gefäfsreichen Fläche getrennt ist. Es ist ein schmerzloses aber unheilbares Uebel, denn so oft man auch den erweichten Nagel wegschneidet, so wird der neuerzeugte doch immer wieder weich, und entsteht wahrscheinlich aus Mangel an Ernährung des Nagels, denn ich habe Nagelleiden nur bei alten Personen beobachtet. Ein Palliativmittel ist das Baden des kranken Zehes in lauem Wasser, und das öftere Wegschneiden des erweichten Theils des Nagels.

B. Das Hartwerden des Nagels. Bei dieser Degeneration wird der ganze Nagel dick und steinhart, gewöhnlich schiebt sich dann das vordere Ende desselben nach aufsen, und belästigt so bedeutend die benachbarte Zehe, dafs das Gehen schmerzhaft wird. Dieses Uebel kommt am häufigsten bei alten Leuten vor, die an der Gicht leiden; doch habe ich es auch bei jüngern Personen beobachtet, bei welchen ein nachtheiliger Druck der zu engen Fufsbekleidung die Veranlassung dazu gab. Das öfter wiederholte Absägen eines Theils des degenerirten Nagels mit der Knochensäge, ist das einzige Mittel welches Erleichterung schafft. — Lauwarme Fufsbäder nützen nichts.

Bei beiden Degenerationen könnte vielleicht die Exstirpation des Nagels mit seiner Matrix, wie sie *Dupuytren* beim eingewachsenen Nagel empfohlen hat, von Nutzen sein. (Die Matrix des Nagels nennt *Dupuytren* denjenigen Theil der Haut, in welchem der hintere Theil des Nagels befestigt ist, und der sich um dessen Ränder herumlegt.)

Synonime des Einwachsens der Nägel sind:

Nagelkrümmung, das Einwachsen des Nagels in das Fleisch. *Unguis curvatura, Unguis arctura,* ὀνυχογρυποσις von ὄνυξ der Nagel, und γρυποω oder γρυφοω ich krümme, *Ongle entré dans la chaire, resserrement de l'ongle, ongle incarné, incarnation.*

Lit. *Werner* de unguibus humanis varioque modo, quo possunt corrumpi. Lips. 1773.
Nürnberger meletemata super digitorum unguibus. Wittenb. 1786.
Musaeus Diss. de unguibus monstrosis etc. Hafn. 1716.
Schmidt Diss. de leprosa, unguibus monstrosis, praedita. Ultraj. 1696.
Blech Diss. de mutationibus ungium morbosis. Berol. 1816.
v. Gräfe u. *v. Walther's* Journ. f. Chirurg. u. Augenheilkunde. Bd. XIV. Hft. 2. S. 234.

M — lis.

CACOPHONIA (von *κακος* und *φωνεω*, rufen) fehlerhafte Aussprache, Stammeln, Stottern. H — d.

CACOPRAGIA (von *κακος* und *πραττω*, machen) Unvollkommene Funktion der Verdauungseingeweide. H—d.

CACORRHACHIS. S. Rhachitis.

CACORRHACHITIS. S. Rhachitis.

CACORRHYTHMUS (von κακος ῥυθμος, Ordnung) fehlerhafte Ordnung im Pulsschlag. H — d.

CACOTRICHIA. S. Trichiasis.

CACOTROPHIA. (von κακος und τροφεω nähren) Unvollkommene Ernährung des Körpers. H — d.

CACTUS. Die Pflanzengattung *Cactus* welche *Linné* zur *Jcosandria Monogynia* zählt, bildet eine natürliche Ordnung und wird jetzt in viele Gattungen getheilt. Die Cacten haben einen saftigen Stamm, mit oft sehr verdickter Rinde und Stacheln oder Borsten am Ursprunge der Aeste. Der Kelch ist an dem Fruchtknoten angewachsen und endigt sich in Blättchen. Die Blumenblätter stehen in zwei oder vielen Reihen und sind oft innen an dem Kelch gewachsen. Die Staubfäden stehen in vielen Reihen, die Beere ist einfächrig; zuerst sitzen die Samen an den Wänden, dann sind sie im Fleische zerstreut.

Cereus. Der Stamm ist ohne Blätter, und der Länge nach mit tiefen Furchen und Ribben versehen. Der Kelch geht in viele Blättchen über, und hat auch aufgewachsene Blätter.

C. grandiflorus. Haworth De Cand. pr. syst. veg. 3. p. 468. *Cactus grandiflorus Linné Willd.* syst. 2. 940. *Descourtilz Flore* médicale des Antilles 1. t. 65. Der Stamm ist sehr ausgebreitet, wurzelnd, 5—6 ribbig; Stachel 5—6, kurz, kaum länger als die Wolle. Wächst in Westindien wild und wird bei uns wegen der schönen, grofsen, wohlriechenden weifsen Blume mit gelben Kelchblättern, unter dem Namen Königin der Nacht häufig in den Gewächshäusern gezogen. — *C. flabelliformis Haw. de Cand.* l. c. p. 467. *Cactus flab. Linné Willd.* sp. 2. 942. *Descourt. Fl.* méd. t. 68. Der Stamm ist niederliegend, wurzelnd, 20 ribbig mit sehr dicht stehenden Höckern und borstenförmigen Stacheln. Wächst in Südamerika wild, und wird bei uns häufig in Töpfen gezogen, wegen ihrer zahlreichen schönen rothen Blüten. — *C. divergens. Cactus divergens Descourtilz Fl.* d. Ant. t. 67. *Cactus pentagonus Linné Willd.* sp. 2. 940. nach *Descourtilz,* welcher auch sagt er habe 5 Ribben, und doch bildet er ihn mit gar vielen ab. *Descourtilz* sagt von allen dreien, so wie von seiner *Opuntia reticulata*, bei *C. grandiflorus*, Folgendes: „Der Saft der Cacten ist scharf, giftig in grofsen Dosen, und es erfordert die ganze Klugheit des Arztes, um ihn in solchen Fällen anzuwenden, wo urintreibende Mittel angezeigt sind. Dieser Saft mit der Haut eine Zeitlang in Berührung gesetzt, erregt ein unerträgliches Jucken, Erosionen, Pusteln und kann, wenn es erfordert wird, den Seidelbast ersetzen; er wird aufsenerregend beim Zerbrechen der Aeste." Auch führt *Descourtilz* an, dafs man einen oft schädlichen Spafs, dieser letzten Eigenschaften wegen, mache. *Descourtilz* giebt so viele Blöfsen in der Botanik, dafs man glauben möchte, er habe die grofsen strauchartigen Euphorbien mit den ähnlichen Cactusarten verwechselt. Wenigstens zeigen die hier gebauten Arten von Cactus keine bedeutende Schärfe. Die Abbildung seines *Cactus reticulatus*, einer *Opuntia*, wobei er *Cact. spinosissimus Linné* citirt, ist so sonderbar, dafs man nichts daraus machen kann.

L — k.

CADAVER (*Cadaver, corpus exanimatum*), todter Körper, Leichnam, Leiche, wird im umfassendsten Sinne jeder thierische Körper genannt, von dem das Leben gewichen ist; im engern Sinne hingegen gebraucht man die deutschen Wörter, Leiche, Leichnam, nur zur Bezeichnung eines entseelten Menschen, und wählt für todte Thiere andre bekannte Ausdrücke. —

Unter verschiedenartigen äufsern Einflüssen, geht ein Leichnam früher oder später in Fäulnifs und völlige Auflösung über, die weichen Theile früher als die harten, und unter diesen die Zähne zu allerletzt. Durch Anwendung verschiedener Mittel, wie z. B. durch das Balsamiren (S. d. Art.), das künstliche Austrocknen, das Einlegen in Weingeist oder Terpentinspiritus, das Benetzen mit Chlorwasser u. a. m. wird es möglich, den Procefs der Fäulnifs gänzlich oder auf längere Zeit abzuhalten, wozu uns die Aegyptischen Mumien, die getrockneten Körper in manchen Gewölben (Bleikeller zu Bremen) und die in anatomischen Sammlungen aufbewahrten Präparate Beweise liefern.

Dem Physiologen und Arzte gewähren genaue Zergliederungen der Leichen die gröfsten Vortheile, indem sie dadurch eine gründliche und richtige Kenntniſs sowohl von der Form, Lage und Verbindung, als von der innern Organisation der Theile erlangen. Alle Nationen im Alterthume verabscheuten Leichenzergliederungen, was auch jetzt noch bei den orientalischen Völkerschaften der Fall ist; man betrachtet dieselben als Irreligiositäten. Hierin liegt der Grund, daſs die alten Lehrbücher der Arzneiwissenschaft viele Irrthümer enthalten, und die Aerzte der orientalischen Völkerschaften, wofern sie nicht auf Europäischen Universitäten studirt haben, nur höchst unvollkommene Kenntnisse besitzen.

Einer anatomischen Lehranstalt ist, wenn sie eigentlichen Nutzen gewähren soll, ein reichlicher Zugang von Leichnamen Bedürfniſs, und zwar sind sowohl Leichen von beiden Geschlechtern, als auch besonders von jedem Lebensalter erforderlich, damit die Lehrer Gelegenheit haben, den Schülern alle Theile bei vollendeter und unvollendeter Entwikkelung des Körpers, so wie im hohen Alter vor Augen zu legen. Auch zu der Anfertigung guter Präparate für anatomische Demonstrationen bedarf es einer Auswahl von Leichen; so z. B. eignen sich junge, nicht zu fette Körper am besten zu Gefäſspräparaten, sehr magere zu Nervenpräparaten, starke Körper zu Muskelpräparaten, etwas wassersüchtige zur Anfüllung der Lymphgefäſse mit Quecksilber und zur Präparation der Gelenkbänder u. s. w. S — m.

CADAVER, in legaler Beziehung. — Die Untersuchung der Leichname ist eines der wichtigsten Mittel, welches die Medizin den Gerichten zur Ausmittelung des Thatbestandes gewährt. Erst seit dem sechszehnten Jahrhundert ist dieselbe in Gebrauch gekommen, indem einzelne Spuren eines ähnlichen Verfahrens in früherer Zeit kaum hierher gerechnet werden können. Nach *Suetons* Erzählung wurden die 23 Wunden des *Julius Cäsar* von dem Arzte *Antistius* besichtigt, und eine derselben als tödtlich erkannt. In den Legibus Normannicis (S. *Ludwig* reliquiae med. aev. T. VII.) ist die Rede von einer solchen Besichtigung, so daſs sie im 14ten Jahrhundert unter germanischen Völkern Sitte gewesen zu sein scheint. Doch erhellet aus späteren Verordnungen, daſs sie nicht immer angestellt wurde; vielmehr scheint die Sectio vulnerum erst im sechszehnten Jahrhundert, und die

Sectio cadaveris erst nach der Mitte des siebzehnten Jahrhunderts und hauptsächlich zu Anfang des achtzehnten allgemeiner eingeführt worden zu sein. Ein Gesetz des Kurfürsten von Brandenburg vom 28. Februar 1665. fordert die Besichtigung und Untersuchung der Wunden oder sonstigen Verletzungen an Leichnamen, und ein Gutachten über die Tödtlichkeit derselben, ohne jedoch der Section der Leiche ausdrücklich Erwähnung zu thun. Indessen war schon 1660 *Gottfr. Welsch's* Schrift: Rationale vulnerum lethalium judicium, erschienen, worin die Nothwendigkeit einer Zergliederung der Leiche in gerichtlichen Fällen deutlich ausgesprochen wird; und nicht blofs die Aerzte, sondern auch die teutschen Rechtsgelehrten fingen an, sich von der Nothwendigkeit eines solchen Verfahrens zu überzeugen. So fordert *Samuel Stryk* (De jure sensuum tractatus. Francof. ad V. 1691.) ausdrücklich, dafs die Leiche in peinlichen Fällen nicht blofs besichtigt, sondern auch zergliedert werde, damit die Untersuchung der innern Theile dem Urtheil über die Tödtlichkeit der Verletzung eine um so gröfsere Sicherheit verleihe. — Obgleich einige Zeit nachher *Bodin* und *Polykarp Leyser* mit der entgegengesetzten Behauptung auftraten und zu beweisen suchten, dafs die ärztliche Besichtigung der Leiche bei geschehenem Morde vergebens sei, hauptsächlich deshalb, weil der Richter nicht die That, sondern die Absicht zu bestrafen habe, zu deren Ausmittelung die Leichenuntersuchung nichts beitrage, — so fand doch deren Meinung wenig Anhänger. —

Die gerichtliche Leichenuntersuchung darf aber, in Deutschland wenigstens, nur von den dazu ausdrücklich befugten gerichtlichen Medizinalpersonen geschehen, und zwar vom Physikus mit Hülfe des gerichtlichen Chirurgen. Nach der Preufsischen Criminalordnung (§. 157.) mufs die Section vorgenommen werden, sobald als der Tod auch nur wahrscheinlich durch die Schuld eines Dritten erfolgt ist; und wenn die Gerichtsperson, welche die Obduction dirigirt, mit dem Physikus oder dessen Stellvertreter darüber verschiedener Meinung ist, ob es der Section bedürfe oder nicht, so mufs diese geschehen, wenn auch nur einer von ihnen dafür stimmt. (§. 159.) Bei zufällig Verunglückten und bei Selbstmördern wird dagegen eine Untersuchung des Leichnams durch Medizinalpersonen für nicht erforderlich gehalten, und eine Besichtigung desselben nur von Gerichtspersonen vorgenommen. — Die Stelle des Physikus kann übrigens in Preufsen nöthigenfalls durch einen Regiments- oder Bataillonschirurgus, oder durch einen besonders dazu zu vereidigenden Arzt ersetzt werden, und die Stelle des Wundarztes kann ein zweiter Arzt vertreten. (Criminalord. §. 160.) Aufserdem mufs jede Obduction in Gegenwart der Gerichtspersonen (und zwar einer die Verhandlung dirigirenden Justizperson und eines vereidigten Protokollführers) vorgenommen werden, indem der eigentlichen Obduction häufig noch die Recognition des Leichnams und andere gerichtliche Verhandlungen vorausgehen müssen, und überhaupt die Untersuchung der Sachverständigen hier nur einen Theil eines umfassenderen gerichtlichen Verfahrens ausmacht. Vor der Obduktion ist namentlich eine genaue Ermittelung erforderlich des Ortes wo, der Art wie, der Verhältnisse unter welchen u. s. w. der Verstorbene gefunden ist, und überhaupt müssen alle Praegressa und Anteacta so viel als thunlich eruirt sein, so wie auch der etwaige Transport des Leichnams mit möglichster Vorsicht geschehen sein mufs. Indessen ist gewöhnlich alles dieses schon vor der Zuziehung der Sachverständigen von den Polizei- oder Gerichtsbehörden bewerkstelligt worden. — Die von den gerichtlichen Medizinalpersonen vorzunehmende Untersuchung zerfällt aber in die äufsere und innere Besichtigung.

Die äufsere Besichtigung mufs ein genaues Signalement des Leichnams liefern. Es mufs dabei angegeben werden: die Körperbeschaffenheit im Allgemeinen, das Geschlecht, das muthmafsliche Alter, die Länge des Körpers, die Farbe der Haare, Augen, die Beschaffenheit der Zähne, etwa vorhandene Narben, Muttermäler und sonstige Eigenthümlichkeiten, und besonders genau beschrieben werden müssen, nach ihrer Richtung, Länge, Breite und wo möglich auch Tiefe alle sich etwa vorfindenden Verletzungen. — Dabei müssen die Sachverständigen mit ihrem Gutachten über die Werkzeuge, mit welchen die Verletzungen beigebracht sein können, gehört, es müssen ihnen die etwa vorgefundenen

Werkzeuge vorgelegt, und sie darüber vernommen werden, ob durch diese die Verletzungen haben hervorgebracht werden können, und ob aus der Lage und Gröfse der Wunden ein Schlufs auf die Art, wie der Thäter wahrscheinlich verfahren habe, und auf dessen Absicht und körperlichen Kräfte gemacht werden könne. (Pr. Criminalordn. §. 162.) — Bei neugebornen Kindern sind aufserdem die Zeichen der Reife und Lebensfähigkeit, und solche Merkmale, aus denen sich entnehmen läfst, ob die Kinder todt oder lebendig geboren sind, besonders genau anzugeben.

Bei der inneren Besichtigung müssen nothwendig jedesmal wenigstens die drei Haupthöhlen des Körpers, die Kopf-, Brust- und Bauchhöhle geöffnet, und die in denselben befindlichen Eingeweide einzeln und der Reihe nach genau untersucht werden. (Pr. Criminalordn. §. 164.) Aufserdem sind auch die Nebenhöhlen, Nase, Mundhöhle, äufsere Gehörgänge, Mastdarm, Geschlechtstheile nicht zu übersehen, und in manchen Fällen kann die Beschaffenheit der Verletzungen oder sonstigen Todesursachen es erforderlich machen, auch die Rückenmarkshöhle zu öffnen. — Bei neugebornen Kindern mufs aufserdem die Lungenprobe vorgenommen werden. (Pr. Criminalordn. §. 166.) [Vergleiche Athemprobe.] — Wenn Verdacht vorhanden ist, dafs der Verstorbene durch Gift ums Leben gekommen sei, so müssen die etwa gefundenen Ueberbleibsel des vermeintlichen Giftes, so wie die in dem Magen und im Speisekanal angetroffenen verdächtigen Substanzen chemisch geprüft werden (Pr. Criminalordn. §. 167.), zu welchem Ende dieselben bei der Obduction von den Gerichtspersonen ad depositum genommen, und sodann dem Physikus und einem hinzugezogenen Chemiker versiegelt, mittelst gerichtlichen Protokolles überliefert werden.

Uebrigens müssen die Obductionen in einem passenden, geräumigen und hellen Lokale, in welchem man keinen Störungen ausgesetzt ist, vorgenommen, und so früh am Tage begonnen werden, dafs sie vor Dunkelwerden beendigt sein können. Der Wundarzt mufs die nöthige Vorbereitung der Leiche zur Obduction besorgen (im Winter oft das Aufthauen derselben), so wie er auch mit den nöthigen Instrumenten dazu versehen sein mufs. Zu einem solchen Obductionsbestecke gehören aufser verschiedenen Messern (Lanzetten, Bistouri's, Skalpells), Scheeren, Sägen, ein Hirnmesser, eine Knochenscheere, ein Hebel, Meifsel, Hammer, ein Rhachitom, eine gewöhnliche Wagschale mit knöchernen Schalen, eine Schnellwage, mehrere Sonden, ein Maafsstab, ein Mensurir-Glas, eine Lupe, eine kleine Bürste, mehrere Haken, Blasröhren, eine kleine zinnerne Spritze u. s. w. — Nach beendigter Obduction hat der gerichtliche Wundarzt das Zunähen der Leiche zu besorgen.

Ueber Alles bei der Obduction Vorgefundene wird ein genaues Protokoll aufgenommen, welches der Physikus dem gerichtlichen Protokollführer in die Feder dictirt. In diesem ist zuvörderst die äufsere von der inneren Besichtigung, und bei dieser letzteren wieder die Oeffnung der drei Haupthöhlen von einander zu trennen, und die Beschaffenheit jedes einzelnen Theils unter Nummern, welche durch das ganze Protokoll fortlaufen, genau zu beschreiben. Auch von denjenigen Theilen, welche im regelmäfsigen Zustande gefunden werden, ist dieses ausdrücklich anzugeben. — Am Schlusse des Protokolles wird das vorläufige, in manchen, weniger wichtigen Fällen auch schon genügende Gutachten über die Todesart des Verstorbenen hinzugefügt, und dann das Ganze vom Physikus und Wundarzt, so wie auch von den Gerichtspersonen unterschrieben.

Noch ist zu bemerken, dafs Fälle vorkommen können, und in der That, besonders im Sommer, öfters vorkommen, wo wegen bereits zu weit vorgeschrittener Fäulnifs die Obduktion nicht mehr vorgenommen werden kann, theils weil sie zu keinem Resultate führen würde, theils weil sie von nachtheiligen Folgen für die Obducenten und übrigen Anwesenden sein könnte, unter welchen Umständen die Sachverständigen ihre Erklärung hierüber zu Protokoll zu geben haben; — indessen dürfen dieselben die Obduction nur alsdann ablehnen, wenn der ganze Leichnam bereits in völlige Fäulnifs übergegangen ist, nicht aber wenn dieselbe nur erst begonnen oder nur einzelne Theile ergriffen hat; indem einestheils oft noch nach geraumer Zeit, z. B. nach Arsenikvergiftungen, bei schweren Knochenverletzungen etc.

ein genügendes Resultat erlangt werden kann, anderntheils die Obducenten sich und die übrigen Anwesenden durch Chlorräucherungen, Uebergiefsen des Leichnams mit einer Auflösung von Chlorkalk u. dgl. gegen nachtheilige Einwirkungen sichern können. — Auf der andern Seite versteht es sich aber von selbst, dafs die Obductionen auch nicht zu frühzeitig, und nicht eher vorgenommen werden dürfen, als bis man von dem wirklichen Tode des Menschen mit Gewifsheit überzeugt ist; vielmehr sind in den dazu geeigneten Fällen zuvor die erforderlichen Wiederbelebungsversuche anzustellen.

Zum Schlufs und beiläufig ist hier noch, als einer historischen Merkwürdigkeit, des sogenannten Baarrechtes (*Jus Feretri sive Sandapilae, jus cruentationis*) zu gedenken. Es war dies die älteste Art der Besichtigung einer Leiche, wobei der vermeintliche Mörder zu der Leiche des Ermordeten hingeführt wurde und sie berühren mufste; bluteten sodann die Wunden, welches bisweilen schon geschehen sein soll, wenn sich der Mörder blofs näherte, so wurde dies für einen Beweis des wirklich von ihm begangenen Mordes gehalten. —

Litteratur.

G. Feltmann, de cadavere inspiciendo. Groeningae. 1673.

H. Bodin, de non requirenda lethalitate vulneris in homicidio. Halae 1703.

G. Emmerich, de inspectione cadaveris in genere. Regiomonti 1710.

P. Leyser, de frustranea cadaveris inspectione in homicidio. Helmstadii. 1723.

G. C. Detharding, de necessitate inspectionis vulnerum in crimine homicidii commisso. Rostochii. 1726.

B. D. Mauchart, de inspectione et sectione legali. Tubingae. 1736.

P. Gerike, de necessaria vulneris inpectione post homicidium. Helmstad. 1737.

— Programma in quo inspectionem cadaveris in homicidio apud Romanos olim in usu fuisse ostenditur. Helmst. 1737.

A. Westerhof, de cadaveribus auctoritate publica lustrandis. Lugd. Bat. 1738.

Teichmeyer, de cadaveris inspectione et sectione legali. Jenae. 1742.

J. S F. Boehmer, de legitima cadaveris occisi sectione. Halae 1747.

L. Heister, de medico vulneratum curante a sectione cadaveris non excludendo. Helmst. 1748.

P. C. Fabrizius, de praecipuis cautionibus in sectionibus et perquisitionibus cadaverum humanorum pro usu fori observandis. Helmst. 1750.

C. L. Lieberkühn, de origine et utilitate inspectionis et sectionis cadaveris occisi. Halae 1771.

E. Schwabe, Anleitung zu den Geschäften und Pflichten eines Physikus. Erfurt. 1786.

J. P. Brinkmann, Anweisung für Aerzte und Wundärzte, um bei gerichtl. Untersuchungen vollständige Visa reperta zu liefern. 3. Aufl. Düsseldorf. 1802.

J. A. Oechy, Anweisung zur zweckmäſsigen zierlichen Leichenöffnung und Untersuchung. Prag 1802.

H. Ackermann, tabellarische Uebersicht der gesetzmäſsigen Leichenöffnungen für angehende Juristen, gerichtliche Aerzte und Wundärzte. Jena 1801.

Th. G. A. Roose, Taschenbuch für gerichtl. Aerzte u. Wundärzte bei gesetzmäſsigen Leichenöffnungen. 4. Aufl. von *Himly*. Frankf. 1812.

L. A. Kraus, tabellarische Anweisung zu gerichtlichen Leichenuntersuchungen. Braunschweig. 1804.

J. A. F. Autenrieth, Anweisung für gerichtl. Aerzte bei denen Fällen von Legalinspectionen u. Sectionen, Vergiftungen, Kindermord u. der Frage: ob eine Frau kürzlich geboren habe. Tübingen 1806.

C. G. L. Crusius, vollständige und deutliche Anweisung für gerichtliche Aerzte und Wundärzte zu gerichtlichen Leichenuntersuchungen. Göttingen 1807.

G. Fleischmann, Anweisung zur forensischen und polizeilichen Untersuchung der Menschen- u. Thierleichname. Erlangen 1811.

A. L. Hesselbach, vollständige Anweisung zur gesetzmäſsigen Leichenöffnung. Würzburg. 1812.

C. F. L. Wildberg, Anweisung zur gerichtlichen Zergliederung menschlicher Leichname u. s. w.; nebst der Beschreibung eines vollständigen Obductionsapparates. Berlin. 1817. —

Hundeshagen, de stillicidio sanguinis in hominis violenter occisi cadavere conspicui, an sufficiens homicidae praesentis indicium, in *Valentin*'s Novell. App. III. p. 397.

Alberti, de haemorrhagiis mortuorum et jure cruentationis, in dessen Jurisprud. med. Tom. III.

A. Libavius, de cruentatione cadaverum iniusta caede factorum, praesente qui occidisse creditur. Francof. 1594.

Th. Kirchmayer, de cruentatione cadaverum fallaci praesentis homicidae indicio. Wittembergae 1669. Wg — r.

CADMIA. Ofenbruch nannten die alten Chemisten diejenige Substanz, welche sich in dem obern Theile der Oefen ansetzt, worin zinkhaltige Erze verschmolzen werden. Sie besteht gröſstentheils aus Zinkoxyd welches, seiner Leichtigkeit wegen, durch den Luftzug in die Höhe getrieben ist, hält aber noch Bleioxyd und manche andere zufällig mit aufgestiegene Oxyde. Die Cadmia bildet ziemlich feste Stücke von einer grauen Farbe, die aber nach Verschiedenheit der Beimischungen in die gelbe und rothe zieht. Die Alten gebrauchten sie als ein äufserliches Arzneimittel. Man braucht sie jetzt nicht mehr, da man ohne eine chemische Prüfung anzustellen nicht wissen kann, was man hat. L — k.

CADMIUM ist ein erst seit 1818 bekanntes Metall. *Roloff* bemerkte auf verschiedenen Apotheken im Magdeburger Regierungsbezirke graugefärbte Zinkblumen. Er untersuchte sie, und da er durch Schwefelwasserstoffgas aus den Auflösungen einen gelben Niederschlag erhielt, so glaubte er, sie wären mit Arsenik verunreinigt. Er meldete dieses Herrn *Hermann*, Besitzer einer chemischen Fabrik zu Schönebeck im Magdeburgischen, von welchem sie genommen waren. Dieser theilte davon *Stromeyer* in Göttingen mit und untersuchte sie selbst. Da er sie aus Schlesien erhalten hatte, so erhielt *Karsten*, damals zu Breslau, den Auftrag sie zu untersuchen. Auch mufsten von den Apothekern Zinkblumen dieser Art nach Berlin eingesandt werden, welche *Schrader* und *Staberoh* zur Untersuchung erhielten. Alle diese Männer erkannten sehr leicht darin ein eigenes Metall. Der Niederschlag ist nämlich nicht zitrongelb, wie der Niederschlag von Arsenik, sondern orangengelb, wie von Spiefsglanz, von welchem Metalle es sich aber sehr leicht unterscheidet. Um das Cadmium aus den damit verunreinigten Zinkoxyden zu scheiden, löfst man sie in Schwefelsäure auf, doch so, dafs ein Ueberschufs von Säure vorhanden ist, welcher das zugleich entstehende Schwefelzink aufzulösen vermag, und läfst einen Strom von Schwefelwasserstoffgas durch die verdünnte Auflösung streichen. Der orangengelbe Niederschlag ist Schwefelcadmium, welches man in Salzsäure auflöfst, bis zur Trocknifs abdampft, damit die überflüfsige Säure entweiche, das Zurückgebliebene in Wasser auflöfst, und mit kohlensaurem Ammonium niederschlägt. Man setzt dieses im Uebermaafse zu, um das vielleicht noch beigemengte Zink- oder Kupferoxyd aufzulösen. Das erhaltene kohlensaure Cadmiumoxyd wird geglüht, die Kohlensäure zu vertreiben, mit geglühtem Kienrufs gemengt, und in einer Retorte bis zum Rothglühen erhitzt, wobei das Oxyd in Metall verwandelt wird und überdestillirt. Das

Metall hat die Farbe von Zinn, ist sehr glänzend, geschmeidig aber weich, und hat ein spec. Gew. = 8,604 — 8,69: 44. Es schmilzt sehr leicht, entzündet sich an der Luft und verbrennt mit einem braungelben Rauch. Es verwandelt sich dabei in ein Oxyd, welches nach seiner verschiedenen Dichtigkeit rothgelb, braun oder schwarz ist. Man kennt nur eine einzige Oxydationsstufe von 12,55 Sauerstoff in Hundert. Einige Aerzte meinten, dafs die Wirksamkeit der Zinkblumen von Cadmium herrühren könnte. Aber die mit Cadmiumoxyd im Charitékrankenhause zu Berlin angestellten Versuche haben gezeigt, dafs es keine bedeutende Wirkungen auf den Organismus hat. L — k.

CADMIUM SULPHURICUM. Auf Veranlassung *Himly's* hatte ***Rosenbaum*** (De effectibus Kadmii. Götting. 1819) mehrere Versuche mit dem schwefelsauren Cadmium angestellt, aus welchen es sich ergab, dafs seine Einwirkungen auf gesunde und kranke Augen der des ***Zincum sulphuricum*** gleich kommen, und er rühmt es besonders gegen Hornhautverdunkelung. *v. Gräfe* wandte es mit vorzüglichem Erfolge in einer Auflösung von einem bis sechs Gran Cadmium sulphuricum zu einer halben Unze Wasser, in idiopathischen, chronisch verlaufenden, torpiden Bindehautentzündungen, in eben solchen blennorrhoischen Augenaffectionen an; ferner bei hartnäckigen Bindehautauflockerungen, die nach heftigen Augenblennorrhoeen zurückgeblieben, und endlich bei Hornhauttrübungen, die mit schleichenden, entzündlichen oder blennorrhoischen Augenleiden verbunden waren. (*v. Gräfe's* u. *v. Walther's* Journal für Chirurg. u. Augenheilkunde Bd. I. pag. 554.) Auch *Himly's* und *Guillie's* Beobachtungen (S. *Himly's* ophthalmolog. Bibliothek Bd. 1. Nr. 2. p. 408.) sprechen für den Nutzen des Cadmiums in Verdunkelungen der Hornhaut, bei welchen adstringirende Mittel indicirt sind. Nach *v. Gräfe* wird erst eine weniger, dann mehr concentrirte Cadmiumsolution, 1—3 Mal täglich eingeträufelt. E. Gr — e.

CADUCA MEMBRANA. S. Ei.

CADUCUS MORBUS, die Fallsucht. S. Epilepsia.

CAECITAS. S. Blindheit.

CAEMENTIREN heifst bei den ältern Chemisten die Operation, wenn ein Körper mit einem Pulver oder Teige umgeben durchgeglühet wird. Der Teig oder das Pulver heifst das Cäment oder das Cämentpulver. Man verwandelt das Eisen durch Cämentiren mit kohligen Substanzen in Stahl, das Kupfer durch Cämentiren mit Galmei in Messing u. dgl. m. Da Caementum Mörtel heifst, so mag der Name wohl daher kommen, weil man oft die Substanzen beim Cämentiren mit einem Teige gleichsam als mit Mörtel umgiebt. L — k.

CAEMENTUM, Kütt oder Rindensubstanz, nennt man die eigenthümliche im Allgemeinen zur Knochensubstanz zu rechnende Masse, welche bei den zusammengesetzten, oder halb zusammengesetzten Thierzähnen, aufser dem Schmelz und der eigentlichen Knochensubstanz vorkommt, und die, indem sie den Schmelz bedeckt, alle Zwischenräume zwischen den Theilen ausfüllt, aus welchen der Zahn besteht, so dafs sie zuweilen fast die Hälfte des ganzen Zahnes ausmacht. Sie löfst sich schwerer in Säuren als der Schmelz und die Knochensubstanz der Zähne, ist aber weicher als diese. Als Beispiele für das Vorkommen der Küttsubstanz dienen die Backenzähne der Wiederkäuer, Einhufer, des Elephanten, vieler Nager (Hasen, Biber u. s. w.). Br — dt.

CAESALPINIA. Eine Pflanzengattung zur natürlichen Ordnung *Leguminosae* gehörig, und zwar zur Unterordnung der Cassienartigen Pflanzen. *Linné* rechnet sie zur *Decandria Monogynia.* Sie hat folgende Kennzeichen. Der Kelch ist fünftheilig, an der Basis becherförmig; die untere Abtheilung gröfser und gewölbt. Blumenblätter 5, ungleich; die Basis derselben schmal, das obere kürzer. Zehn Staubfäden aufwärts gebogen. Die Träger unten rauh. Doch ist diese Gattung noch nicht genau aus einander gesetzt.

1) *C. brasiliensis Linn. Willd.* sp. 2. 532. Wächst auf Jamaika, St. Domingo und vielleicht auch in Brasilien wild, nach dem auf den Antillen gewöhnlichen Namen, *Brasiletto* zu urtheilen. Ein Baum ohne Stacheln mit doppelt gefiederten Blättchen, die aus 7 — 9 Paaren Aestchen, und 15 bis 16 Paaren eiförmig länglichen, stumpfen, glatten Blättchen bestehen. Die Blüten sitzen in Trauben; die Kelche sind rauh. Die Frucht einsamig und nicht aufspringend, kann daher wohl nicht mit den anderen Arten zusammengestellt werden.

Von dieser Art kommt ein blasrothes Brasilienholz, Brasiletholz genannt, welches in der Färberei doch meistens nur zu Tincturen und Beitzen, in der Medicin gar nicht gebraucht wird.

2) *C. echinata. Lamark. Willd.* sp. 2. 533. Ein stachlicher Baum, mit doppelt gefiederten Blättern, die Blättchen eiförmig und stumpf; die Blume gelb und roth; die Hülsen stachlicht. Dieser Baum wächst in Brasilien und ist nach seinen Gattungskennzeichen noch nicht recht bekannt. *Sprengel* rechnet ihn zur Gattung *Guilandina*, und nennt ihn *Guilandina echinata.* Nach den Angaben der ältern Schriftsteller (doch erfordert dieses noch genauere Bestätigung) kommt von dieser Art das Brasilienholz, und zwar die beste Art desselben, Fernambuckholz genannt, von der Stadt Pernambuco in Brasilien. Dort war es sonst sehr häufig; jetzt mufs es mehr landeinwärts aufgesucht werden. Das Holz ist schwer und trocken, äufserlich dunkelroth, inwendig hellroth, kommt in mittelmäfsigen Scheiten und Blöcken zu uns, ohne Rinde und Splint, knistert im Feuer, schmeckt süfslich und färbt den Speichel. Der Farbstoff ist im Wasser und Weingeist auflöfslich, wird von Säuren gelb und von Alkalien violet gefärbt. Er ist im Holze mit freier Essigsäure, Gerbestoff, etwas flüchtigem Oel, essigsaurem Kali und essigsaurer Kalkerde gemengt. — Man gebraucht das Fernambuckholz zur Färberei. Das Papier mit dem Aufgusse gefärbt, ist ein treffliches Reagens, besonders auf Alkalien und alkalischen Erden, auch wird es von kohlensaurem Kalk violett gefärbt.

Im Handel kommen noch das Allerheiligenholz, als eine Art von Brasilienholz vor, von *Bahia de todos os santos* so genannt, und das St. Marthaholz. Von welchen Bäumen sie kommen ist noch nicht bekannt. Das gelbe Fernambuckholz wird von einigen *Caesalpinia Crista* zugeschrieben, nach andern ist es nicht verschieden vom Fustickholz (*Morus tinctoria*). Das Holz der *Caesalpinia balsamensis* heifst in Nordamerika gelbes Brasilienholz oder auch gelbes Bastardsandelholz

3) *C. Sappan. Linn. Willd.* sp. 2. 533. Ein ostindischer Baum, mit Stacheln und doppelt gefiederten Blättern, deren

Aestchen

Aestchen in 10—12 Paaren stehen; die Blättchen, auch in 10—12 Paaren, sind ungleichseitig, eiförmig länglich, vorn ausgerandet. — Die Blüten stehen in Rispen, und sind gelb. Die Hülsen zusammengedrückt, vielsamig. Von diesem Baume kommt das Sappanholz, auch rothes Sandelholz und Farbeholz genannt. Es ist in ganzen Stücken schwärzlich, in Spänen hellroth, fast geruchlos, von süfslichem Geschmack. Es kommt seltener nach Europa, und wird wie das Fernambuckholz gebraucht. Von *C. vesicaria* (*C. bijuga Swartz*) kann dieses Holz nicht kommen, da diese amerikanischen Ursprungs ist. Man nennt ihn dort *Indian Sabine tree*, weil die Blätter gerieben wie Sabina riechen.

4) *C. coriaria Willd.* sp. 2. 531. Ein Baum ohne Stacheln, welcher an den Seeküsten von Carthagena, Curaçao, St. Domingo und St. Thomas wild wächst. Die doppelt gefiederten Blätter haben 6 — 7 Paare von Aestchen, und jedes Aestchen 15—20 Paare von Blättchen, die linienförmig und stumpf sind. Die Blüten stehen in rispigen Trauben; die Stiele sind kürzer als die Blüte. Die Hülse ist länglich, nach den Seiten gekrümmt, schwammig, inwendig zwischen dem Stamm zusammengewachsen, also wohl eine besondere Gattung bestimmend. Von dieser Art kommt die *Libidibi* Schote, welche man in Amerika zum Gerben des Leders braucht, und welche auch in Europa einst als ein adstringirendes Mittel empfohlen wurde. *Richard* (Médic. Bot. 2. 943.) schreibt diese Frucht der *Caesalpinia elata* zu, doch ohne Gründe anzuführen. L—k.

CAESAREA OPERATIO. S. Kaiserschnitt.

CAESIUS auch CAESUS ein Synonim für Glaucoma. S. Cataract. E. Gr—e.

CAESULIAE wurden bei den Alten diejenigen genannt, welche grüne Augen hatten. E. Gr—e.

CAFFE. S. Coffea.

CAHUCHU, CAHUTSCHUC. S. Federharz.

CAJEPUT. S. Melaleuca.

CAINCAWURZEL. S. Chiococca.

CAKILE. Eine Pflanzengattung aus der *Tetradynamia Siliquosa Linn.* und der natürlichen Ordnung *Cruciferae.* Die kleine Schote besteht aus zwei durch eine Querwand getheilten Fächern; das obere ist schwertförmig oder eiförmig; in jedem Fache ein Samen, in dem obern aufrecht, in dem untern hängend; die Samenlappen liegen flach an einander, und das Würzelchen auf der Fuge.

1) *C. maritima Scopoli Willd.* sp. 3. 416. *De Cand.* prodr. 1. 183. *Bunias Cakile Linn.* sp. 936. Eine sehr verbreitete jährige Seepflanze, welche fast überall am Strande des Meeres in Europa, das nördlichste ausgenommen, wächst, auch am Meerstrande im gemäfsigten Asien, Amerika und Nordafrika. Die Blätter sind gefiedert, mit schmalen saftigen Federstükken, die Blüte ziemlich grofs und lillafarben, das obere Fach der Schote schwertförmig. Die Samenkörner gleichen sehr dem Samen des weifsen Senfs oder der Rauke, *Brassica Eruca*, und können wie diese gebraucht werden. L — k.

CALAMAGROSTIS. Eine Pflanzengattung zu der natürlichen Ordnung der Gräser, *Linné's Triandria Digynia* gehörig. Die Aehrchen stehen in einer Rispe, und sind einblütig. Die Bälglein fast gleich oder ungleich; das äufsere gröfser und beide länger als die Spelzen, convex. Die Spelzen an der Basis mit Haaren umgeben, welche sich an 2 bis 3 Stielchen befinden. *Roth* trennte diese Gattung zuerst von *Arundo Linn.*, weil die Aehrchen nur einblütig sind.

1) *C. lanceolata Roth* fl. germ. T. 1. P. 2. p. 90. *Arundo Calamagrostis Linn. Willd. Schrader* fl. german. 1. p. 214. t. 4. f. 4. Wächst im nördlichen Europa in Wäldern nicht selten wild; im südlichen aber nur auf den Alpen. Die Bälglein sind lanzettförmig, sehr spitz, um ein Drittel länger, als die Spelzen; die äufsere Spelze etwas länger als die innere, die Granne steht an der Spitze, ist sehr zart und kurz, oft fehlend; die Haare sind länger als die Spelzen. Nach *Trinius* treibt ein Decoct der Auslaufer sehr den Urin. Es war das Geheimmittel eines Freigelassenen in Rufsland gegen die Wassersucht. S. Salzburg. Med. Zeit. J. 1818. 2. B. S. 74.
L — k.

CALAMINARIS. S. Lapis und Zink.

CALAMINTHA. S. Thymus.

CALAMUS AROMATICUS. S. Acorus.

CALAGUALA. Unter dem Namen *Rad. Calagualae* sind, vermuthlich verschiedene, Wurzelstöcke von Farrnkräutern bekannt und untersucht worden. Die erste Nachricht von der *Calaguala* kommt nach *Murray* (Appar. med. 6. p. 150.) im London. Medic. Journ. Vol. 5. vor, worin gesagt wird, die Wurzel sei zu Rom gegen die Wassersucht mit Erfolg gebraucht. Nun erschien ein Brief über diese Wurzel von *Domin. Luigi Gelmetti* im Giornal. d. Medicina 5. p. 409. auch besonders unter dem Titel: Della radice di Calaguala. Mantua. 1788. 8. über diese Wurzel. Sie soll knötig sein, wie die Wurzel von *Polypodium vulgare* und unschmackhaft, aber schon *Gelmetti* warnt vor der Verwechselung mit zwei andern unwirksamen, welche, wie die echte aus Quito kommen. Ein Decoct der Wurzel, aus 2 Drachmen mit anderthalb Pf. Wasser bis zum dritten oder vierten Theil eingekocht, leistete gute Dienste in einer chronischen Brustkrankheit, die aus einer Contusion entstand, in der Pleuritis, auch in einem hektischen Fieber, welches aus einer Pleuritis endlich in eine Krampfkolik mit Fieber überging. Aber nach *Pet. Frank's* und *Carminati's* zu Pavia angestellten Beobachtungen, leistete sie in vielen Fällen durchaus keine bedeutende Dienste, S. *Bassian Carminati* Saggio di alcune ricerche su i principi e sulla virtu della radice di Calaguala. Pad. 1791. 8. *Caranilles* bestimmte in seinen botanischen Vorlesungen die Pflanze der Calagualawurzel als *Tectaria Calaguala* (*Polypodium coriaceum Swartz Aspidium coriaceum Willd.* sp. 5. p. 268.) ein Farrnkraut, welches sich in Jamaika, Buenos Ayres, Mauritiusinsel, in Neuseeland und Neuholland findet, doch weichen die Pflanzen aus den letztern Ländern etwas von den übrigen ab. Dieses Farrnkraut steht mit *Aspid. Filix mas* in einer Abtheilung; es hat zweifach gefiederte Blätter. Eine Abbildung giebt *Turpin* Fl. médic. 23 livr. t. 86. Aber nun zeigte *Ruiz* in einem Memoria sobre la legitima Calaguala, Madrid 1805, dafs die echte Wurzel von einem in den bergigten Gegenden von Peru wachsenden Polypodium komme, welches er *P. Calahuala* nennt. Die Blätter sind unzertheilt lanzettförmig, aufrecht, 8 — 12 Zoll lang, mit einem 2 bis 3 Zoll langen Stiele. Der Wurzelstock ist kriechend, fingersdick, hin- und hergebogen, schuppig und treibt mehrere lange, ästige Wurzelzasern. Der Geschmack ist erstlich süfs, dann bitterlich; sie riecht ölig ranzig. Nach *Vauquelin's* Versuchen enthält sie einen Farbestoff, süfsen Stoff, gummiartigen Stoff, welcher den Hauptbestandtheil ausmacht, Stärkemehl, eine Säure, wahrscheinlich Aepfelsäure und salzsaures Kali. (Journ. d. Phys. T. 84. p. 341.) *Ruiz* rühmt sie vorzüglich in Brustkrankheiten, doch ist dieses durch Erfahrung nicht bestätigt worden. *Willdenow* zeigte schon im Jahrbuche d. Pharmacie f. 1807 dafs verschiedene Arten von Calaguala im Handel vorkommen, und jetzt ist sie nur in alten Vorräthen zu finden. Aber auch dieses abgerechnet sind die Erfahrungen über den Nutzen dieser Wurzel so unbestimmt und widersprechend, dafs man keinen grofsen Werth auf dieses Arzneimittel legen kann. L — k.

CALCANEUS, CALCANEUM, das Fersenbein. Es ist der gröfseste Knochen der Fufswurzel und des Fufses überhaupt, und dient, in der aufrechten Stellung, dem ganzen Körper als Hauptstützpunkt. Es liegt in der hintern Reihe der Fufswurzelknochen, steht nach oben mit dem Sprungbeine, nach vorn mit dem Würfelbeine durch straffe Einlenkung in Verbindung, gehört der Form nach zu den vieleckigen Knochen, ist von vorn nach hinten länglich, von den Seiten zusammengedrückt, und hinten höher als vorn. Man theilt das Fersenbein ein in den Körper und zwei Fortsätze, einen vordern und einen innern.

Der Körper ist von den Seiten zusammengedrückt, und endigt sich im hintern Theile mit einem rauhen, länglichen Höcker, dem Fersenhöcker (*Tuber calcanei*), an den sich die Achillessehne der Wadenmuskeln heftet, und der nach der Sohlenseite des Fufses in zwei Hervorragungen (*Tubercula*), einen innern gröfsern und einen äufsern kleinern, ausläuft. Von dem innern Höcker entspringt die Aponeurosis plantaris, der M. flexor brevis digitorum und der M. abductor halucis von dem äufsern der M. abductor digiti minimi. Die obere, von vorn nach hinten vertiefte, in die Quere gewölbte und zu beiden Seiten abhängige Fläche des Körpers endigt sich nach vorn mit einer eiförmigen, gewölbten, überknorpelten Gelenkfläche, womit die untere Gelenkfläche des Sprungbeinkörpers eingelenkt ist. Die innere Fläche des Körpers ist ausgehöhlt und eben; die äufsere gewölbt und uneben, in ihrem vordern Theile meistens mit einem Höcker versehen. Die untere Seite des Körpers (*Superficies plantaris*) ist abgerundet und rauh, und geht in die untere Seite des vordern Fortsatzes über. Sie dient den Fersen-Würfelbeinbändern zur Anheftung.

Der vordere Fortsatz (*Processus anterior*) unterscheidet sich von dem Körper durch seine geringere Höhe. Seine obere Seite grenzt nach hinten an die obere Gelenkfläche des Körpers, ist ausgehöhlt (*Sinus tarsi*) und gröfstentheils uneben, hat nur vorn und innen eine kleine Knorpelfläche, die mit dem Kopfe des Sprungbeins sich verbindet. Die untere, innere und äufsere Seite gehen ohne Absatz in die gleichnamigen des Körpers über und sind uneben. Von der äufsern ragt nach vorn und oben ein Vorsprung (*Tuberculum*) hervor, der dem Musc. extensor brevis digitorum communis und ext. brev. halucis zum Ursprunge dient. Die vordere Seite dieses Fortsatzes ist überknorpelt, fast viereckig und schwach vertieft; sie verbindet sich mit dem Würfelbeine durch ein straffes Gelenk.

Der innere oder Seitenfortsatz (*P. internus, Sustentaculum cervicis tali apud Albin.*) ist platt und etwas länglich, geht von dem obern Theile der innern Seite des Körpers und des vordern Fortsatzes aus, und dient dem Kopfe des Sprungbeins als Träger. Sein innerer Umfang ist abgerundet; seine obere Seite hat vorn und innen eine schwach vertiefte Knorpelfläche, die von der des Körpers durch eine tiefe, rauhe Rinne (*Sulcus sustentaculi tali superior*) getrennt ist; seine untere Seite geht in die innere des Körpers über, ist vertieft, und bildet die untere Rinne (*Sulcus sust. tali inferior*), welche mit der kurzen Rinne der hintern Sprungbeinseite zusammenläuft, und der Sehne des M. flexor halucis longus zum Durchgange dient.

Das Fersenbein verknöchert von allen Fufswurzelknochen am frühesten; schon bei einem sechsmonatlichen Fötus enthält es einen Knochenkern von der Gröfse eines Weizenkorns. (*Blumenbach's* Geschichte und Beschreibung der Knochen. 2. Ausg. S. 460.)

Synon. *Os calcis, s. calcaris, s. calcanei, Calx, Calcar pedis.*

S — m.

CALCAR AVIS, *i. q. pes Hippocampi minor.* S. Gehirn.

CALCARIA. S. Kalk.

CALCARIA CHLORICA. S. Chlorkalk.

CALCATRIPPA. S. Delphinium.

CALCINIREN nannten besonders die ältern Chemisten die Operation wenn ein Körper dem Feuer ausgesetzt wird, um ihn zerreiblicher zu machen. Der Ausdruck war von dem Brennen des Kalkes hergeleitet. Die Oxydation der Metalle im Feuer war die wichtigste Calcination; man gab daher diesen Oxyden den Namen Metallkalk. Jetzt wird der Ausdruck sehr selten gebraucht. L — k.

CALCITRAPA. S. Centaurea.

CALCULI. S. Lithiasis.

CALCULUS. S. Lithiasis, und die verschiedene Arten, Gallenstein, Harnstein. H — d.

CALDIERO. Der Ort dieses Namens, rühmlichst in der neuern Geschichte bekannt durch den, vom Erzherzog *Karl* am 30. October 1805 hier erfochtenen Sieg, liegt zwischen Verona und Vicenza. Das nach diesem Orte benannte Mineralwasser, schon von den Römern gekannt, der Juno geweiht, und sehr früh als Bad benutzt und berühmt, entspringt in einer Ebene nahe an der grofsen Strafse, welche von Verona nach Vicenza führt, nur eine Viertelstunde von Caldiero entfernt. Ueber den chemischen Gehalt und die Wirkungen des Wassers, waren früher die Ansichten der Aerzte sehr getheilt; — *Andreas Baccius* hielt dasselbe für eisenhaltig, *Fallopia* behauptete das Gegentheil, — *Minardus*, *Piedemonte* und *Gazola* glaubten, es sei nicht wesentlich von dem gewöhnlichen Wasser verschieden.

Das Wasser ist klar, geruchlos, von einem schwachen säuerlichen Geschmack; seine Temperatur beträgt 21° R., seine spec. Schwere 1,0014. *Volta* fand in demselben aufser Kohlensäure, nur wenig feste Bestandtheile, unter diesen vorwaltend: salzsaure Talkerde, kohlensauren Kalk und Talk, salzsaures Natron, — nächst diesen in untergeordneten Verhältnissen: schwefelsauren Kalk, Alaun, Kieselerde und kohlensauren Braunstein. Neuere von *Bongioanni* und *Barbieri* unternommene Analysen nennen als feste Bestandtheile desselben: kohlensauren Kalk, Talk und Thonerde, salzsauren

Kalk, Talk und Kochsalz, schwefelsauren Kalk, schwefelsaures Natron, Kieselerde, Alaun und Eisen.

Als Bad hat man dasselbe empfohlen bei chronischen Hautausschlägen, veralteten Geschwüren, Schleimflüssen, chronischen Leiden der Harnwerkzeuge und des Uterinsystems. — Nach *Heusinger* sind die Einrichtungen schlecht.

L i t t e r a t u r.

Andr. Baccius de thermis. Venetiis 1571. p. 352.

Le Bagni di Caldiero essaminati da Buonafede Vitali. Venezia 1746.

Biblioteca fisica di *Brugnatelli*. T. XIII. p. 108.

Notizia compendiata di tutte le acque minerali e bagni d' Italia, da *P. Paganini*. Milano. 1827. p. 57.

Heusinger in *Rust's* und *Casper's* kritischen Repertorium der gesammten Heilkunde. Bd. XV. St. 1. S. 147. O — n.

CALENDULA. Eine Pflanzengattung zur *Syngenesia Polygamia necessaria* und zur natürlichen Ordnung *Compositae* oder *Synanthereae*. Nach ihr kann man eine natürliche Familie *Calendulaceae* benennen, welche sich durch die röhrenförmigen unfruchtbaren Zwitterblumen in der Mitte der zusammengesetzten Blüten, und die zungenförmigen fruchtbaren weiblichen am Rande unterscheidet. Die Gattung *Calendula* selbst hat gleiche Hauptkelchblätter; der Blütenboden ist nackt; die Samen (eigentlich Samenbehälter) sind nach innen gebogen, oft gerandet und meistens mit kurzen oder langen Stacheln versehen.

1) *C. officinalis Linn. Willd.* sp. 3. p. 23. 44. Ringelblumen. Diese Pflanze, welche häufig in unsern Gärten wegen ihrer pomeranzenfarbnen oder gelben Blüten gebauet wird, wächst im südlichen Europa auf Schutt und in der Nähe der Wohnungen wild. Sie wird einen Fufs und etwas darüber hoch, ist sehr ästig; die Blätter umfassen den Stamm, sind länglich, stumpf, etwas gezähnelt, ein wenig klebrig, rauh und haben einen eigenthümlichen nicht angenehmen Geruch. Die Blüten sind ziemlich grofs. Die Samen oder Samenbehälter sind kahnförmig, immer einwärts gekrümmt, die innern kurz stachlicht, die äufsern kaum stachlicht. — Diese Pflanze ist schon in den ältern Zeiten zur Arznei gebraucht, und da in neuern Zeiten der Gebrauch erneuert

wurde, so haben wir zwei sehr gute chemische Untersuchungen von *Geiger* (Diss. de Calendula, Heidelberg 1818.) u. *Stoltze* (Berlin. Jahrb. d. Pharmac. B. 21. S. 282.) erhalten. Der erste fand: Gummi, Extractivstoff, stärkeartigen Schleim, Eiweifs verhärtet und nicht verhärtet, Wachs, eine eigenthümliche glutinose Materie (Calmidulin), Aepfelsäure, äpfelsaures Kali, apfelsauren Kalk, salpetersaures Kali, salzsaures Kali, Faser und Wasser. Der zweite: Gummi, leicht löfslichen und schwer löfslichen Extractivstoff, durch Kali löfslichen Schleim, Eiweifs, grünes Pflanzenwachs, Myricin, Calendulin, Aepfelsäure, äpfelsauren Kalk, salpetersaures Kali, salzsaures Kali, Faser und Wasser. Das Calendulin ist ein besonderer Stoff, gelblich, durchsichtig und zerreiblich. In Wasser schwillt es zu einer gallertartigen durchsichtigen Materie auf, löfst sich aber nicht auf, auch nicht in kochendem Wasser, ebenfalls nicht in verdünnter Schwefelsäure und Salzsäure, aber leicht in concentrirter Essigsäure, im absoluten und schwach gewässerten Weingeist, doch nicht in Aether und Oelen. Es reagirt weder sauer noch alkalisch, und schimmelt leicht im feuchten Zustande. Der Stoff ist so indifferent, dafs die Wirkung der Pflanze wohl nicht von ihm herrühren kann. *Geiger* hat auch die Blüten untersucht und eine Spur von ätherischem Oel vom Geruche der Blumen gefunden, ferner eine gummige stickstoffhaltige Materie mit Spuren von äpfelsaurem und phosphorsaurem Kalke, eine eigenthümliche, stärkemehlartige Materie die aber durch Jodine nicht blau wird, bittern Extractivstoff, Eiweifs, Calendulin, grünlich gelbes, unschmackhaftes Weichharz, salzsaures und äpfelsaures Kali, äpfelsauren Kalk, Aepfelsäure und Faser. Man hat sowohl die Blumen als Blätter zum Arzneigebrauch angewandt. *C. arvensis Linn. Willd.* sp. 3. p. unterscheidet sich durch schmälere Blätter, kleinere Blumen und dadurch, dafs die äufseren Stämme stachlichter sind und im späteren Alter gerade werden. Sie wächst schon im wärmern Deutschland, häufig auch in Frankreich und Italien wild. Sie soll ebenfalls wirksam sein. L — k.

Wirkung. Schon die älteren Aerzte benutzten die Calendula officin. als auflösendes, gelind stärkendes Mittel bei Stockungen im Unterleibe, Gelbsucht, Unterdrückung der monatlichen Reinigung und ähnlichen Krankheiten; äufserlich bediente man sich des Acetum Calendulae und rühmte ihn bei Kopfschmerzen. Neuerdings ist sie durch *Westring* der Vergessenheit entrissen worden und wieder in Gebrauch gekommen. (*J. P. Westring's* Erfahrungen über die Heilung der Krebsgeschwüre, a. d. Schwedisch. mit Zusätzen von *K. Sprengel.* Halle 1817.) *Westring* empfahl sie gegen Brust- und Gebärmutterkrebs, in Verbindung mit Goldpräparaten, und Extract. Chaerophylli silvestr. innerlich als Extraktum Calend. in Form von Pillen zu zwei Gran, wovon täglich 2 mal 6 bis 16 Stück genommen wurden, — äufserlich dis Auflösung des Extraktes und das Dekokt zum Waschen und Verbinden der krebsartigen Geschwüre, oder das Extr. Calendulae als Salbe in Verbindung mit Unguent. basilic. de Styrace compos. und Balsam. Fioravanti. *v. Siebold* wendete die Calendula ohne Erfolg an, (*v. Siebold* Journal für Geburtshülfe, Frauenzimmer- und Kinderkrankheiten. Bd. III. St. I. S. 49.), — *Muhrbeck* rühmt dagegen das Extr. Calend. in Pillen zu 4 Gran pro dosi täglich 5 mal bei chronischem Erbrechen. (*Hufeland* Journ. d. prakt. Heilk. Bd. LII. St. 5. S. 128. *Rust* Magazin der gesammten Heilk. Bd. XI. S. 350.), *F. Carter* ebenfalls bei sehr hartnäckigem Erbrechen (London Med. Repository. 1826. April. p. 347.), *Rudolph* bei einer Drüsenverhärtung der Brust. (*Hufeland* u. *Osann's* Journ. d. pr. Heilk. Bd. LVIII. St. 1. S. 119.). O — n.

CALIGO. Verdunkelung. Wird gewöhnlich von den Augen gebraucht, wenn das Sehen durch ein Hindernifs vor der Krystalllinse gehindert wird. H — d.

CALLIANO. Die Mineralquellen dieses Namens entspringen in einem tiefen Thale der Provinz Casale in Piemont. Ihr Wasser ist klar, von einem starken Schwefelgeruch und Geschmack, und hat die Temperatur von 10 °R. bei 17° R. der Atmosphäre. Nach der Analyse von *Brézé* enthält dasselbe: Schwefelwasserstoffgas, kohlensaures Gas, Schwefel, kohlensauren und schwefelsauren Kalk.

Benutzt wird dasselbe als Getränk und Wasserbad bei chronischen Krankheiten der Haut, hysterischen Beschwerden und Cachexieen; *Bertini* rühmt den Schwefelmineralschlamm bei örtlicher, nach Luxationen und Frakturen zurückgebliebener Schwäche der Extremitäten.

Lit. Storia di tutte le sorgenti d' Acque minerali note negli Stati di S. M. il Ré di Sardegna, da *B. Bertini*, Torino 1822. p. 166.
Notizia compendiata di tutte le acque minerali e bagni d' Italia da *D. P. Paganini*. Milano. 1827. p. 23. O — n.

CALLICARPA. Eine Pflanzengattung aus der *Tetrandria Monogynia Linn.* und der natürlichen Ordnung *Viticeae*. Der Kelch ist vierzähnig. Die Blumen klockenförmig und viertheilig. Die Beere viersamig.

1) *C. americana Linn. Willd* sp. 1. p. 619. Amerikanische Wirbelbeere oder Schönbeere. Ein vier bis sechs Fufs hoher Strauch, welcher in Virginien, um Charlestown in Carolina, überhaupt in den südlichen Provinzen von N. Amerika wild wächst, auch gelinde Winter bei uns im Freien aushält. Die Aeste sind etwas filzig, die Blätter ziemlich grofs, entgegengesetzt, eiförmig, am Rande etwas gezähnt, unten grau filzig. Die kleinen dunkelrothen Blumen sitzen ohne Stiele in den Blattwinkeln und gleichsam in Wisteln (*verticillis*); die Beeren sind schön roth. Dr. *Dale* sandte diese Pflanze unter dem Namen *Johnsonia* aus Carolina an *Phil. Miller* mit dem Zusatze, dafs er ein Decoct der Blätter mit gutem Erfolge in der Wassersucht gebraucht habe.

L — k.

CALLICOCCA IPECACUANHA *Broter.* S. Cephaëlis Ipecacuanha.

CALLICOTREE. S. Kalmia.

CALLINE. S. Amputationsinstrumente.

CALLOSITAET. S. Callus.

CALLUNA VULGARIS. S. Erica vulgaris.

CALLUS, Beinschwiele, Knochenschwiele, nennen wir die während der Heilung gebrochener oder zum Ersatze abgestorbener Knochen, oder aber als Folge von Knochenkrankheiten, neu gebildete organische Beinmasse. Hier ist nur die Rede von dem Callus bei Knochenbrüchen, und wird im Uebrigen auf die Artikel Necrose, Exostose, Anchylose, Osteosteatom verwiesen.

Der Procefs der Callusbildung hat seit einem Jahrhunderte die Aufmerksamkeit der Physiologen und practischen

Wundärzte mit kurzen Unterbrechungen in fortwährenden Anspruch genommen. Die Versuche zur Ausmittelung des Gegenstandes wurden an lebenden Thieren nach allen Richtungen hin vervielfältigt, die Beobachtungen am Krankenbette, am Sectionstische damit verglichen; und wir sollten uns am Ziele wähnen, wenn nicht die auffallenden Meinungsverschiedenheiten bedeutender Männer in neuester Zeit uns vom Gegentheile überzeugten. Während *Scarpa* und sein Commentator *Léveillé* mit physiologischen Gründen darzuthun streben, dafs die Callusbildung von den anschwellenden gebrochenen Knochen selbst ausgehe, stellt *Dupuytren* von neuem die Behauptung *Duhamel's* auf, dafs der Callus durch Verknöcherung der Beinhaut und der nahe gelegenen Weichtheile entstehe, dafs die zwischen den Bruchenden gefundene Beinschwiele eine weit spätere Bildung sei. Während *F. Hunter* und *Howship* den Callus in dem extravasirten Blute entstehen lassen, kommen *Brechet* und *Meding* mit den meisten Physiologen darin überein, dafs er in einer allmählig härter werdenden plastischen Lymphe sich erzeuge.

Wenn wir erfahren, dafs bei der grofsen Anzahl von Versuchen die Resultate, so weit sie Thatsachen betreffen, stets dieselben waren, wenn wir beobachten dafs selbst unter den ungünstigsten mechanischen Verhältnissen die weit von einander entfernten Bruchenden der Knochen durch eine feste Beinmasse wieder in Verbindung treten, das Glied zu seinen Verrichtungen wiederum tauglich wird; so könnte uns die Verschiedenheit der Erklärungsweise gleichgültig bleiben, um so mehr, da sie auf die Behandlung der Beinbrüche keinen wesentlichen Einflufs hatte. In der Behandlung anderer Knochenkrankheiten ist es aber von grofser Wichtigkeit, den Hergang der Callusbildung möglichst genau zu kennen, und deshalb der Mühe werth auszuforschen, warum die gröfsten Beobachter über denselben Gegenstand so verschiedener Meinung sind. Wir finden dann, dafs manche Experimentatoren dem einen Organe vor dem andern eine besondere Aufmerksamkeit schenkten, bald dem Periost, bald dem Knochen, der Markhaut u. s. w., dafs Andere bei ihren Versuchen das Alter des Thieres, ein bei ganz jungen

Thieren noch unvollkommenes Mischungsverhältnifs der Knochen, den Mangel erdiger Bestandtheile, zu wenig berücksichtigen; dafs wiederum von Andern der Unterschied der Callusbildung in einfachen, und in den mit gröfsern Wunden complicirten, durch Granulationen zusammenheilenden Beinbrüchen nicht gehörig gewürdigt wurde.

Betrachten wir nach einfachen Beinbrüchen ausgebildeter gesunder Knochen, die allmählige Entstehung des Callus, so zeigt sich uns folgende Reihe von Erscheinungen.

1) Aus den zerrissenen Gefäfsen der verletzten Theile extravasirt mehr oder weniger Blut in die umgebenden Gebilde, und coagulirt daselbst. — 2) Wenige Stunden nachher lagert eine röthliche Lymphe sich ab, zwischen der Beinhaut und der Knochenrinde, sowohl auf der äufsern als auf der Markhöhlenfläche, und in den Umgebungen der Bruchenden. Die anfangs flüssige Lymphe wird gelatinös, verschmilzt, allmählig härter werdend, mit der gleichzeitig verdickten Beinhaut und den nächsten Umgebungen in eine homogene knorpelharte Masse, die von innen und aufsen die Bruchenden umkleidet. Der Zeitraum in welchem dieser Procefs bis zur Ablagerung neuer Knochenmasse vor sich geht, ist nach der individuellen Vegetationskraft verschieden. Im mittlern Alter und unter übrigens normalen Verhältnissen ist die abgesonderte Gallerte in der dritten Woche zur Aufnahme erdiger Bestandtheile reif. 3) In der cartilaginös gewordenen Lymphe, so weit sie sich in die nächsten mit ihr verschmolzenen Gebilde erstreckt, also auch in der Beinhaut und aufserhalb derselben, entsteht eine anfangs sehr poröse Knochenmasse in zarten Blättchen und Streifen, die zu rundlichen Knochenkernen sich gruppiren, und die Bruchenden durch eine innere und äufsere Knochenwulst, in der ihnen gegebenen Lage befestigen. — 4) Die Bruchenden selbst erleiden bis dahin, einen gröfsern Gefäfsreichthum ausgenommen, keine bemerkbare Veränderung, schwellen nicht an, sondern liegen in dem von innen nach aufsen auf sie abgelagerten Callus eingebettet. In den Kinderjahren jedoch, bei ganz jungen Thieren und überall wo Knochen die Gallerte zu den erdigen Bestandtheilen in quantitativem Mifsverhältnisse steht, werden die Bruchenden

weicher, schwellen an durch die in ihr Gewebe secernirte Lymphe, während die auf dem Knochen abgelagerte Gallerte mit der erweichten Knochenoberfläche dergestalt organisch sich verbindet, dafs eine Gränze zwischen dem Callus und der Knochenrinde nicht deutlich wahrzunehmen ist. — 5) Die unmittelbare Vereinigung der Bruchflächen durch Knochenmasse geht erst dann vor sich, wenn jener äufsere und innere Callus in der Ossification schon weit vorgerückt ist. Der anscheinend verheilte Knochen kann bis zu diesem Zeitpunkte ohne grofse Gewalt in der Bruchstelle wiederum abgebrochen werden. 6) Nach Vollendung dieses Processes wird der äufsere und innere Knochenwulst durch Absorbtion nach und nach vermindert, die von dem innern Wulste an der Bruchstelle theilweise oder gänzlich gefüllte Markhöhle wird wieder frei; und wenn übereinandergeschobene Bruchenden die Continuität des Knochencanals aufhoben, wird durch Absorbtion der alten Knochenrinde, unter dem neu gebildeten Callus der Markhöhlencanal wieder hergestellt.

Bei Knochenbrüchen, die mit gequetschen Wunden der äufsern Bedeckungen complicirt sind, bieten sich uns andere Erscheinungen dar, obwohl der ganze Heilungsprocefs von dem bei einfachen Brüchen im Wesentlichen nicht verschieden ist. Die von dem Knochen, dem Periost und den zerissenen Umgebungen secernirte plastische Lymphe wird zu gefäfsreichen Fleischwärzchen umgebildet, deren Oberfläche Eiter absondert; die complicirten Beinbrüche heilen durch Granulationen, während bei einfachen Knochenbrüchen die Vernarbung per primam intentionem statt findet. Wir sehen unter vorhandener Eiterung die Knochenenden von der Markhöhle und von der Rinde her mit Fleischwärzchen bedeckt werden, in denen der Callus in Form poröser Knochenkerne zu erkennen ist, nachdem die zwischen der Beinhaut und dem Knochen liegende Lymphe schon früher cartilaginös und zu Callus ausgebildet worden ist.

Von welchen Organen aber wird die neue Knochenmasse in Callus hervorgebracht, vom Knochen, von der Beinhaut, oder ist das anschwellende und verhärtete Periost selbst der Verknöcherung unterworfen? Diese Fragen sind es, welche zu lebhaften Discussionen Veranlassung gegeben. — *Galen's* Ansicht, dafs die Knochenvereinigung durch einen Leim geschehe, der „*Creatur de eo quod superat ex ipso fracti ossis alimento*" blieb unangefochten bis zum vorigen Jahrhunderte. *Duhamel du Monceau* lehnte sich zuerst dagegen auf. Mit dem Baue und der Physiologie der Pflanzen eifrig beschäftigt, glaubte er in der Rinde der Bäume ein dem Periost analoges Organ zu finden, stellte viele Versuche über die Heilung der Beinbrüche an und behauptete, dafs der Callus durch Anschwellung und nachherige Verknöcherung der äufsern Beinhaut und der Markhöhlenhaut entstehe. *Duhamel's* Zweifeln an dem Lehrsatze *Galen's* verdanken wir alle spätern interessanten Untersuchungen. *v. Haller* vertheidigte *Galen's* Ansicht, nahm ihr jedoch, nach dem Standpuncte der Physiologie seiner Zeit, die Vorstellung eines mechanischen Zusammenleimens der Bruchenden. Seine mit grofsem Scharfsinne aus den Versuchen an Thieren entwickelten Folgerungen, brachten die Anhänger der Lehre *Duhamel's* lange Zeit zum Schweigen, bis *Marrigues*, *Blumenbach*, *Murray* und nach ihnen viele andere Physiologen wiederum durch Versuche bewiesen, dafs die Beinhaut an der Callusbildung einen grofsen Antheil habe. *Dupuytren* will sogar *Duhamel's* Lehre in ihrer völligen Reinheit wieder herstellen, will die anfängliche Ossification nur in der verdickten äufsern und innern Knochenhaut gesehen haben. Wenn *Dupuytren* hierin zu weit geht, so hat er uns dagegen die in practischer Hinsicht besonders wichtige Entdeckung mitgetheilt, dafs wir bei Knochenbrüchen zwei Stadien der Beinschwielenbildung zu unterscheiden haben, zwei Arten des Callus, die er als „*cal provisoire*" und „*cal définitif*" beschreibt. Der provisorische Callus ist nur dazu bestimmt, die Bruchenden miteinander in Berührung zu erhalten, er ist vollendet zu einer Zeit, wo mit den Bruchflächen noch keine auffallende Veränderung vorgegangen ist. Der definitive, bleibende Callus entsteht später, bewirkt die eigentliche Verwachsung und Vernarbung der Bruchflächen selbst, macht den provisorischen Callus entbehrlich. Es ist nicht zu verkennen, dafs diese Beobachtung für die Bestimmung des Zeitraumes, in welchem fehlerhaft geheilte Beinbrüche künstlich wieder abgebrochen werden können, von grofsem Werthe sei. — *John Hunter* übertrug seine Theorie vom Leben, von der Organisationsfähigkeit des Blutes auf die Lehre von der Callusbildung. Das zwischen den Bruchenden und den Umgebungen ausgetretene Blut, ist nach ihm die Basis der künftigen Ablagerung der Knochenerde. Der grofse Einflufs von *Hunter's* geistreichen Ideen auf alle physiologischen Arbeiten der Engländer ist auch bei diesem Gegenstande unverkennbar, seine Ansichten dienten *Thomson*, *Macdonald*, *Howship* als leitendes Princip bei ihren Untersuchungen. Sie lassen es jedoch unentschieden ob die Ossification vom Periost oder vom Knochen ausgehe. — *Scarpa*, gestützt auf seine Darstellung der Structur der Knochen, vertheidigt die von *Bordenave* schon ausgesprochene Meinung, dafs der Callus, eine der Vernarbung in verletzten weichen Theilen ähnliche Erscheinung, durch Anschwellung und Wucherung des erweichten Parenchyms der Bruchenden entstehe, dafs aber auch von der aufgelockerten Rinde Knochensaft secernirt werde.

Er unterscheidet danach den innern und äufsern Callus. — *Seiler* und *Meding* haben in neuerer Zeit durch ihre gemeinschaftlich mehrere Jahre hindurch fortgesetzten Versuche den Gegenstand unstreitig am meisten erörtert. Die wichtigsten derselben habe ich wiederholt, und unter übrigens gleichen Verhältnissen gleiche Resultate erhalten. Um zu erfahren ob der Callus mehr Erzeugnifs der Beinhaut oder der Knochenrinde sei, erweiterte ich einige jener Experimente. An einer theilweise ihres Periosts beraubten Knochenoberfläche sehen wir den Callus von dem Rande her sich entwickeln, wo wir Periost und Knochenrinde in normaler Verbindung liefsen; wir sehen den Callus von hieraus über die von der Beinhaut entblöfsten Stelle des Bruchendes sich erstrecken, und mit der noch lebenden Knochenfläche in organische Verbindung treten. — Entfernen wir ein Knochenstück des Bruchendes aus der übrigens unversehrten Beinhaut, so bildet sich der Callus ebenfalls von der Umgegend her, wo Periost und Knochenrinde in normaler Verbindung bleiben, und kleidet erst später in der Form der Granulationen jenes knochenlose Beinhautstück aus, wenn es nicht durch eine zu rohe Trennung grofsentheils zerstört wurde. — In beiden Versuchen ist auch die Gränze der ungetrennt gelassenen Verbindung des Periosts mit dem Knochen, durch eine stärkere Beinschwiele noch Monatelang nachher deutlich zu erkennen.

Aus den mannigfachen uns vorliegenden Experimenten dürfen wir nun folgern, dafs nach Beinbrüchen die plastische Lymphe sowohl vom Knochen als vom Periost abgesondert werde, dafs die nachherige Verknöcherung jener verhärteten, oder bei complicirten Brüchen vorher in Granulationen organisirten Lymphe, ebenfalls sowohl vom Knochen als von der Beinhaut ausgehe; dafs übrigens der Callus so weit in den weichen Umgebungen fortwuchern könne, wie die anfänglich abgesonderte Lymphe sich ergofs.

Der Procefs der Callusbildung bleibt vom Anfange bis zum Ende abhängig von der Reproductionskraft des gesammten Organismus; ist diese nicht im normalen Verhältnisse gleichmäfsig vertheilt auf alle Systeme, oder gestört durch Dyscrasieen, so können wir auch unter den günstigsten localen Verhältnissen, unter der gröfsten Ruhe und richtigen Lage der Bruchenden keine gehörige Beinschwiele erwarten. Machen wir deshalb nicht sogleich dem Wundarzte Vorwürfe, wenn nach einem von ihm behandelten Beinbruche ein falches Gelenk zurückbleibt. Wo dagegen ein normales Vegetationsverhältnifs stattfindet, da bildet sich Callus, und um so stärker wuchernder Callus, je weiter die Bruchenden von einander entfernt sind, je mehr wir sie durch stete Bewegung reizen. Ruhe des Gliedes und gehörige Lage der Bruchenden sind allerdings höchst nothwendige Bedingungen zu einer guten Verheilung des Bruches, aber keinesweges zur Entstehung und Fortbildung der Knochenschwiele. Unter den Dyscrasieen die dem Auftreten des Callus besonders hinderlich sind, müssen wir nach vielen Erfahrungen den Scorbut oben an stellen. Lord *Anson* erzählt uns in seinen Reisen, dafs selbst vollendeter Callus wiederum durch den Scorbut cartilaginös geworden ist. Der Krebs, in dessen Folge die Knochen nicht selten in dem Grade fragil werden,

werden, dafs sie bei der geringsten Gewalt, bei dem Versuche sich auf das Glied zu stützen, im Krankenbette zerbrechen, gestattet ebenfalls nur eine sehr sparsame und unvollkommene Callusformation. Bei der Rhachitis und besonders bei der Osteomalacie sehen wir höchst selten reine Knochenbrüche, sondern nur Einbiegungen, Knicke, die nachher weich und biegsam bleiben, ohne deutliche Schwielenbildung, ohne erdige Ablagerungen.

Auch örtliche Verhältnisse können die Entstehung des Callus gänzlich verhindern, oder theilweise hemmen. Bei Knochenbrüchen die sich in ein Gelenk erstrecken, finden wir zwar die Beinschwiele an der Fractur aufserhalb des Gelenkes; aber nur in höchst seltenen Fällen auch in dem Gelenke. Die in den pathologischen Sammlungen vorhandenen geheilten und nicht geheilten Brüche der Kniescheibe, des Ellenbogens, der Gelenkflächen im Knie, des Schenkelhalses im Hüftgelenke u. s. w. liefern den Beweis. Ob aber das Hindernifs der Callusentstehung in dem Knorpelüberzuge oder in der zähen Synovialfeuchtigkeit liege, dürfte durch Versuche nicht leicht zu ermitteln sein.

L i t t e r a t u r.

Galen, Comment. I. in *Hipp.* de fracturis. 41.
Duhamel du Monceau, Mém. de l'Academie des sciences. 1739—43.
Haller, elementa Physiol. Tom. VIII.
Fougeroux, Mém. sur les os. Paris 1760. 8. *Troja* de novorum ossium regeneratione. Lutet. Paris. 1775. 12.
Marrigues, (praeside) Dissert. sur la formation du cal. Paris 1783. 8.
Köhler, experimenta circa regener. ossium. Göttingen 1786. 8.
van Heekeren, diss. de osteogenesi praeternaturali. Lug. Bat. 1797.
Macdonald, diss. de necrosi et callo. Edinburg 1799.
Scarpa, de peniliori ossium structura. Lipsiae 1799.
Ejusd. de expansione ossium et callo post fracturam. Ticini 1828.
Cruveilhier, anatomie pathologique. Paris 1816. 2 Tom.
Delpech, Art. Cal, im diction. des sciences méd. Tom 3.
Howship on the union of fractured bones. Med. chir. Transactions Tom IX. 1818.
Breschet recherches sur le Cal. Paris 1819. 4.
Meding, De regeneratione ossium. Lipsiae 1823. 4.
Troja Neue Beobacht. über die Knochen, übers. von *A. v. Schönberg*. Erlangen 1828.

P — s.

CALLUS der Geschwüre. S. Geschwüre.

CALOMELAS. S. Quecksilber.

CALOPHYLLUM. Eine Pflanzengattung zur *Polyandria Monogynia* und zur natürlichen Ordnung *Guttiferae* gehörig. Ihre Kennzeichen sind: ein gefärbter zwei- oder vierblättriger Kelch, eine vierblättrige Blume, eine kopfförmige Narbe und eine kugelrunde Steinfrucht.

1 *C. Inophyllum. Linn. Wild.* sp. 2 p. 1159. Ein Baum, welcher in Ostindien wild wächst. Er hat grofse, umgekehrt eiförmige, vorn ausgerandete, dicht gestreifte schöne Blätter, Blütentrauben in den Winkeln der Blätter mit kleinen, gelben, wohlriechenden Blumen, und efsbare Steinfrüchte von der Gröfse einer welschen Nufs. Er giebt einen harzigen Saft und *Lamarck* behauptet (Encyclop. méthod. 1 p. 457) dafs von ihm das orientalische oder echte Takamahak komme. Aber *Willdenow* zeigt (Berlin. Jahrb. d. Pharm. Jahrg. 7), dafs *Lamarcks* Baum, welcher vielmehr auf Isle de France, Bourbon und Madagaskar wächst, von *C. Inophyllum* sich unterscheide, und zwar durch längliche, selten ausgerandete Blätter; sonst ist er der genannten Art sehr ähnlich. Er nennt ihn daher *C. Tacamahaca.* Man erhält das Harz durch Einschnitte. Es kommt unter dem Namen orientalisches Takamahak, *Tacamahaca vera, T. sublimis, T. in testis, Baume vert, Baume de Marie, Baume de Calaba* in halben Kürbisschalen oder in Muscheln zu uns, wird aber jetzt sehr selten, oder alt und verhärtet, auf den Apotheken gefunden. Es ist weifslich oder grünlich gelb, durchscheinend, weich und klebrig; es riecht nach Lavendel und hat einen bitterlichen gewürzhaften Geschmack. Es wird gar nicht mehr gebraucht, eben weil man es nicht wohl haben kann. L—k.

CALOR ANIMALIS, thierische Wärme, ist nichts anderes, als das allgemeine physische Wärmeprincip, inwiefern es in thierisch-organischen Körpern zur Aeufserung kommt, und nicht ein eigenes specifisches Princip, das wie die Alten geglaubt, dem des Lebens analog, oder gar ihm gleich wäre.

Man hat im Allgemeinen die Thiere, in Hinsicht auf die Aeufserung der Wärme, in kaltblütige und warmblütige eingetheilt. Diese Eintheilung ist blofs empirisch, und beruht zunächst darauf, wie sie der tastenden Hand sich anfühlen lassen. Auch ist die Wärmetemperatur nicht blofs dem Blute zuzuschreiben, sondern allen organischen Geweben, obgleich jenes der vorzüglichste Leiter derselben ist. Eine genauere physicalische Untersuchung zeigt jedoch grofse Unterschiede in jenem allgemein hingestellten Satze, indem, wenigstens in der Klasse der kaltblütigen Thiere, ganze Reihen eigenthümlicher Temperaturgrade aufgestellt werden können.

Alle sogenannte kaltblütigen Thiere, wohin bekanntlich aufser den Säugethieren und Vögeln, alle übrige Klassen gehören, entwickeln Wärme, und zwar meistentheils einige Grade mehr, als das sie umgebende Medium in seiner gewöhnlichen Temperatur; sie sind also insofern alle an sich warm und erscheinen nur relativ kalt für unsere fühlende Hand, deren Temperaturgrad den jener bei weitem übersteigt. Obgleich ferner die eigene Temperatur dieser Thiere mit dem Steigen und Fallen der äufsern Temperatur steigt und fällt, so findet dieses doch nicht ganz nach Art der unorganischen Körper Statt, sondern bei Erhöhung der äufsern Wärme bleibt ihre Temperatur auf bestimmten Graden zurückstehen, ohne sich vollkommen auszugleichen; ebenso fällt sie langsamer bei Verminderung der äufsern Wärme und bleibt gleichfalls über ihr auf bestimmten Graden stehn.

Diese Oscillationen finden bei den verschiedenen Species in verschiedener Breite Statt, bis nach einer oder der andern Seite der Tod eintritt, und mit ihm die physicalische Ausgleichung der Temperatur. Merkwürdig ist es, dafs Insekten, gemäfs den Untersuchungen von *Martini*, *Reaumur* und besonders *Davy*, eine bedeutende eigene Wärme erzeugen, was einerseits mit ihrer vollkommeneren Organisation und mit ihrer ausgebreiteten Luftathmung in Verbindung zu stehen scheint.

Auffallend ist der Sprung, den die Natur in dem Thierreiche in Hinsicht der Temperaturverhältnisse zu machen scheint. Noch bis an die Schlangen und Schildkröten gilt obiges Gesetz der geringen Differenz der eigenthümlichen Temperatur des Thieres, und der des umgebenden Elements. So zeigt nach *Milford* (Annals of philosophy. T. 2 p. 26

eine Art Boa in Sierra Leona bei 17,7° R. 19,1°, und so in geringer Entfernung steigend, bis bei 20,8° das relativ äufserste Verhältnifs erreicht ist, nämlich 21,0°, von wo aus denn, bei fortwährender Steigerung der äufseren Temperatur, die eigenthümliche Wärme des Thieres zwar nicht fällt, jedoch bedeutend zurückbleibt, indem bei 22,6° atmosphärischer Wärme, jene des Thiers nur noch bis 22,2° gesteigert ist, was schon als relative Kälte zu betrachten ist. Aehnliche Verhältnisse zeigen die Versuche *Davy's* und *Czermak's*, (Baumg. u. Ettingh. Zeitsch. f. Physik. 1821. B. 3) bei allmählig verminderter Temperatur, an mehreren Arten von Schildkröten. Wie anders ist der Charakter der Temperatur bei den, auch für unser relatives Gefühl warmblütigen Thieren, den Vögeln und Säugthieren, wo denn auch der Mensch seine Stelle einnimmt. Die Temperatur zeigt sich hier gewissermafsen selbstständig. Sie hat nicht nur einen verhältnifsmäfsig sehr hohen Grad erreicht (zwischen 28° bis 32° R., bei Vögeln selbst bis 35°) sondern diese Höhe der Temperatur wird auch, mit relativ geringen Unterschieden, gegen die stärksten Wechsel der äufsern Wärme behauptet, bis einerseits das Leben durch Kälte in Erstarrung, andererseits durch Hitze in Kochung und chemischer Zersetzung erlischt. Unter den Saugern scheint beim Menschen die Selbstständigkeit der eigenen Wärme am freiesten sich zu behaupten. Nicht nur, dafs er in allen klimatischen Temperaturgraden, selbst wo Thiere nicht hindringen, auszudauern im Stande ist, so hat er sich selbst künstlicher Hitze, die alle natürlichen Wärmegrade überstieg, ohne Schaden unterworfen. Nach *Adanson* (Histoire naturelle du Sénégal. Paris 1757. 4. p. 81) war während seiner Reise auf dem Senegal im November Mittags die Temperatur in der Kajüte von 40 bis 45 Graden. Aehnliche Hitzegrade ertrugen in jenen Gegenden *Tuckey*, *Mungo Park*, *Brown*, *Jackson*, *Hornemann*, Major *Laing*, *Caillié* u. a. und ertragen jährlich Europäer und Eingeborne ohne beträchtliche Aenderung der eigenen Körperwärme und ohne Störung der Lebensverrichtungen. Eben so vermag der Mensch die höchste Kälte der Polargegenden zu erleiden. Selbst wo der Eisbär und der Schneeammer nicht mehr vorkommen und alle Vegetation ausgestorben ist, wo Weingeist und Quecksilber zu festen Körpern erstarren, erzeugt der menschliche Körper so viel eigene Wärme, dafs er jener fürchterlichen Kälte trotzen kann. Noch mehr aber, wo ihn angeborne Anlage und Gewohnheit unterstützt, indem z. B. der Grönländer in seiner Heimath mit blofsem Halse und Kopfe sich der Luft aussetzt und in seinen Versammlungszimmern nicht einheizt. Bis an's Unglaubliche steigt die Ausdaurungsfähigkeit des Menschen in künstlichen Hitzegraden. Allgemein bekannt sind die Versuche von *Fordice*, *Banks*, *Solander*, *Dobson*, *Blagden* (Philos. transactions. Lond. 1775. Vol. LXXV) welche länger als 10 Minuten eine Temperatur von 150° bis 260° Fahrenheit (56° bis $101\frac{3}{9}$° Reaum.) aushielten. *Duhamel* und *Tillet* liefsen diese Versuche noch mehrere Grade höher treiben. Noch vielfacher sind die Versuche mit warmblütigen Thieren. *Berger* (Experiences sur les effets, qu'une forte chaleur produit dans l'économie animale. Paris 1806.) und *Delaroche* (Journal physique. T. 71) bestimmen die äufserste Gränze der Temperatur, über welche hinaus die eigene Wärme des Säugthieres ohne tödtliche Folgen nicht gesteigert worden, 6° bis 7° C. über die natürliche Blutwärme hinaus. Jenseits dieser Gränze treten krankhafte Phänomene ein, die eine schnelle Zerstörung des Lebens drohen. Das Individuum, welches sich bei *Delaroche* dem Versuch unterwarf, erfuhr partielle Verbrennungen an mehreren Stellen des Körpers, an den Augenlidern, der Nase, den Brustwarzen, die Haut war allgemein geröthet, der Puls stieg bis zu 160 in der Minute, nach kurzer Zeit übergofs sich die Haut mit profusem Schweifs, eine allgemeine Beängstigung, Schwerathmen, Kopfschmerz, Betäubung, und selbst Ohnmachten folgten darauf und liefsen die Fortsetzung des Versuchs nicht weiter zu. Der Körper hatte gegen 300 grammes (20,4 preuss. Loth) an Gewichte verloren. Bei Thieren, mit denen der Versuch bis zum Tode fortgesetzt wurde, zeigte sich bei Oeffnung des Cadavers eine völlige Ertödtung der Reizbarkeit und eine Neigung zu schneller Fäulnifs. In der Regel erlaubt der menschliche Organismus eine viel grössere Erkältung als Erhitzung, und die Wärme des Blutes darf tief unter den normalen Grad (bis gegen 20° R.) herabfallen, ohne lebensgefährliche Einwirkung. Unter diesem Grade tritt der Tod ein. Indem alsdann die äufsere Temperatur tief unter dem Gefrierpunkte ist, ergreift das Erfrieren erst die von den Centralorganen am meisten entfernten, weniger blutreichen Theile, welche die gröfste Oberfläche dem erkältenden Medium bieten, Nase, Ohren, Hände, Füfse. Jedoch erfolgt die völlige Erfrierung bis zum eigentlichen Tode nur sehr langsam, und es tritt ein Mittelzustand, eine Art Scheintod dazwischen ein, worin zwar das thierische Leben feiert, jedoch noch das vegetative gleichsam im Keime gebunden zu ruhen scheint, woraus durch allmählig erhöhte Temperatur noch ein Erwachen möglich ist.

Diese Widerstandskraft des thierischen Lebens ist jedoch nach generischen und individuellen Beschaffenheiten der Thiere sehr verschieden. Am meisten kommt es hiebei auf die Energie des Nervensystems an, und daher Schwächliche, Reconvalescenten, Alte, oder auch sehr jugendliche Subjecte unter gleichen äufseren Verhältnissen stärker afficirt werden.

Bemerkenswerth ist das Verhältnifs der normalen Temperatur der verschiedenen Klimate auf der Oberfläche der Erde, zu der bleibenden und wandelbaren Verbreitung der Thiere und des Menschen auf derselben. Die kaltblütigen sind darin am meisten gebunden, indem ihre eigenthümliche Wärme nur wenig von der Wärme des umgebenden Elements verschieden ist. Sie vermögen nur im geringern Grade überschüssige Wärme zu erzeugen, oder auch die ihnen von Aufsen aufgedrungene zu binden, um die ihrem Organismus angemessene Temperatur festzuhalten. Daher sind sie meistens an bestimmte geographische Wohnorte fixirt. Weniger gilt dies von den Meeresbewohnern, indem die Temperatur des Meeres verhältnifsmäfsig höher, in ihrer Ausbreitung gleichförmiger, und weniger wandelbar als die der Luft ist. Nicht so ist es bei den höheren Thierklassen, wo der Erzeugungsprocefs der Wärme so energisch ist, dafs stätig eine dem individuellen Organismus angemessene Temperatur geboten wird, unabhängig von dem Zu- und Abflusse derselben von Aufsen. Unter diesen ist nun der Mensch am verbreitetsten und besitzt eine beinahe unbeschränkte Acclimatisirungsfähigkeit, wobei ihn freilich die aus seinen Verstandesanlagen hervorgehende Kunst unterstützt. Im Allgemeinen findet man jedoch, dafs die auf der Erde verbreitete Temperatur sich innerhalb der Grade hält, worin die Ausdaurungsfähigkeit des Menschen sich befindet, indem einerseits in der heifsen Zone die mittlere Temperatur der Luft zwischen 22° und 25° R. sich hält und kaum je die Blutwärme erreicht, noch weniger diese übersteigt, andererseits auch in der kalten Zone diejenigen Grade nicht erreicht, denen der Mensch wenigstens mit Hülfe seiner Kunst nicht zu widerstehen vermöchte. So sehen wir die äufsere Natur auch in dieser Hinsicht mit dem menschlichen Leben in Harmonie.

Unter den Säugthieren zeigen die Winterschläfer am wenigsten Widerstandskraft gegen äufsere Kälte. Dafür hat sie die Natur mit der wunderbaren Eigenschaft versehen, auf einer niederen Stufe der Lebensthätigkeit, im Halbschlafe in Höhlen versteckt, sich den höheren Graden der äufsern Kälte zu entziehen. Auch bei den Embryonen der Säugthiere ist das Erzeugungsvermögen der Wärme nur schwach, daher sie, auch in den spätern Entwicklungsperioden aufserhalb des Mutterleibes schnell kalt werden und absterben; selbst nach der Geburt bedürfen die meisten der wärmenden Nähe der Mutter.

Es ist dieses Verhältnifs ein ähnliches wie die Blutwärme bei den Vögeln. Gewöhnlich spricht man nur von dieser, indefs in jeder Thierklasse die Entwickelung des Individuums im Eie eine eigene Wärme erfordert. Bei den Säugthieren ist es nun auch die Wärme des Blutes, und kommt insofern mit der der Vögel überein. Dafs die Blutwärme nichts specifisch Lebendiges sei, sondern den allgemeinen cosmischen Potenzen angehöre, beweist die künstliche Brütung.

Bei kaltblütigen Thieren wird die Brütung der äufsern Temperatur überlassen. Jedoch scheint auch hier bei jeder Thierart ein gewisser Temperaturgrad erforderlich, der wahrscheinlich der eigenthümlichen Körperwärme des Mutterthieres nahe steht. Dafür sind diese Thiere mit eigenen Instinkten von der Natur begabt, wodurch sie getrieben werden, solche Stellen im Wasser oder in der Erde aufzusuchen, deren eigenthümliche Temperatur der Entwicklung ihrer Brut am meisten angemessen ist.

Wenn man nun die Wichtigkeit der äufsern Wärme bei der ursprünglichen Entwicklung des thierischen Individuums betrachtet, wo wir sie als Blutwärme angesprochen haben, so drängt sich die Ansicht auf, dafs sie auch bei der fortgesetzten Entwicklung des schon selbstständig gewordenen Thieres eben so nothwendig sei, wobei nur der Unterschied obwaltet, dafs das letztere gleichsam die eigene Brutwärme sich selbst erzeugt, auf ähnliche Weise, wie der chemische Verbrennungsprocefs den dabei nöthigen Temperaturgrad in sich selbst reproducirt. Weniger allgemeine Verhältnisse der thierischen Wärme richten sich nach individuellen Verschiedenheiten der Thiere und des Menschen, die theils von der eingebornen Lebensenergie, Temperament, Constitution, Raçe, Geschlecht, Lebensalter, Zustand der Krankheit oder Gesundheit, Gewohnheit, Abhärtung und Verzärtelung abhängen. Freilich werden hierdurch nur geringe Temperaturunterschiede bedingt, jedoch sind sie nicht weniger wichtig in der Oeconomie des Lebens. Bisher hat man nur wenige Data darüber. *Edwards* und *Gentil* fanden bei einem Mädchen die Temperatur um einen halben Grad geringer, als bei zwei jungen Herrn von demselben Alter, bei einem Choleriker um einen Grad höher, als bei einem Sanguiniker. *Edwards* untersuchte im Bicêtre die eigene Wärme von einer Zahl hundertjähriger, achtzig- und siebenzigjähriger Greise, und fand in jeder dieser Altersstufen einen Unterschied der Temperatur. Derselbe fand durch zahlreiche Versuche im Hôpital des Enfans und im Bicêtre, dafs das Wärmeerzeugungsvermögen gleich nach der Geburt am geringsten sei und von da aus bis zur völligen Reife allmählig gesteigert werde, von wo aus es wieder bis ins hohe Greisenalter allmählig sinke. Diese Unterschiede betrugen jedoch nur einen, höchstens zwei Grade. Derselbe und *Gentil* wollten sogar regelmäfsige tägliche Oscillationen der Temperatur, mit einer Differenz von 2 bis 3 Graden vom Morgen bis zum Abend bemerkt haben. Solche Oscillationen zeigen sich besonders auffallend bei remittirenden und intermittirenden Fiebern. Die stärkste Fieberhitze betrug nach *Franz Home* $33\frac{3}{9}{}^{0}$ R. Dafs bei den Eingebornen der kalten Zone die Energie der Wärmeerzeugung gröfser sei, als bei den Bewohnern der heifsen, und dafs bei diesen umgekehrt der Organismus durch selbstthätige Verminderung der Temperatur der übermäfsigen äufsern Wärme leichter Widerstand leiste, lehren unzählige Beispiele. Was angewohnte Beschäftigung und künstliche Uebung für die Stimmung der individuellen Wärmeenergie vermögen, zeigen die Glas- und Metallarbeiter, und die sogenannten Unverbrennlichen, ferner die Wallfischfänger und die Reisenden in die Polarländer. Endlich wird auch die Temperatur, wenn gleich nur gering, an verschiedenen Stellen des Körpers und in verschiedenen Organen und Bestandtheilen verschieden gefunden, unter normalen oder auch krankhaften Bedingungen. *Davy* (*John Davy* tentamen experimentale quaedam de sanguine complectens. Edinb. 1814. in *Meckels* Archiv I. Bd. 1. Hft.) fand das arterielle Blut des linken Ventrikels um 1—2° F. ($\frac{2}{9}{}^{0}$ — $\frac{4}{9}{}^{0}$ R.) höher temperirt, als das venöse des rechten; beinahe dasselbe fand er bei der vergleichenden Untersuchung des Blutes aus der Jugularvene und der Carotis. Derselbe fand bei der äufsern Untersuchung an einem eben aus dem Bette herausgestiegenen nackten Menschen in der Mitte der Fufssohle 90° F. ($25\frac{5}{7}{}^{0}$ R.) zwischen dem innern Knöchel und der Achillessehne 93° F. ($27\frac{7}{9}{}^{0}$ R.), dasselbe an der Wade, 95° F. (28° R.) in der Kniekehle, dasselbe in der Nabelgegend, 96,5° F. (28° + R.) im Ellenbogenbuge, 94° F. in der Gegend der sechsten Rippe links, 93° F. rechts, 98° F. ($29\frac{1}{3}$ R.) unter der Achsel. *Edwards* und *Gentil* fanden an einem starken gesunden Manne die Wärme im Munde 31° Deluc (Reaum.), dasselbe im Mastdarm, 30° in den Händen, $29\frac{1}{4}{}^{0}$ in den Achseln und Ellenbogenbügen, $28\frac{3}{4}{}^{0}$ an den Wangen, $28\frac{1}{2}{}^{0}$ an der Vorhaut und an den Füfsen, 28° an der Brust und am Unterleibe. Bei Untersuchung innerer Theile fand *Davy* an einem eben geschlachteten Kalbe in der Hirnsubstanz 104° F. ($30\frac{8}{9}$° R.), 106,5° F. ($33\frac{1}{9}$° R.) in der Lunge, 106° ($32\frac{8}{9}$ R.) in der Substanz der Leber, dasselbe im rechten Herzventrikel, 107° F. ($33\frac{1}{3}$ R.) im linken. Aus den Untersuchungen von *John Thomson* (Lectures on inflammation. Edinb. 1813) scheint hervorzugehn, dafs die Temperatur eines entzündeten Theils die des Blut im Herzen niemals übersteige; dasselbe fand *Magendie*. Die fühlbar erhöhte Wärme bei Entzündung äufserer Theile, würde also blofs auf einem schnellern Ersatz der sonst an das umgebende Medium abgegebenen Antheile beruhen, was wieder von dem gröfsern Zuflufs des Blutes abhängig sein würde, wenn nicht etwa noch ein eigener lokaler Erzeugungsquell der Wärme hiebei angenommen werden müfste.

Uebrigens lehrt uns das eigene Gefühl, dafs diejenigen Organe, welche vorzugsweise thätig sind, auch eine gröfsere Quantität Wärme erzeugen. Am auffallendsten zeigt sich dieses an den Geschlechtstheilen, aber auch am Kopfe, in der Magen- und Herzgegend, in einzelnen Muskelgruppen und an verschiedenen empfindlichern Hautstellen, davon jedoch die exacte physikalische Messung kaum auszuführen sein dürfte.

Wir haben bis jetzt blofs die äufsere Erscheinung der thierischen Wärme betrachtet; es kommt nun darauf an, ihre Gründe oder ihre Quellen im Organismus aufzusuchen. Die zunächst sich darbietende, gewissermafsen populäre Ansicht ist die der alten Welt, wovon uns *Hippocrates* (*περι καρδιης*) und *Galen* (de usu partium) Kunde giebt: Die Wärme sei angeboren (calidum innatum), ein unmittelbares Produkt des Lebens, habe ihren Sitz im Herzen und werde von da mit dem Blute durch den ganzen Körper verbreitet, die Respiration diene blofs zur Abkühlung. Auch *Descartes* und seine Anhänger glaubten an die eingepflanzte Wärme, die übrigens bei den ältesten Naturphilosophen mit dem Princip der Seele und des Lebens identisch war. Es wäre überflüssig, diese Ansicht widerlegen zu wollen, da es offenbar ist, dafs sie mit Ueberspringung einer Menge noch erfahrbarer Bedingungen sogleich zu einer willkürlichen Hypothese ihre Zuflucht nimmt.

Als seit dem Anfang des siebenzehnten Jahrhunderts die Naturwissenschaften überhaupt, und vorzüglich die Physik und Chemie einen neuen Schwung erhielten, war man vielfach bemüht, das Phaenomen der thierischen Wärme, bald nach den Grundsätzen und Analogieen dieser, bald nach denen jener zu erklären. Die neueren dynamistischen Versuche schliefsen sich hiebei an die ältesten an. Wir wollen den Gegenstand nach diesen drei Hinsichten in Betrachtung ziehn.

1. Es ist natürlich, dafs sogleich die ersten entschiedenen Erfahrungen über chemische Wärmeentwicklung, wie sie bei Verbindung flüchtiger und flüssiger Säuren und Alkalien zu Salzen, bei Gährung und Fäulnifs vorkommen, zur Erklärung der Entstehung thierischer Wärme angewendet wurden. Die Erhitzung von Säure und Alkali bei ihrer Vermischung wandten *Van Helmont, Silvius Del-Boë, Savioli, Chirac, Pascal, Henshaw* u. a. an. An eine innere Gährung des Blutes glaubte *Targirus Mortimer, Homberger, Vieussens* und andere. Auch *Stahl* nahm eine innere Bewegung des Blutes, welche von einem lichtartigen Princip erzeugt werde, als Ursache der Wärme an. *Homberger's* Hypothese stellt einen der Fäulnifs ähnlichen Procefs, als letzten Grund der Wärmeerzeugung im thierischen Körper auf. Erst in neuerer Zeit, als mit *Lavoisier's* Entdeckungen das ganze frühere Hypothesengebäude zusammenstürzte, mufste man auch über die thierische Wärme neue Erklärungsgründe aufstellen. Schon *Mayow* und *Crawford* hatten den Athmungsprocefs als einen Focus der Respiration angegeben; erst durch *Lavoisier* (Mém. de l'Acad. des sc. 1780) und *Seguin* gewann diese Ansicht gröfsere Evidenz und allgemeine Verbreitung. Das aus der Luft eingeathmete Oxygen verbindet sich mit dem Kohlenstoff und dem Hydrogen des venösen Blutes und bringt eine Verbrennung hervor, die dabei entwickelte Wärme theilt sich dem Blute mit und wird während des Kreislaufs in den Körpertheilen wieder entwickelt. Die Versuche *Lavoisier's* und *Delaplace's* mit dem Eis-Calorimeter bewiesen, dafs die Quantität des

durch die Wärme der Thiere geschmolzenen Eises nahe derjenigen sei, welche in derselben Zeit durch die Erzeugung des kohlensauren Gases entwickelt wird. Für diese Theorie sprechen auch die Versuche von *Brodie*, *Thillaye* und *Legallois*, welche zeigten, dafs in dem Grade, als man bei den Thieren das Athmen hindert, auch die Temperatur derselben falle. Auch zeigte die vergleichende Anatomie, dafs die Entwicklung der Respirationsorgane nahe mit der Energie der Wärmeerzeugung in Verhältnifs stehe. Die Versuche von *Edwards* bewiesen, dafs die Thiere beim Athmen desto mehr Oxygen verzehren, je wärmer ihr Blut ist, und je reifer sie sind, dafs in demselben Verhältnisse auch die Erstickung schnellere Folgen bei ihnen zeige, dafs so wie die Jahreszeiten auf die Temperatur, sie auch auf die Respiration Einflufs haben, indem im Sommer weniger Oxygen verzehrt wird als im Winter. Endlich mufs auch die Thatsache angeführt werden, dafs, wie schon früher erwähnt, das arterielle Blut etwas höher temperirt sei, als das venöse. In der neuesten Zeit hat *Despretz* (Annales de chimie T. 26.) die Untersuchungen *Lavoisier's* wieder vorgenommen, und mittelst einem Wasser-Calorimeter und pneumatischem Apparat an den verschiedensten Thieren mit grofser Genauigkeit ausgeführt. Die Resultate seiner Versuche lehren, dafs die Respiration die vorzüglichste Ursache der Entwicklung der thierischen Wärme sei, indem bei weitem der gröfsere Antheil der Gesammtsumme der erzeugten Wärme auf ihre Rechnung komme, das Uebrige der Ernährung, dem Blutumlauf, der Reibung, Benetzung etc. zuzuschreiben sei. Die Gränze der Wärmeerzeugung durch Respiration war zwischen 70 und 90 Procent, und ersteres nur bei sehr jungen Thieren. Die Quantität der durch Respiration producirten Wärme war also nahe derjenigen gleich, die bei Verbindung des Oxygens mit Carbon und Wasserstoff entwickelt wird, welche beide Stoffe, als Grundlagen der Verbrennung beim Athmungsprocefs angenommen werden.

Diese Versuche führen dieselben Schwierigkeiten mit sich, die man schon früher gegen die *Lavoisier*schen vorgebracht hatte. Dennoch geht im Ganzen daraus hervor, dafs der bei der Respiration Statt findende chemische Procefs, als die vorzüglichste Wärmequelle angesehen werden müsse.

2. Die mechanisch-physikalischen Erklärungsversuche gehören besonders der Schule *Boerhave's* an. Nach ihm sollte eine bei der Bewegung des Blutes an den Gefäfswänden und in seinen Theilchen Statt findende Reibung die Hauptquelle der Wärme sein. Vorzüglich sollten die Blutkügelchen in den letzten Enden der kleinsten Gefäfse, durch ihre elastische Zusammendrückung und Expansion, wobei die Gefäfswände selbst verengt oder erweitert würden, und zwar im Verhältnisse ihrer Dichtigkeit und der Gewalt des Stofses vom Herzen aus, die eigentlichen Wärmemotiven sein. Zur Unterstützung dieser Theorie brachte man die Verlangsamung oder Verschnellerung des Blutlaufs bei verschiedenen Lebenszuständen mit der dabei erscheinenden Kälte oder Erhitzung in Beziehung, nicht bedenkend, dafs hiebei das, durch andere Bedingungen schon warme Blut, die Theile nur mehr oder weniger, nach Mafsgabe der Herzbewegung durchdringe, und dafs auf den Moment der Reibung nur sehr weniges zu rechnen sei. Dennoch ist nicht zu zweifeln, dafs die unendlich vielfältigen beweglichen Berührungen zwischen den festen und festen, den flüssigen und festen Theilen im thierischen Organismus eine, wenn gleich schwer auszumittelnde, Wärme erzeugen müssen. Was hiebei auf entwickelte und wieder gebundene Electricität zu rechnen wäre, müssen noch künftige Untersuchungen entscheiden.

3. Neben der chemischen Theorie hat sich in neuerer Zeit die neurodynamische beinahe in gleichem Ansehen behauptet. *Brodie* (Philos. Transact. 1811. p. 36—48.) war der erste, der über den Einflufs des Gehirns auf Wärmeentwicklung entscheidende Versuche anstellte. Er verband die Halsgefäfse an einem Hunde, schnitt den Kopf ab, und unterhielt das Athmen künstlich. Obgleich nun das Blut in den Arterien ebenso wie sonst, ja bis in die Venen geröthet war, so fiel doch die Temperatur zusehends und führte den Tod herbei. Er schlofs daraus, dafs nicht das Athmen, sondern ein unbekannter Hirneinflufs die Wärme-

erzeugung unterhalte. Zur Gegenprobe verrichtete er an einem andern Hunde dieselbe Operation, ohne jedoch das Athmen künstlich zu unterhalten. Bei einem andern unterband er überdies die Gefäfsstämme an der Basis des Herzens, um auch die Circulation des Blutes aufzuheben. Die Temperatur fiel nun langsamer als im vorigen Versuche, und zwar im letztern Falle, wo Respiration und Cirkulation fehlten, am langsamsten. Er schlofs daraus, dafs diese zwei Functionen nicht nur nicht zur Erzeugung der Wärme beitragen, sondern diese sogar zerstreuen, und dafs das Gehirn der eigentliche Wärmemotor sei. *Chaussat* (Annales de chimie T. 91) durchschnitt das grofse Gehirn vor dem Hirnknoten, so dafs bei unverletztem Vagus die Respiration von selbst erhalten wurde. Die Temperatur fiel gleichfalls, und zwar in 12 Stunden auf 24°, wo das Thier (vor Kälte?) starb.

Daraus ging nun hervor, dafs nicht der der Respiration vorstehende Vagus, sondern ausschliefslich das grofse Gehirn die Wärmeentwicklung unterhalte.

Ein ähnliches Resultat ergab sich, wenn durch einen Schlag auf den Kopf, oder durch Einspritzung von Opiumauflösung ins Gehirn, die Action desselben aufgehoben und das Athmen künstlich unterhalten wurde. Es handelte sich nun darum, zu entscheiden, ob das Gehirn mittelst des Vagus, oder mittelst des Rückenmarks die Wärmeentwicklung unterhalte. Er durchschnitt die beiden Vagi an einem Hunde und liefs das Athmen künstlich unterhalten. Die Temperatur fiel innerhalb 60 Stunden bis zu 20° und das Thier starb. Hier glaubte *Chaussat*, dafs, weil das Fallen der Temperatur so viel langsamer war, durch die noch übrigen Nervenverbindungen mit dem Hirne eine Wärmeentwicklung unterhalten werde. Endlich durchschnitt er das Rükkenmark am Hinterhaupte, und obgleich die Respiration künstlich unterhalten wurde, fiel doch die Temperatur schnell innerhalb 10 Stunden bis auf 26° C. und das Thier starb. Daraus schlofs er, dafs das Rückenmark vorzüglich zur Wärmeentwicklung bestimmt sei. Er durchschnitt nun das Rückenmark vom Kopfe anfangend gegen das Schwanzende, so dafs verschiedene Antheile zur Function übrig blieben, und die Abkühlung verhielt sich dem angemessen.

Dies führte ihn zur Untersuchung des Einflusses des Gangliensystems auf Wärmeentwicklung. Er schnitt die linke Nierenkapsel an einem Thiere heraus, wobei die Verbindung des Sympathicus mit dem Ganglion semilunare aufgehoben wird, und die Temperaturerniedrigung führte in 10 Stunden gleichfalls den Tod herbei. Er erfolgte sogar in fünf Stunden mit der schnellsten Abkühlung, wenn er die beiden Sympathici am letzten Rippenpaar durchschnitt, die Aorta bei ihrem Austritte aus dem Zwergfell unterband, und das Athmen künstlich unterhielt. Dies führte ihn zu dem Schlufs, dafs die Wärmeentwicklung vorzüglich von den Centralganglien ausgehen müsse. Dafs der Tod in allen diesen Fällen durch Erkältung erfolge, suchte er durch Gegenversuche mit künstlicher Kälte zu erweisen. *Legallois* (Annales de chimie. Tom. IV.) zeigte, dafs bei der künstlichen Respiration eine geringere Menge Sauerstoff verzehrt werde, als bei der natürlichen, und also daher die Abkühlung erfolge. Noch näher bestimmte dieses *Wilson Philipp* (Untersuchungen über die Gesetze der Functionen des Lebens etc. übersetzt von *Sontheimer*. Stuttg. 1822.), indem er bewies, dafs es hiebei auf die Art und das Mafs der künstlichen Respiration am meisten ankomme, indem eine zu frequente (30 mal in der Minute) eine schnelle Abkühlung herbeiführt, eine gehörig gemäfsigte aber (12 mal in der Minute) die Abkühlung verlangsamt, ja sogar die Wärme wieder erhöhen kann.

Aus dem Bisherigen geht hervor, dafs zwar die Respiration einen wesentlichen Moment zur Wärmeerzeugung hergebe, dafs aber vorzüglich das Nervensystem dieselbe in ihrem normalen Grade unterhalte. Es ist jedoch nicht anzunehmen, dafs in den Centris dieser Functionen unmittelbar die Wärmeentwicklung erfolge und erst nach den einzelnen Theilen geleitet werde, sondern dafs in jedem einzelnen Theile selbst durch Vermittlung jener Functionen und durch die darin Statt findenden organisch-chemischen Processe sich Wärme erzeuge, und von da in die constant bleibende Totalsumme der Temperatur wieder zurückfliefse. Die partielle Wärmeerzeugung beweisen Reizungen einzelner Nervenparthieen, wonach die Temperatur in den davon abhängigen Organen erhöht erscheint, ferner die Wirkung der Affecte der Wechsel der Functionen im Organismus, wobei die fungirenden Organe gleichfalls höhere Temperatur zeigen, partielle Entzündungen, Fieberfrost, die Lähmung einzelner Nerven etc. Direkte Versuche sind jedoch hierüber noch zu erwarten. Der Hauptsitz der Wärmeentwicklung scheint unmittelbar in der Blutmasse zu sein und von demjenigen chemisch-organischen Processe abzuhängen, wodurch das arterielle Blut theils in venöses verwandelt wird, theils in feste organische Bestandtheile übergeht, und Se- oder Excretionsflüssigkeiten sich verwandelt. Der letzte physicalische Grund hiebei, da die Wärme als eine allgemein physische Potenz nicht als eine modificirte Lebenskraft betrachtet werden mufs, würden dann theils die Veränderungen in den Aggregatzuständen, theils die hiebei Statt findenden Ausgleichungen electrischer Gegensätze sein, wobei die Respiration und Nutrition einen Theil des Stoffs liefern, der Einflufs des Nervensystems die chemischen Verwandschaften stimmen, und ihr Wechselspiel unterhalten würde.

So wie nun die Wärme auf solche Weise erzeugt wird, wirkt sie wieder auf jene Processe erregend zurück. Dadurch erscheint sie als eine der vorzüglichsten Bedingungen zur Unterhaltung des Lebens. Wenn ihre Entwicklung durch äufsere oder innere Veranlassung nachläfst, erlöschen auch die Functionen bis zum völligen Tode.

Eines der merkwürdigsten Phaenomene in der thierischen Oekonomie, ist die Behauptung eines constanten Temperaturgrades von etwa 29° R. bei warmblütigen Thieren. Es findet sich hier eine Analogie mit der sich gleich bleibenden Temperatur des kochenden Wassers und andere Flüssigkeiten. Diese Analogie giebt auch den Hauptmoment zur Erklärung jenes Phänomens ab. Es ist vorzüglich nach *Delaroche* (*Reils* Archiv XII. 3. Heft) die Vermehrung und Verminderung der Haut- und Lungentranspiration, welche bei dem äufsersten Wechsel der äufseren Temperatur das Gleichgewicht der Wärme im Organismus erhält; aufserdem kann noch die Verdünnung oder Condensirung der respirirten Luft, die Vermehrung

der

der Fludisation oder Concretion in den organischen Bestandtheilen, und endlich eine eigenthümliche Reaction des Nervensystems in Betracht gezogen werden.

Litteratur.

G. Martine Medical and philos. Essays. Lond. 1740.

Derselbe: De similibus animalibus et animalium calore. Libri duo. London 1740. 8.

J. Hunter Experiments and observations on animals with respects to the power of producing heat. Philos. Transact 1775 und 1778.

K. A. Rudolphi Grundr. d. Physiol. Berl. 1821. I. B. p. 166 et seq.

J. A. Braun De calore animalium, Nov. Comm. Petrop. T. 13. Petrop. 1769.

Ed. Rigny essay on the theory of production of animal heat. Lond. 1785. übers. v. *A. F. Riel.* Altenb. 1789.

C. W. Juch: Ideen zu einer Zoochemie. Erf. 1800.

Ant. Boin Diss. sur la chaleur vitale. Paris 1802.

C. Buniva Mémoire concernant la physiologie et pathologie des poissons, in Mém. de l'Ac. de Turin. Tom 12.

G. R. Treviranus Biologie. B. V. p. 1—58.

Franc. de la Roche Mém. sur la cause du refroidissement qu'on observe chez les animaux exposés à une forte chaleur. Rozier Journ. de Phys. T. 71.

Thom. Buntzen Beitrag zu einer künftigen Physiologie. Kopenh. und Leipz. 1805.

J. Murray Experim. Researches. Glasgow. 1826.

Casp. Fr. Nasse über die thierische Wärme, in *Reils* Arch. XII.

Milne Edwards de l' influence des agens physiques sur la vie. Paris 1824.

W. Krimer Physiologische Untersuchungen. Leipzig 1820.

J. R. Rengger's physiol. Untersuchungen üb. d. thier. Haushalt der Insekten. Tüb. 1817.

Tillet: Mémoire sur les degrés extraordinaires de chaleur, auxquels les hommes et les animaux sont capables de résister. Mém. de l'Acad. des sciences de Paris. 1764. p. 186.

Petr. Jungersun Estrup, Comm. de calore febrili adaucto et diminuto. Havn. 1819.

Saissy, Recherches expérimentales sur la Physique des animaux mammiféres hybernans. Paris 1808.

N. P. Adelon Physiologie de l'homme. Paris 1823. T. III. p. 479—521.

Alb. Haller, Elementa Physiologiae. Tom. II. p. 27 et sqq.

Ces. Despretz, Recherches experimentales sur les causes de la chaleur animale. Annales de Chimie T. 26. p. 337 et sq.

Pet. W. Lund, Vivisectionen der neuern Zeit. Kopenhagen 1825. p. 251. et sqq.

P — e.

CALOTROPIS. Eine Pflanzengattung aus der natürlichen Ordnung der *Asclepiadeae* und *Pentandria Digynia*

Linn. Sie kommt mit *Asclepias* ganz überein, nur fehlen die tutenförmigen Nebenblumenblätter und an ihrer Stelle sind fünf Nebenblumenblätter mit der fleischigen Säule verwachsen, welche die Griffel deckt, (*Gynostegium* oder *Stylostegium*) auch ist die Blume (*Corolla*) klockenförmig und hat an der Basis fünf Säckchen.

1) *C. gigantea. R. Brown, Sprengel* syst. veg. 1. p. 850. Botan. Reg. t. 58. *Asclepias gigantea Ait.* kew. 1. p. 305. Dieser nicht grofse Strauch wächst in Ostindien wild. Er hat gegenüberstehende, sehr kurz gestielte, längliche, ziemlich grofse und steife Blätter. Die Blumen wachsen in Doldentrauben, sind grofs, haben eine blaue Farbe und die Lappen der Blumenkronen sind zurückgerollt. Man hat diese Pflanze mit *Asclepias gigantea Linn.* verwechselt, welche in Aegypten wächst und nicht zurückgerollte sondern ausgebreitete Blumenlappen hat. Die gepulverte Wurzel wird in Ostindien unter dem Namen *Mudar* oder *Madar*, auch *ark* oder *arka* im Sanskrit, in kleinen Dosen als ein kräftiges Heilmittel gegen chronische Hautkrankheiten angewendet, auch gegen Syphilis und Wechselfieber. In grofsen Dosen ist sie giftig. Man trocknet die Wurzel bis der darin enthaltene Milchsaft nicht mehr beim Einschneiden ausfliefst, und giebt dann das Pulver. Es hat keinen besondern Geruch. Die nächste Wirkung ist Uebelkeit mit dem Gefühl von Hitze im Magen, Erbrechen und Purgiren. (S. Transact. of the medic. and physic. Soc. of Calcutta T. 1.) Dr. *L. Pallas* hat eine, doch nicht befriedigende Analyse davon gegeben. Er fand darin einen eigenthümlichen, krystallinischen Stoff, einen grünen Farbestoff und Bitterstoff. S. Journ. univ. d. scienc. médical. 1828 Mars p. 257. Die Wurzel ist in Schottland bei den Droguisten zu haben. L — k.

CALTHA. Eine Pflanzengattung zur natürlichen Ordnung *Ranunculaceae* gehörig und *Linné's Polyandria Polygynia.* Die Kennzeichen sind: kein Kelch; viele Blumenblätter; keine Nebenblumenblätter (*Nectaria*); fünf bis zehn zusammengedrückte, einfächrige, vielsamige Kapseln.

1) *C. erecta Linn. Willd.* sp. 2. 1339. *Sturms* Deutschlands Flora. Dotterblumen. Diese Pflanze ist äufserst häufig in dem mittlern und nördlichen Europa auf nassen Wiesen,

welche sie mit ihren grofsen gelben Blumen im ersten Frühling schmückt. Der Stamm ist ziemlich aufrecht obgleich kurz; die Blätter sind rund, an der Basis herzförmig ausgerandet und gekerbt. Die Pflanze wird vom Viehe nicht gefressen und scheint also eine Schärfe zu haben. *Niemann* sagt (Pharm. bot. 2. p. 64.) die Knospen (*gemmae*) könnten statt Kapern gebraucht werden. Aber das ist ein sehr unsicheres Surrogat, wofür ich keinen Gewährsmann finde. Er setzt hinzu: die Lappländer bereiten Brot aus der Wurzel, nachdem sie die Schärfe durch Kochen vertrieben haben. Aber *Linné* und *Wahlenberg*, die doch auf den Gebrauch der Pflanzen sehr aufmerksam sind, schweigen davon. Die Pflanze ist verdächtig. L — k.

CALUNGA. S. Simaba.

CALVA, Calvaria, die Hirnschale. S. Cranium.

CALVITIES, Calvitum, Canities die Kahlheit. S. Alopecia und das Ausfallen der Haare.

CALX. S. Calcaneum.

CALX. S. Kalk.

CALYCANTHUS. Eine Pflanzengattung welche einer besondern kleinen Familie *Calycantheae* den Namen giebt. Die Blätter sind gegenüberstehend ohne Nebenblätter; mehrere Samenhüllen (*Achaenia*) sind von einem Kelche eingeschlossen und der Embryo hat zusammengewickelte Cotyledonen. Sie stehen den *Rosaceae* nahe. Die Gattung *Calycanthus* zeichnet sich durch die vielen Blätter aus, in welchen sich der Kelch ausbreitet, die von einer Mittelform von Blumen und Kelch sind, auch durch viele Staubfäden, welche auf einem fleischigen Ringe im Schlunde stehen.

1) *C. floridus. Linn. Willd.* sp. 2. 1119. Dieser Strauch welcher 6 — 8 Fufs hoch wird, wächst in Carolina an dem schattigen Ufer der Bäche wild, und wird bei uns häufig in den Gärten gezogen, wo er die Winter sehr gut aushält. Die Blätter sind ziemlich grofs, eiförmig, unten weifsfilzig; die Blume ebenfalls grofs und sehr ausgezeichnet durch die rothbraune dunkle Farbe der Kelchblätter, auch durch den angenehmen Geruch nach Borsdorfer Aepfeln. Die Rinde der jungen Zweige, auch das Holz derselben, hat einen angenehmen gewürzhaften Geruch und Geschmack. Man be-

dient sich derselben in Nordamerika als Gewürz und nennt sie *Carolina all spice*, allgemeines Carolina-Gewürz; auch soll man sie gegen Wechselfieber anwenden. Man hat den Gebrauch zu Gewürz auch hin und wieder in Europa nachgeahmt. L — k.

CALYPTHRANTHES CARYOPHYLLATA. S. Myrcia caryophyllata.

CALYX RENUM, der Nierenbecher oder Nierenkelch. S. Niere.

CAMARA. Das nur wenig bekannte Mineralwasser von Camara oder Camaratte, entspringt unfern Casteggio in der Provinz Voghera in Piemont.

Es ist hell, von einem starken Schwefelgeruch und Schwefelgeschmack; seine Temperatur beträgt 11° R. bei 17° R. der Atmosphäre, sein spec. Gew. 1025 : 1000. Nach der von *Romano* im Jahre 1820 unternommenen Analyse, ist dasselbe sehr reich an Schwefelwasserstoffgas. Schon früher hatte es *Volta* im Jahre 1788 untersucht, und seinen chemischen Gehalt mit dem der Schwefelquelle von Retorbido verglichen; — *Bertini* betrachtet es als das an Schwefel reichhaltigste der Provinz Voghera.

Lit. Storia di tutte le sorgenti d'acque minerali sinora note negli stati di S. M. il Ré di Sardegna. Torino. 1822. p. 227. O — n.

CAMARÉZ. Die Mineralquellen, welche diesen Namen führen, entspringen im Département de l' Aveyron, eine halbe Lieue von der kleinen und angenehm an den Ufern des Dordou gelegenen Stadt Pont de Camaréz, unfern der Etablissements der bekannten Thermalquellen von Sylvanez.

Bekannt sind diese Mineralquellen schon seit 1662. Man unterscheidet zwei: 1) la Fontaine d' Andabre und 2) la Fontaine de Prugne oder Prugniez; beide gehören zu der Klasse der eisenhaltigen Säuerlinge. Das Wasser beider ist klar, von einem salzig-prickelnd-eisenhaften Geschmacke, und reich an kohlensaurem Gas.

Nach der neuesten Analyse von *Coulet* beträgt die Temperatur des Mineralwassers 12° R.; die Menge des kohlensauren Gases ist fast gleich der des Volumen Wassers.

10,000 Grammen enthalten an festen Bestandtheilen:

Kohlensauren Kalk.................. 2,051 Gr.

Kohlensaure Talkerde................	1,526	Gr.
Kohlensaures Eisen....	0,595	»
Schwefelsaures Natron.................	6,954	»
Salzsaures Natron......................	0,820	»
Kohlensaures Natron..................	8,735	»

Man benutzt dasselbe blofs als Getränk, zu einer halben bis zu zwei und drei Pinten. Contraindicirt bei fieberhaften Beschwerden, Wassersucht, bei schwacher Brust und während der Schwangerschaft, empfiehlt es *Caucanas* namentlich bei Stockungen im Unterleibe, Hypochondrie, Schwäche des Magens, Fluor albus, Suppression der monatlichen Reinigung und Krankheiten der Urinwerkzeuge.

Sehr vortheilhaft wird der Gebrauch der Heilquellen zu Sylvanez mit dem der Fontaine d' Andabre, von welcher man täglich wohl verkorkte Krüge nach dem nahe gelegenen Kurort von Sylvanez bringt, verbunden.

Litteratur.

Poëme à la louange des eaux minérales du Pont-de-Camaréz par un Religieux. 1662.

Mémoire sur les eaux minérales chaudes ou thermales de Sylvanéz, et sur les eaux minérales froides de Camaréz, par *Malrieu*. 1776. Chap. 4.

Traité analytique et pratique sur les eaux minérales de Sylvanéz et de Camaréz, par *P. Caucanas*. Paris an X. 8.

Manuel de eaux minérales de la France par *Ph. Patissier*. Paris 1818. pag. 403.

Précis historique sur les eaux minérales les plus usitées en Médecine par *J. L. Alibert*. Paris 1826. p. 169.

Revue médicale Française et étrangère. 1827. T. I. p. 366. O — n.

CAMAROMA, Camarosis (von *χαμαρόω* ich wölbe) nennt man einen solchen Schädelbruch, wobei sich die fracturirten Knochenstücke wie ein Gewölbe erheben. E. Gr—e.

CAMBO. Der Kurort dieses Namens liegt in dem Département des Basses-Pyrenées an der Nive, drei Lieues von Bayonne entfernt, in einer sehr angenehmen Gegend, und erfreut sich jährlich eines zahlreichen Zuspruches von Kurgästen, nicht blofs aus der Umgegend, sondern auch aus Spanien. — Die Kur beginnt man hier schon von den ersten Tagen des Monat Mai, schliefst sie zwar im Juni, fängt sie aber von neuem im September an, und setzt sie bis im Oktober fort.

Man unterscheidet hier zwei, ihrer Natur nach verschiedene Mineralquellen, — eine Schwefelquelle und eine kalte Eisenquelle.

1) Die Schwefeltherme entspringt auf dem linken Ufer der Nive, in einem kleinen Thale südöstlich von Cambo, ist durchsichtig, klar, von einem starken Schwefelgeruch und Geschmack, ihre Temperatur beträgt 18° R. *Anglada* zählt sie zu den Klassen der Eaux sulfureuses salines.

Nach der Analyse von *Salaignac* enthält eine Pinte Wasser:

Schwefelsaure Talkerde	20,40 Gr.
Salzsaure Talkerde	1,60 »
Schwefelsauren Kalk	28,60 »
Kohlensauren Kalk	3,20 »
Kohlensäure	3,25 »
Extraktivstoff	Spuren
Schwefelwasserstoffgas	6,00 Kub. Zoll.

Man trinkt sie zu vier bis fünf Gläsern, und benutzt sie in Form von Bädern. Innerlich gebraucht wirkt sie eröffnend, gelinde stärkend.

2) Die Eisenquelle entspringt unfern der vorigen, ist durchsichtig, farblos, von einem tintenartigen Geschmack und enthält nach *Poumier* an festen Bestandtheilen in zwei Myriagrammen:

Salzsaure Talkerde	10 Gr.
Salzsauren Kalk	4 »
Salzsaures Natron	8 »
Salzsaures Eisen	2 »
Schwefelsauren Kalk	4 »
Kohlensauren Kalk	10 »
Kohlensaures Eisen	14 »
Kieselerde	3 »
Verlust und vegetabilisch-animalischen Extraktivstoff	5 »
	60 Gr.

Innerlich benutzt man dieselbe als stärkend-zusammenziehendes Mittel, bei Schwäche des Darmkanales, Durchfall, Gonorrhoe, Fluor albus, hypochondrischen und hysterischen Affektionen.

Litteratur.
Analyse et propriétés médicales des eaux minérales des Pyrenées par *Poumier*. 1813. p. 43.
Salaignac in Bullettin de Pharmacie 1810. Octobre.
Manuel des eaux minérales de la France par *Ph. Patissier*. 1818. p. 206. 394.
Précis historique sur les eaux minérales les plus usitées en Médecine par *J. L. Alibert*. Paris 1826. p. 424.
Mémoires pour servir à l' histoire générale des eaux minérales sulfureuses et des eaux thermales par *J. Anglada*. Paris 1827. T. II. p 283.
O — n.

CAMBOGIA GUTTI. S. Garcinia.

CAMBUCA ein Synonim für Bubo. S. Bubo.

CAMELINA. Eine Pflanzengattung zur *Tetradynamia Siliculosa* gehörig und zur natürlichen Ordnung *Cruciferae*. Das Schötchen ist umgekehrt eiförmig oder fast kugelrund, die Klappen sind bauchig und springen auf indem ein Theil des Griffes mit von einander geht; die Fächer sind vielsamig; die Scheidewand ist breit. Der Griffel ist fadenförmig. Die Samen haben keinen Rand, die Samenlappen des Embryo liegen flach an einander, das Würzelchen liegt auf den Samenlappen.

1) *C. sativa Crantz. De Cand.* syst. 2. p. 516. *Myagrum sativum Linn. Willd.* sp. 3. 408. Leindotter. Eine Pflanze welche im mittlern Europa auch in ganz Deutschland häufig unter dem Korn wild wächst. Sie wird einen bis zwei Fufs, hat ungestielte lanzettförmige, schmale, wenig gezähnte Blätter, kleine blafsgelbe Blumen; die Schötchen sind fast birnförmig, mit vier erhabenen Linien der Länge nach durchzogen und mit einem ziemlich langen Griffel versehen. Die Pflanze wird in manchen Gegenden besonders im südlichen Deutschland gebauet und daraus ein Oel gewonnen, welches frisch an Speisen und zu allen den Zwecken gebraucht werden kann, wozu man fette Oele gebraucht; nur wird es leicht ranzig, wie das Rüböl. L — k.

CAMELLIA THEA. S. Thea.

CAMERAE OCULI, die Augenkammern. S. Augapfel.

CAMERAL-PRINZIPIEN bei Thierkrankheiten. Wenn man den allgemein anerkannten Grundsatz berücksichtiget: „dafs unsere Hausthiere einerseits ein wandelbares Eigenthum bilden, dessen Werth immer nur nach pekuniären Verhältnissen auszudrücken ist, dafs sie aber andererseits einen sehr wichtigen, und in allen Volksklassen verbreiteten Theil des Nationalreichthums darstellen;" — so ergiebt sich von selbst, dafs alle, gegen die Krankheiten der Hausthiere in Anwendung zu bringende Mittel, auch stets nach ökonomischen und cameralistischen Grundsätzen ausgewählt werden müssen. — Von diesen Grundsätzen läfst sich im Allgemeinen das Wesentlichste dahin bestimmen, dafs: 1) niemals (besonders bei thierärztlichen Kuren auf öffentliche Kosten) ein Mittel oder eine Kur den Werth eines kranken Thieres nach dessen Wiedergenesung pekuniär überschreiten darf; (ausgenommen solche einzelne Fälle, wo die Thiere, für deren Besitzer, einen eingebildeten Werth haben); oder 2) dafs zur Verhütung und Beseitigung von Thierkrankheiten überhaupt, besonders aber der Seuchen, stets die durchgreifendsten, am kürzesten und sichersten zum Ziele führenden Mittel angewendet werden müssen, selbst wenn durch sie auch nicht gerade die Heilung der Kranken, sondern nur die Sicherung der noch Gesunden bezweckt, und wenn deshalb sogar die Vernichtung der zuerst Erkrankten damit verbunden sein sollte, wie z. B. bei der Rinderpest, der Wuthkrankheit, des im hohen Grade ausgebildeten Rotzes, desgleichen des Wurms und der Räude. Denn in solchen Fällen ist die Anwendung von Heilmitteln gewöhnlich nicht nur vergeblich und unnütz, sondern auch schädlich, indem dadurch Gelegenheit zur häufigen und vielseitigen Berührung mit den Thieren, und somit auch zur Verbreitung der Ansteckungsstoffe gegeben wird.

Aus diesen Grundsätzen ergiebt sich auch, dafs die Tendenz der praktischen Thierheilkunde oft sehr verschieden von der der Menschenheilkunde sein mufs, und dafs hierdurch auch die Grenzen bei beiden sehr verschieden gesteckt sind. Denn während im Menschen das Leben stets als das höchste Gut betrachtet und als solches für sich allein moralisch geachtet wird, und es somit auch für den Menschenarzt immer die höchste Aufgabe bleibt, seinen Patienten dieses Gut um jeden Preis zu erhalten; so tritt dies beim kranken Thiere fast ganz in den Hintergrund, indem sein Leben allein gar keinen Werth für die Thierbesitzer hat, wenn es nicht mit einem gesunden und nutzungsfähigen

Körper verbunden ist. Im Gegentheil sind kranke und gebrechliche Thiere dadurch, dafs sie täglich Futter verzehren, und bei der Behandlung Arzneimittel, Zeitaufwand und Mühe verlangen, stets eine kostspielige Last, die jeder gern von sich wirft, wenn er die sichere Ueberzeugung erlangt, dafs die Wiederherstellung eines Thieres entweder ganz unmöglich, oder doch nur in langer Zeit und mit Aufwand vieler Kosten zu erlangen ist. Deshalb werden viele Krankheiten, die eben nicht absolut unheilbar sind und die beim Menschen sorgfältig behandelt werden, bei den Thieren entweder gar keiner, oder höchstens nur einer versuchsweisen Behandlung auf kurze Zeit unterworfen. Palliativ-Kuren sind an Thieren mehrentheils ohne Werth, und finden deshalb mit Absicht nur selten statt.

Es scheint nicht zweifelhaft, dafs der Staat, als Theilnehmer, Beförderer und Beschützer des Nationalreichthums, das Recht und die Pflicht habe, die Realisirung jener Grundsätze möglichst zu fördern, und zwar um so mehr, weil dies weder von jedem einzelnen Thierbesitzer noch von den Thierärzten allein geschehen kann. Denn die Mittel hierzu sind nur zum Theil, und fast nur bei sporadischen Krankheiten rein thierärztlich, zum Theil aber, und besonders bei Seuchen und Contagionen gehören sie in das Gebiet der landwirthschaftlichen und der medizinischen Polizei, obgleich ihre Anwendung immer auf thierärztliche Kenntnisse begründet ist, indem derselben die Ausmittelung der Krankheit, ihres Charakters, ihrer Ursachen u. s. w. vorausgehen mufs. Die Mittel selbst sind übrigens sehr mannigfaltig, und können hier nur ganz kurz in Folgendem angedeutet werden.

I. Verhütungsmittel: öffentliche Belehrung des Landmannes über die beste Pflege des Viehes, — Warnungen gegen schädliche Vorurtheile und Gebräuche in der Zucht, Pflege und Fütterung der Thiere; — bei landwirthschaftlichen Calamitäten, bei Ueberschwemmungen, Mifserndten u. dgl. Anweisung zur Verbesserung des verdorbenen Futters; — zeitige Belehrung über Krankheiten, die, den Umständen nach, zu befürchten sind oder bereits in der Provinz sich zeigen, und vorzüglich Belehrung über die Eigenschaften der Contagien (weil dieselben dem gemeinen Manne fast unbegreiflich sind, und weil darin der Grund zu unzähligen Uebertretungen der sanitäts-polizeilichen Anordnungen liegt); — hinsichtlich der fremden Contagionen beständige Sorge für sichere Nachrichten über das Herrschen derselben im Auslande; — Aufsicht auf die Grenzen, auf den Handel mit Vieh, mit Häuten, Hörnern, Wolle, Talg u. dgl. aus dem Auslande; — Anlegung von Viehquarantainen an den Grenzen, strenge Aufsicht über dieselben; — Begleitung der ausländischen Handelsviehheerden; — bei herrschenden Seuchen in den Nachbarstaaten theilweise oder gänzliche Sperrung der Grenze, nöthigenfalls durch einen Militär-Cordon. — Ferner: Errichtung einer Vieh-Assekuranz; — Vieh- und Fleischbeschau, deshalb Anbefehlung des Schlachtens in öffentlichen Schlachthäusern, Verbot oder Beschränkung des Fleischhandels vom Lande nach den Städten, bestimmtes Verbot des Hausirhandels mit Fleisch; — Errichtung und Erhaltung gut fundirter Thierarzneischulen, Aufsicht über dieselben durch sachkundige Medizinalpersonen, nicht durch Stallmeister oder Offiziere; — strenge Prüfung der Thierärzte; — Anstellung von Kreis- und Provinzial- oder Landesthierärzten; thierärztliche Taxe; — Herabsetzung der gewöhnlichen Medizinpreise der Apotheken beim Gebrauch der Arzneien für Thiere, oder Freiheit der Thierärzte zum Selbst-Dispensiren der Mittel; — Unterdrückung der thierärztlichen Pfuscher; — gesetzliche Vorschriften über das Verfahren der Kreis- und Polizei-Behörden, der Physiker, Thierärzte u. s. w. bei ausbrechenden Seuchen.

II. Milderungsmittel. Präservativ-Kuren; Impfungen, besonders der Schafpocken und der Rinderpest; — letztere jedoch nur in Kriegeszeiten, wo die Gesetze nicht mehr gründlich zu handhaben sind, und wo die Krankheit bereits über mehrere Ortschaften und Distrikte verbreitet ist.

III. Beschränkungs- und Ausrottungsmittel. *a*) Während des Bestehens von Seuchen und ansteckenden Krankheiten. Untersuchung der Krankheit durch Thierärzte und Physiker, besonders über die Contagiosität; — Kadaveröffnungen; — Beschränkungen und Verbot derselben bei erwiesenem ansteckenden Charakter; — therapeutische Behandlung, Belehrung über Anwendung erprobter Heilmethoden, Beschränkung und Verbot des Kurirens bei Contagionen, die erst wenige Thiere eines Ortes ergriffen haben, — das Tödten der wenigen Kranken in solchen Fällen, — Parzelliren der Heerden, Separation der Gesunden von den Kranken, Aufhebung oder Beschränkung des Weideganges und der Viehmärkte, Sperre der Landstrafsen; — Errichtung von Pestställen; Sperre einzelner Ställe, oder einzelner Höfe, oder ganzer Gemeinden und Distrikte, und zwar, entweder nur für gewisse Gegenstände, z. B. für Rindvieh, Rauhfutter u. dgl., oder strenge, allgemeine Sperre; — Anstellung von Revisoren und Aufsehern, Instruktionen derselben, — Aufnahme einer richtigen Viehtabelle; — Strafen gegen Verheimlichung des erkrankten Viehes; — Verbot der Benutzung der Milch, des Fleisches, der Häute, deshalb Verbot des Schlachtens und des Abledern bei beschränkt herrschenden Ansteckungsseuchen; — Modificationen dieses Verbotes bei allgemeiner Verbreitung solcher Krankheiten; — Vorschriften über das Wegschaffen der Kadaver und der Abfälle, vorschriftsmäfsige Anlegung der Kadavergruben, u. s. w.

b) Nach beseitigter Krankheit. Gründliche Reinigung der Ställe und aller, mit den kranken Thieren in Berührung gekommenen Gegenstände. — Oeffentliche Belehrung über die besten Mittel zur Zerstörung der Contagien. — Fortbestehen der Sperre durch einige Zeit. — Vermeidung einer zu frühen Besetzung der Ställe mit neuem Vieh. — Strafen gegen Uebertreter der Anordnungen.

L i t t e r a t u r.

J. J. Kausch, Kameralprinzipien über Rindviehsterben, für Landesregierungen und angehende Staatswirthe. Berl. 1793.

Patent und Instruktion wegen Abwendung der Viehseuchen und anderer ansteckender Krankheiten, imgleichen wie es bei eingetretenem Viehsterben gehalten werden soll. d. d. Berlin den 2. April 1803.

J. P. Frank, System einer vollständigen medizin. Polizei. VI. Bd. 3. Th. S. 1 bis 175. Wien 1819.

J. F. Niemann, Taschenbuch der Veterinär-Wissenschaft für Medizinal-Beamte, Thierärzte und Oekonomen. Leipzig 1830. S. 513 u. folg.

H — g.

CAMOMILLA. S. Chamomilla u. Anthemis.

CAMPAGNE. Die Mineralquellen von C. entspringen in dem Département de l'Aude, auf dem linken Ufer dieses Flusses, anderthalb Lieues von Alet, drei von Quillau entfernt. Die Kurgäste wohnen in der nur eine halbe Lieue von den Mineralquellen entfernten Gemeinde von Esparaza.

Man unterscheidet zwei in ihrem Gehalt aber nicht wesentlich verschiedene Mineralquellen: 1) La Source du Pont und 2) La Source de Campagne. Ihr Wasser ist farblos, durchsichtig, von einem etwas zusammenziehenden, zuletzt bitterlichen Geschmack und perlt; ihre Temperatur beträgt 22° R., ihr spec. Gewicht 1004.

Nach *Estribaud*, *Fréjacque* und *Reboulh* sind die vorwaltenden festen Bestandtheile dieser Mineralquellen: schwefelsaure und kohlensaure Talkerde; — nächst diesen enthalten sie: salzsaure Talkerde, salzsaures Natron, kohlensauren Kalk, kohlensaures Eisen, und Kieselerde.

Benutzt werden die Mineralquellen als Getränk und in Form von Bädern. Man läfst fünf bis sechs und mehr Gläser täglich trinken, und zwar oft mit einem Zusatz von Salz, um ihre eröffnende Wirkung zu vermehren.

Nachtheilig bei anfangender Lungensucht, einem reizbaren Gefäfssystem, Neigung zu aktiven Congestionen und Blutflüssen, empfiehlt man die Mineralquellen zu C. innerlich und äufserlich bei Schwäche des Magens und Darmkanals, Schleimflüssen, Steinbeschwerden, atonischer Gicht und chronischen Hautkrankheiten.

Litt. Annales de Chimie. 1813. Septembre. p. 293.
Manuel des eaux minérales de la France, par *Ph. Patissier*. Paris. 1818. p. 341.

O — n.

CAMPANULA. Glockenblume. Diese Pflanzengattung giebt einer natürlichen Ordnung *Camponulaceae* den Namen. Die Pflanzen derselben haben wechselnde Blätter, einen mit dem Fruchtknoten verwachsenen Kelch, eine auf dem Fruchtknoten stehende einblättrige Blumenkrone, einen drei bis fünffächerigen Samenbehälter. Die Gattung Campanula gehört zur Pentandria Monogynia, hat einen fünftheiligen Kelch, eine klockenförmige, fünftheilige Blume, Staubfäden mit einer breiten Basis, und eine Samenkapsel, welche sich durch Löcher öffnet.

1) *C. potula. Linn. Willd.* sp. 1. 896. Wächst im mittlern und nördlichen Europa wild, besonders im östlichen Deutschland und in Schweden an grasigen Orten, an Zäunen u. s. w. Sie wird 1—2 Fufs hoch; die untern Blätter sind länglich, die obern aber lang und schmal, glatt und mit wenigen kleinen Zähnen. Die Blüten stehen in Trauben, auf langen abstehenden Blütenstielen, die Blumen sind nicht sehr grofs und haben eine Lillafarbe. Die Wurzel dieser Pflanze wird in Rufsland von dem Landvolke gegen die Hundswuth gebraucht, scheint aber sehr indifferent. S. Russische Sammlungen zur Arzneikunde u. s. w. B. 2. S. 250.

2) *C. Rapunculus. Linn. Willd.* sp. 1. 896. Ist der vorigen sehr ähnlich; doch sind die Blätter mehr oder weniger wellenförmig gebogen, die Blütenstiele kleiner und angedrückt; die Blume mehr blau als lilla. Wächst nur im westlichen Deutschland wild, häufig in Frankreich, seltener in England und Schweden, an Orten wie die vorige. Man bauet die Pflanze, besonders in Frankreich in Küchengärten der rübenförmigen efsbaren Wurzel wegen, welche besonders als Salat gegessen wird.

3) *C. glomerata. Linn. Willd.* sp. 1. p. 905. Auch diese Art wächst im mittlern und nördlichen Europa, doch mehr an trocknen Orten, auf Hügeln u. s. w. Der Stamm ist einfach, eckig und ziemlich glatt, die Blätter länglich, ziemlich breit, an der Basis herzförmig und fast gar nicht gestielt; die nicht sehr grofsen blauen Blumen sitzen in einem dichten Kopfe zusammen. Auch von dieser Pflanze wenn sie blühet brauchen die Russen ein Decoct gegen die Hundswuth. Sie soll scharf sein. S. Russische Samml. B. 1. S. 344.

L — k.

CAMPECHEHOLZ. S. Haematoxylum.

CAMPHERESSIG.
CAMPHERGEIST.
CAMPHEROEL. } S. Laurus.

CAMPHERSEIFENLINIMENT. S. Balsamum opodeldoc.

CAMPHORA. S. Laurus.

CAMPHOROSMA. Eine Pflanzengattung aus der natürlichen Ordnung der *Chenopodeae*, zur *Triandria Monogynia* gehörig. Die Kennzeichen sind: Ein kreuzförmiger Kelch mit vier ungleichen Zähnen, ein zweitheiliger Griffel; die Frucht ist ein Achaenium.

1) *C. monspeliaca Linn. Willd.* sp. 1. p. 696. *Camphorata.* Kampferkraut. Eine perennirende Pflanze, welche auf trocknen sandigen Stellen im südlichen Europa, besonders aber im südlichen Frankreich wild wächst. Der Stamm ist weit ausgebreitet, filzig; die Blätter sind borstenförmig, haarig, weifslich. Die Blüten sitzen an den Blattwinkeln, sind ährenförmig gestellt, mit 2 Bracteen. Die Pflanze hat besonders wenn sie gerieben einen starken, kampferartigen Geruch. Das Decoct oder Infusum wurde von ältern Aerzten im Asthma, in kachectischen Krankheiten, sogar in der Wassersucht gebraucht; jetzt ist es aber ganz aufser Gebrauch gekommen. L — k.

CANALES SEMICIRCULARES, die Bogengänge, halbkreisförmigen Gänge im Labyrinthe des Gehörorgans. S. Gehörorgan. S — m.

CANALICULI (das Diminutiv von *Canalis*) Kanälchen, kleine Gänge z. B. *Canaliculi seminales*, die Samenröhrchen. S. Hode. S — m.

CANALIS, Kanal, Gang, eine röhrige Aushöhlung, die entweder allein von Häuten (z. B. der *Canalis Petiti*, *Fontanae* u. s. w. S. Augapfel) oder, und zwar in den meisten Fällen, zugleich von Knochensubstanz gebildet ist. Die röhrigen Gänge oder Canäle der Knochen sind von der Beinhaut und zuweilen noch von andern Häuten ausgekleidet, laufen eine Strecke weit in der Knochensubstanz fort, oder durchdringen einen oder mehrere Knochen, und dienen Gefäfsen, Nerven und Flüssigkeiten zum Durchgange. S—m.

CANALIS CAROTICUS, der Kopfpulsaderkanal. Er befindet sich im Schlafbeine, ist fast unter einem rechten Winkel gekrümmt, und dient der innern Kopfpulsader (*Carotis interna*, s. *cerebralis*) und dem *Nervus sympathicus magnus* zum Durchgange. Seine äufsere Mündung, der Eingang, ist auf der Mitte der äufsern Fläche des Felsentheils vom Schlafbeine, seine innere, der Ausgang, an der Spitze desselben Knochens, und erscheint, in einer bald gröfsern, bald geringern Strecke, als ein nach oben offener Halbkanal. S — m.

CANALIS FONTANAE wird ein Gang nach seinem Entdecker, *Fel. Fontana*, genannt, den man in den Augen gröfserer Thiere, z. B. des Rindes und des Pferdes, im Umfange zwischen dem Orbiculus ciliaris und der Verbindungsstelle der Cornea mit der Sclerotica findet. (*Fel. Fontana*, Abhandl. über das Viperngift u. s. w. Aus dem Französ. übers. Berlin 1787. 4. pag. 412. Tab. VIII. fig. 8 — 10.) Dem menschlichen Auge fehlt dieser Kanal; allein ich entdeckte im Jahre 1827, bei der Untersuchung der Augen eines sich erhängten Mannes, einen dünnhäutigen Blutleiter (*Sinus*), zwischen den Plättchen der Hornhaut, in dem Falze, wo sich die Hornhaut, an der innern Seite des Auges, mit der Sclerotica verbindet. Das in demselben enthaltene Blut liefs sich durch Streichen mit einem Skalpelstiele im Kreise herumtreiben. Eine feine Borste läfst sich mit Leichtigkeit in diesen Gang einbringen; auch ist es mir gelungen, bei der Einspritzung der Augenpulsadern, denselben mit rother Wachsmasse anzufüllen. S — m.

CANCER (Naturwissenschaftlich.) S. Krebs.

CANCER. Das Krebsgeschwür ist nach *v. Walther* eine eigenthümliche Ulceration in organischen Gebilden, welche mit einer constitutionellen Krankheit in einem eigenthümlichen Wechselverhältnisse steht, wodurch die Theile eine gewisse Entartung des bildenden Stoffes erleidet, und welche ohne Zerstörung ihrer Oberfläche bis zu einer gewissen Tiefe, nicht geheilt werden kann. (Vergl. dessen Abhandlung über Verhärtung, Scirrhus, Krebs u. s. w. im Journ. der Chirurg. u. Augenheilk. B. V. St. 2. S. 216.).

Die Definition *Scarpa's* ist viel zu beschränkt, wenn er sagt: der Krebs sei eine Ulceration eines scirrhösen Theils, in welchem, bei der einmal stattfindenden Verderbnifs des organischen Stoffes, Entzündung und Eiterung, nur ein Geschwür von der schlimmsten Art zur Folge haben könne, wobei das Specifische seines Charakters ganz übersehen ist.

Nach *Peyrilhe* und *Richerand* ist diese Krankheit eben so schwer zu definiren als zu heilen.

Der wahre Krebs bildet sich primär nur als Folge eines ächten Scirrhus in Drüsen und besonders in den äufseren *Glandulis conglomeratis*, wahre Krebs, Drüsenkrebs, oder aus Warzen, *Cancroides*, Warzenkrebs, und aus bösartigen Hautauswüchsen und Hautzellgeweben, *Cancer tuberosus*, Knollenkrebs, Haut- und Zellgewebskrebs.

Den bisherigen Erfahrungen zu Folge sind es nur wenige Gewebe, welche dem Scirrhus und Krebse gleichsam als Heerd dienen, nämlich: die secernirenden Drüsen vorzugsweise, die lymphatischen Drüsen, doch diese mehr secundär, die Haut und selbst die nach innen umgeschlagene, das Zellgewebe, die Schleimhäute, Narben und Knochen.

Ersterer. Der Krebs in den Drüsen kommt am häufigsten in den äufseren geballten Drüsen, besonders in der Milchdrüse, und nächst dieser in der *Glandula maxillaris*, *lacrymalis*, den *Meybom*'schen Drüsen, der Thränenkarunkel, dem Körper des Hodens und der Prostata vor.

In der Haut zeigt sich der Scirrhus entweder als eine steife Warze oder harte knorpelige Schwiele; oder nach *Scarpa* als ein schwarzer harter und dann meist schmerzhafter (geborstener) Varix (?); oder als eine bald runde, bald abgeplattete, mehr oder weniger feste Geschwulst; oder als eine dunkelrothe oder braune Hautexcrescenz oder schorfige Excoriation, und kann an allen Stellen der Oberfläche unseres Körpers erscheinen, am häufigsten aber im Gesichte, an der Nase und den Lippen, an der Gebärmutter, dem Mastdarme, der Harnblase, den Geschlechtstheilen u. s. w.

In den Schleimhäuten entwickelt sich der Krebs unter der Form von Polypen secundär, besonders den sogenannten fleisch- oder fibrösen Polypen, welche hart, uneben, gefurcht, dunkelroth, bläulich und schmerzhaft sind, bei der geringsten Gelegenheit bluten, leicht ulceriren, und dann dieselben Erscheinungen wie das Krebsgeschwür darbieten, und bei näherer Untersuchung dieselbe Beschaffenheit wie der Scirrhus und das Carcinom zeigen. Einer solchen Entartung geht aber wohl meist eine zufällige Reizung voraus, oder diese bösartige Veränderung ist in der Constitution begründet. Die Härte des Polypen wird alsdann bedeutender,

sein

sein Gewebe wird speckartig, er fängt an zu schmerzen und es erfolgen durchfahrende lancinirende Stiche, er bricht endlich auf, geht in Ulceration über, blutet leicht, secernirt eine stinkende ichoröse Jauche und verhält sich vollkommen wie das Krebsgeschwür in drüsigen Gebilden.

Bei den Nerven entwickelt sich, wiewohl selten, der Krebs, aus einer Nervenanschwellung, Nervengeschwulst, einem Nervenknoten, *Neuroscirrhus*, *Neuroma*, *Steatoma nervosum* u. s. w. Diese harten und festen Geschwülste zeigen in ihrem Inneren ganz die Beschaffenheit eines Scirrhus, und scheinen mehr aus dem Neurilem als aus der Medullarsubstanz ihren Ursprung zu nehmen. Diese Geschwülste liegen meist nahe unter der Haut und sind vorzugsweise bis jetzt an den Extremitäten und meist an solchen Stellen beobachtet, wo sie einem Knochen nahe liegen, von der Gröſse einer Erbse, oder Bohne, bis zu der eines Hühnereies. Zuweilen sitzen sie auf einem dünnen Stiele, welcher von dem Neurilem seinen Ursprung nimmt; öfter sind sie aber durch die Anschwellung der Nerven selbst gebildet. Selten kommen sie in mehrerer Anzahl vor. Die über denselben befindliche Haut ist anfangs von natürlicher Farbe und beweglich, die Geschwulst selbst wächst nur langsam, fühlt sich zuweilen elastisch an, und prallt auf den geringsten Druck zurück, und ist mit einer dem Blutwasser ähnlichen Feuchtigkeit angefüllt. Bisweilen läſst sie sich nach der Seite, aber nicht nach oben oder unten, bisweilen aber gerade umgekehrt, bewegen, oder sie kann gar nicht verschoben werden, und sitzt unbeweglich fest. Zu Anfang ist sie schmerzlos, aber bald verursacht der geringste Druck, oder die mindeste Bewegung die unerträglichsten Schmerzen und eine Empfindung wie von einem elektrischen Schlage, so daſs alles Gefühl auf eine kurze Zeit in dem Theile verloren geht, und ein Gefühl, dem ähnlich, zurückbleibt, was man Einschlafen nennt, bis endlich nach einem schmerzhaften Kriebeln Gefühl und Muskelkraft wieder zurückkehren und in der Ruhe dann kein Schmerz mehr vorhanden ist. In seltenen Fällen ist jedoch der Schmerz anhaltend und verläſst den Kranken Tag und Nacht nicht; bisweilen ist er nur bloſs periodisch.

(Vergl. *Bisset* in *Richter's* chir. Bibl. B. XIII. St. 1. S. 13.) In seltenen Fällen verbreitet sich auch wohl der Schmerz nach allen Theilen hin, welche Aeste vom Nerven bekommen, oder er ist so heftig, dafs er zu Convulsionen reizt und sich selbst dem Gehirne mittheilt. Die Geschwulst entsteht manchmal von freien Stücken, manchmal nach einer äufsern Gewalt, verwächst allmählig mit den nahen Theilen und zieht sie in dieselbe krankhafte Sphäre. (Vergl. *Viel-Hautmernil*, considérat. général sur le Cancer. Paris 1807. *Alexander*, D., de Tumoribus nervor. L. B. 1810. Allgem. Litt. Ztg. 1817. S. 47. *Spangenberg* in *Horn's* Archiv. B. V. S. 306. *Neumann* in *v. Siebold's* Samml. selt. u. auserles. chir. Beob. u. Erf. B. I. S. 54. mit Zusätzen vom Herausgeber. *Adelmaan* ebendas. B. III. S. 177. *Weinhold's* Ideen über die abnor. Metamorph. der Highmorshöhle. Lpz. 1810. S. 184. *v. Walther* in dessen u. *v. Gräfe's* Journ. d. Chirurg. u. Augenheilk. B. V. St. 2. S. 275. *Descot* über die örtl. Krankh. d. Nerven, aus d. Franz. frei bearbeitet v. *Radius*. Leipzig 1826. Kap. 13.)

In den Knochen kann sich der Krebs als Knochenfleischgeschwulst, *Osteosarcoma*, oder als Knochenspeckgeschwulst, *Osteosteatoma*, zeigen, und primitiv die krebshafte Beschaffenheit besitzen, oder diese später sich erst unter begünstigenden Umständen entwickeln. Diese Entartung in dem Knochen beginnt hier bald von der äufsern, bald von der inneren Beinhaut, der Markhaut, nimmt entweder die Röhrenknochen ein, oder beschränkt sich auf die Gelenkenden, oder entwickelt sich in den kleinen Knochen. Die Benennungen *Cancer ossis, Exostosis maligna, fungosa, Caries cancrosa,* Beinkrebs; *Paedarthrocace, Caries peripherica*, Beinhautkrebs; *Spina ventosa, Ostearthrocace,* Gelenkknochenkrebs; *Arthrocace, Arthrocacia,* Gelenkkrebs; als: *Chirarthrocace,* Handgelenkkrebs, *Olecranarthrocace,* Ellenbogengelenkkrebs, *Omarthrocace,* Schultergelenkkrebs, *Gonorthrocace,* Kniegelenkkrebs, u. s. w. bezeichnen nicht immer richtig genug die wahre Natur des Knochenkrebses. (*Nicolai*, Mémoire sur les Tumeurs blanches des articulations, couronné par le cercle médical de Paris. Paris 1827.) Kommt es bei der fortschreitenden pathologischen Entwickelung in der Osteosarcosis und dem Osteosteatoma zur Verschwärung, so zeigt sich, nachdem der Knochen zuvor unter bald heftigen oder geringen Schmerzen in eine unförmliche Geschwulst mit den ihr umgebenden varicösen Weichtheilen aufgetrieben ist, beim Aufbruch nie guter Eiter, sondern nur eine stinkende, röthliche, fleischwasserähnliche oder schwärzliche, meist sehr ätzende wässerige, jauchige Feuchtigkeit, und ein faules, fressendes, bisweilen blutendes, dem Krebsgeschwür der weichen Theile, analoges Geschwür mit schwammiger Fleischwucherung, unter welchem sich der Knochen sehr rauh und uneben, porös, wurmstichig durchfühlt, schwarz aussieht und sich ganz so wie bei Caries verhält; oder der Knochen ist weich, biegsam, gallertartig, hat seine Natur als Knochen ganz verloren und wird in eine schwammige, hirnmarkähnliche, fleisch- oder speckartige Masse verwandelt. Die der Geschwulst nahe liegenden Theile entarten gänzlich und werden in eine unförmliche Masse degenerirt. Unterhalb der Knochenkrankheit entsteht Oedem oder Schwinden des Theils, Lähmung, Steifigkeit u. dgl. Diese Arten des Knochenkrebses kommen mehr im höheren Alter vor, dagegen der in den Gelenken und den kleinen schwammigen Knochen häufiger bei Kindern. Er beginnt mit Entzündung der Beinhaut und der Knorpelhaut, von wo er nach aufsen und innen zugleich exulcerirt, und den Knochen bis zu seiner Mitte hin cariös zerstört, oder ihn in eine schwammige, fleisch- oder speckartige Masse umwandelt. — Der Verlauf ist hier gewöhnlich langsam, die Zufälle der Osteitis lassen auf einige Zeit wieder nach, ohne Verminderung der Knochengeschwulst.

Die Weichgebilde schwellen zwar an und schmerzen beim angebrachten Druck, sind aber ohne wahrnehmbare Entzündung. Die Knochenverschwärung erfolgt endlich nach oft erneuerten Entzündungsfällen, mit Ergiefsung einer reichlichen, mit Blutstreifen und käsigen Flocken untermischten Synovie und Jauche aus mehreren Fistelöffnungen und dauert manchmal Jahrelang. — Im glücklichen Fall, bei guter Constitution, erfolgt nicht selten Heilung, aber immer mit entstellender Deformität und Anchylose, oder der Kranke findet noch Rettung in der Amputation oder Exstirpation.

Die von der Markhaut des Knochens, dem inneren Periost, ausgegangene fungöse Knochenverderbnifs ist eine der schlimmsten, allen Kunstmitteln trotzende Krankheit die an Gröfse und Furchtbarkeit Alles übertrifft. *A. Cooper* nennt sie die schwammige Exostose der Markhaut. *v. Walther* benennt sie wohl richtiger die schwammige Hyperostose der Markhaut. (Vergl. Journ. d. Chir. u. Augenheilk. Bd. V. St. 2. S. 283.)

Die krebshafte Natur des *Fungus membranae medullaris* in der Alveolarmembran des Unterkiefers mit der bekannten furchtbaren Auftreibung dieses Knochens, so wie die des sogenannten bösartigen Nagelgeschwürs, *Onychia maligna*, erhält hierdurch ihre volle Bestätigung; ebendaselbst S. 289 u. *J. Howship's* Untersuchungen über die Knochengeschwülste in Medico-chirurg. Transact. von 1815 — 1819, in's Deutsche üsersetzt von *D. L. Cerutti.* Leipzig, ohne Jahrzahl.

Der Scirrhus und Krebs scheint sich nie primitiv in allen Gebilden zu entwickeln, und ergreift wohl nie die Muskeln der Ortsbewegung, die serösen Häute, Knorpel und Sehnen ursprünglich, sondern diese Theile werden meist immer nur secundär durch Uebertragung des Krebsgiftes mittelst der aufsaugenden Gefäfse und manche erst sehr spät, wie die serösen Häute, in Mitleidenschaft gezogen. So unterliegen die Knochen und Gefäfse erst sehr spät dieser Zerstörung.

Die secundäre Entwickelung des Krebsgeschwüres kann aus venerischen, impetiginösen, scrophulösen und anderen Geschwüren und Metastasen, oder aus verschiedenen Auswüchsen und Knoten, Condylomen, Warzen, Varicen, Polypen u. dgl., welche ursprünglich nicht carcinomatös sind, entstehen, indem sie durch eine zu reizende Behandlung, Vernachläfsigung, Verletzung, durch ein schlechtes Verhalten, durch üble Constitution u. dgl. in den scirrhösen und carcinomatösen Zustand übergeführt werden.

Ueber die Natur des wahren Drüsenkrebs-Geschwürs, *Ulcus cancrosum*, kann kein Zweifel statt finden, wenn der nun offene Krebs, *Cancer apertus*, aus einem wahren Scirrhus, Krebsknoten, verborgenen Krebs, *Cancer genuinus occultus, Scirrhoma* u. s. w. entstanden ist, wenn gleich die Erscheinungen beim Entstehen und Verlaufen sehr verschieden sein können.

Oft ist er gleich anfangs sehr zerstörend, um sich fressend, mit aufgeworfenen, zackigen, harten, gleichsam knorpeligen Rändern umgeben, mit nur geringer Absonderung einer jauchigten Feuchtigkeit; zuweilen bestehen diese Ränder aus schwammigen Excrescenzen, und die ganze Geschwürfläche bildet nur eine fungöse Wucherung, mit der Absonderung einer copiösen jauchigen Feuchtigkeit. Die erste Art kommt mehr bei bejahrten, abgelebten, strafffaserigen Subjecten, bei sanguinischen und cholerischen Temperamenten, so wie die zweite Art bei jüngeren, saftvollen, pastösen und bei phlegmatischen Constitutionen vor. Der Verlauf ist darum auch bei Manchen äufserst schnell, und wird dann rasch eine grofse Stelle zerstört, in andern Fällen dagegen sehr langsam.

Die erste Periode des Drüsenkrebses bezeichnet sich als verborgener Krebs, *Cancer occultus*, indem der bisher schmerzlose scirrhöse Knoten, entweder von freien Stükken, oder nach irgend einer schädlichen Einwirkung, besonders von aufsen auf denselben, empfindlich wird, und der Kranke periodisch durchfahrende, äufserst empfindliche Stiche hat, als würde die Geschwulst mit Nadeln durchstochen, oder in derselben ein Gefühl von anhaltendem Brennen, wie von einer glühenden Kohle, empfindet, wobei sich deren Härte und Umfang immer vermehrt, sie knotig und höckerig, die sie bedeckende Haut bläulich, roth und gespannt wird, mit der Oberfläche derselben verwächst, und die Venen im Umfange varicös anschwellen.

Kommt nun dieser verborgene Krebs dem Aufbruche nahe und wird er zum offenen Krebsgeschwüre, *Canc. apertus, manifestus, exulceratus*, so ändert sich dessen bisheriges Verhalten schnell, indem alle früheren Zufälle rascher zunehmen, und dies immer um so mehr, wenn gewisse Perioden dessen Entwickelung begünstigen, z. B. wenn die Cessation der Menstruation eintritt.

Beim Aufbruch des bisher verborgenen Krebses scheint sich die knotig höckerige Geschwulst in der Mitte zu erheben, ohne dafs sich jedoch Schwappung, noch sehr heftiger Schmerz, weder Fieber noch Entzündung zeigen, obschon sich bisweilen eine heftige innere Hitze bemerklich macht; der Puls wird hart, gespannt und desto kleiner, je mehr der Schmerz und alle bisherigen Erscheinungen (M. s. den Art. Scirrhus) sich vermehren. Das Oberhäutchen löfst sich nun bald, unter Verschlimmerung aller Zufälle, ab und läfst eine scharfe, ichoröse, dünne, oft schon sehr stinkende, blutige, bräunliche oder limpide Feuchtigkeit, wie aus einem Siebe durchsickern, ohne dafs dadurch das Volumen der Geschwulst im Geringsten vermindert wird, und bildet sich rascher oder langsam ein Geschwür, welches Alles rundum zerfrifst, mit harten umgeworfenen Rändern, oder warzigen fungösen Auswüchsen und ungleicher Oberfläche; oder es frifst in die Tiefe, und der krankhaft ergriffene Theil wird ganz zerstört. Die Oberfläche desselben hat bald ein dunkelrothes, bald gelbrothes Ansehn und zeigt eine gleichsam zusammengeflossene fleischähnliche körnige Masse, die über dessen Ränder hervorragt, dessen Boden, so wie dessen Umgebung mit der Vergröfserung des Geschwürs an scirrhöser Härte zunehmen. Die oft in Menge ausfliefsende dünne Jauche ist zuweilen schwärzlich, grün oder mehrfarbig, und der sehr häfslich stinkende Geruch hat meist was Specifikes. Manche Krebsgeschwüre, der harte Drüsen- oder Warzenkrebs, secerniren indessen nur äufserst wenig, fast gar keine Jauche, z. B. Krebsgeschwüre im Angesicht und in seltenen Fällen auch der Brustkrebs, Knollenkrebs. — Die Geschwürränder sind zuweilen schwammig, doch meist sehr fest und wohl steinhart, schwielig, ungleich, zackig, blafs, aschgrau, blau, schwarz, grün oder vielfarbig; zuweilen schleimig, ganz schmierig, matsch; oft sehr empfindlich und schmerzhaft, leicht blutend, und verschiedentlich auf- oder einwärts gestellt und umgebogen oder nach auswärts zurückgeschlagen, oder ganz höckerig und knollig. Ihr nächster Umfang ist meist roth, entzündet und schmerzhaft, oft dunkelroth, blauroth, bleifarbig, varicös, manchmal auch ödematös oder emphysematös angelaufen. Meist ist eine anhaltende Empfindung eines brennenden, stechenden, bohrenden durchschiefsenden oft eines äufserst heftigen Schmerzes, oder eines unerträglichen Juckens, welche allen Schlaf so wie die Efslust und Verdauung stört und die Lebenskraft schnell erschöpft, zugegen, und bei schon lange dauerndem Uebel erscheint nicht selten, zumal beim Brustkrebs, ein psorischer, schmerzhaft juckender und brennender, bisweilen ein frieselartiger, chagrinähnlicher Ausschlag in der Umgegend, der sich wohl über die Hälfte des Körpers verbreitet. Oft schwellen die in der Nähe gelegenen und auch entfernter liegenden lymphatischen Gefäfse und Drüsen schmerzhaft an, werden scirrhös und gehen letztere selbst in carcinomatöse Geschwüre über, nachdem sie lange vorher steinhart waren, und mit der untern Fläche fest verwachsen sind. — Beim Weiterumsichgreifen des Krebsgeschwüres nimmt die anfängliche Erhöhung am Umfange und in der Geschwürfläche nicht zu, sondern wird zerstört, indem die Wucherungen faulig oder in einen schmutzigen, grau-grünlichen Brei umgewandelt, und mit der Jauche entfernt werden. Zuweilen, doch nicht immer, schiefst aber ein bald harter oder weicher blumenkohlähnlicher, leicht blutender Schwamm empor, der später auch wieder zerstört wird, wobei aber das Geschwür unaufhaltsam, sowohl in die Tiefe als Breite um sich frifst, so dafs alle nahen Gebilde allmählig in eine homogene schwammige Masse umgebildet werden. *C. fungosus.* Die Geschwürränder bedecken sich oft mit einer Borke, die später wieder abgestofsen wird, oder sie bedecken sich auch wohl mit einem feinen Häutchen zu einer täuschenden Narbe, bleiben aber immer hart und schmerzhaft. Die darunter befindliche Geschwulst wird allmählig absorbirt, oder verschwindet auch wohl gänzlich, indefs die nahe Haut knotig, lederartig und steinhart wird, und von hier aus die Zerstörung immer weiter fortschreitet. Die meist vorhandenen herumschweifenden, reissenden, bisweilen nachlassenden und selbst wohl aussetzenden aber immer wiederkehrenden Gliederschmerzen, die nicht selten schon vor dem Aufbruche zugegen sind, nehmen nach demselben oft bedeutend zu, und dauern oft nach der Exstirpation des Krebses noch fort, und beweisen sie dann in Verbindung mit beträchtlichem, meist hartnäckigem Augentriefen, und granulirender Excoriation der *Meybom*'schen Drüsen, sehr leidender Physiognomie, erdfahler Gesichtsbläfse, kalter, trockner, pergamentartiger Haut, anderweitigen Drüsengeschwülsten entfernter Theile und Krebsgeschwüren u. dgl. m., dafs das Krebsgift die ganze Constitution ergriffen und allgemeine krebshafte Dyskrasie sich entwickelt hat. Endlich erfolgt, gewöhnlich erst spät und langsam der Tod unter allgemeinen Zeichen der Colliquation durch profuse Schweifse, Bauchflüsse und Zehrfieber bei grofser Abmagerung, oder plötzlich während eines Blutsturzes unter Ohnmachten und Zuckungen, oder auch ohne diese nach völliger Erschöpfung unter oft fortdauernden unerträglich reifsenden und durchschiefsenden Schmerzen, die allen Schlaf rauben.

Die Schwammbildung erfolgt gewöhnlich erst im offenen Krebsgeschwür, doch bildet sie sich bisweilen schon im verborgenen Krebs, wenn die Ulceration im Innern früher beginnt, ehe es zum offenen Geschwür gekommen ist. — Ueberhaupt können die Erscheinungen im Verlaufe der Krankheit sehr verschieden sein, und werden sie von der Verschiedenheit der Constitution, den einwirkenden Schädlichkeiten und den ergriffenen Gebilden bedingt, so wie die schädliche Einwirkung des Krebses auf das Allgemeinbefinden, je nach dem Sitze desselben, in den verschiedenen Organen auch auf mannigfache Art sich modificirt.

Der Krebs in der Haut, *Ulcus carcinodes*, nimmt seinen Ursprung entweder aus einem wirklichen Scirrhus, besonders in Schleimhäuten, wie z. B. der Scirrhus des Pylorus, des Mastdarms, der Gebärmutter u. s. w., und ist bald rund oder länglich, bald abgeplattet und fest; oder aus einer steifen, harten, rauhen, zackigen, mifsfarbigen, verdächtigen nicht mit Epidermis überzogenen Warze, Warzenkrebs, *Cancroides*; oder aus anderen höckerigen, fleischartigen, schwammigen Auswüchsen und Knoten der Lederhaut; Knollenkrebs, *Cancer tuberosus*, *Celoides*; zuweilen aus dunkelrothen oder braunen schwärzlichen Punkten und Flecken;

oder aus schorfigen Erhabenheiten, und kommt am häufigsten an solchen Stellen vor, wo sich die äufsere Haut nach innen umschlingt und verfeinert; oder endlich aus vernachläfsigten Verletzungen und Geschwürchen. Solche Excrescenzen werden zuweilen schnell grofs, sind bald weich und schwammig, bald knorpelhart, oder traubenförmig, bald einzeln oder gruppenweis zusammenstehend; andere sind flacher, anfänglich Flechten ähnlich, mit dicken trocknen Schorfen, die von Zeit zu Zeit abfallen und sich immer von neuem erzeugen, aber bald ulceriren und weiter um sich greifen, leicht bluten, eine stinkende scharfe Jauche ergiefsen, periodisch stechende Schmerzen verursachen, nicht selten einen scirrhösen Boden haben und von unbezwinglicher Hartnäkkigkeit sind. Sie befallen gern nervigte Theile, als die Brustwarze, Unterlippe, Nase, Augen, Schamtheile, den Mastdarm u. s. w. — Das schwammige phagedänische Geschwür entwickelt sich meist aus einer kleinen schmerzlosen Warze, die aber bald, besonders nach mechanischen Reizungen, schmerzhaft, konisch und gröfser wird, und dann bald die Epidermis platzt, und eine schwammige, hell- oder dunkelrothe Masse hervortritt, die eine wäfsrige scharfe Jauche absondert. — Dieser Schwamm wächst und dessen Ränder werden dick, kallös, doch gewöhnlich nicht umgeworfen, sind aber brennend heifs, sehr schmerzhaft, bläfser als der Schwamm und degeneriren endlich selbst in Schwamm, indem sie sich mit neuen Rändern umgeben; der Schwamm wird ungleich, die Jauche äufserst fressend, es entwickeln sich varicöse Gefäfse in der Umgegend, lymphatische Gefäfsstränge und Anschwellungen der nahen Drüsen, die später auch in wahren Scirrhus und dann bald in die krebshafte Ulceration übergehn. Er entwickelt sich z. B. an den Lippen aus braunen oder schwärzlichen Warzen oder härtlichen kleinen Knoten, Lippengewächs, *Cheilophyma*, die oft mit einem dünnen Stiele oder platt aufsitzen, oder auf ihrem Boden so locker befestigt sind, dafs sie sich leicht, ohne die geringste Blutung zu erregen, mit den Fingern, einem Spatel oder der Pincette entfernen lassen; oder aus offenbar verlängerten Papillen der Hautnerven, z. B. an der Eichel, den

Schamtheilen, der Mastdarmmündung, den Augenlidern und besonders den Augenlidrändern, vorzugsweise an deren Winkeln, seltener an den Nasenflügelrändern u. dgl., und degeneriren nach und nach durch Vernachläfsigung, oder verkehrte Kunsthülfe zu stinkenden, schorfigen oder schwammigen Geschwüren mit harten umgeworfenen Rändern, welche wuchernde schwammige Auswüchse bilden, die eine scharfe Jauche hergeben, dann rascher um sich fressen, heftiges Brennen und Stechen verursachen und meist oberflächlich schmuzzig und schmierig sind, und dann meist die kleinen deckenden Verbandstücke sehr fest damit verkleben.

Hierher gehört auch wohl der Koltunschanker, *Ulcus trichomaticum*, der durch die unterbrochene Krise beim Weichselzopf, als krebsartiges Geschwür erzeugt wird. Er erscheint meist zuerst am harten Gaumen, an der Nase und überall, wo oberflächliche Knochen liegen, ist flacher, breiter und schneller um sich fressend, als der venerische Schanker.

Die von *Adams* behauptete Annahme von Hydatiden in den Krebsgeschwüren wird von *Burns*, *Himly*, *Meckel* u. A., auf sorgfältig angestellte Untersuchungen gestützt, geläugnet, (vergl. Diss. of Inflamation, Vol. II. p. 445. Glasgow. 1800. *Hufeland's* J. d. p. H. 1809. St. 12. S. 126. Handbuch d. pathol. Anatom. Bd. II. Abth. 2. S. 355.) und hierdurch auch zugleich die von *Carmichael* aufgestellte Ansicht, dafs das Carcinom gleich einem Eingeweide- oder Blasenwurm ein unabhängiges Leben führe, oder vielmehr selbst ein Thier (ein Parasit, eine Schmarotzerpflanze) sei, berichtiget.

Die verschiedenen Eintheilungen von *Bierchen*, *Jaenisch*, *Lerchen* u. A. sind um so weniger zu berücksichtigen, als sie sämmtlich auf unrichtigen Theilungsmomenten beruhen; indem sie bald von der mehr oder minderen Heftigkeit der Symptome, bald von der äufseren Form, bald von verschiedenen Modificationen des damit verbundenen Allgemeinleidens hergenommen sind, und müssen wir vorerst noch so lange auf eine richtige Eintheilung Verzicht leisten, bis wir über die Natur und das Wesen dieses pathologischen Leidens hinlängliche nähere Kenntnifs erlangt haben.

Alibert in s. Nosologie naturelle, Part. I. stellt sechs verschiedene Arten des Krebses auf: 1) *Cancer fungoides*, gewöhnlicher Krebs; 2) *C. terebrans*, Hautkrebs; 3) *C. eburneus*, harter elfenbeinartiger Krebs; 4) *C. globosus*, kugelförmiger Krebs, der häufig unschmerzhaft, von einer violetten oder schwärzlichen Farbe und gewöhnlich nicht auf einen Theil begrenzt ist, sondern sich über gröfsere Strecken an dem Kopfe, den Füfsen u. s. w. verbreitet; 5) *C. anthracineus*, der aus einem schwarzen Fleck in der Haut entstehende mit beschwerlichem Jucken verbundene Krebs, aus dem sich bei seiner Vergröfserung eine maulbeerartige Excrescenz erhebt; 6) *C. melaenus, tuberosus*, der aus Knollen entstehende Krebs (Knollenkrebs, *Celoides*), welche sich mehr oder weniger zahlreich und von verschiedener Gröfse aus der Haut und dem Zellgewebe entwickeln.

Durch diese so verschiedenartigen Eintheilungen bis auf die neuesten Zeiten, vorzugsweise aus dem Exterieur und dem Sitze des Verschwärungprocesses entnommen, ist zwar Manches in Ansehung der Diagnose dieser Krankheit gewonnen, aber über das Wesen und die Natur dieses Uebels, um es richtig und bestimmt von ähnlichen Krankheiten unterscheiden zu können, sind wir trotz der Bemühungen der Neueren noch immer nicht so im Klaren, um alle Verwechselung in jedem vorkommenden Fall vermeiden zu können, und schweben wir über die nächste Ursache des Krebses bis jetzt immer noch im Dunkeln. Ja, das bisher so Schwankende und Unbestimmte über die Natur des Scirrhus und Krebses wurde nur noch verwirrter durch die neue Lehre über den Blutschwamm, *fungus haematodes*, der Engländer, die denselben so undeutlich und verworren erklärten und offenbar mit andern Krankheiten, besonders mit dem Markschwamm, häufig verwechselten, bis es *v. Walther'n* a. a. O. gelang, die Begriffsbestimmung von Induration, Scirrhus, Krebs, Medullarsarkom, Blutschwamm, Telangiectasie und Aneurysma per anastomosin fester zu stellen, und zu beweisen, dafs eine jede der genannten Krankheiten als selbstständige Krankheitsform existire. Und dennoch wird es, so lange uns die Nächst-Ursache des Carcinoms noch so verborgen liegt, selbst dem erfahrensten Wundarzt in vielen Fällen schwer fallen, die pathognomonischen Merkmale zur Feststellung einer richtigen Diagnose, wodurch sich das Krebsgeschwür von jedem anderen Geschwüre charakteristisch unterscheidet, unzweifelhaft heraus zu stellen: denn der bezeichnete üble Habitus des Geschwürs mit scirrhösem Boden, umgeworfenen gezackten Rändern, fungöser Wucherung, mit Absonderung einer grofsen Menge stinkender und fressender Jauche, Geneigtheit zu Blutungen u. s. w. ist nicht jedem Krebsgeschwüre eigen. So ist bekanntlich der Gesichtskrebs zuweilen ganz unschmerzhaft und der scirrhöse Boden kommt auch nur vorzugsweise beim Drüsenkrebs vor. Die umgebogenen zackigen Ränder, die Geneigtheit zu Blutungen, fungösen Wucherungen u. dgl. zeigen sich auch bei andern Geschwüren und nicht bei jedem Krebsgeschwüre, bei dem nicht selten, zumal beim Gesichtskrebs die Jauche äufserst wenig, ja fast gar keine zugegen ist. Diese als charakteristisch angenommenen Erscheinungen haben daher auch nur relativen Werth. Eine vorzügliche Berücksichtigung verdienen aber immer, der specifike Geruch der Krebsjauche, die oft fressende Beschaffenheit des Geschwürs, die Geneigtheit zu benachbarten Drüsenanschwellungen, wenn auch die Geschwürfläche nicht gereizt wird; die eigenthümlich leidende Physiognomie des Kranken mit besonders schreckhafter Gesichtsblässe, die kalte, trockne, pergamentartige Haut, die Unheilbarkeit des Geschwürs ohne vorläufige Zerstörung seiner ganzen Oberfläche, sowohl in der Tiefe, als über dessen Grenze hinaus; endlich aber die Geneigtheit zu Recidiven, selbst nach der vollständigsten Ausrottung oder anderweiten Zerstörung des Lokalübels, wovon ältere und neuere Erfahrungen den redendsten Beweis liefern. *Monro* d. Aelt. fand nämlich, dafs von 60 an Krebs Operirten nach 2 Jahren nur noch 4 übrig waren, die den Krebs nicht wiederbekommen hatten. *Scarpa* sagt davon: dafs in dem langen Verlauf seiner ausgebreiteten Praxis, ihm nur 3 einzige Fälle vorgekommen wären, wo die Exstirpation ächter Scirrhen der Brust glücklich gelungen sei, weil er sie exstirpiren durfte, ehe sich Jucken, Brennen oder gar Stiche eingefunden hatten. Nach *Boyer* wurden gar von 100 an Krebs Operirten nur 4 oder 5 völlig geheilt, bei allen übrigen aber kehrte die Krankheit nach längerer oder kürzerer Zeit wieder und habe zuletzt den Tod herbeigeführt. — Zu läugnen ist es aber wohl auf der andern Seite nicht, dafs manche Rückfälle des Uebels nach der Exstirpation durch zurückgebliebene Reste mögen hervorgebracht sein, und sich auch unzweifelhafte Beobachtungen von gelungenen Operationen nachweisen lassen, denen eigene Erfahrungen beigezählt werden können. Schon *Hill* (Cases in Surgery) stellt dies Verhältnifs weit günstiger heraus. Er operirte nämlich bis dahin 88 ursprüngliche Krebsgeschwüre, die mit Ausnahme von 4 alle offen waren, und Alle bis auf 2 genasen nach der Operation.

Wo uns indessen die Beobachtungen Fälle aufführen, von gelungener Heilung eines wahren Krebses ohne Operation oder Aetzung, da sind wir berechtigt anzunehmen, dafs ein anderes nicht krebshaftes Geschwür für krebsartig gehalten wurde, welches mit einem wahren Krebse in der Entstehungs- und Verlaufsweise nur eine täuschende Uebereinstimmung durch sein übeles Aussehen hatte, welches nicht selten Folge einer verkehrten Kunsthülfe, z. B. durch Mifsbrauch der Aetzmittel u. dgl., ist. Verlieren ja bekanntlich solche für krebsartig erklärte Geschwüre, unter der einfachsten Behandlung sehr häufig ihr übeles Aussehn und werden schnell zur Vernarbung gebracht.

Der von Einigen aufgestellten Meinung, dafs der Krebs als ein nur blofs örtliches Leiden anzusehen sei, wird durch das bisher Angeführte zur Genüge begegnet, und ist höchstens wohl nur anzunehmen, dafs die aus äufseren Ursachen hervorgegangenen Krebsgeschwüre, besonders manche Haut- und Zellgewebskrebse, weniger schon Warzenkrebse, und immer nur bei ihrer ersten Entstehung, ein blofs örtliches Leiden sein können, aus dem aber später bestimmt ein allgemeines werden mufs, wenn dessen radicale Heilung nicht in Zeiten auf die eine oder andere Art zu Stande gebracht wird.

Ueber die Natur seiner Ansteckungsfähigkeit, die in

Harleſs Jahrb. der Med. u. Chirurg. Bd. II. St. 2. S. 299 geläugnet wird, läſst sich wohl bis jetzt noch nicht mit Bestimmtheit absprechen, wenn auch die darüber angestellten Versuche nach *Alibert* a. a. O. S. 558, indem sich nämlich *Bieth*, *Lenoble*, *Fayet* und selbst *Alibert* zu Paris im Hospitale St. Louis mit Krebsjauche erfolglos einimpften, dafür zu sprechen scheinen.

Die häufigste Entstehung des Krebses ist vorzugsweise in denjenigen Gelegenheits-Ursachen zu suchen, die geeignet sind den Scirrhus hervorzubringen, und stehen hier oft wiederholte, nicht andauernde, der Intensität nach schwache Reizungen eines Organs mit unzureichender, gestörter oder unterbrochener Reaction desselben, oben an. Diese Reizungen dürfen aber nur nicht bis zu einem solchen Grad einwirken, daſs wirkliche Entzündung hervortritt. Eben hieraus läſst sich denn auch das so häufige Vorkommen des Scirrhus und Krebses an den Sexualorganen am leichtesten erklären. — Zu den äuſseren, mechanischen, traumatischen Schädlichkeiten gehören vorzugsweise, ein anhaltend fortgesetzter Druck und besonders Quetschungen, eine zu reizende Behandlung, besonders mit Aetzmitteln, oder andere öftere Reize, Beleidigungen und Verletzungen eines Geschwüres oder einer Verhärtung, Warze u. dgl. Excrescenzen, besonders syphilitischer und anderer, zumal in der kritischen Lebensperiode, wo einem Gesetze der Natur zu Folge die Zeugungsfähigkeit schwindet. — So erfolgt bekanntlich die secundäre Entwickelung des Krebses am ersten aus syphilitischen, herpetischen, scrophulösen u. a. Geschwüren und verschiedenen Auswüchsen, Condylomen, Warzen, Polypen u. dgl. die ursprünglich nicht carcinomatös sind, nach solchen Miſshandlungen, und werden dann oft erst in den scirrhösen und kankrösen Zustand übergeführt. — Weiber sollen demselben häufiger unterworfen sein, als Männer; doch kommt der Lippenkrebs bei Männern ungleich häufiger vor als bei jenen. Personen, die sehr empfindlich sind oder ein melancholisches Temperament haben, eine sitzende Lebensart führen und viele Sorgen und Kummer leiden, sind diesem Uebel auch häufiger unterworfen. — Zur Hervorbringung des wahren Scirrhus und Krebses scheint wohl immer eine innere Disposition zum Grunde zu liegen, indem die aufgeführten Gelegenheitsursachen sehr häufig vorhanden sind und doch keinen Krebs erzeugen. Für diese Annahme sprechen auch die so häufigen Recidive nach der totalen Exstirpation des Krebses, und die gröfsere Geneigtheit zu deren Entstehen in gewissen Lebensepochen, auf oft geringfügige Ursachen.

Dafs die Prognose nun beim wirklichen Krebsgeschwüre nur höchst ungünstig sein kann, geht aus dem Vorhergehenden um so mehr hervor, als es bekannt ist, dafs sie schon beim wirklichen Scirrhus nicht anders als ungünstig sein kann, und diefs hier um so mehr sein mufs, wenn der Umfang der cankrösen Ulceration bedeutend ist und vorzugsweise in einem edleren Organe seinen Sitz hat, der Kranke wohl an sich schon übel constituirt, oder eine erbliche Anlage zugegen, der Krebs gleich anfangs sehr schmerzhaft ist und sich allgemeine Dyscrasie oder Kachexie eingestellt hat.

Dafs das Krebsübel aber erblich sein kann, dafür sprechen *Pearson*, (Principels of Surgery, Edit. 2. p. 225) *Alibert*, (Nosolog. natur. T. I. p. 566) und eigene Erfahrungen.

Dennoch ist die Vorhersagung noch einigermafsen günstig, wenn mit dem oberflächlich sitzenden Krebsgeschwür keine hereditäre Anlage und noch keine allgemeine Krankheit verbunden ist, und um so günstiger, wenn der Kranke sonst noch gesund und jung und besonders das Uebel rein aus örtlichen Ursachen entstanden ist, obschon die Erfahrung auch Fälle nachweifst, wo unter den günstigsten Umständen der Erfolg dennoch ein unglücklicher war.

Unheilbar ist immer ein jedes veraltetes, weit verbreitetes Krebsübel mit allgemeiner kankröser Kachexie, oder auch schon da, wo mehrere Krebsgeschwüre zugleich bestehen oder bei einem solchen Geschwüre, näher oder entfernter, wahre Scirrhen vorhanden sind.

Die Heilung eines solchen Geschwüres bezweckt man nun entweder durch geeignete medicinische, in- und äufserliche, Mittel, oder durch Entfernung desselben mittelst rein chirurgischer Mittel, durch das Messer oder durch Aetzmittel.

Von ersterer Behandlung hat man sich der Erfahrung zu Folge bis jetzt, bei diesem chronischen Leiden, dem offenen Krebs, keine Hülfe zu versprechen, denn einmal entstanden, enthält es in sich selbst das Princip seiner unaufhaltsam fortwirkenden dyscrasischen Entwickelung, Ausbildung und Zerstörung, und beim verborgenen Krebs befördert man durch Mittel, die bei scirrhösen Verhärtungen empfohlen sind, um so eher dessen Uebergang in den offenen Krebs.

Eine blofs palliative Behandlung findet daher auch nur in denen Fällen ihre Anwendung, wo die Exstirpation auf die eine oder andere Art, wegen weiter Verbreitung, oder Unzugänglichkeit des Uebels, wobei nicht alles Entartete, ohne Gefahr mit dem Messer hinweggenommen werden kann und bei allgemeiner kankröser Dyscrasie u. s. w. nicht möglich, und besonders der Krebs in seinem Verlaufe sehr langsam ist; indem bei einer sehr vorsichtigen medicinisch-chirurgischen und diätetischen Behandlung das Uebel alsdann viele Jahre ohne besondere Beschwerden bestehen kann, da es gegentheils durch ein unzweckmäfsiges tumultuarisches Eingreifen mit reizenden oder ätzenden und sogenannten specifischen Mitteln, oder durch ein gewagtes Operativ-Verfahren, schnell zu einem fürchterlichen Grade gesteigert werden kann.

Ob die neueste gepriesene Behandlung des Scirrhus und besonders des ausgebildeten Krebses von *Weise* und *Gumbert* mit thierischer Kohle (vergl. Dr. *Weise* über die Zurückbildung der Scirrhen und Polypen und über die Heilung der Krebsgeschwüre. Leipzig 1829. und *Hecker's* litterar. Annal. Febr. 1829. S. 257) zu ½ — 2 — 4 Gran Morgens und Abends genommen, weitere günstige Resultate liefern wird, mufs erst durch mehrere Erfahrungen nachgewiesen werden, um diesem Mittel Vertrauen zu schenken. Die damit angestellten Versuche des Recensenten dieser Schrift in der Salzb. Zeit. vom Juni 1829. S. 365, scheinen dies nicht zu bestätigen.

Die frühzeitige Entfernung des Krebsgeschwürs, und noch sicherer des Scirrhus oder der bösartigen Warze u. dgl. durch

durch die totale Exstirpation mit dem Messer, oder die gänzliche Zerstörung desselben mit Aetzmitteln, wo sie mit Sicherheit unternommen werden kann, gewährt bis jetzt immer noch die zuverläfsigste Hülfe. Aufgeschoben mufs diese aber werden, wenn für den Augenblick das Allgemeinbefinden des Kranken sehr gestört, oder die erkrankte Stelle in einem besonders schmerzhaften Zustande ist.

Das jedesmalige Verfahren bei der Exstirpation modificirt sich nun immer nach dem Sitze des Krebsgeschwürs und nach der Natur desselben; ob es sich nämlich aus einer scirrhösen Drüse, einer Warze oder sonstigen Excreszens entwickelt hat und nach anderweiten Umständen, und besteht im Allgemeinen darin: mit möglichster Hautersparnifs Alles zu entfernen, was nur irgend krankhaft entartet ist. Diese Entartungen zeigen sich nun vorzugsweise in dem die Geschwulst zunächst umgebenden Zellgewebe, und ist es daher bei der Operation gerathen, besonders bei dem Drüsenkrebs, nicht eine Lage davon auf der Drüse sitzen zu lassen, um alles Verdächtige um so sicherer mit hinwegzunehmen, worüber, bei der nachherigen sorgfältigsten Untersuchung der ganzen Wundfläche mit dem Finger, gar kein Zweifel übrig bleiben darf. Ueberhaupt schone man möglichst die gesunde Haut, und wähle eine solche Hautschnittform, nach dem Lokal berechnet, dafs wo möglich die Wundfläche durch Vereinigung der Hautwundränder zur schnellen Heilung gebracht werden kann, um Eiterung und unförmliche Narbenbildung zu verhüten. Da, wo wegen Umfang des Krebses und Verderbtheit der Haut, diese nicht genug gespart werden kann, vermehre man durch Lofstrennung der Haut vom unterliegenden Zellgewebe deren gröfsere Dehnbarkeit, um die Wundfläche mit Beihülfe von Heftpflasterstreifen, nöthigenfalls einiger blutigen Hefte und geeigneten Binden nach Möglichkeit zu verkleinern, und trage Sorge, dafs der gröfste Theil derselben durch Reunion heile, während man den kleinsten Theil durch Eiterung eben dahin zu bringen sucht, und behandle zu der Absicht diese Stelle, wie ein ganz einfaches Geschwür. Der Rath Einiger, auf dieser Stelle ein Fontanell anzulegen, verdient keine Nachahmung; dagegen aber ist es rathsam schon vor der Operation, an andern geeigneten Stellen, Fontanelle zu setzen, und diese geraume Zeit hindurch in Zug zu erhalten und zugleich den Operirten den vorhandenen Indicationen entsprechend, medicinisch und diätetisch zu behandeln. — Zu dieser Absicht empfehlen sich ganz besonders die Calendula officinalis, Ringelblume, nach *Westring*, sowohl das von der ganzen Pflanze bereitete Extrakt mit dem von dieser Pflanze abgezogenen Wasser verdünnt, oder mit dem Pulver dieser Pflanze zu Pillen gemacht, Morgens und Abends zu 6 — 18 Stück allmählig steigend, oder den ausgepreſsten Saft Eſslöffelweis zu nehmen; so wie ein Thee von der Pyrola umbellata nach Dr. *Mossel* nach anderer und eigener Erfahrung. Der so allgemein empfohlene Gebrauch von Schierling nach *A. Störk* und *Leber*, die Belladonna nach *Lamberger*, das Kalkwasser nach *Baumbach* zu 12 — 16 Unzen täglich 2 mal, ein Infusum der Blätter von Phytolacca decandra, so wie von Fucus helminthocortos nach *O'Meara*, das salzsaure Quecksilber nach *Mariot*, die flor. salis ammon. mart. nach *de Mar*, der Spir. sal. ammon. caustic., die salzsauren Dämpfe nach *Zungenbühler*, der Arsenik nach *le Febure* (Remède eprouvé pour guérir radicalement le cancer occulte et manifesté. Paris 1775, deutsch, Frankfurt und Leipzig 1776.) und Anderer, hat sich in der Erfahrung zu dieser Absicht nicht bestätigt.

Die Anwendung von Aetzmitteln zur Zerstörung des Krebses findet aber nur da Statt, wo das Geschwür sich bloſs oberflächlich und nicht in zu groſsem Umfang verbreitet und ein drüsiges Organ nicht ganz durchdrungen hat, und empfehlen sie sich darum auch nur beim Hautkrebse. — Die Application derselben verursacht aber immer bedeutende Schmerzen, zuweilen eine weit verbreitete Entzündung und wird dann oft nach deren Anwendung mehr zerstört als man beabsichtiget, und hinterläſst auch oft sehr häſsliche, unförmliche, entstellende Narben. Immer muſs aber ein solches Aetzmittel so stark einwirken, daſs alles Krankhafte völlig zerstört wird.

Das bis jetzt vorzüglichste Aetzmittel ist immer noch der Arsenik in der bekannten Form des *Bernhard-Côme'*-

schen Pulvers. An der Mischung dieses Pulvers ist bisher so viel verändert worden, dafs man bei einem jeden Schriftsteller, der dessen erwähnt, eine andere aufgeführt findet. Die ächte Vorschrift von *Frère Côme*, oder eigentlich nach dessen Handschrift von *Bernhard*, besteht aus: Cinnabar. factitii ʒjj. Sanguin. dracon. gr. xjj. Arsenici albi ℈jj. Cineres solear. antiquar. ustar. gr. vjjj, Mifc. f. pulv. subtiliss. S. eine zur Deckung der Geschwürfläche hinreichende Portion Pulver mit Wasser oder Speichel in einem Taschenuhrglase oder Porcellan-Schälchen zur Breidicke zu mischen und mit einem Pinsel, nach vorgängigem Abtrocknen der Geschwürfläche mit zarter Charpie, Messerrücken dick, auf diese und die harten Ränder zu tragen. (M. s. Bd. II. dies. Encyclopäd. S. 676.) — Entsteht während des Auftragens dieses Mittels aus einzelnen Stellen eine geringe Blutung, so stillt sich diese bald nach, in fernerem Auftragen. Nachdem man nun diesen etwas dick aufgetragenen Brei ein wenig hat eintrocknen lassen, so decke man die ganze Fläche mit Spinnweben, Baumwolle oder zarter Charpie, lege aber kein Pflaster darüber. Nach einigen Stunden, zuweilen noch früher, erfolgen sehr heftige Schmerzen mit bedeutender Geschwulst in der Umgegend des Geschwürs, der eine rosenartige Entzündung folgt, die sich über die nahe gelegenen Theile ausbreitet. Bei Krebsgeschwüren im Gesichte erstreckt sich diese schmerzhafte erysipelatöse Entzündungsgeschwulst zuweilen über den ganzen Kopf, verursacht heftiges Fieber mit Irrereden, Gesichtszuckungen, erschwertem Schlingen u. dgl. und erfordert dann ein modificirtes antiphlogistisches Verfahren. In der Regel genügen zur Linderung dieser Zufälle warme trockne aromatische Kräuterkifschen oder laue Bähungen von Milch und Milchdiät, wonach die Zufälle gewöhnlich gegen den sechsten Tag ohne Weiteres verschwinden. Je heftiger übrigens die Zufälle sind, um so sicherer darf man die gehörige Wirkung des Aetzmittels erwarten. Nach 8 — 10 — 20 — 30 Tagen löfst sich der Brandschorf, welches man durch den Verband mit balsam. locatellii befördern kann, und dann die lose gewordenen Stücke mit einer scharfen Scheere, ohne jedoch das noch festsitzende zu irritiren, trennen kann. Bleibt nach dem Abfallen des

Schorfes ein reines Geschwür zurück, so heilt dies bei täglichem einfachen Verband mit Digestiv oder oben genanntem Balsam und zuletzt mit nur trockner Charpie. Man kann dies Aetzmittel zum zweiten und dritten Mal auftragen, wenn man nach dem Abfallen des ersten Schorfes gewahrt, dafs nicht alles Kankröse hinlänglich zerstört ist. Man bedient sich endlich auch desselben mit Vortheil, wenn nach der Exstirpation mit dem Messer das Uebel wiederzukommen scheint.

Dubois bedient sich dieses Mittels mit gleich gutem Erfolg in folgender abgeänderten Mischung: eine Unze Drachenblut, eine halbe Unze Zinnober, eine halbe Drachme weifsen Arsenik, ohne alte gebrannte Schuhsohlen. Andere setzen zu dieser Quantität Drachenblut und Zinnober, eine Drachme Arsenik und eben so viel gebrannte Schuhsohlen. *Hellmund* (vergl. Rhein. Jahrb. B. VII. St. 3. S. 145) bedient sich einer modificirten Anwendungsart des *Côme*'schen Mittels: Cinab. fact. ʒß. Ciner. solear. calcei gr. jv. (nach Anderen gr. jj.) Sanguinis dracon gr. jv. (nach And. gr. jjj.) Arsen. alb. ℈ß. und nahm von dieser Mischung ungefähr gr. jß und mischte diese genau unter ʒj von folgender Salbe: Bals. peruv. Extr. conii macul. ā ʒj. Plumb. acet. ℈j. Tinct. opii croc. ℈ß. Unguent. cerei ℥j. zum täglichen Verband. — Nach den Versuchen von *Rust*, *Kluge*, *Heyfelder*, *Rupprecht* und *Chelius* wurde dies Mittel beim Haut- und Brustkrebs nützlich befunden, beim schwammigen Krebse aber vermogte es nichts. (vergl. *Rust's* Magaz. B. XIX. St. 1. S. 55 und B. XXIII. St. 2. S. 329. *Hufeland's* Journ. d. p. H. April 1825. S. 105. *Harlefs* neue Jahrb. B. XII. S. 62. Heidelb. klinische Annalen, B. III. St. 3. S. 331.) Rothe, harte, knotige Erhabenheiten, die nach der Heilung mit diesem Mittel zurückbleiben, weichen nur dem Glüheisen. (*Rust's* Magaz. XXIII. St. 2. S. 337.) *Elsner'n* gewährte es indessen den gehofften Nutzen in 3 Fällen (s. *Rust's* Magaz. B. XXV. St. 1. S. 112) eben so wenig, als mir bei verschiedenen Lippen- und Gesichtskrebsen.

Rousselot gebrauchte schon vor *Frère Côme* den Arsenik in einer ähnlichen Mischung von zwei Unzen Drachenblut und ebensoviel Zinnober und zwei Drachmen weifsen

Arsenik und bediente sich dessen mit gleich gutem Erfolg auf die angegebene Art aufgetragen.

Dr. *Baumann* nimmt: Arsenic. alb., Nitr. depur., Sal. tart., Rad. ari maculat. ā ʒj. Fuligin. splendent. qualem ligna resinos. prabent, tant. quant. suff., ut pulv. subtiliss. ex intima mixtione hor. ingredient. productus, colorem habeat griseam. Serva vitro probe clauso. Die beliebige Portion von Glanzrufs ist aber in dieser Mischung nicht zu loben, wegen ungleichen Arsenikgehalts derselben, und steht überhaupt dies Mittel dem von *Côme* immer nach.

Harlefs de Arsenici usu in Medicina. Norimberg. 1811. p. 272. empfiehlt ein Unguentum arsenicali-opiatum: *Rcp.* Arsen. alb. gr. vj — x. Opii pur. gr. xjj — xx. Zinc. oxyd. alb. ʒß. Butyr. rec. ℥j. Cerae flav. liquef. ʒjß. longe triturat. misc. exactiss. f. unguent. S. dünn auf das Geschwür zu tragen und mit Leder zu decken, und nicht öfters als den dritten Tag zu wiederholen, und in der Zwischenzeit mit einer einfachen Wachs-, Terpentin- oder Elemi-Salbe zu verbinden.

Althof bediente sich folgender sehr wirksamen Salbe: drei bis neun Gran weifsen Arsenik in drei Drachmen destillirtem Wasser aufgelöfst, mit einem Zusatze von einer halben Unze Bleiextrakt und ebensoviel Extrakt vom Conium maculatum und Bals. peruv. oder statt dessen auch Extract. chinae.

Plenk's Mittel war auf folgende Art zusammengesetzt: *Rcp.* Ranuncul. flammantis folior. et stip. Manip. jj. Cotulae foetid. M. j. Arsen. alb. ʒjj. Sulph. depur. ʒj. M. f. pulv. S. mit Eiweifs zum Teig gemacht äufserlich aufzulegen.

Adair's Mittel: *Rcp.* Syrup. commun. ℥jj. Spirit. vin. ℥jjj. Acet. litharg. ℥ß. Arsenic. albi ʒß. S. damit das Geschwür einigemal des Tages zu betupfen.

Die Wirkung dieser Mittel in Pulverform als Brei aufgetragen ist wohl offenbar sicherer und kräftiger, als in einer Solution, und verdienen aufser den hier genannten der Vollständigkeit wegen noch folgende erwähnt zu werden: die Mittel von *P. Alliot, Arandel, Martini, Justamond, Wil. Shearly, Hargens* u. a.

Plunket, ein Irländer, wandte zuerst den Arsenik äufser

lich an, nach ihm *Guy Choliac* (vergl. B. II. d. Encyclop. S. 675), dann *Rousselot* und später *Frère Côme.*

Sewall bediente sich nach den glücklichen Kuren eines *Pete Davison* eines Pflasters, dessen Hauptbestandtheil Arsenik war. Er nahm eine halbe Drachme weifsen Arsenik und ein Eidotter, und setzte soviel Pulver irgend einer Pflanze, am besten wohl Conium macul., zu, als zur gehörigen Consistenz nöthig war.

Die Quecksilber-Präparate, besonders fein pulverisirter Sublimat mit Traganthschleim zu einer Paste gemischt und ungefähr eine Linie dick auf das Geschwür zu bringen, dann mit Charpie die mit irgend einem Wundbalsam bestrichen ist und einem Klebpflaster zu decken, nach 12 Stunden dies Charpieauflegen zu wiederholen, und den folgenden Tag den Schorf mit einer Pincette wegzunehmen, wo sich alsdann noch verdächtige Stellen zeigen den Sublimatbrei, und dies so oft als noch unreine Stellen vorhanden sind, zu wiederholen, hat in vielen Fällen, der Erfahrung zu Folge kein günstiges Resultat geliefert, und in einem mir bekannt gewordenen Fall, bei einem weit verbreiteten Brustkrebs, nach wiederholter Anwendung, wahre Sublimatvergiftungszufälle hervorgebracht. Oder auch das Sublimatpflaster. (vergl. B. II. dies. Encyclop. S. 678.) Doch hat sich das *v. Gräfe*'sche Unguent. corrosiv. in dessen chirurgisch-augenärztlichen Klinik zu Berlin, nämlich: zwei Drachmen Sublimatpulver mit destillirtem Wasser und arabischem Gummipulver von jedem ein Scrupel zu einem Brei gemischt und mit einem Spatel aufgetragen, wonach alsbald eine örtliche Salivation eintritt und dann die Oberfläche mit Feuerschwamm belegt wird, in vielen Fällen von Hautkrebs sehr nützlich bewiesen.

Die von *André Wilson* empfohlene Sublimatauflösung, so wie die Zinnoberräucherung und andere Quecksilberpräparate, sind beim wahren Krebs wirkungslos befunden.

Eben so wenig ist sich auf die von *Carmichael*'schen Eisenpräparate, als: das weinsteinsaure, kohlensaure, essigsaure, schwefelsaure, phosphorsaure und arseniksaure Eisen, mit Wasser zu einem dünnen Brei gemacht und aufgelegt, wobei man um die Kleidungsstücke zu schonen, Wachstaffet überlegen mufs, oder mit Wasser verdünnt zum Einspritzen an verborgene Orte, zu verlassen. Zugleich empfiehlt er auch den inneren Gebrauch ersterer Präparate; allein Dr. *Hall* zu London erhebt einige nicht ungegründete Zweifel über die Natur der von *Carmichael* geheilten Krankheiten.

Erscheint endlich die krebshafte Entartung selbst nach wiederholter Exstirpation, oder Application von Aetzmitteln oder des Glüheisens, immer wieder von neuem, oder hat das Uebel überhaupt einen solchen Sitz oder eine solche Ausbreitung, dafs von diesen so kräftigen Mitteln kein Gebrauch gemacht werden kann, so hat man sich auf solche in- und äufserliche Mittel zu beschränken, denen die Erfahrung eigenthümliche Wirksamkeit theils gegen die örtlichen Zufälle, theils gegen die allgemeinen durch die Resorption des Krebsgiftes entstandenen Erscheinungen beilegt. Dahin gehören der innerliche Gebrauch des Arseniks. *Le Febure* löfste davon anfangs 4 — 5 — 6 Gr. in 2 Pfund destillirtem Wasser auf, und liefs davon früh nüchtern einen Efslöffel voll mit eben soviel Milch und mit ½ Quentchen syrup. diacod. nehmen. Erfolgten nach 8 Tagen keine Zufälle, so liefs er Morgens und Abends einen und nach 14 Tagen 3 mal täglich einen Efslöffel voll nehmen. Kindern gab er nicht über drei Theelöffel voll. Alle 8 Tage liefs er eine Purganz nehmen und verordnete zum gewöhnlichen Getränk Molken oder Altheedekokt. Zu rathen ist jedoch bei dessen Gebrauch mit einer geringeren Gabe Arsenik, etwa 2 Gran auf 2 Pfund Wasser anzufangen, wie dies auch *le Febure* später selbst that, und nach und nach damit zu steigen, oder erstere Mischung anfangs nur Theelöffelweis zu geben. Sechs Bouteillen dieser Mischung reichen nach ihm hin, um einen Brustkrebs zu heilen. (Vergl. S. 674. B. II. dieser Encyclop.) — *Justamond* hielt den Arsenik für ein specifisches Mittel und verband auch wohl Sublimat damit; eben so schenkten ihm *Hill* und *Pouteau* viel Vertrauen; hingegen *Acrel*, *Metzger*, *Bell*, *Desgranges* u. A. dagegen waren

Das salpetersaure Quecksilber z. B. nach *Mariot:*

Rcp. Hydr. mur. corros. gr. x. Acid. muriat. gtt. x. Aeth. sulph. ℥j. Syrup. ceras. ʒß. S. früh und Abends 10 Tropfen zu nehmen. Hiernach sollen sich die Schmerzen und Stiche vermindern, und das Geschwür nicht weiter um sich greifen. Die von uns mit diesem Mittel angestellten Versuche lieferten dies günstige Resultat nicht; dagegen verdient das hydriodinsaure Kali, von mir seit 1823 (*v. Gräfe's* u. *v. Walther's* Journ. d. Chir. u. Augenheilk. B. IV. St. 2. S. 259.) und später von Andern bei krebshaften Entartungen häufig angewandt, unstreitig, als ein Mittel von grofser Wirksamkeit beim Krebs, mit aufgeführt zu werden. In den hoffnungslosesten und verzweifelndsten Fällen von Gesichts-, Brust- und Gebärmutterkrebs, sahe ich stets auffallende, wahr überraschende Veränderungen nach dem Gebrauch von einigen Tagen, die zu den kühnsten Hoffnungen berechtigten, und einen der merkwürdigsten Fälle noch im Sommer 1828 bei einem weitverbreiteten, mit grofser Zerstörung verbundenen, unheilbaren Gesichtskrebs bei einem Mann von 50 Jahren, in der hiesigen chirurgisch-ophthalmologischen Klinik, welcher im Journ. der Chir. u. Augenheilk. B. XIII. St. 1. p. 68 von Dr. *Hüter* beschrieben ist. Hier erfolgte, merkwürdig genug, nach dem äufsern Gebrauch der Jodesalbe eine völlige Umänderung des wahren Krebses, in Wasserkrebs mit den günstigsten Erscheinungen der zu hoffenden Heilung. Aus dieser Beobachtung allein würde die grofse Wirksamkeit des Mittels schon zur Genüge bei diesem aller bisherigen Kunsthülfe trotzenden Uebel hervorgehen, wenn mich nicht vielfache andere Erfahrungen (*Hennemann* in *Hufeland's* Journ. 1823. St. 2. S. 3, und *Klaproth* ebd. St. 12. S. 87.) von der Nützlichkeit dieses Mittels, in- und äufserlich angewendet, überzeugt hätten. Ich fordere daher hier meine Kunstgenossen auf, ein Mittel nicht unbeachtet zu lassen, das gerade bei diesem Uebel so viel verspricht. Die gewöhnliche Proportion des hydriodinsauren Kalis zu ʒß auf ℥jß Schweinefett in Salbenform, verstärkte ich nach und nach bis zu ʒj auf die Quantität Fett, mit dem besten Erfolg, ohne allen Nachtheil.

Die Cicuta unter allen Formen, hat in früherer Zeit, besonders durch *Störk* einen grofsen Ruf erhalten, (*Störk*

Libellus, quo demonstratur, cicutam remedium in multis morbis esse, qui hucusq. curam impossib. dicebantur. Vienn. 1760. Libellus II. 1761. Suppl. 1761. *Störk* Abhandl. v. Schierling a. d. Lat. v. *Heyden*. Wien 1761. *van d. Haar*, Verhandeling over de Natur en aart van de klier-knoest en kankergezwellen woar in teglyk de verhandeling van h. *Störk* over de Cicuta ordeelkundig onderzoekt en ten tosts gebragt word. Amsterd. 1761. und *Leber* Abhandl. v. d. Nutzbarkeit des Schierlings in der Wundarzneik. Wien 1762.) erlitt jedoch schon in folgender Schrift bedeutenden Widerspruch. K. Agnomastix apologia. *Haariana* eernstige verdeediging voor der h. *Jac. v. d. Haar* en over desselfs verdondeling over de klier-knoest en kankergezwellen. Amsterd. 1764.

Weniger ist hier zu erwarten von der Belladonna, Digitalis, dem Kirschlorbeerwasser, der Calendula (wenigstens hier zu Lande), der Blätter Infusion von Phytolacca decandra täglich zu 1 Pfunde, oder des Extraktes oder des frisch ausgepreſsten Saftes (Annales cliniq. de Montpellier. T. XXV.) oder von Onopordon acanthium zu 2 Eſslöffel voll; mehr von dem zuvor angeführten Thee der Pyrola umbellata nach Dr. *Mossel*, welcher von deren Wirksamkeit ein Paar merkwürdige Fälle anführt, nämlich: von Lippenkrebs und einem Krebsgeschwüre auf dem Rücken, das 3 Mal vergebens exstirpirt worden war, und nach dem Gebrauch dieses Thees heilte. (In the medical repositor. of original Essay and Intellig. relat. to Physic, Surgery, Chemist. and natural Histor. Vol. IV. Vergl. Med. chir. Ztg. No. 43. S. 295. 1819.)

Die Jotropha multifida L. als Specificum der Caraiben. (Bibl. de Médic. Britannique redigée p. *Millinger*. Vol. XV. 1814.). —

Aeuſserlich: eine schwache Arseniksolution von gr. vjjj auf ℔jj destillirten Wassers der man auch ½ rothen Wein beimischen kann, oder Bähungen mit einer Auflösung des Arseniks in einem starken Chinadekokt, oder einem gelben Möhren- und Schierlingsdekokt; oder dergleichen Einspritzungen; oder Sublimatsolution von gr. jj — jjj auf ℥jjj eines Decoct. Conii maculat. mit einem Zusatz von ʒjj

Liquam. myrrhae. Ueberschläge von Cicuta, Belladon., Digital., Calendul., Phelland-aquat., Carotten, mit und ohne Sublimat; und der ausgeprefste Saft dieser Pflanzen, wie besonders von Cactus sativa bei grofsen Schmerzen und copiöser Verjauchung, oder von Sedum acre L., in der Pharmacie unter dem Namen Sedum minus bekannt, (*Lombard* im Journ. génér. de Méd. et d. Chirurg. etc. XII. an. No. 128. T. XXVIII. Avril 1807. p. 385 u. *Quesnay* Traité de l'art de guérir par la Saignée, deux Vol. Paris 1736.), oder von Folior. Phytolacc. decandr. an der Sonnenhitze getrocknet und zu einer Salbe verdickt aufgelegt. Es entstehen danach heftige Schmerzen, die aber der Kranke 24 Stunden aushalten mufs. Ueberschläge von gährenden Breien, Aufstreuen von Kohlenpulver, so wie frisch bereitetes Kalkwasser und Auflösungen von narkotischen Extrakten zum Verbande, wiederholtes Ansetzen von Blutegeln nach *Fearon* und *Gossaud* (Vergl. *Hufeland's* Journ. d. p. Heilk. 1827. St. 10. S. 140.), der Liq. ammon. pur. mit Wasser verdünnt, oder Liq. ammon. caust. nach *van Wy*:

Rcp.: Pulv. cort. Peruv. ℥jjj coq. c. Aq. font. ℥xx ad Colat. ℥xjj. refrig. add. Liq. ammon. caust. ℥jβ S. damit befeuchtete Compressen überzulegen. Die Schwefelleber, so wie die angeführten Eisenpräparate nach *Carmichael.* Eine anhaltende, allmählig verstärkte Compression nach *S. Young* und *Recamier* (Vergl. *v. Froriep's* Notiz. No. 347. Febr. 1827. S. 268. u. No. 393. Nov. S. 303.) vor welcher jedoch nach *C. Bell* (Surgical. observ. Vol. I. p. 4.) besonders zu warnen ist. Doch hat *Recamier* eine Menge glücklicher Kuren damit gemacht. (Vergl. dessen Recherch. sur le traitement du Cancer.) Endlich sind auch wohl der Erfahrungen von der guten Wirkung der Elektrizität, so wie von dem Brennen mit einem Brennglase nach *le Comte* zu wenig, um sie hier empfehlen zu können. — Das Nähere von den Mitteln gegen den Krebs sehe man nach in dieser Encyklop. Bd. II unter dem Art. Anticancrosa p. 673.

Zugleich mufs bei solcher Behandlung der Kranke auf eine sehr strenge Diät, vorzugsweise auf eine Milch- und vegetabilische Diät beschränkt werden.

Sind nun wohl alle Mittel fruchtlos, so suche man möglichst die heftigen, alle nächtliche Ruhe störende Schmerzen zu lindern, durch Opium in- und äufserlich in verstärkten Gaben, überhaupt durch Narcotica, die sowohl allgemein als örtlich erhöhte Sensibilität herabzustimmen. Nach *Chelius* Erfahrungen zeigte sich hier eine Auflösung von Schwefelleber und Rosenwasser mit einem Zusatz von Hyoscyamusextrakt, lauwarm öfter mit Läppchen überzuschlagen, sehr lindernd.

Etymologie. *Cancer* von ὁ καρκινος, der Krebs, *Carcinoma* von καρκινωμα, das Krebsgeschwür, das Carcinom, der offene Krebs, zunächst von καρκινοω, sich ausbreiten.

Synonim. Krebs, Krebsgeschwür, offener wahrer Krebs, und nach Verschiedenheit des Sitzes und der Entstehung: Drüsen-, Warzen-, Knollen-, Haut-, Zellgewebeskrebs u. s. w. krebsartiges Geschwür. — Lat. *Cancer, Carcinoma, Carcinus, Ulcus cancrosum, carcinomatosum, Cancer apertus, exulceratus, Noli me tangere, Lupus cancrosus, Cancroides, Ulcus carcinodes, Cacoëthes* v. κακόηθες. *Chironeum* (ein bösartiges schwer oder gar nicht heilbares Geschwür), *Telephium* (ein Geschwür dessen Heilung sehr in der Ferne liegt) *Phagadaena* (*Swediauer*), *Cancer tuberosus, Celoides* (*Alibert*), *Canc. occultus* etc. Franz. *Cancer, Chancre, Ulcère chancreux, carcinomateux.* Engl. *Cancer, Carcinomatous ulcer, Cancerous disordres.* Holländ. *Kanker-gezwel, Kreeft-gezwel.*

Litteratur.

Alberti, D., de Cancro. Halae 1731.

Teichmeyer, D, de Cancro, in specie mammar. Jenae 1732.

Grashuys, Exercitatio de Scirrho et Carcinomate. Amstelod. 1741.

Triller et *Titius*, de nociva cancri inveterati exstirpatione, novis exemplis demonstrata. Viteb. 1752.

Berchelmann, Abhandlung vom Krebs. Frankf. 1756.

R. Gui, Essays on scirrhous tumours and cancers. Lond. 1759.

Boehmer, D., de Cancro occulto et aperto. Halae 1761.

Boerhaave, Abhandl. v. Krebse. Erft. 1765.

Devers, D., de Fungo cancroso ex veruca orto. Argent. 1772.

Jam. Hill et *John Hill*, Cases in Surgery particularly of cancers and desorders etc. Edinburg 1772.

Peyrille, D., de Cancro. Paris 1774.

Le Febure, Remède éprouvé pour guérir radicalement le Cancer oculte et manifesté, ou ulceré. Paris 1775. Ins Deutsche übers. Frankf. u. Lpzg. 1776.

Bierchen, Abhandl. v. d. wahren Kennzeichen der Krebsschäden u. s. w. aus d. Schwed. v. *A. Murray*. Götting. 1775.

Jam. Hill, chirurg. Beobachtungen den Krebs betreffend, a. d. Engl. 1777.

Justamond, an account of the methods pursued in the Treatem. of Cancerous etc. Lond. 1780.

v. Ring, D., de Cancro scorbutico ejusque differentiis a cancro carcinomatos. Duisb. 1782.

Wagner, D., de Scirrho et Cancro. Vienn. 1783.

Hahn, D., de Cancro occulto et aperto. Gies. 1784.

Fearon, Treatise on Cancers. Lond. 1784. (Vergl. neue Samml. f. W. A. St. XI. S. 99 u. ins Deutsche mit Anmerk. übers. Duisbg. 1790.)

Clerke, D., de Cancro. Edinb. 1784.

de Rameux, de Scirrho et Cancro. Oeudergheru. 1788.

Ledran, in Mém. de l'Acad. de Chirurg. Vol. III.

Braune, D., de carcinomatis semiotice. Lips. 1791.

Jaenisch, vom Krebse und dessen Heilart. Petersburg 1784—1792 u. 1804.

Pearson, Practic. observ. on cancerous complaints. Lond. 1793.

Pfister, D., de Cancri quadam specie circa Rhenum inferiorem valde communi. Duisbg. 1795.

Whistling, ältere und neuere Kurmethoden des offenen Krebses. Altenburg 1796.

Legoux, D., sur le Cancer. Paris. An. XI.

Abernethy, surgical Observat. Lond. 1804. (ins Deutsche übers. v. *J. F. Meckel*. Halle 1809.)

E. Home, observations on cancer. London 1805.

Young, Inquiry into te nature etc. of cancer. Lond. 1805.

Thomas, Commentar. on the Treatem. of Scirrh. and Cancer. London 1805 — 1817.

Roux, einige allg. Bemerkg. üb. d. Krebs, in *Desault's* auserles. chir. Wahrnehm. aus dem Franz. v. *Dörner*. Bd. XI. XII. Frankf. 1806. S. 437.

Ferrier, D., observat. et considérat. sur le Cancer. Paris 1806.

Carmichael, Essay on the effect on carbonat on iron upon cancer. London 1806.

Johnson, A practical essay on cancer. Lond. 1810.

Abernethy, in Surgical works Vol. II. p. 68. Lond. 1811.

Bayle, Vues théoretiques et pratiq. sur le Cancer; in Bibl. médical. Vol. XXXV. Par. 1812.

C. Wenzel, über die Induration u. das Geschwür in indurirten Theilen. Mainz 1815.

Westring's Erfahrungen üb. die Heilung d. Krebsgeschw. a. d. Schwed. mit Zusätz. v. *C. Sprengel*. Halle 1817.

Young, Minutes of cases of cancer and cancerous tendancy succefsfully Vol. II. Lond. 1816 — 18.

— Further Reports of cases etc. with some observations on the method of the practice and nature of the disease. Lond. 1817.

— Minutes etc. by the new method of pressure. Lond. 1818.

Baumann, über den Krebs im Allgemein. nebst der Anzeige eines sehr wirksamen, bisher geheim gehaltenen Mittels gegen den Lippen- und Gesichtskrebs in's besond. Lpzg. 1817.

A. Scarpa, sullo scirro et sul cancro Memoria. Milano 1821.

Wattmann, Versuch zur Heilung des sonst unheilb. erklärten Noli me tangere. Inspruck 1823 mit 1 lithogr. Abbild.
Vorstmann, (Vater u. Sohn) Verhandel. over d. Kanker. Utrecht 1824. (gekrö. Preisschrift.)
Preifs, D., de Arsenici in carcinomate usu, exemplo rariss. illustr. Vratisl. 1825.
A. Scarpa, sullo scirro et sul cancro. Paviae 1825. con tav.
Recamier, sur le traitement du Cancer, par la compression méthodique etc. T. I. et II. 1829. Ull — n.

CANCER APERTUS, s. *manifestus, ulceratus*, offener Krebs, das eigentliche Krebsgeschwür. Er ist eine Folge des vorausgegangenen verborgenen Krebses, Canc. occultus, und somit als das zweite Stadium dieses anzusehen, indem beide mit dem Worte Cancer bezeichnet werden. (Vergl. die Artikel Scirrhus, Cancer und Cancer occultus). Ull — n.

CANCER AQUATICUS, Noma. Dieser Name bezeichnet eine, vorzugsweise bei Kindern, und dann gewöhnlich bei schwächlichen, reizbaren, sehr selten bei Erwachsenen vorkommende specifische Exulceration mit schnell darauf folgendem fauligem Brand des Mundes, besonders eines Mundwinkels oder der Lippen und der diesen zunächst gelegenen Theile, meist immer auf der linken Seite, welches sich mit reifsender Schnelle sehr zerstörend über das ganze Gesicht u. s. w. bis zum Zahnfleisch, oder nach einigen Beobachtungen, von diesem beginnend nach Aufsen fortschreitend, sich selbst über die Kieferknochen verbreitet, und von dem unerträglichsten, specifik riechenden Gestank mit meist vermehrter jauchiger Speichelabsonderung begleitet ist.

Die Krankheit zeigt sich zuerst als ein kleines grau- oder blaurothes, bisweilen schwärzliches Blätterchen, oder als ein schmutzig weifses, linsengrofses, matsches Bläschen mit rother Umgebung und geringer Geschwulst, dem kurz vorher, bisweilen nur wenige Stunden, ein geringes Gefühl von Schmerz der Wange oder Lippe, oder auch wenige Tage zuvor ein übler Geruch aus dem Munde mit etwas vermehrtem Speichelflufs, und dann einer weiter verbreiteten Geschwulst der erkrankten Lippen- und Wangenseite mit wenigen oder gar keinen Schmerzen vorausgeht, und sich jetzt erst obiges schwarzbraunes Blätterchen, oder grauweifses

Bläschen zeigt. Dieses geht nun rasch in feuchten oder trocknen Brand über, je nachdem es von der innern Schleimhaut der Lippen oder Wange, dem Mundwinkel, oder vom Zahnfleisch, (?) oder von der äufsern Lippen- oder Wangenhaut beginnt. Es erfolgen alsbald stärkere Geschwulst mit Härte, Röthe, bisweilen mit Jucken, aber immer nur geringem Schmerz und erhöhter Empfindlichkeit, Hitze, zuweilen mit zunehmenden Schmerzen, wonach der meist gefühllose, kleine weifse, oft schnell bleifarbig oder schwarz werdende Brandfleck abfällt, oder das Bläschen platzt, und ein speckig, jauchiges Brandgeschwür hinterläfst, welches sich schnell unter zunehmenden Schmerzen weiter verbreitet, sich schnell in die Tiefe erstreckt, und mit einer sehr übel riechenden leimigen Jauche bedeckt, von einem dunkelrosenrothen nach der Peripherie verlaufenden Hof und glänzenden harten Geschwulst umgeben ist, und dann meist rasch Lippen, Wange, Nase, Kinnlade, Zunge, Gaumen bis zu den Mandeln, ja bisweilen das ganze Gesicht in brandige Fäulnifs übergehen, stückweis abfallen, die wackelnden Zähne ausfallen, und oft das brandig Zerstörte von den Kindern mit einer eigenthümlich ängstlichen Begierde abgerupft wird, wobei oft noch guter Appetit und bisweilen gar ein wahrer Heifshunger zugegen ist, ja in seltenen Fällen merkwürdig genug, bei schon so weit fortgeschrittenem Uebel, das Allgemeinbefinden nicht in gleichem Grade gestört ist. Die entblöfsten Knochen bedeckt nun ein schwärzlicher, graulicher, lockerer, bisweilen schmutzig gallertartiger Ueberzug, sie selbst werden darunter angegriffen und zerstört, aber nicht eigentlich erweicht, und zu den höchsten Graden der Knochenerweichung gebracht, wie *Hesse* und Andere behaupten, sondern die Kieferknochen, besonders der Unterkiefer werden in denen von uns und Andern beobachteten Fällen nur blofs auf eine der Nekrose ähnliche Art zerstört. Die hier erfolgende Auflockerung und Brüchigkeit, das Mürb-Bröcklich- und Zerbrechlichwerden, die sogenannte Markschwindsucht der Knochen, *Osteoporosis*, *Osteopsathyrosis*, ist aber daraus keine Knochenerweichung, *Osteomalacia*, und eben so wenig eine Volumsvergröfserung des Knochens mit vermehrter Bildung der

Kalkerde in seinen Zwischenräumen, *Osteoclerosis*, wodurch dessen Gefüge dichter und fester wird, wie sich dies in allen den uns vorgekommenen Fällen bei mehreren Kindern und einem Erwachsenen nur zu deutlich zu erkennen gab. Unter vermehrter jauchigter stinkender Speichelsecretion, bisweilen mit erfolgenden Blutungen aus der Mundhöhle und der Nase, breitet sich das faule Brandgeschwür immer mehr aus, und bekommt das Abgestorbene ein leimig braunes Ansehn, wie nasses Handschuhleder. Schreitet das Uebel zu den Kieferknochen fort, so wird derselbe mifsfarbig, braun oder auch schwarz, und letzteres besonders nach der Anwendung von äufseren Mitteln, zumal der Holzsäure, die Zähne fallen aus und es gehen nach und nach einzelne Knochenstücke, zuweilen nur blofs die vordere Wand des Unterkiefers, mit Erhaltung der hinteren, verloren, und sich zugleich ein unerträglicher aashafter Gestank, der das ganze Zimmer anfüllt, verbreitet, der mit in hohlen Zähnen lange steckengebliebenen, verfaulten Nahrungsstoffen die gröfste Aehnlichkeit hat. Die Weichtheile um den Mund, vorzugsweise von der zuerst erkrankten Stelle, gehen jetzt unglaublich rasch verloren, und wird dem Uebel nicht bald Grenzen gesetzt, so richtet es die scheufslichste Zerstörung der ganzen Gesichtshälfte und weiter an, und gewährt dann, zu solcher Höhe gekommen, ein wahres Schauder erregendes Bild von menschlichen Leiden.

Beginnt die Zerstörung von der die Mundhöhle auskleidenden Schleimmembran, so kann die Krankheit sich schon weit im Inneren verbreitet haben, ehe sie richtig erkannt wird, indem es, wegen der vorhandenen harten und weit verbreiteten Geschwulst, und daraus folgendem Unvermögen den Mund zu öffnen, unmöglich wird, das Innere der Wange, des Zahnfleisches u. s. w. zu untersuchen, und es darum auch schwer und unmöglich wird, die geeigneten Mittel appliciren zu können. Auf solchen Fall ist es dann auch am leichtesten möglich das Uebel für Mundfäule zu verkennen.

Die sehr harte glänzende Geschwulst weicht dem Fingerdrucke nicht, und läfst eine erhöhte Temperatur wahrnehmen. Der hier meist geringe Schmerz wird nur durch in den Mund gebrachte Speisen und Getränke vermehrt. —

Der Athem und der aus dem wenig geöffneten Munde fliefsende dicklich zähe, oft leimige Speichel mit abgestofsenen faulen Fetzen der Schleimhaut vermischt, verbreitet den angegebenen aashaften Geruch. — Nachdem diese Geschwulst einige Tage mit blafs rosenrother oder dunklerer nach der Peripherie schnell verlaufender Röthe gestanden hat, zeigt sich an irgend einer Stelle äufserlich auf der Wange, ein runder, blafs und glanzlos gewordener, gleichsam eingesunkener, lebloser, schmutzig weifser, grauer oder bleifarbiger Fleck, der sich rasch vergröfsert aber immer mit einem scharf begrenzten rothen Rande umgeben ist, bald braun, oder auch schwarz wird und seine brandige Zerstörung, wie zuvor angegeben, über die ganze Gesichtshälfte u. s. w. binnen wenigen Tagen verbreitet. Nach dem stückweisen Abfallen der brandig faulen Weichtheile, gewahrt man nun die schauderhafteste Zerstörung im Inneren der Mundhöhle, und am Kieferknochen.

Bei einem zu solcher Höhe gekommenen örtlichen Uebel, erscheinen in beiden Fällen immer colliquative übelriechende Ausleerungen, fieberhafte Zufälle, bis endlich nach dem höchsten Grade der Erschöpfung mit äufserst schnellem, kaum zu zählendem kleinen Pulse, blassem eingefallenem Gesichte, zugespitzter Nase, eingefallenen hohlen Augen, kurzem, beschwerlichem, röchelndem Athem, bisweilen sehr heftigem, beinahe nicht zu stillendem Durste, Oedem der Füfse, zuweilen unter Zuckungen, Ohnmachten bei dem höchsten Grade der Adynamie der von dem Umstehenden sehnlichst gewünschte Tod, dieser Schauder erregenden Scene ein Ende macht. — Bisweilen aber noch kurz vor demselben brandige Flecken an entfernten Orten, z. B. an den Geschlechtstheilen wahrgenommen werden (Vgl. *Hecker's* Annal. April. 1829. S. 428.).

Die Krankheit ist nicht ansteckend, wohl nur selten epidemisch, häufiger endemisch, und befällt nicht selten auch ganz Gesunde.

Gelingt es im günstigen Fall der Natur oder der Kunst dem Uebel Grenzen zu setzen, so trennt sich das verdorbene, brandig Todte, indem sich die harte Geschwulst im Umfange vermindert, an dem stark gerötheten Rande sich ein Schorf bildet, unter welchem sich nach entstandener Tren-

Trennungslinie die kräftigste Granulation zeigt, und oft auf unbegreifliche Weise das Verlorengegangene durch rasche Reproduktion wieder ersetzt wird, so dafs meist nur unbedeutende Narben entstehen, oder doch nur geringer Substanzverlust zurückbleibt, dem später durch zweckmäfsige Kunsthülfe in vielen Fällen noch abgeholfen werden kann.

Die bisher nur von Einzelnen gemachte Leichenöffnungen, der an dieser Krankheit Verstorbenen, haben über die wahre Natur derselben auch nur wenig Erhebliches geliefert, indem Einige aufser der örtlichen Zerstörung eben nichts besonders auffallend Bemerkungswerthes fanden, und diese sich mehr oder weniger so verhielt, wie andere brandige Stellen, bei denen man auch oft, zumal an der Trennungslinie gelbe Fetttropfen hervorquellen und im nahen ödematösen Zellgewebe gelblich seröse Feuchtigkeiten infiltrirt sieht, zugleich aber der Zerstörungsprocefs der sowohl harten als weichen Theile in weitester Extension zu erforschen möglich machte, der sich im Leben nur ahnen liefs, und nach dem Grade und dem Stadium des Uebels, sowohl hinsichtlich der Farbe als auch nach Verschiedenheit der brandig faulen Zersetzung, so wie nach dem längeren oder kürzeren colliquativen Leiden sich verschieden verhielt. Was die Untersuchung der drei Haupthöhlen, so wie das Aeufsere der Leiche betrifft, so fand sich mehr oder weniger dasselbe bei vielen an anderen Krankheiten Verstorbenen und scheint mir nur das bemerkenswerth, dafs bei so kurzem Verlauf einer Krankheit, von oft nur wenigen Tagen, in einigen Fällen so wichtige Veränderungen innerer edler Eingeweide vorgefunden wurden, von denen es jedoch immer noch nicht ausgemacht ist, ob sie eine unmittelbare Folge dieses Erkrankenseins sind, oder von vorausgegangenen anderweitigen Leiden bedingt werden. — Viele dieser Erscheinungen, wie die serösen Exsudate im Gehirn, Verwachsungen der Eingeweide und deren Blutleere und Erschlaffung in dem einen Fall, und in anderen deren Verhärtung u. dgl., kommen indessen bei so vielen andern Sektionen vor, dafs sie uns hier dennoch zu keinem bestimmten Resultate führen.

Die Verschiedenheit der Ursachen, wie des Verlaufs und das verschiedene Verhalten der Erscheinungen, gaben *A. L.*

Richter die Veranlassung drei Formverschiedenheiten des Wasserkrebses anzunehmen, nämlich: den scorbutischen, den gastrischen und den metastatischen, und bemüht er sich von jeder das ihr Eigenthümliche aufzuzählen, wobei es mir jedoch scheint, als wenn hie und da, dieser Eintheilung zu Liebe, die Reihefolge der Erscheinungen einer jeden und die dem Ausbruch des Wasserkrebses vorausgehenden Symptome geordnet wären. In denen von uns wenigstens beobachteten Fällen, konnten wir keinen so ganz der einen oder andern dieser drei Formen anpassen, da jeder einzelne Eigenthümlichkeiten, sowohl den Erscheinungen als auch dem Charakter nach, zeigte. Ob daher derjenige der von dem Zahnfleische, oder dem Innern der Mundhöhle aus, seinen Ursprung nimmt, zu dem scorbutischen geradezu immer zu zählen sei, verdient wohl eben so sehr noch einer näheren Untersuchung, als die Annahme dieser von *Richter* gezogenen engen Grenze, in die drei Formverschiedenheiten, überhaupt. Das während des Verlaufs des Wasserkrebses auftretende Fieber ist ein symptomatisches, und kann den verschiedenartigsten Charakter annehmen, endet aber meist, im unglücklichen Fall, mit einem nervösfauligen unter bedeutenden Colliquationen.

Zur Entstehung des Wasserkrebses geben nicht selten längere oder kürzere Zeit vorausgegangene remittirende Fieber, besonders gastrische oder auch gallichte, so wie katarrhalische mit nervösem Charakter, ganz besonders aber langwierige intermittirende und Schleimfieber mit Wurmzufällen, oder Fieber anderer Art, welche die Reproduktion sehr beeinträchtigen, so wie auch die verschiedenen akuten Hautausschläge, z. B. Scharlach und Masern u. s. w. Gelegenheit, welche um so verderblicher in ihren Folgen sind, wenn die Kinder schon an sich zu den schwächlichen zu zählen, und den fortwährenden Einwirkungen schwächender, verderblicher Einflüsse ausgesetzt sind.

Ob nun aber das zarte Kindesalter und besonders die Zahnentwickelungsperiode zur Entstehung dieser eigenthümlichen Krankheit eine Anlage mit abgiebt, ist bis jetzt wohl nicht, wenigstens nicht mit Bestimmtheit anzunehmen, da die Krankheit selbst ihrer Natur und ihrem Wesen nach, trotz der Bemühung der Neueren, noch so wenig erkannt ist, und können wir nur so viel annehmen, dafs beides, sowohl allgemeine Schwäche an sich, als andere vorausgegangene, besonders fieberhafte Krankheiten eine Prädisposition begünstigen. Eben so wenig läfst sich bis jetzt bestimmen, ob das eine oder andere Geschlecht eine gröfsere Disposition zu dieser Krankheit habe, oder auch ein Grund auffinden, warum dies Uebel bisher vorzugsweise, wie der Krebsknoten (*Scirrhus verus*) auf der linken Seite des Gesichtes vorkam. Die meisten Erfahrungen sprechen indessen dafür, dafs ganz gesunde Kinder vom Wasserkrebs nicht befallen werden, und dafs er nur selten bei Erwachsenen und im höheren Alter vorkommt. Das zarte Kindesalter können wir indessen um so mehr zu den prädisponirenden Schädlichkeiten rechnen, je schwächlicher an sich die Constitution der Kinder, besonders bei scrophulöser Anlage, und je gestörter deren Assimilation durch vorausgegangene schwächende Einflüsse, bei beständiger schlechter, wenig nährender und schwer verdaulicher Nahrung, zumal bei gleichzeitigem anhaltenden Aufenthalt an feuchten, niedrigen und dumpfigen Orten, in niedrigen, gegen Norden gelegenen Thälern, denen ihrer Lage zu Folge, das belebende Sonnenlicht entzogen wird, oder in Sumpfgegenden ist, und dadurch um so mehr eine Disposition zu dieser Krankheit herbeigeführt wird, wenn, was so häufig unter solchen Verhältnissen der Fall ist, damit noch grofse Unreinlichkeit, gröfste Dürftigkeit, Mangel an Bewegung und der gehörigen Pflege verbunden ist, wie diefs vielfältige Erfahrungen in schlecht administrirten Findelhäusern, Kinderhospitälern, so wie Fabrikstätten u. dgl. zur Genüge darthun, wo diese Krankheit nicht selten endemisch herrscht. (Vergl. *Saviard*, *Poupart*, *Martin*, *Coates*, *Cliet*, u. *Hecker's* Annal. April. 1829.)

Als Gelegenheitsursache sahen *Richter* und Andere den Scorbut der Kinder, gastrische Abdominalreize und fieberhafte, besonders exanthematische Krankheiten an. Ob der Mifsbrauch von Quecksilber, besonders des Calomels, mit unter die Gelegenheitsursachen aufgeführt zu werden verdient, darüber müssen erst noch weitere Erfahrungen entscheiden, indem die dafür aufgebrachten Belege noch viele

Zweifel übrig lassen, und der so allgemeine Gebrauch des Quecksilbers auf keinen Fall, mit dem doch immer seltnern Vorkommen des Wasserkrebses, in Verhältnifs steht. Eine eigene uns unbekannte Säfteverderbnifs, Cachexie, scheint meist immer dem Ausbruch dieser so eigenthümlichen brandigen Zersetzung zum Grunde zu liegen, und selbst das Wesen dieses pathologischen Processes zu bedingen.

Die Ansichten der Schriftsteller über das Wesen oder die Natur des Wasserkrebses, zerfallen aber überhaupt in drei Meinungsverschiedenheiten, nach denen er bei den Aelteren scorbutischen Ursprunges und nach Andern eine brandige Zerstörung ist, nach den Neueren ihm aber eine Erweichung der Substanz zu Grunde liegen soll, ohne anderweite irrige und grundlose Meinungen hier aufzuführen. Dafs das Uebel aber nicht scorbutischer Natur sei, wie besonders *van Swieten*, *Berthe* u. A., und neuerdings wieder *Raimann*, *v. Hildebrand*, *Chelius* u. A. behaupten, wird sowohl von früheren als neueren Schriftstellern bestritten, indem bei allen solchen Kranken von einer eigentlichen scorbutischen Kachexie nichts wahrgenommen wurde, wenn auch nach *Bar-Isnard*, *Cevoule*, *Klaatsch* u. A. nicht zu läugnen ist, dafs eine scorbutische Disposition, eben so, wie eine jede andere vorausgegangene schwächende Ursache, als Fieber der mannigfachsten Art, Dyskrasieen, Ausschlagskrankheiten u. s. w. die Entstehung der Krankheit begünstigen, aber zur Hervorbringung des Wasserkrebses eine solche scorbutische Anlage doch keineswegs nothwendig ist, eben so wenig als dafs zum wirklichen Scorbut sich jemals eine solche Zerstörung der Gebilde des Mundes und des Gesichts, wie beim Wasserkrebs gesellt hätte. Aufserdem ist aber der Scorbut eine wahre chronische langsam verlaufende Krankheit meist ohne Fieber und Speichelflufs, wobei die aus sugillationsartigen, schmutzig-blaurothen Flecken entstehenden Geschwüre charakteristisch von dem Geschwür des Cancer aquatic., so wie durch ihren braunrothen mit halbgeronnenem schmutzigem Blut überzogenen Grund u. a. m. verschieden sind, und die scorbutische Kachexie, selbst zu einem hohen Grade gekommen, bei verändertem Regim unter zweckmäfsiger Behandlung ungleich leichter gehoben wird. Der scorbutische Brand am Zahnfleische endlich, bildet immer mehrere Geschwüre, beginnt immer am Zahnfleisch und der die Mundhöhle auskleidenden Membran, verläuft langsamer, ist auch heilbarer, und kann höchstens nur, in dem seltenen Fall der Gangrène scorbutique des gencives mit Zerstörung der Wangen oder der Lippen, nach *Baron* eine Verwechselung mit dem Canc. aquatic. statt finden, mit dem er alsdann viel Aehnlichkeit hat und nur der Form nach verschieden zu sein scheint.

Für die brandige Natur dieser Geschwüre scheinen mir dagegen, trotz *Hesse*, *Klaatsch* und *Wiegand*, sowohl der ganze Verlauf und die Entstehung dieses Uebels, als ganz besonders, die bestimmt charakteristischen Merkmale des bald trocknen bald feuchten Brandes zu sprechen, wenn man nur erwägt, dafs die das Absterben brandiger Theile begleitenden Erscheinungen sich verschieden nach den Ursachen, der Constitution, dem Alter des Subjects, so wie nach dem Orte, wo er auftritt, modificiren. Eine andere ist die Gangraena senilis der Fufszehen als diese Gangraena oris; die durch äufsere Schädlichkeiten verursachte eine andere, als die von inneren Ursachen bedingte, z. B. die Gangraena nosocomialis, oder der Brand bei Nerven- und Faulfiebern, der Karbunkel u. s. w. und die Gangraena ex decubitu, die G. traumatica u. And.; oder der bei jungen und kräftigen Subjecten vorkommende Brand ein anderer, als der bei Schwächlingen und Alten, und der in Weichgebilden erscheinende wieder ein anderer, als der in Knochen; ja endlich ist selbst der von gleichen örtlichen oder allgemeinen Ursachen entstandene oft ein sehr verschiedener, sowohl hinsichtlich des Verlaufs, als der Erscheinungen und des Ausgangs. Wesentlich und charakteristisch bleibt immer das Absterben des brandig gewordenen Theils, und nur der Vorgang dieses Processes, so wie die Erscheinungen, werden durch Vorhergehendes bestimmt, und sind sonach ausserwesentlich und nach demselben mannigfaltig abweichend. So scheint der Speichelflufs beim Wasserkrebs nur blofs Folge consensueller Reizungen der Speicheldrüsen, aber nicht als wesentliches Symptom desselben, dagegen aber der gleich Anfangs vorhandene specifische Geruch,— denn einmal empfunden, ist das Uebel sogleich wieder zu erkennen, — als charakteristisch angenommen werden zu müssen. Je nach der Stelle der Entwickelung erscheint der Wasserkrebs bald als gangränöses Geschwür, wenn es an der äufseren Fläche der Lippe, in einem Mundwinkel, auf der Wange, oder von der inneren Fläche der Lippe oder am Zahnfleisch mit der Bildung eines Bläschens beginnt: bald als sphacelöses Geschwür, wenn das erste Erscheinen dieses Uebels sich als rother Fleck zeigt, der bald livid, blei- und aschfarbig, braun und sphacelös wird, aber wegen der Lokalität als trockner Brand nicht lange andauern kann, und bald zum feuchten werden mufs. Der rasche Zerstörungsprocefs verhält sich hier ganz ähnlich, wie der bei andern Brandgeschwüren, sowohl in Ansehung seiner Verbreitung in die Tiefe als nach dem Umfang ohne Schonung eines Organtheils, wobei ein Allgemeinleiden nicht so bestimmt vorhanden ist, und wohl von Anfang ganz fehlen kann, oder nur sehr geringe ist, bis die so rasch um sich greifende Zerstörung, unter den heftigsten adynamischen Fiebererscheinungen, aller Kunsthülfe trotzend, der traurigen Scene ein Ende macht. Bildet sich aber unter günstigen Umständen eine Demarkationslinie, ein nur dem Brande zukommendes und hier unverkennbares Ergebnifs, so ist der Erfolg, wie bei jedem anderen brandigen Geschwüre, und wird hier oft das Verlorengegangene nur noch rascher und vollständiger ersetzt. — Die Entstehung des Wasserkrebses, auf die eine oder andere Art aus einer asthenischen Entzündungsgeschwulst, die in der Folge meist furunkulös wird, sprechen eben so sehr für die brandige Natur dieses Uebels, als auch die physische Beschaffenheit der abgestorbenen Theile, wenn sie gleich bisweilen als gleichartige, gallertartige Masse erscheinen, und dann leicht abgenommen werden können. Müfste man dann nicht mit gleichem Rechte den pulpösen Hospitalbrand, der sich auf ähnliche Art verhält, den Erweichungen beizählen? Das nekrotische Mürb- und Bröcklichwerden, die Brüchigkeit der Knochen, oder der Knochenbrand, scheinen uns keineswegs auf Erweichung derselben, wie dies bei Osteosarcoma und im höchsten Grade bei der Osteomalacia statt findet, hinzudeuten, sondern spricht vielmehr, unseren Beobachtungen zu Folge, ganz unzweideutig für brandige Zerstörung, der meist in grofsen Stücken locker gewordenen, und ausgestofsenen Kiefertheile. Dafs mithin diesem Zerstörungsprocesse keine Erweichung zum Grunde liegt, geht schon zum Theil aus dem Bisherigen hervor, und bemerken wir hier nur noch, dafs wenn gleich im Allgemeinen, über die eben erst in Untersuchung gekommene und noch zu wenig gekannte Erweichungen, sich nur schwer etwas Bestimmtes sagen uud nachweisen läfst, so scharfsinnig auch *Klaatsch* und *Hesse* sich bemüht haben, diese Krankheit zu den Erweichungen zu zählen, so bedürfen wir doch noch näherer Prüfungen und Forschungen, ehe wir dieser Ansicht beitreten, und unsere Meinung, aus reinen Beobachtungen hervorgegangen, aufgeben können. Zugegeben, dafs das Wesen des Wasserkrebses noch sehr räthselhaft ist, so dürfen wir ihn doch noch nicht mit *Klaatsch*, nach Analogie der Putrescenz des Uterus (die übrigens noch nicht als eine wirklich bestehende Erweichung allgemein angenommen wird, indem sie *Busch* als eine Modification des Puerperalfiebers neuerdings angesehen wissen will), — und der Magenerweichung, zu den noch so wenig bearbeiteten Erweichungen zählen, glaubend, dadurch das Räthsel gelöfst zu haben.

Dieses Leiden geht bei weitem nicht immer von der Schleimhaut, wie *Hefs* S. 272 meint, aus, denn die uns vorgekommenen unzweifelhaften Fälle, nahmen ihren Ursprung äufserlich auf der Lippe, der Wange und nur in einem Fall von der Lippencommissur; bei einem Erwachsenen aber, aus einem sehr weit verbreiteten und vorgerückten Lippen- oder Gesichtskrebs, welchen höchst merkwürdigen Fall Dr. *Hüter*, seinen Beobachtungen und Bemerkungen über den Wasserkrebs in *v. Gräfe's* u. *v. Walther's* Journ. d. Chir. u. Augenh. B. XIII. St. 1. S. 68 mit anreihet, denselben ausführlich mittheilt, und zugleich daselbst die Möglichkeit des Uebergangs einer dieser Krankheiten in die andere darthut, indem er die Behauptung aufstellt: dafs der Lippenkrebs für das höhere Alter dasselbe sei, was der Wasserkrebs für das kindliche. — Aus dieser eigenen Beobachtung und denen Anderer halten wir uns aber um so mehr berechtigt den Wasserkrebs, der eine specifische Ulceration mit schnell darauf folgendem Brand ist, **nicht** in die Classe der Erweichungen aufzunehmen, von denen es noch nicht einmal erwiesen ist, dafs ihnen jedesmal Entzündung vorausgeht, so wahrscheinlich dies auch zu sein scheint, und überlassen wir es der Zeit, nach weiter fleifsig angestellten, ruhigen Prüfungen und Beobachtungen das jetzt immer noch Dunkle dieser Krankheitslehre, ohne allen Hypothesenschwall aufzuhellen.

Die Voraussagung ist im Allgemeinen wohl meist ungünstig zu stellen, da gewöhnlich meist schwächliche, elende, zumal scrophulöse Kinder, die durch vorhergehende allgemeine, besonders fieberhafte Krankheiten sehr herunter gekommen sind, davon ergriffen werden, und dann meist das Uebel schon weit um sich gegriffen hat, ehe ärztliche Hülfe verlangt wird; dagegen weniger ungünstig, wenn es der Kunst gleich zu Anfang möglich ist, mit den geeigneten Mitteln, besonders äufseren, einzuschreiten, und selbst dann wohl noch Hoffnung ist, wenn auch das örtliche Uebel schon weit verbreitet ist und zerstörend um sich gegriffen hat, insofern nur das Allgemeinleiden nicht durch Colliquation Gefahrdrohend geworden ist, und dann im glücklichsten Fall der gelingenden Heilung, das Verlorengegangene oft wundervoll und fast eben so schnell wieder ersetzt wird, wie es zerstört wurde und ohne entstellende Narben zurück zu lassen.

Bei der Behandlung des Wasserkrebses kann wohl aus leicht begreiflichen Gründen von einer prophylaktischen Kur nicht die Rede sein, indem es bekanntlich in manchen Fällen schwer hält, das schon ausgebrochene Uebel in diagnostischer Hinsicht richtig zu würdigen; und wer vermögte wohl mit Bestimmtheit den Ausspruch zu thun, dafs die leichte meist zu Anfang nur auf eine kleine Stelle beschränkte asthenische Entzündung, mit geringer Geschwulst der Wange, Lippen, oder der inneren Wangen- und Lippenhaut, oder des Zahnfleisches u. dgl., bei einem elenden, schwächlichen, scrophulösen, durch vorausgegangene fieberhafte oder exanthematische Krankheiten heruntergekommenen Kinde, welche vorausgegangene Krankheiten oft, zwischen dem sich eben erst entwickelnden neuen örtlichen Uebel, sehr in der Ferne liegen, dafs solches der beginnende Wasserkrebs sei? Eine eigentliche prophylaktische Behandlung kann daher auch wohl niemals in Anwendung gebracht werden.

Staunen erregend ist es aber, wenn man das Heer von Mitteln durchgeht, womit *Wiegand* in seiner Monograph. d. Wasserk. im 3. Abs. der Therapie, mit so vieler Belesenheit beginnt, damit nahe an vier Blätter füllt, und selbst einer prophylaktischen Heilart bei dieser Krankheit das Wort zu reden scheint. Das bisher so Schwankende in diagnostischer Hinsicht, und besonders über die Natur des Wasserkrebses, so wie die so häufige Verwechselung mit andern Krankheiten dieser Parthie, kann auch nur die Idee von der Annahme einer Vorbauungskur entschuldigen, und finden solche Vorschläge nur da ihre Rechtfertigung, wo in Findelhäusern u. dgl. mehrere Kinder nach einander davon endemisch ergriffen werden, können aber nie bei einzeln vorkommenden Fällen ihre Gültigkeit erlangen, indem wohl nie mit Bestimmtheit wird behauptet werden können, dafs durch den fleifsigen Gebrauch solcher Mittel, ein bevorstehender Wasserkrebs, verhütet worden sei, und ist derselbe einmal deutlich und unzweifelhaft in seiner eigenthümlichen Gestalt erschienen, so ist von allen diesen Mitteln auch kein directer Nutzen mehr zu hoffen.

Hiermit soll aber nicht gesagt sein, dafs eine sorgfältige Entfernung oder Mäfsigung der noch vorhandenen prädisponirenden und veranlassenden Schädlichkeiten nicht immerhin das erste und unerläfslichste Geschäft des Arztes unter allen Umständen und Stadien der Krankheit sein müsse; denn nur durch die Beachtung und Hinwegräumung alles dessen wird es erst möglich, beim strengsten diätetischen Verhalten und bei einer zweckmäfsig durchgreifenden therapeutischen, besonders örtlichen Behandlung, diesem furchtbaren Uebel Schranken zu stecken, das leider nur zu oft der gediegensten Kunsthülfe trotzt, und alles ärztliche Streben verhöhnt.

Würde es aber wohl der Kunst möglich das erste asthenisch entzündliche Stadium sogleich richtig zu erkennen, so halte ich es trotz so vieler Autoritäten, dennoch für gewagt durch Scarificationen der örtlichen Ueberfüllung zu begegnen, indem dadurch leicht der rascheren Entwicklung des

Uebels noch Vorschub geleistet werden könnte. Unser ganzes Verfahren beschränke sich daher, bei solch vermuthetem Fall, auf zertheilende, gelind reizende, mäfsig warme Kräuterkifschen, dergleichen Mundwasser, und entsprechende innere Behandlung nach Verschiedenheit des Allgemeinbefindens und der etwa hervorstechenden Erscheinungen, wobei man aber einen solchen Kranken nicht aus den Augen verlieren dürfte, um sogleich beim ersten Auftreten des wahren Uebels die geeigneten Mittel anwenden zu können.

Wenn wir auch nun wohl anzunehmen berechtigt sind, dafs durch innerliche Mittel die Heilung des Wasserkrebses allein nicht zu Stande zu bringen ist, so ist doch wohl durch *A. L. Richter's* Ausspruch zu viel behauptet, wenn er Seite 61 sagt, dafs der innerliche Gebrauch von Mitteln auf den Verlauf und den Ausgang nie einen günstigen Einflufs gehabt habe. Widersprechen dem aber nicht die von *Richter* selbst aufgestellten drei Formen, wie überhaupt der so nothwendige und allgemein empfohlene Gebrauch von inneren Mitteln bei jedem nur irgend bedeutenden äufseren Leiden und dem hier in Frage stehenden Uebel um so mehr, als bei weitem in den meisten Fällen ein constitutionelles Leiden damit verbunden ist, oder doch durch vorausgegangenes Erkranktsein, unter begünstigenden Umständen das örtlich sich entwickelnde Uebel hervorgerufen wird, und die so wohlthätige Wirkung innerer Mittel sich auch hier erfahrungsmäfsig mehrfach bestätigt hat.

Unter den innern Mitteln steht nun unstreitig die China in allen ihren Formen oben an, wenn die Kräfte des Kranken schon sehr gesunken sind, immer aber mit Berücksichtigung der richtig gefafsten Indication, sowohl für die Anwendung dieses Mittels überhaupt, als besonders in Ansehung der Form, indem die Rinde in Substanz nur von wenigen vertragen wird, und auch den Kindern in gehöriger Dose nicht beigebracht werden kann. Auf solchen Fall pafst dann eher das Chinin mit Opiumtinktur, oder man bereite sich mit einem schwachen Aufgufs dieser Rinde mit flüchtig reizenden aromatischen Mitteln versetzt, den Uebergang zu den wäfsrigen und weinigen Abkochungen u. s. w., und wo sie wegen gänzlich darniederliegender Verdauung nicht assimilirt werden kann, mufs deren Anwendung gänzlich unterbleiben und ist höchstens nur ein Versuch mit dem Chinin zu machen. Bei schon erfolgter Colliquation sind aufser der China noch die Ratanhia, der Alaun u. dgl., die mineralischen Säuren und besonders das *Haller*'sche Sauer, wegen des Angenehmen bei Kindern, nicht zu entbehren. Die Wurzel der Imperatoria, Cascarille, des Calmus, der Caryophyllata u. dgl. sind hier ebenfalls in Mitgebrauch zu ziehen, und bahnt man sich mit diesen gleichsam den Weg, dafs später die durch nichts zu ersetzende China leichter vertragen wird.

Die eigentlichen antiscorbutischen Mittel, sind wohl nur deshalb in Ruf gekommen, weil man früher den Wasserkrebs für eine Species des Scorbuts hielt, und sind sie hier, für sich allein gebraucht, von keinem erheblichen Nutzen. — Sind offenbar gastrische Erscheinungen vorhanden, so sind von Brechmitteln die Ipecacuanha, und als Abführungsmittel die Tamarinde, Sennesblätter, Rhabarber, Manna, und unter den Salzen das essig- und weinsteinsaure Kali, Bittersalz u. dgl. so wie auch Calomel mit Vortheil in Gebrauch zu ziehen. Bei unterdrückter Ausdünstung nach dem von *Richter* sogenannten metastatischen Wasserkrebs diaphoretische Mittel, besonders die flüchtigen, als Kampfer, Ammonium u. dgl., später aber ableitende Mittel, besonders Laxantia, wenn sie nicht wegen grofser Schwäche contraindicirt sind. Bei mehr nervösem Zustande, die flüchtig reizenden Aufgüsse von Schlangenwurzel, Angelika, Baldrian u. dgl., kohlensaures Ammonium, die Aetherarten, Campher, Moschus, Dippelsöl, Wein u. dgl. m. — Das ganze diätetische Verhalten mufs aufserdem den Zufällen entsprechend genau regulirt werden, und mufs es im Allgemeinen aus leicht verdaulicher, nahrhafter und stärkender Kost bestehen.

Die örtliche Behandlung ist hier aber um so wichtiger, als es bei diesem so rasch fortschreitenden Uebel ganz besonders darauf ankommt, demselben eben so rasch Einhalt zu thun und Grenzen zu setzen, wenn nicht binnen der kürzesten Zeit der Gesammtorganismus unterliegen soll und von der immer langsamen Wirkung der besten inneren Mittel, eine solche rasche Umänderung des örtlichen Leidens nicht zu erwarten ist.

Die sehr ansehnliche Zahl der empfohlenen äufseren Mittel, von der frühesten bis auf die neueste Zeit, hat sich aber in Ansehung ihrer heilsamen Wirkung sehr verschieden bewiesen, dafs es nothwendig wird, die besten und bewährtesten hier aufzuführen.

Die verschiedenen Kupferpräparate haben sich bis auf die neueste Zeit einen bedeutenden Ruf erworben. Schon *Battus* empfahl deshalb das Unguent. aegyptiac. mit gleichen Theilen Maulbeersyrup und *van de Voorde* dasselbe in Verbindung mit einer Abkochung von Herb. Scordii, Absynthii, Scabios., Agrimon., flor. Centaur. minor. und Hyperici, dem er noch Wein, Weingeist und Küchensalz beimischte. *Mays* brauchte das von *Riverius* empfohlene Oxymel aeruginis oder Unguent. aegyptiac. in Verbindung mit Theriak, Gum. lacc., Spir. sal. ammon. und cochlear., als Unguent. acido-corrosiv.; *Pearson* und neuerdings besonders *Coates* schrieben dem schwefelsauren Kupfer grofse Kräfte zu, und hält letzterer dasselbe sogar für das wirksamste aller Mittel, in folgender Mischung: *Rcp.* Cupri sulphur. ʒjj. Pulv. chinae ℥ß. Aquae simpl. ℥jv. S. täglich zwei mal höchst sorgfältig auf den ganzen Umfang des Geschwürs zu tragen. *Huston* unterstützte dessen treffliche Wirkung noch durch Bleiwasserüberschläge.

Die Schwefelsäure mehr oder weniger mit Wasser oder Honig verdünnt, je nach Heftigkeit und rasch fortschreitender Zerstörung, und selbst ganz rein recht oft, alle $\frac{1}{4}$ oder $\frac{1}{2}$ Stunde, mit einem Pinsel aufgetragen und mit darin getränkter Charpie bedeckt, bis der weiteren Verbreitung durch eine Demarkationslinie Grenzen gesetzt ist, hat sich in vielen Fällen erprobt. *Stolpart van der Wiel* empfiehlt einen Pinselsaft aus Rosenhonig, Grünspansauerhonig und einigen Tropfen Schwefelsäure.

Die Salzsäure auf eben angegebene Art für sich allein, oder in Verbindung mit andern Mitteln, hat sich einen gleichen Ruf erworben; eben so in einigen Fällen die aqua oxymuriatica, die Chlorine und deren Präparate, besonders das Chlor-Natrum in einer Auflösung mit Charpie öfters aufgelegt, war von der besten Wirkung, indem sich der Gestank alsbald verlor, das Geschwür sich eine

Grenze setzte, das Todte sich am 6ten Tag abstiefs und in der 3ten Woche Heilung erfolgte. Vergl. *Labarraque* in Journ. de Pharm. Sept. 1823. *Haenle's* Magaz. B. V. S. 328. u. Annal. de Médic. phys. T. III. p. 807.

Der Chlorkalk verdient ebenfalls erprobt zu werden, und kann man sich hier der von *Angelot* vorgeschriebenen Mischung aus 16 Gr. bis ½ Drachm. Calcaria chlorata mit 1 Unze arabischem Gummischleim und 4 Quent. Syrup. cort. aur. zum Bepinseln und Auflegen mit Charpie bedienen; oder *Kopp's* Liquor. calcar. oxymuriatic. in Wasser aufgelöfst oder mit Oel vermischt bedienen. Vergl. *Ekl* in d. allg. med. Annal. 1826. Jan. und *Kopp's* Beobacht. im Gebiet. d. prakt. Heilk. 1821. S. 240.

Von der Salpeter-, Phosphor- und Holzsäure sind noch nicht so viele Erfahrungen von deren guten Wirksamkeit vorhanden, um sie ähnlich den Vorhergehenden empfehlen zu können, und möchten wohl letztere in ihrer Wirksamkeit zu schwach sein; dagegen die brenzliche Holzsäure, Acid. pyrolignos., zu den schönsten Erwartungen nach den Erfahrungen von *Klaatsch* und eigenen berechtigt, und mufs sie nur sehr fleifsig von 10 zu 10 Minuten ununterbrochen aufgetragen und das Abgestorbene öfters mit Pinzette und Scheere vorsichtig entfernt werden, welches auch bei den vorigen Mitteln zu beobachten ist, um dem Mittel immer mehr Eingang zu verschaffen. Wenn nun auch der brenzliche Holzessig uns nicht wie *Klaatsch* den vollständigen Heilungsprocefs bis zur Bildung von Granulation einleitete, sondern nur das Weiterumsichgreifen des Geschwürs zum Stillstand brachte, und wir uns zu dieser Absicht später der Salzsäure bedienen mufsten, vergl. *Hüter* a. a. O. S. 50, so ist doch deren grofse Wirksamkeit nicht zu verkennen und verdient sie immer die gröfste Aufmerksamkeit, und müssen erst noch wiederholte Versuche über deren Werth entscheiden.

Den Perubalsam wandte *Thomson* nach einer Nachricht in dem Lond. medic. and physic. Journ. Vol. LVII. p. 533., vergl. Magaz. der ausl. Litterat. Nov. u. Dec. 1827. S. 444., und Salzb. med. chir. Zeitg. 1828. B. III. S. 299., mit dem glücklichsten Erfolge, in einem sich rasch verbreitenden Wasserkrebs, und *Vogel* zu Kasan den Arsenik in einem desperaten Fall in folgender Mischung an: *Rcp.* Arsenici alb. ℥jj. Aloes, Myrrhae ā ℥j. solv. in vin. alb. ℔j. S. mit Charpie täglich einmal zu appliciren. Das Auflegen dieses Mittels verursachte nur wenige Schmerzen, und den folgenden Tag war der wahrhaft cadaveröse Geruch schon verschwunden. Den 3ten Tag hatte sich der carcinomatöse Charakter verloren und es zeigte sich gesunde Granulation. Schon nach 8tägigem Gebrauch dieses Mittels konnte der Leidende als gerettet erklärt werden. Zur vollständigen Heilung wandte er Goulards Wasser mit Aloe-, Myrrhen- und Opiumextrakt an. Vergl. *v. Gräfe's* u. *v. Walther's* Journ. d. Chir. u. Augenh. B. XII. St. 4. S. 574.

Das von *Isnard-Cevoule* als einziges und vorzüglichstes Mittel empfohlene Cauterium actuale leidet wohl besonders um deswillen grofse Beschränkung, weil es in vielen Fällen nur schwer oder auch gar nicht möglich sein wird, das weifsglühende Eisen auf alle Punkte hinreichend tief einwirken zu lassen; denn bleibt auch nur eine, auch noch so geringe Stelle unberührt, und wird dadurch nicht alles, bis in das zunächst gelegene Lebendige gänzlich zerstört, so wird der Erfolg immer ungewifs sein. Dessen Anwendung kann daher nur da von Erfolg sein, wo der Wasserkrebs bei seinem ersten Entstehen äufserlich, die durchgreifende Application desselben, um alles krankhaft Ergriffene zu ertödten, gestattet. Wo hingegen derselbe an der inneren Seite der Wange oder vom Zahnfleische u. s. w. seinen Ursprung genommen hat, und dann nur zu oft das Uebel in seiner wahren Natur erst erkannt wird, wenn es schon weit verbreitet ist, oder das Uebel seines Sitzes wegen die Application des glühenden Eisens nicht in zureichendem Grade gestattet, oder dasselbe überhaupt schon gröfsere Zerstörungen in weitem Umfange angerichtet hat, mufs dessen Wirkung immer erfolglofs bleiben, zu geschweige, dafs wohl kaum jemals die Krankheit, als eine nur blofs örtliche angesehen werden kann.

Das Ausschneiden der brandigen Stelle endlich, könnte höchstens wohl nur dann von Nutzen sein, wenn es sich bestätigte, dafs der Wasserkrebs sich analog wie der traumatische Brand an andern Theilen, wie besonders nach Schufswunden u. a. verhielt, und als rein örtlich zu betrachten und dann nicht abzusehen wäre, wo er sich endlich, beim immer weiterem Umsichgreifen, eine Trennungslinie bilden würde. Ist er aber, wie man doch anzunehmen berechtigt ist, ein durch innere Ursachen bedingtes Allgemeinleiden, so darf hier eben so wenig von dieser Operation die Rede sein, als bei dem constitutionellen Brande anderer Körpertheile, von der Excision des Brandigen oder der Amputation eines Gliedes.

Wenn nun im glücklichsten Fall durch die innere und vorzugsweise äufsere Behandlung auf die eine oder andere der erwähnten Verfahrungsarten, besonders mittelst der mineralischen Säuren, der brenzlichen Holzsäure oder des Chlornatrums, es gelungen ist, der brandigen Zerstörung Grenzen zu setzen und das Todte sich vom Lebengebliebenen durch Entwickelung einer kräftigen Granulation bei guter Eiterung trennt, so ist die weitere örtliche Behandlung mit stets sorgfältiger Berücksichtigung auf Unterstützung der Kräfte, durch sowohl medicinische als diätetische Mittel, die eines jeden andern Geschwürs, wobei sich der Substanzverlust, der sowohl harten als weichen Theile, meist wundervoll ersetzt und selbst die gräfslichste Zerstörung nur geringe Spuren zurückläfst.

Etymol. *Noma*, *Nome*, nicht *Nomas!* von ἡ νομη ein umsichfressendes Geschwür, eigentlich eine Weide, ein Weideplatz, den das Vieh abfrifst.

Synonim. Deutsch. Wasserkrebs, Wasserkrebs des Mundes, scorbutisches Krebsgeschwür, Mundkrebs, unächter Mundkrebs, schwarzer Krebs (?); Lippen-, Mund-, Wangen- und Kinderbrand; bösartiges, faules, umsichfressendes, gangränöses oder brandiges Lippen- und Mundgeschwür der Kinder, scorbutisches, brandiges Mundhöhlengeschwür; scorbutischer Brand des Zahnfleisches (?), scorbutischer Brand (?), Scorbut des Mundes(?); Brand des Zahnfleisches, der Mund- und Rachenhöhle; Mundfäule(?); sphacelöse Mundfäule, bösartige oder brandige Mundfäule; bösartiger Salzflufs (?), Gurfel, Todtenwurm; faulige Mundhöhlen-Erweichung? Lat. *Cancer aquaticus*, *C. aquosus*, *Cancrum oris*, *C. or. infant.*, *Cancer scorbuticus*, *Cancer s. Carcinoma labii*, *Pseudo Cancer*, *Noma*, *Nome*, *Noma infantum*, *Noma oris*, *Nomas* (?) *Ulcus noma*; *Labrisulcium*, *Labrosulcium*; *Cheilocace*; *Ulocace*; *Stomacace*; *Stomacace gangraenosa s. maligna*, *Stomac gangraenos. infant.*; *Scorbutus oris*; *Erosio gangraen. oris*; *Gangraena*; *Gangr.*

scorbutic., Gang. oris, s. oris interni, s. gingivarum; Gangraenopsis; Gangr. acutissima, caseosa, pulposa; Stomacace (?) *Stomatitis gangraenos.; Anthrax gangraenosus; Necrosis infantilis; Aphthae serpentes* (?) *Oris ulcera profundiora, serpentia cum dilatatione et expansione*; *Lacticinia; Catarrhus ad gingivas; Cheilomalacia* (?) *Stomatomalacia putrida* (?). Französ. *Gangrène scorbutique des gencives des enfans; Affection gangrèneuse de la bouche particulière aux enfans; Affect. gangrè. de la joue, Gangrène des gencives; Charbon; Ulcère malin de la bouche; Fégarité, Fégerité, Fégra*; *Fégré* (?). Span. *Fégar* (?). Engl. *Cancer of the Mouth, in the Mouth; Mouth Cancer; Gangrenous erosion of the checks; Putrid Ulcer*. Holländ. *Waterkanker, Waterkraeft; verrottende Ulceratie; corrosyvige Ulceratie des Kinder-Monden; stinkendeKanker des Monds; ineetende Zweeren; Kwoad zweer.* Daen. *Wurmkraefta; Vattenkraefta; Vandkraeft; Likmack, Likmatken.*

Litteratur.

C. van de Voorde, nieuw lichtende Fakkel de Chirurgie of hedendaagze Heelkonst. Middelburg 1680. Deel. III. S. 538.

van Swieten, Comment. in *H. Boerh.* Aphor. L. B. edit. II. T. I. p. 749 et 766. T. IV. p. 746.

G. Lund, Abhandl. d. schwed. Acad. d. Wiss. u. s. w. 1765. a. d. Schwed. v. *A. G. Kästner*. B. XXVII. S. 35. Leipz. 1767.

P. Bierchen, Onomatol. med. pract. T. III. p. 1037. — Vergl. Abhandl. v. d. wahren Kennzeichen der Krebsschaden u. s. w. aus d. Schwed. Götting. 1775.

A. van Ringh, D., de cancro scorbutico ejusque differentiis a Cancr. carcinomatos. Duisbg. 1782.

Underwood, Treatise on the diseases of children. Vol. II. p. 62. Edit. II. Lond. 1789.

Meza d. Aelt., in d. Act. reg. societ. med. Havn. Vol. II. p. 117. u. in d. Samml. auserles. Abhand. B. XIV. St. 3. S. 518.

Michaelis, Mende, Neuhof, Himly, Fischer u. *Siebert* in *Hufeland's* Journ. d. p. Heilk. B. XXVIII. St. 1. S. 107. B. XXIX. St. 10. S. 24. B. XXXI. St. 11. S. 85. B. XXXIII. St. 1. S. 80. u. St. 2. S. 54. u. St. 6. S. 74.

Baron, in Journ. de médic. T. XXXVI. 1816. Bulletin de la faculté. Nr. 6. u. 7.

Isnard-Cevoule, in Journ. complément. du Dict. des sc. méd. 1819. T. XVI. — und Archiv f. med. Erfahr. März, April 1819. S. 265.

Rey, in Revue médic. 4. ann. T. VI. p. 184.

Klaatsch, in *Hufeland's* Journ. d. p. H. B. LVI. St. 1. S. 100. u St. 2. S. 45.

H. Callisen, Syst. d. neuer. Chirurg. von *A. C. P. Callisen*, nach d. 4. Aufl. a. d. Lat. Copenhag. 1824. B. II. S. 388.

Reimann, D., de nomate c. histor. memorabili trismo illo saluti. Berol. 1824.

V. J. Wie-

V. J. Wiegand, D., de Cancro, q. aquat. voc. adnex. huj. morb. histor. Marburg 1827.
C. G. Hesse, üb. d. Erweichung der Gewebe u. Organe des menschl. Körp. Leip. 1827. S. 166.
Th. Cumming, in the Dublin Hospit. reports and Communicat. in Medic. and Surgery. Vol. IV. p. 330. 1827.
E. Thomson, in the Lond. med. and physic. Journ. etc. New. Ser. Vol. II. Junius 1827.
A. L. Richter, der Wasserkrebs der Kinder, m. 2 ill. Kupf. Berlin 1828.
Romberg, einige Fälle v. Magenerweichg., Wasserkrebs u. Rose bei Kind. in *Rust's* Mag. B. XXX. St. 1. S. 144.
Hüter, Beobacht. u. Bemerk. üb. d. Wasserkrebs, im Journ. d. Ch. u. Augenh. B. XIII. St. 1. S. 26.
Hecker's Annalen, April 1829. S. 428.
Val. J. Wiegand, Monographie des Wasserkrebses. Erlang. 1830.

Ull — n.

CANCER BASSII, *Funda Galeni*, *Fascia in octo capita divisa*, die achtköpfige Binde von Galen, *Bandage à huit chefs*.

Diese Binde gewährt eben keine besondern Vortheile vor der 6köpfigen, und ist höchstens nur da von ihr Gebrauch zu machen, wo es darauf ankommt eine grofse Fläche des Kopfes zu bedecken, indem sie ohne zu belästigen fest liegt.

Je nach Umfang des Schädels nimmt man ein geeignetes Stück Leinwand und schneidet es von beiden Seiten gegen die Mitte, den Grund der Binde, drei mal, wie bei dem Krebs des Galenus ein, wonach auf jeder Seite 4 Köpfe gebildet werden.

Bei der Anlage, nach zuvor angegebener Auflage, führe man die 4 vorderen Köpfe in das Genicke und die 4 hinteren unter das Kinn, und befestige sie daselbst überschlagend. Besser würde wohl ihre Anlage gesichert, wenn man die beiden mittleren Köpfe, nämlich die vorderen gegen das Genicke, die hinteren aber unter das Kinn führte und hier befestigte, alsdann die beiden äufseren Köpfe um die Horizontalperipherie des Schädels, nach gemachtem saumartigen Umschlag, legte und annadelte.

Da die vorhergehende 6köpfige Binde diese entbehrlich macht, so wird ihrer auch von neueren Schriftstellern gar nicht gedacht. Ull — n.

CANCER FUNGOSUS, Schwamm-Krebs, schwammiger Krebs. Diese Form des Krebses kann an allen Orten, wo sich Krebsgeschwüre entwickeln, vorkommen, sowohl beim verborgenen, als auch offenen Krebs, doch bei letzterem vorzugsweise und am deutlichsten und dann oft vom gröfsten Umfange. Beim Brustkrebs, *Mastodynia fungosa*, Brustschwamm, *Cancer mammae fungosus*, fetter Personen mit grofsen Brüsten, kommt er am häufigsten vor und nimmt meist schnell, unter heftigen, brennenden, klopfenden Schmerzen, zu. Von der anfänglichen Gröfse einer Haselnufs kann er binnen 6 — 8 Monaten zu der Gröfse eines Mannskopfs empor wachsen und die ganze Brust einnehmen. Nicht selten ist er venerischen Ursprunges. Die Geschwulst ist gleich vom Anfange mehr weich, elastisch, schwammig, festsitzend, mit mehreren bald weicheren oder härteren braunen Knoten besetzt, die, wenn sie sich öffnen, eine Menge stinkender Jauche von sich geben, und dann die grofsen meist dunkelrothen oder schwarzbraunen, fast knorpelartigen, fibrösen oder spongiösen, leicht blutenden, selten bleichen, schlaffen oder schleimigen Massen noch rascher emporwuchern und für sich in Verjauchung übergehen. Zuweilen erheben sich aus einem mit Furchen und Rissen versehenen tuberkulösen Krebsgeschwüre, aus der Tiefe solcher Spalten, oder aus dessen varicösen, bleifarbigen umgeworfenen Rändern solche schnell wachsende dunkelschmutzige Schwammgebilde, die sich oberflächlich abstofsen, sich aber immer wieder schnell erzeugen, eine meist dünne stinkende Jauche absondern und nicht selten gefährliche Blutungen verursachen.

Das Nähere vom Schwammkrebs ist schon im Artikel Cancer vorgekommen. Ull — n.

CANCER GALENI, der Krebs des Galens. Diese sechsköpfige Hauptbinde wird fälschlich Galen's Krebs genannt, da solche doch schon *Heliodor* beschreibt. *Köhler* nennt sie unrichtig Galen's Schleuder, welches aber die vierköpfige Hauptbinde ist.

Man verfertigt diese Binde aus einem Stück Leinwand nach Verschiedenheit der Gröfse des Kopfes, welches 1 bis $1\frac{1}{2}$ Elle lang, und 1 Fufs, bis 15 Zoll breit sein mufs. Ein solches Leinwandstück schlage man seiner Länge nach in drei Streifen von gleicher Breite zusammen, streiche es auf, spalte dann nach den beiden Falten von den kürzeren Rändern aus dasselbe bis gegen die Mitte hin, und lasse daselbst 3 — 4 Querfinger breit ungespalten, wonach auf beiden Seiten 3 Köpfe gebildet werden.

Vor der Anlegung fasse man das Verbandstück so, dafs die 4 letzten Finger der Hände unter den mittlern Kopf, die Daumen aber oben auf den vorderen seitlichen Kopf zu liegen kommen, und breite die Binde nach der Quere ohne die auf der Kopfwunde liegenden kleinen Verbandstücke zu verrücken, so dafs die Mitte derselben auf den Scheitel zu liegen kommt, und die Köpfe zu beiden Seiten des Kopfs herabhängen. Während dem Anlegen mufs ein Gehülfe über den kleinen Verbandstücken die flache Hand auf das Tuch legen. Diejenigen Köpfe nun, unter deren Mitte die Verletzung sich befindet, werden zuerst umgelegt und befestigt, und diese zwar so geführt, dafs die vorderen Köpfe nach der horizontalen Peripherie des Schädels nach dem Nacken, die hintern durch eben dieselbe nach der Stirn, woselbst man einen über den andern legt und annadelt, nachdem man zuvor durch Umschlagen nach innen, einen Daumen breiten Saum gebildet hat, und die mittlern durch die perpendiculäre Peripherie unter das Kinn geführt und daselbst übereinander weggeführt, befestigt werden. Soll diese Binde durch die mittleren Köpfe recht sicher befestigt werden, so schneide man sie nach unten von beiden Seiten etwas schmäler werdend zu, um sie unterm Kinn entweder zuzuknüpfen oder faltenfrei annadeln zu können. Diese mittleren Köpfe aber, wenn sie zuerst angelegt, und die vorderen und hintern darüber weg durch die Horizontalperipherie geführt wären, wieder nach oben zurückzuschlagen und zu befestigen, ist nicht zu rathen, weil dadurch alle Haltbarkeit der Binde verloren geht. Sollten aber wohl die mittlern Köpfe den Ohren beschwerlich werden, so kann man diese so ausschneiden, dafs die Ohren durch in dieselbe geschnittene Löcher oder Spalten frei hervorstehen, wie solches schon *Galen* vorschlug.

Diese Binde, nach dem Kopfumfang entsprechend zugerichtet, schliefst den Kopf gut ein, sitzt fester als die 4köpfige Hauptbinde, verdient besonders bei Verwundungen von grofsem Umfange empfohlen zu werden, und verhindert auch keineswegs durch zu Warmhalten die Anwendung der erforderlichen kalten Fomentationen. Ist sie aber der Schädelform nicht angemessen, so blähen sich gerne die Winkelspalten bei der Anlage in Falten auf, und liegt dann überhaupt die Binde nicht gleichmäfsig an, oder man müfste, um dies zu vermeiden, die Köpfe zu fest anziehen, was wohl unverträglich mit der Verletzung sein könnte, oder von dem Kranken überhaupt nicht vertragen wird.

Synonim. Die Binde des Galenus, die 6köpfige Hauptbinde. — *Fascia in sex capita divisa, Bandage de Galien, Bandage à six chefs, Bandage des pauvres à six chefs.* Ull — n.

CANCER s. SCIRRHUS LABIORUM, *Carcinoma labii*, Lippenkrebs. Er kommt meist an der Unterlippe vor und verbreitet sich von da langsamer oder schneller weiter, zu einer oft furchtbaren und entstellenden Höhe. Er entsteht entweder aus den Lippendrüsen nach vorausgegangenem steinharten, scirrhösen Knoten, *Cheilophyma scirrhosum*, auf dem rothen Theil der Lippe, langsam, ohne merkliche Beschwerde zunehmend, ist farblos, wird bald höckerig oder warzenartig, später juckend, stechend, durchschiefsend, brennend, meist bei Männern zwischen 40 bis 60 Jahren, seltener in den dreifsigen oder siebenziger Jahren. Das nun nach solchen lanzinirenden Stichen bald folgende Krebsgeschwür hat harte, knotige, ungleiche Ränder, ist zuweilen mit hornartig harten, steifen Warzen besetzt, bekommt Risse und Furchen mit dunkelrothem Grund, aus dem zuweilen morchelartige Wucherungen emporwachsen, oder eine häfslich stinkende Jauche mit Speichel vermischt hervorquillt, oder auch nur wenig Jauche secernirt, dagegen brennende Schmerzen verursacht. Die zunächst gelegenen Drüsen unterm Kinn schwellen an, und werden steinhart; zuweilen erstrecken sich diese Drüsenanschwellungen zu beiden Seiten bis zu den Ohren und gehen endlich auch in die krebshafte Verjauchung über, wuchern nach dem Aufbruch schnell mit ersterm Geschwüre in eins zusammen und geben nun das scheufslichste Bild von krebshafter Zerstörung: oder er bildet sich langsam aus einem oder mehreren verdächtigen warzigen Gewächsen, Warzenkrebs, *Cancroides*, von bald hellerer oder dunklerer, bisweilen gar schwarzer Farbe, Lippenwarze, *Cheilophyma verrucosum*, *Labrisulcium*, die oft lange unverändert bleiben, rauh, steif, hart, zackig und trocken sind, auf dünnen Stielen, oder platt aufsitzen, von Zeit zu Zeit abfallen, oder sich abdrehen lassen, oder aufspringen ohne Blutung zu erregen, und zuweilen bis zu der Gröfse eines Apfels heranwachsen, mit Härte umgeben sind, roth und trocken bleiben aber dennoch weiter um sich fressen. Das sich nun bald entwickelnde Geschwür ist sehr hart, dunkelroth, oft schmutzig, schwärzlich, meist oberflächlich, hoch aufsitzend, tiefe Risse und Spalten bildend, wonach zuweilen einzelne Portionen abfallen, oder abgestofsen werden, sich aber immer wieder von Neuem erzeugen, und sich dann meist um so schneller vergröfsern und weiter verbreiten, aber nur selten viel Jauche absondern; zuweilen zeigt er sich sogleich als ein krebsartiges Geschwür, *Ulcus carcinodes*, als Haut- oder Zellgewebskrebs; oder er entwickelt sich aus einem kleinen schwammigen Auswuchse, oder einem dunkelrothen, braunen oder schwärzlichen Punkt oder Flecken, oder aus einer schorfigen Excrescenz der Haut, oder aus einer vernachläfsigten oder übelbehandelten Verletzung und eiternden Stelle, greift dann meist schnell um sich und verursacht ein bald festschwammiges, bald schorfiges Geschwür, gewöhnlich mit weichen aber zackigen, zernagten, selten harten Rändern, stinkender scharfer Jauche, durchschiefsenden lancinirenden Stichen, sitzt aber gewöhnlich auf einem scirrhös harten Boden.

Der Verlauf ist hier derselbe, wie der bei Cancer im Allgemeinen mit dem Unterschied, dafs der Lippenkrebs in vielen Fällen ungleich länger als ein örtliches Uebel angesehn werden kann, wofür das so häufige Gelingen der Exstirpation ohne Recidive spricht.

Verwechselungen mit andern Geschwüren an den Lippen finden hier nicht selten Statt, besonders mit syphilitischen, die oft eine täuschende Aehnlichkeit mit Krebsgeschwüren haben, indem solche ebenfalls auch oft die ganzen

Lippen zerstören und durchlöchern, einen schlechten Eiter secerniren, einen unreinen Boden, gezackte, speckige Ränder u. s. w. haben. Ihnen fehlt jedoch stets der scirrhöse Boden, und man entdeckt auch meist andere Erscheinungen der Syphilis, oder sie nahmen von speckigen Mundwinkelgeschwüren ihren Ursprung und wurden bald auf den Gebrauch von Quecksilber besser. Nicht syphilitische Geschwüre an den Lippen werden auch gern bösartig und widerstehen allen Heilversuchen hartnäckig, ohne eigentlich krebshaft zu sein, indem die beständige Bewegung der Lippen, der Ausflufs des Speichels, die genommenen Nahrungsmittel u. dgl. sie fortwährend reizen und deren Heilung verhindern. Schadhafte Zähne, besonders übelgeordnete, abgebrochene Zahnreste, verursachen nicht selten übelaussehende mit aufgeworfenen speckigen Rändern umgebene Geschwüre der Lippen und Wange.

Wenn wir nun der Erfahrung zu Folge, in ätiologischer Hinsicht annehmen können, dafs deprimirende Gemüthsaffekte und die verschiedenen Dyskrasieen eine Disposition zur leichteren Erzeugung des Krebses im Allgemeinen abgeben, so wird es doch beim Lippenkrebs schwer und meist unmöglich eine solche nachzuweisen, da er nur zu oft bei recht rüstigen, kräftigen Männern in den besten Jahren vorkommt, bei denen von allen dem nichts vorausging oder vorhanden ist, ja oft nicht einmal eine Gelegenheitsursache aufzufinden ist, und dann oft eine solche angenommen wird, die der Entstehung des Uebels durchaus fremd ist. So werden meist mechanische Verletzungen, besonders Contusionen und Quetschungen der Lippen, zumal durch ein Pfeifenrohr u. dgl. aufgeführt. Aber wir sehen nicht selten die bedeutendsten Quetschungen der Lippen ohne alle weitere Folgen und auf die leichteste Art heilen, ja es kommen bekanntlich dergleichen Beschädigungen der einen oder andern Art an dieser Stelle sehr häufig vor, und müfste demnach dies Uebel noch ungleich häufiger vorkommen, als es schon jetzt erscheint. Wollte man nun gar eine Prädisposition annehmen, so käme man, wegen des erfahrungsmäfsig langen Oertlichbleibens dieses Uebels, erst noch recht ins Gedränge. Die sich hier, besonders an der Unterlippe, so oft darbietende entzündliche Reizung, deren schon oben beim Krebs im Allgemeinen gedacht wurde, mögen auch hier leicht, bei den so dicht zusammengedrängten Lippendrüsen eine Corruption und Stockung der dadurch angehäuften Säfte, unter begünstigenden Umständen erzeugen, die zur Entstehung einer scirrhösen Härte und späteren krebshaften Degeneration um so mehr Gelegenheit geben, wenn schon irgend krankhafte Erzeugnisse, seien sie auch noch so unbedeutend, vorhanden sind.

In Ansehung der Voraussagung beruht alles darauf, ob das Uebel noch örtlich, oder schon allgemein geworden ist. Im ersten Fall ist immer, am besten von der totalen Exstirpation, oder von den durchgreifenden Aetzmitteln ein glücklicher Erfolg zu hoffen, wenn diese allen Erfordernissen entsprechend können angewendet werden, um alles Entartete sicher zu entfernen oder zu zerstören. In letzterem Fall aber ist ein solcher nicht zu erwarten.

Diejenigen Erfahrungen, wo man den Lippenkrebs mit blofs innerlichen Mitteln will geheilt haben, lassen wohl mit Recht einen Zweifel, über die wahre krebshafte Natur des Uebels, übrig.

Abgesehen von der Form und der Ausbreitung des Uebels, läfst sich aber auch hier mehr von der Exstirpation erwarten, so lange es noch als Scirrhus besteht, als wenn es schon carcinomatös geworden, und wohl schon lange als offener Krebs besteht, und dann immer zu fürchten ist, dafs es schon zum Allgemeinleiden gekommen ist, wenn gleich eine Menge Erfahrungen von Exstirpationen vorhanden sind, wo unter den ungünstigsten Umständen und bei schon Jahre langem Bestehen des Uebels als offener Krebs, dennoch der Erfolg glücklich war.

Die Prognose in Betreff eines so glücklichen Erfolges nach der Exstirpation, richtet sich aufserdem noch nach dem Alter und der Constitution des Subjects, so wie nach der Möglichkeit alles Entartete sicher entfernen zu können.

Wenn nun auch zuweilen die Operation, unter den günstigsten Auspicien unternommen, fehlschlug, und das Uebel nach längerer oder kürzerer Zeit wieder erschien, so darf uns dies nicht abhalten, selbst in zweifelhaften Fällen die Operation dennoch zu unternehmen, so lange wir kein besseres und sichereres Mittel besitzen, da sonst der Kranke, bei Unterlassung derselben, sicher ein Opfer, und dann meist unter den qualvollsten Leiden, ist.

Die Aetzmittel zur Zerstörung des Uebels finden vorzüglich dann ihre Anwendung, wenn das Geschwür nicht schwammig, borkig, knotig, warzig, überhaupt nicht sehr hart und erhaben, nicht trocken und der Umfang desselben nicht zu grofs ist, aufserdem aber auch das Aetzmittel im ganzen Umfange mit Sicherheit und hinreichend dick aufgetragen werden kann, und dasselbe nicht durch Speichel weggespühlt oder unwirksam gemacht wird, um alles Krankhafte bis auf den Grund zerstören zu können.

Die Arsenik haltenden Mittel haben sich hier, wie besonders beim Waugen- und Nasenkrebs von den frühesten Zeiten her als sehr bewährt bewiesen, und unter ihnen gebührt dem *Frère Côme*'schen Mittel, bis jetzt noch immer, der erste Platz; dann die abgeänderte Zubereitung dieses Mittels von *Dubois* mit Hinweglassung der gebrannten Schuhsohlen, so wie *Baumann's*, *Hellmund's* u. A., Mittel die im Artikel Cancer schon aufgeführt sind.

Der Sublimat, besonders *von Gräfe's* Unguentum corrosivum beim Hautkrebs. Nach *Mylius* beim Gesichtskrebs folgendes Pflaster: *Rcp.* Axung. porc. ℥jj rad. Imperator. ℥jß Rad. Imperat. ℥jj S. Messerrücken dick aufgestrichen Morgens und Abends frisch aufzulegen. (Vgl. Magaz. d. Pharmacie, Sept. 1823. S. 305.) Die meisten glücklichen Erfahrungen haben wir bisher immer noch dem *Côme*'schen Mittel zu verdanken, und bediene man sich dann nach abgestofsenem Brandschorf zur vollständigen Heilung zum täglichen Verband der *Rust*'schen Salbe: nämlich Unguent. de Styrac. Pulv. carb. Tiliae ā ℥j. Pulv. camphor., Myrrh. ā ʒjß. D.

Das Cauterium actuale, das weifsglühende Eisen findet in dem Fall seine Anwendung, wenn das Uebel von geringem Umfang und oberflächlich ist, um nach einmaliger Anwendung dessen gänzliche Zerstörung erwarten zu können, oder wenn nach der Exstirpation mit dem Messer oder der Scheere die Stelle wieder verdächtig zu werden anfängt.

Die gänzliche Ausrottung des Geschwürs mit dem Messer oder dergleichen verspricht besonders dann einen glücklichen Erfolg, wenn das Krebsgeschwür noch nicht zum Aufbruch gekommen ist, und noch als Scirrhus und Canc. occult. besteht, oder das Geschwür auf einem scirrhösen Boden sitzt, und dann in beiden Fällen vom Cauterio potentiale sich nichts versprechen läfst, so wie auch, wenn die Lippen in ihrer ganzen Dicke zerstört, und überhaupt der Krebs ein schwammiger, dicker, knolliger, warzenartiger, überhaupt ein stark hervorragender ist.

Nach der Exstirpation darf nun aber dem Wundarzte kein Zweifel mehr übrig bleiben, auch alles Entartete mit weggenommen zu haben, da nur auf solchen Fall ein guter Ausgang sich hoffen läfst. Schon mit in die Entartung gezogenes Zahnfleisch und selbst schon angefressener Kieferrand oder schon degenerirte Kinnlade contraindiciren die Operation nicht, wofern nur die nahe gelegenen Drüsen nicht schon steinhart oder wohl gar schon ulcerirt sind.

In der Nähe gelegene verhärtete Drüsen werden am besten sogleich, so wie das krankhaft Entartete der Kinnlade mit exstirpirt, wie solches *Dupuytren* mit glücklichem Erfolg ausführte, die beiden Knochenenden nach der Excision durch einen geeigneten Verband in gegenseitiger Berührung erhielt, und danach vollständige Verwachsung mit erhaltener Brauchbarkeit des Kiefers erfolgen sah.

Die Direction der Schnitte suche man aber stets so zu führen, dafs nachher die Einigung, wo möglich, durch die blutige Naht vermittelt werden kann. Die Kunst vermag hier, nach Verschiedenheit des krankhaft Entarteten, durch entsprechende Schnittformen, blutige Hefte, Heftpflaster und Verbandmittel, bei den meist sehr lockeren dehnbaren Gebilden der Lippen und Wangen, viel zur möglichen Vereinigung, wenn man nur den Lippen- und Wangenrückstand zu dessen Verlängerung vom Zahn- und Kieferrand, und wohl bis zum Halse herunter u. s. w., wie es nöthig befunden wird, losstrennt. (Vgl. *v. Gräfe* Angiectas. Lpz. 1808. S. 63 — 75. Tab. I — III.) Der Vförmige Schnitt als der bisher üblichste und nach *Dupuytren* der eines liegenden C (ꟽ) (Vergl. *Delpech*, Précis élementaire Vol. III. p. 551.) passen jedoch nicht für alle Fälle, denn da wo das Krebsübel sich bis über die Mundwinkel hinaus und bis auf oder über das Kinn herab erstreckt, und die Lippen oder Wangentheile nicht dehnbar genug sind, da führe man den Schnitt von der einen Lippe, um das Geschwür herum zur andern Lippe, und hefte die in einem möglich spitzen Winkel nach aufsen verlaufende Wunde nach der Richtung des Mundwinkels mit der umschlungenen Naht, und hat der Krebs den ganzen unteren Lippenrand ergriffen, so kann man, wenn er sich nicht weit nach unten verbreitet, durch *Dupuytren's* Schnitt, den auch *Richerand* empfiehlt, und wir in der Erfahrung erprobten, das Krankhafte entfernen, den Lippenrückstand vom Zahnfleisch und von der Kieferfläche trennen, und während der Heilung nach oben gezogen erhalten; oder bei sich weiter herunter erstreckender Entartung nach *Morgan* oder *Roux* verfahren, um das Verlorengegangene durch zu beiden Seiten unter das Kinn herunter geführte Schnitte und davon gebildeten Hautlappen, der sich leicht nach der Lofstrennung verlängern läfst, cheiloplastisch zu ersetzen. (Vergl. The Lancet, B. IX. S. 394. Hambg. Magz. v. *Gerson* und *Julius*. März, April. S. 346 u. Journ. d. Chir. u. Augenh. B. XII. St. 3. S. 428 u. Tab. IV. f. 4—5.) Auf solchen Fall versäume man aber nicht, um Spannung und Zerrung möglichst zu verhüten, den Operirten während der Heilung den Kopf gegen die Brust geneigt befestigt zu erhalten, wenn man nicht nach derselben die Zähne unbedeckt, und die Mundöffnung durch Abwärtsziehen nach und nach immer kleiner und verzerrter werden, sehen will. Die Sutura nodosa, nach Bedarf 3 — 4 Hefte, zu beiden Seiten reicht meist hin; aber in vielen Fällen, bei starker Retraction der Theile, immer gerathen zu oberst an beiden Seiten durch die Sutura circumvoluta die Einigung zu bewirken, weil man mit denen um die Nadeln geschlungenen Faden während der Anlegung der weiter nothwendigen blutigen Hefte den Lippenlappen aufwärts angezogen halten, und zuletzt die Faden, nach oben angezogen, an die Stirn oder die Mütze des Operirten befestigen, und dadurch der Zurückziehung des vorgelegten nach aufwärts verlängerten Lappens am kräftigsten begegnen kann, welches Zurückziehen dann aufserdem noch durch Abwärtsstellen des Kopfes, und Befestigung desselben in dieser Lage, gegen die Brust verhütet werden mufs. Für Krebsgeschwüre auf den Wangen und andern Stellen des Gesichtes, wählt man gewöhnlich zu deren Zerstörung das Aetzmittel; wo aber der Sitz des Uebels dessen Excision durch Führung einer solchen Schnittform gestattet, die die nachherige blutige Vereinigung zuläfst, da sollte man immer das Messer vorziehen. Liegen der Entstehung des Uebels Dyskrasieen oder Kachexieen zu Grunde, z. B. Scropheln, Syphilis, Arthritis, unterdrückte Ausschläge, Scorbut u. dgl., so müssen die dagegen empfohlenen Mittel nicht aufser Acht gelassen werden, wie denn überhaupt, wenn das Uebel nicht mehr örtlich ist, allgemeine und örtliche Mittel zugleich gegeben werden müssen.

Kann bei grofser Ausbreitung des Lippenkrebses weder vom Messer, noch vom Aetzmittel Gebrauch gemacht werden, oder kehrt das Uebel nach der Exstirpation immer wieder, so hat man sich auf die allgemeine innere und äufsere Behandlung zu beschränken. Wäre nun wohl noch kein hektisches Fieber und keine Colliquationen zugegen, und die Constitution des Kranken überhaupt noch leidlich, so kann man einen Versuch mit dem inneren Gebrauch des Arseniks machen, der immer noch bei solchen Fällen das meiste Vertrauen verdient, um das Krebs-Miasma zu decomponiren. Mit dem vorsichtigen inneren Gebrauch zu Anfang immer mit kleinen und nur sehr allmählig verstärkten Gaben, verbinde man zugleich mit die örtliche Anwendung desselben. Nur durch lange fortgesetzten Gebrauch von mehreren Monaten, wird meist erst der beabsichtigte Zweck erreicht. Leiden während dessen Gebrauch die Verdauungskräfte, so wende man zwischen durch bitterstoffhaltige, gewürzhafte Mittel an, und bei sehr Reizbaren Aqua amygdalar. amar., Lactucar., Hyoscyam., Belladonna, Opium u. dgl. Erfolgte wohl Uebelkeit und Erbrechen, dann setze man mit dem Arsenik aus.

Um die ätzende Wirkung auf den Magen zu vermindern, setzt man am besten Kalien zu; *Brera* nahm in der Absicht Kali carbonic. und *Harlefs*, Soda carbonica, z. B. *Rcp.* Arsenic. alb. ℈ß. Aq. destill. com. ℥vj. Misc. diger. in vase claus. in balneo aren., justi caloris ope per hor. 6., tum add. Sod. carbonic. pur. ℈ß antea solut. in aq. Cinnum. simpl. ℥jj. Misc. digerant denuo per aliq. hor. in locu temperat. s. täglich 2—3 Mal allmählig steigend 8, 10—15 Tropfen. Aeufserlich lasse man das Geschwür mit einer Solution von 2 gr. Arsenik mit 5 Unzen destill. Wasser waschen, und die Excrescenzen mit einer Salbe aus 1 Unze Unguent. pomad. und 1 Drachm. Pulv. Cosm. verbinden. Die nach der Heilung wohl noch zurückgebliebenen Verhärtungen läfst *Harlefs* 3 Mal täglich bis zu deren gänzlichem Verschwinden mit der Arseniksolution befeuchten.

Lit. *Stark*, D., de Cancro labii infer. observationib. illustrata. c. Tab. aen. Jenae 1812. Vergl. *Langenbeck's* Bibl. B. IV. St. 4. S. 559.

Baumann, D., de Cancro, subjunct. remedii hacten. arcani contr. cancr. labior. et faciei declarat. Lipsiae 1814.

Richerand, in Histoire des progrés recens de la chirurgie. p. 218.

Ull — n.

CANCER LINGUAE, der Zungenkrebs erscheint gewöhnlich als eine harte, knotige, warzenartige, mehr weiche umschriebene Geschwulst, an einer oder der anderen Seite der Zunge, oder der Zungenspitze, mit den charakterisirenden lancinirenden Schmerzen oder auch mit anhaltendem Brennen. Die Geschwulst bricht dann bald auf und verbreitet sich unter den Krebsgeschwüren eigenthümlichen Erscheinungen zu Anfang langsam, später aber schnell, ergreift die ihm zunächst liegenden Parthieen und zieht Rachenhöhle, Wangen und Kieferknochen mit in die krankhafte Entartung, bis endlich der Kranke unter den quälendsten Schmerzen bei immer mehr zunehmender scirrhöser Anschwellung der Drüsen und dadurch verursachten Erstickungszufällen, und aus Mangel an Nahrung, wegen Unvermögen zu schlingen, unterliegt.

Oft sind cariöse Zähne oder abgebrochene Zahnstümpfe und scharfe Ecken an solchen seitlich gelegenen, fungösen, blumenkohlartigen, leicht blutenden, fistulösen, becherförmigen Geschwüren, deren Aushöhlung dem Zahnstumpfe entspricht, schuld, welche nach deren Entfernung nicht selten ohne Weiteres heilen, und dann nicht als Krebsgeschwüre betrachtet werden können. Ueberhaupt bekommen Geschwülste und Geschwüre der Zunge leicht ein solches bösartiges, verdächtiges Ansehen, wozu das eigene laxe Gewebe der Zunge, deren grofse Beweglichkeit und stete Befeuchtung, so wie mancherlei schädliche Einwirkungen, durch Reiben an scharfen Zahnecken, scharfe Speisen und Getränke, Quetschungen, häufiger Temperaturwechsel u. dgl. m. sicher viel beitragen, und dann leicht bösartig werden, wenn Dyskrasieen, besonders syphilitische mit im Spiele sind, indem bekanntlich syphilitische Geschwüre an der Zunge gern zu Krebsgeschwüren entarten.

Die Voraussagung richtet sich demnach hier nach den zu Grunde liegenden Ursachen, und in Ansehung der Operation nach der gröfseren oder geringeren Ausbreitung und nach dem Sitze des Uebels.

Hat einmal ein Zungengeschwür, gleichviel, aus örtlichen oder allgemeinen Ursachen entstanden, unter zu reizender Behandlung oder bei Vernachläfsigung den Charakter der Bösartigkeit angenommen, so mufs es ganz milde, am besten mit einem Pinselsaft aus Cicutaextrakt mit Rosenhonig behandelt, ein etwa in der Nähe befindlicher cariöser Zahn oder Zahnstumpf ausgezogen, und gegen syphilitische Geschwüre eine ordnungsmäfsige Merkurialkur angewendet werden. (Vgl. *v. Gräfe's* Jahresbericht üb. das chir. augenärztl. Instit. d. Univ. z. Berlin 1820. No. 2., wo die Heilung durch *Louwrier's* Merkurialunction gelang, und Journ. d. Ch. u. Augenh. B. II. St. 2. S. 388.)

Die von Einigen empfohlene Antikankrosa, besonders die scharfen ätzenden Mittel, oder auch die von milderer Art, so wie adstringirende Gurgelwasser finden hier ihre Anwendung nicht.

Sind daher die empfohlenen Mittel ohne Erfolg angewendet, so bleibt die in Zeiten angestellte Exstirpation bei offenbaren Krebsgeschwüren, vorzüglich solcher mit scirrhösem Boden immer noch das zuverläfsigste Mittel, wenn kein allgemein dyskrasisches Leiden das Uebel noch unterhält, oder das Geschwür nicht bis zur Zungenwurzel und über benachbarte Theile, die nicht mit hinweggenommen werden können, verbreitet ist, und die nahe gelegenen Drüsen nicht zugleich in weiter Verbreitung scirrhös entartet sind.

Bei der Operation werde der Kopf des auf einem Stuhle gegen das Licht sitzenden Kranken, durch einen dahinterstehenden Gehülfen festgehalten, und der Mund durch zwei zu beiden Seiten zwischen die Backenzähne hinterwärts eingeschobene keilförmig zugeschnittene Korkstöpsel offen gehalten. Die hierzu empfohlenen Mundspiegel sind meist wegen Raumbeengung weniger brauchbar. Die alsdann vom Kranken so weit als möglich hervorgestreckte Zunge, werde mit einer geeigneten Zange, deren Branchen mit Leinwand oder besser mit feinem Flanell überzogen sind, gehörig gefafst und so weit es nöthig, vorgezogen erhalten und das Krebsgeschwür mit der *Cooper*'schen Scheere oder mit einem Scalpell nach der Zungenspitzenform rein ausgeschnitten. Eine nach Art des *Beinle*'schen Lippenhalters bei der Hasenscharte, nach der Zungenform bogenförmig gearbeitete Zange, die die Zunge hinter dem krebshaft Degenerirten sicher fafste, gewährte mir vorzügliche Vortheile, indem sie dem Schnitte mit dem Bistourie oder Scalpelle sichere Leitung nach der Anlage verschaffte, und diesen genau und leicht ausführen liefs, dem Kranken die Operation wenig oder gar nicht schmerzhaft machte, und vor der Blutung ganz sicher stellte. Die Befestigung der Zunge auf eine untergelegte Platte von hartem Holze oder Horn, oder das Fassen derselben mit einem doppelten Haken, oder gar mit den Fingern ist viel zu unbequem und besonders auch unsicher.

Ist das Geschwür oder der Scirrhus nicht grofs, und auf die Zungenspitze gegen die Mittellinie hin wohl nur beschränkt, so kann man das Entartete durch zwei zur Seite im Gesunden von hinten nach vorn verlaufende Messerschnitte, die die Gestalt eines umgekehrten römischen V bilden, oder mit der Scheere von vorn nach hinten nach der Mittellinie verlaufende Schnitte im Gesunden wegnehmen und die Wunde durch die blutige Naht vereinigen. (Vgl. Journ. d. Chir. u. Augenheilk. B. V. St. 2. S. 211.)

v. Gräfe fixirt die Zunge mittelst eines durch dieselbe geführten Fadens, womit die Zunge nach vorn angezogen wird; dann macht er mit einer starken *Cooper*'schen Scheere zuerst hinter dem scirrhösen Theil der Zunge von ihrem Seitenrande aus bis $\frac{1}{4}$ Zoll von der Mittellinie einen Querschnitt, läfst die durchgeschnittenen Blutgefäfse unterbinden, und beendet die Operation durch eine 2te vom vordern Rande des Scirrhus nach dem Querschnitt zugeführte Incision. Die oft beträchtliche Blutung kann auf diese im übrigen den individuellen Verhältnissen anzupassende Weise am sichersten gestillt werden. Auch bedient man sich der bekannten blutstillenden, besonders der stiptischen Mittel oder des glühenden Eisens, deren Application obgedachte Zange um so leichter und wirksamer gestattet, wonach dann freilich die Heilung durch Reunion nicht möglich ist. Wegen Gefahr der Blutung rottete *Home* (Med. and physic. Journ. Vol. XI. p. 269 u. Samml. auserl. Abhdl. f. p. A. B. XIII. S. 575.) Krebsgeschwüre, und besonders schwammige Auswüchse der Zunge mit Glück durch die Unterbindung aus. Er zog mit einer krummen Nadel zwei Faden durch die Substanz der Zunge gleich hinter dem Geschwüre, und zog diese mit einem chirurgischen Knoten nach Mafsgabe des Erfordernifses zu beiden Seiten fest, und nach und nach immer fester bis zur gänzlichen Ausrottung. Wenn nun auch diese Methode vor Blutungen sichert, so kann dabei die Zungenform doch nicht hergestellt werden, was um der nachmaligen Sprache willen, doch die gröfste Berücksichtigung verdient, und ist ein solches Abbinden auch ungleich schmerzhafter und langwieriger.

Die Behandlung nach der Operation ist nach dem Grade der sich einstellenden Entzündung, mehr oder weniger streng antiphlogistisch, bei blander leicht nährender Kost, Unterlassung alles Redens oder Kauens, und bei eintretender Eiterung an der Wundfläche mit milden Wundwassern und Bepinseln mit Wunddekokten mit Rosenhonig. Bekommt wohl die eiternde Stelle ein übles Ansehn, oder entstehen einzelne schwammige Excrescenzen an derselben, so betupfe man sie mit Höllenstein oder wende alsbald das Glüheisen an, oder lege auch wohl um dieselbe eine Ligatur und berühre nach deren Abfallen die Stelle mit dem glühenden Eisen.

Nach der Heilung hat nun die Sprache, je nachdem mehr oder weniger von der Zunge verloren ging, oder die Exstirpation nicht nach der Zungenspitzenform verrichtet werden konnte, mehr oder weniger gelitten, welches sich aber nach und nach wieder verbessert, wenn anders der Verlust der Zunge nicht zu bedeutend war. *Louis* behauptet dafs Leute ohne Zunge wieder reden lernten, wenigstens heben beträchtliche Verstümmelungen derselben deren nachherigen Gebrauch nicht gänzlich auf. Ull — n.

CANCER s. CARCINOMA MAMMAE. S. Brustkrebs.

CANCER NASI, der Krebs an der Nase. Dieser erzeugt sich gewöhnlich aus schorfigen Excrescenzen, oder aus dunkelrothen, bläulichen, braunen oder schwarzen Flekken und weichen Warzen, die oft abgerissen, abgestofsen oder gequetscht worden sind, oder aus kleinen Geschwürchen, trocknen oder nässenden ichorösen, herpetischen und dergleichen Schorfen, oder Quetschungen und Quetschwunden die vernachläfsigt oder kunstwidrig behandelt werden. Gewöhnlich sind sie anfänglich gutartig, werden aber nach solchen Vernachläfsigungen, Mifshandlungen und durch verkehrte Kunsthülfe leicht bösartig, wenn besonders der Kranke an andern Dyskrasieen leidet.

Die arsenikalen Aetzmittel sind hier erfahrungsmäfsig am zuträglichsten, und unter ihnen das *Bernhard Côme*'sche Mittel nach bekannter Art aufgetragen.

Nach Trennung des Schorfes verbinde man mit Balsam. locatelli oder mit *Rust's* Salbe. — *Rcp.* Unguent. de Styrace, Pulv. carbon. tiliae ā ℥j. Pulv. camphor., Myrrhae ā ʒjß Ol. terebinth. q. s. ut f. unguent. — Ein Ungenannter in *v. Siebold's* seltenen und auserles. chirurg. Beobacht. und Erfahr. B. III. 1812 bediente sich mit Erfolg folgenden, dem *Adair*'schen sehr ähnlichen Mittels. *Rcp.* Arsec. alb. gr. jv solv. in spirit. vini ʒjß adde Acet. saturn. ʒß. Mell. rosat. ʒjj. S. das Geschwür damit täglich so lange zu bestreichen, bis ein schwarzer Schorf gebildet ist. Um dessen Ablösung zu befördern, verbinde man mit einer erweichenden Salbe, oder einer Mischung von Rosenwasser und Extr. saturn., und erfolgte dann nach 15 Tagen durch folgende Salbe Heilung: *Rcp.* Olei de cacao ʒj. Plumb. acet. ℈j. Cinnab. factit. gr. jv. Ol. amygd. dulc. q. f. ut f. Unguent. D., oder man bediene sich einer Salbe aus Unguent. Elemi (Bals. arcaei) Bals. peruvian. und Ol. amygdal. dulc.

Sind nach der Heilung, bei schon weit verbreitetem Uebel mit bedeutender Zerstörung, Nasentheile verloren gegangen, so kann später durch die Rhinoplastik dies wieder ausgeglichen werden. *v. Wattmann* giebt im B. II. S. 75. der Beobachtungen und Abhandlungen von österreichischen Aerzten u. s. w., bei durch Syphilis, Scropheln, carcinomatösen Entartungen und Geschwüren, entstellten, verkrüppelten und eingesunkenen Nasen, ein Verfahren an, wodurch er die Form derselben verbessert, indem er sie mit geeigneten Instrumenten (*Elevatorien* und *Prolongatorien*) emporhebt und herabzieht.

Hierher gehört auch *Weinhold* v. d. Krankh. d. Gesichtsknochen und ihrer Schleimhäute u. s. w., der Verhütung des Einsinkens der gichtischen und venerischen Nase u. s. w. Halle 1819. Ull — n.

CANCER SCROTI, s. *Caminariorum*, Krebs am Hodensack, Schornsteinfegerkrebs, Rufswarze. Unter diesem Namen beschreibt *Pott* eine Krankheit des Scrotums, die zuerst als ein rauher, harter, warziger, borkiger, später nässender, schwärender Auswuchs, oder auch als ein flaches, cankröses, schmerzhaftes Geschwür mit harten aufgeworfenen Rändern, meist am vordern und untern Theile der Falten desselben erscheint. Bei kunstwidriger Behandlung oder Vernachläfsigung desselben durchfrifst es bald die Haut, greift um sich und in die Tiefe, erreicht den Hoden, welcher anschwillt, in seiner ganzen Substanz erkrankt, hart wird und in fistulöse Geschwüre übergeht, dann längs dem Samenstrang bis zu den Weichen hin sich erstreckt, die hier gelegenen Drüsen und die Unterleibseingeweide ergreift, woraus sich ein sehr schmerzhaftes Allgemeinleiden entwikkelt und dann das Uebel meist tödtlich wird. Während der Ulceration wird eine fressende, sehr stinkende Jauche abgesondert. Im Ganzen leiden Individuen unter 30 Jahren nur selten daran, und glaubt *Earle* dafs eine Prädisposition im Körper diesem Uebel, um es zur Ausbildung zu bringen, und oft wohl eine erbliche Anlage zum Grunde liegen möge. Da beinahe immer junge gesunde Leute davon ergriffen werden, so wird das Geschwür nicht selten für ein venerisches gehalten; allein jede antisyphilitische Behandlung verschlimmert nur das Uebel.

Die wahrscheinliche Ursache dieser Krankheit ist wohl der Rufs, zumal der von Steinkohlen, der sich in den Falten des Hodensacks festsetzt und anhäuft, weshalb er auch am häufigsten in England bei Schornsteinfegern und bei Arbeitern in Manufakturen, wo Rufs verarbeitet wird, vorkommt. — So beobachtete *Earle* mehrere Fälle, wo dies

Uebel im Gesicht und auf dem Rücken der Hand bei einem Gärtner sich zeigte, der um die Gartenschnecken zu vertreiben, sich viel mit Rufs beschmutzte. Auch bemerkte *Camper*, dafs arme Weiber in Holland durch Feuerbecken unter den Röcken, ähnliche carcinomatöse Geschwüre an den Schenkeln bekommen.

Da das Uebel nun, wenigstens zu Anfange, ein blofs örtliches zu sein scheint, so ist die frühzeitige Exstirpation der geschwürigen Stelle das einzige Mittel, die weiteren Fortschritte der Krankheit zu verhüten, indem erfahrungsmäfsig alle andere innere und äufsere Mittel fruchtlos sind. Ist der Samenstrang schon ergriffen, sind die Inguinaldrüsen schon angeschwollen, so bleibt die Exstirpation des Geschwürs immer noch das einzige Mittel, wenn auch der Erfolg alsdann oft ungewifs ist, indem man beobachtete, dafs nach der Exstirpation die Drüsen zu ihrer normalen Gröfse zurückkehrten, aber auch in vielen Fällen, wenn gleich wohl die Wunde vollkommen geheilt war, das Uebel nach mehreren Monaten sich von neuem zeigte, und dann bald unter den heftigsten Schmerzen den Tod herbeiführte. Ist der Hode schon ergriffen, so säume man nicht, wenn gleich jetzt der Erfolg noch unsicherer ist, die Castration zu unternehmen, ehe das Uebel längs dem Samenstrang in den Unterleib steigt. Ist es aber einmal so weit gekommen, dafs die Castration nicht mehr unternommen werden kann, so hat man sich auf die Palliativ-Hülfe, durch die im Allgemeinen angegebenen Mittel zu beschränken.

L i t t e r a t u r.

Pott's, sämmtl. chir. Werke. B. II. S. 457.

Pott's, chirurgic. Works by *Earle*. Lond. 1808. Vol. III. p. 178 – 182.

W. Simmons, Cases and Observ. on Lithotomy to which are added Obs. an Chimneysweepers Canc. Manches. 1808.

Arsiaux, chir. Clinik od. Samml. v. Abhandl. u. Beob. a. d. prakt. Chirurg. a. d. Franz. Chemnitz 1821 S. 66.

Earle, in medical and chirurgic. Transact. Vol. II. p. 296. u. Vol. XII. Part. II. 1823.

Ull — n.

CANCER UTERI, Gebärmutterkrebs. Der Scirrhus und Krebs des Uterus, der nach *El. v. Siebold* bald als Drüsenkrebs, bald als Blutkrebs auftritt, beschränkt sich, ist er einmal zu einer gewissen Höhe gekommen, keineswegs auf dies Eingeweide allein, sondern er verbreitet sich allmählig auf die unmittelbar mit ihm in Zusammenhang stehenden Ovarien, fallopischen Röhren und die Mutterscheide und geht selbst auf die Harnblase und den Mastdarm über. Bei seiner Entstehung giebt er sich durch keine auffallende Merkmale zu erkennen. Aufser einem vorübergehenden, geringen stechenden oder stumpfen Schmerzgefühle, oder dem Gefühle von einem fremden Gewichte im Becken und unbedeutenden Unordnungen in der Menstruation, mit zuweilen periodisch eintretenden Beschwerden beim Urinlafsen und Stuhlgang, befinden sich die Kranken meist wohl und scheinen dies auch nicht selten durch ihre jetzt noch blühende Gesichtsfarbe zu bestätigen, wenn wohl nicht eine constitutionelle oder gar hereditäre Anlage besteht. Bei einer schon jetzt unternommenen inneren Untersuchung ist kaum eine Veränderung wahrzunehmen, und wohl bisweilen eine nur um weniges vermehrte Härte der Vaginalportion zu entdecken. Bald aber verräth er sich durch Vermehrung aller bisherigen Erscheinungen, besonders durch fühlbare Schwere in der Tiefe des Beckens und Drängen nach der Schoofsgegend, worauf verschiedene Beschwerden im Gehen, Stehen und Sitzen, besonders beim Eintritt der jetzt unordentlich und schmerzhaft gewordenen monatlichen Periode und während derselben, erfolgen, bisweilen sogar schon die lancinirenden Stiche wahrgenommen werden und ein jetzt noch geruchloser weifser Flufs mit den periodischen Blutungen abwechselt. Allmählig werden diese unangenehmen Empfindungen mehr anhaltend mit dem Gefühle von Stechen und Brennen, wie von einer glühenden Kohle tief unten im Becken; bald erfolgen Schmerzen im Kreuze, in den Lenden und Schenkeln, allerlei hysterische krampfhafte Zufälle und durch Druck auf die Harnblase und den Mastdarm bedeutende Beschwerden der Harn- und Stuhlentleerung, bald unwillkührlicher Abgang des Harns und Diarrhöe, bald schmerzhaftes Harnverhalten und Stuhlverstopfung, Hämorrhoidalknoten und stärkeres Auftreiben der wohl schon vorhandenen Varicen an den Schenkeln. Gegen Abend erscheint dann gewöhnlich Kopfschmerz, besonders in der Stirngegend, Ziehen und Reifsen in dem Nacken, den Schultern, Armen und Füfsen; Husten, öfterer Blutabgang u. dgl. m. Nach und nach gesellen sich beim immer weitern Fortschreiten des Uebels, beschwerliches Schlingen, fehlerhaftes Verdauungsvermögen, gänzlicher Mangel an Appetit, saures Aufstofsen, Uebelkeit, öfteres Erbrechen, Magendrücken, aufgetriebener gespannter Unterleib u. dgl. dazu. Bei der inneren, jetzt schon schmerzhaften, Untersuchung findet man die äufseren Geschlechtstheile etwas geschwollen, schleimig und die Scheide schmierig von ichorösem stinkendem Schleim und zuweilen excoriirt; der Muttermund dick, gespannt, ungleich, runzelig, gespalten, wie eingerissen. Ist der Körper der Gebärmutter wohl schon entartet, so fühlt man im Boden der Scheide dessen Härte und Schwere, welches die gleichzeitige Untersuchung durch den After noch mehr bestätigt. Nach Verlauf mehrerer Monate verkünden plötzlich und ohne alle Veranlassung eingetretene, immer schufsweis erfolgende und öfters wiederkehrende Mutterblutflüsse, zuweilen aber erst nach Jahren, unter anhaltenden qualvollen Schmerzen das letzte Stadium, den offenen Krebs, der sich im weiteren Verlauf noch mehr, durch die, unter schmerzhaftem Drängen aus der Mutterscheide hervorgeprefsten, bisweilen graue, öfters leberfarbige, mit Harn, rothen schwammigen Flocken und abgesonderten scirrhösen Stücken vermischte, fressende und unerträglich stinkende Jauche und Blutklumpen, mit Reifsen im Kreuz, in den Schenkeln und Lenden, Zittern der unteren Extremitäten, kalten Schweifsen, Ohnmachten u. s. w. zu erkennen giebt. Der seltene Fall, wo hier gar kein Abflufs einer Feuchtigkeit Statt hat, gehört zum trocknen Drüsenkrebs, der sich vorzugsweise durch seine bedeutendere Schwere und Steinhärte mit den unerträglichsten Schmerzen auszeichnet. Da wo dem Ausflufs aller charakteristischer Geruch fehlt, bleibt es wohl zweifelhaft, ob das Uebel auch wirklich Krebs ist. Die Hämorrhoidalbeschwerden werden bedeutender und die Venen der krankhaften Unterleibsgebilde, wie besonders der Aftermündung werden strotzend, die Inguinaldrüsen schwellen an und verhärten, es entsteht Salivation, Aphthen überziehen die innere Mundhöhle, die *Meybom*schen Drüsen verhärten, die Augenlider werden geröthet, und verkleben des Nachts, hektisches Fieber, kolliquative Schweifse und Diarrhöe, hippokratisches Gesicht, Erlöschen des Blickes treten hinzu; Erbrechen, Magenkrampf, völlige Appetitlosigkeit, hartnäckige Verstopfung vermehren sich immer mehr. Bei der Sektion nach dem Tode findet man nicht selten die Leber vergröfsert, voller Hydatiden und die Lungen vereitert. Bei der Untersuchung durch die Scheide, die immer am bestimmtesten über die Natur des Uebels entscheidet, entdeckt man jetzt, statt des Muttermundes und Mutterhalses eine bald harte oder mehr spongiöse, mit tiefen Furchen durchzogene, sich oft bis gegen die Scheidenmündung hin erstreckende Blumenkohl- oder Morchelartige Afterwucherung, die immer mehr an Gröfse zunimmt, zuletzt die ganze Scheide ausfüllt und die genaue Untersuchung sehr schmerzhaft macht; oder beim Drüsenkrebs eine ungewöhnliche Verdickung und Verhärtung des Muttermundes, dessen Lippen nach Aufsen umgebogen und knotig aufgewulstet sind, und meist mehrere kleine Einkerbungen oder Furchen wahrnehmen lassen. Im Scheidengrund und durch den After fühlt man die Schwere und Härte der bedeutend tiefer ins Becken herabgesunkenen Gebärmutter. Beginnt das Uebel von einem Theil des Körpers, oder gar vom Grunde des Fruchthalters, so unterliegt die richtig zu stellende Diagnose bei der inneren Exploration noch gröfseren Schwierigkeiten.

Durch den Mangel, und zuletzt wegen der unaufhörlichen Schmerzen völlig gestörten endlich gänzlich wegfallenden nächtlichen Schlafs und den täglichen Säfteverlust, wird endlich unter beständigen, bald wilden, bald stillen Delirien, öfter wiederkehrenden Hämorrhagien, der von allen Anwesenden, des unerträglichen Gestankes wegen, sehnlichst gewünschte Tod herbeigeführt, der dann meist in einem soporösen Zustand, oder während eines heftigen Blutsturzes mit Krämpfen und Convulsionen, oder durch völlige Erschöpfung während einer Ohnmacht erfolgt. Die Exploration ist jetzt höchst schmerzhaft und erregt bei der leisesten Berührung den heftigsten Blut- und Jauchenflufs, mit Abgang von Stücken von geronnenem Blute, und selbst von den spongiösen Afterwucherungen.

In der früheren Periode ist der oft heftig begehrte Beischlaf sehr schmerzhaft, und gewöhnlich werden solche Personen nicht schwanger; werden sie es aber, so erfolgt meist eine Frühgeburt. Beschränkt sich nun wohl das Uebel allein und ausschliefslich auf den Scheidentheil der Gebärmutter, so kann zuweilen das Kind vollkommen zur Reife gelangen, und die Schwangerschaft, in Beziehung auf die Frucht, glücklich beendet werden.

Nach *C. Wenzel* (über die Krankh. des Uterus. Mainz, 1816. in fol. mit Kupf. S. 107.) hat man drei Zeiträume dieser Krankheit zu unterscheiden: 1) den der Induration, oder der anfangenden Verdickung des Gewebes des Uterus, 2) den der wirklich gebildeten Krankheit und 3) den des wahren Uebergangs in das offene Geschwür und den geschwürigen Zustand selbst. — Im ersten Zeitraum gebe es nur wenige Zufälle in ihrer ganzen Eigenthümlichkeit, und darum auch nur trügliche Zeichen; fast gar keine in dem zweiten, und nur schreckbare, die den dritten der Krankheit bezeichneten. — Nur wenn erstere richtig aufgefafst, die Ursachen genau gewürdiget würden, könne durch zweckmäfsige Behandlung dieser drohende Zustand verhütet werden.

Gewöhnlich geht die kankröse Verderbnifs vom unteren Abschnitt der Gebärmutter aus, weil dieser allen schädlichen Einwirkungen zunächst ausgesetzt ist, und dann auch das Uebel am ersten durch die Exploration zu entdecken ist, zu der man veranlafst wird, wenn der Monatsflufs der bisher, wenn gleich unordentlich und von unverdorbener Beschaffenheit war, jetzt stückweise, braun-schwärzlich, übelriechend und schmerzhaft abgeht, und unter wehenartigem Drängen ausgestofsen wird, weil der durch Scirrhosität verengte Muttermund dem stück- und stofsweise abgehenden Blute keinen freien Durchgang verstattet. Es erfolgt zugleich ein Schleimflufs, und war dieser wohl schon früher zugegen, so wird er doch jetzt copiöser, weifs wie Milch mit Flocken untermischt, sehr übelriechend, scharf und ätzend, wodurch die nahen Theile excoriirt werden. Der jetzt zuweilen heftig begehrte Beischlaf erregt die unerträglichsten Schmerzen. — Bei der inneren Exploration ist hier nicht Vorsicht genug zu empfehlen: einmal rücksichtlich der Kranken selbst, um dieser nicht zu wehe zu thun, und durch beleidigenden Druck das Uebel nicht zu vergröfsern oder Blutungen herbeizuführen, das anderemal rücksichtlich seiner selbst, um nicht bei zufällig wunden und nicht gehörig mit Fett (Pomade) eingesalbten Fingern, die scharfe Jauche auf sich zu übertragen, woraus, wenn davon auch nicht gerade ein wahrer Scirrhus oder Krebs erfolgte, doch sicher sehr hartnäckige Geschwüre erzeugt werden können. — Bei einer solchen Untersuchung findet man dann den entarteten Muttermund und Hals der Gebärmutter mehr oder weniger tief in der Scheide herabgesunken, und gegen die leiseste Berührung sehr empfindlich. Von hier aus erstreckt sich das Uebel weiter nach aufwärts, besonders zu den Eierstöcken und in die Tiefe des Gebärmutterkörpers, was man aus der gefühlten Schwere und Härte im Grunde der Scheide beurtheilt, und nach unterwärts in die Scheide und zur hinteren Blasen- und vorderen Mastdarmwand, die an einzelnen Stellen wohl gar durchfressen werden, welches die Untersuchung durch den After, und der Ergufs des Urins aus der Scheide, noch deutlicher zu erkennen giebt. In seltenen Fällen, beim höchsten Grade des Uebels, werden selbst die Beckenknochen davon ergriffen.

In Ansehung der Ursachen verdient hier Folgendes berücksichtigt zu werden: die Gebärmutter ist ein Absonderungsorgan von verschiedenen Feuchtigkeiten mit einem hohen Grade von Bildungsthätigkeit. Werden diese Aussonderungen und Ausscheidungen, durch einen krankhaft veränderten Bau, durch ein zu festes Gewebe des Uterus, oder durch die in gewissen Jahren eintretende Rigidität der Fasern, Undurchgängigkeit der exhalirenden Gefäfse und Zähigkeit der Säfte behindert und zurückgehalten, so ist bei der natürlichen periodischen Congestion des Blutes dahin, zumal bei von Jugend auf gewohntem starkem Einschnüren, nichts leichter möglich als Stockungen in dem Gewebe des Uterus und Corruption dieser stockenden Säfte bei der beständigen feuchten Wärme, wodurch eine Prädisposition gesetzt wird, die bei erster Gelegenheit das Begründende zu diesem Uebel abgiebt. Mithin kann alles, was den Menstrual- und

Lochienflufs unterdrückt, so wie alles, was eine krankhaft fortbestehende Congestion der Säfte dahin, oder eine entzündliche Reizung nach und in diesem Organe hervorbringt, unter begünstigenden Umständen einen Scirrhus veranlassen, als: eine Erkältung der Füfse oder Beine und besonders der Geschlechtstheile oder auch nur des Unterleibes, letzteres zumal durch zugige Abtritte oder Sitzen auf kalten Steinen und durch leichte Bekleidung, und dann vorzugsweise zur Zeit der Menstruation; plötzliche Unterdrückung eines Mutterblutflusses; häufige kurz auf einander folgende Schwangerschaften, luxuriöses Leben, Genufs sehr nahrhafter und stark gewürzter Speisen, viele geistige und warme erschlaffende Getränke; der Mifsbrauch von Feuerbecken, Kohlenstübchen, Dampfbädern, Unterlassen des Selbststillens; öftere Fehl- und Frühgeburten; frühzeitige und gewaltsame Lostrennung der Nachgeburt; Einspritzungen von zu scharfen, stiptischen Mitteln zur Stillung von Mutterblutflüssen; zu festes Binden des Leibes nach der Niederkunft; plötzliche Unterdrückung des gutartigen, besonders aber bösartigen weifsen Flusses durch zusammenziehende stopfende Mittel, so wie auch des Lochienflusses; anhaltender Gebrauch von Emmenagogen; anhaltende deprimirende Gemüthsaffekte; rohe Manual- und Instrumentalhülfe bei der Geburt und Nachgeburt von ungeschickten Hebammen und Hebärzten; schlechte Pessarien; unmäfsige oder unfruchtbare unnatürliche Geschlechtshandlungen; völlig unbefriedigte Geschlechtstriebe, bei grofser sinnlicher Reizung, Aufregungen durch wollüstige Phantasiebilder und schlüpfrige Lektüre; Beischlaf während der Menstruation; mechanische und chemische Verletzungen des Gebärtheils zur Bewirkung von Mifsfallen u. dgl. und dieses alles ganz vorzüglich bei dem Uebergang aus einer Lebensepoche in die andere, wo einem Gesetze der Natur zu Folge der Menstrualflufs aufzuhören pflegt. — Zu den prädisponirenden Ursachen kann man zarte und schwächliche entweder angeborne oder erhaltene Constitution rechnen; auch ist wohl eine erbliche Anlage nicht ganz zu übersehen, wenigstens sprechen ganz unzweideutige Erfahrungen dafür, und scheint besonders noch eine scrophulöse Anlage die Erscheinung dieses Uebels zu begünstigen.

Die Dauer desselben, so wie der Uebergang aus einer Periode in die andere, verhält sich im Ganzen, wie beim Brustkrebs, doch verwandelt sich ein Gebärmutter-Scirrhus eher in Krebs, als der Scirrhus der Brust, und verläuft auch seine Perioden schneller, indem die Gebärmutter weit mehr schädlichen Einflüssen ausgesetzt ist, und viel eher zu einer krankhaften Produktivität umgestimmt werden kann. Alles was daher eine solche Irritation unterhält oder bewirkt, in deren Folge eine entzündliche Reizung dieses Organs hervortritt, mufs um so rascher eine solche krankhafte Umstimmung, bei der ihm inwohnenden grofsen Bildungsthätigkeit, herbeiführen, die binnen der kürzesten Zeit eine gutartige Induration, nach *Lair* eine Hypertrophie, dieses Eingeweides zur scirrhösen und carcinomatösen Entartung überführt, welche ohne diese das ganze Leben hindurch, ohne grofsen Nachtheil, als solche hätte fortbestehen können; aber unter den angegebenen Ursachen und fortwirkenden Schädlichkeiten, um so schneller diesen so gefährlichen und meist tödlichen Ausgang nimmt.

Dafs dies Uebel nun bald als Blutkrebs, bald als Drüsenkrebs hervortritt, ist wohl gröfstentheils in constitutionellen Verhältnissen zu suchen.

Die Voraussagung kann nicht anders, als höchst ungünstig sein, da der Erfahrung zu Folge die Meisten sterben, und wir bis jetzt auch durch kein pharmaceutisches Mittel sichere Hülfe verschaffen können, zumal allermeist die Hülfe des Arztes zu spät gefordert wird. Besser fällt dagegen die Prognose im ersten Zeitraume der Krankheit, nur Schade, dafs hier immer die richtige Erkenntnifs der Krankheit so schwer fällt. Am meisten wäre wohl immer zu hoffen, wenn Syphilis der Entstehung des Uebels zum Grunde liegt, vom fleifsigen Gebrauch des Quecksilbers. So lange es aber überhaupt noch nicht zum constitutionellen Leiden gekommen und das Ursachliche mehr in örtlichen Schädlichkeiten begründet ist, läfst sich immer noch viel hoffen, wenn wir auf strenge Befolgung alles dessen was hier Noth thut, sicher rechnen können; beim Gegentheil aber von alle dem, wie überhaupt bei hohem Grade und weiterer Verbreitung der Krankheit über nahe gelegene Theile, ist gar nichts, selbst nicht einmal durch die Operation was zu hoffen. — *S. Lair* giebt im 16. Capitel seines Werkes, „neue Behandlungsmeth. der Geschwüre, Ulcerationen und Anschwellungen des Uterus," bei der Behandlung der Ulceration des Uterus und der scirrhös aussehenden Hypertrophieen dem antiphlogistischen Verfahren, ganz besonders aber den Blutegeln, unmittelbar an den Hals des Uterus, durch ein specul. vagin. angelegt, den Vorzug. Zehn bis zwölf Blutegel werden, nach vorgängiger leichter Douche mit lauem Wasser, um die Theile zu reinigen, durch das speculum eingebracht und die äufsere Oeffnung desselben mit einem leinenen Tampon verschlossen, schnell zum Ansaugen gebracht. — Nach den Blutegeln empfiehlt er die Douche, während der ersten Periode von Eibischwasser mit Alaun und Opium (von ersterem 2 Drachm. und von letzterem 16 Gran auf 5—6 Pfund des Dekokts) und zuletzt Schwefeldouche. Bei deren Anwendung ist aber immer die Dauer, Kraft und Temperatur der Douche zu bemerken.

Eine vollständige Heilung des ausgebildeten Mutterkrebses hat sicher auf pharmaceutischem Weg noch niemals Statt gefunden, und beschränkt sich gewöhnlich auch Alles nur darauf den Fortgang dieser furchtbaren Krankheit nach Möglichkeit aufzuhalten, das schmerzhafte Leiden zu lindern und plötzlich eintretenden Gefahren, wie besonders Blutflüssen u. dgl. zu begegnen. — Ein unter allen Umständen und in allen Stadien sicheres und direktes Heilverfahren gegen dieses Uebel giebt es bis jetzt immer noch nicht, so sehr auch *Osiander* d. Aelt. zu seiner Zeit dazu Hoffnung machte, und *Wenzel*, besonders aber *Westring* auf Erfahrung gestützt, dies möglich zu machen glaubten. Seinen vielfältigen Versuchen zu Folge, soll die Ringelblume, Calendula off., im ersten wie im zweiten Grade der Krankheit nur von weniger Wirkung, aber im dritten Grade, wo der wahre Krebs ausgebrochen ist, und dessen Ausrottung so selten gelingt, das Mittel sein, dem bis jetzt keins gleich komme. Er bediente sich eines concentrirten Infusums dieser Pflanze zu Einspritzungen mit einem Zusatze des Extrakts, dem er auch das Infusum und den Extrakt von Chaerophyllum sylvestre mit Nutzen beimischte. Innerlich liefs er das Extrakt zu 2 Gran schwerer Pillen täglich Morgens und Abends zu 6 — 16 Stück, allmählig damit gestiegen, nehmen. *Rcp.* Extr. Calend. off. tot. plant. ℥jvß. Pulv. ips. plant. ℥jß. Misc. f. l. a. pil. pond. gr. jj. pulv. Calend. consperg. D. — Während der Kur beschränkte er den Kranken auf eine Milchdiät, und versichert damit in einigen Fällen durch den Mitgebrauch des Goldsalzes zu 2 mal täglichen Einreibungen zu $\frac{1}{12}$ Gr. desselben mit Amylum in die Schamlefzen oder das Zahnfleisch, mit dem er bis zu $\frac{1}{6}$ Gran stieg, radikale Heilung bewirkt zu haben. Von der kräftigen und grofsen Wirksamkeit dieser Mittel, bei den verschiedensten Arten von Krebsgeschwüren in- und äufserlich angewandt, die allen anderen Heilversuchen hartnäckig widerstanden, überzeugten wir uns selbst, waren jedoch nie so glücklich radikale Heilung danach erfolgen zu sehen. Die Sassaparille, Tollkirsche, das Kirschlorbeerwasser, der Sadebaum, die Eisen- und Quecksilberpräparate u. a. m. haben unseren Erwartungen noch weniger entsprochen. Mehr leistete uns die Jodine in- und äufserlich gebraucht, deren treffliche Wirksamkeit sich auch von anderen Seiten her bestätigt hat, kann uns aber noch nicht zu dem Ausspruch berechtigen, sie als ein souveränes Mittel zu empfehlen, da sie uns auch oft, in den verzweifelndsten Fällen, ihre Dienste versagte. (Vergl. *Hennemann* und *Klaproth* in *Hufeland's* Journ. 1823. St. 2. S. 3. u. St. 12. S. 87.) Eben so verschaffte der Schierling, besonders in Bädern nach *C. L. Hoffmann* (vergl. dessen verm. medic. Schriften, herausgegeb. v. *H. Chavet.* Münster 1790. Thl. I. S. 263.) und neuerdings Dr. *Günther'n* (vergl. *Hufeland's* Journ. Nov. 1829. S. 107.) zu 10 Hände voll des Krautes — am wirksamsten des frischen — worin die Kranke $\frac{1}{2}$ Stunde und länger verweilte, und der gleichzeitige innere Gebrauch von Carbo animalis (vergl. dasselbe Journ. April 1829. S. 121.) zu 2 Gran zweimal täglich, in einigen Fällen den auffallendsten Nutzen und vollständige Heilung.

Die von *Osiander* gerühmte Wirkung der Aqua laurocerasi zur Erweichung der zurückgebliebenen scirrhösen Verhärtungen nach der Exstirpation der krebshaften Excrescenzen, bezweifelt *Wenzel* wohl mit Recht, und will letzterer *dagegen von der Fowler'schen Arseniksolution in steigenden* Dosen mit 5 Tropfen dreimal täglich anfangen, und von künstlichen Geschwüren zu beiden Seiten in der Gegend des Austritts der ischiadischen Nerven, erleichternde Wirkung gesehen haben — Da nun bis jetzt der ausgebildete Mutterkrebs, durch die rationellste medicinische Behandlung, immer noch unheilbar zu sein scheint, so beschränkt sich die unternommene Heilung nur blofs auf die Hinwegnahme des krebshaft Degenerirten, mithin auf rein chirurgische, besonders akiurgische Mittel, nach dem gegenwärtigen Standpunkt unserer Kunst.

Die Zerstörung des Krebses des Mutterhalses durch Aetzmittel, wie nach *Recamier* mit Höllenstein und nach *Dupuytren* mit lapis caustic., welche mittelst eigenen Mutterspiegeln als von *Recamier*, *Dupuytren* und dessen Verbesserung von *Lisfranc*, *Madame Boivin*, *Hatin*, *Canelle*, *Lair*, *Rique*, *Guillon*, *v. Galenzowski* u. A., von denen von *Dupuytren*, *Hatin* und *v. Galenzowski* die besten zu sein scheinen, (vergl. Bulletin de la faculté de Médic. d. Paris. No. VI. Juin. 1819. *Patrix*, Traité sur le Cancer de la matrice etc. Paris, 1820. p. 145. Pl. III. *Rust's* Magaz. f. d. g. Heilk. B. VII. H. 1. S. 148, B. VIII. Hft. 1. S. 10. *Langenbeck's* neue Bibl. B. II. St. 4. S. 576. und *v. Gräfe's* u. *v. Walther's* Journ. d. Chir. u. Augenheilk. B. XIII. St. 1. S. 124.) applicirt werden, ist immer unsicher und hilft dies Mittel nach *Dupuytren* auch nur so lange, als das Uebel noch als Scirrhus der Vaginalportion der Gebärmutter besteht und noch neu ist. Beim Gebrauch bringt er das an ein dünnes Stäbchen befestigte Stück lap. caust., durch den mit Pomade bestrichenen, in die Mutterscheide vorsichtig gebrachten speculum vaginae an den leidenden Ort, läfst vor dessen äufserer Oeffnung einen brennenden Wachsstock halten, dessen Licht durch den Reflex von den polirten Wänden des speculums noch verstärkt wird, und die deutlichste Uebersicht über alles Entartete gestattet. Durch eine 1—2 Minuten dauernde Applikation verwandelt er alles in einen Brandschorf, und macht dann durch den speculum Injectionen von lauem Wasser, die er des Tages mehrmals wiederholt, um das etwa sitzengebliebene Kali *auszuspühlen Nach etwa 5 — 8 — 12 Tagen wiederholt er dies sehr wenig schmerzhafte Verfahren*, welches aufs höchste 4 — 5 mal nöthig sein wird, um die Verhärtungen theils zu zerstören, theils aufzulösen. Wäre aber wohl der Uebergang in wahren Krebs bereits erfolgt, so schneidet *Dupuytren* das so Entartete vorgängig mit einem krummen Messer weg, und berührt die Wunde dann später mit dem Kali causticum. (Zu diesem Cauterisiren scheint *Colombats* Cauterisator sehr bequem — vergl. *v. Gräfe's* u. *v. Walther's* Journ. d. Chir. u. Augenh. B. XII. St. 3. S. 437. T. IV. f. 8.) Diese theilweise Exstirpationen der krebsartigen Gebärmutter unternahm zuerst *Osiander* d. Aelt. und zwar auf zwei verschiedene Arten: *a)* bei gehöriger Lagerung der Kranken, werde nach vorgängiger Entleerung der Blase und des Mastdarmes und nach Reinigung der Geschlechtstheile das fungös Entartete mit den Fingern oder dem Messer entfernt, und bei starker Blutung diese erst durch zusammenziehende Mittel gestillt, dann der Uterus mittelst durch den Mutterhals, mit kleinen biegsamen nicht gehärteten Nadeln, von hinten nach vorn und seitwärts durchgeführten 4fach zusammengewächsten Faden, wobei sich sorgfältig vor dem Verhaken mit der Nadel zu hüten ist, oder mit einer geeigneten Zange am Orificium gefafst, in der Tiefe der Vagina fixirt gehalten und alles Entartete bis auf das Gesunde mit einem gebogenen vorn abgerundeten Bistourie rein ausgeschnitten, wobei sich das Gesunde durch seine glatte Oberfläche und elastische Festigkeit von dem rauhen, holzartig Scirrhösen, dem untersuchenden Finger leicht zu erkennen gebe. Der Blutung werde auf angegebene Art durch Tampons mit stiptischen Mitteln bestreut begegnet. *b)* Ist der Mutterhals gröfstentheils vom Krebse zerstört, dieser weiter verbreitet und die Gebärmutterhöhle mit schwammigen Wucherungen angefüllt, so dafs eingeführte Faden zum Herabziehen derselben nicht mehr haften, so werde die Kranke in eine horizontale Lage gebracht und der Uterus durch einen Gehülfen mit der über der Symphise der Schambeine angelegten Faust herabgedrückt, und in der Aushöhlung des Heiligenbeins mit dem Zeigefinger der linken Hand fixirt gehalten, während der Mittel- und Ringfinger in die Gebärmutterhöhle gebracht, dem Exstirpations-Instrumente einer aufs Blatt gebogenen stumpfspitzen Scheere, oder seinem Exstirpationsmesser sichere Leitung geben soll, um alles Verdorbene stückweis auszuschneiden. Die Höhle werde alsdann mit Badeschwamm, welcher in Wein und styptische Pulver getaucht ist, bis zur Blutstillung ausgefüllt. Bei nun erfolgender Eiterung befeuchtet er die Schwämme mit Bleiwasser und Essig in dem Opium aufgelöfst ist, und bringt sie bis zur eingetretenen Eiterung an die wunde Stelle. Ist diese einmal erfolgt, dann bedient er sich einer Salbe aus 3 Theilen Honig und einem Theil des eingedickten Saftes der grünen Wallnufsschale, der man ein wenig rothen Präcipitat zusetzt, mittelst Schwammstücken applicirt, und bei starker Eiterung ohne den rothen Präcipitat. (Vergl. Salzb. med. chir. Zeitg. 1808. B. IV. S. 173 u. 175.) Je nach Gröfse des Uebels erfolgt die Heilung binnen 3—12 Wochen, während er zugleich innerlich stärkende Mittel anwandte.

Zur Exstirpation des krebshaften Mutterhalses bediente sich *von Gräfe* mit dem günstigsten Erfolge einer langgriffigen, nach der Fläche gebogenen, stumpfspitzen festen Scheere, womit er den Mutterhals durch wiederholte kleine Incisionen bei blofser Manualfigirung trennte. (Vergleiche dess. clinisch-chir.-augenärztl. Jahres-Bericht von 1823. S. 4. No. 3. u. dess. Journ. d. Chir. u. Augenh. B. VI. H. 1. S. 70.) *Lisfranc* bedient sich eines zinnernen Spec. vagin., welcher der Länge nach zweitheilig ist, durch welchen er den Mutterhals mit einer gekrümmten gabelartigen Zange fafst, das speculum alsdann entfernt und den Mutterhals bis unter die äufsere Oeffnung der Geschlechtstheile herabzieht, und mit einem gekrümmten Bistourie dicht am Körper von unten nach oben wegschneidet. *Colombat* bedient sich hierzu eines eigenen sehr complicirten Hysterotoms. (Vgl. *v. Gräfe's* u. *v. Walther's* Journ. d. Chir. u. Augenh. B. XII. St. 3. S. 432. T. IV. f. 6. u. 7.)

Die Nachbehandlung mufs zu Anfang antiphlogistisch sein, besonders mittelst Aderlasse, die nach Erfordernifs wiederholt werden müssen. Bei Unterleibsschmerzen Blutegel, Klystire und kalte Fomentationen u. dgl. — Nach Beseitigung der entzündlichen Symptome reinige man nach einigen Tagen die Vagina. Ist der gereizte Zustand vorüber, und fängt die Stelle an zu vernarben, so bedient sich *Colombat* mit Nutzen der Injectionen von Chlorkalk, die auch am ersten dem Fluor albus Einhalt thun. Bei wuchernden Fleischwärzchen kauterisire man mit Lapis infern. Die Heilung folgt meist sehr rasch, es tritt bald die Menstruation wieder ein und Beobachtungen ergaben, dafs solche Personen wieder schwanger wurden und glücklich gebaren.

Diese Verfahrungsarten der partiellen Exstirpation und der Cauterisation können nur dann ein gewünschtes Resultat herbeiführen, so lange das Uebel noch neu ist und besonders im ersten Zeitraum noch besteht, keine allgemeine Ursache zu Grunde liegt, und das Uebel noch nicht zum constitutionellen Leiden geworden, noch kein ähnliches Erkranktsein der nahe gelegenen Theile vorhanden, und der Sitz des Uebels ein solcher ist, dafs alles Entartete rein hinweggenommen oder zerstört werden kann. Der glückliche Erfolg wird hier aber immer um so zweifelhafter sein, als wir hier weniger als bei andern krebsartigen Entartungen im Stande sind, über die weitere Verbreitung des Uebels uns die genaueste Kenntnifs zu verschaffen. Die so häufigen unzweifelhaft glücklichen Erfahrungen von *Lisfranc*, von der partiellen Exstirpation des Mutterhalses und der Gebärmutter, berechtigen uns immer zu einem solchen Versuche, wenn schon mehrere Schriftsteller so günstige Erfolge bezweifeln wollen.

Die totale Exstirpation des karcinomatösen Uterus von der Mutterscheide aus, zerfällt in zwei verschiedene Operationsarten, nämlich in die, bei schon vorhandenem, oder erst künstlich bewirktem Vorfall der Gebärmutter, und in die ohne einen solchen. Letztere hat man früher bezweifelt, bis sie *Sauter* zuerst und später *El. von Siebold*, *Langenbeck*, *Wattman*, *Paletta*, *Recamier*, *Roux* und *Wilhelm* ausführten. Alle diese Operationen wurden bis auf eine von *Langenbeck* von der Mutterscheide aus, diese aber von oben, nach vorgängigem Bauchschnitt in der weifsen Linie, nach Art des Kaiserschnitts vollführt, wie dieses schon *Gutberlet* in *v. Siebold's* Journ. B. I. St. 2. S. 228 vorschlug.

Struve in *Hufeland's* Journ. B. XVI. St. 3. S. 123 rieth schon im Jahre 1803 einen Vorfall der Gebärmutter künstlich zu bewirken und empfahl zu der Absicht eine eigene Zange, welche durch den Muttermund eingeführt werden sollte, um damit täglich öftere halbzirkelförmige Traktionen zu machen, und sie so nach und nach hervorzuziehen, alsdann die Vaginalportion durch einen Zirkelschnitt mit einem gebogenen Messer zu trennen, die Gefäfse zu unterbinden, und sie von den übrigen Bändern und Verbindungen vorsichtig zu lösen. Dieses daselbst abgebildete aus zwei Theilen bestehende Instrument, wird mittelst eines Schlosses nach Art der *Osiander*'schen Geburtszange festgestellt, und geht oben in zwei nach aufsen stehende gepolsterte Knöpfe über, die, so wie das Instrument an den Griffen geschlossen wird, auf $1\frac{1}{4}$ Zoll von einander differgiren.

Die Schwierigkeiten die einzelnen Branchen dieses Instruments, durch den meist engen und scirrhös harten Muttermund in die meist enge Gebärmutterhöhle einzuführen, sind an sich oft schon unüberwindlich, noch mehr aber werden endlich die straffen Mutterbänder und alle übrigen Verbindungen der Gebärmutter in einem solchen Fall, dem zu bewirkenden Vorfall grofse Hindernisse in den Weg legen, oder das eingebrachte Instrument wird beim Anziehen der krebshaft degenerirten Gebärmuttertheile und in den spongiösen Erweichungen derselben sofort ausreifsen.

C. Wenzel wollte mit einer stark gezähnten Polypenzange den künstlichen Vorfall bewirken, und ihn dann über seinem Grunde durch eine nach und nach fester gezogene Ligatur abbinden. Das Herabziehen auf diese Art wird aber um defswillen in den meisten Fällen nicht zu bewerkstelligen sein, weil der mit der Zange gefafste degenerirte Muttermund und Mutterhalstheil eher abreifsen würde, geschweige dafs die umgelegte Ligatur, auf den Fall eines bewirkten Prolapsus die Kranke, wegen Mitunterbinden von Därmen oder Netz, in grofse Gefahr setzen würde.

Lisfranc's gabelartig gekrümmte Zange oder *Colombat's* Hysterotom, oder auch *Godf. v. Siebold's* Hakenzange, die geschlossen eingeführt einen stumpfen convexen Bogen bildet, beim Oeffnen sich nach aufsen an- und einhakt und durch eine Schraube an den Griffen festgestellt wird, (vergl. dessen Versuch eine neue Methode die scirrhöse oder carcinomacinomatöse Gebärmutter mit und ohne Vorfall auszurotten. Würzbg. 1827. T. III. f. 1. u. 2.) wären wohl die hierzu geeignetsten Instrumente.

I. Exstirpation des Uterus durch die Vagina, bei schon vorhandenem oder künstlich bewirktem Prolapsus.

1) Nach vorgängig bewirktem künstlichen Vorfall, oder wo ein solcher schon vorhanden ist, werde die Kranke nach Entleerung des Mastdarms und der Blase, mit Zurücklassung des Katheters, und Reinigung der Scheide auf den Rand eines erhabenen Bettes oder Tisches auf eine feste Unterlage gelegt, deren beide Füſse auf Stühle gestellt und die Schenkel von Gehülfen auseinandergespreizt befestigt gehalten. Zwischen diese setze sich der Operateur und präparire die hervorgetriebene Vagina von ihrer Verbindung mit dem Uterus ab, ohne jedoch die Vagina zu durchschneiden, noch das Peritonäum bei der Trennung der Substanz der Gebärmutter zu verletzen, wie solches *Langenbeck* a. a. O. so kunstmäſsig verrichtet haben will. Diese Herausschälung setzte er bis zum abgerundeten Rand des fundus uteri fort, und schnitt hier die Gebärmutter mit Zurücklassung eines gesunden Segments derselben am Peritonäum ab. Die durchgeschnittenen stark blutenden Gefäſse muſsten unterbunden werden. Die ganze Höhle wurde hierauf mit Charpie ausgefüllt, und die Heilung bis zur Vernarbung ging rasch von Statten.

Wenn nun auch gleich diese von *Langenbeck* so glücklich ausgeführte Operation mit dem günstigsten Erfolg — die Operirte lebt bis zur Stunde in Cassel noch — gekrönt wurde, so wird doch in einem ähnlichen Fall, der Erfolg nur schwer so auszuführen sein, weil wegen der gewöhnlich so festen Verbindung der Bauchhaut mit der Substanz der Gebärmutter, eine solche Herausschälung, ohne Verletzung des Peritonäalsates kaum möglich sein wird, und kann sonach diese Operationsmethode keineswegs als Norm für künftige Fälle angesehn werden. (Vergl. *Gottf. v. Siebold* a. a. O. S. 35 u. 36.)

2) Ist nach *El. v. Siebold* (Handb. d. Frauenz. Krankh. B. I. S. 678. §. 787.) die Gebärmutter ganz oder gröſsten-

theils scirrhös und krebshaft, so ist es immer gerathener dieselbe ganz zu exstirpiren; dem Zufolge mache man zuerst mit einem zur Hälfte mit einem Bande umwickelten convexen Bistourie, — passender wäre wohl hierzu, ein nur an seinem vorderen Ende schneidendes nach hinten stumpfes Scalpell, nach Art *Dubois* Steinschnittmesser, — hinter dem linken oder rechten Schambeinaste einen Einschnitt, und trennt an dieser Stelle die Gebärmutter von ihrem Zusammenhange mit der Mutterscheide los. Stark blutende Gefäfse unterbindet man sogleich, und trage ein Gehülfe Sorge dafs keine Gedärme vorfallen. Ist nun die Gebärmutter an der vordern Wand losgetrennt, dann suche man hier die Mutterscheide durch einen Nadelstich zu heften, und verfahre nun erst an der hinteren Wand auf die nämliche Weise. Im Fall aber die Gebärmutter sehr weit prolabirt, und das Scheidegewölbe sehr verlängert wäre, dann hält er es für rathsam, wenn die vollkommene Exstirpation nothwendig ist, eine Ligatur hinter dem Gebärmuttergrund anzulegen, diese allmählig nach dem Schmerzvertrag zuzuziehen und endlich die ganze Gebärmutter mit dem *Pott*'schen oder *Savigny*'-schen Fistelmesser oder ein dergleichen ähnlichem abzuschneiden, wodurch man der Gefahr einer Blutung um so leichter entgehen würde. — Diese empfohlene Ligaturanlegung trifft jedoch der nämliche Tadel, wie oben *C. Wenzel's* Vorschlag. Fände man aber die totale Exstirpation nicht für nöthig, bei Beschränkung der karcinomatösen Entartung bis an den Gebärmutterhals, dann schneide man diesen allein durch, und bei der Weiterverbreitung des Uebels, trenne man die Gebärmutter von dem mit ihr adhärirenden Scheidengewölbe los, schneide alles Entartete aus, und suche alsdann die Mutterscheide durch Nadelstiche zu vereinigen Hier läuft man aber immer Gefahr Därme u. dgl. zu verletzen.

3) Beschreiben endlich *Gottf. v. Siebold* a. a. O. S. 38—45. mit eigends dazu vorgeschlagenen und auf T. III u. IV. abgebildeten Instrumenten, und *P. Wilhelm* in dessen clinischer Chirurg. B. I. mit 4 Steindrucktaf. S. 385. München 1830, neue Methoden die scirrhöse oder karcinomatöse Gebärmutter mit und ohne Vorfall, den ersterer jedoch vor der Operation

durch seine schon oben erwähnte Hakenzange zu bewirken sucht, auszurotten.

Gottf. von Siebold befolgt dabei das von *Langenbeck, El. v. Siebold* und *Roux* schon empfohlene und in Anwendung gebrachte Verfahren bei der Exstirpation des Uterus, ohne vorhandenen Vorfall, zuvor den Damm einzuschneiden, um die eingeölte oder eingesalbte Hand und Instrumente freier und sicherer gebrauchen zu können. Mit seinem unter einen rechten Winkel gebogenen mit einer convexen Schneide versehenen Messer T. III. f. 3., scheint der Zirkelschnitt zur Trennung der Scheide von der Vaginalportion des Uterus leicht vollführt werden zu können. Eine nach der Schneide in einen stumpfen Winkel gebogene stumpfspitze Scheere, in Form einer etwas vergröfserten Hasenschartscheere, will er sich auf ähnliche Art wie *Sauter* (dessen Verfahren weiter unten vorkommt) bedienen, nachdem er sich zuvor mit einem Bistourie caché eine Oeffnung in der Bauchfellssat geschnitten hat.

Das weitere Verfahren nach Entfernung der Gebärmutter zur Aufhebung der Gemeinschaft der Bauchhöhle mit der Scheide, als auch zur Stillung der Blutung aus den verletzten Schlagadern mit den daselbst T. IV abgebildeten sehr sinnreich zusammengesetzten Instrumenten, mögte wohl sehr schwierig, meist erfolglos und nicht ohne Gefahr auszuführen sein.

P. Wilhelm empfiehlt zur Operation ein convexes an der Spitze abgeschliffenes mit einem langen Griffe versehenes Skalpell, und ein ähnliches gerades mit geknöpfter Spitze; eine grofse gerade mit langen Griffen versehene geknöpfte Scheere und die Hakenzange von *Musseux*. Nach gewöhnlicher Vorbereitung und Lagerung der Kanken, führt er die Zangentheile einzeln ein, und übergiebt die geschlossene Zange einem Gehülfen, der die Gebärmutter etwas herabgezogen fixirt hält, und während der Trennung dieselbe tiefer herabzufördern sucht. Gelingt die Vorziehung der Gebärmutter nicht, so sucht er mit der Scheere die Alae vespertilior. zu beiden Seiten durchzuschneiden, wonach die zu exstirpirende Gebärmutter leicht aus der Scheide hervorgezogen werden kann. — Die Blutung will er durch Ausfüllung der Scheide mit Feuerschwamm, der nöthigenfalls mit styptischen Pulvern versehen ist, wozu er gleiche Theile Gummi arabic., Alaun und Gummi Kino wählt, in Verbindung mit kalten Umschlägen, kalten Klystiren, und dem innern Gebrauch säuerlicher kühlender, zusammenziehender Mittel, als Elix acid. Haller., Acid. phosphoric. oder sulphuricum u. dgl. stillen. — Der Verband bestehe in Einlegung eines zapfenförmigen mit Leinwand überzogenen und mit einem milden Fette bestrichenen zarten Waschschwamms, und die Nachbehandlung suche der Entzündung und andern eintretenden Zufällen zu begegnen.

II. Exstirpation des Uterus ohne vorhandenen oder künstlich bewirkten Prolapsus. *a*) Durch die Scheide. *Sauter*, der diese Operation zuerst ausführte, giebt sein Verfahren auf folgende Art an: Vorbereitung und Lagerung der Kranken, wie gewöhnlich. Während der Operation mufs ein Gehülfe mit seiner flachen Hand über den Schambeinen die Gebärmutter in das Becken hinabdrücken, und zugleich die Gedärme nach oben und vom Becken abhalten. Hierauf bringt der Operateur den beölten Zeige- und Mittelfinger der linken Hand durch die Scheide bis an deren Gewölbe, führt ein gewölbtes mit kurzer Scheide und langem Stiele versehenes Scalpell zwischen den Fingern bis an diese Stelle, durchschneidet die Scheide gegen die Gebärmutter hin 2—3 Linien tief um den ganzen Gebärmutterhals herum. Hierauf wird eine nach der Schneide gebogene mit langen Griffen versehene Scheere, zwischen den beiden Fingern eingebracht und die Trennung zwischen der Harnblase und der Gebärmutter nach oben zu, bis durch das Bauchfell hindurch, sich immer scharf an die Gebärmutter haltend, bewirkt, indem mit den eingebrachten Fingern die zähe zellichte Verbindung hakenförmig angefafst, in die Scheere geleitet und mit dieser behutsam durchschnitten wird. Ist diese Trennung so weit vollführt, dafs beide Finger durch die Oeffnung in die Bauchhöhle gebracht werden können, so wird auf ähnliche Art die Trennung zwischen dem Mastdarme und der Gebärmutter mit einer übers Blatt gebogenen Scheere, sich ebenfalls scharf an die Gebärmutter haltend, bewirkt. Ist man auch an der hinteren Fläche der Gebärmutter mit den Fingern durch das Bauchfell hindurch in die Bauchhöhle gekommen, so wird diese hintere Verbindung in der ganzen Breite ihrer tiefen Senkung bis an die höheren Seitenverbindungen hin, nachdem die Finger hakenförmig über das Bauchfell eingebracht, und diese etwas herabgezogen worden ist, mit einem concaven Messer oder der zur Seite gebogenen Scheere gänzlich getrennt. Die zu trennende Höhe beträgt ungefähr etwas zu einem Zoll. Je weiter die hintere Verbindung von unten bis oben an die Seitenverbindung hin getrennt wird, desto leichter und sicherer läfst sich die Operation nach Trennung der Seitenverbindung beendigen.

Bis dahin kann Alles durch Einbringung zweier Finger der linken Hand in der Scheide, zur Leitung der Messer und Scheeren bewirkt werden; nun aber mufs die ganze Hand, oder wenigstens vier Finger, zwischen die Harnblase und Gebärmutter bis in die Bauchhöhlenöffnung, so dafs die innere Fläche der letzten zugekehrt ist, eingebracht werden. (Um hier den nöthigen Raum zur freieren Bewegung für die linke Hand und die erforderlichen Instrumente zu gewinnen, wird es immer gerathen sein den Damm etwas einzuschneiden, wie solches *El. v. Siebold, Langenbeck* und *Roux* mit Vortheil ausübten.) Nun wird mit dem Zeige- und Mittelfinger die hochstehende Verbindung der einen Seite von oben herab hakenförmig gefafst, etwas herabgezogen, ein concaves Messer eingeführt, zwischen den benannten Fingern über die aufgefafste Seitenverbindung geführt, und von oben herab nach unten, und von vorne nach hinten zu, sich immer scharf an die Gebärmutter haltend, nach und nach, unter beständiger Leitung und Führung des Messers mit und zwischen den Fingern, die eine Seitentrennung bis gegen die Scheide herab bewirkt, und eben so auf der entgegengesetzten Seite verfahren, ehe die Trennung auf der ersten bis ganz herab gemacht worden ist. Man trennt nun den Rest der Seitenverbindung von oben herab los, wobei man wieder nur zwei Finger benöthigt ist, hält sich auch hier immer scharf an die Gebärmutter und hüte sich nichts von der Scheide mit herauszuschneiden, sondern leite die Trennung wieder in die zuerst gemachten Scheidenschnitte.

Bei bedeutender Blutung bringe man sofort einen Charpieballen, der wohl am besten mit zarter Leinwand zu umgeben und mit einem nach aufsen zu leitenden Faden zu versehen wäre, in die Scheide gegen die blosliegenden Gedärme, belege die Beckenwandungen mit grofsen Stücken zarten Feuerschwamms, und fülle den übrigen Raum, entweder mit noch mehr Feuerschwamm oder mit Charpie aus. Die Anwendung von styptischen u. dgl. Mitteln ist hier nicht zu rathen. Ist die Blutung nur geringe, so werde ebenfalls zur Stützung und Schützung der Därme der erste Charpieballen eingebracht, und die Scheide nur mit trockner Charpie oder mit arabischem Gummipulver durchmischt sanft ausgefüllt. Hierauf werde die Operirte in ein horizontales Lager zu Bette gebracht, und darf nun erst der Gehülfe mit dem Druck über den Schambeinen zur Verhütung eines Vorfalls der Eingeweide, nachlassen und seine Hand entfernen. Die weitere Behandlung richtet sich nach den vorkommenden Erscheinungen, und beruht auf allgemeinen einfachen Grundsätzen. Zugleich trage man Sorge, dafs die ruhige horizontale Rückenlage mindestens 14 Tage beibehalten werde, während welcher Zeit alles vermieden werden mufs, wodurch ein Herabdrängen der Gebärmutter ins Becken veranlafst werden könnte. Bedarf es der reinigenden Injektionen in der Scheide, so müssen diese sehr behutsam gemacht werden, damit davon nichts in die Unterleibshöhle fliefse, wie denn überhaupt die Scheide nach aufwärts nie voll mit Charpie ausgestopft werden darf.

Wenn nun auch gleich diese Operation stets als Prototypus für alle künftige Exstirpationen des Uterus durch die Vagina ohne vorhandenen Prolapsus dienen, wenn gleich jeder einzelne Fall grofse Abweichungen in dem Operationsverfahren nöthig machen wird, so ist es doch einleuchtend, wie viele Schwierigkeiten dabei zu überwinden sind, und wie schwer es immer sein wird der Gefahr so sehr wichtiger und folgereicher Verletzungen zu entgehen, was oft nur von einem blinden Ungefähr abhängig ist, da selbst das feinste Gefühl und die genauesten topographischen Kenntnisse von der anatomischen Lage der Theile, vor Verletzung wichtiger Organe, bei dem steten Hervorströmen von Blut, Vorfallen der Därme u. dgl., wodurch die ruhigste Besonnenheit immer getheilt werden mufs, nicht hinreichend schützen, und die Art der Blutstillung in den wenigsten Fällen sicher stellen kann. Endlich aber wird und mufs eine solche heroische Operation erfolg- und nutzlos bleiben, wenn nur der geringste Theil von krebshafter Degeneration zurückbleibt, oder dieses Uebel sich schon auf die benachbarten Theile verbreitet hat, oder diese auch nur den Zunder desselben schon in sich aufgenommen haben. — Dies alles und besonders eigene und anderer unglückliche Erfahrungen, erweckten denn auch neuerdings bei *Langenbeck* den Vorsatz, nie wieder in ähnlich vorkommenden Fällen, ohne vorgängigen Prolapsus zu operiren, (Vgl. *El. v. Siebold's* geburtshülfl. Journ. B. IX. St. 4. S. 62) und wird die hier von ihm selbst beschriebene dritte Operationsgeschichte, deren Ausgang ebenfalls unglücklich war, weil ein Prolapsus nicht bewirkt werden konnte, diesen von ihm gefafsten Vorsatz noch mehr bekräftigen.

Diese Operation sollte daher nie unternommen werden, wenn der unbeweglich feste Stand der Gebärmutter bei der Untersuchung eine ungewöhnliche Verwachsung mit der Blase und dem Mastdarm erkennen, und dann um so mehr eine Verbreitung des Uebels auf diese sich ahnen liefs. Eine sorgfältig unternommene Untersuchung durch den Mastdarm mögte hierüber wohl am genügendsten Auskunft geben, zumal beim gleichzeitigen Eingehen mit den Fingern der andern Hand durch die Scheide, um durch combinirende Bewegungen dies noch klarer zu ermitteln, als wie bei der alleinigen Untersuchung durch die Scheide.

El. von Siebold und *Langenbeck* liefsen während der Operation den Katheter in der Blase, um diese vor jeder Verletzung sicher zu stellen, und operirte ersterer mit dem *Savigny*'schen Fistelmesser und einer Polypenscheere. — Während der Operation war er genöthigt den Damm einzuschneiden, um die Oeffnung im obern Gewölbe der Scheide erweitern, und die ganze Hand einführen zu können, um die ihm entschlüpfte Gebärmutter aus der Bauchhöhle wieder holen zu können. Um daher ähnlichen Verlegenheiten zu entgehen, ist der Rath *v. Siebold's* nach gemachtem ersten

Schnitt, einen gewächsten Faden mit Hülfe krummer Nadeln, durch den untern Theil des Uterus zu führen, um ihn durch einen Gehülfen nach aufsen befestigt zu halten, wohl zu beachten. — Wegen Zurückhalten der Därme und um sich wegen einer etwanigen Blutung sicher zu stellen, zugleich aber auch den Zutritt der Luft abzuhalten, brachte er einen in Essig getauchten Schwamm ein, den er bald nachher durch Charpiebausche mit einer Solut. alumin. roman. getränkt vertauschte, und den übrigen Scheidenraum mit in Oel getränkter Charpie ausfüllte, darüber einen in laues Wasser getauchten Schwamm und eine Compresse legte, und dies Alles mit einer T Binde befestigte; dann die Operirte in ein horizontales Lager, und zwar mit den Schultern etwas tiefer, als mit dem Becken brachte und die strengste Ruhe empfahl. Die nachtheilige Wirkung des mit styptischen Mitteln getränkten und nicht nach Aufsen mittelst eines Fadens sicher befestigten Charpiebausches, zeigte die am vierten Tage unternommene Leichenöffnung, und lieferte zugleich den Beweis, dafs wegen Weiterumsichgegriffenseins des Uebels über die Drüsen, das grofse Netz und das Gekröse, welches früher nicht entdeckt werden konnte, und wegen anderweitigen pathologischen Veränderungen der Leber, die Operation erfolglos sein mufste.

Wenn nun gleich, so viel wie bekannt, bisher die meisten Operationen der totalen Exstirpationen des Uterus, bis auf die, wo *Langenbeck* den vorgefallenen Uterus gleichsam herausschälte und alle Gefäfse unterbinden konnte, und der neuesten von *Recamier* der zu beiden Seiten Ligaturen anlegte, (Vgl. *Ed. von Siebold's* Journ. f. Geburtsh., Frauenz. u. s. w. B. IX. St. 4. S. 73, aus dem Bulletin des scienc. méd. p. *Férussac* No. 8. Août. 1829 mitgetheilt) unglücklich endeten, und der von *Sauter* als solcher wohl auch hierher zu rechnen ist, da die fortwährend an Incontinenz des Urins Leidende nach zwei Monaten starb, so liefern sie doch die M ö g l i c h k e i t der totalen Exstirpation dieses Eingeweides ohne lebensgefährliche Verletzung anderer wichtigen Theile, bei nicht vorhandenem Vorfall, und gewähren die Hoffnung, in Zeiten unternommen, so lange das Uebel noch als rein lokal zu betrachten, und noch kein lentescirendes Fieber zugegen ist, welches die Kranke zum Ueberstehen der Operation unfähig macht, einer radicalen Heilung. Hierher gehört besonders der Fall von der totalen Exstirpation von Dr. *Holscher*, in *v. Gräfe's* u. *v. Walther's* Journ. d. Chir. u. Augenheilk. B. VI. Hft. 4. S. 639.

b) Nach gemachtem Bauchschnitt von oben.

Gutberlet in *El. v. Siebold's* Journ. f. Geburtsh., Frauenz. u. Kinderk. B. I. St. 2. S. 228, entwarf und schlug folgendes Verfahren zur totalen Exstirpation der karcinomatösen Gebärmutter vor, weil es eine der schwersten und gefahrvollsten Aufgaben der Manualchirurgie sei, einen nicht vorgefallenen Uterus bei einer Lebenden durch die Scheide zu exstirpiren. — Nach Entleerung des Mastdarms und der Harnblase, nach Reinigung der Mutterscheide durch Einspritzungen und nach gehöriger horizontaler Lage, mit, durch ein untergelegtes Polster, erhöhtem Becken, und Befestigung der zu Operirenden, stellt sich der Operateur auf die linke Seite der Kranken und macht den Bauchschnitt auf der Linea alba auf die beim Kaiserschnitt gewöhnliche Art. Ein zur rechten Seite der Patientin stehender Gehülfe, geht mit seiner beölten rechten Hand durch die Bauchwunde ein, und dringt mit langsamer und sanfter Bewegung vor den Gedärmen, diese nach aufwärts zurückhaltend in die Tiefe, so dafs seine ausgebreitete Hand die Scheidewand zwischen dieser und den Eingeweiden des Beckens bildet, und dem Operateur den Zugang zu den letzteren gestattet. Ein zweiter Gehülfe bringt die mit Oel bestrichene gestielte, und nach der Achse des Beckens gebogene elliptische Hohlsonde (S. deren Abbildung a. a. O. T. II.) so ein, dafs die Vaginalportion in das Lumen der Sonde zwischen den drei die Sonde tragenden, in den Stiel convergirenden Seitenstäbchen, zu stehen kommt, und die gegen den Scheidengrund getriebene Hohlsonde alle Theile, welche die Gebärmutter mit den benachbarten Gebilden verbindet, pheripherisch anspannt, um so dem von oben durchschneidenden Messer Leitung zu geben, und den Schnitten sicheren Widerstand zu verschaffen. — Nachdem nun der Operateur von obenher den Umfang der Sonde gehörig untersucht hat, so geht er mit einem convexen Bistourie, dessen Schneide und Spitze er mit dem Fleischpolster seines Zeigefingers deckt, durch die Bauchwunde ein, und durchschneidet in langsamen behutsamen Zügen diejenigen Theile, welche von der Hohlsonde am meisten angespannt sind. Die Hohlsonde werde alsdann vom Gehülfen höher hinaufgetrieben, und dadurch wieder andere Theile mehr angespannt, um durch wiederholte Messergänge die Gebärmutter endlich aus allen ihren Verbindungen zu lösen, und aus der Bauchhöhle zu entfernen.

Um die Blutung während der Operation so viel wie möglich zu verhüten, soll der erste Gehülfe zugleich mit seinem Zeigefinger und Daumen die Arterias illiacas comprimiren, mit diesem Druck aber von Zeit zu Zeit nachlassen, um die durchgeschnittenen Arterien sichtbar zu machen, damit sie der Operateur unterbinden kann. Hierauf soll ein mit styptischen Mitteln befeuchteter mit einem Faden versehener Tampon durch die Scheide eingebracht, die Bauchhöhle mit einem zarten feuchten Schwamm gereinigt, und die Bauchwunde durch die Naht und trockne Hefte vereinigt werden.

Wenn nun auch die Vortheile und Vorzüge die *Gutberlet* von seiner Methode vor andern, namentlich der *Osiander*'schen, rühmt, theilweise nicht zu verkennen sind, und ihm der Ruhm gebührt, zuerst darauf hingewiesen zu haben, die Exstirpation des Uterus von oben, nach gemachter Lagarotomie, unternehmen zu können, so bleibt sie immerhin ein höchst gewagter und gefährlicher Eingriff, indem sie uns keinesweges für gefährliche Blutungen, unter allen Umständen, sicher stellt, und die Unterbindung in vielen Fällen sehr schwer und wohl unmöglich auszuführen sein wird, ja diese Operationsart, wegen der, zwischen den Fingern des Gehülfen hervorquellenden Därme und der inneliegenden Hand und des unteren Theils des Arms des Gehülfen, uns keineswegs eine so geräumige Operationssphäre verschaffen kann, als der Erfinder davon rühmt.

Langenbeck ist bis jetzt der einzige der diese Exstirpation des karcinomatösen Uterus von oben durch die Bauchhöhle nach Art des Kaiserschnitts im Jahre 1825, ohne sich jedoch der *Gutberlet*'schen elliptischen Hohlsonde zu bedienen, an einer Lebenden ausführte. Die Operation hatte aber auch hier einen unglücklichen Ausgang.

L i t t e r a t u r.

Tulpius, Observat. med. Amstelod. 1652. Lib. III. c. 34. p. 242.

Dieterich, von e. Vorfall u. glückl. unternomm. Absetzung d. Mutter. Regensburg 1745.

Roederer, de Scirrho uteri. Götting. 1754.

de Haller, Comment. de uteri scirrho. Götting. 1756.

Wrisberg, Commentat. de uteri mox post partum naturalem refect. etc. Götting. 1787.

Kraul, D., de signis cancri uteri, observationibus illustrati. Jen. 1796.

Jördens, üb. d. Scirrhus u. d. Carcinoma d. inneren weibl. Geburtsth. in *Hufeland's* Journ. B. IX. St. 1.

El. v. Siebold, in s. Lucina. B. I. St. 3. S. 403.

W. J. Schmitt, Erfahrungsresult. üb. d. Explorat. b. d. Scirrh. u. Krebs u. and. Krankheitszuständ. d. Uterus. in *Harleſs* Jahrb. d. deutsch. Med. u. Chir. B. I. H. 1. S. 74.

Landré Beauvais, Séménitique, 2de édit. augm. Par. 1813. p. 469.

Nauche, Traité des maladies de l'utérus. Paris 1816.

Wenzel, üb. d. Krankh. d. Uterus. m. Kupf. Mainz 1816. fol.

E. G. Patrix, üb. d. Bärmutterkrebs u. d. Krankheiten der zu d. Uterus führenden Theile. a. d. Franz. Leipz. 1821.

A. Scarpa, sullo scirrho et sul cancro. Milan. 1821.

Sauter, d. gänzl. Exstirp. d. carcinomat. Bärmutter, ohne selbst entstandenen oder selbst bewirkten Vorfall glückl. ausgef. etc. Constz. 1822.

d'Alguen, D., de scirrho uteri. Berol. 1823.

El. v. Siebold, üb. d. Gebärmutterkrebs, dessen Entsteh. u. Verhütung. Berl. 1824.

Desselben, Beschreibg. einer vollk. Exstirp. der scirrh. nicht prolabirt. Bärmutter. m. 1 Kupf. Frankf. 1824.

Weber, in *Friedreich's* u. *Hesselbach's* Beiträgen z. Natur- u. Heilkunde. B. I. Würzburg 1825.

E. C. J. d. Siebold, D., d. scirrho et carcinomate uteri, adjectis tribus totius uteri exstirpationes observationibus. Berolin. 1826.

Hatin, Mémoire sur un nouveau procédé pour l'amputat. du col de la matrice dans les affect. cancereus., avec une planche réprésentante les instrumens nécessair. a l'opérat. Par. 1827.

Gottf. v Siebold, Versuch e. n. Method. d. scirrh. od. carcinom. Gebärmutter mit u. ohne Vorfall auszurotten, mit 2 lithogr. Zeichn. Würzb. 1827.

Lair, neue Behandlungsmeth. die Geschwüre, Ulcerat. u. Anschwell. d. Uterus, nach d. 2ten Ausg. d. Originals a. d. Franz. mit 1 Kupf. Wien 1828.

Kaphahn, D., de scirrho et carcin. uteri. Jen. 1828. Ull — n.

CANCHALAGUA. S. Erythraea.

CANDELA CEREA. S. Bougie.

CANDIREN, CANDIS. S. Zucker.

CANELLA. Eine Pflanzengattung zur natürlichen Ordnung *Guttiferae* gehörig und *Linné's Dodecandria Monogynia.* Die Kennzeichen sind: Ein fünfblättriger Kelch; fünf fast lederartige Blumenblätter; funfzehn Staubbeutel, die Träger in eine Röhre verwachsen; drei Narben; eine dreifächrige Beere, die durch Fehlschlagen einfächrig wird.

1) *C. alba Murray Willd.* sp. 2. 851. *Hayne* Arzneipfl. 9. t. 5. Düsseldorf. Arzneigew. 12. t. 1. *Winterana Canella Linn.* sp. 2. 656. Ein 20 — 30 Fuſs hoher Baum, welcher auf Jamaika und überhaupt den Antillen wild wächst. Er hat fast ungestielte, umgekehrt eiförmige, stumpfe, ganzrandige Blätter. Die Blüten sitzen in Trauben, und darauf folgen rothe Beeren. Von diesem Baume kommt der weiſse Kaneel, eine Rinde, welche oft mit *Winter's* Rinde verwechselt worden ist, die aber von einem Baume kommt, der an der Magellanischen Meerenge wild wächst, und sich durch ihre Zimmtfarbe, so wie durch ihren Geruch und Geschmack gar sehr unterscheidet. Der weiſse Kaneel ist die innere Rinde des Stammes; sie kommt in ziemlich langen in einander gerollten Stücken zu uns, die nur eine halbe Linie dick, dicht, aber leicht zerbrechlich, von ebenem Bruche, auf der innern Fläche weiſslich, von auſsen weiſslichgelb mit röthlichen Querstreifen, zuweilen aber, besonders in gröſsern Stücken mit einer schwammigen, röthlichen, rissigen Oberhaut bedeckt sind. Sie hat einen scharfen, aromatischen, nelkenartigen Geschmack und einen angenehmen, ähnlich nelkenartigen Geruch. Oft kommt sie auch unter dem Namen Kostwurzrinde (*Cortex Corti arabici*) auf den Apotheken vor, aber unter diesem Namen kommen sehr viele Wurzeln vor, und die wahre Kostwurzrinde ist längst nicht mehr auf den Apotheken. Wir haben zwei chemische Untersuchungen des weiſsen Kaneels, eine von *Henry* (Journ. d. Pharmac. VI. 1819. Nov. Berl. Jahrb. d. Pharmac. IV. 1. 166.) und eine andere von *Petroz* und *Robinet* (Journ. d. Pharmac. VIII. 1822. 197. *Schweigger's* Jahrb. d. Phys. u. Chem. V. 212.). Der erste fand darin ein scharfes, ätherisches Oel, ein zerreibliches, gelbliches Harz von gelblicher Farbe von einem gewürzhaften aber nicht scharfen Geschmack, einen bittern Extractivstoff, welcher Lakmustinctur

röthete und die Feuchtigkeit aus der Luft anzog, ferner Schleim, Stärkmehl, essigsaures Kali, salzsaures Kali, essigsauren Kalk und kleesauren Kalk. *Petroz* und *Robinet* entdeckten darin eine besondere zuckerartige Substanz. Das Decoct setzt nämlich beim Erkalten eine harzige Substanz ab, und giebt dann concentrirt eine bittere Masse mit kleinen krystallischen Spiefschen vermengt. Absoluter Alkohol nimmt die bittere Masse weg, worauf man die krystallische rein erhält. Sie hat einen angenehmen süfsen Geschmack, löfst sich leicht in Wasser zu einem Syrup auf, wird von absolutem Alkohol selbst in der Hitze kaum aufgelöfst, etwas mehr löfst der schwache Weingeist, doch scheiden sich in der Kälte die Krystalle fast gänzlich daraus ab. Sie läfst sich nicht zum Gähren bringen, giebt im Feuer kein Ammonium, läfst sich durch Salpetersäure in Kleesäure und eine gefärbte Substanz verwandeln. *Henry*, welcher diese Substanz anfänglich übersah, hat sie nachher auch gefunden und setzt hinzu, dafs sie nur in der mehr gefärbten, stärker schmeckenden Rinde vorhanden sei. Nach diesen chemischen Untersuchungen scheint das Wirksame dieser Rinde im ätherischen Oel zu bestehen. Die wirksamste Form, ist die in Pulver, dann folgt das Decoct, denn das Oel läfst sich nicht leicht aus dem Harz, womit es innig verbunden ist, entfernen. L — k.

Wirkung. In ihren Wirkungen kommt die Rinde der Canella alba im Wesentlichen mit der des Zimmts überein, wirkt reizend, erhitzend, und wird am häufigsten in Pulver zu zehn bis zwanzig Gran pro dosi bei Schwäche des Magens torpider Art, Flatulenz, Verschlingen des Magens und Darmkanals in Verbindung mit bittern Mitteln gereicht, oder auch als flüchtiger Zusatz zu China in Wechselfiebern benutzt. *Adair* wendete sie in einem solchen Fall mit sehr glücklichem Erfolge an. O — n.

CANINA FAMES, auch *κηνοδες ορεξις*, der Hundshunger; diejenige Art des unnatürlichen Appetits, wo der Kranke unaufhörlichen, und durch nichts zu stillenden, Hunger hat, und das Genossene wieder ausbricht. S. Bulimia. H — d.

CANINA RABIES, die Hundswuth. S. Hydrophobie.

CANINI, *ferini, cuspidati dentes*, Eckzähne, Hundszähne, Spitzzähne, oben und unten auf jeder Seite einer, also vier im Ganzen. Sie stehen zwischen den Schneidezähnen und den kleinen Backenzähnen, ihre Krone endigt sich mit einer abgestumpften Spitze, ist von vorn nach hinten weit dicker als die der Schneidezähne; ihre Wurzeln sind einfach, länger als die der andern Zähne, und etwas von den Seiten zusammengedrückt. S — m.

CANITIES. S. Alopecia.

CANNA. Eine Pflanzengattung aus der *Monandria Monogynia Linn.* und der natürlichen Ordnung *Scitamineae Maranthaceae.* Der Kelch steht auf dem Fruchtknoten und ist dreiblättrig. Die Blume besteht aus zwei Abtheilungen, einer äufsern dreitheiligen und einer innern 3 — 4theiligen, wovon oft ein Lappen zurückgebogen ist und eine Lippe darstellt. Der Staubfaden ist, besonders nach oben, blumenblattartig und hat an der Seite ein Staubgefäfs. Der Griffel mit der Narbe ist lanzettförmig und an die Blume gewachsen. Unter dem Namen *Canna indica* zieht man in den Gärten viele Arten mit schönen rothen Blumen, welche in neuern Zeiten erst *Roscoe* gehörig auseinander gesetzt hat. Zwei Arten kommen nur aus Ostindien, C. indica und C. orientalis (*C. chinensis Willd.*), die übrigen aus Südamerika, besonders Brasilien. Nach *Ruiz* und *Pavon* werden die fast unschmackhaften Knollen von einigen Arten, C. edulis und paniculata, in Peru, besonders eingemacht, gegessen. *Niemann* (Pharmacop. batava 2. p. 65.) sagt, man setze die Wurzeln zu Ptisanen, auch sollten die (äufserst harten) Samen herzstärkend sein. Gewährsmänner führt er nicht an. Nach Piso werden die Blätter der Albara oder Pacivira bei Wunden und Geschwüren gebraucht, auch die Wurzel oder das Rhizom. *Linné* führt diese Pflanze bei seiner Canna angustifolia an, welche aber von C. glauca nicht verschieden scheint. *Martius* sagt, das Decoct der Wurzel und Blätter dieser Pflanze sei schweifstreibend und erregend; man wende es vorzüglich in Bädern gegen Paralyse der Extremitäten aus rheumatischer Ursache an. Doch bleibt die Pflanze selbst noch zweifelhaft. L — k.

CANNABIS. Eine Pflanzengattung zur *Dioecia Pentandria* und der natürlichen Ordnung *Urticeae* gehörig. Der Kelch der männlichen Blüten ist fünftheilig, der weiblichen nur von einer Seite gespalten. Blume fehlt. Fünf Staubfäden. Zwei Narben. Die Frucht ist eine zweiklappige, einsamige Nufs.

1) *C. sativa. Linn. Willd.* 4. p. 768. *Hayne* Arzneigew. 8. t. 35. Hanf. Eine sehr bekannte Pflanze, die einzige Art der Gattung mit gefingerten Blättern; die Blättchen lang, schmal und gesägt. Die männliche Pflanze ist kleiner und zarter, daher wurde sie von den Alten femella und im Teutschen auch Fimmel genannt. Der Hanf wird häufig gebaut, weil man aus seinen Fasern Stricke u. dgl. macht, wozu man die weibliche Pflanze wegen der Gröfse und Stärke vorzieht. Er ist jährig; man hat verschiedene Abänderungen, die sich aber nur durch die Gröfse unterscheiden und wird bis 10 Fufs hoch. Der Hanf soll in Persien wild wachsen, wie *Linné* sagt, doch ist dieses nur Vermuthung; er wird aber in Persien und Indien seit den ältesten Zeiten gebauet. *Lamark* unterschied den indischen Hanf als eine besondere Art, aber *Willdenow* fand ihn bei öfterer Untersuchung von dem Unsrigen nicht verschieden und *Roxburgh* bestätigt dieses. Die Pflanze hat einen eigenthümlichen betäubenden Geruch; man hat die trocknen Blätter in Persien schon vor der Entdeckung von Amerika wie Taback geraucht, der aber sehr betäubend ist. Diesen Gebrauch haben die Indier, Araber, ja sogar die Kaffern angenommen. Auch bereitet man in Persien und Indien auf verschiedene Weise aus dem Kraute ein Getränk oder eine Paste, um sich damit zu berauschen, doch setzt man, um sie stärker zu machen, Opium zu. Wir haben eine chemische Untersuchung der Blätter von *Schübler* in einer unter seinem Vorsitz von *Tscheppe* herausgegebenen Abhandlung. Er fand darin drei verschiedene Extractivstoffe, ein braunes zähes Gummi, Eiweifsstoff, stickstoffhaltiges grünes Satzmehl mit phosphorsaurem Kalk und kohlensaurer Magnesia, Holzfaser mit Thonerde und Schwefel, essigsaure Salze von Kalk, Magnesia, Kali und Ammonium. Nach dieser Untersuchung scheint das betäubende Princip in einem Extractiv-

stoff sich zu befinden, aber eben so wenig genau ermittelt zu sein, als im Taback. Auch die Samen sind zur Arznei angewandt, besonders eine Emulsion aus denselben. Nach *Bucholz* (*Gehlen's* Journ. der Chemie, B. 6. S. 629.) enthalten sie ein fettes Oel, dunkelbraunes Harz, Schleimzucker mit etwas Extractivstoff, einen braunen gummiartigen Stoff, löfslichen Eiweifsstoff und feste Theile. Das fette Oel ist unter dem Namen Hanföl sehr bekannt, und wird wegen seiner trocknenden Eigenschaft besonders zu Firnissen, auch zur schwarzen Seife gebraucht; frisch ist es grünlichgelb, wird aber mit der Zeit gelb, hat einen unangenehmen Geruch und einen milden Geschmack. Von kochendem Alkohol wird es in allen Verhältnissen aufgelöfst, aber von kaltem bedarf es 30 Theile. Dieses fette Oel macht mit dem Pflanzeneiweifs, so wie in andern Fällen die Emulsion. L—k.

Wirkung. In Bezug auf die Wirkung und medizinische Benutzung des Hanfs, sind zu unterscheiden:

1) *Semina Cannabis sativae.* Innerlich angewendet, wirken sie ähnlich den Seminibus Papaveris albi und Lini, schmerz- und krampfstillend, und werden vorzugsweise als beruhigendes Mittel bei schmerzhaften Krankheiten der Harnwerkzeuge empfohlen, namentlich in dem ersten Stadium des Trippers, so wie bei Nieren- und Blasensteinen. Man läfst täglich eine halbe bis ganze Unze der Samen, in Form von Emulsion, oder auch als Abkochung in Verbindung mit schleimigen Mitteln, mit Rad. Althaeae verbrauchen.

2) *Oleum seminum Cannabis sativae,* verhält sich gleich dem Lein- und Mohnöl und wird nicht besonders benutzt.

3) *Herba Cannabis sativae.* Wegen ihrer berauschenden Wirkung ist sie als Surrogat des Opiums empfohlen worden. *Molwitz* schlägt zu diesem Ende Extractum Cannabis aquosum vor und ein zweites, welches durch Digestion von der frischen Herba Cannabis und den getrockneten Stigmat. Croci sativi mit weifsem Wein bereitet wird. (*Hufeland's* Journ. d. pract. Heilk. B. XXX. St. 3. S. 88—93.) Sehr wirksam zeigte sich das erste Extrakt gegen Stickhusten bei einem Kinde von $1\frac{1}{4}$ Jahren; täglich wurden anfänglich vier Gran mit Zucker als Pulver gereicht, und allmählig bis zu zwölf Gran gestiegen, ohne dafs sich nachtheilige

theilige Nebenwirkungen gezeigt hätten. (*Hufeland's* Journ. d. pract. Heilk. B. LVII. St. 6. S. 20. 21.) O — n.

CANNSTADT. Die Stadt, von welcher die hier entspringenden Mineralquellen ihren Namen führen, zählt gegen 600 Häuser, liegt am Neckar in einem breiten, sehr anmuthigen Wiesenthal, 600 Fufs über dem Meere erhaben, von Efslingen und Ludwigslust zwei, von Stuttgart nur eine Stunde entfernt und mit letzterer Stadt durch schöne Parkanlagen verbunden. Das Klima von C. ist sehr mild, — die Gegend üppig, reich an herrlichem Obst und gutem Wein. Sie ist so fruchtbar und wohl angebaut, dafs sie *Memminger* „den Garten von Schwaben" nennt, und *Wetzler* sie zu den schönsten und fruchtbarsten, nicht blofs Schwabens, sondern Teutschlands zählt.

Die Berge, welche das Thal von C. umschliefsen, bestehen aus Flötzkalk und Sandstein der neuesten Formation. Nahe bei den Quellen findet sich ein bedeutendes Gypsflötz, welches daher auch *Tritschler* als den Heerd derselben betrachtet. In dem Sandstein finden sich schilfartige Pflanzenabdrücke, und in manchen Gegenden in sehr bedeutender Menge. Die Mineralquellen entspringen in einem sehr eisenreichen Kalktuff, über welchen Lager von Lehm und Thon geschichtet sind. Sehr merkwürdig ist das in diesem Kalktuff häufige Vorkommen von Höhlen, oft von 30—40 Fufs Länge, und das Vorfinden von merkwürdigen fossilen Mammuth- und anderen Thierknochen.

Zu Anfang des vorigen Jahrhunderts wurde bei dem nicht weit von C. entfernten Weiler Zazenhausen ein römisches Bad ausgegraben. In den Umgebungen von C. findet man viele Ueberreste aus den Zeiten der Römer, namentlich Münzen aus den Zeiten von *Antoninus pius* und *Hadrian*. Den Namen C. haben einige von der Inschrift eines Steins ableiten wollen, welcher einst hier gefunden worden sein soll, C. ANT. STAT. (*Caji Antonini Stativa*); — dagegen spricht das Wappen der Stadt, welches eine Kanne darstellt.

Alle Mineralquellen zu C. gehören zu der Klasse der eisenhaltigen Kochsalzquellen, und sind unter sich nur wenig in dem quantitativen Verhältnifs ihrer einzelnen Bestandtheile verschieden.

Das Wasser von sämmtlichen Mineralquellen hat durchgehends die Temperatur von 15 — 16° R., im strengsten Winter, wie im heifsesten Sommer; ist krystallhell, mit Ausnahme der sogenannten obern Sulz, perlt mehr oder weniger, und besitzt einen pikant-säuerlichen, mehr oder weniger salzigen Geschmack; das Wasser der Sulzerrainquelle schmeckt am angenehmsten und mussirt am stärksten. Der längern Einwirkung der atmosphärischen Luft ausgesetzt, bildet dasselbe einen rothbraunen, ocherartigen Niederschlag.

Die Hauptquellen sind folgende:

1) Die Sulzerrainquelle, eine sehr reichhaltige und mächtige Quelle, eine Viertelstunde von C. entfernt, bekannt seit 1773, am häufigsten zum Trinken benutzt, Eigenthum der Stadt.

2) Die Zollersche Quelle, in der Nähe der vorigen, erst seit 8 Jahren entstanden, versieht das Wilhelmsbad.

3) Die Frösnerschen Quellen, in dem Badegarten nahe beisammen, früher blofs zu Bädern verwendet; eine davon ist neuerdings aber auch als Trinkquelle benutzt worden; die eine führt den Namen das Weiblein, die andere den als Männlein.

4) Die Linkhsche Quelle, versieht die Linkhsche Badeanstalt.

5) Die Quelle auf der Neckarinsel, oder den Berger Säuerling. (Vergl. Encyklop. Wörterb. B. V. S. 242.)

6) Die Sulz in der Stadt, neben dem Rathhause.

7) Die obere Sulz, vor dem oberen Thor.

8) Die Quelle am Fufse des Sulzerrains.

Die drei letztern werden nicht zum medizinischen Gebrauch benutzt.

Merkwürdig ist die Beobachtung, dafs mehrere dieser Quellen bevorstehende Wetterveränderungen durch Trübung des Wassers oder stärkere Gasentwickelung anzeigen sollen. Auf den Wiesen nach Gaisdorf soll man oft tief in der Erde ein heftiges Tosen hören. Fast gleichzeitig mit dem Erdbeben von Lissabon, erfolgten am 9. November 1755 zu Cannstadt zwei so heftige Erdstöfse bald nach einander, dafs zwei auf Pfählen erbaute Häuser mehr denn $2\frac{1}{2}$ Fufs tief in den angrenzenden Sulzkessel sich senkten.

Die Mineralquellen zu C. wurden theils an der Quelle, theils von derselben entfernt zu verschiedenen Zeiten untersucht von *Dollfufs*, *Succow*, *Frösner*, und neuerdings von *Morstatt*.

Diesen Analysen zufolge enthalten:

1) Das Mineralwasser der Sulzerrainquelle in einem Pfund (Civil Gewicht):

	nach *Frösner*.	nach *Succow*.
Salzsaures Natron	10,58 Gr.	2,848 Gr.
Schwefelsaures Natron	3,66 »	»
Schwefelsaure Talkerde	3,41 »	1,77 »
Schwefelsauren Kalk	12,00 »	3,08 »
Kohlensauren Kalk	11,12 »	5,41 »
Salzsaure Talkerde	»	7,764 »
Kohlensaures Eisen	0,125 »	0,177 »
Extractivstoff	1,16 »	»
Kohlensaures Gas	9,95 Kub. Z.	12,26 K. Z.

Nach einer neuen Untersuchung fand *Morstatt* in einem Pfund (Civ. Gewicht):

Salzsauren Kalk	0,142 Gr.
Salzsaure Talkerde	0,005 »
Salzsaures Natron	19,50 »
Schwefelsaures Natron	7,75 »
Schwefelsaure Talkerde	2,125 »
Schwefelsauren Kalk	11,20 »
Kohlensauren Kalk	7,142 »
Kohlensaure Talkerde	0,142 »
Kohlensaures Eisenoxyd	0,142 »
Kohlensaures Gas	23,33 Kub. Z.

2) Die Zollersche Mineralquelle, enthält nach *Morstatt* in einem Pfunde Wasser:

Salzsauren Kalk	0,25 Gr.
Salzsaure Talkerde	0,125 »
Salzsaures Natron	15,00 »
Schwefelsaures Natron	3,75 »
Schwefelsaure Talkerde	2,375 »
Schwefelsauren Kalk	8,687 »

Kohlensaures Eisenoxyd............0,125 Gr.
Kohlensaures Gas....................19,28 Kub. Z.

3) Die Frösnerschen Mineralquellen. Eine ältere Untersuchung von *Dollfuſs* gibt folgenden Gehalt eines Pfundes Wasser:

Salzsaure Kalkerde.................... 0,33 Gr.
Salzsaures Natron......................16,44 »
Schwefelsaures Natron............... 7,32 »
Schwefelsauren Kalk.................7,342 »
Kohlensauren Kalk...................9,538 »
Kohlensaures Eisen..... ....0,445 »
Kohlensaures Gas......................13,33 Kub. Z.

Nach den neueren, seit der Fassung der Mineralquellen wiederholt von *Morstatt* unternommenen Untersuchungen enthält ein Pfund:

	1) des sogen. Männl.:	2) des sogen. Weibl.:
Salzsaure Kalkerde	0,125 Gr.	0,25 Gr.
Salzsaure Talkerde	0,0625 »	0,1875 »
Salzsaures Natron	16,00 »	16,75 »
Schwefelsaures Natron	4,875 »	4,75 »
Schwefelsauren Kalk	8,75 »	7,75 »
Kohlensauren Kalk	7,00 »	7,375 »
Kohlensaure Talkerde	»	0,3125 »
Schwefelsaure Talkerde	2,333 »	2,25 »
Kohlensaures Eisenoxyd	0,20 »	0,25 »
Kohlensaures Gas	19,44 Kub. Z.	19,50 K. Z.

4) Die Linkhsche Mineralquelle enthält nach einer ältern Untersuchung in einem Pfund:

Salzsaures Natron....................6,125 Gr.
Schwefelsaures Natron.............. 3,75 »
Schwefelsaure Talkerde............. 4,25 »
Schwefelsauren Kalk................ 4,55 »
Kohlensauren Kalk.............. ..... 4,95 »
Kohlensaures Eisen..................0,375 »
Kohlensaures Gas....................10,15 Kub. Z.

Nach ihren Mischungsverhältnissen und Wirkungen gehören die Mineralquellen zu C. zu der Klasse der eisenhaltigen Kochsalzquellen, und stehen gewissermaſsen zwischen den von Wiesbaden und Kissingen in der Mitte. Weniger reizend und erhitzend als die ersten, und weniger schwächend und angreifend als die letzten, wirken sie getrunken, die Resorption befördernd, auflösend, gelinde stärkend, abführend, sehr diuretisch, — als Wasserbad angewendet auflösend, stärkend, ohne das Gefäfssystem zu erregen und zu erhitzen.

Als Getränk benutzt man die Trinkquelle von Sulzerrain, so wie die im Badegarten, oder den nahe bei Cannstadt entspringenden Berger Säuerling. Einrichtungen zu Bädern finden sich in den eigends hierzu eingerichteten Etablissements, namentlich in der Zollerschen Badeanstalt (jetzt bekannt unter dem Namen des Wilhelmsbades), im Linkhschen Bade oder im Gasthofe zum Ochsen in der Vorstadt, ferner in der Frösnerschen Badeanstalt.

Da man früher glaubte, dafs das versendete Mineralwasser von C. sich nicht gut hielt, wurde nur wenig verschickt. Man hat indefs gefunden, dafs wenn bei der Füllung die nöthige Vorsicht beobachtet wird, dieses weniger zu besorgen ist, und nach *Tritschler* in den letzten Jahren von dem Wasser der Sulzerrainquelle gegen 200,000 Krüge verschickt.

Die Krankheiten, gegen welche sie innerlich und äufserlich empfohlen werden, sind folgende:

1) Verschleimungen im Darmkanal, Hämorrhoidalbeschwerden, mit Trägheit des Darmkanals verbunden, Hypochondrie, — Schwindel, Kopfweh durch Stockungen im Unterleib veranlafst.

2) Chronische Leiden des Uterinsystems, durch örtliche Schwäche und Stockungen bedingt, — schwache, unregelmäfsige oder schmerzhafte Menstruation, Fluor albus, Unfruchtbarkeit.

3) Gicht und Rheumatismen.

4) Chronische Nervenkrankheiten, durch krankhafte Störungen des Uterinsystems veranlafst, oder von gichtischen und rheumatischen Ursachen entstanden, — krampfhafte Beschwerden, Hysterie.

5) Krankheiten der Urinwerkzeuge, Blasenhämorrhoiden, Griesbeschwerden.

6) Chronische Brustleiden, hartnäckige Brustkatarrhe, Schleimasthma, Neigung zur Schleimschwindsucht.

7) Krankheiten des Drüsen- und Lymphsystems, Geschwülste, Verhärtungen, Skropheln.

Litteratur.

Kurze Beschreibung des Salzwassers zu Kanstatt am Neckar, — in der kleinen Würtembergschen Chronica. Stuttgardt. 1660. S. 639—643.

Fons aquae Canstadtiensis. Stuttgardtiae. 1710.

Rosinus Lentilius, de aquis medicatis Canstadtiensibus, in Ephmer. Nat. Curios. cent. I. et II. observ. 169. p. 358. — übers. in *Crell's* chem. Archiv Bd. II. S. 34.

J. A. G. (*Geſsner's*) Beschreibung von fünf Würtemberger Bädern, nämlich vom Zaysenhauser, Kanstadter, Hirschbad, Zellerbad und Wildbad. Stuttgardt. 1748.

— Nachricht von dem Kanstadter Salzwasser. Stuttgardt. 1749.

J. L. Frösner, diss. inaug. med. sist. disquisit. chemicam acidul. Canstadtiens. quae 1773. detectae sunt. Stuttgardtiae 1794.

Dollfuſs, chem. Zergliederung in *Crell's* Beiträgen. Bd. IV. S. 90—95.

J D G. Memminger, Canstadt und seine Umgebungen. Stuttgardt 1812.

E. Wetzler, über Gesundbrunnen und Bäder. Th. II. S. 193.

— Zusätze und Verbesserungen zu der neuen Ausg. über Gesundbr. u. Bäder. 1822. S. 10.

Die Gesundbrunnen und Heilbäder in Kanstadt, von *D. J. Dangelmaier*. Gmünd. 1820.

D. J. Dangelmaier, über die Gesundbrunnen und Heilbäder Würtembergs. Zweiter Theil 1822. S. 3.

Canstadt's Mineralquellen und Bäder von Dr. *J. C. S. Tritschler*. Stuttgart. 1823.

O — n.

CANTHARELLUS. Eine Pilzgattung, dem Blätterpilze *Agaricus* nahe verwandt, aber dadurch unterschieden, daſs der Hut auf der untern Seite nicht mit Blättern, sondern mit ästigen Falten versehen ist, in welchen die Samenschläuche stecken.

1) *C. cibarius*. *Fries* System. mycolog. 1. p. 318. Agaricus Cantharellus *Linn.* syst. p. 1639. *Schaeffer* fung. t. 82. Merulius Cantharellus *Pers.* syn. p. 488. Pfifferling. Der ganze Pilz hat eine gelbe Farbe, wie Eidotter, einen glatten, in der Mitte oft etwas vertieften, am Rande ausgeschweiften, ½ bis 2 Zoll im Durchmesser haltenden fleischigen Hut, unten mit stark hervorstehenden Falten. Der Hut geht in den Stiel ohne Absatz über, welcher unten spitz zuläuft, und 1 bis 2 Zoll lang ist. Dieser Pilz ist äuſserst häufig durch ganz Europa in lichten Wäldern; auch soll er in Amerika

vorkommen. Er hat wenig Geruch, einen milden sehr wenig scharfen Geschmack, wenn man ihn roh kauet. Man ifst ihn sehr häufig auf mancherlei Weise zubereitet, ja in manchen Gegenden von Frankreich dient er dem Volke zur gewöhnlichen Nahrung. Man kann den C. aurantiacus *Fries* l. c. damit verwechseln, welcher schädlich sein soll, wie *Wulfen* behauptet. (S. Miscellan. austriac. p. 107. t. 14. f. 5.) Er unterscheidet sich von dem efsbaren doch sehr durch den gewölbten etwas rauhen Hut, der eine mehr rothe Farbe hat; besonders aber sind die Falten auf der untern Seite orangenfarben. Auch erscheint er erst spät im Jahre, im Herbst, da der efsbare Pfifferling schon im Julius zu erscheinen pflegt. L — k.

CANTHARIDES. (chirurg.) S. Blasenziehende Mittel.

CANTHARIDES. (naturwissenschaftlich) S. Lytta.

CANTHARIDIN. S. Lytta.

CANTHUS. S. Augenlider.

CANULA. S. Kanüle.

CAPELLEN. S. Kapellen.

CAPILINA, Capillina, Capellina S. Capitalis fascia.

CAPILLARES HERBAE hiefsen bei den Alten einige Farrenkräuter, und zwar waren die Herbae quinque capillares folgende: Adianthum Capillus Veneris, Asplenium Adianthum nigrum, Asplenium trichomanoides, Asplenium Ceterach *(Ceterach officinorum)* und Asplenium Ruta muraria. Ueber den Ursprung des Namens s. Adianthum. L — k.

CAPILLARIA VASA. S. Haargefäfse.

CAPILLARIS FISSURA.
CAPILLATIO. } S. Fissura.

CAPILLARITAET. S. Haarröhrchen.

CAPILLORUM DEFLUVIUM. S. Alopecia.

CAPILLUS, Capilli, coma s. caesaries heifsen die auf dem Kopfe stehenden Haare. Sie sind länger, stärker, zahlreicher als die Haare anderer Theile des Körpers, stehen auch gedrängter als diese, und können gerade oder gekräuselt und in den verschiedensten Nuançen vom Pechschwarzen durch die mannigfachsten Abstufungen von Braun bis zum intensiv röthlich-gelbbraunen vorkommen. Br — dt.

CAPILLUS VENERIS. S. Adianthum.

CAPISTRATIO. Unter dieser Benennung versteht man denjenigen Zustand, wo das Frenulum penis so stark und kurz ist, dafs der Penis bei der Erection nach abwärts gezogen, und hierdurch der Coitus ganz unmöglich wird. Zuweilen läfst sich dieser Zustand durch Einschnitte ins Frenulum verbessern. — Manche haben die Benennung Capistratio als ein Synonim für Phimosis gebraucht.

Synon. Zurückziehung des Penis. E. Gr — e.

CAPISTRUM, Halfter, Halfterbinde, *(Chevêtre).* Eine wegen ihrer Aehnlichkeit mit einem Halfter sogenannte Kopfbinde. Sie wirkt den Unterkiefer gegen den Oberkiefer andrückend, somit die Bewegungen des ersteren beschränkend oder ganz aufhebend. Zugleich deckt sie die Schläfengegend, und den, zwischen dem Jochbogen und Unterkieferrand, vor dem äufsern Ohr gelegenen Gesichtstheil, und findet dem gemäfs Anwendung: 1) bei Luxation und 2) bei Fracturen des Unterkiefers nach bewirkter Reposition, um den Unterkiefer zu fixiren, und eine neue Dislocation zu verhindern; 3) bei oberflächlichen Verletzungen der gedachten Gesichtsgegend, um Verbände zu befestigen. — Man hat ein *Capistrum simplex* und *duplex*, ersteres für die angegebenen Zustände an einer, letzteres für dieselben an beiden Seiten. —

1) *Capistrum simplex,* der einfache Halfter, *Chevêtre simple.* Man bediente sich dazu einer einköpfigen Rollbinde von 18 Fufs Länge und $1\frac{1}{4}$ Zoll Breite. Anlegung an der linken Seite. Das Ende der Binde wird im Genick angelegt. Sie verläuft von da über dem rechten Ohr 2 Mal um den Kopf, dann vom Genick unter dem rechten Ohr, unter dem Kinn nach der kranken linken Gesichtsseite aufwärts, am äufsern Augenwinkel vorbei schräg über den Scheitel, hinter dem rechten Ohr abwärts, unter dem Kinn wieder zur linken Gesichtsseite, die vorige Tour halb deckend, aufwärts zum Scheitel, über dem rechten Ohr zum Genick; von da 2 Mal um das Kinn, dann vom Genick unter dem linken Ohr und unter dem Kinn nach der rechten Gesichtsseite aufwärts, am äufsern Augenwinkel vorbei, zum Scheitel, — über dem linken Ohr nach dem Nacken, unter dem rechten

Ohr, und unter dem Kinn weg nach der linken Seite, die zweite aufsteigende Tour halb deckend aufwärts nach dem Scheitel, über dem rechten Ohr nach dem Nacken, und schliefslich über dem linken Ohr nach der Stirn, um wiederum mit einigen Cirkeltouren um den Kopf zu endigen.

2) *Capistrum duplex*, der doppelte Halfter, *Chevêtre double*. Er wird mit der vorigen, einköpfigen, oder mit einer etwas längeren, zweiköpfigen Binde angelegt. Die Anlegungsart mit der einköpfigen Binde ist vorzuziehen, weil die Touren bei weitem fester liegen. Man rollt zunächst ein Stück, etwa 1 Elle lang ab, legt die Mitte dieses Stükkes unters Kinn, das Ende über die rechte Backe weg auf den Scheitel, führt den Bindenkopf über die linke Backe zum Scheitel, und befestigt damit das freie Ende. Von da laufe die Binde über dem rechten Ohr nach dem Nacken, unter dem linken Ohr, unter dem Kinn weg zur rechten Backe aufwärts, die erste Tour halb deckend, weiter zum Scheitel hinauf, über dem linken Ohr zum Nacken, unter dem rechten Ohr, unterm Kinn, über der linken Backe, die vorige Tour halb deckend zum Scheitel aufwärts; über dem rechten Ohr in den Nacken, unter dem linken Ohr vorwärts über das Kinn; die Tour um das Kinn werde wiederholt, dann die Binde unter dem linken Ohr, unterm Kinn weg über der rechten Backe zum Scheitel aufwärts, ferner über dem linken Ohr nach dem Nacken, von da unter dem rechten Ohr und unter dem Kinn, über der linken Backe wieder zum Scheitel in die Höhe geführt. Man ende die Binde mit einigen Cirkeltouren um die Stirn. Auf dem Scheitel bildet sich bei gut angelegter Binde eine Spica.

G — m.

CAPITALIS FASCIA, *Mitra Hippocratis*, die Hauptbinde, der Schaubhut, die Mütze des Hippocrates, *la Capeline*. Man legt sie mit einer 20 Fufs langen und $1\frac{1}{2}$ Zoll breiten, auf zwei Köpfe gewickelten Binde an. Zwar kann dies durch eine Person geschehen; doch ist dies schwierig, und deshalb die Anlegung durch zwei Personen vorzuziehen, wie *Kluge* sie lehrt. Man verfährt dabei auf folgende Art: der Wundarzt steht vor, der Gehülfe hinter dem Kranken. Ersterer legt den Grund der doppelköpfigen Binde auf die Stirn, führt mit beiden Händen die Köpfe abrollend über den Ohren zum Nacken, und übergiebt sie dem Gehülfen. Dieser wechselt die Köpfe, und führt denjenigen, welcher nach oben zu liegen kommt, bis zum andern (z. B. dem rechten) Ohr, die erste Tour des andern Kopfes dekkend: Letzterer, welcher der untere geworden ist, wird in der Mitte des Nackens nach aufwärts umgeschlagen, und längs der Pfeilnaht nach oben geführt. Jetzt empfängt der Wundarzt den Kopf der untern Binde mit der linken, den der obern mit der rechten Hand, führt jenen in der Mittellinie des Scheitels und der Stirn bis zur Nase herab, rollt diesen vom rechten Ohr über die rechte Schläfengegend und über die Stirn nach dem linken Ohr hin, indem er die Tour des andern Bindenkopfes unter rechten Winkeln kreuzt. Diese, die untere Binde wird nun wieder nach oben umgeschlagen, und die vorige, (die Scheiteltour) am rechten Rande deckend, aufwärts und nach hinten geführt. Nun empfängt der Gehülfe beide Köpfe, und verfährt mutatis mutandis hinten, wie der Wundarzt vorn, und führt diesem wieder beide Köpfe zu, indem er mit der zum Scheitel aufsteigenden Tour den linken Rand der ersten Scheiteltour deckt. So fahren beide fort, mit den nächstfolgenden Scheiteltouren die vorhergehende am Rande immer deckend, bis die Scheiteltouren die Cirkeltouren berühren, und endigen mit einigen Cirkeltouren. — Die Binde bekommt das Ansehen einer gestreiften Melone. Das Anlegen wird dadurch erleichtert und gesichert, dafs die Cirkeltouren fest, die Scheiteltouren leiser angezogen werden. Die einzelnen Touren werden mit Nadelstichen an einander befestigt. — Die Anlegung der Binde ohne Gehülfen läfst sich aus dieser Beschreibung leicht entnehmen.

Die Mitra *Hippocratis*, nach diesem genannt, wiewohl sie in seinen Schriften nicht vorkommt, — die zierlichste von allen Beiden, deckt die ganze Schädelfläche, und wirkt concentrisch gegen die Schädelhöhle. Man benutzte sie deshalb früher häufig bei Hydrocephalus infantum um der dabei statthabenden übermäfsigen Expansion entgegen zu wirken, gleichzeitig aber auch, um durch den Druck die Resorbtionsthätigkeit zu vermehren. (*Nuck*) Einerseits war die dabei zum Grunde liegende Idee zu sehr aus der Berücksichtigung der Mechanik des Organismus entsprungen, andrerseits schadete man durch die Erhitzung des Kopfes, und man wendet sie deshalb nicht mehr beim Wasserkopfe an. — Ihre Schädlichkeit bei Kopfweh, wobei *Basse* sie empfiehlt, leuchtet ebenfalls ein. Gegenwärtig ist ihre Anwendung darauf beschränkt, Verbände des Schädels zu halten, und an einzelnen Stellen durch stärker angezogene Touren einen örtlichen Druck auszuüben; *J. Ch. Stark*, bei Schädelwunden, wobei die Kopfhaut in Lappen abgetrennt ist. Die Art der Verletzung mufs darüber entscheiden, ob die Schädeltouren in der Richtung von vorn nach hinten, oder quer von einer Seite zur andern, oder schräg geführt werden müssen.

Lit. *H. Bassii*, Gründl. Ber. v. Bandagen. Leipz. 1720.
J. F. Henkel's Anw. zum chir. Verb. v. *J. Ch. Stark*. Berl. u. Strals. 1802.
B. G. Schreger's Hdb. d. chir. Verbandl. Erlang. 1820. G — m.

CAPITIUM MAGNUM, *Quadratum*, *Tegumentum capitis magnum*, *Fascia quadrangularis Crambii* (Annal. phys. med. Vratisl.) die grofse oder viereckige Hauptbinde, Franz. *Le grand couvre chef*, — wird bei Erwachsenen mittelst eines Leinentuches von 3 Fufs Länge und 2 Fufs 6 Zoll Breite (*Kluge*) angelegt. Wenn *Basse* diese, den ganzen Kopf umschliefsende Binde „die allerbeste, vortrefflichste und gebräuchlichste Hauptbandage" nennt, und die Chirurgen des vorigen Jahrhunderts einen sehr hohen Werth auf ihre Anwendung nach vollzogener Trepanation legten, weil sie den Kopf und Nacken recht warm halte, so ist man heutiges Tages fast allgemein zu der Ueberzeugung gelangt, dafs sie überflüssig, in manchen Fällen sogar, wie z. B. gerade nach der Trepanation, wegen der durch sie bewirkten Erhitzung schädlich sei, und höchstens bei Transportirung der Kopfverwundeten in rauher Witterung einige Rücksicht verdiene. Die Beschreibung der Binde in ihren kleinen Handgriffen, würde ohne bildliche Darstellung undeutlich bleiben; darum genüge die Andeutung der Hauptpunkte nach *Schreger*: Ein Tuch (von oben angegebener Form und Gröfse), so zusammengelegt, dafs das untere Blatt gegen 2 Zoll lang unter dem darüberliegenden hervorragt, wird auf dem Händerükken ruhend über den Schädel gebreitet; die zu beiden Seiten herabhängenden Enden des obern Blattes bindet man unter dem Kinn zusammen, und führt dann die des untern umgeschlagen nach dem Nacken, um sie daselbst zu heften. Die noch übrigen beiden Seitenflügel läfst man entweder hängen, oder besser, schlägt sie hinauf. *Schreger's* Handb. d. chir. Verband. 1r Thl. Erlangen 1820. p. 208. — Die genauere Beschreibung findet man in andern Handbüchern der Bandagenlehre, z. B. in

Henrici Bassii gründlichem Bericht v. Bandagen. Leipzig 1720. p. 88.
J. Fr. Henkel's Anw. z. verb. chir. Verb. v. *J. Chr. Stark*. Berlin und Stralsund 1802. p. 131. G — m.

CAPITIUM MINUS, triangulare, die kleine oder dreieckige Kopfbinde. Franz. *Le petit couvre chef, couvre chef triangulaire.* Diese Bandage ist vollkommen geeignet, das Capitium magnum zu ersetzen, und wird bei ihrer Einfachheit für die meisten Kopfbeschädigungen anwendbar, um andere Verbandstücke auf dem Schädel zu befestigen. Ein quadratisches Leinentuch von 2 Fufs 9 Zoll Seitenrand (*Kluge*) wird durch Zusammenlegen zweier, in der Diagonale liegenden Zipfel in die dreieckige Form gebracht. Die Mitte des längsten Randes des Dreiecks legt man auf die Mitte der Stirn, so dafs die beiden sich deckenden Zipfel nach dem Nacken zu, die beiden andern neben den Wangen hinunter fallen. Letztere ergreift man, je einen mit einer Hand, die Daumen nach innen, die übrigen Finger nach aufsen gekehrt, und führt sie um die Seitentheile des Kopfes nach dem Nacken über den hintern Doppelzipfel. Hier führt man, nach Art zweier Bindenköpfe, den einen Zipfel über den andern, so dafs der untere durch den oberen befestigt wird. Letzterer wird um den Kopf herum nach dem obern Stirntheil geleitet und mit einer Nadel befestigt; — dann verfährt man mit dem andern untern Zipfel auf der entgegengesetzten Seite ebenso. Beide Zipfel können sich auf der Stirnhöhe kreuzen. Den hintern Doppelzipfel breitet man, ihn abwärts und seitwärts ziehend, aus, schlägt die Seitenränder, sodann auch den Zipfel nach aufsen um, und das dadurch gebildete Viereck nach oben hinauf, und befestigt es mit Nadeln. Vergl. die beim Capitium magnum genannten Autoren. — *Schreger's* dreieckige Kopfbinde

(S. Hdb. d. chir. Verb. Lehre. p. 209) ist eine Modification des Capitium triangulare, welche den Vortheil darbietet, dafs sie den Kopf noch gleichmäfsiger umschliefst, und ihn noch weniger erhitzt. G — m.

CAPITULUM (das Diminutivum von *Caput*), Köpfchen. In der Anatomie werden die runden, ebenen Endfortsätze der kleinern Knochen-Köpfchen genannt, z. B. die Köpfchen der gröfsern Hörner des Zungenbeins (*Capitula cornuum majorum ossis hyoidei*), die Köpfchen der Rippen (*C. costarum*), die Köpfchen der Knochen der Mittelhand und des Mittelfufses (*C. ossium metacarpi et metatarsi*) u. s. w.
S — m.

CAPRIZANS PULSUS. Diejenige Pulsart, wo jedem Pulsschlage unmittelbar ein kleinerer folgt, gehört zu der Klasse des *Pulsus inaequalis*, und bezeichnet, wie dieser, entweder Hemmungen im Herzen und Lunge, oder consensuelle Reizung des Gefäfssystems, oft auch Molimina critica, besonders bevorstehende kritische Haemorrhagia. (S. Dicrotus pulsus). H — d.

CAPPARIS. Eine Pflanzengattung zu *Linné's Polyandria Monogynia* gehörig und Mustergattung einer besondern natürlichen Ordnung *Capparideae* genannt. Die Blätter aller dieser Pflanzen sind wechselnd, oft mit Nebenblättern. Vier Kelchblätter und 4 Blumenblätter. Meistens viele, selten 6 oder 4 Staubfäden unter dem Fruchtknoten. Der Fruchtknoten ist meistens gestielt, besteht aus zwei zusammengewachsenen Fruchtanlagen, wird aber zu einer einfächrigen Frucht. Die besondern Kennzeichen von Capparis: viele lange Staubfäden; ein Staubweg; eine gestielte, schotenartige, fast beerenartige Frucht.

1) *C. spinosa Linn. Willd.* sp. 2. p. 1131. Ein schöner Strauch, welcher im südlichen Europa, besonders im südlichen Frankreich und in Nord-Italien auf Mauern und Felsen in der Nähe von Wohnungen wächst. Er hängt mit seinen langen, dünnen, einfachen Zweigen von den Mauern herab. Die Blätter sind fast rund und glatt, und haben zwei krumme Stacheln statt der Nebenblätter an den Seiten. Die Blüten stehen in den Blattwinkeln auf Stielen einzeln, sind grofs, haben röthlich weifse Blumenblätter in Staubfä-

den, welche ihnen ein schönes Ansehn geben. Die Rinde der Wurzel war ehemals als Arznei gebräuchlich, wurde als urintreibend gepriesen und unter die Herbae quinque aperientes minores versetzt. Sie ist etwas bitterlich, herbe und scharf. Jetzt wird sie bei uns gar nicht mehr gebraucht. Desto häufiger bedient man sich der Blütenknospen, welche unter dem Namen Kapern, in Essig eingemacht, als Gewürz an Speisen genossen werden. L — k.

CAPRIFOLIACEAE. Diese natürliche Ordnung hat den Namen *Caprifoliaceae* von der *Tournefort'*schen Gattung *Caprifolium,* welche *Linné* zu *Lonicera* rechnet. Die meisten Pflanzen derselben sind Sträucher, haben gegenüberstehende Blätter ohne Nebenblätter, eine einblättrige Blume auf dem Fruchtknoten stehend, fünf selten 4 Staubfäden und meistens eine Beere. L — k.

CAPSA. S. Beinlade.

CAPSICIN. S. Capsicum.

CAPSICUM. Eine Pflanzengattung aus der Ordnung *Solanaceae* und *Pentandria Monogynia.* Die Kennzeichen sind: Ein fünftheiliger Kelch; eine radförmige, fünftheilige Blume; zusammenstofsende Staubbeutel, welche der Länge nach, nicht an der Spitze aufspringen; eine lederartige Beere, inwendig ohne Saft.

1) *C. annuum Linn. Willd.* sp. 1. 1050. Beifsbeere, Herzenpfeffer, Cayennepfeffer. Eine nicht gar grofse, jährige Pflanze mit eiförmigen und länglichen, zugespitzten, ganzrandigen Blättern und glatten Blattstielen. Die Blütenstiele sitzen einzeln in den Winkeln der Blätter, und tragen eine nicht gar grofse weifse Blume. Die Beeren sind niedergebogen, kegelförmig, 2 — 3 Zoll lang, glänzend roth, gleichsam mit einem Firnifs überzogen. Die Pflanze soll in Süd-America wild sein; sie wird dort auf den Antillen und auch im südlichen Europa häufig der Früchte wegen gebauet, deren man sich als Gewürz zu Speisen bedient. Sie sind sehr scharf. Man macht sie theils unreif oder grün mit Essig ein, oder man trocknet die reifen Beeren und reibt die Schale zu Pulver. Dieses Pulver ist ein in Amerika, in England und Frankreich auch hin und wieder in Deutschland und in andern Ländern von Europa, beliebtes Gewürz. Wir

haben chemische Untersuchungen dieser Früchte von *Bucholz* (Taschenb. f. Scheidekünstler 1816. p. 1.) u. *Braconnot* (Annal. d. Chim. et Phys. T. 6. p. 122). Der erste fand darin: einen besondern Stoff, den er Capsicin nennt, Extractivstoff von sehr bitterm, erwärmenden aber schwach gewürzhaften Geschmack, Extractivstoff mit Gummi, Wachs, eine besondere eiweisähnliche Substanz und Faserstoff. Das Capsicin ist dunkelgelbroth, dickflüssig, in der Wärme dünnflüssig, von einem nicht unangenehmen aromatischen Geruche und einem im Anfange schwach balsamischen, bald darauf aber äufserst heftigen und anhaltend brennenden Geschmack. Es verbrennt stark erhitzt, mit einem dicken weifsen, Husten und Niesen erregenden Rauche, löfst sich wenig in Wasser, etwas mehr in Essig, leicht in Weingeist, Aether, Terpentinöl und Aetzkali auf. *Braconnot* fand eine wachsartige Materie mit einem harzigen rothen Farbestoffe, die weniger brennend schmeckt als das scharfe Oel, scharfes Oel (Capsicin nach *Bucholz*), Gummi, einen braunrothen Stärkemehlartigen nicht im kochenden Wasser aber im Kali auflöfslichen Stoff, welcher daraus durch Säuren in braunen Flecken gefällt wird, thierisch-vegetabilische Materie (Kleber), citronsaures, phosphorsaures und salzsaures Kali. In der Medicin wird der Cayennepfeffer in Pulver gebraucht, oder in Tinctur, unstreitig die beste Form, da der wirksame Bestandtheil, das Weichharz sich in Weingeist auflöfst. L — k.

Wirkung. Der Cayennepfeffer wirkt unter allen Gewürzen am reizendsten und erhitzendsten. Innerlich angewendet heftig örtlich reizend, erregend auf die Nerven des Unterleibs, sehr erhitzend auf das Gefäfssystem, — in gröfsern Gaben Erbrechen und Purgiren mit Kolikbeschwerden, — in noch gröfsern Gaben Entzündung des Magens und Darmkanals verursachend; — äufserlich auf die Haut angewendet, wirkt er ganz analog den andern bekannten Rubefacientibus.

1) Innerlich hat man denselben in folgenden Formen angewendet:

a) in Substanz zu 1—5 gr. pro dosi täglich zwei bis viermal, am besten in Pillen, da das Pulver beim Hinabschlucken den Schlund sehr reizt,

b) von der Tinctur, zu welcher die Pharmacop. Boruss.,

Londinens. und Bavar. Vorschriften liefern, giebt man pro dosi 10—20 Tropfen, täglich zwei bis viermal,

c) weniger benutzt wird das geistige Extrakt, welches einige angewendet haben.

Indicirt ist der Cayennepfeffer innerlich als reizend erregendes Mittel in allen den Krankheiten, welche sich auf einen hohen Grad von Schwäche torpider Art gründen, namentlich:

a) bei nervös-fauligen Fiebern, wenn sie mit grofser Prostratio virium oder schwarzem Erbrechen verbunden sind, — gerühmt von *Wright*, *Harding* und *Reil*,

b) gegen bösartige, faulige Bräune, äufserlich als Gurgelwasser und innerlich gleichzeitig, — empfohlen von *Currie* und *Stephans*, von letzterem gegen eine bösartige Bräune, welche epidemisch zu St. Christoph herrschte,

c) bei hartnäckigen Wechselfiebern, nach *Bergius* und *Niemann*,

d) Lähmungen, nicht blofs der untern Extremitäten, auch gegen Amaurose von *Arnemann* angerathen,

e) Schwäche des Magens torpider Art, — Hypochondrie.

2) Aeufserlich ist der Cayennepfeffer benutzt worden:

a) als Zusatz zu Senfpflastern oder andern Rubefacientibus, um dadurch ihre reizende Wirkung zu erhöhen,

b) als Gurgelwasser bei bösartiger, fauliger und brandiger Bräune. Man setzt zu diesem Ende zu einem Infus. folior. Salviae von sechs Unzen eine Drachme Tinct. Capsic. annui. *Headley* gebrauchte gegen brandige Bräune als Gurgelwasser ein Infusum von einer halben Unze Cayennepfeffer, eine Drachme Kochsalz, drei Unzen kochendem Wasser und gleichviel Weinessig. O — n.

CAPSULA GLISSONII. (*Franc. Glisson*, anatomia hepatis. Lond. 1654. 8. rec. Haag. 1681. 12.) wird die von der Bauchhaut (*Peritonaeum*) stammende Scheide oder Hülle genannt, wovon die Gallengänge, die Leberpulsader, die Pfortader, die Saugadern und die Lebernervengeflechte umkleidet sind. Ehedem wurde irrig das röthliche Zellgewebe dieser Kapsel für muskulös gehalten. S — m.

CAPSULA LENTIS. S. Augapfel.

CAPSULAE

CAPSULAE ATRABILARIAE s. Suprarenales. S. Nebennieren.

CAPUCINERBLUME. S. Tropaeolum.

CAPUS. Die Mineralquelle von C. entspringt in dem Département, de l' Hérault unfern den Bädern von Malou. In seinen Mischungsverhältnissen der Mineralwässer von Malou sehr ähnlich, ist das von C. farblos, durchsichtig, von einem faden Geruch, einem etwas säuerlichen Geschmack; seine Temperatur beträgt 18—20° R. An festen Bestandtheilen enthält dasselbe nach *Sainte Pierre*: kohlensaures, schwefelsaures und salzsaures Natron, kohlensauren Kalk, kohlensaure Talkerde und kohlensaures Eisenoxyd.

Hundert Theile des durch Einwirkung der Atmosphäre bewirkten ockerartigen Niederschlags enthalten:

Eisenoxyd	60
Kohlensauren Kalk	9
Kohlensaure Talkerde	1
Kohlensäure	30
	100.

Mit dem Mineralwasser von Malou verglichen, ist das zu C. reicher an Eisen, wirkt tonischer und wird daher besonders bei Schleimflüssen und Schwäche der ersten Wege empfohlen.

Lit. Manuel des eaux minérales de la France, par *Ph. Patissier*. 1818. p. 272. O — n.

CAPUT, Cephale (von dem Griechischen κεφαλη), der Kopf, der bei dem Menschen und den Wirbelthieren auf dem Halse sitzende Theil des Körpers, in welchem das Gehirn und die höhern Sinnesorgane enthalten sind, und der bei dem Menschen eine rundliche, bei den Thieren eine mehr oder weniger niedergedrückte, längliche Gestalt hat.

Eintheilung. Man theilt den menschlichen Kopf ein in den Schädel (*Cranium*) und das Antlitz (*Facies*). Die Grundlage dieser beiden Theile ist knöchern, besteht aus den Schädel- und Antlitzknochen, welche unter einander, mit Ausnahme des Unterkiefers, unbeweglich, theils durch Nähte, theils durch Anlagen und Einkeilung, verbunden sind.

Der Schädeltheil des Kopfes schliefst das Gehirn und die Gehörorgane ein, nimmt über den Augenhöhlen seinen Anfang, und erstreckt sich nach hinten bis zum Nacken. Sein gröfster Umfang ist mit den Kopfhaaren besetzt. Der Antlitztheil macht die vordere Seite des Kopfes aus, reicht von der Stirn abwärts bis zum Kinn und seitwärts bis zu den Ohren; er enthält die Organe des Gesichts, Geruchs, Geschmacks und des Kauens. Durch ein überwiegendes Verhältnifs des Schädels zum Antlitz, zeichnet sich die menschliche Bildung des Kopfes von allen übrigen aus, eine Bedingung, die in der vorherrschenden Entwicklung des Gehirns über die im Antlitz gelegenen Sinnesorgane begründet ist. Der Schädel und Antlitztheil des Kopfes werden in mehrere Gegenden abgetheilt. Am Schädeltheile unterscheidet man die untere, oder die Grundfläche (*Basis*), die beiden Seitenflächen, deren jede aus der vordern Schlafgegend (*Regio temporalis, Tempora*) und der hintern Ohrgegend (*R auricularis*) besteht; ferner die Hinterhauptsgegend (*R. occipitalis, Occiput*), den Scheitel (*Vertex*), die Vorderkopfgegend, oder das Vorderhaupt (*R. sincipitis, Sinciput*) und die Stirngegend, oder die Stirn (*R. frontalis, Frons*), deren mittler unterer Theil die Stirnglatze (*Glabella*) genannt wird.

Das Antlitz theilt man in die mittlere und zwei seitliche Gegenden ein. Die mittlere Gegend zerfällt in die Nasengegend (*R. nasalis*), die Mundgegend (*R. oralis*), und das Kinn (*Mentum*); jede seitliche Gegend besteht aus der Augenhöhlengegend (*R. orbitalis*), der Wangengegend, oder der Wange (*R. genalis, Gena*) und der Backengegend, oder der Backe (*Regio buccalis, Bucca*). Letztere Gegend bildet die Seitenwand der Mundhöhle, und kann durch Anfüllung des Mundes mit Luft aufgeblasen werden.

In den meisten Handbüchern der chirurgischen Anatomie, werden die Gegenden des Kopfes durch mehrere sich durchschneidende horizontale und perpendiculare Linien abgetheilt; es sind indefs die Stellen, von denen aus jene Linien geführt werden, nicht von allen auf gleiche Weise festgestellt worden. Vergl. hierüber: *Rosenthal*, Handb. d. chir. Anatomie. p. 9, und *Bock* Chir. anat. Tafeln, p. 83. S — m.

CAPUT GALLINAGINIS, (*Veru montanum, Colliculus*

seminalis), der Schnepfenkopf, der Samenhügel. Er liegt in dem Anfange der männlichen Harnröhre. S. Geschlechtstheile des Mannes. S — m.

CAPUT MORTUUM hiefs bei den alten Chemisten, was nach der Destillation übrig blieb, nachdem man daraus das Wirksame gezogen hatte. Jetzt sagt man einfacher Rückstand, Rückbleibsel (*Residuum*). L — k.

CAPUT MUSCULI, (*Principium musculi, Initium musculi)*, der Kopf, oder der Anfang, oder der Ursprung eines Muskels. Man bezeichnet hiermit das sehnige, oder fleischige Ende eines Muskels, was denselben mit einem relativ festern Theile verbindet, im Gegensatz zu dem entgegengesetzten Ende, oder dem Schwanze (*Cauda*), wodurch er mit einem beweglichern Orte verbunden ist. S — m.

CAPUT OBSTIPUM. Schiefer Hals. Der Kopf ist bei dieser Krankheit von seiner geraden Richtung abgewichen, und steht entweder nach vorn (*Obstipitas adnuens*), oder nach hinten (*Obst. renuens*), oder nach einer oder der andern Seite (*Obst. lateralis*), oder er ist verdreht (*Obst. distorta, Torticollis*).

Bei der Obstipitas lateralis, als der bei weitem gewöhnlichsten, ist der Kopf bisweilen auf die Schulter geneigt, und das Gesicht mehr oder weniger nach der andern Seite, bald vorwärts, bald abwärts oder aufwärts gerichtet, wobei sich das Kinn in dem Maafse erhebt, wie der Hinterkopf in höherem Grade nach unten gezogen wird; zuweilen ist im höchsten Grade hier noch eine Verdrehung damit in der Art verbunden, dafs das Hinterhaupt gleichsam auf der Schulter ruht, und das Gesicht nach aufwärts gekehrt ist.

Der Kranke kann dabei zuweilen den Kopf gar nicht gerade richten, oft ihn nur in einem gewissen Grade bewegen; oft mit dem steten Bemühen den Kopf gerade richten zu wollen; oft ist dies nur mittelst Nachhülfe der Hand oder durch fremde Hülfe, manchmal aber auch damit gar nicht möglich.

Man theilt die Krankheit ein in Obstipitas vera und spuria:

1) Bei der Obstip. vera kann der Kranke den Hals nicht freiwillig, wegen eines Leidens der Muskeln oder der

Knochen und Bänder, aber nicht wegen heftiger Schmerzen, gerade richten, oder den gerade gerichteten Kopf gerade erhalten.

a) *Obstipitas muscularis, tendinosa* und *ligamentosa*. Hier ist das antagonistische Wechselverhältnifs der Muskeln u. s. w. des Kopfes, die zum Rumpfe gehen aufgehoben, ohne Spur einer Knochenkrankheit, ohne Entzündungssymptome oder Drüsenanschwellungen. Sie sind auf der Seite, wohin der Kopf geneigt ist, verkürzt, verdickt und hart.

Bei der Contraktur (*Contractura colli*) die allmählig kommt, sind sie einerseits hart, gespannt, und werden bei der (passiven) Geraderichtung des Kopfes, was sehr mühsam, oft schmerzhaft und ohne Bestand ist, noch härter und straffer; auf der andern Seite sind sie dagegen weich und weniger ausgebildet. Hierher gehört der angeborne schiefe Hals (*Obstip. congenita*). — Bei der Lähmung, (*O. paralytica*) die allmählig oder plötzlich kommt, liegt die Ursache, wenn sie partiell ist, in den entgegengesetzten Muskeln, die sich weich und welk anfühlen, während die der schiefen Seite ohne sonderliche Härte sind, wobei sich der Kopf ohne Mühe und Schmerzen gerade richten läfst, aber beim Nachlafs der unterstützenden Hülfe sogleich wieder zurücksinkt; trifft die Lähmung sämmtliche Muskeln des Halses, so fehlt alle Haltung des Kopfes, und er folgt ohne Widerstand seiner eigenen Schwere oder fremden Richtunggeben. Beide, Lähmung und Contraktur sind anhaltend und schmerzlos. — Zuweilen ist der schiefe Hals Folge von übler Angewohnheit, (*O. ex consuetudine*) z. B. bei lange dauernden Drüsen- und anderen Geschwülsten der einen Seite des Halses, die, weil sie nur schwer zur Eiterung zu bringen sind, anhaltend fomentirt oder cataplasmasirt werden müssen; oder durch anhaltendes Liegen im Bett auf einer Seite, oder Tragen der Kinder auf ein und derselben Seite, wodurch man sich angewöhnt den Kopf nach der entgegengesetzten Seite übergeneigt zu halten; — oder er kommt bei Greisen (*O. senilis*) in Folge von Rigidität oder Schwäche der Muskeln und Bänder vor. — Der Halsstarrkrampf (*O. spasmodica*, *tetanica*, *Tetanus collaris*, Halsstarre) kommt plötzlich und ist meist vorübergehend, doch länger andauernd als bei bloſsen Zuckungen, Spasmus clonicus. Hier ist der Kopf gewaltsam und schmerzhaft herumgedreht, vor- oder rückwärts, oder seitwärts gezogen, und läſst sich nicht gerade richten; die Muskeln sind auf beiden Seiten gespannt, oft in zitternder Bewegung, und sind dann auch gleichzeitig andere krampfhafte Zufälle zugegen. Nicht selten hört diese spasmodische Verdrehung zur Nachtzeit auf.

b) *Obstipitas ossaria.* Beginnt das Uebel in den Knochen, als Verschwärung oder Erweichung der Halswirbel, (*Caries* s. *Sarcosis vertebrar. colli*) so weichen die Muskeln wenig oder gar nicht von ihrer Norm ab, und findet man sie auf keiner Seite sehr hart, oder zusammengezogen; dagegen werden Symptome von einem Kranksein der Knochen und deren Artikulationsflächen mehr oder weniger deutlich wahrgenommen, und zieht erst später ein Erkranken der weichen Theile nach sich. — Das Uebel entsteht langsam, nimmt immer einen chronischen Verlauf und wird bleibend. — Die Bewegung ist sehr erschwert oder gänzlich aufgehoben. Bei der selten vorkommenden Erweichung findet jedoch das Gegentheil statt. Die durch fremde Hülfe versuchte Geraderichtung ist sehr schmerzhaft. Die schiefe Stellung des Kopfes schreitet sehr langsam fort, meist nach vorwärts, oder zur Seite; oft entdeckt man hier eine widernatürliche Vertiefung oder Erhabenheit und Verschiebung der Halswirbel, besonders wenn man versucht den Kopf gerade zu richten. Das Schlingen und Athmen wird erschwert bei immer zunehmenden, ziehenden, spannenden Schmerzen, zumal beim Wirbelkrebs (*Spondylarthrocace cervicalis*). Der Schmerz wird endlich so unerträglich, daſs Patient den Kopf hier stets mit beiden Händen faſst, um ihn festzuhalten. Der Nacken wird steif und der Kopf sinkt immer tiefer. Diese Obstipitas ossaria erfolgt auch zu Folge einer Verwachsung der Halswirbel unter sich, oder des Hinterhauptbeins mit dem Atlas (*Anchylosis cervicalis*), und verursacht dann eine vollkommene Unbeweglichkeit; oder in Folge einer fortschreitenden Krümmung des Nackens (*Obstip. gibbosa*) wie bei Lastträgern oder im höheren Alter.

2) Bei der Obstipitas spuria, dolorosa, liegt die Ursache des Schiefstehens des Kopfes, oder die scheinbare

Steifheit des Halses in heftigen Schmerzen, die besonders jeder Versuch zur Bewegung und Geraderichtung des Kopfes erregt, und mit ihnen, wenn nicht Contraktur oder dergleichen zurückbleibt, vergeht. Zugleich ist hier das Schlingen und bisweilen selbst das Athemholen mehr oder weniger verhindert. Die veranlassenden Ursachen sind aufser den Entzündungs- und Drüsengeschwülsten, vorzugsweise gichtische, rheumatische, katarrhalische, scrophulöse, syphilitische, scorbutische u. a. Schmerzen am Halse und Nacken, vernachläfsigte, künstlich erregte Nackengeschwüre, Angina faucium, Laryngitis venerea u. dgl.

Nach Verschiedenheit der Ursachen und der Möglichkeit der Heilung, theilt man den Torticollis noch ein: 1) in den temporellen und permanenten.

Bei ersterem steht der Kopf oft gerade, oft aber wieder schief, woran meist Krampf oder Paralyse des Muscul. sternocleidomastoideus oder des Platismamioides schuld ist.

Bei dem Permanenten findet die Geraderichtung kaum statt, oder ist gar nicht möglich, und wird dann auch bei langer Dauer des Uebels der Kopf und selbst das Gesicht ungleich gebildet, indem die Gesichtsmuskeln der tiefer stehenden Seite sich auch nach und nach stärker zusammenziehen, als auf der andern, und dadurch einen unangenehmen Anblick gewähren. 2) Nach den verschiedenen Graden der Krankheit in dem Vollkommenen, wobei der Kranke ohne grofse Anstrengung dem Kopfe wieder eine gerade Richtung geben kann; in dem Vollkommneren wobei dies nur mit grofser Anstrengung, oder durch Hülfe Anderer geschehen kann, und in dem Vollkommensten, wo die Geraderichtung durchaus nicht mehr möglich ist.

Diese Krankheit kann sonach ihren Grund bald in einer unregelmäfsigen Thätigkeit der Muskeln des Halses, als des Latiss. colli, vorzüglich aber des Sternocleidomastoideus, oder in bedeutenden unförmlichen Narben, oder endlich in Krankheiten der Halswirbel selbst und deren Bänderapparat haben.

Die am häufigsten vorkommende Ursache liegt aber in der abnormen Muskelthätigkeit, welche durch die Gewohnheit, den Kopf immer auf eine Seite zu hängen, besonders bei Kindern, wenn sie immer auf einem Arme getragen, den Kopf stets gegen ein und dieselbe Seite anlegen, oder im Bette stets auf einer Seite schlafend liegen, ober bei chronischen, besonders scrophulösen Drüsengeschwüren am Halse, anhaltend mit schweren warmen Umschlägen und anderweitigen zweckwidrigen Verbandstücken belästigt werden, oder durch Krampf und organische Veränderungen in der Struktur des Muscul. sternocleidomastoideus hervorgebracht wird; oder die Ursache einer solchen abnormen Thätigkeit liegt wohl in einer Kontraktur dieser Muskeln der einen Seite wodurch deren antagonistisches Wechselverhältnifs aufgehoben wird; oder in einem paralytischen Zustand derselben auf der einen Seite, wodurch das natürliche Wirkungsvermögen der Muskeln der anderen Seite überwiegend, und der Kopf nach der Seite herabgezogen wird. Nur selten kommt der schiefe Hals als Fehler der ersten Bildung vor. Oefter liegt die Ursache nur blofs in der Haut und dem breiten Halsmuskel, wie besonders durch schlechte Narbenbildung nach Verbrennungen, chronischen Geschwüren, oder in Folge metastatischer Ablagerungen, wodurch entweder ein stärkerer Kontraktionszustand der Haut und der Muskeln, oder ein chronisch entzündlicher Zustand der Ligamente der einen Seite hervorgebracht wird, oder sie liegt in Wunden mit Substanzverlust, wodurch die Haut und Muskeln der einen Seite verkürzt, und dadurch die antagonistische Wechselwirkung gestört oder gänzlich aufgehoben wird. — Dafs nun aber die Ursache des schiefen Halses durch ein Knochenleiden bedingt wird, erkennt man aus der Abwesenheit der zuvor angegebenen krankhaften Veränderung der Weichtheile, und den gleichzeitigen Erscheinungen allgemeiner Knochenerweichung, wobei der Kopf ungleich mehr beweglich ist.

Die Prognose richtet sich sowohl nach den Ursachen, als besonders nach der Dauer des Uebels, denn ist dasselbe einmal veraltet, so ist keine Heilung mehr möglich. Die Muskeln haben alsdann alle ihr Wirkungsvermögen verloren, die Bänder der Halswirbel sind unnachgiebig geworden, und die Halswirbel selbst zusammengedrückt, auf der einen Seite viel breiter als auf der andern und anchylosirt. Liegt das Uebel nur blofs in den Muskeln und ist der Kranke noch jung, so ist die Prognose immer günstig, was selbst beim Beginnen des Knochenleidens unter ähnlichen Umständen, so wie besonders nach dem Grade und der Natur des Knochenleidens noch galt.

Haben aber einmal die Wirbelbeine des Halses organische Strukturveränderungen erlitten, und ist Patient schon über 30 Jahre, oder sind die Körper der Wirbel schon unter sich verwachsen, so ist das Uebel unheilbar. Schiefer Hals in Folge vorhergegangener schwerer Krankheiten, besonders schwerer Wochenbetten u. dgl. wird selten wieder hergestellt. Gewöhnlich erhält mit der Zeit der Kopf seine Beweglichkeit einigermafsen wieder, wenn er auch nicht immer gerade gerichtet werden kann, wofern er nur nicht anchylosirt ist.

Die Heilung des Torticollis ist nun verschieden nach denen zu Grunde liegenden Ursachen, in wiefern nämlich Hülfe noch möglich ist und wenn noch keine organische Verbildungen eingetreten sind. — Sie besteht in der Anwendung von inneren, den Ursachen entsprechenden, vorzugsweise aber äufseren Mittel. Liegt nun die Ursache des schiefen Halses in der abnormen Thätigkeit der Muskeln, so suche man deren überwiegende Kontraktion durch täglich mehrmals wiederholte Einreibungen von erweichenden und erschlaffenden Mitteln, als Altheensalbe, Bilsenkrautöl, Gänsefett, frische Butter u. dgl. zu schwächen, und den erschlafften Muskeln der anderen Seite, durch flüchtige, reizende, aromatische, geistige, stärkende Mittel, als Branntwein, Rum, Arrack, Seifen- oder Serpillenspiritus u. dgl. zu ihrer natürlichen Spannkraft wieder zu verhelfen, wozu man sich auch bei grofser Erschlaffung der Naphthen, des Liquors, Ammoniums, der Cantharidentinctur, der Elektricität, des Galvanismus u. dgl. bedienen kann. Würde wohl die Haut vom Einreiben roth, dann lege man mit diesen Mitteln befeuchtete Kompressen auf, und gehe von diesen Einreibungen allmählig zu Manipulationen, Streichen und Kneten, über, wobei man den Kopf in die Höhe zu heben und ihm allmählig seine Geraderichtung wieder zu geben sucht. Solche Uebungen müssen täglich 2—3 Mal $\frac{1}{4}$—$\frac{1}{2}$ Stunde, so lange fortgesetzt werden, bis dem Kopfe schmerzlos seine natürliche Stellung kann gegeben, und dieser selbst noch nach der entgegengesetzten Seite übergebogen werden kann. — Durch geeignete mechanische Vorrichtungen suche man nun die verkürzten Muskeln in beständiger Ausdehnung, und die verlängerten in fortdauernder Ruhe zu erhalten. Hierzu passen nach Maafsgabe der erforderlichen Kraft: *Stark's* Gurtenverband, *Richter's* lederner Kranz, *Köhler's* lederne Mütze mit Brustgürtel, *Gerdy's* geschnallter Brustgürtel und Mützenverband, *Boyer's* Maschine, *Jörg's* und *le Vacher's* Vorrichtungen und letzterer ähnliche Maschine von *Delacroix*. (Geraderichtungsmaschine mit Bügel und Halfter). (Vgl. *Gerdy's* chir. Verbandlehre a. d. Franz. Weimar 1828. §. 484 und 487. T. XIX und *Dieffenbach's* neue bearbeitete und mit Zusätzen vermehrte Verbandlehre von *Henkel*. Berlin, 1829. S. 441 u. 442. T. XXXIV. f. 2.) Die Vorrichtungen, welche Tag und Nacht getragen werden können und zugleich die Inunctionen und Manipulationen noch gestatten, verdienen hierzu besonders empfohlen zu werden. — Diese Apparate müssen so lange und zu Anfang ununterbrochen, in der letzten Zeit aber nur mehrere Stunden des Tages getragen werden, bis der Antagonismus zwischen beiden Kopfnickern völlig hergestellt ist.

Ist die Ursache dieses Uebels ein anhaltender Krampf, in welchem Fall es immer mehr oder weniger schmerzhaft und mit öfterem Nachlafs verbunden ist, so suche man die zu Grunde liegende innere Ursache zu entdecken und zu entfernen, und wende zugleich innerliche und äufserliche krampfstillende Mittel an.

Liegt der Fehler nur blos in Verkürzung der Haut, so fasse man diese unten am Halse in eine Längenfalte, schneide sie quer durch und verhüte, während der Heilung durch Eiterung und Bildung von Granulation, bei richtiger Stellung des Kopfes mit zuvor angegebenen Vorrichtungen, das Zusammenwachsen.

Sind bedeutende Narben die Ursache, besonders nach scrophulösen Geschwüren, Herpes exedens u. dgl. oder nach Verbrennungen, so reicht es in den gewöhnlichen Fällen hin, diese bis auf das unterliegende Zellgewebe in die Quere zu durchschneiden, und den Kopf in gerader Richtung bis zur *breiten* Narbenbildung zu erhalten.

Besteht eine solche Quernarbe, die wie ein Strick anzufühlen und mit den unterliegenden Theilen fest verwachsen ist, so mache man einen Schnitt ober und unterhalb der Narbe durch die Haut, und verfahre bei der Heilung wie im vorhergehenden Fall. — Nur bei flachen oberflächlichen Narben gelingt es bisweilen durch fleifsige erweichende ölige Einreibungen und öfteres Hin- und Herschieben derselben, wodurch das zu unnachgiebige und feste unterliegende Zellgewebe sich verlängert, nach und nach dem Kopfe eine gerade Richtung mit Beihülfe der erwähnten Vorrichtungen zu geben. — Da wo durch die lange Dauer des Uebels schon organische Veränderungen in der Struktur des Kopfnickers entstanden sind, welche jede Verlängerung desselben, durch die angegebenen Behandlungsweisen unmöglich machen, da ist die Durchschneidung dieses Muskels das noch einzige übrige Mittel. — Dem Zufolge mache man einen Zoll über dem Brustbeine einen Querschnitt durch eine aufgehobene Längenfalte der Haut bis auf den Muskel. Durch Beugung des Kopfes nach der kranken Seite suche man alsdann den Muskel zu erschlaffen, führe unter denselben eine Hohlsonde durch, und durchschneide auf dieser den Muskel. Da wo die Einbringung der Sonde hinter dem Muskel her Schwierigkeiten macht, suche man den gespannten Muskel schichtenweis zugig einzuschneiden, wobei es oft möglich wird dem Kopfe schon seine richtige Stellung zu geben, ohne die gänzliche Durchschneidung des Muskels nöthig zu haben. Die Wunde wird alsdann mit Charpie belegt, und der Kopf auf angegebene Art so lange in seiner natürlichen Lage befestigt erhalten, bis sich eine gehörig breite Narbe gebildet hat, und dann der Richtungsapparat noch einige Zeit getragen werden mufs, bis die Narbe die gehörige Festigkeit erhalten hat.

Um nun aber einer, nach dieser Operation immer erfolgenden breiten Narbe zu entgehen, fand sich *Dupuytren* veranlafst, bei einem 10jährigen Mädchen, deren Kopf wegen ununterbrochener krampfhafter Zusammenziehung dieses Muskels drei Jahre hindurch schief gestanden hatte, folgendes Verfahren einzuschlagen: Er machte mit einem geraden schmalen Scalpell einen Stich durch die Hautbedeckungen, genau am inneren Rande des zusammengezogenen Muskels, und schob die Klinge mit ihrer Fläche nach dem Muskel gekehrt, vorsichtig hinter demselben durch, und die Spitze des Messers am äufseren Rande dieses Muskels nach Aufsen durch. Jetzt wendete er die Schneide des Messers gegen den Muskel und durchschnitt eine hinlängliche Menge seiner Fasern, bis der Kopf seine natürliche Stellung wieder einnehmen konnte. Auf diese Weise wurde die äufsere Haut nicht durchschnitten und die spätere Narbe verhütet. Die durchgeschnittenen Muskelfasern wurden nun durch Depression der Clavicula und Hinüberziehen des Kopfes auf die entgegengesetzte Seite auseinander gehalten. Um Ersteres zu bewirken wurde die Hand der kranken Seite fest an den im Knie gebogenen Fufs gebunden, um durch die Clavicularfasern des Delta-Muskels die Clavicula abwärts zu ziehen. Letzteres bewirkte er durch eine um den Kopf geführte Cirkelbinde, die er unter der gesunden Achsel durchführte. (Bequemer und sicherer wäre wohl hierzu *Richter's* lederner Kranz.) Nach Verlauf von 13 Tagen waren die Stichwunden geheilt und die Kranke konnte ihren Hals frei bewegen, und der Fortgebrauch dieser Vorrichtung stellte nach 23 Tagen die Kranke völlig her.

Liegt die Ursache des Torticollis in einer Verbiegung der Halswirbel, und ist noch keine Anchylose und Structurveränderung derselben zugegen, so müssen die angegebenen Apparate, besonders die von *le Vacher*, *Lacroix*, so wie Streck- und Extensions-Maschinen, womit die Orthopädie in neuerer Zeit so reichhaltig versehen ist, zur allmähligen Geraderichtung des Kopfes in Anwendung gebracht werden.

Synonim. Deutsch. Schiefer, krummer, steifer Hals. Lat. *Caput obstipum*, *Campsis colli*, *Cervix obstipa*, *Collum obstipum*, *Cephaloloxia*, *Obstipitas*, *Obstipas*, *Torticollis*. Engl. *Wry-Neck*. Franz. *Torticollis*.

Litteratur.

Mauchart, Dissert. sist. caput obstipum. Tubing. 1787. in *Halleri* Disp. chir. select. T II.

Ten Haaf, aus den Schriften der Harlemer u. a. holländ. Gesellsch. gesammelt. Leipz. 1775. Bd. I. S. 262.

Rettig, Dissert. sist. caput obstipum. Badae 1783.
Gruve, Dissert. de capite obstipo. Traj. ad Rhen. 1786.
Gooch, chirurgic. Works. Vol. II. pag. 81. Lond. 1792.
Clossius, üb. d. Krankh. d. Knochen. Tübing. 1798. S. 252.
Hufeland, Bemerk. üb. d. natürl. u. geimpft. Blattern. Weim. 1788. S. 503.
Löffler in *Stark's* n. Archiv f. Geburtsh. B. I. St. 4. S. 421.
Jörg, üb. d. Verkrümmung d. menschl. Körp. u. s. w. Leipz. 1816. m. 6 Kupf. S. 96. T. II. Fig. 1 — 6. Ull — n.

CAPUT OSSIS, der Kopf eines Knochens. Man benennt so das halbkugelförmige, artikulirende Ende eines gröfsern Knochens, z. B. des Oberschenkelbeins, des Oberarmbeins u. s. w. S — m.

CAPVERN oder CAPBERN. Die nach diesem Ort benannte Mineralquelle, entspringt in einer sehr angehmen Gegend an der Strafse von Tarbes nach Bagnères de Luchon, in dem Département des Hautes-Pyrenées, ist ungemein wasserreich, farblos und klar, geruchlos, von einem faden Geschmack und hat nach *Alibert* die Temperatur von 25° R.

Früher zählte man sie zu der Klasse der Eisenwasser. Nach *Save's* Analyse enthält sie gleichwohl kein Eisen.

In einem Kilogramm Wasser fand derselbe, an flüchtigen Bestandtheilen nur 4 Kub. Zoll kohlensaures Gas, und an festen:

Schwefelsauren Kalk	$17\frac{5}{10}$	Gr.
Schwefelsaure Talkerde	$11\frac{5}{10}$	»
Salzsaure Talkerde	$\frac{25}{100}$	»
Kohlensaure Talkerde	$\frac{1}{8}$	»
Kohlensauren Kalk	$3\frac{1}{8}$	»
Verlust	$\frac{1}{8}$	»

Innerlich gebraucht wirkt sie eröffnend. Um sie auch in Form von Wasserbädern benutzen zu können, sind Einrichtungen hierzu vorhanden.

Litteratur.

Du Clos, observationes super aquis mineralibus diversarum provinciarum Galliae. 1685. p. 68.
Save, in Bulletin de Pharmacie. T. I. p. 146.
Analyse et propriétés médicales des eaux des Pyrenées par *Poumier*. 1813. p. 122.
Manuel des eaux minérales de la France par *Ph. Patissier*. Paris 1818. p. 507.
Précis historique sur les eaux minérales les plus usitées en Médecine par *J. L. Alibert*. Paris 1826. p. 120. O — n.

CARABUS. Eine Insectengattung aus der Ordnung *Caleoptera* nach *Linné, Eleutherata* nach *Fabricius*, welche mehr eine natürliche Sippschaft bildet, und von den Neuern auch in mehreren Gattungen getrennt ist. Sie gehört nach *Latreille* zur ersten Abtheilung, *Pentameres*, deren Fufsblätter aus fünf Gliedern bestehen, und zwar zur Familie *Adephagi* mit zwei Fühlspitzen auf jeder Unterkinnlade, also überhaupt sechs, und fadenförmigen Fühlhörnern. Die Carabi haben Unterkinnladen am Ende mit einer nicht gelenkartig angesetzten Spitze oder Haken, wie sie die Cicindelen besitzen. Der Kopf ist meistens schmaler als das Brustschild oder höchstens eben so breit, ihre Oberkinnladen haben meistens gar keine, oder doch sehr wenig Zähne. Viele haben keine Flügel, sondern nur Flügeldecken. Sie leben und so auch die Larven in der Erde, unter Stämmen und unter Baumrinden und sind meistens schnelle Raubinsecten. Sie ergiefsen aus ihrem After, wenn sie angegriffen werden, eine scharfe ätzende und oft sehr stinkende Flüssigkeit. *Geoffroi* kam zuerst auf den Gedanken, dafs diese Thiere die Buprestes der Alten sein möchten, welche sie für giftig, besonders für die Ochsen hielten, daher der Name. Als man zuerst den Carculio antiodontalgicus in Italien gegen Zahnweh anwandte, empfahl man auch andre Insecten zu demselben Zwecke, besonders streng riechende und einen Saft auslassende; unter andern auch Carabus ferrugines, ohne jedoch die übrigen Arten auszuschliefsen. L — k.

CARANNA. Unter dem Namen *Gummi Carannae* kommt ein Gummiharz aus Mexiko in ziemlich grofsen, plattgedrückten Stücken zu uns, hier und da mit Blättern von Schilf umgeben. Diese Stücke sind sehr zerbrechlich, äufserlich sehr wenig glänzend und dunkelbraun, inwendig matt und heller braun, gleichsam bunt. Einige Stücke sind grünlich-schwarz. Der Geschmack ist harzig und schwach. An der Flamme entzündet es sich leicht und brennt mit einem balsamischen Geruch. Das Wasser wird davon goldgelb gefärbt und löfst etwa $\frac{3}{8}$ auf. Weingeist wird eben so gefärbt und nimmt ungefähr $\frac{3}{8}$ auf. *Geoffroi* und *Lewis* erhielten daraus ein gelbes, wohlriechendes ätherisches Oel. Frisch soll es weich sein. Dieses ist die Nachricht, welche

Murray (Appar. medic. 6. p. 198.) davon giebt. Nach *Hagen* (Lehrb. d. Apothekerkunst 1. p. 598) ist es grau oder grünschwarz, an Geschmack dem Gummiammoniak ähnlich, und angezündet riecht es nicht unangenehm. Je weifser desto besser, besonders wenn es weich und doch nicht klebrig ist. Was man jetzt hin und wieder auf den Apotheken findet, ist eine schwarze, zerbrechliche Masse ohne Geruch und Geschmack. Er kommt also sehr verschieden vor. Die Alten gebrauchten es besonders äufserlich bei kalten Geschwülsten, wie Ammoniakgummi, auch zum Räuchern. *Virey* (Hist. natur. d. médicam. p. 293) sagt, es komme von Aegınetia carannifera Mutis; doch sagt er nicht, was es für eine Aeginetia sei. Denn Aeginetia indica *Roxb.* ist eine indische Pflanze (*Orobanche Aeginetia Linn.*) und Aeginetia longiflora *Cavan.* eine Bouvardia. Die Alten geben eine Palme an. Auch leitete man es von Bursera gummifera ab. L — k.

CARAPA. Eine Pflanzengattung zur natürlichen Ordnung *Cedrelaceae* gehörig und *Linné's Octandria Monogynia.* Der Kelch ist viertheilig, vier Blumenblätter; eine cylindrische 8zähnige Röhre, welche die Staubfäden trägt; eine einfächrige, vierklappige Frucht, welche vier ungleiche Nüsse (*Pyrenae*) enthält. *Aublet* gab dieser Gattung den Namen *Carapa; Willdenow* nennt sie *Persoonia,* weil er die von *Smith* als *Persoonia* bestimmte Gattung noch nicht kannte; *Lamark* vereinigte *Xylocarpus Granatum Koenig* damit und nannte die letztere *Carapa moluccensis*, daher bringt *Sprengel* umgekehrt *Carapa* zu *Xylocarpus.*

1) *C. gujanensis Aublet gujan.* 2. Suppl. p. 32. t. 387. Persoonia guarcoides *Willd.* sp. 2. p. 331. Xylocarpus Carapa *Spreng.* syst. 2. p. 213. Ein sehr grofser 60 — 80 Fufs hoher Baum von 3 — 4 Fufs im Durchmesser. Die Blätter sind gefiedert, drei Fufs lang; die Blättchen stehen zu 19 Paaren, sind einen Fufs lang und 3 Zoll breit. Von diesem Baume kommt zuerst die Caraparinde, wovon ein Aufgufs mit Wasser als ein Wurmmittel und Fiebermittel in Gujana gebraucht wird, und auch als solches nach Frankreich gesendet ist. Sie hat eine Dicke von ungefähr zwei Linien, eine graue, runzlichte Oberhaut, und unter dieser eine gelb-

lichbraune und inwendig eine dunkelrothbraune Farbe, einen ebenen Bruch mit vielen glänzenden Punkten. Zuweilen sitzen noch Stücke Holz an der Rinde von bräunlichweifser Farbe. Das Holz hat keinen auffallenden Geschmack, die Rinde aber einen sehr bittern. *Petroz* und *Robinet* fanden darin einen Stoff von gelblich weifser Farbe, der deutliche Zeichen der Alkalicität gab, und in Wasser auflöfslich schien. Sie hatten nicht genug, um die gehörigen Versuche zu machen. Die Säure, womit dieses Alkaloid verbunden ist, zeigt viele Aehnlichkeit mit der Chinasäure. Auch fanden sie einen färbenden harzartigen Stoff, wie Chinaroth, einen in Wasser auflöfslichen Farbestoff, eine grüne, fette Materie, ein Kalksalz, vielleicht chinasaures. (Journ. d. Pharmac. 1821 No. 8. p. 343. *Trommsd.* N. Journ. d. Pharm. 6. B. 2 St. S. 194) Aus den reifen Samen prefst man oder läfst blofs ausfliefsen das Carapaöl, ein weifses, dickes, sehr bitter schmekkendes Oel, welches an der Luft bald ranzig und gelb wird, aber seine Bitterkeit nicht verliert. Es ist ein kräftiges Mittel gegen Würmer zu ein bis vier Drachmen genommen. In Amerika reibt man sich den Körper damit, um allerlei Ungeziefer abzuhalten, besonders die Füfse gegen das Eindringen der Chiques (*Pulex penetrans Linn.*) zu schützen. S. *Froriep's* Notizen B. 26. Nr. 21. L — k.

CARBASA. S. Charpie.

CARBO. S. Abscefs. Carbunkel.

CARBO (naturwissenschaftlich). S. Kohle.

CARBO PALPEBRAE. S. Antracosis.

CARBONAS heifst eine Verbindung der Kohlensäure mit einer Base. L — k.

CARBONES. S. Carbunkel.

CARBUNCULUS ist eine, schon von den Alten unterschiedene, unter brennenden Schmerzen entstehende, jedesmal in Brand übergehende Entzündung des Zellgewebes und der Haut, welche sich durch eine umschriebene Härte, dunkelrothe Farbe und durch einen baldigen Ausbruch von Brandphlyktänen auszeichnet, unter denen man die festen Theile in trocknem oder feuchtem Brand abgestorben findet. Nach der Ausdehnung des Carbunkels, je nachdem das örtliche Uebel ein durch gelindere oder bösartige fieberhafte

Allgemeinleiden bedingtes symptomatisches, oder durch Contagien entstanden ist, theilt man den Carbunkel in den einfachen, bösartigen (*malignus*) und den kontagiösen, oder die schwarze Blatter, *Pustula maligna*.

Der einfache Carbunkel zeigt sich als eine umschriebene, harte, dunkelrothe, von brennenden Schmerzen begleitete Geschwulst, auf deren Gipfel bald eine oder mehrere, fahles oder blutiges Serum haltende Brandblasen sich heben, unter denen die Haut wie ein gebrannter, schwärzlicher Schorf, abgestorben ist. Dieser Schorf ist von einem bräunlichen oder blaurothen Hofe umgeben, platzt nach einigen Tagen und es ergiefst sich dann durch diese Oeffnungen ein blutiger, dünnflüssiger, ichoröser Eiter. In einigen Fällen begreift die Mortification die Haut nicht mit in sich; man findet diese dann über das brandige gräuliche Zellgewebe gespannt, braunroth, dünn, atrophisch; es bilden sich dann gewöhnlich mehrere sich allmählich durch Verschwärung vergröfsernde, endlich in eine zusammenfliefsende rundliche Oeffnungen, welche den nach und nach in Zotten und flockigen Massen unter blutiger ichoröser Eiterung erfolgenden Austritt des brandigen Zellgewebes verstatten. Muskeln, Arterien und Nerven findet man nach Absonderung des Brandigen oft wie durch anatomische Präparation blofsgelegt; es erfolgt nun aber auch eine gutartige Eiterung und bildet sich dann bald eine unregelmäfsige, immer vertiefte Narbe. Der einfache Carbunkel entsteht oft bei anscheinlich gesunden Personen; bei näherer Untersuchung wird sich aber immer ergeben, dafs er nur in Folge psorischer oder gichtischer Cachexieen, nach längerer Zeit hindurch vorhandenen Unreinigkeiten der ersten Wege und bei Menschen vorkommt, welche schädlichen Einflüssen einer verdorbenen Luft ausgesetzt waren, welche ungesunde Nahrung genossen und deren Haut durch Schmutz und schlechte Bekleidung gegen Kälte und Nässe, geschwächt worden ist. Vesicatore und Synapismen bewirken unter solchen Umständen oft den Ausbruch des Carbunkels. Nicht selten erscheint er als kritisch bei gastrisch-biliösen Fiebern, sitzt am häufigsten im Nacken und auf den Schulterblättern und sind ihm alte Leute vorzugsweise unterworfen. Die Prognose

nose richtet sich in allen diesen Fällen lediglich nach der minderen oder gröſseren Bedeutung des Allgemeinleidens, und nach dem Kräfte-Zustande des befallenen Individui. Es geht deutlich hieraus hervor, wie die innere Behandlung des Carbunkels der verschiedenen Natur der Ursache desselben angepaſst sein müsse; wie öfters Brechmittel, Digestiv-Mittel, gelinde diaphoretische oder kühlend säuerliche Getränke, selten oder nie aber eine direkt schwächende Behandlung durch Aderlässe angezeigt seien, wie vielmehr, so es die Umstände erlauben, zur Unterstützung einer gutartigen Eiterung bald ein mehr hebendes und stärkendes Verfahren eingeschlagen werden müsse. Die chirurgische Behandlung ist eben so einfach. Da die Krankheit immer durch Eiterung beendigt wird, so werden zeitig maturirende Cataplasmen aufgelegt; man spaltet durch einen Kreuzschnitt die über das brandige Zellgewebe gespannte Haut, wodurch die Zerrung der Hautnerven aufgehoben, die Schmerzen sehr bald gelindert werden. Man gewinnt so auch den Zugang zum Heerde der Krankheit, verbindet mit Digestiv-Salbe, oder wendet in Fällen, wo man den Verlauf etwas beschleunigen will, Aetzmittel auf die halb abgestorbenen Parthien an, so das Butyr. antim., den Lapis causticus chirurgorum.

Der bösartige Carbunkel zeichnet sich von dem einfachen Carbunkel durch wo möglich noch stärkere, brennendere Schmerzen in der Entstehung, durch ausgedehntere, tiefer sitzende Härte, durch eine, die Beschränkung des Uebels aufhebende, eine emphysemartige teigige Anschwellung verursachende, asthenische blaſsrothe Entzündung der Umgebungen aus. Er ist immer durch Vorboten angekündigt und von Symptomen begleitet, die ein sehr tief eingreifendes Allgemeinleiden andeuten, als Abgeschlagenheit der Kräfte, Ekel, Erbrechen, Ohnmachten, Präcordialangst, Entstellung der Gesichtszüge, Kopfschmerz, Schlaflosigkeit, Delirien bei einem kleinen, zusammengezogenen, frequenten Pulse; die Symptome einer Febris nervosa asthenica. Das Fortschreiten des Brandes, der hier oft in der Tiefe verborgen, sehr ausgedehnt ist, steht nur, wenn die Krankheitsursache sich in der Heftigkeit des örtlichen Uebels erschöpft hat; die peripherische Entzündung nimmt dann einen phlegmonösen Charakter an, macht gutartige Eiterung und stöfst das Brandige ab; oft aber sind die Kräfte des Kranken schon durch das Allgemeinleiden so geschwächt, dafs bei dem Einflusse der örtlichen Fäulnifs, vielmehr ein gänzliches Sinken derselben und der Tod manchmal schon am 3ten Tage eintritt. Die Gefahr ist gröfser wenn der Carbunkel am Halse, am Kopfe, an der Achselhöhle sitzt, als wenn er die Extremitäten befällt, wenn er eine sehr grofse Ausdehnung hat, wenn die Umgebungen des Brandes eine schmutzig braunrothe, livide Farbe haben und keine lebhafte Entzündung eintreten will, wenn eine vorhandene Entzündungsgeschwulst plötzlich einsinkt, wenn schwächliche Subjekte, Kinder und Greise befallen sind. Ein günstiger Verlauf steht hingegen zu erwarten, wenn lebhaftere Entzündung im Umfange der Geschwulst erscheint, wenn nach dem Ausbruche mäfsige Schweifse bei turgider Haut erfolgen, wenn die meisten bösen Symptome des Allgemeinleidens, Erbrechen, Präcordialangst und Schwindel verschwinden, wenn der Carbunkel mit anderen kritischen Symptomen, bei jenen gastrisch-biliösen und nervösen Fiebern in einer nicht zu frühen, sondern für die Krisen geeigneten Periode der Krankheit erscheint und die Kräfte des Kranken noch nicht aufgerieben sind.

Bei der Behandlung des Carbunculus malignus, mufs die Aufmerksamkeit und Thätigkeit des Arztes nie einseitig auf den allgemeinen oder örtlichen Zustand gerichtet sein. Indicationen sind hier, sei nun das Fieber ein dem Carbunkel sekundäres symptomatisches, oder finde der umgekehrte Fall Statt, die Störung der gastrischen Funktionen, vorzüglich durch Brechmittel, zu heben, oder wenigstens in eine kritische Thätigkeit umzustimmen; die Neigung zur Zersetzung der Säfte durch Administration der Mineralsäuren, vorzüglich des Acidi muriatici oxygenati, durch kalte Waschungen der Haut zu beschränken, und zeigen sich kritische Erscheinungen, dieselben durch Wein, Valeriana, Serpentaria zu unterstützen, wogegen die China nur dann erst in Gebrauch gezogen werden kann, wenn es darauf ankommt, die zur Beseitigung der abgestorbenen Massen nöthigen Kräfte zu erhalten.

Die chirurgische Behandlung bemüht sich der Brandjauche gehörigen Abflufs zu verschaffen, die fehlerhafte Entzündung des Carbunkels zu verbessern, so den Verlauf zu kürzen und das Umsichgreifen des Brandes zu verhindern. Die Alten schrieben schon die Einschneidung und Aetzung des Carbunkels durch das Ferrum caudens vor. Jetzt spaltet man die Brandkruste durch einen Kreuzschnitt, ätzt diesen und den Umfang des Schorfes mit butyrum antim. oder Kali causticum, legt erweichende Umschläge über und vertauscht diese, je nachdem die Entzündung sehr schleichend ist, oder zu fauliger Verschwärung hinneigt, mit reizenden oder antiseptischen Salben und Cataplasmen z. B. Unguent. elemi, styracis, China; spec. aromat. mit Kampferessig und Honig zur Pflasterconsistenz gemacht. Die Erfolge, welche die äufserliche Anwendung des Holzessigs und des Liq. natri chlorinici in brandigen fauligen Verschwärungen neuerlich gegeben haben, laden uns ein, auch in dieser Krankheit davon Gebrauch zu machen. Vor der gänzlichen Exstirpation der brandigen Theile durch das Messer, welche von mehreren älteren und neueren Chirurgen angerathen ist, mufs jedoch gewarnt werden, da sie sehr leicht zu schädlichen Blutverlusten Anlafs giebt; aus diesem Grunde darf selbst die Lösung der brandigen Zotten nicht durch Zerrung befördert werden; es genügt, um das Geschwür wo möglich von den brandigen Parthien zu reinigen, dieselben an ihrer festen Verbindung mit der Scheere abzutragen.

Der kontagiöse Carbunkel, Milzbrand-Carbunkel, schwarze Pocke, *Pustula maligna,* ist eine rosenartige in Brand übergehende Entzündung der Haut und des Zellgewebes, welche als Reaction auf Impfung eines durch Anthrax-Fieber und Blutseuche der Wiederkäuer und Pferde erzeugten thierischen Giftes erscheint. Unter Jucken und Prickeln hebt sich an der Impfstelle ein mit blasser, strohgelber Lymphe gefülltes, Hirsekorngrofses Bläschen oder Pustelchen, diesem folgt bald eine in der Tiefe verborgene aber fühlbare rundliche Härte, taube ziehende Empfindungen, ein Gefühl von Schwere in dem affizirten Gliede durch Betäubung der Nerven. Oft ist die Pustel des Juckens wegen aufgekratzt und erscheint hier als ein bräunlicher, glänzender, hornartig eingetrockneter Flecken. Die Umgebungen fangen an zu schwellen, sind dicht um der zur Linsengröfse angewachsenen Pustel blauroth gefärbt; von hier aus geht eine Schattirung bis auf den Umfang der Geschwulst in das Bleiche. Allmählig hebt sich nun auch auf dem blaurothen Grunde die Oberhaut in Brandphlyktänen, welche mit blutigem Serum gefüllt sind, diese platzen und die Impfungsstelle hat alsdann eine eingesunkene, nässende, späterhin eingetrocknete, schwärzliche Umgebung, in derem Bereiche man die Theile bis tief in das Zellgewebe in einen trockenen, braunrothen oder schwarzen, lederartigen Brandschorf verwandelt findet. Die umgebende Geschwulst hat jetzt aber schon ein erysipelatöses Ansehn angenommen, ist blafsroth, dem Carbunkel näher, desto steifer und teigiger durch Anschoppung des Zellgewebes mit einer sulzigen, gallertartigen Masse; sie dehnt sich immer weiter nach dem Rumpfe zu aus, zeigt hier und da Brandblasen. Man findet nun auch einen sekundären feuchten Brand des Zellgewebes, oft in grofser Ausdehnung, im Umfange des trocknen harten Brandschorfes. In einzelnen Fällen überzieht die erysipelatöse Geschwulst den ganzen Truncus vom Kopfe bis zu den Schenkeln und sind dann die Theile, wo eine lockere Textur des Zellgewebes statt findet, als Augenlider, Hals, Brüste, Hodensack am meisten geschwollen und infiltrirt. Allgemeinleiden tritt als gestörte Sensibilität bei beginnender Geschwulst auf und zeigen sich dann Schwindel, Mattigkeit, Ohnmachten, Uebelkeiten u. s. w., später wird dasselbe fieberhaft, der gastrische Apparat geräth vorzüglich in Unordnung, und wie bei anderen thierischen Vergiftungen, nimmt das Fieber gern einen gastrisch-biliösen, nervösen Charakter an. Der Verlauf dieser hier in ihrer gröfsten Ausbildung beschriebenen Krankheit, wird in einzelnen Fällen schon am 2ten oder 3ten Tage mit dem Tode beendigt, bevor noch der Carbunkel völlig ausgebildet ist, und geschieht diefs durch den lähmenden Einflufs des Contagii auf den Organismus. Selten tritt unter mäfsigen kritischen Schweifsen vor dem zehnten Tage ein Sinken der Geschwulst und gutartige Eiterung ein. Der Differenzen giebt es viele. 1) Statt der Pustel wird zuerst die Krankheit als braunrother, livider, Linsengrofser, nicht erhabener Flecken sichtbar: *Puce maligne — Pustule maligne déprimée.* 2) Es tritt durchaus kein Allgemeinleiden ein. 3) Die Krankheit ist in einigen Fällen mit dem Brandigwerden der affizirten Hautstellen beendigt, ohne dafs die sekundären Entzündungen hinzutreten, z. B. als *Carbunculus polonicus* oder die *Czarna Krosta.* 4) Die Lymphgefäfse finden sich in einigen Fällen nach dem Centro hin geröthet und geschwollen, die Drüsen nach welchen diese gehen ebenfalls angeschwollen. Selten ist ein pemphigusartiger Ausschlag auf den geschwollenen Theilen zu bemerken.

Der Milzbrand-Carbunkel entsteht nur durch Impfung des genannten Thiergiftes auf zarte oder wunde Hautstellen, an Händen, Armen, Gesicht, Hals, Brust, kann aber durch die mit dem Contagium beschmuzten Hände auf jede andere Stelle übergetragen sein, ohne dafs diese, wo die Haut unorganischer und dicker ist, affizirt werden. Es wurde diese Krankheit geimpft durch das Anspritzen des Blutes kranker oder schon todter Thiere, durch Berührung des Fleisches, Anspritzen der sulzigen das Zellgewebe der Milzbrandstücke anschoppenden Masse; es haftet das Contagium auch an den Fellen und der Wolle noch längere Zeit hindurch, und sind also dem Uebel vorzüglich Fleischer, Hirten und alle Wollarbeiter und Gerber ausgesetzt. Ihr Vorkommen ist häufiger im Sommer und Spätherbst, wo sich die Krankheiten unter den Heerden zeigen, in Auen-Gegenden, fettem Marschboden und Steppenländern.

Der contagiöse Carbunkel unterscheidet sich wesentlich durch Abwesenheit aller Vorboten, durch Beginn der Krankheit als Bläschen und Pustel, unter welchen sich erst späterhin Härte und Geschwulst bildet, durch Abwesenheit deutlicher Schmerzen, durch tiefe Lage der primären Geschwulst, durch einen ganz trockenen, tiefen, schwer zu durchschneidenden Brandschorf, durch raschere Regeneration der abgestorbenen Parthien, vom Carbunculus gangraenosus, wo das Gegentheil der erwähnten Punkte Statt findet. Die Prognose richtet sich nach der Intensität des Uebels, welche wie wir schon gesagt haben, so sehr verschieden ist, ein Umstand der sowohl einer gröfseren oder geringeren Schärfe des Giftes, oder einer im gröfseren oder geringeren Grade vorhandenen Empfänglichkeit für dasselbe zuzuschreiben ist. Entsteht die schwarze Blatter am Kopfe und Truncus, so ist jedesmal die Gefahr gröfser; am bösesten ist sie im Gesicht und am Halse und kann hier durch Strangulation und Compression der Venen tödlich werden, abgesehen davon, dafs auch das Allgemeinleiden in diesen Fällen immer um vieles stärker zu sein scheint, als bei einer Affektion der Extremitäten. Am gefährlichsten ist der Sitz auf den Lippen und der Zunge. Bei der Behandlung des Carbunculus contagiosus wird man immer glücklich sein, wenn man nie vergifst, dafs man es mit einer vergifteten Wunde zu thun hat, welche als ein eigenthümlicher Entzündungsheerd in allen den Fällen, wo Allgemeinleiden hinzutritt, das Blut inficirt dem Centro zurückschickt und einen höchst nachtheiligen lähmenden Einflufs auf das Nervensystem ausübt. Man sucht deshalb das Gift zu entfernen, zu tödten, und der Entzündung ihren bösen Charakter zu nehmen durch Exstirpation oder Cauterisation der affizirten Theile. Erstere wird nur selten nöthig sein, da die Cauterisation der Pustel und ihrer Umgebung mit lapis causticus, welcher, wenn schon der Brand eingetreten ist, eine kreuzende Spaltung der brandigen Parthien durch das Messer voran gehen mufs, fast in allen Fällen ausreicht. Rathsam ist es, die halb abgestorbene Umgebung eines schon vorhandenen Brandschorfes vollends zu tödten. Hierauf wendet man entweder maturirende reizende Salben, z. B. Unguent. elemi mit einem Zusatz von Campher oder dergleichen Cataplasmen, auch Fomentationen mit der Aqua oxymuriatica in der Absicht an, ein vielleicht noch vorhandenes Contagium durch dieselben zu zersetzen. Späterhin, wenn sich der erste Eiter zeigt, gelten in diesem brandigen Eitergeschwüre keine besonderen kurativen Regeln. Der inneren Behandlung liegt es auf der anderen Seite ob, die Empfindlichkeit des Organismus gegen den nachtheiligen Einflufs der örtlichen Krankheit abzustumpfen, die Expansion und Turgescenz der Säfte nach aufsen zu steigern, durch Opium, Campher, Diaphoretica, welche wie im Schlangenbisse, auch hier von der ausgezeichnetsten Wirkung und selbst bei einem schon vorhandenen fieberhaften Allgemeinleiden mit Störung der gastrischen Functionen nicht kontraindicirt sind, wenn dieses noch Reste des im Anwachsen begriffenen primären Leidens und noch nicht selbstständig geworden ist. In vorgeschrittenen Fällen aber gilt ohne Ausnahme hier, was von der Behandlung des Carbunculus malignus gesagt ist.

Synon. Deutsch. Karbunkel, Carfunkel. Lat. *Anthrax* (v. ανθραξ, die Kohle) *Carbo*. Engl. *Carbunkle*. Franz. *Charbon*.

Litteratur.

C. Herrera, de carbunculis animadversiones. Pintiae 1604.

Bücking, der gutartige Carbunkel. Stendal 1786.

Loeher, de anthrace venenato dissert. Tubing. 1786.

Richter's, *S. Cooper's*, *Boyer's*, *Richerand's*, *Chelius*, Handbücher der Chirurgie.

Larrey, mém. de chirurgie militaire. T. I.

J. F. Hoffmann, der Milzbrand- oder contagiöse Carfunkel. Stuttgart 1827.

v. Gräfe's u. *v. Walther's* Journ. f. Chir. u. Augenh. Bd. VII. p. 185.

B — w.

CARBUNCULUS BULBI. Der Carbunkel des Auges. Der Augapfelcarbunkel ist eine kleine brennende dunkelrothe Geschwulst in der Conjunctiva scleroticae, die sehr bald sich auf die übrigen Theile des Augapfels fortpflanzt, in Eiterung und Brand übergeht, eine Rhexis bulbi verursacht, und so eine Atrophie dieses Organs herbeiführt. Sie soll nach einigen Schriftstellern, z. B. nach *Bernstein* (denn der Verfasser dieser Zeilen hat dieses Augenleiden noch nie gesehen), unter denselben Umständen eintreten, wie der Carbunkel des Augenlides. Der Augapfelcarbunkel kommt sehr selten vor. Die Behandlung ist die des Carbunkels überhaupt, (S. diesen Artikel) jedoch modificirt auf das Organ angewendet, welches erkrankt ist.

Synon. Lat. *Carbunculus bulbi*. Franz. *Carbuncle de l'oeil*.

v. A — n.

CARBUNCULUS PALPEBRARUM. Carbunkel des Augenlides. Augenlidcarbunkel. Der Carbunkel (S. diesen Artikel) des Augenlides bildet sich meistens am obern Augenlide, und stellt einen schnell in Brand übergehenden Furunkel dar. Diese Species des Carbunkel weicht sichtlich ihres Charakters, Verlaufs, hinsichtlich ihrer Erscheinungen, und ihrer Folgen von Carbunkel überhaupt nicht ab, und bedarf nur hinsichtlich der Stelle die sie einnimmt einer näheren Betrachtung.

Man hat den Augenlidcarbunkel entweder als Folge von Insectenstichen, welche früher auf Aesern gesessen hatten, und als metastatische Erscheinungen bei putriden Fiebern in allen Ständen und Klassen der menschlichen Gesellschaft beobachtet.

Gichtische, skorbutische und überhaupt dyscrasische Personen aus der niedrigsten Volksklasse, die in unreinen und feuchten Wohnungen unter dem Genusse von unverdaulichen Speisen und im Mifsbrauch von Spirituosen ihr Leben hinbringen, sind dem Augenlidcarbunkel nicht selten als primärer krankhafter Erscheinung unterworfen.

Die Erscheinungen unter denen Augenlidcarbunkel entstehen und sich ausbilden, sind ungefähr folgende: Während der Erkrankte von einem heftigen Jucken und Brennen an der äufsern Fläche (gewöhnlich der obern) des Augenlides gemartert wird, erhebt sich an der genannten Stelle eine dunkelrothe, sehr harte, kugliche und sehr schmerzhafte Geschwulst, welche sich sehr schnell vergröfsert, und dann eine braune und schwärzliche Farbe annimmt. Während dieses geschieht, erheben sich auf der Oberfläche des geschwollenen Augenlides kleine aschgraue Bläschen, die entweder platzen und dann einen Schorf bilden unter dem eine tiefe Eiterung entsteht, oder unmittelbar in Suppuration übergehen. Letztere ist von solcher Art, dafs sie jedesmal mit grofsem Substanzverluste verbunden ist, und deshalb so leicht Nachkrankheiten der Augenlider veranlafst als: Lagophthalmos, Ectropium, Wucherung der Augenliderbindehaut u. s. w.

Die Behandlung des beginnenden Augenlidcarbunkels beschränkt sich auf die örtliche Anwendung des kalten Wassers, oder Oxycratumschläge *Schmucker*'scher Fomentationen, oder eines sehr verdünnten Chlorwassers u. s. w. Greift der Augenlidcarbunkel aber um sich, droht er in Brand über zu gehen, so ist die baldige Begränzung desselben und die Abstofsung des Zerstörten zu begünstigen, und der Organismus vor den Nachtheilen der Einsaugung der Brandjauche zu bewahren. (S. Carbunkel) Die Aufmerksamkeit des Wundarztes mufs sich hierbei vorzüglich darauf richten, dafs in Folge des Substanzverlustes im Augenlide keine der angegebenen Nachkrankheiten der Augenlider sich bilde, oder dafs, wenn diese nicht mehr abzuwenden sind, dieselben so wenig als möglich schädlich auf das Auge einwirken können.

Synon. Lat. *Carbunculus, carbo, anthrax palpebrarum*, wohl auch *Anthracosis*. Franz. *Anthracose. Ulcère de la paupière caustique ou brulant, charbon des paupières.*

Lit. Die bekannten deutschen Werke über Augenkrankheiten und das von Demours. T. I. p. 82. v. A — n.

CARCINODES. } S. Cancer.
CARCINOMA. }

CARCINOMA ANI. S. Afterkrebs.

CARCINOMA PALPEBRARUM. S. Augenlidkrebs.

CARDAMOMEN. S. Alpinia.

CARDAMOMUM. S. Alpinia.

CARDAMINE. Eine Pflanzengattung aus der *Tetradynamia Siliquosa* und der natürlichen Ordnung *Cruciferae.* Der Kelch ist anliegend oder nur wenig abstehend; die Blumenblätter sind an der Basis schmal; die Schote hat nervenlose Klappen und eine verdickte Scheidewand. Die Blumen sind weifs oder röthlich.

1) *C. pratensis Linn. Willd.* sp. 3. p. 487. *Hayne* Arzneigew. 5. t. 30. Wiesenkresse. Eine Pflanze, welche sehr häufig auf nassen Wiesen fast durch ganz Europa wild wächst und mit ihren röthlichen Blumen im April, zuweilen schon im März die Gegend schmückt. Die Blätter sind gefiedert, an den Wurzelblättern die Blättchen rund und etwas gezähnt, an den Stammblättern die Blättchen schmal, fast gleich breit, die Schote mit einem sehr kurzen Griffel gekrönt, der fast nicht schmaler als die Schote ist. Die Blumen dieser Pflanze, welche einen etwas scharfen und bittern Geschmack haben, wurden von *Dale* als ein Mittel gegen Krampfkrankheiten gerühmt, dann ihre Wirksamkeit auf Krämpfe hysterischen Ursprungs von *Baker* näher bestimmt. *Michaelis* sah davon gute Wirkungen in der Chorea Sti Viti (s. *Murray* Appar. med. 2. p. 395). Man giebt sie in Pulver zu einem Scrupel bis einer Drachme, Morgens und Abends oder alle sechs Stunden. Seitdem ist die Pflanze fast ganz aufser Gebrauch gekommen.

2) *C. amara Linn. Willd.* sp. 3. 486. *Hayne* Arzneigew. v. t. 30. Wächst wie die vorige auf nassen Wiesen, doch

liebt sie mehr tiefes Wasser, unterscheidet sich von der vorigen dadurch, daſs die Blättchen der obern Blätter nicht so schmal, sondern breiter und zuweilen fast rundlich sind, und daſs die Schoten einen fadenförmigen, spitzen Griffel haben. Die Farbe der Blume ist auch rein weiſs. Man verwechselt sie oft mit der Brunnenkresse (*Nasturtium aquaticum*), und gebraucht sie wie diese, auch hat sie dieselben Kräfte; zum Salat ist sie jedoch nicht so angenehm als jene. Man kann sie durch den dichten Stamm, der an der Brunnenkresse hohl ist, unterscheiden; auch sind die Blättchen und Blumen kleiner, und der Griffel ist dünn und spitz, da er an der Brunnenkresse dick ist und von den Klappen eingeschlossen wird. L — k.

CARDIA. Der obere Magenmund, die trichterförmig erweiterte Uebergangs- oder Einsenkungsstelle der Speiseröhre in den Magen, welche dicht am Zwerchfelle entweder links neben, oder hinter dem linken Leberlappen liegt. Cardia wird diese Magenöffnung deshalb genannt, weil sie sich in der Oberbauchgegend in der sogenannten Herzgrube (*Regio cardiaca)* befindet. S. Magen. S — m.

CARDIACA. S. Leonurus.

CARDIACA PASSIO. Dieser Ausdruck wird zuweilen für Cardialgia, zuweilen für Ohnmacht gebraucht. H — d.

CARDIACA REGIO, (*Scrobiculus cordis*, *Anticardium*), die Herzgrube, auch die Magengrube (*Creux de l'estomac*). Mit diesem Namen bezeichnet man die, unter dem untern knorpelichen Ende des Brustbeins befindliche, grubenförmige Vertiefung der Oberbauchgegend (*Regio epigastrica*). S. Abdomen. S — m.

CARDIACA REMEDIA, (von *καρδια* das Herz und *καιω* brennen). Herzstärkende Mittel, eben das, was man sonst auch *Cordialia* nannte; solche Mittel, welche kräftig und flüchtig-permanent auf den Mittelpunkt des Lebens, Herz und Gehirn, wirken, und sie aufregen. Das kräftigste von allen ist der Wein, besonders alter Rheinwein, nächstdem alle Gewürze, Aetherarten, die starken Nervina und Balsamica. Selbst das Opium gehört wegen seiner die Herzthätigkeit stark aufregenden Kraft dazu, doch nur mit Vorsicht, und in Verbindung permanent reizender Mittel. H — d.

CARDIALGIA. Mehrere von diesen Benennungen werden von verschiedenen Autoren in verschiedener Bedeutung genommen. Cardia (καρδία) bedeutete bei den Alten bald das Herz, bald den obern Magenmund. Daher wird unter *Cardiogmus* (von καρδία, *cor*, und ὀδύνω, *doleo* oder καρδιάω s. καρδιώσσω, ich leide am Herzen und *Cardiopalmus* (von καρδία und παλμος, Klopfen), auch ein besonderes Herzleiden verstanden. Sehr paſslich könnten alle Arten von Magenschmerzen, und mithin auch das was man insbesondere und allgemein *Cardialgia*, Magenkrampf, nennt, unter dem gemeinschaftlichen Ausdrucke Gasteralgia oder Gastrodynia (von γαστὴρ, *Stomachus s. ventriculus*, und ἄλγος, *dolor*, oder αλγέω, oder αδύνω, *doleo*), begriffen werden.

Unter Cardialgia versteht man in der Regel einen fieberlosen, verschiedenen, mehr und weniger empfindlichen, bald zusammenschnürenden, bald brennenden, nicht selten nagenden, fressenden, drückenden Schmerz in der Herzgrube, unter und neben dem schwertförmigen Knorpel, da wo so viele Nerven vom Pari vago und Intercostali zusammentreffen, also an der empfindlichsten Stelle des Magens. Von da zieht er sich darum oft auch nach dem Rücken, nach den Schulterblättern, in den Schlund, und in den Unterleib, selbst in die Brust. Nicht immer kann der Kranke den Sitz und Ort des Schmerzes genau bestimmen. Er nimmt zuweilen eine kleine bestimmte Stelle, wie ein Tic douloureux, in der Herzgrube ein. Gewöhnlich sind damit nach den verschiedenen Ursachen, Graden, und Constitutionen, mehr und weniger Angst, kurzer Athem, Aufstoſsen, häufiges Spucken, Uebelkeiten, Würgen und Erbrechen, blasser Urin und Verhaltung desselben, bleiches Aussehen, Mattigkeit, Pulsationen in den Praecordien, groſse Unruhe, Zittern, Schwindel, Verzerrungen des Gesichts, kalte Extremitäten und Schweiſse, Schluchzen, Herzklopfen, Krämpfe des Schlundes und der Bauchmuskeln, schneller, schwacher, zusammengezogener Puls, und Neigung zu Ohnmachten, Erstarrungen, Delirien und Zuckungen verbunden.

Das Uebel tritt schneller oder langsamer ein, und verläuft bald kurz und acut, bald chronischer, mit Remissionen, und periodisch, in sehr verschiedener Intensität, bis zu den eben genannten heftigsten Zufällen, und auch allen Zeichen der Entzündung. Es kommt unter allerlei Gestalten, besonders in manchen Gegenden häufig vor, endemisch und epidemisch (in Holland, Schlesien, auf dem Harze, im Osnabrückschen, in Schottland und Irland, in einigen Rheingegenden u. s. w.), primitiv, oder secundär und symptomatisch, ist dem weiblichen Geschlechte, besonders Unfruchtbaren oder Unverheiratheten, mit dem weifsen Flufse Behafteten, eigener, und nicht selten erblich, seltener im kindlichen und hohen Alter.

Die Anfälle kommen hauptsächlich bald nach einem Genufse, bald in der Nacht und nach dem Schlafe, bald nach einer Gemüthsbewegung, einem kleinen Diätsfehler, oder einer sonstigen leichten Ursache, bei vollem und leerem Magen, und verlieren sich oft unter Ausleerungen durch Brechen und Abführen, Schweifse, Blutungen, Blennorrhoeen, kritischen Urin, Gelbsucht, Geschwüre, Ausschläge. Ihre Dauer ist sehr verschieden, von Viertelstunden bis ganzen Tagen. Je heftiger sie sind, desto schneller verlieren sie sich gewöhnlich, wenn nicht unter gewissen Umständen der Tod eine Folge davon ist. Zuweilen verschwinden sie ohne merkliche Ausleerung, nach einem irgendwo entstandenen Schmerze, der, fortdauernd, auch das ganze Uebel wegnehmen kann.

Der Magen, namentlich die Herzgrube, etwas angeschwollen, gespannt, oder eingefallen, ist dabei oft so empfindlich, dafs sie nicht die geringste Berührung erträgt. Oder unter andern Umständen erleichtert ein starker Druck, ein Vornüberbeugen des Körpers den Schmerz.

Bald sind die Zunge und der Geschmack unrein, und es fehlt an aller Efslust, bald ist beides nicht, und ein Heifshunger vorhanden. So verhält es sich auch mit der Oeffnung, die doch meistens verstopft ist. Das hängt von den verschiedenen Ursachen und andern zufälligen Umständen ab. — Man hat zu der eigentlich sogenannten Cardialgie, neben dem zusammenschnürenden Schmerze in der Cardia, Ohnmachten erfordert, die ihren Grund in der Mitleidenschaft des Herzens haben sollen. Man hat auch Cardialgia vera und spuria unterschieden, welcher letzteren man eine chronische Entzündung zum Grunde legt. Von der wahren Cardialgie wären die andern Magenschmerzen dadurch zu unterscheiden, dafs sie nicht auf die Cardia beschränkt sind, sondern sich weiter in der Magengegend und nach unten verbreiten, als z. B. die Schmerzen von angehäuftem verhärteten Kothe und andern Reizen im Colo transverso, von organischen Fehlern des Pancreas, und anderer Eingeweide des Unterleibes, von der wirklichen Magenentzündung, von der Neuralgia coeliaca u. s. w. Nicht selten ist eine Verhärtung der Leber unter der Gestalt einer Cardialgie versteckt (*Ferrein*).

Unstreitig verdient diejenige Eintheilungsart vorzüglich angenommen und beibehalten zu werden, welche sich auf die Ursachen bezieht, und mithin einen reellen praktischen Nutzen hat. Die Beschaffenheit des Schmerzes oder ein einzelnes Symptom kann wenig oder nichts entscheiden, da jener wie dieses von so manchen zufälligen Dingen abhängt, und auch oft so relativ ist. Aber alle jene verschiedenen Arten und Formen der Cardialgie, lassen sich sehr wohl unter Gasteralgia oder Gastrodynia zusammenfassen.

Eine heftige Cardialgie kann ganz das Ansehen einer Magenentzündung haben, die aber, wenn sie chronischer, occulter Art, ohne bemerkliches Fieber leise fortschleicht, leicht verkannt wird, und die gefährlichsten Wirkungen hervorbringen kann, Verhärtungen, Erweichungen, Eiterungen, Exulcerationen, Perforationen und die Folgen davon. Die Empfindlichkeit der nicht den geringsten äufsern Druck leidenden Herzgrube, kann in einer heftigen Cardialgie eben so grofs sein, als bei einer Entzündung des Magens oder des linken Leberlappens, und der Schmerz auch ohne bedeutenden Nachlafs fortdauern. Nur eine sorgfältige Erwägung und Vergleichung der Ursachen, des Ursprungs, des ganzen Verlaufs, aller Symptome der Krankheit, so wie des leidenden Individuums, der Euphorie der angewandten Mittel, und sämmtlicher übrigen äufsern Umstände, epidemische Constitution, Jahreszeit, Endemie u. s. w., können den aufmerksamen Arzt vor Irrthum und Mifsgriffen schützen.

Eine lange Reihe von Ursachen ist es, welche, unter Begünstigung einer Anlage, die man als Schwäche und widernatürliche Reizbarkeit, oder sonstige abnorme Beschaffenheit des Magens, voraussetzen mufs, dieses Uebel bewirken können. Alle beziehen sich auf einen Reiz, der den Magen und vorzüglich den obern oder linken Magenmund, idiopathisch oder consensuell, in Anspruch nimmt, und zu heftigen krampfhaften Bewegungen aufregt.

Zu den idiopathischen, unmittelbar in und auf den Magen wirkenden Ursachen gehören: eine von mehreren inneren Ursachen bedingte verdorbene Beschaffenheit des Magensafts; scharfe, bleiische, kupfrige, narcotische Gifte; verschluckter Schnupftaback; Mifsbrauch des Salpeters; drastische Brech- und Purgiermittel; fette, ranzige, schleimige, und saure-biliöse Cruditäten; gährende Speisen und Getränke (unreifes, blähendes Obst, ölichte Nahrungsmittel, Nüsse, Mandeln, Butterteiche, Most, Bier u. s. w.); Magensteine; Würmer, die an der Cardia nagen; verschluckte Contagien; Aphthen im Magen; Blutegel, Eidechsen, Käfer und andere Insekten, so wie Nadeln, Nägel, Münzen, Kirsch- und Pflaumenkerne u. s. w. verschluckt, oder zufällig in den Magen gekommen; Trinksucht; Ueberladung des Magens; verdorbene Muttermilch; topische Fehler des Magens, als Verhärtungen, Verwundungen, Erweichungen, Afterproducte des Magens; Magenbrüche, verkehrte Lage des Magens; wie auch äufserer Druck desselben von Geschwülsten, vielem Krummsitzen, Fracturen der Rippen, eingedrücktem Brustbeine und schwertförmigem Knorpel; verhärtete den Ductum choledochum verstopfende Galle; ein kalter Trunk bei erhitztem Körper; überhaupt Erkältungen, besonders der Magengegend und des Unterleibes; vertrocknete Geschwüre; gichtische, podagrische, rheumatische, psorische, erysipelatöse, flüchtige Stoffe, Ruhren, Cholera, unterdrückte Fufs- und andre Schweifse, auch andere Ausleerungen, auf den Magen versetzt; gestörte Crisen aller Art; heftige und niederdrückende Gemüthsbewegungen; Blutcongestionen von Anomalieen der Menstruation bei ihrer ersten Entwickelung und ihrem endlichen Aufhören in der Zeit der Decrepidität, so wie nach jeder Störung und Unterdrückung derselben, selbst durch ein verschlofsenes Hymen, desgleichen von Hämorrhoiden und Unterbrechung anderer gewohnten Blutflüsse, wovon die Magengefäfse mit

Blut überfüllt werden, und dieser in einen entzündungsartigen Zustand gesetzt wird, oder sich durch ein Blutbrechen des angehäuften Blutes entledigt.

Andere Ursachen wirken mehr consensuell; dergleichen sind: manche Krankheiten, schwarzgallichte Infarcten und organische Fehler der Milz, der Leber, des Pancreas, der Nieren, des Gekröses, der Gebärmutter und der Eierstöcke, des Rückenmarks; Nieren- und Gallensteine, auch wenn jene in den Ureteren, diese in den Gallengängen, eingeklemmt sind; Kopfverletzungen; die Schwangerschaft, bald nach der Conception, so, dafs die Weiber zuweilen daher wissen, dafs sie schwanger geworden sind, und in der Folge gegen den 4ten Monat derselben, und die Zeit der Entbindung; das Kindbett (von unterbrochenen Lochien, Leibesverstopfung u. s. w.); schwere Geburten, ferner im Ausbruche begriffene acute Exantheme, Pocken, Scharlach, auch wohl Herzfehler und Abnormitäten des Zwerchfells u. s. w. Besonders wichtig sind noch die rein nervösen Ursachen, wie sie in hysterischen und hypochondrischen Subjecten vorkommen, und wozu häufig durch Onanie und andre erschöpfende Ausschweifungen der Grund gelegt wird. Es giebt Beispiele, dafs in reizbaren, entnervten Menschen nach jedem Beischlafe ein Anfall von Magenkrampf erfolgt ist, wogegen sich nachher der Nutzen des Camphers bewährt hat. Bei vielen der genannten Ursachen haben übrigens auch die Nerven ihren bedeutenden Antheil, wie in der Schwangerschaft, bei Gemüthsbewegungen, bei einer angebornen grofsen Reizbarkeit und Empfindlichkeit des Magens, der von leichten Ursachen gleich in Aufruhr gebracht wird. In diese Categorie gehören unstreitig auch die Cardialgieen, welche als verkappte Wechselfieber erscheinen. Nicht selten sind sie Folgen und Nachbleibsel von intermittirenden und remittirenden, gallichten Fiebern, die versäumt, oder schlecht behandelt wurden. — Die verkappten Wechselfieber werden öfters durch den ziegelsteinfarbigen Bodensatz im Urin entdeckt. Oft sind mehrere der genannten Ursachen zugleich vorhanden. Eine fliefst aus der anderen, und eine erzeugt die andere. Zuweilen sieht man gar keine, oder sie offenbart sich erst in der Leiche. In jenem Falle kann blofs eine Schwäche des Magens sichtbar sein;

Appetit und Verdauung sind schlecht, und das Befinden nach dem Genusse nicht gut, bei leerem Magen am besten. Die Ursachen der Schwäche sind klar, und sonst kein Grund vorhanden.

Fast alle diese Ursachen geben der Krankheit, die mithin bald ursprünglich und selbstständig, bald secundär und symptomatisch ist, ihr besonderes Gepräge, das nun noch durch die Individualität des Kranken und mehrere früherhin schon benannte äufsere Umstände, auf mehrfache Art modificirt wird.

Nach den bisher angeführten Ursachen hat man die Cardialgieen mit Recht unter gemeinschaftliche Benennungen gefafst, insofern dadurch ihre allgemeine Heilart angedeutet wird. Dergleichen sind: Cardialgia gastrica, saburralis, wohin auch die Pyrosis, (*Ardor ventriculi, Soda, Cardialgia sputatoria)* gehört, die sogenannte Wasserkolik, oder der Wasserkolk, das Wasserspucken, — wobei geschmackloses Wasser, zuweilen in grofser Menge, oder eine saure, scharfe schleimige Feuchtigkeit ausgewürgt wird, und womit saures Aufstofsen, stumpfe Zähne, bleiche Lippen, Hunger, verbunden zu sein pflegen; ferner die Cardialgia podagrica, arthritica, rheumatica, flatulenta, crapulosa, calculosa, toxica, nervosa, sanguinea, metastatica, dystrophica u. s. w.

Die Erkenntnifs der Ursachen, woran dem heilenden Arzte vor allen Dingen gelegen sein mufs, ergiebt sich, neben der Anamnese, hauptsächlich aus den anderweitig bekannten allgemeinen diagnostischen Merkmalen, welche ihre Gegenwart überall bezeichnen. Nur einige kurze Erinnerungen daran werden hier Platz finden.

Das sind z. B. die Zeichen der schleimigen, sauern, galligen u. a. Cruditäten, der congestiven und entzündlichen Blutanhäufungen, der rheumatischen und gichtischen Affectionen, der nervösen und hysterischen Leiden.

Liegt der Grund in einer perversen Secretion des Magensafts, so regt sich der Schmerz hauptsächlich bei leerem Magen, und zwar um so mehr, da sich in solchem Falle die Nerven des Magens in einem krankhaften Zustande befinden. Es können starker Appetit und heftiger Durst dabei Statt finden. Wenn die Muskelhaut des Magens besonders

sonders leidet, so entsteht der Schmerz hauptsächlich bei vollem Magen, obgleich derselbe auch bei leerem nicht ganz frei davon ist.

Das podagrische Magenweh vom zurückgetretenen Podagra, hat nach mehreren Erfahrungen sich dadurch ausgezeichnet, dafs dem Kranken der Magen zu hängen, wie in Wasser zu schwimmen scheint, mit einer besonderen Empfindung von Kälte darin, und Stumpfheit desselben gegen alle Reize. Gleichwohl kann der Schmerz sehr peinlich sein, Jahrelang dauern und endlich tödtlich werden, wenn es der Natur durchaus an Expulsivkraft fehlt, und die Glieder steif und unfähig sind, den podagrischen Stoff wieder aufzunehmen, indefs sich schneller oder langsamer mannigfaltige Degenerationen im Magen erzeugen. Zur Diagnose der gichtischen Ursache hilft auch die Erblichkeit. Die hysterische Cardialgie giebt sich gemeiniglich aus den übrigen hysterischen Umständen, dem wässerigen Urine, der Niedergeschlagenheit u. s. w. zu erkennen.

Die rheumatische Natur des Uebels verräth sich zur Genüge durch vorhergegangene Erkältung, rheumatische Disposition, Rheumatismen anderer Theile, Abwechselung, Witterung, Jahreszeit, epidemische Constitution u. s. w.

Einige Ursachen chronischer Cardialgieen verdienen wegen der Dunkelheit, welche oft ihren Ursprung und ersten schleichenden Fortgang deckt, so wie wegen ihrer Gefahr und schrecklichen Ausgänge, besonders die gröfste diagnostische Aufmerksamkeit; und das sind Erosionen, Entzündungen, Vereiterungen, Exulcerationen, Verdünnungen, Callositäten, Verhärtungen und Erweichungen des Magens. In den Kapiteln vom Erbrechen, von der Gastritis und Enteritis, von der Gastromalacie und der Gastrobrose, müssen diese Zustände hauptsächlich erörtert werden.

Die mehr und weniger verborgenen Entzündungen, die häufig auch eine Folge und Wirkung anderer Ursachen sind, verrathen sich oft vorzüglich durch die stete gleichmäfsige Fortdauer der Schmerzen, die durch alles was von aufsen und innen auf die leidende Partie reizend oder drückend, spannend oder zerrend wirkt, vermehrt werden, in Verbindung mit etwas Fieber, Durst, anfangs gewöhnlich weifslich oder gelblich belegter, feuchter, bald aber ganz rother, reiner, trockner Zunge, solchem Munde und Schlunde, schmerzhaftem Würgen oder Brechen, und einer eigenen Mattigkeit. Je mehr diese Zeichen hervorstechen, desto sicherer darf man auf sie fufsen. Aber sie sind nicht immer so deutlich, und so rein und ohne Vermischung mit andern verwirrenden Erscheinungen. Der ganze Zusammenhang und Verlauf der Krankheit, oft auch die Euphorie der exploratorischen Mittel, können näher zur Wahrheit führen, wie auch schon früherhin bemerkt worden ist.

So wie Scirrhositäten des nicht selten dabei speckartigen, sehr kleinen und zusammengezogenen, und auf mancherlei Art sonst entarteten Magens sich in Folge einer jeden anhaltenden, heftigen, versäumten, übel behandelten Cardialgie erzeugen können, wobei seine Häute zugleich oft auch erweicht, verdickt und wulstig, oder verdünnt gefunden worden sind, so sind sie hinwiederum, von andern Ursachen hervorgebracht, nicht selten die Veranlassung zu den hartnäckigsten empfindlichsten Magenschmerzen, nebst allen Zufällen der ausgebildetsten Cardialgie. Man hat Grund sie zu vermuthen, wenn das Uebel lange gedauert, und ohne andre Ursachen allen Mitteln widerstanden hat; wenn ein crapulöses Leben, eine verderbliche Diät von zähen, harten, stopfenden Speisen, vieler und anhaltender Kummer, eine alte Gicht, auch wohl eine nicht gehörig zertheilte und entschiedene Magenentzündung, vorhergegangen sind; wenn der Leidende zumahl eine Schwere, fühlbare Härte, ein Drücken, Spannen und Zusammenziehen in der Herzgrube empfindet, zuweilen mit Minderung der Beschwerden durch einen äufsern festen Druck auf den Magen und den Unterleib; wenn dagegen aller Genufs ihn ängstigt und quält, und unverdauet mit Erleichterung wieder ausgebrochen wird, wobei Fleisch und Kräfte immer mehr abnehmen, das Gesicht ein bleifarbiges Ansehen erhält, und das Gemüth in Unmuth versinkt. Mehr und weniger Unterschied in diesem Bilde machen der Sitz, ob in der Cardia, oder dem Pylorus, oder hier oder da in den Wänden des Magens, die Ausdehnung und die Beschaffenheit, so wie die Ursache der Magenverhärtung, die nun aber dadurch noch schrecklicher werden kann, wenn sich in ihrem Umfange Entzündung entspinnt, oder sie in Geschwür und Krebs übergeht. Alsdann dauert der Schmerz immer fort, es erfolgt ein übelriechendes, saniöses, aashaft schmeckendes Erbrechen und Aufstofsen. Alles im Geringsten Scharfe und Reizende erregt sofort die heftigsten Schmerzen, milde Dinge werden oft gut vertragen. Ein den Pylorus umgebender Scirrhus kann denselben dergestalt verengen, dafs zum Durchgehen einer Borste kaum noch Platz vorhanden ist. Indefs füllt der Magen den ganzen Bauch aus, und drängt sich zuweilen selbst dergestalt zwischen die Harnblase und den Mastdarm herunter, dafs die natürlichen Ausleerungen dadurch gehindert werden. Sehr gewöhnlich leiden zugleich andre Organe in der Nachbarschaft, und bringen dadurch manche Verschiedenheit oder auch Verwirrung in die Symptome und diagnostischen Zeichen.

Leidet die Cardia, so entsteht von jedem Genusse sogleich ein eigenthümlicher spannender, begrenzter Schmerz in der Herzgrube, der sich nach dem Rücken zieht, mit einer erstickungsähnlichen Beklommenheit. Das Genossene wird dann mit Heftigkeit wieder ausgestofsen, worauf Nachlafs des Schmerzes erfolgt. Zuweilen ist die Verhärtung äufserlich zu fühlen.

Ein von *Thom. Simson* (de re medica, Dissertat. quatuor. Edit. nova curata a *Jo. Christ. Traugott Schlegel.* Jen. et Lips. 1771. 8. p. 140 f.) als charakteristisch angegebenes Zeichen, verdient mehrfältig geprüft zu werden. Ein starker Weingeist tropfenweise verschluckt soll in einer leidenden Cardia eben die Wirkung hervorbringen, als wenn derselbe ein zartes Auge berühre. So wie dieses sofort davon thränt, so steige von der Cardia ein klares Wasser bis in den Mund. Der Schmerz höre aber gleich auf, wenn der Spiritus die Cardia passirt ist, rege sich aber von neuem bei Erschütterungen zu Wagen und zu Pferde, wodurch diese Feuchtigkeit gegen die empfindliche Cardia wieder getrieben wird. *Simson* äufsert dabei die sonderbare Meinung, dafs die erdigen Mittel keinesweges darum die Affektion der Cardia von Säuren verhüte, weil sie diese dämpfen, sondern weil

45*

sie die Cardia gleichsam mit einer kleinen Rinde überziehe, wodurch sie vor jener Einwirkung geschützt werde.

Leidet aber der Pylorus, dann kommen die Speisen ohne Schwierigkeit in den Magen, und das Erbrechen erfolgt später, wenn dasselbe Statt findet. Bei einer beträchtlichen Abmagerung ist auch ein Scirrhus pylori nicht selten äufserlich fühlbar. Hat der Scirrhus seinen Sitz in den Magenhäuten, dann ist die Diagnose viel schwerer.

Eine ganz besondere Form dieses Uebels scheint die Gastromalacie und Gastrobrosis zu sein, die aber so viel Eigenthümliches hat, dafs sie einen eigenen Artikel in diesem Werke finden wird. Nur mit einigen Zügen sei derselben hier gedacht. Die Hauptzufälle, die man als pathognomisch ansehen kann, sind ein nicht zu stillender brennender Durst, Erbrechen, grüner Durchfall, wenn der Darmkanal ergriffen ist, Hinfälligkeit, heftige Magen- und Leibschmerzen, sehr schnelle Abmagerung, entstelltes Gesicht, kalte Extremitäten bei den Kindern, welche, den gewöhnlichen Cardialgieen sonst weniger unterworfen, an dieser gräfslichen Krankheit, selbst epidemisch, vorzüglich leiden, langsamer ungleicher Puls, ein beständiges, nicht zu besänftigendes Geschrei, abwechselnd mit Betäubung und Schläfrigkeit u. s. w.

Da diese Krankheit häufig mit Durchfall beginnt, könnte man sie eben so gut unter die Durchfälle setzen, wenn sie nicht in ihren Hauptsymptomen einen eigenthümlichen Charakter ausdrückte.

Dieselbe Krankheit bei Erwachsenen, wovon Hr. Geh. Medicinalrath *Becker* die vorhandenen Erfahrungen und Beobachtungen in einer gründlichen Ordnung vollständig zusammengestellt hat, im *Hufeland*'schen Journ. 1827. März, April, Mai, verhält sich mehr und weniger verschieden von der eben beschriebenen. In einem eigenen Artikel wird auch ihr Bild besonders gegeben werden müssen.

Die Prognose der Cardialgie wird, aufser von ihren Ursachen, von einer Menge allgemeiner und besonderer, individueller Umstände bestimmt. Die Krankheit ist immer für ein ernsthaftes Uebel zu halten, das versäumt oder schlecht behandelt die gefährlichsten Folgen haben, und den Grund zu einem leidenvollen Leben legen kann. Ob es wahr ist, dafs ein bei alten Leuten öfters wiederkommender Magenschmerz einen plötzlichen Tod ankündige, mufs ohne nähere Bestimmung bezweifelt werden. Ein beständiges Fieber dabei, fortdauernde grofse Empfindlichkeit der Magengegend, müssen immer Aufmerksamkeit erregen. Ominös ist eine Cardialgie in allen acuten und chronischen Krankheiten. Kolikschmerzen können jedoch wie Magenkrampf aussehen; dort zieht sich aber der Schmerz herunter, hier hinauf. Oft ist die Krankheit doch auch, sowohl in ihren einzelnen Anfällen, als überhaupt, gründlich, bald und leicht zu heilen, wenn ihre Ursache nicht schlimm ist, schnell erkannt wird, und entfernbar ist. Sie kann selbst ohne Gefahr zuweilen sehr lange dauern. Hr. Hofmed. *Schmidtmann* kannte eine Nonne, die von ihrer ersten Jugend an bis zum 84sten Jahre dieser Krankheit unterworfen gewesen war.

Solche seltene Ausnahmen abgerechnet, können ihre Dauer und öfteren Wiederholungen die bedenklichsten Zerrüttungen der Gesundheit und Lebensstörungen veranlassen. Fast alle Verhärtungen und andere Desorganisationen des Magens beginnen mit einfachen, leichten Cardialgieen. Obgleich diese Folgen nicht so häufig sind, so leidet doch die Gesundheit immer dadurch, und namentlich das Verdauungsgeschäft, und die Empfindlichkeit des Magens kann so grofs werden, dafs die blandesten Nahrungsmittel Anfälle erregen und verschlimmern. Blähungen, Verstopfung beunruhigen und quälen solche Kranken unaufhörlich. Kräfte und Fleisch schwinden. Das Gemüth verliert allmählig alle Heiterkeit. Der Magen leidet endlich auch an mancherlei Abnormitäten, verengert und erweitert sich, bildet Säcke, u. s. w. Aufser den genannten organischen Fehlern, können nach den verschiedenen Ursachen auch Blutbrechen, Magenhusten und Lungensucht, Cachexieen, Auszehrungen, Wassersucht, Entzündung, Eiterung und Brand u. s. w. davon herrühren. Die Krankheit ist zu Recidiven geneigt, so dafs ein Anfall immer zu einem folgenden disponirt.

Die Cur der Cardialgieen ist so verschieden, als die Natur und Beschaffenheit derselben, und ihre mannigfaltigen

Ursachen es sind. Oft mufs man aber erst den Schmerz und Krampf einigermafsen beruhigen, ehe sich an die Entfernung einzelner Ursachen, namentlich der gröberen, materiellen gastrischen, denken läfst. Der sich in einem heftig gereizten Zustande befindende Magen verschliefst sich in seinen beiden Oeffnungen oft dergestalt, dafs es unmöglich ist seine Entledigung zu bewirken. Unvermeidlich sind daher, so bald als möglich zuvor der Reiz zu dämpfen und der Krampf zu beruhigen. In jenem krampfhaft verschlossenen Zustande des Magens, könnten Brechmittel unter den angstvollsten Anstrengungen die gefährlichsten Wirkungen haben. Dazu giebt es eine Menge von äufserlichen und innerlichen Mitteln; jene bestehen in Linimenten, Salben, Brei-Umschlägen, Pflastern, Fomentationen, Kräuterkissen, die man äufserlich auf die Magengegend anwendet. Vorzügliche Dienste leisten warme Epithemata von Leinsamen und Opium, oder von Chamillen, Bilsenkraut, Schierling und Leinsamen, zu gleichen Theilen, in Wasser und Milch gekocht; die flüchtigen Linimente oder erweichende Salben mit Opium, Biebergeil, Kampher, Chamillenöl, Muskatbalsam u. s. w. Innerlich verdient die Emulsio amygd. composita ein grofses Vertrauen, zumal in einzelnen Fällen mit frischem kalt ausgeprefstem Mandelöle vermischt. Chamillenthee oder Leinsamenthee mit Tinct. theb. kann ähnliche Wirkung haben. Zugleich können sanft eröffnende und besänftigende Clystiere gegeben werden. Von bekanntem Nutzen sind dann nach besänftigtem gröfstem Aufruhre das Zincum oxydatum album (*Fl. Zinci*), besonders das Zincum cyanicum, das Magisterium bismuthi, das Extr. calendulae, valerian., hyoscyami, lactucae virosae, Oelzucker von Cajeput-Chamillen-Münzenöl, Ipecacuanha in kleinen Dosen, in allerlei Vermischungen, Nux vomica, Elix. acid. Hall., auch Elix. acid. Vogleri, die Tincturae castor., hyosc., stramon., colch., aconit., bei grofser Reizbarkeit des Magens in schleimigen Decocten eingehüllt, die sogenannten Brausepulver, besonders das *Vogler*'sche, aber ganz und genau nach dessen Vorschrift (Pharm. set. etc. Marb. 1808. S. 158) bereitet, die Fol. aurant., die Potio Riverii, Asa foetida, Blausäure u. s. w. Zuweilen, und besonders bei gallichten Reizen, haben die frisch ausgeprefsten Citronen- und Pomeranzensäfte vorzügliche Linderung und Hülfe geschafft. Auch dämpfen diese Säfte zuweilen die animalische im Magen krankhaft abgesonderte Säure kräftiger und besser, als alle Magnesia u. s. w.

Zu den Mitteln bei grofser Empfindlichkeit des von Schärfe und Säure wunden Magens, der sich gegen jeden Reiz empört, werden mit Recht von *Lentin* vorzüglich empfohlen Decocta rd. salap., altheae, Emuls. arab., Decoct. alb. Syd., eine Auflösung von Pasta alth., Hirschhorndecoct, und nachher frische Cacaobutter in dünner Kalbfleischbrühe, mit einem weichgekochten Eie, und dabei gegen die Säure die Tinct. tart. oder das zerflossene Weinsteinsalz, das gar nicht kaustisch ist, nach Bedürfnifs verdünnt. Sonst wird auch häufig genossenes Eiweifs bei Erosionen des Magens mit Recht gepriesen, und einige Efslöffel voll frisch ausgeprefstes Oel können bei heftigen Schmerzen und Krämpfen zur Erleichterung und Beförderung der Wirkung eines Brechmittels, welches dringend nothwendig sein kann, vor demselben gegeben, die besten Dienste leisten. Eine noch gröfsere Portion Oel, 3 bis 4 Unzen auf einmal, kann in solchen Fällen nicht selten auf die gedeihlichste Art allein den Magen und die Gedärme ausleeren, wobei erweichende Clystiere und Fomentationen das Ihrige beitragen.

Bevor der Sturm und die Heftigkeit der Krämpfe und Schmerzen durch diese und ähnliche Mittel nicht besänftigt sind, kann an die kräftige Ausleerung grober materieller Ursachen durch eingreifende, reizende Brech- und Abführungsmittel nicht gedacht werden. Doch darf dies nicht von der Ausleerung der oben genannten fremden Körper verstanden werden, wovon der Magen, wenn er davon auch einige Gewaltsamkeit leiden sollte, mit kräftigen Mitteln baldthunlichst entledigt werden mufs. Wo es dringend ist und alles darauf ankommt, unverzüglich den Magen zu entleeren, ist es unvermeidlich mit der gehörigen Vorsicht das Brechen zu veranstalten, ohne sich lange bei der Vorbereitung zu verweilen.

Die Anwendung der angezeigten besänftigenden, krampfstillenden Mittel, unter welchen allerdings eine genauere

Auswahl, die oft von kleinen Umständen abhängt, nöthig ist, bleibt der Berücksichtigung und Umsicht des Arztes vorbehalten. Dieselben Mittel passen auch überall sogleich, wo keine Ursache sofort auszumachen ist, oder ein reines Nervenübel zum Grunde liegt, wogegen der Arzt übrigens oft mit grofser Discretion seine Waffen zu wählen hat. Zuweilen waren öfters wiederholte kleine Dosen Milch die besten Besänftigungsmittel. Auf ähnliche Weise wirken dünne Hühner- und Kalbfleischbrühen. Bei besonderer Schwäche des Magens können in den Remissionen oder Intermissionen kräftige Spirituosa praeservative wirken, und das Uebel allein dadurch gehoben werden. Man hat sogar verschluckte Stückchen Eis nützlich befunden, auch eiskalte Umschläge auf den Magen gelegt bei einem warmen Fufsbade, mit gutem Nutzen angewandt. Aber ein solches Verfahren setzt einen umsichtigen aufmerksamen Arzt voraus. Manche erleichtert ein fester Druck auf den Magen. Gegen Gichtmetastasen auf den Magen hat man starken Caffee ohne Milch schnell helfen, und besonders das Erbrechen heben gesehen. Auch hat sich hier der Vitrioläther besonders wirksam bewiesen.

Wirkt ein rheumatischer, gichtischer, psorischer Stoff unmittelbar, oder von andern Theilen auf den Magen versetzt, so werden alle die Mittel erfordert, welche die unterdrückte allgemeine und topische Ausdünstung wieder herstellen und befördern, zurückgetretene Ausschläge, Rheumatismen und Gicht wieder hervorrufen, und namentlich an den gewohnten Ort, welchen sie verlassen, zurückbringen. Dergleichen sind äufserliche und innerliche diaphoretische Mittel, erwärmte Katzen-, Kaninchen- oder Hasenfelle, der *Schaul'*sche Gesundheitsfilz, Haberbeutel, eingewickelte heifse Steine, Kissen von Flaumfedern oder Eiderdunen, Senfteige, camphorirte Blasenpflaster, Brechweinsteinsalbe, Moxa, selbst Fontanellen bei veralteten Uebeln; veranlafste unmittelbare Ansteckung von Krätze u. s. w.; nicht weniger einfache warme Wasser, Fufs- und ganze Bäder; Schwefeldampfbäder; russische Dampfbäder; aromatische Dampfdouchen auf den Magen; Ventosen; Flanell in siedendem Wasser bis zu Blasen aufgelegt; Sal. vol. c. c., Liqu. c. c. succ.,

Campher und Moschus, Aconit, Guajac, *Dover*'sches Pulver, Schwefel, Spiritus Mind., Dulcamara, Vinum antimon. mit Tinct. theb., Theeaufgüsse von Fl. sambuci, Herb. millefol., meliss., menth., Flor. til. u. s. w. Eine Menge von andern schweifsmachenden Mitteln können hier angemessen sein. Unterscheiden mufs man aber wohl bei dieser Behandlung die acuten und chronischen Fälle, so wie den Stand der Kräfte.

Unterdrückte Fufsschweifse müssen durch wiederholte Senffufsbäder, oder dergleichen mit Seife, Asche, Kochsalz, Soda, durch das Emplastrum foet. Schmuck. dick auf Leinwand gestrichen, und unter die Fussohlen gelegt, das Empl. diaphor. Myns. mit Campher, wieder hergestellt werden. Oft leisten dasselbe die weifse Birkenrinde in Form einer Socke unter den Fufssohlen aufserhalb der Strümpfe getragen, ein trocknes Bad in Beuteln von Birkenblättern, von frischem warmen Malze, von heifser Asche, heifsem Sande, heifser Kleie, bis über die Waden, Sohlen an den Füfsen mit Senfmehl bestreut, Tinct. canthar. mit Charpie zwischen zwei oder mehrere Zehen gelegt. Auf ähnliche Weise ist eine Salbe von gleichviel Unguent. mercur. und Sal. vol. C. C. täglich einige mal zwischen die Fufszehen mit grofsem Nutzen eingerieben worden. Nicht weniger darf man Socken von Hutfilz, seidene Strümpfe auf den blofsen Füfsen, Stroh, Kork, Haare in den Schuhen oder Stiefeln, weich geriebene Rinderblasen wie Socken geformt über den Strümpfen in den Schuhen getragen; Bähungen der Füfse mit aromatischen Dämpfen, Wachstaffent und gekämmte Wolle dicht um die Füfse gebunden, zu den wirksamsten Mitteln zählen. Zu merken ist, dafs der volle Zweck nicht eher erreicht wird, als bis nicht allein die Schweifse wieder hergestellt sind, sondern diese auch den vormaligen stinkenden Geruch wieder erhalten haben. Die Erfahrung hat gelehrt, dafs der letztere erst später sich wieder einstellte, wenn jene schon wieder im Gange waren. Innerlich diuretische Mittel sind nach *Lentin* oft zugleich angemessen, Kalkwasser, Seife u. s. w. Aeufserlich Linim. diuret.

Gifte erfordern ihre eigene, anderwärts vorgeschriebene Behandlung.

Sind Anomalieen der Menstruation, Hämorrhoiden, Plethora abdominalis, Schuld, so mufs das ganze anderweitig gelehrte Verfahren zur Wiederherstellung und Regulirung dieser Blutflüsse befolgt werden: also allgemeine und topische Blutausleerungen, Fufsbäder, Semicupia, Clystiere, Qualmbäder an die Geburtstheile, den After, Eccoprotica, die kühlende Methode u. s. w. Man hüte sich hier vor Brechmitteln, so wie auch bei der Krankheit, die sich vor dem Ausbruche des Podagra einfindet.

Bei den habituellen Cardialgieen von Säure, beruhet eine gründliche Cur häufig auf Verbesserung des krankhaften Zustandes der den Magensaft absondernden Magendrüsen, so wie des Gallensystems, wodurch zu wenig oder zu schlechte Galle bereitet wird. Personen, die stets mit Säure, sauerm Aufstofsen, behaftet sind, leiden häufig an Stockungen der Leber, des Pancreas, der Milz, des Pfortadersystems. *Richter's* Pillen aus Asa foetida, Fel tauri u. s. w. versetzt, mit Rhab., Gummischleim und Liquam. tartari (*Thilenius*) thun dann oft treffliche Dienste. Glücklicher Weise sind mehrere Antacida auch gute Auflösungsmittel, die Alcalina, die Ochsengalle, die Seife u. s. w. In mehreren Fällen verdienen überhaupt die Laugensalze zur Dämpfung der Säure den Vorzug vor den absorbirenden Erden; nur müssen sie bald mit bittern Mitteln verbunden werden. Treffliche Dienste thun daher die *Pemberton*'schen Pillen von Natr. subcarbon. exsicc. und Extr. gent. rub. āā ʒß. M. f. pil. no. xij. Consp. s. alle 6 St. 2 Pillen z. n. Ueberall wo sonst ohne so tiefe Ursachen Säure hervorsticht, dienen meistens die bekannten absorbirenden Mittel, in den sonst angemessenen Vermischungen. Uebrigens scheint die Säure, die oft auch, ohne Cardialgie zu verursachen, vorhanden sein kann, verschieden zu sein, so dafs sie zuweilen manche Absorbentia kalkartiger Natur nicht verträgt, als ocul. cancr. conch., nicht calcinirte oder mit Kalk verfälschte Magnesia. Eine solche Säure findet vor dem Ausbruche der Gicht und des Podagra Statt, und hat eine phosphorsaure Beschaffenheit. Der mehrgenannte unvergefsliche *Lentin* hat in seinen Beitr. zur ausübenden A. W. S. 213 f. die Behandlungsart des Magenkrampfs von Säure am besten gelehrt. Man weiſs übrigens, daſs die essigsaure Gährung nichts so kräftig unterbricht, als die mineralischen Säuren, daher der Nutzen des Elix. acid. Halleri oder Vogleri. *Pemberton* empfiehlt selbst die Salpetersäure alle 3 Stunden zu 5 Tropfen in hinlänglichem Wasser.

In der sogenannten flatulenten Cardialgie, wenn sich die Blähungen und Auftreibungen des Magens nicht auf besondre Ursachen beziehen, werden die gewöhnlichen Carminative von Anis, Fenchel, Pomeranzen, Ingwer, Pfeffer, Chamillen, Pfeffermünze, Melisse, Muskatennuſs, Cubeben, Liqu. anod. Lentin., Ol. cajeput, Kalmus u. s. w. mit den andern Mitteln nützliche und zweckdienliche Verbindungen eingehen.

Die drei Perioden der Cardialgie in der Schwangerschaft sind dadurch unterschieden, daſs die erste eine bloſse Folge des Nervenreizes ist, so wie das Brechen und manche Gelüste, die zweite rührt vom Blutüberfluſse her, wovon Abortus erfolgen kann, und die dritte ist dem Drucke der Gebärmutter, verhärteten Excrementen in den Gedärmen, und Leibesverstopfung zuzuschreiben. Die erste Art weicht also gelinden antihysterischen Mitteln und verliert sich auch bald von selbst. In der zweiten sind Blutausleerungen, Emulsionen mit Salpeter, eine dünne vegetabilische, vorsichtige Diät und Ruhe nöthig. Die dritte erfordert sanfte Eccoprotica, Clystiere und Mäſsigkeit in allen Dingen.

Den eingebogenen schwerdtförmigen Knorpel, sucht man durch Ventosen und paſsliche Handgriffe zu reponiren.

Sind Zeichen von Verhärtungen des Magens, die oft deutlich zu fühlen sind, nicht selten aber auch sehr täuschend und zweifelhaft sein können, vorhanden, dann ist kaum jemahls noch Hülfe zu erwarten, wenn nicht unter sehr günstigen Umständen zuweilen die mildesten Kräutersäfte, Schierling und Belladonna, die Aqua amygd. amar. conc.; oder die doch mit dieser nicht völlig gleich wirkende Aqua lauroc. in den kleinsten Dosen, pro euphoria, in mancherlei Verbindungen und Vermischungen mit andern angezeigten Mitteln, bei der strengsten, mildesten Diät, solche verschaffen. Gewiſs verdient bei beginnenden Scirrhen *de Haen's* Empfehlung des Honigs in Andenken erhalten zu werden (Rat. med. VI. 21.). In seltenen Fällen haben die

Terra *fol.* Tart. in Abkochungen von Rad. gramin., bardan. u. s. w. lange fortgesetzt, mit sanften Reibungen und Bewegungen, und einer sehr ausgewählten Diät, eine Heilung möglich gemacht. Oft ist es hier sehr schwer, nicht zu schaden, wo man nicht helfen kann. Durchaus vermehren hier alle scharfen, reizenden, stopfenden Mittel die gräfslichen Leiden, wenn vollends Exulcerationen und krebshafte Zerstörungen der Magenhäute den Zustand so furchtbar als unheilbar machen. Es ist doch zu merken, dafs der Schleim in einem scirrhösen Magen eine solche Verderbnifs annehmen kann, dafs er beinahe das Ansehen, den Geschmack und die Beschaffenheit einer krebsartigen Jauche erhält. — Auch ist es kaum glaublich, was doch die Erfahrung gelehrt hat, dafs solche Verhärtungen sehr lange ertragen werden, und dauern können. Der berühmte *Erndt* in Prag trug 15 Jahre lang einen Scirrhum pancreatis mit häufigem Erbrechen, welcher durch seinen Druck den Magen in eine widernatürliche Form geprefst hatte, wozu eine ungeheuer grofse Leber das Ihrige beitrug. (*de Haen* Rat. med. VI. 19. f.) In keiner Krankheit ist ein so sorgsames Regime und eine so strenge Diät nöthig, als in dieser, und zwar sowohl im Allgemeinen, als in den besondern Fällen, wobei Gewohnheit, Idiosyncrasieen, mehr und weniger die Regel ändern können. Es giebt einzelne Beispiele, wo eine recht derbe Kost besser bekam, als die weichlichen Nahrungsmittel. Auch ist, wenn das Uebel nicht unbedeutend war, eine standhafte Cura confirmatoria, eine lange Nachcur, erforderlich.

Synon. *Cardiacus affectus, Cardiaca, Passio cardiaca, Morbus cardiacus, Cardilaca, Spasmus ventriculi, Cardiodyne, Dolor ventriculi, Morsus ventriculi, Colica ventriculi, Rosio stomachi, Gasteralgia, Gastrodynia, Periadynia, Cardiogmus, Cardiopalmus, Dyspepsodynia, Stomachi exsolutio, Cardiognomum.* Magenkrampf, Magenweh, Herzdrücken, Herzbrennen, Herzgespann, Herzweh. Franz. *Douleur d'estomac.* Engl. *Pain of the heart, s. mouth of the stomack, Heartburning.* Holländ. *Maagpyn, hertepyn, hertewe.*

Litteratur.

Ant. de Haen, Rat. med. P. VI. Cap. I. Vienn. 1761. 8.

Wendeslai Trnka de Krzowitz hist. Cardialg. omnis aevi observata medica continent. Vienn. 1785. 8.

L. F. B. Lentin's Beiträge zur ausübenden Arzneiwissenschaft. Leipzig 1789. 8. S. 213. f.

M. G. Thilenius, Med. u. chir. Bemerk. Frkft. a. M. 1789. 8. S. 211. f.
W. F. Dreyſsig, Handwörterb. d. med. Klinik. II. B. 1. Th. Erf. 1807. 8.
C. R. Pemberton, pr. Abh. über verschied. Krankh. d. Unterleibes. Nach der dritten Ausgabe aus d. Engl. übers. v. Dr. *Gerhard von dem Busch.* Mit einer Vorrede u. Anmerk. herausgeg. v. Dr. *J. A. Albers.* Bremen 1817. 8. VII. Kap. S. 103. u. s. w. Steht auch im Auszuge in *Horn's* Arch. 1817. Mai, Juni. S. 479. f.
L. J. Schmidtmann, Summa obss. med. Vol. III. Cap. IX. p. 191. Berol. 1826. 8. V — l.

Berlin, gedruckt bei August Petsch.

Verzeichniſs

der im sechsten Bande enthaltenen Artikel.

C.

Verzeichnifs

der im sechsten Bande enthaltenen Artikel nach ihren Autoren.

www.ingramcontent.com/pod-product-compliance
Lightning Source LLC
LaVergne TN
LVHW092120300926
849161LV00002B/184